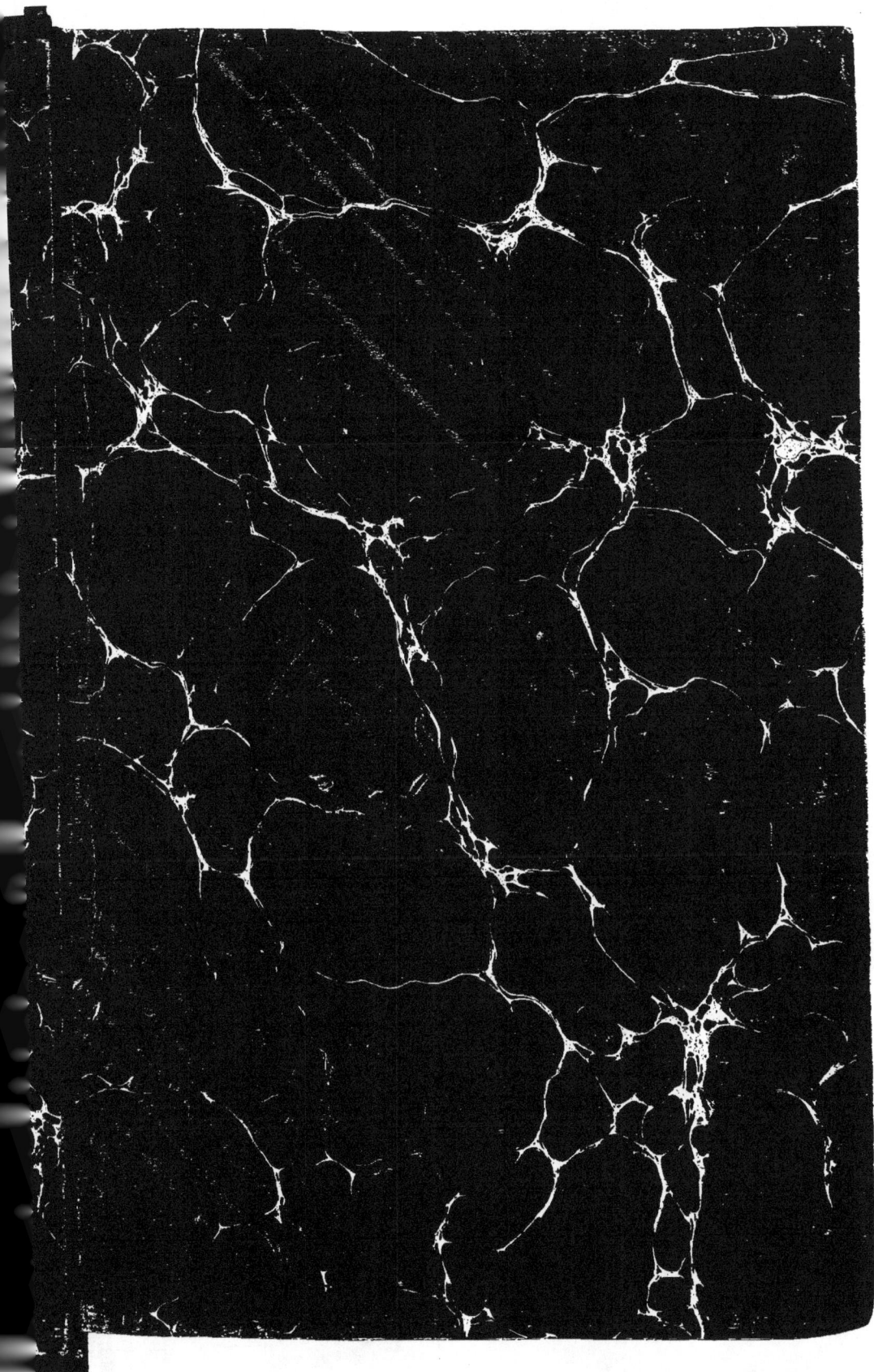

TRAITÉ

D'ANATOMIE

HUMAINE

ANATOMIE DESCRIPTIVE — HISTOLOGIE — DÉVELOPPEMENT

PAR

L. TESTUT

PROFESSEUR D'ANATOMIE A LA FACULTÉ DE MÉDECINE DE LYON

AVEC LA COLLABORATION

Pour l'Histologie et l'Embryologie

DE MM.

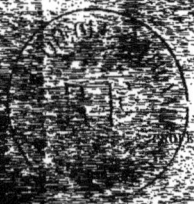

TERRE ET VINCELET
à la Faculté de Médecine   Professeur agrégé à la Faculté de Méd.
Bordeaux   de Lyon

TOME SECOND — 1er FASCICULE

ANGÉIOLOGIE

FIGURES DANS LE TEXTE DESSINÉES PAR L'AUTEUR
107 TIRÉES EN PLUSIEURS COULEURS

PARIS

OCTAVE DOIN, ÉDITEUR

8, PLACE DE L'ODÉON, 8

1890

Tous droits réservés

(ANGÉIOLOGIE), terminant le Tome second, en vente

D'ANA

ME AUTEUR

D

sur la muqueuse de l'estomac;
ec une planche en chromolitho-

du Gabon; in-8° de 60 pages,

ude physiologique et clinique
nes pairs; Thèse inaugurale,

séreux et osseux; Thèse
atomie et de Physiologie);
graphie.

ie puerpérale; in-4° de
raphie.

ané; in-4° de 60 pages,
ris, 1884.

n d'un Boschiman ;
uséum d'histoire natu-

z les singes; tirage
planche en chromo-

l'anatomie com
-8° de 858 pages,

ar l'Institut de France
85).

du cours d'Ana
cientifique, 1887

bservations nou
ologie, 1889, g

Mission du co

e Chancela
Lyon, 1889, g
avure.

musculair
4° avec dou

TRAITÉ

D'ANATOMIE

HUMAINE

ANATOMIE DESCRIPTIVE — HISTOLOGIE — DÉVELOPPEMENT

PAR

L. TESTUT

PROFESSEUR D'ANATOMIE A LA FACULTÉ DE MÉDECINE DE LYON

AVEC LA COLLABORATION

Pour l'Histologie et l'Embryologie

DE MM.

G. FERRÉ   ET   L. VIALLETON

Professeur agrégé à la Faculté de Médecine   Professeur agrégé à la Faculté de Médecine
de Bordeaux,   de Lyon.

TOME DEUXIÈME

ANGÉIOLOGIE — NÉVROLOGIE

AVEC 504 FIGURES DANS LE TEXTE DESSINÉES PAR G. DEVY
DONT 386 TIRÉES EN PLUSIEURS COULEURS

PARIS

OCTAVE DOIN, ÉDITEUR

8, PLACE DE L'ODÉON, 8

—

1891

TRAITÉ
D'ANATOMIE HUMAINE

LIVRE IV

ANGÉIOLOGIE

L'angéiologie (de ἀγγεῖον, vaisseau, et de λογός, discours) a pour objet l'étude des organes destinés à la circulation du sang, du chyle et de la lymphe.

Le *sang* se distingue, d'après sa couleur et ses propriétés physiologiques, en artériel et veineux : le *sang artériel* est rouge vermeil, monochroïque, riche en oxygène et en principes nutritifs ; le *sang veineux*, au contraire, est rouge brun, dichroïque, chargé d'acide carbonique et impropre à la nutrition.

L'appareil dans lequel il circule et qui atteint chez l'homme son plus haut degré de perfectionnement, se compose : 1° d'un organe central d'impulsion, le *cœur ;* 2° d'un système de conduits, de structure et de propriétés différentes : les *artères*, les *veines* et les *capillaires*. Le cœur se compose essentiellement de deux moitiés : une moitié gauche (cœur gauche) renfermant du sang artériel ; une moitié droite (cœur droit) destinée au sang veineux. Chacune de ces moitiés se trouve divisée à son tour en deux cavités secondaires superposées : l'oreillette en haut, le ventricule en bas. Or, tandis que les deux cœurs sont entièrement séparés l'un de l'autre, du moins chez l'adulte, chacune des deux oreillettes communique largement avec le ventricule correspondant.

Ceci posé, la circulation du sang s'effectue de la façon suivante : chassé du ventricule gauche, le sang artériel s'élance dans une grosse artère, l'aorte, qui le distri-

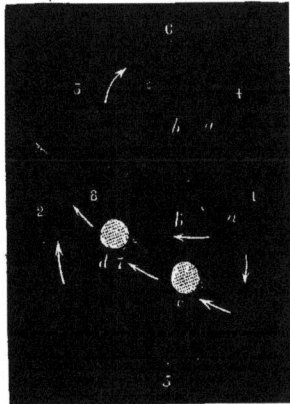

Fig. 470.

Schéma général de la circulation, chez l'homme.

1, artère aorte et 2, veines caves, constituant la *grande circulation*. — 3, artère pulmonaire et 4, veines pulmonaires, constituant la *petite circulation*. — 5, point de réunion des artères et des veines dans la grande circulation (*capillaires généraux*). — 6, point de réunion des artères et des veines, dans la petite circulation (*capillaires pulmonaires*). — 7, veine porte. — 8, veine sus-hépatique. — *a*, oreillette gauche. — *a'*, ventricule gauche. — *b*, oreillette droite. — *b'*, ventricule droit. — *c*, intestin. — *d*, foie.

bue dans toutes les parties du corps. Au contact des éléments anatomiques, il cède à ces derniers les divers principes nécessaires à leur nutrition et à leur fonctionnement; il reçoit d'eux, en échange, les substances diverses provenant de la désassimilation et se transforme ainsi en sang veineux. Le sang veineux est alors charrié par les veines dans l'oreillette droite, et de là, dans le ventricule droit. Le ventricule droit, à son tour, le chasse dans une nouvelle artère, la pulmonaire, laquelle le porte et le dissémine autour des vésicules du poumon. Là, au contact de la colonne d'air que lui apporte chaque inspiration, il se débarrasse de son acide carbonique, se charge de nouveau d'oxygène et retrouve, avec ce dernier gaz, toutes ses propriétés physiques et biologiques (*Hématose*). Cette transformation effectuée, il reprend le chemin du cœur par l'intermédiaire des veines pulmonaires et arrive successivement dans l'oreillette gauche et dans le ventricule gauche, son point de départ.

Chaque molécule de sang accomplit ainsi une révolution complète : quelque point où on la considère, on est toujours sûr de la voir, après un certain temps, revenir à son point de départ. Le chemin parcouru dans cette révolution se divise même en deux circuits différents : le premier commence au ventricule gauche et s'étend, par l'aorte et les veines caves, jusqu'à l'oreillette droite; il porte le nom de *grande circulation* ou de *circulation générale*. Le second s'étend du ventricule droit à l'oreillette gauche; il est plus petit que le précédent; mais il comprend comme lui un canal artériel, l'artère pulmonaire, et des canaux veineux, les veines pulmonaires; on lui a donné le nom de *petite circulation* ou de *circulation pulmonaire*.

Dans la grande comme dans la petite circulation, les artères communiquent avec les veines par l'intermédiaire d'un système de canaux très fins, qui, en raison même de leur ténuité, ont reçu le nom de *vaisseaux capillaires* ou tout simplement de *capillaires*. C'est au niveau des réseaux capillaires que s'effectuent, entre le fluide sanguin et les milieux ambiants, ces échanges osmotiques qui ont pour résultats, comme nous l'avons vu plus haut : 1° dans la grande circulation, de transformer le sang artériel en sang veineux; 2° dans la petite circulation, de transformer le sang veineux en sang artériel.

Quant à la *lymphe* et au *chyle*, ils circulent à leur tour dans un système de canaux particuliers, appelés *vaisseaux à sang blanc* ou *vaisseaux lymphatiques*, lesquels aboutissent, en définitive, aux canaux veineux. Le système lymphatique possède, chez les amphibiens, un certain nombre de *cœurs lymphatiques*, qui sont pour la lymphe de véritables organes d'impulsion; la grenouille, par exemple, en a quatre, un à la racine de chaque membre. Mais, chez les mammifères et par conséquent chez l'homme, les cœurs lymphatiques ont entièrement disparu et la lymphe circule simplement sous l'influence de la vis à tergo, à laquelle viennent s'ajouter comme causes adjuvantes le jeu des valvules, les compressions musculaires, et l'appel inspiratoire.

Au total, l'angéiologie, considérée dans son ensemble, comprend cinq ordres d'organes, que nous étudierons dans l'ordre suivant : 1° le *cœur*; 2° les *artères*; 3° les *capillaires*; 4° les *veines*; 5° les *lymphatiques*.

PREMIÈRE SECTION

DU CŒUR

Le cœur, organe central de l'appareil circulatoire, est un muscle creux jouant à la fois le rôle d'une pompe aspirante et foulante, appelant dans ses cavités le sang qui circule dans les veines, le chassant d'autre part dans les deux artères aorte et pulmonaire, et, par l'intermédiaire de celles-ci, dans tous les réseaux capillaires de l'organisme.

Il se compose essentiellement de deux parties : 1° une partie principale, qui comprend toute sa masse contractile, le *cœur proprement dit* ou *myocarde*; 2° un système de membranes séreuses, qui revêtent sa surface extérieure et sa surface intérieure, les *séreuses du cœur*.

ARTICLE 1

CŒUR PROPREMENT DIT OU MYOCARDE

Le cœur proprement dit ou myocarde se partage en deux moitiés latérales, semblablement constituées : une moitié droite ou *cœur droit*, dans laquelle circule le sang veineux ; une moitié gauche ou *cœur gauche*, en rapport avec le sang artériel.

Chacune de ces moitiés se subdivise à son tour en deux cavités situées l'une au-dessus de l'autre : une cavité supérieure, aux parois minces et flasques, appelée *oreillette*;

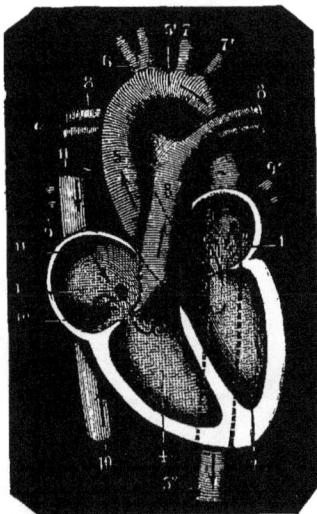

Fig. 471.

Schéma de la circulation dans le cœur et les gros vaisseaux.

(Les flèches indiquent le cours du sang.)

1, oreillette gauche. — 2, ventricule gauche. — 3, oreillette droite. — 4, ventricule droit. — 5, aorte ascendante. — 5', crosse de l'aorte. — 5'', aorte descendante. — 6, tronc brachio-céphalique. — 7, carotide gauche. — 7', sous-clavière gauche. — 8, artère pulmonaire et ses branches. — 9, veine pulmonaire droite. — 9', veine pulmonaire gauche. — 10, veine cave ascendante. — 11, veine cave descendante. — 12, veine coronaire.

une cavité inférieure, aux parois plus épaisses et plus résistantes, portant le nom de *ventricule*. Chaque oreillette communique avec le ventricule cor-

1.

respondant à l'aide d'un large orifice, appelé *orifice auriculo-ventriculaire*. Par contre, les deux cœurs sont séparés l'un de l'autre dans toute leur hauteur par une cloison verticale, laquelle prend le nom de *cloison interauriculaire* au niveau des oreillettes, celui de *cloison interventriculaire* au niveau des ventricules.

Ces notions fondamentales étant bien comprises, nous pouvons aborder la description détaillée du myocarde. Après quelques *considérations générales* jetées sur cet organe, nous étudierons séparément sa *configuration extérieure*, sa *configuration intérieure*, sa *structure*.

§ I. — Considérations générales

Situation. — Chez l'homme, comme chez tous les mammifères, le cœur

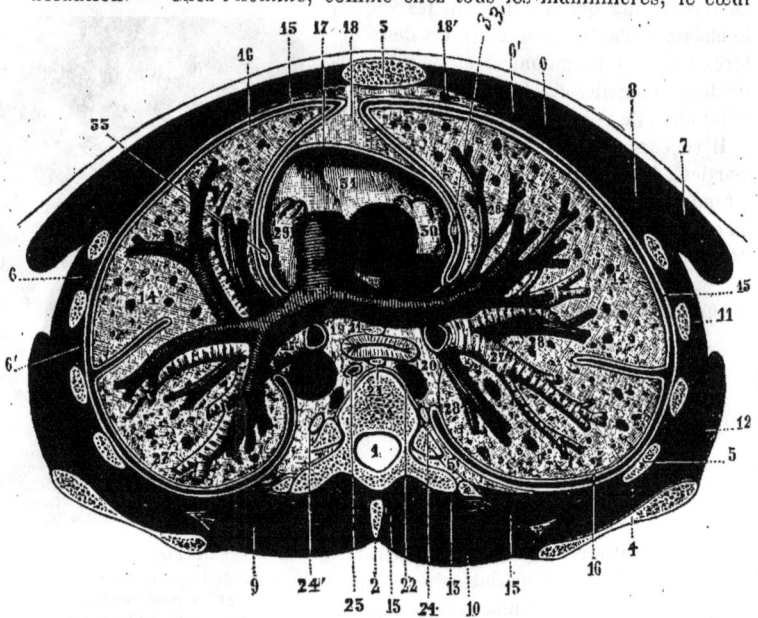

Fig. 472.

Coupe transversale du thorax passant au-dessus du cœur (*demi-schématique*).

1, canal rachidien. — 2, ap. épineuse. — 3, sternum — 4, omoplate. — 5, côte. — 6, intercostaux externes. — 6', intercostaux internes. — 7, grand pectoral. — 8, petit pectoral. — 9, petit rhomboïde. — 10, trapèze. — 11, grand dentelé. — 12, sous-scapulaire. — 13, muscles spinaux. — 14, coupe du poumon droit. — 14', coupe du poumon gauche. — 15, plèvre pariétale. — 15', cavité pleurale. — 16, plèvre pulmonaire. — 17, péricarde. — 18, médiastin antérieur. — 18', vaisseaux mammaires internes antérieurs. — 19, médiastin postérieur. 20, œsophage. — 21, nerfs pneumogastriques. — 22, grande veine azygos. — 23, canal thoracique. — 24, 24', grand sympathique. — 25, orifice aortique. — 25', aorte descendante. — 26, artère pulmonaire et 26' ses branches. — 27, 27', bronches. — 28, veines pulmonaires. — 29, oreillette gauche. — 30, oreillette droite. — 31, ventricule droit. — 32, veine cave supérieure. — 33, 33', nerfs phréniques.

occupe la partie moyenne de la cavité thoracique. Il est situé entre les deux poumons, au-dessus du diaphragme qui l'isole des viscères abdominaux, en avant de la colonne vertébrale dont il est séparé par l'œsophage et l'aorte, en arrière du sternum et des cartilages costaux qui le protègent à la manière d'un bouclier. Il forme ainsi une partie importante de cette cloison médiane qui sépare les deux poumons et qu'on appelle le *médiastin*.

Le cœur est maintenu dans cette position par sa continuité avec les gros vaisseaux qui partent de sa base. Il y est maintenu aussi et surtout par le sac fibreux du péricarde qui l'enveloppe de toutes parts et qui contracte des adhérences à la fois avec le diaphragme, avec la colonne vertébrale, avec le sternum et avec les aponévroses du cou.

Coloration. — La coloration du cœur varie, suivant les sujets et suivant les états pathologiques, du rose clair au rouge foncé. Elle présente par places des traînées ou même des plaques jaunâtres, dues à des amas adipeux qui se sont déposés entre la couche des fibres musculaires et le péricarde. Ces amas adipeux s'observent de préférence dans les sillons et autour des vaisseaux.

Volume. — Il varie suivant le sexe et l'âge. LAENNEC, d'une façon générale, comparait le volume du cœur à celui du poing. C'est là, il faut en convenir, un mode d'évaluation par trop approximatif ; car, comme le fait remarquer avec beaucoup de raison M. SAPPEY, les professions sont nombreuses qui font varier le volume de la main, sans avoir sur celui du cœur une influence quelconque.

Il est donc de toute nécessité, pour évaluer le volume du myocarde, de mesurer directement ses différents diamètres ou tout au moins sa hauteur et sa largeur. BIZOT, utilisant cette dernière méthode, est arrivé aux résultats suivants, dans les deux sexes et aux différents âges :

AGES	HOMMES		FEMMES	
	LONGUEUR	LARGEUR	LONGUEUR	LARGEUR
De 1 à 4 ans	52 mill.	61 mill.	51 mill.	58 mill.
5 à 9	70	74	60	65
10 à 15	77	83	67	70
16 à 29	95	103	87	96
30 à 49	97	108	94	100
50 à 79	105	119	105	105

Nous voyons par ce tableau : 1° que les dimensions du cœur sont plus considérables chez l'homme que chez la femme ; 2° que ces dimensions s'accroissent graduellement, dans l'un et l'autre sexes, depuis la naissance jusqu'à la vieillesse.

Poids. — Le poids du cœur s'accroît de même avec l'âge et se trouve plus élevé chez l'homme que chez la femme, ce qui nous indique nettement qu'à l'agrandissement de ses diamètres se trouve lié un accroissement pondéral

1**

de sa masse contractile. CLENDENNING, qui a examiné le cœur de 400 sujets environ, nous donne les chiffres suivants, comme représentant le poids moyen de cet organe aux divers âges et dans les deux sexes.

	HOMMES	FEMMES
De 15 à 30 ans	264	260
30 à 50	272	272
50 à 70	298	276
70 et au-dessus	312	286

En chiffres ronds, le cœur, chez un homme adulte, pèse en moyenne 275 grammes et mesure 98 millimètres de hauteur, 105 millimètres de largeur, 250 millimètres de circonférence. Ces différents chiffres, diminués chacun de 5 à 10 millimètres, donnent les dimensions correspondantes du cœur chez la femme.

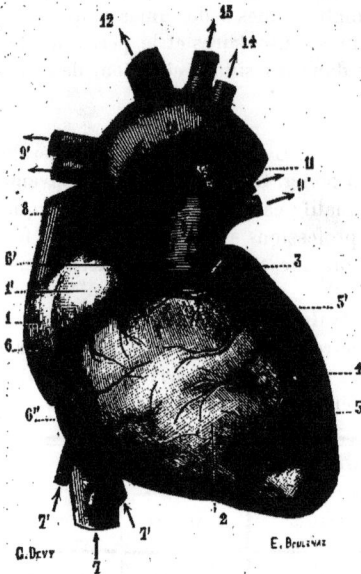

Fig. 473.
Cœur, face antérieure.

1, oreillette droite avec 1', son auricule. — 2, ventricule droit. — 3, auricule gauche. — 4, ventricule gauche. — 5, sillon interventriculaire antérieur avec 5' la branche coronaire antérieure. — 6, sillon auriculo-ventriculaire droit, suivi par 6' l'artère coronaire postérieure. — 6", branche de cette artère longeant le bord droit du cœur. — 7, veine cave inférieure. — 7', veine sus-hépatique. — 8, veine cave supérieure. — 9, artère pulmonaire et 9' ses branches. — 10, aorte. — 11, cordon fibreux reliant l'artère pulmonaire et l'aorte, dernier vestige du canal artériel. — 12, tronc brachio-céphalique artériel. — 13, artère carotide primitive gauche. — 14, artère sous-clavière gauche.

§ II. — CONFIGURATION EXTÉRIEURE DU CŒUR

Vu extérieurement, le cœur revêt la forme d'un cône aplati d'avant en arrière. Sa base est dirigée en haut, son sommet en bas et à gauche. Plus exactement, son grand axe, c'est-à-dire la ligne droite qui descend du milieu de la base vers le sommet, présente une triple obliquité : il est incliné à la fois de haut en bas, de droite à gauche et d'arrière en avant.

Ainsi entendu, le cœur nous présente à étudier : deux *faces*, une antérieure, l'autre postérieure ; deux *bords*, l'un droit, l'autre gauche ; une *base* et un *sommet*.

1° **Face antérieure** (fig. 473). — La face antérieure du cœur est convexe. Elle nous présente tout d'abord un sillon longitudinal toujours très marqué, le *sillon interventriculaire antérieur*, qui s'étend obliquement du sommet du cœur à l'origine de l'artère pulmonaire. Ce sillon répond, comme son nom l'indique, à la cloison interventriculaire et sépare par conséquent le ventricule droit du ventricule gauche : il loge l'artère coronaire antérieure et les vaisseaux veineux et lymphatiques qui l'accompagnent. Constatons, avant d'aller plus loin, que le ventricule droit constitue la plus grande partie de la face antérieure du cœur; le ventricule gauche n'en occupe qu'une toute petite bande, le long du bord gauche.

Au-dessus du sillon interventriculaire antérieur, nous rencontrons successivement sur la ligne médiane, et en allant d'avant en arrière : sur un *premier plan*, l'origine de l'artère pulmonaire; sur un *deuxième plan*, l'origine de l'aorte; sur un *troisième plan*, enfin, la face antérieure des oreillettes.

Les deux oreillettes se continuent l'une avec l'autre sur leur face antérieure, sans sillon séparatif, sans ligne de démarcation aucune. Latéralement, elles donnent naissance à deux prolongements creux, à bords irréguliers et plus ou moins dentelés, lesquels se portent en avant et en dedans à la rencontre des troncs artériels ci-dessus mentionnés. Ce sont les *auricules*, ainsi appelées parce qu'on les a comparées aux oreilles d'un chien. Elles se distinguent en auricule droite et auricule gauche : la première, aplatie et de forme triangulaire, s'étend jusqu'à l'artère aorte et entoure parfois toute la moitié droite de ce vaisseau. L'auricule gauche, plus longue mais aussi plus étroite que la précédente, se caractérise par sa base légèrement étranglée et par sa forme irrégulièrement contournée en *S* italique; elle s'enroule autour de l'artère pulmonaire dont elle recouvre tout le côté externe et une grande partie du côté antérieur.

Considérées dans leur ensemble, la face antérieure des oreillettes et les deux auricules qui les prolongent circonscrivent une enceinte demi-circulaire, occupée par la pulmonaire et l'aorte. Cette enceinte n'est interrompue qu'en avant, dans l'intervalle compris entre les extrémités libres des deux auricules : c'est dans cet intervalle que l'on peut voir les deux vaisseaux précités s'échapper de leurs ventricules respectifs.

La face antérieure du cœur présente avec la paroi thoracique des rapports plus ou moins immédiats, qu'il est indispensable de bien préciser, en raison de l'importance capitale qu'ils acquièrent en séméiologie cardiaque.

Tout d'abord le cœur est fortement déjeté à gauche, d'où il résulte qu'une ligne verticale passant par le milieu du sternum, *ligne médio-sternale*, le divise en deux portions inégales : une portion située à gauche, représentant environ les deux tiers de son volume; une portion située à droite, représentant l'autre tiers. — A droite de la ligne médio-sternale, se trouvent les parties suivantes : l'oreillette droite tout entière, à l'exception de l'extrémité libre de son auricule; la cloison interauriculaire; la moitié droite de l'oreillette gauche; une portion du ventricule droit, large à son milieu de 2 centimètres et demi. — A gauche de cette même ligne médio-sternale, se trouve le reste du cœur, c'est-à-dire la moitié gauche de l'oreillette gauche, l'extrémité libre de l'auricule droite, la plus grande partie du ventricule droit, le ventricule gauche tout entier.

La portion de la paroi thoracique qui recouvre la face antérieure du cœur porte le nom de *région précordiale* ou *d'espace précordial*; elle répond, comme nous l'avons déjà dit, à la face postérieure du sternum et des cartilages costaux. Affectant à peu près la même configuration que le péricarde, l'espace précordial a la forme d'un triangle dont le sommet tronqué est dirigé en haut, ou plus exactement la forme d'un quadrilatère dont les côtés sont très inégaux, soit comme direction, soit comme longueur.

Pour tracer ce quadrilatère, sur le vivant ou sur le cadavre, marquons sur le thorax quatre points *a*, *b*, *c*, *d*, situés comme suit :

1º Le point *a*, sur le bord supérieur du troisième cartilage costal droit, à 1 centimètre du bord droit du sternum;

2º Le point *b*, au niveau de l'articulation sternale du cinquième cartilage costal droit.

3º Le point *c*, au niveau de la pointe du cœur; il sera ordinairement facile, sur le vivant, de déterminer ce point ; sur le cadavre, on le placera sur le bord supérieur du cinquième cartilage costal gauche, à 8 centimètres en dehors de la ligne médio-sternale;

4° Le point *d*, dans le deuxième espace intercostal gauche, à égale distance des deux cartilages qui constituent cet espace et à 2 centimètres du bord gauche du sternum.

Ces quatre points répondent aux quatre angles de notre région : on peut les désigner sous le nom de *points angulaires de l'espace précordial.*

Une fois marqués sur le thorax : réunissons le point *a* au point *b* par une courbe, à convexité dirigée à droite, laquelle passera dans le troisième espace intercostal, à 35 millimètres de la ligne médio-sternale; réunissons de même le point *b* au point *c* par une ligne légèrement concave en haut, le point *c* au point *d* par une ligne légèrement concave en dedans, et enfin le point *d* au point *a* par une dernière ligne qui s'inclinera légèrement de gauche à droite. Nous aurons ainsi sous les yeux les limites de l'espace précordial : les lignes *ab* et *bc* répondent au côté externe de l'oreillette droite et au bord droit du cœur ; la ligne *cd* au bord gauche du cœur ; la ligne *da* à la base des oreillettes, masquées en grande partie par les deux artères aorte et pulmonaire.

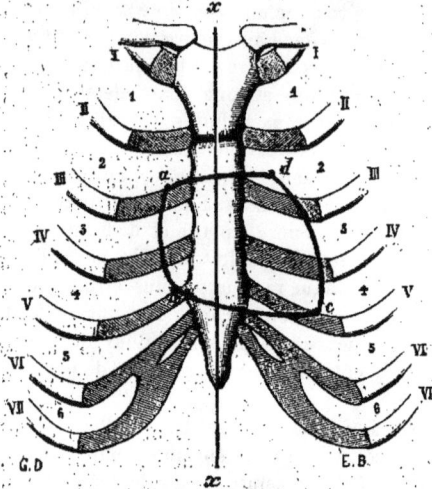

Fig. 474.

L'espace précordial et ses limites chez l'homme.

a, b, c, d, les quatre points angulaires de l'espace précordial. — *x, x,* ligne médio-sternale. — I, II, III, IV, V, VI, VII, les sept premières côtes. — 1, 2, 3, 4, 5, 6, les six premiers espaces intercostaux.

Ce mode de détermination de l'espace précordial est, comme on le voit, simple et précis. Nous ne le conseillons aux élèves et aux médecins qu'après l'avoir soumis au contrôle de nombreuses expériences faites sur le cadavre, à l'aide d'aiguilles enfoncées méthodiquement sur des points déterminés de la paroi thoracique et recherchées ensuite au milieu des parties molles du médiastin. Il présente malheureusement tous les inconvénients des formules fixes et mathématiques, appliquées à des dispositions anatomiques qui n'ont rien de constant. Aussi ne le donnons-nous que comme l'expression moyenne d'une série de dispositions souvent fort dissemblables. S'il est précis dans le plus grand nombre des cas, il ne saurait convenir à tous : à ceux notamment où une modification importante serait survenue dans la situation verticale du cœur, dans sa forme, dans son volume, dans son degré de réplétion, dans son degré d'inclinaison sur la ligne médiane, etc., dispositions qui sont excessivement fréquentes.

Lisez, au sujet de la situation du cœur, GIACOMINI, *Topographia del cuore,* Turin, 1886; HENKE, *Construction der Lage des Herzens in der Leiche aus einer Serie von Horizontalschnitten,* Tubingue, 1883.

2° **Face postérieure** [(fig. 475). — La face postérieure du cœur, à peu près plane, est constituée comme la face antérieure par les deux ventricules et les deux oreillettes. Un sillon transversal, le *sillon auriculo-ventriculaire,* sépare nettement la partie de cette face qui appartient aux oreillettes de celle qui appartient aux ventricules : il s'étend sans interruption du bord droit au bord gauche et loge dans sa profondeur l'artère coronaire postérieure, avec les veines et les lymphatiques qui l'accompagnent.

a. *Au-dessous* de ce sillon, se trouvent les deux ventricules : nous les voyons séparés l'un de l'autre par un sillon longitudinal, le *sillon inter-*

ventriculaire postérieur, lequel descend jusqu'à la pointe du cœur et se confond, à ce niveau, avec le sillon similaire déjà décrit sur la face antérieure.

b. *Au-dessus* du sillon auriculo-ventriculaire, nous rencontrons les deux oreillettes, séparées de même par un sillon légèrement curviligne à convexité dirigée à gauche, le *sillon interauriculaire*. A droite de ce sillon, se trouve l'embouchure de la veine cave inférieure et, un peu au-dessous d'elle, l'embouchure de la grande veine coronaire. Nous aurons l'occasion de revenir sur les orifices de ces deux vaisseaux en étudiant la configuration intérieure de l'oreillette droite.

Considérée au point de vue de ses rapports, la face postérieure du cœur repose en grande partie sur le diaphragme, d'où les noms de face diaphragmatique ou de face inférieure sous lesquels la désignent certains auteurs.

3° **Bord droit**. — Le bord droit du cœur est fort mince. Vertical au niveau de la base, il ne tarde pas à s'infléchir en dedans pour devenir à peu près horizontal. Il est couché sur le diaphragme dans presque toute son étendue.

4° **Bord gauche**. — Le bord gauche, épais et arrondi, offre une direction qui se rapproche beaucoup de la verticale. Il répond à la face interne du poumon gauche qui lui ménage, à cet effet, une excavation plus ou moins profonde, le *lit du cœur*.

5° **Base**. — La base du cœur est formée par la face supérieure convexe des deux oreillettes. Nous y

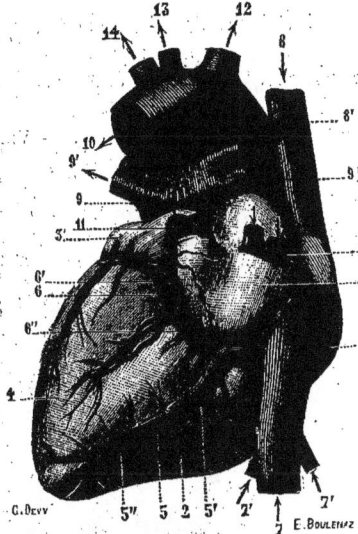

Fig. 475.

Cœur, face postérieure.

1, oreillette droite. — 2, ventricule droit. — 3, oreillette gauche. — 3', auricule gauche. — 4, ventricule gauche. — 5, sillon interventriculaire postérieur. — 5', branche descendante de l'artère coronaire droite. — 5'', veine cardiaque postérieure. — 6, sillon auriculo-ventriculaire gauche, occupé par 6' l'artère coronaire droite. — 6'', grande veine coronaire. — 7, veine cave inférieure. — 7' veines sus-hépatiques. — 8, veine cave supérieure. — 8', grande azygos. — 9, artère pulmonaire. — 9', ses branches. — 10, aorte. — 11, veines pulmonaires. — 12, tronc brachio-céphalique artériel. — 13, artère carotide primitive gauche. — 14, artère sous-clavière gauche.

rencontrons successivement, en la parcourant de droite à gauche : 1° l'embouchure de la veine cave supérieure, qui s'ouvre dans l'oreillette droite ; 2° l'embouchure des deux veines pulmonaires droites ; 3° l'embouchure des deux veines pulmonaires gauches, qui se jettent dans l'oreillette gauche. C'est à tort, selon nous, que certains auteurs rattachent à la base du cœur l'aorte et l'artère pulmonaire : ces deux vaisseaux, issus des ventricules, appartiennent manifestement à la face antérieure.

6° **Sommet**. — Le sommet ou pointe du cœur est le plus souvent divisé en deux parties latérales par la rencontre à son niveau des deux sillons interventriculaires antérieur et postérieur. On le sent battre, sur le vivant, dans le quatrième ou dans le cinquième espace intercostal. Il répond, ainsi que nous l'avons dit plus haut, à un point de la paroi thoracique situé un peu au-dessous et en dedans du mamelon.

§ III. — Configuration intérieure du cœur

Vu intérieurement, le cœur se compose de quatre compartiments : deux compartiments supérieurs ou *oreillettes ;* deux compartiments inférieurs ou *ventricules.* Il convient d'étudier séparément les ventricules et les oreillettes.

A. — Ventricules

Les deux ventricules présentent des caractères qui leur sont communs et aussi des caractères particuliers qui permettent toujours de les distinguer l'un de l'autre.

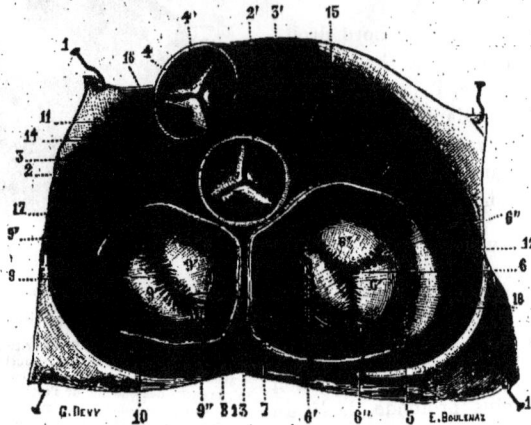

Fig. 476.

Base des ventricules, vue d'en haut, pour montrer les orifices auriculo-ventriculaires et les orifices artériels.

1, péricarde érigné en dehors. — 2, orifice aortique avec ses valvules sigmoïdes. — 2', nodule d'Arantius. — 3, orifice de l'artère coronaire gauche. — 3', orifice de l'artère coronaire droite. — 4, orifice de l'artère pulmonaire avec ses valvules sigmoïdes. — 4', nodules de Morgagni. — 5, oreillette droite. — 6, orifice auriculo-ventriculaire droit avec 6' valves de la valvule tricuspide. 6'', languettes valvulaires accessoires. — 7, orifice de la grande veine coronaire avec la valvule de Thébésius. — 8, oreillette gauche. — 9, orifice auriculo-ventriculaire gauche avec 9' 9' les deux valves de la mitrale. 9'' 9'' languettes valvulaires accessoires. — 10, grande veine coronaire. — 11, petites veines cardiaques. — 12, veine de Galien. — 13, coupé de la cloison inter-auriculaire. — 14, ventricule gauche. — 15, ventricule droit. — 16, branche antérieure de l'artère coronaire gauche. — 17, branche postérieure de la même artère. — 18, artère coronaire droite.

1° Caractères communs aux deux ventricules. — Les ventricules revêtent la forme de deux cavités conoïdes, à grand axe vertical, dont la base est située en haut et dont le sommet se dirige en bas vers la pointe du cœur. La base présente deux orifices, tous les deux fort larges et de forme circulaire : l'un, l'*orifice auriculo-ventriculaire*, met en relations le ventricule avec l'oreillette correspondante ; l'autre, l'*orifice artériel*, le fait communiquer avec le tronc artériel qui en émane, artère pulmonaire pour le ventricule droit, artère aorte pour le ventricule gauche.

Ces deux orifices sont munis de valvules, membranes minces, souples et demi-transparentes, qui jouent pour chacun d'eux le rôle de soupapes et règlent par conséquent le cours du sang : c'est ainsi que les valvules auriculo-ventriculaires s'abaissent au moment de la diastole, pour permettre au sang de descendre de l'oreillette dans le ventricule et se relèvent au moment de la systole, pour empêcher ce même sang de remonter dans l'oreillette. De même, les valvules artérielles s'abaissent pour permettre au sang contenu dans le ventricule de passer dans le tronc artériel et se redressent ensuite pour s'opposer à tout reflux du tronc artériel vers le ventricule.

Considérés à un point de vue purement morphologique, ces appareils valvulaires présentent la disposition suivante :

a. *Valvules auriculo-ventriculaires.* — Les valvules auriculo-ventriculaires revêtent la forme d'un entonnoir qui s'enfonce dans la cavité du ventricule. La base de l'entonnoir est fixée sur le pourtour de l'orifice auriculo-ventriculaire. Quant à son sommet, il flotte librement dans le ventricule ; il se trouve, en outre, percé d'un orifice, l'*orifice valvulaire*, dont le contour est irrégulièrement festonné et dont les dimensions, essentiellement mobiles, varient naturellement suivant la situation de la valvule elle-même : l'orifice est entièrement fermé

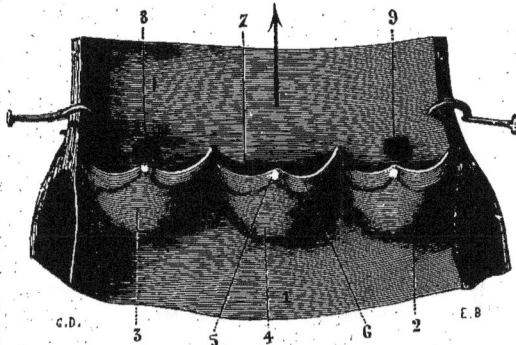

Fig. 477.

Valvules sigmoïdes de l'orifice aortique.

(L'aorte a été divisée suivant son axe à sa partie antérieure et développée.)

1, canal aortique du ventricule gauche. — 2, valve gauche — 3, valve droite. — 4, valve postérieure. — 5, nodule d'Arantius. — 6, lamelle fibreuse en forme de croissant bordant le bord libre des valves. — 7, sinus de Valsalva. — 8, artère coronaire droite. — 9, artère coronaire gauche.

lorsque la valvule s'est relevée pour s'opposer au reflux sanguin ; il présente, au contraire, son maximum d'ouverture, lorsque la valvule s'est abaissée et appliquée contre la paroi du ventricule. Ainsi entendues, les valvules auriculo-ventriculaires présentent deux faces : une *face axiale* (face auriculaire ou supérieure de quelques auteurs) qui regarde l'axe même de l'orifice ; une face *pariétale* (face ventriculaire ou inférieure de quelques auteurs) qui répond à la paroi ventriculaire. La première est unie et lisse ; la seconde est irrégulière et comme réticulée, en raison des cordages tendineux qui s'implantent sur elle et que nous décrirons dans un instant.

b. *Valvules artérielles.* — Les valvules artérielles, plus connues sous le

nom de *valvules sigmoïdes*, occupent l'origine de l'aorte et de la pulmonaire.
Elles se composent, pour chacune. de ces artères, de trois replis membraneux
affectant chacun la forme d'un nid de pigeon, que l'on aurait appliqué et
comme suspendu à la paroi du vaisseau. Comme les valvules auriculo-
ventriculaires, les valvules sigmoïdes nous présentent deux bords et deux
faces : un *bord adhérent*, qui se fixe solidement sur le pourtour de l'orifice
artériel ; un *bord libre*, qui flotte en pleine cavité artérielle; une *face axiale*,
convexe, qui répond à la lumière du vaisseau ; une *face pariétale*, concave,
qui répond à sa paroi et s'applique contre elle, toutes les fois que la valvule
s'abaisse pour livrer passage à la colonne sanguine que la systole ventriculaire chasse dans l'artère.

Anormalement le nombre des valvules sigmoïdes, soit de l'aorte, soit de l'artère pulmonaire, peut diminuer ou augmenter, être réduit à deux ou porté à quatre. — Voyez à
ce sujet Taruffi, *Sulle malattie congenite et sulle anomalie del cuore*, Bologne, 1875 ; —
Dilg, *Ein Beitrag zur Kenntniss seltener Herzanomalien*, Virchow's Arch. 1883 ; Martinotti
et Sperino, *Sulle anomalie numeriche delle semilunari aortiche e polmonari*, Torino, 1884.

c. *Colonnes charnues du cœur.* — La surface intérieure des ventricules,
contrairement à leur surface extérieure qui est unie, nous présente tout un
système de saillies et de prolongements de la substance musculaire, qui
s'entre-croisent dans tous les sens et donnent à la paroi un aspect réticulé et
alvéolaire. Ces saillies sont désignées sous le nom générique de *colonnes
charnues du cœur*. On les divise, d'après leur disposition, en trois ordres :

Les colonnes charnues du premier ordre font corps avec la paroi du ventricule par une de leurs extrémités seulement, l'extrémité inférieure. L'extrémité opposée, entièrement libre, donne naissance à une série de petits
cordages tendineux, qui vont s'insérer d'autre part sur la face pariétale des
valvules auriculo-ventriculaires. Cette insertion peut se faire, du reste, sur
trois points différents de la valvule : sur son bord libre, sur son bord adhérent, entre ces deux bords. Les colonnes charnues du premier ordre sont
encore désignées sous le nom de *muscles papillaires* ou de *piliers du cœur*.

Les colonnes charnues du deuxième ordre sont libres seulement par leur
partie moyenne ; leurs deux extrémités sont fixées l'une et l'autre à la paroi
ventriculaire. Elles constituent comme un trait d'union, comme une anastomose entre deux points plus ou moins éloignés du ventricule.

Les colonnes charnues du troisième ordre sont adhérentes non seulement
par leurs deux extrémités, mais aussi par leur partie moyenne; elles font
corps, dans toute leur hauteur, avec la paroi ventriculaire, d'où l'expression
classique, qu'elles paraissent comme sculptées dans cette paroi.

Considérées au point de vue de leur répartition dans les ventricules, les
colonnes charnues sont surtout abondantes au niveau de la pointe, où elles
forment constamment plusieurs couches. Elles deviennent de plus en plus
rares au fur et à mesure que l'on s'en éloigne : dans la région de la base, on
trouve même des zones souvent fort étendues qui sont entièrement lissés.

Les trois ordres de colonnes charnues existent également dans le ventricule droit et dans le ventricule gauche : celles du deuxième et du troisième
ordre sont fort irrégulières et échappent, par le seul fait de cette irrégularité,

à toute description détaillée. Mais il n'en est pas de même des colonnes charnues du premier ordre ; celles-ci affectent pour chacun des deux ventricules une modalité spéciale, qui a été particulièrement bien étudiée dans ces dernières années par M. Sée (*Rech. sur l'Anat. et la Phys. du cœur*, Paris, 1875), et que nous allons maintenant faire connaître.

2° **Caractères particuliers au ventricule droit.** — Le ventricule droit, examiné sur une coupe transversale du cœur, revêt la forme d'un triangle dont la base répond à la cloison interventriculaire. Il présente en conséquence trois faces : une *face interne*, fortement convexe ; une *face antérieure* et une *face postérieure*, l'une et l'autre planes ou légèrement concaves. Ces deux dernières faces se réunissent en dehors, en formant un angle aigu, *angle droit du ventricule*, lequel correspond au bord droit du cœur.

a. L'*orifice auriculo-ventriculaire droit* est circulaire et non elliptique, comme l'ont écrit certains auteurs : sa circonférence mesure 120 millimètres chez l'homme, 105 millimètres seulement chez la femme. La valvule qui lui est annexée se décompose en trois valves, d'où les noms de *valvule tricuspide* (de *tres* trois, et *cuspis* pointe) ou de *valvule triglochine* (de τρεῖς trois, et γλωχίν pointe), sous lesquels on la désigne le plus souvent.

De ces trois valves, l'une est interne, les deux autres externes : la valve interne répond à la cloison interventriculaire, à laquelle elle est reliée par des cordages tendineux, généralement très courts et partant directement de cette cloison. Les deux valves externes se distinguent en antérieure et postérieure : l'antérieure, irrégulièrement quadrilatère, est la plus étendue ; c'est aussi la plus importante au point de vue fonctionnel. — A ces trois valves, viennent s'ajouter le plus souvent deux *languettes valvulaires accessoires*, situées : l'une entre les deux valves externes, l'autre entre la valve postérieure et la valve interne (fig. 476 6''6'')

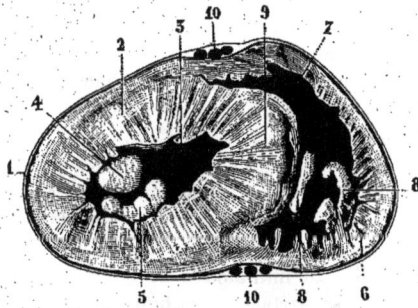

Fig. 478.

Coupe transversale des ventricules pour montrer la disposition des piliers.

1, péricarde. — 2, paroi du ventricule gauche. — 3, cavité de ce ventricule et canal aortique de M. Sée. — 4, pilier antérieur de la valvule mitrale. — 5, pilier postérieur. — 6, paroi du ventricule droit. — 7, cavité de ce ventricule et canal pulmonaire. — 8, piliers de la valvule tricuspide. — 9, cloison interventriculaire. — 10, 10', vaisseaux cardiaques antérieurs et postérieurs.

b. Les *muscles papillaires* ou *piliers* du ventricule droit, destinés aux différentes valves de la tricuspide, varient beaucoup suivant les sujets. On rencontre cependant dans le plus grand nombre de cas un pilier antérieur, des piliers postérieurs et des piliers internes. 1° Le *pilier antérieur*, le plus volumineux et le plus constant de tous, se détache de la paroi antérieure du ventricule, tout près de l'angle que forme cette paroi en s'unissant à la cloison. De là, il se porte en haut et se

divise en deux ou trois sommets, lesquels donnent naissance à un grand
nombre de cordages tendineux : ces cordages viennent se terminer, d'autre
part, sur les deux valves externes et sur la languette valvulaire qui les sépare.
— 2° Les *piliers postérieurs*, au nombre de deux ou trois, naissent de la paroi
postérieure du ventricule, tout près de la cloison ; ils se résolvent, comme les
précédents, en de nombreux cordages tendineux, destinés aux valves postérieure et interne de la tricuspide. — 3° Les *piliers internes*, enfin, sont représentés par des cordages tendineux qui se détachent de la cloison, soit
directement, soit à l'aide de petits mamelons charnus, véritables piliers en
miniature ; ils se rendent à la valve interne.

Le mode fonctionnel de la valvule tricuspide, dans l'occlusion de l'orifice
auriculo-ventriculaire droit, est ainsi formulé par M. Sée : « Cette occlusion,
dit-il, résulte essentiellement de l'application intime de la valve antérieure et
de la valve postérieure sur la cloison interventriculaire, et de la tension,
par suite de la contraction des piliers, des arcades qui forment le bord inférieur des deux premières valves. Cette application des deux valves externes
sur la valve interne et sur la cloison devient plus intime encore par la
pression sanguine, développée par la contraction des parois musculaires
externes du ventricule, qui vient également comprimer directement la cloison, une fois le sang expulsé. »

c. L'orifice artériel ou *orifice de l'artère pulmonaire* est situé en avant et
un peu en dedans du précédent. Comme lui, il est régulièrement circulaire ; sa circonférence atteint 72 millimètres chez l'homme, 68 millimètres chez la femme. Les valvules sigmoïdes qui lui sont annexées présentent
la disposition générale que nous leur avons assignée ci-dessus. Nous n'ajouterons qu'un détail, c'est que chacune de ces valvules en nids de pigeon présente, à la partie moyenne de son bord libre, un petit noyau fibro-cartilagineux, appelé *nodule de Morgagni*.

Il est à remarquer que l'orifice pulmonaire n'est pas situé sur le même
plan que l'orifice auriculo-ventriculaire droit, mais un peu au-dessus de lui.
Les deux orifices se trouvent séparés l'un de l'autre par un faisceau charnu,
qui revêt la forme d'un croissant à concavité dirigée en bas, et qui présente
de 15 à 20 millimètres de hauteur. Grâce à ce faisceau, le ventricule droit
semble se partager, à sa base, en deux portions distinctes : une portion externe, qui aboutit à l'orifice auriculo-ventriculaire ; une portion interne,
qui se dirige vers l'orifice de l'artère pulmonaire. C'est à cette dernière portion, affectant la forme d'un entonnoir renversé, que l'on donne, depuis
Wolff, le nom d'*infundibulum*.

3° **Caractères particuliers au ventricule gauche**. — Le ventricule
gauche, examiné en coupe transversale, offre l'aspect d'une cavité circulaire,
circonscrite de toutes parts par des parois d'une épaisseur remarquable. Nous
pouvons cependant, pour la commodité de la description, lui distinguer,
comme au ventricule droit, trois faces : une *face interne*, une *face antérieure*
et une *face postérieure*. — La face interne répond à la cloison ; elle est fortement concave. — Les deux autres faces, également concaves, se réunissent le

long du bord gauche du cœur, en formant un angle mousse, l'*angle gauche du ventricule*.

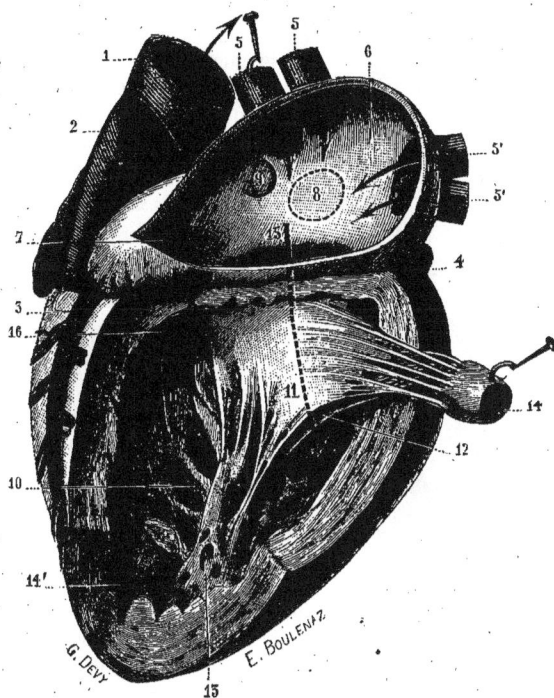

Fig. 479.

Oreillette et ventricule gauches, ouverts par leur côté externe.

1, aorte. — 2, artère pulmonaire. — 3, vaisseaux coronaires antérieurs. — 4, vaisseaux coronaires postérieurs. — 5, veines pulmonaires droites. — 5', veines pulmonaires gauches. — 6, cavité de l'oreillette gauche avec 7. l'auricule gauche. — 8, zone répondant à la fosse ovale. — 9, repli semi-lunaire. — 10, cavité du ventricule gauche. — 11, valve interne de la mitrale. — 12, valve externe. — 13, pilier postérieur. —14, pilier antérieur, sectionné et érigné en haut et en arrière. — 14', partie inférieure ou base de ce même pilier. — 15, flèche parcourant l'orifice auriculo-ventriculaire. — 16, flèche se dirigeant vers l'orifice aortique.

a. L'*orifice auriculo-ventriculaire gauche* est un peu plus petit que son homologue du côté opposé : sa circonférence ne mesure que 102 millimètres chez l'homme, 90 chez la femme. La valvule qui lui est annexée présente deux valves seulement, au lieu de trois que nous a offertes la tricuspide. On l'appelle pour cette raison *valvule bicuspide* (de *bis* deux, et *cuspis* pointe) ; on la désigne encore depuis Winslow, qui l'avait comparée à une mitre renversée, sous le nom de *valvule mitrale*.

Les deux valves de la mitrale se distinguent en interne et externe : la valve externe répond à l'angle gauche du ventricule ; la valve interne, qui est la plus grande des deux, regarde la cloison. Elle sépare, à la manière d'un large rideau, l'orifice auriculo-ventriculaire gauche de l'orifice aortique. — Entre les deux valves précitées, on rencontre d'ordinaire, comme dans le ventricule droit, deux petites languettes accessoires, qui ont pour effet de les compléter (fig. 476, 9" 9").

b. On ne compte dans le ventricule gauche que deux colonnes charnues de premier ordre ou deux *piliers*, l'un antérieur, l'autre postérieur. Tous les deux

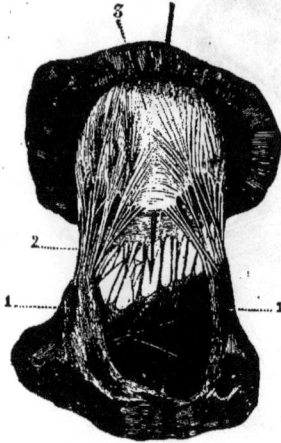

Fig. 480.

Valvule mitrale (BOURGERY).

1, piliers charnus. — 2, cordages tendineux. — 3, valves de la mitrale.

naissent dans le voisinage de l'angle gauche du ventricule, le premier sur la paroi antérieure, le second sur la paroi postérieure. Ces piliers sont aplatis et se superposent le plus souvent dans le sens antéro-postérieur (fig. 478, 4 et 6) : l'antérieur est alors convexe, le postérieur concave, de telle sorte que, lorsque le ventricule se contracte, les deux piliers arrivent au contact et s'emboîtent exactement. Les deux piliers du ventricule gauche se bifurquent ou même se trifurquent à leur extrémité supérieure et se résolvent finalement en une multitude de cordages tendineux, qui se terminent comme suit : ceux qui proviennent du pilier antérieur, vont s'insérer sur la partie antérieure des deux valves de la mitrale et sur la languette valvulaire accessoire qui les sépare en avant; ceux qui émanent du pilier postérieur se rendent à la partie postérieure de ces mêmes valves, ainsi que sur la languette accessoire qui les sépare en arrière. — Les deux valves de la mitrale reçoivent donc l'une et l'autre des cordages tendineux des deux piliers. Mais elles diffèrent considérablement l'une de l'autre par le mode d'implantation de ces cordages sur leur face pariétale : sur la valve interne ou grande valve, ils s'attachent tous au bord inférieur de cette valve, de telle sorte que la plus grande partie de sa face pariétale est unie et lisse, disposition heureuse pour favoriser le glissement de la colonne sanguine, qui se dirige vers l'aorte; sur la valve externe, au contraire, les cordages tendineux, anastomosés en arcades, recouvrent toute la face pariétale de la valve et lui donnent un aspect irrégulièrement réticulé.

Au moment de la systole ventriculaire, les muscles papillaires, se contractant en même temps que les autres faisceaux du myocarde, attirent en dehors les deux valves de la mitrale. La valve interne ou grande valve, ainsi entraînée vers l'angle gauche du ventricule, suffit à elle seule pour recouvrir et oblitérer l'orifice auriculo-ventriculaire. La petite valve ne joue dans cette occlusion qu'un rôle secondaire; elle ne fait que la compléter et la rendre hermétique par un mécanisme qui a été très nettement indiqué par M. Sée : « Les bords amincis de cette valve, dit-il, plissés par le rapprochement des cordages tendineux, se mettent en contact avec les plis analogues de la grande valve, et l'engrènement de ces deux ordres de plis, comprimés entre deux plans de cordages, produit une espèce de bourrelet qui détermine une occlusion hermétique de l'orifice que limitent les bords des valves ».

c. L'*orifice artériel* ou *orifice aortique* est situé en avant et en dedans de l'orifice auriculo-ventriculaire gauche; il occupe, du reste, le même plan horizontal que ce dernier, différant en cela de l'orifice de l'artère pulmonaire qui est placé, comme nous l'avons vu, un peu au-dessus de l'orifice auriculo-ventriculaire droit. — Abstraction faite de ce dernier détail, l'orifice aortique présente une disposition identique à celle de l'orifice pulmonaire : comme lui, il est circulaire; comme lui, il est un peu plus grand chez l'homme où il atteint 70 millimètres de circonférence, que chez la femme où il n'en présente que 63 ; comme lui, enfin, il possède trois valvules sigmoïdes dont la convexité répond au ventricule, dont la concavité regarde la paroi du vaisseau. Pour compléter l'analogie, chacune des sigmoïdes présente, à la partie moyenne de son bord libre, un petit noyau fibro-cartilagineux qui prend ici le nom de *nodule d'Arantius*.

4° **Parallèle anatomique des deux ventricules.** — Nous résumons dans le tableau synoptique suivant les caractères d'ordre anatomique qui différencient les deux ventricules :

	VENTRICULE GAUCHE	VENTRICULE DROIT
1° *Situation.*	Situé à gauche ; n'occupe qu'une faible partie de la face antérieure du cœur; descend un peu plus bas que le droit.	Situé à droite; occupe la plus grande partie de la face antérieure du cœur ; descend un peu moins bas que le gauche.
2° *Direction.*	Presque parallèle à l'axe médian.	Fortement incliné sur l'axe médian.
3° *Forme.*	Prismatique triangulaire à base supérieure.	Conoïde à base supérieure.
4° *Épaisseur.*	Parois beaucoup plus épaisses (= 15 mill.) : : 3 : 1.	Parois beaucoup moins épaisses (= 5 mill.) : : 1 : 3.
5° *Orifice auriculo-ventriculaire.*	Un peu moins grand que le droit (= 110 mill. de circonférence).	Un peu plus grand que le gauche (= 123 mill. de circonférence).
6° *Valvule auriculo-ventriculaire.*	Plus épaisse ; n'a que deux valves (*bicuspide* ou *mitrale*).	Moins épaisse ; présente trois valves (*tricuspide* ou *triglochine*).
7° *Orifice artériel.*	Un peu moins grand que le droit (= 70 mill. de circonférence).	Un peu plus grand que le gauche (= 72 mill. de circonférence).
8° *Valvules sigmoïdes.*	Un peu plus épaisses.	Un peu moins épaisses.
9° *Capacité.*	Plus petite (= 176 c.c.).	Plus grande (= 190 c.c.).
10° *Piliers.*	N'en possède que deux, l'un antérieur, l'autre postérieur.	En possède quatre ou cinq disséminés sur ses trois parois.
11° *Rapports respectifs de l'orifice artériel avec l'orifice auriculo-ventriculaire.*	Les deux orifices auriculo-ventriculaire et aortique sont situés sur le même plan horizontal.	L'orifice pulmonaire est placé un peu au-dessus de l'orifice auriculo-ventriculaire.

B. — OREILLETTES

Les oreillettes surmontent les ventricules. Comparées à ces derniers, elles en diffèrent par la minceur relative de leurs parois, par l'absence de colonnes charnues du premier ordre et par le nombre plus considérable d'orifices qui s'ouvrent dans leur cavité. Ces orifices varient, du reste, pour chacune des deux oreillettes.

1° **Caractères particuliers à l'oreillette droite.** — L'oreillette droite revêt une forme irrégulièrement cubique et nous présente, par conséquent, six parois :

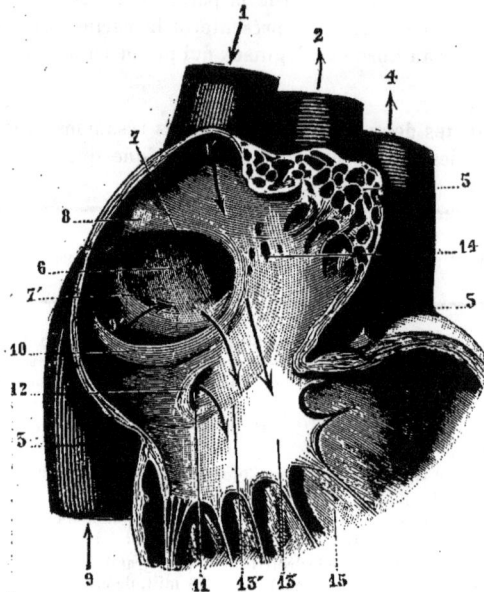

Fig. 481.

Oreillette droite.

(Sa paroi externe a été réséquée pour montrer la cloison inter-auriculaire.)

1, veine cave supérieure. — 1', son orifice dans la paroi supérieure de l'oreillette. — 2, aorte. — 3, artère coronaire droite. — 4, artère pulmonaire. — 5, tissu réticulé de l'auricule droite. — 6, fosse ovale, encadrée par l'anneau de Vieussens 7 et 7'. — 8, tubercule de Lower. — 9, veine cave inférieure. — 9', son aboucheiment à la partie postérieure de l'oreillette. — 10, valvule d'Eustachi. — 11, orifice de la grande veine coronaire. — 12, valvule de Thébésius. — 13, valve interne de la tricuspide. — 13', bord de l'orifice auriculo-ventriculaire. — 14, orifices de canaux veineux. — 15, cavité ventriculaire droite.

Paroi inférieure. — Elle répond au ventricule sous-jacent : nous y retrouvons l'orifice auriculo-ventriculaire droit avec sa valvule tricuspide.

Paroi supérieure. — Elle nous présente l'embouchure de la veine cave supérieure. Cet orifice, situé tout à côté de la cloison interauriculaire, est circulaire comme le vaisseau qui lui fait suite : il ne présente aucune trace de valvule, disposition anatomique qui nous explique le reflux possible du sang veineux dans la veine cave supérieure au moment de la systole auriculaire.

Paroi externe. — La paroi externe, concave et fort étroite, peut être considérée comme un simple bord.

Paroi interne. — La paroi interne, beaucoup plus importante, répond à la cloison interauriculaire. Elle nous présente tout d'abord, à sa partie moyenne, une dépression appelée *fosse ovale :* au niveau de cette dépression, la paroi, fortement amincie et demi-transparente, n'est pour ainsi dire formée que par l'adossement des deux membranes séreuses qui tapissent les oreillettes. — La fosse ovale se trouve circonscrite sur la plus grande partie de son pourtour par un relief musculaire, connu sous le nom d'*anneau de Vieussens* : ce relief, très marqué en avant et en haut, s'atténue et s'efface graduellement au fur et à mesure qu'on se rapproche de son extrémité postéro-inférieure : il en résulte que la membrane de la fosse ovale, confondue en arrière avec la paroi auriculaire, possède en avant des limites bien plus distinctes. Nous la voyons en effet, sur ce point, glisser en arrière de l'anneau qui l'encadre et former avec ce dernier une espèce de cul-de-sac de plusieurs millimètres de profondeur. Il est même assez fréquent de voir ce cul-de-sac se transformer en un véritable canal qui s'ouvre, d'autre part, dans l'oreillette opposée.

Nous signalerons, enfin, sur la paroi interne de l'oreillette droite, le *tubercule de Lower*. On désigne sous ce nom une saillie de la paroi elle-même, qui est située entre la fosse ovale et l'embouchure de la veine cave supérieure ou, plus exactement, entre les orifices des deux veines caves. Cette saillie, qui est chez quelques animaux bien plus développée que chez l'homme, semble avoir pour effet (RETZIUS) de dévier les colonnes sanguines qui débouchent des deux veines caves et de les empêcher ainsi de se heurter l'une contre l'autre. Grâce à elle, le courant sanguin de la veine cave supérieure se porte vers la partie postérieure et inférieure de l'oreillette ; tandis que le courant sanguin de la veine cave inférieure se trouve dirigé en avant et à droite, du côté de l'auricule.

Pour bien comprendre la signification morphologique de la fosse ovale, il convient de se reporter à la période embryonnaire du cœur. Primitivement, les deux oreillettes communiquent largement entre elles à l'aide d'un orifice arrondi qui occupe les lieu et place de la fosse ovale et qu'on appelle le *trou de Botal*. Ce trou persiste pendant toute la vie fœtale, mais avec des dimensions qui s'atténuent au fur et à mesure qu'on se rapproche de la naissance. Au troisième mois de la vie embryonnaire, en effet, on voit surgir de la partie postéro-inférieure du trou de Botal une valvule en forme de crois-

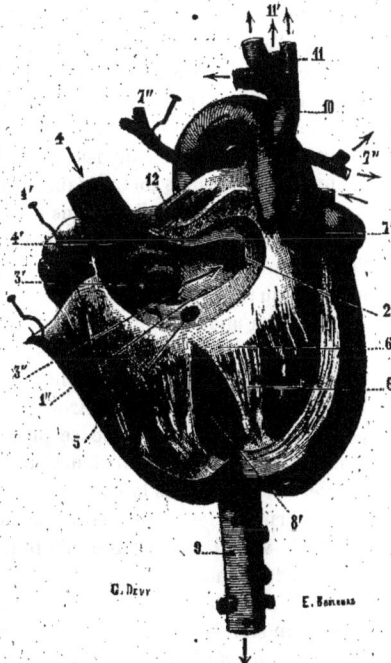

Fig. 482.

Oreillette et ventricule droits du cœur du fœtus, ouverts par leur côté externe.

1, oreille droite. — 1', son auricule. — 1'', cavité de l'oreillette droite. — 2, trou de Botal et sa valvule. — 3, veine cave inférieure. — 3', orifice de la veine cave inférieure. — 3'', valvule d'Eustachi. — 4, veine cave supérieure. — 4', orifice de la veine cave supérieure. — 5, orifice de la grande veine coronaire et valvule de Thébésius. — 6, valvule tricuspide avec 6'ses cordages tendineux. — 7, artère pulmonaire. — 7', orifice de l'artère pulmonaire. — 7'', branches de cette artère. — 8, ventricule droit. — 8', cavité du ventricule droit. — 9, aorte. — 10, tronc brachio-céphalique artériel. — 11, carotide gauche. — 11' sous-clavière gauche. — 12, veines pulmonaires. — 12, veine sus-hépatique. — 14, auricule gauche. — 13, ventricule gauche.

2.

sant qui s'élève graduellement, rétrécissant d'autant l'aire de l'orifice. Au septième ou au huitième mois, le bord libre de cette valvule atteint déjà le bord antéro-supérieur du trou de Botal ; à la naissance, il l'a dépassé et il se soude alors à la face gauche de la cloison interauriculaire, interceptant désormais toute communication entre les deux oreillettes. Toutefois, cette soudure est souvent incomplète et ainsi s'explique la présence d'un petit canal oblique, mentionné ci-dessus, à la partie antéro-supérieure de la fosse ovale. Ce canal peut être double ou même triple, suivant que le bord libre de la valvule en question contracte adhérence avec trois ou quatre points de la cloison.

Paroi antérieure. — La paroi antérieure de l'oreillette droite nous présente à sa partie externe l'orifice qui conduit dans l'auricule.

Paroi postérieure. — La paroi postérieure nous offre à considérer deux orifices importants : celui de la veine cave inférieure et celui de la grande veine coronaire.

a. L'*orifice de la veine cave inférieure* est situé à la partie moyenne de la paroi, tout près de la cloison ; il est circulaire et possède à sa partie inférieure, à titre d'annexe, un repli membraneux appelé *valvule d'Eustachi.* Cette valvule revêt la forme d'un croissant, à concavité dirigée en haut. Ses deux extrémités ou cornes se continuent : la postérieure, avec la paroi externe de la veine cave ; l'antérieure, avec la partie antéro-inférieure de l'anneau de Vieussens.—Examinée sur des cœurs d'adultes, la valvule d'Eustachi nous présente des dimensions fort variables : elle est le plus souvent peu développée, quelquefois à peine visible ; dans tous les cas, elle est insuffisante pour fermer entièrement l'orifice de la veine cave inférieure et justifier cette assertion que l'on trouve écrite partout, que la valvule d'Eustachi a pour rôle d'empêcher le reflux du sang veineux de l'oreillette dans la veine cave inférieure. — La signification anatomique de ce petit appareil est tout autre : chez le fœtus, la valvule d'Eustachi, beaucoup plus développée que chez l'adulte, se confond, d'une part avec la paroi externe de la veine cave inférieure, d'autre part avec le rebord antérieur du trou de Botal ; elle n'est pour ainsi dire que la paroi de la veine elle-même se prolongeant jusqu'à l'oreillette gauche et a manifestement alors pour fonction de diriger le cours du sang vers cette dernière cavité. Après la naissance, le trou de Botal étant oblitéré et la veine cave inférieure déversant désormais la totalité de son contenu dans l'oreillette droite, la valvule en question n'a plus aucun rôle à remplir : aussi elle s'atrophie graduellement comme un organe devenu inutile, et voilà pourquoi elle présente chez l'adulte ces dimensions très réduites qui la font descendre au rang d'un simple organe rudimentaire.

b. L'*orifice de la veine coronaire* est situé au-dessous et un peu en dedans de l'orifice de la veine cave inférieure, dont il est séparé par la valvule d'Eustachi. Il est muni, lui aussi, d'une valvule mince et transparente : c'est la *valvule de Thébésius,* affectant tantôt la forme d'un croissant à concavité supéro-interne, tantôt la forme d'un diaphragme percé d'un ou de plusieurs trous. Comme la valvule d'Eustachi, la valvule de Thébésius est insuffisante, c'est-à-dire qu'elle n'occupe qu'une partie de l'orifice auquel elle est annexée et qu'elle ne peut, en conséquence, s'opposer qu'imparfaitement au reflux du sang veineux dans la veine coronaire.

Des six parois de l'oreillette droite, la paroi antérieure et la paroi externe possèdent un certain nombre de colonnes charnues qui leur donnent un aspect plus ou moins réticulé. Les autres parois sont unies et lisses.

2º Caractères particuliers à l'oreillette gauche. — On lui considère encore six parois, présentant la même orientation et portant les mêmes noms que celles de l'oreillette gauche (fig. 479).

La *paroi inférieure* répond au ventricule et nous présente l'orifice auriculo-ventriculaire gauche avec sa valvule mitrale. — La *paroi supérieure* est le point d'abouchement des quatre veines pulmonaires. Nous y constatons, en conséquence, quatre orifices : les deux premiers, situés tout près de la cloison pour les veines pulmonaires droites; les deux autres, situés à la partie externe de cette paroi pour les veines pulmonaires gauches; tous ces orifices sont circulaires et dépourvus de valvules. — La *paroi antérieure* est légèrement convexe, déprimée qu'elle est par les troncs artériels qui sont placés en avant d'elle. — La *paroi postérieure* est à peu près plane. — La *paroi externe* nous présente, à sa partie antérieure, l'orifice qui conduit dans l'auricule gauche. — La *paroi interne*, enfin, répond à la cloison interauriculaire. Elle est fort mince à sa partie moyenne, suivant une zone (fig. 479, 8) qui correspond directement à la fosse ovale. A sa partie antérieure et supérieure se voit un petit repli en forme de croissant dont la concavité regarde en avant et en haut ; ce repli, adhérent par ses deux extrémités et libre par sa partie moyenne, n'est autre que le bord antérieur et supérieur de la valvule qui a oblitéré le trou de Botal. C'est à son niveau qu'aboutit, quand il existe, le petit pertuis ci-dessus mentionné qui fait communiquer les deux oreillettes.

Les parois de l'oreillette gauche sont presque partout lisses et unies. On ne rencontre de colonnes charnues bien caractérisées qu'à l'entrée et dans la profondeur de l'auricule ; elles y sont parfois tellement abondantes et tellement enchevêtrées qu'elles forment comme une espèce de tissu caverneux.

§ IV. — STRUCTURE DU MYOCARDE

Considéré au point de vue de sa constitution anatomique, le myocarde comprend :

1º Des portions fibreuses qui donnent insertion aux fibres musculaires ; on les désigne sous le nom de *zones fibreuses du cœur;*

2º Des éléments contractiles ou *fibres musculaires du cœur;*

3º Des *vaisseaux* et des *nerfs.*

Nous étudierons séparément chacun de ces éléments.

A. — ZONES FIBREUSES DU CŒUR

On donne ce nom à des anneaux fibreux (*cercles tendineux* de LOWER) qui entourent les quatre orifices déjà décrits à la base des ventricules. Ces anneaux

2**

sont donc au nombre de quatre : deux pour les orifices auriculo-ventriculaires, deux pour les orifices aortique et pulmonaire. Ils présentent naturellement la même situation, la même forme, les mêmes rapports et les mêmes dimensions que les orifices qu'ils circonscrivent. Si nous parcourons la base des ventricules en allant d'avant en arrière (fig. 476), nous rencontrons successivement : sur un premier plan, la zone pulmonaire ; sur un deuxième plan, la zone aortique ; sur un dernier plan, les deux zones auriculo-ventriculaires.

La zone pulmonaire couronne, ainsi que nous l'avons vu, l'infundibulum du ventricule droit et se trouve située un peu au-dessus des trois autres. La zone aortique et les deux zones auriculo-ventriculaires occupent toutes les trois le même plan horizontal ; elles sont, en outre, juxtaposées et parfois même continues. Au point de contact de ces trois zones, on voit se développer parfois chez l'homme un dépôt calcaire, qui embrasse à la manière d'un arc la partie antérieure de l'aorte et que l'on appelle improprement l'*os du cœur*. Ce dépôt calcaire est constant chez quelques mammifères, notamment chez le bœuf.

Les zones fibreuses du cœur envoient par leur partie interne des prolongements de nature fibreuse, qui constituent la couche moyenne des valvules auriculo-ventriculaires et sigmoïdes. Par tous les autres points de leur surface, elles donnent insertion aux fibres musculaires : c'est donc à juste titre qu'on les considère comme constituant dans leur ensemble le *squelette du cœur*.

Structure. — Considérées au point de vue de leur structure, les zones fibreuses du cœur sont formées uniquement par du tissu fibreux très dense, mêlé à des fibres élastiques excessivement fines. Ce tissu, comme nous venons de le voir, se prolonge dans les valvules auriculo-ventriculaires et sigmoïdes pour en former la couche moyenne. Contrairement à l'opinion de LUSCHKA, les recherches de LANGER et de CŒN, reprises tout récemment par DARIER (*Arch. de physiologie*, 1888), nous montrent que les vaisseaux des anneaux fibreux ne pénètrent pas du tout dans les valvules sigmoïdes et que, dans les valvules auriculo-ventriculaires, ils ne dépassent pas la partie qui renferme des insertions musculaires.

B. — FIBRES MUSCULAIRES DU CŒUR (fig. 476)

Les fibres musculaires sont les éléments essentiels, les éléments nobles du myocarde : c'est à elles, en effet, qu'il doit de remplir ces fonctions mécaniques importantes qui lui ont fait assigner un rang si élevé dans l'appareil circulatoire. Nous étudierons tout d'abord les fibres cardiaques à l'état d'isolement et à un point de vue purement histologique. Nous essaierons ensuite de définir leur mode de groupement, c'est-à-dire la façon dont elles se comportent pour former les quatre cavités auriculaires et ventriculaires.

1° Caractères histologiques des fibres cardiaques. — Si l'on pratique une coupe dans le tissu cardiaque, on voit que ce tissu est composé de fibres musculaires *striées* dont la disposition est tout autre que dans les muscles striés ordinaires: il n'existe pas ici, en effet, comme dans ces derniers, une délimitation en faisceaux tertiaires, secondaires, délimitation nettement déterminée par des tractus conjonctifs de valeur distincte; mais on y trouve des fibres ou faisceaux primitifs séparés par de minces tractus conjonctifs (fig. 483), fait très important qui distingue le muscle cardiaque du muscle ordinaire, où nous avons vu que les cloisons conjonctives s'arrêtaient au pourtour du faisceau secondaire. Cependant les fibres du cœur peuvent se grouper de manière à former des faisceaux dont nous étudierons plus loin l'agencement et la systématisation, et entre lesquels se voient des interstices remplis de tissu conjonctif auxquels, après SCHWEIGGER-SEIDEL, on donne le nom de *fentes de Henle* (fig. 483).

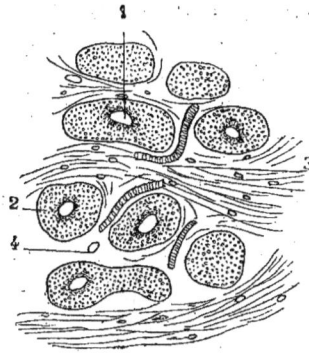

Fig. 483.

Coupe transversale du myocarde.

1, coupe transversale d'une fibre, noyau environné du protoplasma granuleux. — 2, coupe des cylindres primitifs. — 3, fente de Henle, avec vaisseaux longitudinaux. — 4, coupe d'un capillaire mêlé aux fibres musculaires.

Sur les coupes sectionnant les faisceaux primitifs ou fibres, soit transversalement, soit longitudinalement (fig. 483), on peut voir que ces faisceaux, au lieu d'être disposés parallèlement entre eux, comme dans le muscle strié ordinaire, s'envoient des tractus anastomotiques, de manière à former par leur ensemble un immense réseau de substance striée. Entre ces anastomoses et les fibres elles-mêmes, il existe des intervalles de forme et de dimensions variables. Comme ces anastomoses se font dans toutes les directions, ces intervalles représentent sur les coupes les sections d'un vaste système lacunaire intermédiaire aux fibres musculaires.

Fait très important à noter, les fibres musculaires du cœur ne possèdent pas de sarcolemme. Comme l'a fait remarquer SCHWEIGGER-SEIDEL, les auteurs qui ont cru pouvoir admettre la présence de cet élément ont pris pour cette membrane des tractus conjonctifs, qui pénètrent dans les interstices des fibres et les entourent, à la manière du sarcolemme, mais sans avoir la valeur morphologique de ce dernier. Les noyaux de la fibre cardiaque ont également une disposition particulière. Au lieu d'être réunis en un certain nombre sur une tranche de section, soit à la périphérie, soit à l'intérieur de la fibre musculaire, ils sont placés sur une file unique, vers le centre : la section transversale, si elle en rencontre, n'en présente qu'un seul (fig. 483). Ils sont, comme dans la fibre striée ordinaire, environnés d'une masse de protoplasma granuleux, qui va cloisonner la fibre cardiaque et la décomposer en cylindres primitifs.

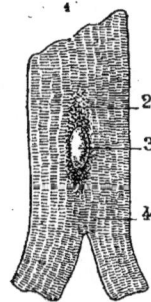

Fig. 484.

Cellule musculaire du cœur.

1, surface de séparation. — 2, protoplasma granuleux périnucléaire. — 3, noyau. — 4, substance striée.

Au point de vue de sa nature, la substance striée qui constitue le muscle cardiaque est la même que la substance striée ordinaire. Comme dans cette dernière, chaque cylindre primitif se décompose en fibrilles où nous retrouvons les disques obscurs et les espaces clairs disposés dans le même ordre.

Mais la fibre musculaire cardiaque présente une particularité très importante : c'est que, au lieu de former dans sa totalité, comme la fibre musculaire striée ordinaire, une sorte de vaste cellule à noyaux multiples, elle peut être décomposée en blocs bien délimités, qui possèdent chacun au moins un noyau et qui, par conséquent, ont la valeur morphologique d'une cellule. Aussi dit-on que la fibre cardiaque est *décomposable en une série de cellules musculaires*. Si l'on vient à la traiter, en effet, par de la potasse à 40 p. 100, on la voit se décomposer en segments, dont la surface latérale n'est autre chose que la surface de la fibre cardiaque elle-même, et dont les surfaces terminales sont soudées les unes aux autres par une substance que détruit la potasse. Ces surfaces de soudures peuvent porter, soit sur la fibre elle-même, soit sur la fibre et l'une de ses anastomoses (fig. 485). Quelquefois ces éléments cellulaires possèdent deux noyaux : ces deux noyaux paraissent alors très rapprochés et résultent d'une division.

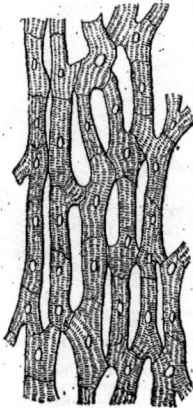

Fig. 485.

Réseau musculaire du cœur, représentant les cellules cardiaques anastomosées et séparées par les traits scalariformes d'Eberth.

En imprégnant, comme l'a fait EBERTH, la fibre cardiaque par le nitrate d'argent, on voit la substance qui sépare les cellules musculaires se dessiner en noir, sous forme de lignes plus ou moins brisées, limitant ces cellules : ce sont ces lignes brisées qu'on désigne sous le nom de *traits scalariformes* d'EBERTH (fig. 485).

Tous les mammifères possèdent un cœur décomposable en cellules dont la forme se rapproche d'un parallélipipède ou d'un polyèdre. Il en est de même des oiseaux. Chez les lézards, les amphibiens et les poissons, les cellules musculaires cardiaques sont fusiformes et constituées, comme chez les vertébrés supérieurs, par de la substance musculaire striée. Ces dernières cellules semblent même, d'après quelques auteurs, constituer le point de passage entre la cellule musculaire lisse et la fibre musculaire striée ordinaire.

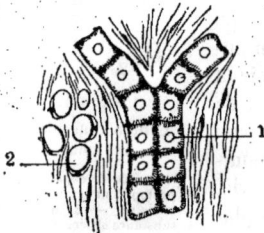

Fig. 486.
Portion du réseau de Purkinje.

1, cellule de Purkinje. — 2, lobule graisseux dans le tissu conjonctif voisin.

Pour WEISSMAN, qui, le premier, a fait connaître la nature du tissu musculaire cardiaque, la même forme en fuseau se retrouve dans le cœur des mammifères, des oiseaux et des reptiles à l'état embryonnaire.

Il existe, en outre, chez quelques animaux, notamment chez le bœuf, le mouton et le porc, un fait assez intéressant : on aperçoit sous l'endocarde un réseau blanchâtre constitué par des fibres anastomosées dites *fibres de Purkinje*. Traitées par de la potasse à 40 p. 100, elles se décomposent en plaques de forme rectangulaire de 50 à 100 µ, possédant un ou deux noyaux (fig. 486). Le centre de ces éléments paraît granuleux, tandis que la périphérie porte des stries perpendiculaires à la surface. Ces stries n'existent pas seulement sur les bords de ces plaques qui adhèrent entre eux pour constituer les fibres, mais sur toutes leurs faces, ainsi qu'on peut s'en assurer sur les cellules complètement détachées du réseau. Ce dernier fait est important à constater, car si l'on examinait les cellules de Purkinje appliquées sur le plan de l'endocarde, on pourrait croire que la partie périphérique striée appartient, non à la cellule elle-même, mais à un réseau de fibres striées qui serait interposé aux cellules. Le réseau de Purkinje n'est pas isolé dans l'endocarde : les fibres qui en émanent vont se continuer manifestement avec les fibres musculaires cardiaques. A cause de cette dernière disposition et de leur qualité de masse protoplasmique entourée d'une écorce striée, elles peuvent être regardées comme des cellules musculaires cardiaques en voie de développement.

2° **Mode de groupement des fibres cardiaques.** — Le mode de groupement des fibres musculaires dans les parois du cœur est un des problèmes les plus ardus de l'anatomie de texture. Malgré les longues et minutieuses recherches de Sténon, de Winslow, de Gerdy, il existe encore à ce sujet beaucoup de points obscurs, et les descriptions si nettes et si précises que l'on trouve dans les classiques, celles que nous allons donner nous-même n'ont guère d'autre valeur que celle qu'on accorde aux descriptions schématiques.

Un fait paraît acquis : c'est que les fibres des ventricules et celles des oreillettes sont indépendantes les unes des autres ; nous les décrirons donc séparément.

A. — *Fibres des ventricules.* — Les fibres constitutives des ventricules ont toutes pour caractère de s'insérer par une de leurs extrémités sur les zones fibreuses ci-dessus décrites, et de venir s'y terminer après avoir effectué dans la paroi ventriculaire un trajet plus ou moins long. On les divise en deux groupes : 1° fibres propres à chacun des deux ventricules ; 2° fibres communes aux deux ventricules.

a. *Fibres propres.* — Les fibres propres forment, dans leur ensemble, deux sacs juxtaposés comme les canons d'un fusil double, correspondant l'un au ventricule droit, l'autre au ventricule gauche. Ces deux sacs sont ouverts l'un et l'autre à leur extrémité supérieure, au niveau des orifices artériel et auriculo-ventriculaire ; ouverts aussi à leur extrémité inférieure, au niveau de la pointe du cœur. Cette dernière ouverture est toutefois beaucoup plus étroite que celle

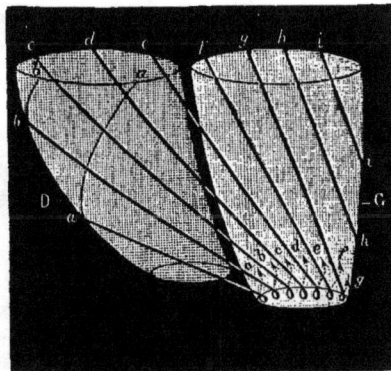

Fig. 487.

Schéma représentant le trajet des fibres communes sur la face antérieure des ventricules.

D, ventricule droit. — G, ventricule gauche. — a, b, c, d, e, f, g, h, i, neuf fibres communes se terminant toutes en huit de chiffre dans le ventricule gauche.

de la base ; d'où il résulte que les sacs ventriculaires n'ont pas une forme exactement cylindrique, mais plutôt une forme conoïde, à sommet tronqué et dirigé en bas.

Dans chacun des deux sacs, nous voyons les fibres musculaires se détacher des zones fibreuses de la base, puis descendre plus ou moins bas vers la pointe du cœur et remonter enfin vers ces mêmes zones, en décrivant des anses. Les anses ainsi formées varient dans leur étendue : il y en a de longues, il y en a de courtes ; celles-ci s'emboîtent dans celles-là, rappelant jusqu'à un certain point, comme le fait remarquer GERDY, des cornets de papier d'inégales dimensions, dont les plus petits seraient régulièrement emboîtés dans les plus grands, et qu'on aurait aplatis en une lame triangulaire.

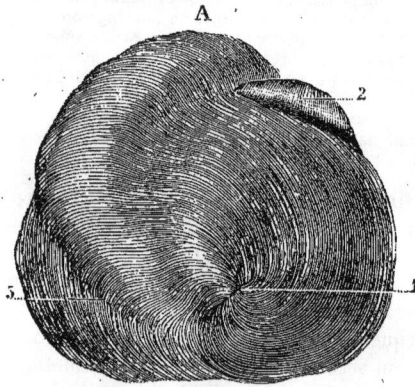

Fig. 488.

Pointe du cœur (BOURGERY).

A, face antérieure du cœur. — P, face postérieure. — 1, pointe du cœur (tourbillon). — 2, auricule gauche.

b. *Fibres communes.* — Les fibres communes aux deux ventricules (*fibres unitives* de GERDY), réunissent l'un à l'autre les deux sacs formés par les fibres propres. Elles font plus : elles revêtent ces sacs dans toute leur étendue, elles les enveloppent tous les deux dans un sac commun, d'où cette définition de WINSLOW, aussi simple qu'expressive : *le cœur est composé de deux sacs musculeux renfermés dans un troisième également musculeux.*

Au point de vue de leur trajet, les fibres communes se distinguent en antérieures et postérieures :

Les *fibres antérieures* (fig. 487) revêtent la face sternale des ventricules. Elles prennent naissance, en haut, sur les deux zones artérielles et sur le segment antérieur des deux zones auriculo-ventriculaires. Puis, elles se portent obliquement en bas et à gauche vers la pointe du cœur : arrivées là, elles se contournent sur elles-mêmes en un élégant tourbillon (fig. 487 et 488) et pénètrent dans l'intérieur du ventricule gauche,

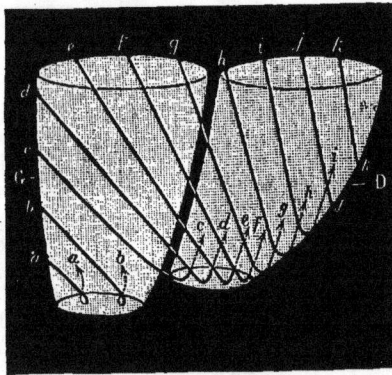

Fig. 489.

Schéma représentant le trajet des fibres communes sur la face postérieure des ventricules.

D, ventricule droit. — G, ventricule gauche. — a, b, c, d, e, f, g, h, i, j, k, onze fibres communes se rendant : les deux premières au ventricule gauche, les autres au ventricule droit.

où nous les retrouverons tout à l'heure. En traversant ainsi l'orifice inférieur du ventricule, elles l'oblitèrent : à peine aperçoit-on, au centre du tourbillon, un petit pertuis vertical qui fait communiquer la cavité ventriculaire avec l'extérieur; encore est-il nécessaire d'ajouter que ce pertuis n'intéresse que la portion musculaire du cœur et qu'il est fermé à ses deux extrémités, d'une part par l'endocarde, d'autre part par le péricarde.

Les *fibres postérieures* (fig. 489) recouvrent toute la face postérieure des ventricules. Parties du segment postérieur des zones fibreuses auriculo-ventriculaires, elles se dirigent obliquement en bas et à droite. Le plus grand nombre d'entre elles arrivent à la pointe du cœur et, se réfléchissant alors sur elles-mêmes, elles s'engagent dans l'orifice inférieur du ventricule droit. Un certain nombre, cependant, ne descendent pas jusqu'à cet orifice : arrivées au

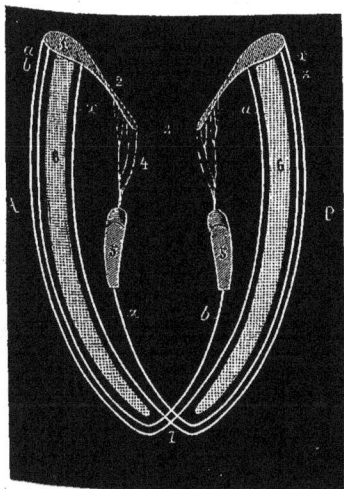

Fig. 490.

Schéma représentant une coupe verticale et antéro-postérieure du ventricule droit, pour montrer le trajet des fibres communes.

A, face antérieure du ventricule. — P, sa face postérieure. — 1, 2, 3, zone fibreuse, valvule et orifice auriculo-ventriculaires. — 4, cordages tendineux. — 5,5, muscles papillaires. — 6, sac formé par l'ensemble des fibres propres. — 7, sommet du ventricule. — *a a* et *b b*, deux fibres communes de la *paroi antérieure* du ventricule, se réfléchissant en anse en 7, pour se terminer l'une sur la face interne du ventricule (*paroi postérieure*), l'autre dans le muscle papillaire. — *x x* et *z z*, deux fibres communes de la *paroi postérieure* du ventricule, allant se terminer l'une sur la face interne de la *paroi antérieure*, l'autre dans le muscle papillaire.

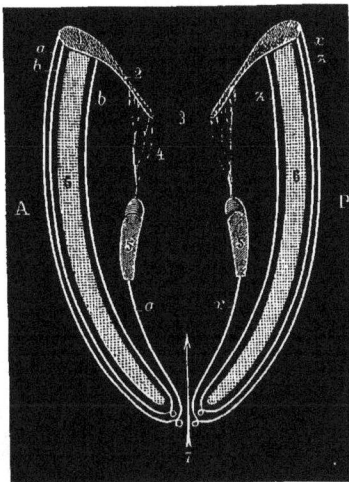

Fig. 491.

Schéma représentant une coupe verticale et antéro-postérieure du ventricule gauche, pour montrer le trajet des fibres communes.

A, P, 1, 2, 3, 4, 5, 6, 7, comme dans la figure précédente. — *a a* et *b b*, deux fibres communes de la *paroi antérieure* du ventricule, se réfléchissant en huit de chiffre en 7 pour se terminer, l'une sur la face interne de la *paroi antérieure*, l'autre dans le muscle papillaire. — *x x* et *z z*, deux fibres communes de la *paroi postérieure*, se réfléchissant de même en huit de chiffre en 7 pour se terminer, l'une sur la face interne de la *paroi postérieure*, l'autre dans le muscle papillaire.

bord droit du cœur, elles se réfléchissent le long de ce bord et pénètrent par une nouvelle voie dans la cavité ventriculaire.

Abstraction faite de ce dernier groupe de fibres, *toutes les fibres communes se portent donc dans les deux ventricules, à travers les orifices que présentent ces cavités à leur extrémité inférieure.* Il nous reste à indiquer

1° la façon dont elles traversent ces orifices ; 2° leur trajet et leur mode de terminaison dans le ventricule lui-même.

Les fibres pénètrent dans les ventricules suivant deux modalités différentes : *en formant des anses*, ou bien *en se contournant en huit de chiffre*. — Dans le *premier cas* (fig. 490), une fibre quelconque, arrivée à l'orifice inférieur du ventricule, se réfléchit en haut, entre dans la cavité ventriculaire et vient se placer sur la paroi opposée à celle dont elle émane : sur la paroi postérieure, si elle appartient au groupe des fibres antérieures, sur la paroi antérieure, si elle fait partie des fibres postérieures. En d'autres termes, une fibre qui appartient par sa portion superficielle ou extra-ventriculaire à la paroi antérieure, appartient à la paroi postérieure par sa portion profonde ou intra-ventriculaire, et vice versa. — *Dans le second cas* (fig. 490), les fibres cardiaques, au lieu de décrire des anses simples comme précédemment, se contournent sur elles-mêmes en huit de chiffre, pour venir s'appliquer, dans l'intérieur du ventricule, sur la paroi à laquelle elles appartiennent par leur portion extra-ventriculaire.

Il résulte d'une pareille disposition que : 1° les fibres en anse, se rendant à la paroi opposée, croisent toutes, par leur partie moyenne, l'axe de l'orifice qui leur donne passage (fig. 490) ; 2° les fibres en huit de chiffre, se rendant à la même paroi, ne croisent pas cet axe ; elles le respectent et opèrent leur réflexion un peu en dehors de lui (fig. 491). Ceci nous explique comment il se fait que l'orifice inférieur du ventricule droit, qui est traversé par des fibres en anse, est complètement fermé par elles, tandis que l'orifice inférieur du ventricule gauche, qui ne comprend que des fibres en huit de chiffre, nous présente le long de son axe ce petit pertuis à direction verticale (fig. 491), que nous avons mentionné ci-dessus.

Quel que soit leur mode de réflexion, en anse ou en huit de chiffre, les fibres communes, arrivées dans leur ventricule respectif, s'y terminent de deux façons : les unes, *fibres pariétales*, s'appliquent à la face interne des sacs ventriculaires formés par les fibres propres et viennent se terminer sur les zones fibreuses de la base ; les autres, *fibres papillaires*, forment par leur ensemble les colonnes charnues du premier ordre ou muscles papillaires,

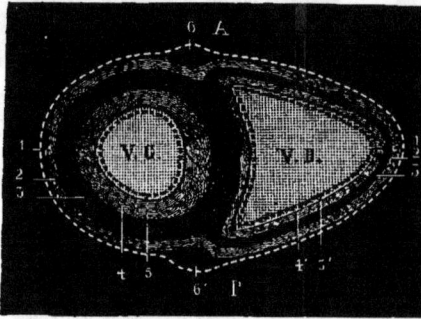

Fig. 492.

Coupe schématique des deux ventricules, pour montrer la situation respective des fibres propres et des fibres communes.

V, G, cavité du ventricule gauche. — V, D, cavité du ventricule droit. — A, face antérieure. — P, face postérieure. — 1, 1', feuillet viscéral du péricarde. — 2, 2', *première couche* formée par la portion superficielle des *fibres communes* aux deux ventricules. — 3, 3', *deuxième couche*, formée par les *fibres propres* à chaque ventricule. — 4, 4', *troisième couche*, formée par la portion profonde des fibres communes aux deux ventricules. — 5, 5', endocarde. — 6, vaisseaux antérieurs interventriculaires. — 6', vaisseaux postérieurs interventriculaires.

et aboutissent, par conséquent, aux valvules auriculo-ventriculaires.

En résumé, les fibres communes affectent, comme les fibres propres, la forme d'une anse répondant à la pointe du cœur par sa partie moyenne, et, par ses deux extrémités, aux zones fibreuses de la base. Chacune d'elles comprend ainsi deux parties : une partie descendante et superficielle, située en dehors des ventricules; une partie ascendante et profonde, située dans l'intérieur même de ces cavités. — Une dernière conclusion qui découle ce que nous venons de dire, c'est que les parois ventriculaires, quel que soit le point où on les considère (abstraction faite de la cloison et de la pointe), se composent de trois plans de fibres : 1° un *plan superficiel*, formé par la partie descendante des fibres communes ; 2° un *plan profond*, formé par la portion ascendante de ces mêmes fibres ; 3° un *plan intermédiaire*, enfin, constitué par les fibres propres (fig. 490, 491 et 492). — Quant à la cloison, elle est formée simplement par les deux sacs ventriculaires adossés l'un à l'autre et tapissés sur leur face interne par la partie profonde des fibres communes.

Passons maintenant aux oreillettes.

B. — *Fibres des oreillettes.* — Elles se distinguent, comme celles des ventricules, en fibres propres à chacune des oreillettes et en fibres communes à ces deux cavités.

a. *Fibres propres.* — Les fibres propres des oreillettes affectent pour la plupart la forme d'anneaux disposés autour des orifices qui s'ouvrent dans ces cavités : veines pulmonaires pour l'oreillette gauche; veine coronaire, veines caves supérieure et inférieure pour l'oreillette droite. — A côté de ces fibres que l'on pourrait appeler *fibres annulaires*, se trouve un système de *fibres en anse*, qui s'étendent du segment antérieur des zones auriculo-ventriculaires au segment postérieur de ces mêmes zones, en parcourant successivement les différentes parois de l'oreillette. Ces fibres re-

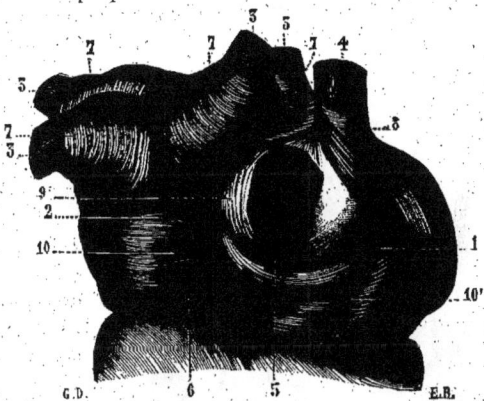

Fig. 493.
Fibres des oreillettes (d'après BONAMY).

1, oreillette droite. — 2, oreillette gauche. — 3, veines pulmonaires. — 4, veine cave supérieure. — 5, veine cave inférieure. — 6, veine coronaire. — 7, fibres entourant l'embouchure des veines pulmonaires. — 8, fibres entourant celle de la veine cave supérieure. — 9, fibres entourant celle de la veine cave inférieure. — 10, 10', faisceaux circonscrivant les orifices auriculo-ventriculaires gauche et droit.

posent immédiatement au-dessous de l'endocarde, qu'elles soulèvent parfois en formant des colonnettes plus ou moins volumineuses et plus ou moins étendues. Ces colonnes charnues sont surtout abondantes, comme nous l'avons déjà vu, dans l'intérieur des auricules. On les rencontre aussi, avec une direction verticalement ascendante, sur les parois antérieure et externe de l'oreillette droite où elles prennent le nom de *muscles pectinés*.

b. *Fibres communes*. — Les fibres communes aux deux oreillettes sont
peu nombreuses et superficiellement placées par rapport aux fibres propres.
Elles sont représentées par deux faisceaux aplatis et minces, qui s'étendent
transversalement d'une oreillette à l'autre. Ces deux faisceaux se distinguent
en antérieur et postérieur : l'*antérieur*, le plus volumineux des deux, se porte
de l'auricule droite à l'auricule gauche; il voile complètement en passant
toute trace de séparation entre les deux oreillettes ; sa face antérieure, fortement concave, répond aux artères aorte et pulmonaire et embrasse dans sa
concavité, la partie postérieure de ces deux vaisseaux. Le *postérieur*, beaucoup
plus grêle, part de la face postérieure de l'oreillette droite, passe au-dessus
de la veine coronaire et vient se terminer à la face postérieure de l'oreillette
gauche, immédiatement au-dessus du sillon auriculo-ventriculaire.

Les fibres musculaires de la cloison des oreillettes sont difficilement séparables en deux couches, comme cela se voit sur la cloison interventriculaire.
Le plus grand nombre de ces fibres contribuent à former l'anneau de Vieussens, que l'on peut considérer comme un sphincter incomplet du trou de Botal.

Des modifications importantes surviennent, au cours du développement ontogénique
dans le volume total du myocarde et aussi dans le volume relatif de ses différentes parties constituantes, les oreillettes et les ventricules. Lisez à ce sujet le mémoire de W. MUL-
LER, *Die Massen verhältnisse des menschl. Herzens*, Leipzig, 1883.

§ V. — VAISSEAUX ET NERFS DU CŒUR

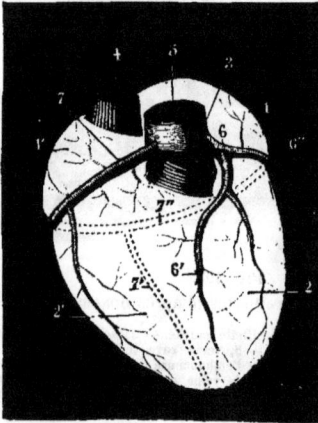

Fig. 494.

Schéma de la circulation artérielle
du cœur.

1, oreillette gauche. — 1', oreillette droite.
— 2, ventricule gauche. — 2', ventricule droit.
— 3, artère pulmonaire. — 4, veine cave supérieure. — 5, aorte. — 6, 6', 6'', artère coronaire gauche et ses branches. — 7, 7', 7'', artère
coronaire droite et ses branches.

1° **Artères**. — Les artères destinées
au cœur proviennent des artères coronaires, branches de l'aorte. Au nombre
de deux, l'une antérieure, l'autre postérieure, les artères coronaires cheminent dans les différents sillons de la
surface du cœur, jetant à droite et à gauche de nombreuses divisions secondaires
que nous décrirons ultérieurement. (Voyez
Aorte, p. 66.) Ces divisions, de plus en
plus nombreuses et de plus en plus ténues,
pénètrent dans la substance musculaire.

Arrivées là, elles forment des réseaux
capillaires à mailles longitudinales qui
environnent chaque faisceau primitif, quelquefois même plusieurs faisceaux à la
fois. Ces capillaires sont très fragiles et
se rompent souvent sous la pression de
la matière à injection. Ils ne présentent
pas les dilatations et les sinuosités que
l'on constate sur les capillaires des muscles
ordinaires.

Ces vaisseaux, contrairement à l'opinion de Luschka, ne pénètrent pas dans les cordages tendineux des muscles papillaires. On trouve, d'après Ranvier, autour des vaisseaux cardiaques, des cellules plates, qui peuvent être considérées comme appartenant à l'endothélium des vaisseaux lymphatiques du cœur.

Dans quelques groupes de vertébrés, la disposition terminale des vaisseaux cardiaques est loin d'être semblable à celle qui vient d'être indiquée plus haut : tandis que, chez les oiseaux, elle est analogue à celle qu'on observe chez l'homme et chez les mammifères, chez les batraciens et les urodèles il n'y a pas de vaisseaux proprement dits. Les faisceaux musculaires interceptent des espaces caverneux où arrive le sang et forment ainsi une sorte d'éponge dont les travées appartiennent au tissu musculaire. Ces travées sont séparées du sang par un endothélium. Le tissu musculaire se nourrit donc ici par imbibition. Dans le cœur des poissons, il existe une partie profonde, caverneuse, et une partie superficielle contenant des capillaires. Cette disposition paraît être intermédiaire à celle des mammifères et à celle des batraciens. Si nous voulions étendre ces analogies, nous pourrions rappeler qu'au second mois de la vie intra-utérine, le cœur de l'homme présente une structure spongieuse, et que, chez l'adulte, la disposition des colonnes charnues et des muscles papillaires baignant dans le sang paraît être un reste de cette structure spongieuse.

2° **Veines**. — La plus grande partie des veines du cœur se jettent dans la *grande veine coronaire* et, par elle, dans l'oreillette droite. Un certain nombre, cependant, débouchent directement dans les cavités auriculaires. Ces veines *coronaires accessoires*, parfaitement décrites par M. Lannelongue (*Th. de Paris*, 1867), aboutissent : les unes à l'oreillette droite, les autres à l'oreillette gauche.

a. Dans *l'oreillette droite*, nous avons tout d'abord la *veine de Galien*, qui provient du bord droit du cœur et s'ouvre dans la cavité même de l'auricule, tout près de son extrémité droite. Nous rencontrons ensuite trois autres orifices de canaux veineux, situés sur les points suivants (fig. 495) : le premier, près de l'embouchure de la veine cave infé-

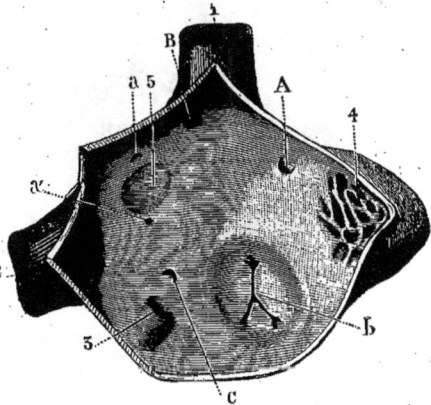

Fig. 495.

Veines de l'oreillette droite, d'après Lannelongue (schématique).

1, veine cave supérieure. — 2, veine cave inférieure. — 3, orifice de la grande veine coronaire. — 4, tissu réticulé de l'auricule. — 5, fosse ovale. — A, B, C, trois foramina. — *a*, *a'*, deux foraminula. — *b*, orifice auriculo-ventriculaire et valvule tricuspide.

rieure ; le second, un peu en avant de l'extrémité gauche de l'auricule ; le troisième, au voisinage de la valvule de Thébésius.

Indépendamment de ces orifices, auxquels M. Lannelongue a donné le nom de *foramina*, il existe sur la face interne de l'oreillette droite un certain nombre d'autres orifices beaucoup plus nombreux et beaucoup plus petits, dits *foraminula*, qui représentent, eux aussi, des embouchures de canaux veineux provenant du myocarde. Leur siège comme leur nombre n'a rien de

constant. On en rencontre ordinairement plusieurs sur la cloison et sur cette
partie de la paroi antérieure qui avoisine l'orifice auriculo-ventriculaire.

   b. Dans l'*oreillette gauche*, on constate de même la présence de plusieurs
foraminula, irrégulièrement disséminés sur les parois de cette cavité ; on voit
aussi un foramen sur la paroi supérieure, à la partie moyenne de l'intervalle
qui sépare les veines pulmonaires droites des veines pulmonaires gauches.

Fig. 496.

Réseau veineux intra-musculaire de l'oreillette (LANNELONGUE).

A, orifice auriculo-ventriculaire droit. — 1, 2, 4, trois foramina et canaux qui leur font suite. — 3, 3, deux veinules.

   En ce qui concerne les ventricules, les orifices veineux qu'on a décrits
comme s'ouvrant dans ces cavités sont purement hypothétiques.

   3° **Lymphatiques.** — L'étude anatomique des lymphatiques du cœur a été
reprise en 1886 par M. SAPPEY. D'après cet anatomiste, on voit à la surface
extérieure des ventricules des réseaux lymphatiques très importants que l'on
retrouve à la fois chez l'homme et chez les mammifères. Ils aboutissent à
deux troncs situés à gauche et à droite de l'artère pulmonaire : de ces deux
troncs, l'un provient du ventricule gauche et en partie du ventricule droit ;
l'autre, plus petit, provient exclusivement du ventricule droit.

   A la surface externe des oreillettes, il existe un réseau lymphatique beaucoup moins important que le réseau ventriculaire : il communique avec ce
dernier et vient se terminer aux mêmes troncs. Il en est de même des lymphatiques des auricules.

Les lymphatiques des oreillettes n'ont pu être injectés par SAPPEY que chez le bœuf et le cheval.

Les lymphatiques de la surface interne des ventricules ont été injectés par le même anatomiste chez le cheval, le bœuf, l'ours et le chien. Le réseau qu'ils forment revêt toute la surface précitée et remonte le long des muscles papillaires et même le long des tendons de ces muscles jusqu'aux valvules auriculo-ventriculaires. Au moyen du nitrate d'argent, comme l'avait indiqué BELAYEFF, on peut déceler la présence des lymphatiques jusque sur la surface des valvules mitrale, tricuspide et sigmoïdes.

Le réseau de la surface interne du cœur donne lieu à des troncules qui traversent la paroi cardiaque et arrivent ainsi jusqu'à la surface externe des ventricules. Finalement, ils se jettent soit dans le réseau de cette dernière surface, soit dans les troncs lymphathiques principaux.

Quant à l'origine même des lymphatiques, on sait qu'elle s'effectue dans la profondeur du muscle cardiaque. Pour RANVIER, elle aurait lieu dans les fentes interstitielles des fibres cardiaques, au sein du tissu conjonctif que contiennent ces fentes ; pour SKWARTZOFF et pour SALVIOLI, ces origines constitueraient de véritables canaux tapissés d'endothélium, et disposés entre les faisceaux primitifs.

Tous les lymphatiques du cœur aboutissent à deux troncs, l'un antérieur, l'autre postérieur. Le premier occupe le sillon interventriculaire antérieur ; le second chemine dans le sillon interventriculaire postérieur. Tous les deux se dirigent en haut vers la crosse de l'aorte et finalement viennent se perdre, isolément ou après s'être fusionnés, dans l'un des ganglions que l'on voit au-dessous de la bifurcation de la trachée.

Au sujet des lymphatiques du cœur, voyez S. BIANCHI, *Lo Sperimentale*, octobre 1886.

4° **Nerfs.** — Les nerfs du cœur proviennent du plexus cardiaque, qui s'étale au-dessous de la crosse aortique et à la constitution duquel concourent à la fois, comme nous le verrons plus tard (voy. *Névrologie*), des branches du pneumo-gastrique et des branches du sympathique cervical. Les branches nerveuses qui s'échappent de ce plexus pour se rendre au cœur se jettent tout d'abord sur les artères coronaires, en formant autour d'elles des plexus secondaires qui accompagnent ces vaisseaux dans toute l'étendue de leur trajet. Des plexus coronaires antérieur et postérieur, se détachent ensuite des rameaux et des ramuscules, lesquels pénètrent dans l'épaisseur des parois cardiaques en présentant certaines particularités qui méritent de fixer notre attention.

On voit, en effet, apparaître, sur le trajet des plexus à fibres plus minces que forment les filets issus des plexus précédents, des renflements ganglionnaires, désignés sous le nom de ganglions du cœur. REMAK (*Muller's Arch.*, 1844) est le premier anatomiste qui ait signalé la présence de ces ganglions chez les mammifères. Il les étudia chez le veau et signala chez cet animal des plexus nerveux avec ganglions à l'origine de l'aorte, plexus d'où partaient des branches se ramifiant sur le ventricule droit, s'enfonçant dans le tissu cardiaque et portant des ganglions. KÖLLIKER signala ensuite les mêmes faits chez l'homme. D'autres auteurs, notamment R. LÉE, SCHKLAREWSKI et DOGIEL (*Arch. für mikr.*

Anat., Bd. XIV), se sont occupés de cette même question plus récemment. Pour Dogiel, les ganglions du cœur auraient une situation identique chez quelques mammifères (chèvre, chat, veau, homme) et formeraient trois amas principaux : l'un se trouve situé entre l'auricule droite et l'embouchure de la veine cave supérieure; le second est logé entre l'embouchure de la veine cave inférieure et la naissance de l'aorte; le troisième est placé entre la base de l'auricule droite, la naissance de l'aorte et les veines pulmonaires. Ces ganglions sont pour cet auteur très superficiels et se trouvent au-dessous de l'endothélium péricardique. Il existe peu de cellules ganglionnaires dans l'intérieur des muscles des oreillettes et des ventricules. M. Vignal a récemment repris cette étude et décrit les ganglions du cœur chez les vertébrés dans un travail très important auquel nous ferons de fréquents emprunts (*Appareil ganglionnaire du cœur des vertébrés*, Arch. de Phys. 1881). Enfin, nous citerons au sujet de la même question un travail d'un élève de Dogiel, Kasem-Beck (*Zur Kenntniss d. Herznerven*, Arch. für mikr. Anat. 1885).

Nous étudierons tout d'abord la disposition des ganglions du cœur chez l'homme et dans les différentes classes des vertébrés ; nous examinerons ensuite la structure de ces ganglions, la nature des éléments cellulaires qui les forment et, enfin, le mode de terminaison des fibres qui en partent.

a. *Situation des ganglions du cœur.* — D'après M. Vignal, les ganglions du cœur, chez les primates, sont constitués d'une manière identique. Des plexus cardiaques antérieur et postérieur, issus du plexus cardiaque principal, partent des filets nombreux et grêles, visibles à l'œil nu, se dirigeant vers les oreillettes au voisinage de la veine cave inférieure et des veines pul-

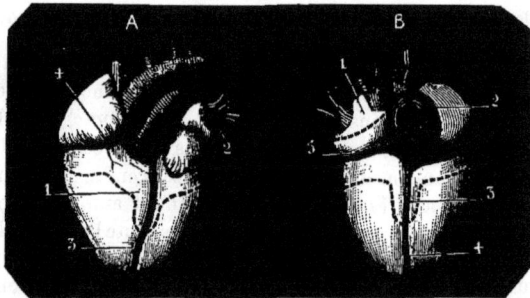

Fig. 497.

Ganglions du cœur chez les mammifères.

A, *face antérieure du cœur.* — 1, zone antérieure de la région ganglionnaire auriculo-ventriculaire correspondant au ganglion de Bidder. — 2, extrémité antérieure de la zone ganglionnaire située à l'orifice des veines pulmonaires. — 3, artère coronaire gauche. — 4, artère coronaire droite.
B, *face postérieure du cœur.* — 1, zone ganglionnaire, située à l'orifice des veines pulmonaires. — 2, ganglions du sinus de la veine cave inférieure ou de Remak. — 3, zone postérieure de la région ganglionnaire auriculo-ventriculaire, correspondant au ganglion postérieur de Bidder. — 4, artère coronaire droite. — 5, anastomose des deux artères coronaires.

monaires. Ils se placent sous le péricarde et, après s'être divisés et anastomosés, ils forment un plexus qui se continue jusque dans l'épaisseur des oreillettes. Les branches de ce plexus, surtout au voisinage des veines pulmonaires, sont couvertes de ganglions microscopiques, composés tantôt de quelques cellules, tantôt d'un assez grand nombre; il en existe, mais en moins grande quantité, sur les filets se rendant à l'oreillette droite, au voisinage de l'origine de la veine cave inférieure. Il est à remarquer que les filets issus du plexus cardiaque principal, s'étendant jusqu'aux auricules, ne possèdent pas de ganglions. En résumé, d'après ce qui précède, deux amas ganglionnaires importants existent chez l'homme et chez le singe : l'un dans l'oreillette droite, au niveau de l'embouchure de la veine cave inférieure; l'autre dans l'oreillette gauche, au niveau des embouchures des veines pulmonaires (fig. 497).

D'autre part, les branches des plexus coronaires émettent dans leurs parties supérieures un grand nombre de rameaux qui, après avoir pénétré sous le péricarde, se divisent et s'anastomosent en formant un plexus à mailles allongées, d'où partent un grand nombre de fibres s'enfonçant dans le tissu du cœur. Sur le tiers supérieur de ce plexus, nous retrouvons les ganglions que REMAK avait déjà décrits et, un peu plus profondément, un second amas de ganglions plus petits, amas très considérable, limité au tiers supérieur des ventricules. En un mot, en plus des deux ganglions cités plus haut (oreillettes), il existe chez l'homme et le singe un troisième amas ganglionnaire, situé au niveau du sillon auriculo-ventriculaire, empiétant sur le tiers supérieur des ventricules et voisin des parties auriculo-ventriculaires des artères coronaires. Cependant cette zone ganglionnaire, le long des troncs artériels, descend jusqu'au milieu environ des ventricules (fig. 497).

Chez les autres mammifères, la situation est à peu près la même que chez les primates. REMAK a cependant signalé chez le veau la présence d'un ganglion dans la cloison interauriculaire. Chez le lapin, il existe bien, dans la même cloison, un assez grand nombre de fibres nerveuses, mais il n'y a pas de ganglion (VIGNAL).

Chez les oiseaux, on trouve des ganglions sur les plexus issus des nerfs cardiaques qui recouvrent les oreillettes, surtout au niveau de l'embouchure des veines pulmonaires. On en trouve de même en très grand nombre sur les plexus coronaires, surtout au niveau du sillon auriculo-ventriculaire.

Chez les reptiles, l'appareil ganglionnaire est placé à la surface des veines caves supérieures, sur le sinus veineux, à l'embouchure des veines pulmonaires, sur les oreillettes et sur la base du ventricule. Cet appareil est surtout développé chez la couleuvre.

Chez les batraciens anoures, il existe trois groupes d'amas ganglionnaires bien distincts, qui ont été pris pour types de la description des ganglions du cœur : l'un est sur le sinus veineux, le second dans la cloison interauriculaire, le troisième à la base du ventricule au voisinage du point où s'insère la cloison auriculo-ventriculaire. Ces ganglions sont communément désignés par les noms des auteurs qui se sont occupés plus spécialement de leur étude ; on peut même trouver des désignations variées dans les auteurs ; nous adopterons la suivante, indiquée par RANVIER, KÜSS et M. DUVAL : le premier est le ganglion de Remak ou du sinus veineux; le second, le ganglion de Ludwig ou de la cloison interauriculo-ventriculaire, le troisième est le ganglion de Bidder ou de la base du ventricule. Il ne faut pas oublier que les ganglions de Remak et de Bidder sont constitués par deux amas pairs situés chacun sur le trajet des nerfs cardiaques antérieurs et postérieurs (fig. 498).

Chez les poissons, l'appareil ganglionnaire forme un amas autour du canal qui met en rapport l'oreillette avec le ventricule ; il s'étend en outre sur toute la surface du ventricule chez les poissons osseux, et sur le tiers supérieur de cette surface seulement chez les poissons cartilagineux.

Comme on le voit, le seul ganglion dont la situation soit fixe, dans toute la série animale est le ganglion de Bidder, c'est-à-dire celui qui existe au tiers supérieur de la base des ventricules. Le ganglion de l'embouchure des veines caves ou ganglion de Remak a une situation à peu près constante. Quant à celui de Ludwig, il existe seulement chez les batraciens et chez le veau (REMAK).

b. *Structure des ganglions du cœur.* — Chez quelques mammifères, les ganglions sont formés de cellules non espacées, pressées les unes contre les autres (lapin, chien, etc.). Chez les primates, ces mêmes organes, surtout les ganglions placés au niveau de l'orifice des veines pulmonaires, ont une structure qui les rapproche des ganglions de l'axe cérébro-spinal. Ils possèdent, en effet, une capsule fibreuse, d'où partent des prolongements lamelleux s'interposant aux filets et aux cellules. Dans les autres espèces animales, les éléments du ganglion sont en général isolés.

Les fibres nerveuses que contiennent les ganglions du cœur sont de deux ordres : des fibres de Remak et des fibres à myéline. Chez les mammifères, les fibres de Remak l'emportent dans les ganglions des oreillettes; dans le ganglion de Bidder, au contraire, ce sont les fibres à myéline qui sont les plus nombreuses.

c. *Cellules nerveuses des ganglions du cœur.* — Chez l'homme et les mammifères, les cellules des ganglions cardiaques paraissent être de deux ordres : les unes unipolaires, les autres multipolaires. Les premières existent dans le ganglion de Bidder; les autres dans les ganglions des oreillettes. Chez le lapin, on trouve comme cas particulier, dans les oreillettes, des cellules unipolaires et des cellules multipolaires à deux noyaux. Ces dernières sont analogues aux cellules du grand sympathique qui, chez cet animal, possèdent deux noyaux et plus d'un prolongement. Chez ce même animal, on trouve dans les ventricules des cellules à un seul noyau et un seul prolongement.

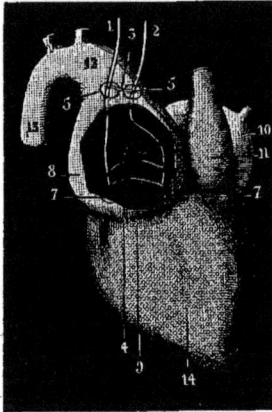

Fig. 498.
Ganglions du cœur chez la grenouille (schéma).

1. nerf cardiaque droit. — 2. nerf cardiaque gauche. — 3. anastomose de ces deux nerfs au niveau de l'oreillette droite. — 4. anastomose des mêmes nerfs au niveau de la cloison interauriculaire. — 5. 5. zones ganglionnaires issues de chacun des deux nerfs, formant les *ganglions de Remak*. — 6. ganglions de la cloison interauriculaire ou de Ludwig. — 7. 7. ganglions de Bidder. — 8. oreillette droite, ouverte pour montrer la disposition des nerfs et des ganglions cardiaques. — 9. orifice auriculo-ventriculaire. — 10. oreillette gauche. — 11. bulbe artériel. — 12. sinus de la veine cave inférieure. — 13. veine cave inférieure.

Chez les oiseaux, les cellules des ganglions du cœur sont toutes unipolaires. Chez le lézard, il paraît en être de même; chez les autres reptiles, dans les ganglions du sinus veineux et des oreillettes, les cellules ont cette même forme, mais, dans les ganglions du ventricule, elles sont bipolaires.

Chez les batraciens, les cellules qui constituent le ganglion de Bidder sont usiformes et possèdent un prolongement à chaque extrémité; mais les cellules qui forment les ganglions du sinus veineux et de la cloison ont une forme toute spéciale : elles sont dites unipolaires à fibres spirales. Ces éléments ont été découverts par BEALE en 1863 dans le grand sympathique de la grenouille. On les trouve plus facilement dans le pneumo-gastrique du même animal. Ils sont entourés d'une capsule munie à sa face interne de noyaux aplatis. Le corps cellulaire, formé d'une masse protoplasmique granuleuse, contenant un gros noyau arrondi avec un nucléole, se prolonge par un filament que la capsule engaine, et qui va se brancher sur un nerf à la manière des tubes en T des ganglions spinaux. De la masse protoplasmique on voit partir un filament qui décrit autour de la partie effilée du corps cellulaire des tours de spire serrés. À un moment donné, ce second filament perce la gaine capsulaire et se recouvre lui-même d'une gaine avec noyau. Il va rejoindre ensuite les filets nerveux. Quelques histologistes ont nié son existence. Dogiel notamment (*loc. cit.*) a attribué cette apparence au plissement de la membrane d'enveloppe. Cependant, l'emploi de réactifs appropriés, acide osmique et chlorure d'or, permet d'affirmer l'existence de ces fibres spirales.

Les nombreux travaux des auteurs sur la nature des cellules ganglionnaires du cœur, en particulier de la grenouille et du lapin, ont amené à des résultats intéressants. Les cellules à fibres spirales que l'on rencontre chez le premier de ces deux animaux et les cellules à deux noyaux que l'on retrouve chez le second, semblent appartenir plus spécialement au système du grand sympathique. Comme on les retrouve surtout dans les ganglions des oreillettes, ces derniers paraissent appartenir plus spécialement au système de la vie végétative, et, au contraire, celui de Bidder, composé de cellules unipolaires ou bipolaires, semble se rattacher plus particulièrement au système cérébro-spinal. Nous devons ajouter que cette opinion est combattue par Kazem-Beck, qui, après avoir nié l'existence de cellules à fibres-spirales, et après avoir attribué aux cellules à deux noyaux la simple qualité de cellules en voie de prolifération, admet qu'il n'existe, conformément à l'opinion de Dogiel, qu'un seul système de cellules. Ces cellules, au lieu d'être regardées les unes comme excito-motrices, les autres comme cellules d'arrêt, doivent toutes être regardées comme excito-motrices. Nous n'insistons pas, ne voulant pas entrer ici dans l'étude physiologique des ganglions du cœur.

d. *Terminaison des fibres nerveuses dans le myocarde.* — Des ganglions nerveux précités partent des fibres nerveuses qui vont se perdre sur les fibres musculaires. Les histologistes ne sont pas entièrement d'accord sur le mode de terminaison de ces fibres. Kölliker a déterminé chez la grenouille la présence d'un premier réseau formé par ces fibres ganglionnaires, réseau qui entoure de ses mailles les faisceaux musculaires. De ce premier réseau en part un second, qui, par ses mailles allongées, se met en rapport avec les cellules musculaires des fibres cardiaques. Schweigger-Seidel a montré que ces deux réseaux existent aussi chez les mammifères.

Les opinions des auteurs varient sur les rapports du réseau ultime avec les cellules musculaires du cœur. Langherans a soutenu (*Zur Histologie des Herzens*, Virchow's Archiv., 1873) que, chez la grenouille comme chez les mammifères, ces réseaux se terminent par des fibrilles excessivement fines dans les cellules du myocarde. L. Gerlach admet la continuité de la fibre nerveuse terminale avec la substance granuleuse du muscle. W. Krause pense que, dans le cœur du lapin, les fibres nerveuses se terminent par des plaques motrices. Citons l'opinion analogue de Von Openchowski (*Beitrag zur Kenntniss der Nervenendigungen des Herzens*, Arch. f. mik. Anat., t. XXII, 1883), qui, après avoir examiné les cœurs des vertébrés de chaque classe, admet que les fibres nerveuses se terminent par des taches motrices. Enfin, pour terminer cette longue énumération, nous rappellerons que Ranvier, après avoir décrit les réseaux terminaux, incline à penser que ces réseaux, chez la grenouille, pénètrent dans la cellule cardiaque suivant sa longueur.

ARTICLE II

MEMBRANES SÉREUSES DU CŒUR

Ces membranes sont au nombre de deux : l'une, appelée *péricarde*, revêt la surface extérieure du cœur ; l'autre, appelée *endocarde*, tapisse la surface intérieure de ses quatre cavités.

§ I. — Péricarde

Description morphologique. — Le péricarde est un sac fibro-séreux enveloppant le cœur et l'origine des gros vaisseaux qui en émergent. Il se compose de deux parties bien différentes quoique intimement unies : 1° une partie externe, fibreuse, formant ce qu'on appelle le *péricarde fibreux* ou le *sac fibreux du péricarde;* 2° une partie interne, véritable membrane séreuse, que nous désignerons sous le nom de *péricarde proprement dit.*

1° *Sac fibreux du péricarde.* — Le sac fibreux du péricarde a la forme d'un cône creux à base inférieure. Il nous présente à considérer, par conséquent, une base, un sommet et deux surfaces, l'une intérieure, l'autre extérieure.

a. La *base* repose sur la convexité du diaphragme et adhère intimement au centre phrénique, dans une étendue qui varie de 70 à 100 millimètres dans le sens transversal, de 45 à 65 millimètres dans le sens antéro-postérieur. La zone d'adhérence du péricarde au centre phrénique a la forme d'un ovale irrégulier, dont la grosse extrémité est située à droite et dont le grand axe se dirige obliquement d'arrière en avant et de droite à gauche.

b. Le *sommet* est dirigé en haut, du côté de la fourchette sternale. Tronqué et ouvert, il embrasse les gros vaisseaux, artères et veines, qui partent du cœur et se confond insensiblement avec la tunique externe de ces vaisseaux. Le point précis où s'opère cette fusion du péricarde avec les vaisseaux de la base du cœur varie pour chacun d'eux. Pour le déterminer, j'ai mesuré exactement sur six sujets, trois hommes et trois femmes, l'intervalle compris entre l'origine des vaisseaux et leur fusion avec le péricarde. Je résume les résultats de ces mensurations dans le tableau suivant où chaque chiffre représente, pour le vaisseau en regard duquel il est placé, la portion de ce vaisseau qui se trouve contenue dans le sac péricardique :

VAISSEAUX	Obs. I. ♂ 56 ans	Obs. II. ♂ 29 ans	Obs. III. ♂ 68 ans	Obs. IV. ♀ 62 ans	Obs. V. ♀ 38 ans	Obs. VI. ♀ 70 ans	MOYENNE.
1° Aorte............	64	62	62	75	82	67	**68**
2° Artère pulmonaire....	57	52	54	50	52	45	**51**
3° Veine cave supérieure.	34	51	48	34	28	31	**37**
4° Veine cave inférieure.	22	22	32	22	18	21	**23**

c. La *surface extérieure* du péricarde présente naturellement les mêmes rapports que le cœur lui-même : en arrière, le péricarde répond à la colonne vertébrale, dont il est séparé par les différents organes contenus dans le médiastin postérieur, œsophage, aorte thoracique, canal thoracique, veines azygos. — Latéralement, il s'applique à la plèvre médiastine qui le sépare des poumons; il est uni à la séreuse pulmonaire par un tissu cellulaire lâche et peu abondant,

au sein duquel cheminent les nerfs phréniques et les vaisseaux diaphragmatiques supérieurs. — En avant, enfin, il répond à la paroi sterno-costale
doublée de la plèvre et des muscles triangulaires du sternum ; ces derniers
rapports ont été déjà indiqués à propos du myocarde (p. 7), et il est tout
à fait inutile d'y revenir ici.

d. La *surface intérieure* est tapissée dans toute son étendue par le feuillet
pariétal de la séreuse qui donne à cette surface un aspect lisse et poli.

2° Péricarde proprement dit. — Le péricarde proprement dit, analogue en
cela à toutes les séreuses, revêt la forme d'un sac sans ouverture, enveloppant
le cœur sans le contenir dans sa cavité. Comme toutes les séreuses encore, il
présente deux feuillets : un feuillet pariétal et un feuillet viscéral, se continuant l'un avec l'autre au niveau de la base du cœur.

a. Le *feuillet pariétal*, extrêmement mince, tapisse la surface interne du
sac fibreux précédemment décrit.

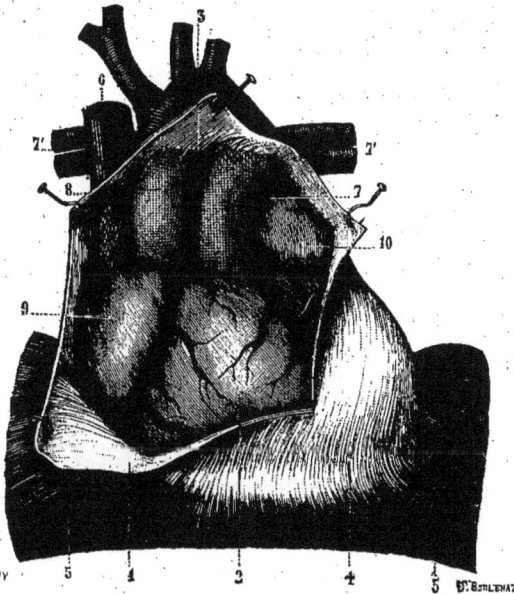

Fig. 499.

Cœur dans le péricarde, vue antérieure.

1, le péricarde sectionné et érigné pour montrer : — 2, la face antérieure du cœur recouverte par le feuillet
viscéral de la séreuse. — 3, cul-de-sac supérieur du péricarde. — 4, attaches du sac fibreux du péricarde sur
le diaphragme, 5. — 6, veine cave supérieure. — 7, artère pulmonaire. — 7′, ses branches. — 8, aorte. —
9, oreillette droite. — 10, auricule gauche.

b. Le *feuillet viscéral* s'étale à la surface extérieure du myocarde. Il revêt
successivement, en allant de bas en haut : la pointe du cœur, les deux ventricules,
les deux oreillettes et les deux auricules. Dans ce trajet, il passe, à la manière
d'un pont, d'une lèvre à l'autre de tous les sillons qu'il rencontre et recouvre

3**

ainsi les vaisseaux et les nerfs qui cheminent dans ces sillons. — Arrivé dans la région des gros vaisseaux, il s'applique à toute la partie de ces vaisseaux qui se trouve contenue dans le sac fibreux : c'est ainsi qu'il forme aux artères aorte et pulmonaire une gaine commune et complète, un véritable cylindre qui les entoure de toutes parts et qui permet au doigt de s'introduire librement entre leur face postérieure et la face antérieure des oreillettes. Aux deux veines caves et aux quatre veines pulmonaires, le péricarde forme seulement une demi-gaine répondant à la partie inférieure de ces vaisseaux, ce qui fait que l'on ne peut passer le doigt en arrière d'eux sans déchirer la membrane séreuse.

Enfin, au niveau de la ligne d'insertion du péricarde sur les vaisseaux précités, le feuillet viscéral se réfléchit sur lui-même, pour se continuer avec le feuillet pariétal ou, plus exactement, pour devenir ce feuillet pariétal lui-même; car, au point de vue histologique, la séreuse est une, présentant sur tous ses points les mêmes caractères essentiels. En nous reportant au tableau de la page 38, nous voyons que cette réflexion de la séreuse se fait : 1° sur l'aorte, à 68 centimètres au-dessus de son origine ; 2° sur l'artère pulmonaire, à 51 centimètres; 3° sur la veine cave supérieure, à 37 centimètres; 4° sur la veine cave inférieure, à 23 centimètres.

La capacité du péricarde varié, suivant les sujets, de 400 à 600 centimètres cubes. J'ai observé, comme chiffres extrêmes, 860 sur un homme de soixante-huit ans et 320 seulement sur une femme de soixante-dix ans.

Ligaments du péricarde. — Tandis que le cœur est entièrement libre dans la cavité que lui forme le péricarde, celui-ci se trouve relié à différents points de la cavité thoracique par des expansions fibreuses, qui se détachent de sa surface extérieure et qui ont pour effet de le maintenir dans une position à peu près constante. Ces expansions fibreuses, véritables *ligaments du péricarde*, sont au nombre de trois. Nous les désignerons, d'après leur insertion sur le thorax, sous les noms de : ligament vertébro-cardiaque, ligament sterno-cardiaque supérieur, ligament sterno-cardiaque inférieur.

a. Le *ligament vertébro-cardiaque* (*ligament suspenseur du cœur* de BÉRARD) est représenté par une lame fibreuse quadrilatère, de 2 à 3 centimètres de largeur, qui part de la partie postérieure et supérieure du péricarde, pour venir s'insérer, d'autre part, à la face antérieure de la troisième vertèbre dorsale et au disque intervertébral situé au-dessus.

b. Le *ligament sterno-cardiaque supérieur*, large de 4 à 5 centimètres, se détache de la partie antérieure et supérieure du péricarde. De là, il se porte en haut et en avant vers la fourchette sternale, où il se termine de la façon suivante : ses parties latérales se fixent à la première côte et à la partie avoisinante du sternum ; sa partie moyenne s'élève jusqu'à la fourchette et se confond à ce niveau avec l'aponévrose cervicale moyenne (t. I, p. 542).

c. Le *ligament sterno-cardiaque inférieur* s'étend de la partie antérieure et inférieure du péricarde à la base de l'appendice xiphoïde.

Structure. — La séreuse péricardique se compose, comme toutes les séreuses,

1° d'une couche endothéliale à cellules aplaties, irrégulières chez quelques animaux; 2° d'une couche profonde de nature conjonctive, dans laquelle on rencontre parfois une assez grande quantité de tissu adipeux.

Dans cette couche profonde, on trouve un réseau capillaire sanguin et aussi un réseau lymphatique, plus rapproché que le précédent de l'endothélium.

On y rencontre également des nerfs qui ont été étudiés successivement par KLEIN, par R. LEE et par RENAUT. D'après ce dernier, chez le lézard, des nerfs à myéline et des fibres de Remak interrompus d'espace en espace par des cellules nerveuses pénètrent dans le tissu conjonctif de la séreuse par sa face profonde. Les nerfs à myéline se dépouillent de cette substance, les cylindraxes se subdivisent et donnent lieu à un plexus, aux points nodaux duquel on trouve de véritables cellules nerveuses multipolaires. — (Voir pour plus de détails RENAUT, article *Système nerveux* du *Dictionnaire encyclopédique*.)

Sur le péricarde pariétal, la couche conjonctive est en contact avec la substance propre du sac fibreux péricardique, lequel est constitué par des fibres conjonctives entre-croisées dans toutes les directions et comprenant entre elles des cellules connectives dont la forme varie avec celle des espaces où elles sont situées.

Liquide péricardique. — Le péricarde, comme toutes les séreuses, renferme dans sa cavité une petite quantité (quelques grammes seulement) d'un liquide citrin, visqueux, salé et légèrement alcalin : c'est le *liquide péricardique* GORUP-BÉZANEZ, qui a eu l'occasion d'étudier chez les suppliciés, lui assigne la composition suivante :

	1re ANALYSE	2e ANALYSE	MOYENNE
Eau.	962,83	955,13	**958,98**
Albumine.	21,62	24,68	**29,15**
Fibrine	»	0,81	**0,40**
Matières extractives. .	8,21	12,69	**10.45**
Sels minéraux.	7,34	6,69	**7,02**
	1000,00	1000,00	**1000,00**

§ II. — ENDOCARDE

Description morphologique. — L'endocarde ou tunique interne du cœur tapisse la surface intérieure des quatre cavités de cet organe. Il existe donc deux endocardes, l'un pour le cœur droit ou cœur veineux, l'autre pour le cœur gauche ou cœur artériel. Ces deux membranes se continuent durant toute la vie fœtale à travers le trou de Botal; mais elles sont indépendantes chez l'adulte par suite de l'oblitération de cet orifice.

La disposition de l'endocarde est des plus simples :

Dans chacun des deux cœurs, il fait suite, en haut à la tunique interne des veines, au niveau des orifices des veines caves et des veines pulmonaires. Il tapisse ensuite successivement la surface intérieure de l'oreillette, la face axiale et la face pariétale de la valvule auriculo-ventriculaire, la surface intérieure du ventricule et se continue enfin avec la tunique interne des artères, au niveau de l'orifice artériel qui s'ouvre dans cette dernière cavité.

L'endocarde est une membrane fort mince, transparente, difficile à détacher des faisceaux musculaires sous-jacents. L'observation démontre qu'il est plus épais dans les oreillettes que dans les ventricules, plus épais aussi dans les cavités droites que dans les gauches.

Structure. — Au point de vue de sa structure, l'endocarde nous présente deux couches : une couche superficielle ou épithéliale et une couche profonde ou membrane propre.

La *couche épithéliale* est formée par un endothélium à cellules polygonales renfermant chacune un noyau.

La *membrane propre* de l'endocarde est formée par du tissu conjonctif avec cellules aplaties, mêlé à des fibres élastiques très fines ; ce tissu peut être rapproché de celui qui forme la portion externe de la tunique interne des artères. Dans cette même couche, on rencontre des éléments musculaires lisses, assez nombreux dans le cœur gauche.

Au-dessous de l'endocarde, on retrouve le tissu conjonctif propre du muscle cardiaque avec ses vaisseaux et ses nerfs. Dans cette dernière couche se trouve le réseau de Purkinje (p. 24), que quelques anatomistes, SCHWEIGGER-SEIDEL notamment, rattachent à l'endocarde proprement dit. L'endocarde, en se repliant, contribue à former les valvules auriculo-ventriculaires et les valvules sigmoïdes, en rejoignant au delà de ces dernières la tunique interne des grosses artères.

Les valvules auriculo-ventriculaires sont formées, sur leurs faces supérieure et inférieure, par l'endocarde moins les fibres musculaires lisses. Leur partie moyenne, véritable squelette de la valvule, est constituée par une nappe de faisceaux conjonctifs qui proviennent, ainsi que nous l'avons vu plus haut (p. 22), des zones fibreuses auriculo-ventriculaires et qui se fusionnent, d'autre part, avec les faisceaux tendineux des muscles papillaires.

La structure des valvules sigmoïdes est, à peu de chose près, la même que celle des valvules auriculo-ventriculaires.

DEUXIÈME SECTION

DES ARTÈRES

ANATOMIE GÉNÉRALE

Les artères sont des canaux membraneux et à ramifications divergentes, chargés de distribuer dans les différentes parties du corps le sang rouge, qui est expulsé, à chaque systole, par les cavités ventriculaires.

Envisagés dans leur ensemble, ces canaux nous présentent à considérer : 1° leur *disposition générale dans l'organisme*; 2° leur *conformation extérieure*; 3° leur *structure*.

§ I. — DISPOSITION GÉNÉRALE DU SYSTÈME ARTÉRIEL

Ainsi que nous l'avons vu plus haut, deux troncs volumineux s'échappent des ventricules : l'artère pulmonaire et l'artère aorte. L'artère pulmonaire, qui relie le ventricule droit aux deux poumons, a un trajet fort court et se ramifie d'une façon très simple. Aussi, est-ce l'aorte que nous aurons principalement en vue dans les quelques considérations générales qui vont suivre.

Au fur et à mesure qu'elles s'éloignent du cœur, les artères se divisent et abandonnent successivement aux territoires organiques qu'elles traversent le sang nécessaire à leur nutrition et à leur fonctionnement. Les troncs se divisent en branches, les branches fournissent des rameaux, lesquels se résolvent à leur tour en ramuscules. Par suite de ces divisions successives, le système aortique, considéré dans son ensemble, ressemble assez bien à un arbre dont le tronc est implanté sur le ventricule gauche et dont les innombrables ramifications s'étendent à tous les territoires vasculaires de l'organisme.

Les branches fournies par les artères sont de deux sortes : elles sont *terminales* ou *collatérales*. Les branches terminales résultent de la bifurcation d'un tronc, lequel cesse d'exister par le fait même de cette division; c'est ainsi que l'humérale se divise au pli du coude en deux branches terminales, la radiale et la cubitale; que la poplitée se termine, de même, en fournissant deux branches terminales, la tibiale antérieure et le tronc tibio-péronier, etc. Les branches sont dites collatérales, lorsqu'elles se détachent d'un tronc qui n'en continue pas moins son parcours et va se terminer plus loin : l'artère humérale, par exemple, fournit au cours de son trajet de l'aisselle au coude plusieurs branches collatérales, telles que l'humérale profonde, l'artère du triceps, la collatérale interne inférieure, etc.

Les collatérales d'une artère suivent généralement un trajet oblique par rapport à cette dernière ; en d'autres termes, les collatérales se détachent du tronc générateur sous un angle aigu dont le sommet est tourné du côté du cœur. Ce fait toutefois comporte des exceptions nombreuses. L'angle d'inci-dence d'une artère sur le tronc dont elle émane peut être un angle droit, comme on le voit pour les intercostales moyennes. Il peut même dépasser les limites de l'angle droit et devenir un angle obtus ; on dit alors que l'artère suit un *trajet récurrent* ou, plus simplement encore, qu'elle est *récurrente*. Comme exemples d'artères récurrentes, je rappellerai les premières intercostales four-nies par l'aorte, la récurrente tibiale antérieure, les récurrentes radiale et cubitale, etc.

Lorsqu'on ouvre transversalement un tronc artériel à un ou deux centi-mètres au-dessus de sa bifurcation et qu'on examine l'intérieur du vaisseau, on voit dans le fond les orifices des deux branches terminales et, entre les deux, une lame mince et tranchante, affectant la forme d'un croissant. Cette lame, connue sous le nom d'*éperon*, a pour effet, on le conçoit, de divi-ser le courant sanguin en deux courants secondaires ; elle joue le même rôle que ces doubles plans inclinés que l'on construit parfois au-devant des piles d'un pont, pour rompre le courant et en diriger les efforts vers le milieu des arches.

C'est une loi bien établie en morphologie vasculaire que, lorsqu'une artère se divise, les aires ou surfaces de coupe des deux branches de bifurcation, réunies ensemble, dépassent toujours l'aire du tronc générateur. Il en résulte que la capacité du système artériel s'accroît au fur et à mesure qu'on s'éloigne du cœur. Il en résulte aussi que le système aortique dans son ensemble doit être considéré comme un vaste cône, dont le sommet tronqué répond à l'ori-fice artériel du ventricule gauche et dont la base, toute idéale, serait repré-sentée par la somme des aires de toutes les artérioles de l'organisme, au moment où elles se transforment en capillaires.

§ II. — CONFORMATION EXTÉRIEURE DES ARTÈRES

A l'étude de la conformation extérieure des artères se rapportent : leur *forme* et leur *calibre*, leur *direction*, leur *situation* et leurs *rapports*, leurs *anasto-moses*, leurs *anomalies*, leur mode de *terminaison*.

1° **Forme et calibre.** — Toutes les artères, les plus grêles comme les plus volumineuses, sont régulièrement cylindriques et leur diamètre ne varie pas pour un segment quelconque compris entre deux collatérales voisines. Par contre, ce même diamètre diminue immédiatement après le départ d'une col-

latérale et, de nouveau, il reste fixe jusqu'à l'émergence d'une nouvelle branche. Les artères, considérées isolément, diminuent donc de calibre au fur et à
mesure qu'elles s'éloignent de leur point d'origine. Mais on ne saurait dire,
toutefois, que chacune d'elles ressemble à un cône tronqué ; une pareille comparaison, qui s'étale dans quelques livres classiques, est manifestement
inexacte. Les artères se composent plutôt, comme l'a déjà écrit BICHAT depuis
plus de quatre-vingts ans, d'une série de cylindres placés à la suite les uns des
autres et successivement décroissants du cœur vers les capillaires. Le point
d'union de ces différents cylindres correspond toujours, on le conçoit, à l'émergence des collatérales.

Au point de vue de leur calibre, nous diviserons, avec HENLE, les artères en
six groupes, savoir :

1ᵉʳ GROUPE : Artères de 8 mill. de diamètre..... Ex. : *Carotide primitive.*
2ᵉ — — 6 — — *Humérale.*
3ᵉ — — 5 — — *Cubitale.*
4ᵉ — — 3,5 — — *Linguale.*
5ᵉ — — 2 — — *Auriculaire postérieure.*
6ᵉ — — 1,5 — — *Sus-orbitaire.*

2° Direction. — On peut établir en principe que les artères volumineuses
suivent d'ordinaire un trajet parallèle au grand diamètre des régions qu'elles
traversent ou auxquelles elles sont destinées. Les artères des membres, celles
du cou, celles des espaces intercostaux nous en offrent des exemples très nets.
Quant aux petites artères, elles affectent des directions plus irrégulières,
variables pour ainsi dire pour chacune d'elles.

Les artères sont généralement rectilignes : elles suivent ainsi le chemin le
plus court pour atteindre les territoires organiques auxquels elles se distribuent. Il en est un certain nombre cependant qui, au cours de leur trajet,
présentent une ou plusieurs courbures : telle est la thyroïdienne inférieure, qui
contourne horizontalement la carotide primitive et la jugulaire interne; telles
sont encore la carotide interne et la vertébrale, qui décrivent l'une et l'autre
plusieurs courbures, au moment d'atteindre l'encéphale. On rencontre, enfin,
des artères qui sont flexueuses dans toute l'étendue de leur trajet : ce sont
celles qui se rendent à des organes susceptibles de se déplacer, comme
la rate, ou de subir des alternatives de dilatation et de resserrement, comme
l'estomac, les intestins, le cœur, etc.

A côté de ces flexuosités que l'on pourrait appeler *physiologiques*, il convient
de placer des flexuosités *acquises* ou *séniles*, que l'on rencontre chez les
vieillards, et qui sont la conséquence d'une altération histologique des artères.
A l'état normal, toutes les fois que le ventricule gauche se contracte et chasse
brusquement son contenu dans l'arbre aortique, les artères se dilatent pour
recevoir l'ondée sanguine ; puis, elles reviennent peu à peu sur elles-mêmes
par le fait de leur élasticité qui écoule leur contenu vers les réseaux capillaires.
Mais il n'en est pas de même chez le vieillard : à cet âge, les tuniques artérielles s'altèrent, et leur élasticité, comme conséquence de cette altération,
s'atténue ou même disparaît complètement. Dès lors, les modifications de
calibre imprimées à l'artère par la systole cardiaque tendent peu à peu à

devenir persistantes; en même temps qu'elle se dilate, cette artère s'allonge et, comme la distance est toujours la même entre son point d'origine et son point de terminaison, elle est bien forcée de s'infléchir, de se courber alternativement dans un sens et dans l'autre. Tel est le mécanisme en vertu duquel se produisent les flexuosités séniles des canaux artériels. Ces flexuosités se remarquent de préférence sur la temporale superficielle et ses branches, sur l'humérale, sur la radiale, etc.

3° **Situation générale et rapports.** — Contrairement aux veines qui semblent affectionner les régions superficielles, les artères s'abritent profondément soit dans les cavités viscérales, soit dans l'épaisseur des parties molles. Elles présentent ainsi des rapports importants avec les os, les muscles, les articulations, les veines et les nerfs.

a. *Avec les os.* — Les artères se rapprochent plus ou moins des os. Tantôt elles en restent séparées par un plan musculaire plus ou moins mince : telle est l'humérale, descendant sur le brachial antérieur. Tantôt elles reposent immédiatement sur l'os et lui impriment des traces de leur passage (*empreintes artérielles*); telle est l'aorte, déterminant la gouttière latérale de la colonne vertébrale; telle est la sous-clavière, se creusant un sillon sur la face supérieure de la première côte, etc.. Dans d'autres cas, les artères traversent les pièces du squelette, en se creusant en pleine substance osseuse un simple orifice ou un canal plus ou moins long : nous rappellerons, comme exemple, la méningée moyenne qui passe par le trou grand rond; la carotide interne, qui traverse le rocher; l'humérale, qui, chez un grand nombre de mammifères, parcourt un canal osseux placé au-dessus de l'épitrochlée.

b. *Avec les articulations.* — Sur les membres, l'artère principale se trouve sur la surface de flexion et se détourne même parfois de sa direction première pour venir occuper cette surface. C'est ainsi que nous voyons l'humérale, qui chemine sur le côté interne du bras, s'infléchir en dehors pour gagner le milieu du pli du coude; au membre inférieur, nous voyons encore la fémorale contourner le fémur, pour venir s'abriter dans le creux poplité. De la surface de flexion qu'elle occupe, l'artère envoie d'ordinaire vers la surface d'extension de nombreuses branches, transversales ou obliques, lesquelles se ramifient et s'anastomosent en plexus : tels sont les riches réseaux que forment l'humérale et la poplitée, la première à la face postérieure du coude, la seconde à la face antérieure du genou.

c. *Avec les muscles.* — Les artères cheminent dans les interstices des différents groupes musculaires et sont pour ainsi dire entourées de muscles sur tout leur pourtour. Parmi ces muscles, il en est un généralement qui présente avec le vaisseau des rapports plus immédiats ou plus étendus : on l'appelle son muscle *satellite*. C'est ainsi que le sterno-cléido-mastoïdien est dit le muscle satellite de la carotide primitive; le biceps, le muscle satellite de l'humérale; le long supinateur, le muscle satellite de la radiale, etc. Les muscles satellites sont superficiels et forment à la surface cutanée un relief toujours facile à délimiter. Ils fournissent, en médecine opératoire, des indications précieuses sur la situation des vaisseaux et servent ainsi de points de repère dans la pratique des opérations de ligature.

Il est des cas où les artères sont obligées, pour passer d'une région dans une autre, de traverser des muscles. Le passage du vaisseau en plein tissu musculaire pourrait avoir, en mécanique circulatoire, des inconvénients graves: à chaque contraction du muscle, en effet, le vaisseau serait fatalement comprimé et, par suite, la circulation gênée ou même interrompue. Aussi trouvons-nous, dans ces cas, une disposition anatomique toute spéciale que l'on peut schématiser comme suit : une bandelette fibreuse en forme d'arcade, s'attache par ses deux extrémités sur une surface soit osseuse, soit aponévrotique ; par son bord concave, elle répond à l'artère, à laquelle elle s'unit par des tractus conjonctifs ; par son bord convexe, elle donne naissance aux faisceaux du muscle. On conçoit alors que l'artère se trouve complètement soustraite à l'influence de la contraction musculaire, tous les efforts de cette contraction étant naturellement supportés par l'arcade fibreuse qui le recouvre. Que le muscle se contracte ou reste à l'état de repos, le vaisseau n'en conserve pas moins son entière perméabilité et la circulation son rythme normal.

d. *Avec les veines.* — Les artères s'accolent aux veines correspondantes. A l'exception des gros troncs artériels (aorte, sous-clavière, axillaire, fémorale), qu'accompagne une seule veine, chaque artère chemine généralement en compagnie de deux veines qui sont dites ses satellites. De ces deux veines satellites, l'une est interne ou antérieure, l'autre externe ou postérieure ; l'artère est toujours placée entre les deux.

e. *Avec les nerfs.* — A l'artère et à ses veines satellites, vient s'ajouter très fréquemment un cordon nerveux. Il en résulte ce qu'en anatomie topographique on appelle un *paquet vasculo-nerveux*. Un tissu cellulaire plus ou moins dense unit l'un à l'autre les différents éléments qui entrent dans la constitution du paquet vasculo-nerveux ; et quant au paquet lui-même, il est souvent entouré par une enveloppe ou gaine fibreuse qui se confond avec les aponévroses voisines. Rappelons, comme exemples d'une pareille disposition : la gaine des vaisseaux du cou, qui renferme la carotide primitive, la jugulaire interne et le pneumo-gastrique ; la gaine des vaisseaux fémoraux, dans laquelle cheminent l'artère fémorale, la veine homonyme et le nerf saphène interne.

4° **Anastomoses.** — Au cours de leur trajet, les artères communiquent fréquemment entre elles ; ces communications ont reçu le nom d'*anastomoses*. Par extension, on donne encore le nom d'anastomose ou de branche anastomotique au vaisseau qui relie ainsi l'une à l'autre deux artères voisines.

On décrit habituellement trois variétés d'anastomoses, savoir : l'anastomose par inosculation, l'anastomose transversale et l'anastomose par convergence.

a. L'*anastomose par inosculation* est celle dans laquelle deux branches s'infléchissent l'une vers l'autre et se réunissent à plein canal, en constituant une arcade. Les deux gastro-épiploïques, droite et gauche, s'anastomosent par inosculation le long de la grande courbure de l'estomac (fig. 500, A).

b. L'anastomose *transversale* est constituée par un vaisseau généralement très court, réunissant deux artères à peu près parallèles, et s'implantant perpendiculairement sur chacune d'elles. Un exemple de cette variété d'anastomoses nous est fourni par la communicante antérieure, qui unit l'une à l'autre, sous le genou du corps calleux, les deux artères cérébrales antérieures (fig. 500, B).

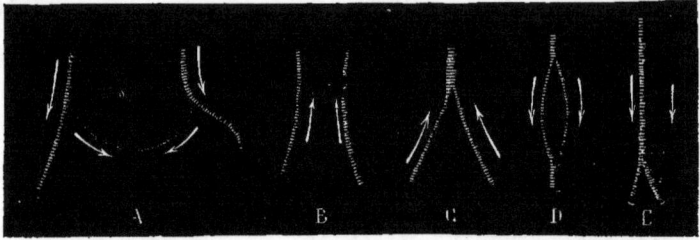

Fig. 500.

Variétés d'anastomoses artérielles.

A, anastomose par inosculation. — B, anastomose transversale. — C, anastomose par convergence.
D, anastomose longitudinale. — E, anastomose par *vas aberrans*.

c. L'anastomose *par convergence* est celle dans laquelle deux artères marchent obliquement l'une vers l'autre et se réunissent pour donner naissance à un nouveau tronc. C'est ainsi que les deux artères vertébrales se fusionnent en entrant dans le crâne, pour former le tronc basilaire (fig. 500, C).

A ces trois variétés, il convient d'en ajouter une quatrième que l'on pourrait appeler *anastomose longitudinale*, et qui est constituée comme suit : une artère se divise, au cours de son trajet, en deux branches; ces deux branches suivent pendant quelque temps une direction à peu près parallèle, cheminant même quelquefois côte à côte; puis, brusquement, elles se réunissent de nouveau pour reconstituer le tronc dont elles émanent, interceptant entre elles un espace elliptique ou ovalaire (fig. 500, D). — Dans les cas de division ou de reconstitution d'un tronc, l'une des branches de bifurcation est parfois beaucoup plus petite que l'autre : on lui donne alors le nom de *vas aberrans*, (artère aberrante) et on peut la considérer comme une simple collatérale qui, au lieu de se distribuer à un territoire organique, rejoint après un certain temps le tronc générateur ou l'une de ses branches; la figure 500 (E) nous représente un *vas aberrans*, qui part de l'humérale et vient se jeter dans la radiale.

Les anastomoses artérielles, relativement rares entre les troncs, se multiplient au fur et à mesure qu'on se rapproche des capillaires; elles constituent ainsi de véritables plexus dont les mailles plus ou moins larges et toujours irrégulières ne sauraient se prêter à une description générale.

Toutes ces anastomoses ont pour effet, on le conçoit, d'associer plusieurs artères dans l'irrigation d'un même territoire; d'où cette conséquence que ces artères peuvent se suppléer mutuellement et que l'une d'elles peut cesser alors d'être perméable, sans que le territoire en question ait à en souffrir

C'est ce qui justifie l'opération de la ligature pratiquée par les chirurgiens, soit comme moyen d'hémostase, soit comme méthode thérapeutique.

5° **Anomalies artérielles.** — Comme les muscles, les artères s'écartent très souvent des descriptions classiques. Elles peuvent varier dans leur *origine*, dans leur *volume*, dans leur *trajet*, dans leurs *rapports*, dans leur mode de *ramification collatérale* et j'ajoute dans leur mode de *terminaison;* car je ne puis admettre cette assertion, émise par CRUVEILHIER et reproduite plus tard par M. SAPPEY, à savoir : que les variétés des artères « n'ont jamais trait à leur terminaison ». L'artère radiale, qui descend d'ordinaire jusqu'à la main, s'arrête sur un sujet à la partie moyenne de l'avant-bras; la fémorale, qui contourne le fémur pour former l'artère poplitée, s'arrête dans un cas à la face antérieure de la cuisse sans présenter avec la poplitée aucune relation; ne sont-ce pas là des anomalies de terminaison? Ne nous offre-t-elle pas encore une anomalie de terminaison, cette carotide primitive qui, au lieu de se diviser à la hauteur du cartilage thyroïde en carotide interne et carotide externe, ne subit aucune bifurcation et abandonne successivement dans son trajet les différentes branches qui naissent d'ordinaire de la carotide externe?

A quelque variété morphologique qu'elles appartiennent, les anomalies artérielles seraient dues, d'après M. SAPPEY, à deux causes principales : 1° à un *excès* ou à un *défaut de convergence;* 2° à un *renversement de volume.* Ces termes sont suffisamment explicites par eux-mêmes pour n'avoir pas besoin de définition; je me contenterai de les éclairer par quelques exemples :

a. Les artères radiale et cubitale se réunissent d'ordinaire au pli du coude pour former un tronc unique, l'artère humérale. Mais cette disposition, qui est pour ainsi dire la règle, souffre quelques exceptions : on a vu les deux vaisseaux en question se rejoindre à la partie moyenne de l'avant-bras; comme aussi l'on voit cette réunion s'effectuer au-dessus du coude, soit à la partie moyenne du bras, soit dans l'aisselle. Dans le premier cas, les deux artères *convergent* l'une vers l'autre plus tôt que d'habitude et constituent une anomalie par excès de convergence. Dans le second cas, elles convergent plus tard : il y a anomalie par défaut de convergence. On pourrait substituer avantageusement à ces dénominations celles d'anomalies par *division tardive* et d'anomalies par *division prématurée*, qui sont à la fois tout aussi simples et beaucoup plus expressives.

b. L'anomalie par renversement de volume repose sur ce fait que, la masse de sang qui se rend à une partie du corps étant toujours la même, l'une des artères qui se rend à cette partie ne peut augmenter de volume, sans que l'autre subisse une diminution proportionnelle et vice versa. C'est ainsi que, lorsque la cubitale descend au rang modeste de simple artériole, l'on voit la radiale ou l'interosseuse acquérir des dimensions insolites; c'est ainsi que la vertébrale augmente de calibre quand celui de la carotide interne diminue; ce sont là des anomalies par renversement de volume. J'ai vu, dans un cas, la branche postérieure de la collatérale interne et la récurrente cubitale postérieure constituer, en arrière de l'épitrochlée, un tronc volumineux qui suppléait la cubitale.

Les anomalies des artères ont-elles, en anatomie philosophique, la même signification que les anomalies des muscles, et peuvent-elles, elles aussi, être considérées comme n'étant que la reproduction d'un type qui est constant dans la série zoologique? Cette question est à peine ébauchée; mais il est nettement établi qu'une pareille interprétation convient à un grand nombre de faits : notamment aux variétés d'origine des troncs sus-aortiques, à la bifurcation soit prématurée, soit tardive de l'humérale, au passage de cette dernière artère dans un canal sus-épitrochléen, à l'existence d'une saphène superficielle issue de la fémorale, etc., etc., toutes dispositions qui sont normales dans tel ou tel groupe de mammifères.

Il serait à désirer qu'on étudiât comparativement, région par région, les formes anormales de nos artères et la disposition des artères correspondantes dans la série des vertébrés. Une pareille étude ne peut manquer que d'être très instructive; elle réservera dans bien des cas, j'en suis certain, des solutions aussi intéressantes qu'inattendues.

Voyez, au sujet des anomalies artérielles, les deux ouvrages de Quain, *On the arteries of the human body*, London, 1844 et de Dubrueil, *Des anomalies artérielles*, Paris, 1847; voyez aussi le *Traité des ligatures d'artères* de Marcellin Duval (avec atlas) et le Mémoire de W. Krause, inséré dans le Traité d'Anatomie de Henle (t. III, p. 210-326), où se trouvent indiquées la plupart des variétés connues jusqu'en 1876.

6° Terminaison des artères.

— Les artères, avons-nous dit plus haut, se résolvent, au fur et à mesure qu'elles s'éloignent de leur point d'origine, en des rameaux de plus en plus nombreux et de plus en plus grêles. Ces rameaux de terminaison présentent dans leur trajet, dans leurs anastomoses, dans leur mode de ramescence et de groupement, des dispositions souvent fort dissemblables, depuis les réseaux si variés des circulations viscérales, jusqu'au *glomérule* du rein, aux *artères terminales* des centres nerveux, aux *artères hélicines* de l'utérus, etc.

Finalement, les artères aboutissent aux capillaires, qui les relient au système veineux et auxquels nous consacrerons un chapitre spécial.

Réseaux admirables. — Dans certains cas, on voit quelques artères se résoudre brusquement en une multitude de fines artérioles, lesquelles se groupent et s'anastomosent d'une façon toujours fort complexe, puis se réunissent de nouveau pour reconstituer le tronc générateur. Une pareille disposition est connue, en anatomie comparée, sous le nom de *réseau admirable*. C'est ainsi que, dans quelques espèces animales, la carotide interne et l'ophthalmique forment chacune un réseau admirable : ces réseaux carotidien et ophthalmique, absents chez l'homme et chez les singes, sont très développés chez les ruminants, notamment chez le veau et chez le mouton.

Canaux dérivatifs de Sucquet. — Sucquet a décrit, en 1860, dans plusieurs régions de l'économie, notamment à la paume des mains, à la plante des pieds et sur la zone médiane de la face, des vaisseaux particuliers, beaucoup plus volumineux que les capillaires et s'étendant directement des artères aux veines voisines. Ces vaisseaux constituaient un nouveau mode de terminaison des artères; ils permettaient au sang artériel de passer directement dans les veines sans traverser préalablement les capillaires.

Après Sucquet, Hoyer a décrit des anastomoses analogues entre les ramuscules de l'artère auriculaire postérieure et les veinules voisines. Ecker, Heubner, Cadiat et Ch. Labbé ont admis à leur tour des anastomoses directes, autres que les capillaires, entre les artères et les veines cérébrales dans l'épaisseur de la pie-mère.

Sans être absolument démonstratives, les observations des anatomistes précités nous fournissent de fortes présomptions en faveur de la circulation dérivative de Sucquet. J'ai pu remplir trois fois la jugulaire interne par une injection grossière au suif et à la cire poussée par la carotide interne, et je crois me rappeler que de pareils faits ont été constatés par M. Bouchard. Tout récemment, j'ai vu l'un de mes élèves pousser une injection au suif et à la cire dans l'artère poplitée et obtenir par cette voie, à son grand étonnement, une belle injection des veines dorsales du pied. Si, comme on l'admet généralement, les injections au suif et à la cire colorées par le noir de fumée ne traversent pas les capillaires, on est bien forcé, pour expliquer ces faits, d'admettre entre les artères et les veines, aux confins de la grande circulation, des communications autres que celles qui sont établies par les capillaires.

On objectera peut-être à cela que Vulpian, injectant dans la fémorale du chien et dans l'humérale de l'homme un liquide tenant en suspension des spores de lycopode n'a pu retrouver ces spores dans les veines correspondantes. Mais nous savons que, de l'aveu même de Vulpian, ces expériences, entreprises dans des conditions tout à fait désavantageuses, ne sont nullement probantes. Bourceret, en effet, reprenant plus tard cette expérience, a parfaitement réussi à faire passer des artères dans les veines de la poudre de lycopode préalablement agitée dans l'eau.

Bourceret, sans admettre les canaux de Sucquet, décrit, sur les doigts et sur les orteils, entre les artères et les veines, des capillaires spéciaux, beaucoup plus volumineux que les capillaires ordinaires et suffisamment larges pour laisser passer les spores de lycopode. Il est ainsi amené à décrire dans les extrémités deux circulations : 1° une *circulation nutritive*, destinée à apporter aux tissus leurs matériaux de nutrition et ne différant pas de la circulation ordinaire où artères et veines sont réunies par les capillaires ; 2° une *circulation fonctionnelle*, ayant pour but d'apporter aux extrémités la quantité de sang nécessaire pour entretenir la chaleur et caractérisée par ces canaux spéciaux, par ces gros capillaires anastomotiques qui s'étendent directement des artères aux veines.

Je veux bien admettre que les capillaires spéciaux de Bourceret diffèrent quelque peu des canaux de Sucquet, mais on voudra bien reconnaître avec moi qu'ils n'en diffèrent pas entièrement. En tous cas, les recherches si intéressantes de Bourceret sont entièrement favorables à la théorie qui place entre les artérioles et les veinules des communications plus larges que celles qui sont établies par les réseaux capillaires.

Après avoir longtemps cherché les canaux dérivatifs, j'ai pu les mettre en lumière cet hiver (1888-1889), sur la pie-mère d'un grand nombre de cerveaux d'adulte. Je puis donc à mon tour affirmer leur existence. Toutefois je ne saurais préciser, pour l'instant, si ces communications directes entre artères et veines, que j'ai vues et bien vues, se rattachent à une disposition générale ou bien ne sont que de simples accidents morphologiques sur tel ou tel point de la pie-mère cérébrale.

§ III. — Structure des artères

D'une façon générale, les artères sont essentiellement constituées par du tissu conjonctif, du tissu élastique et du tissu musculaire à fibres lisses. Ce mode de constitution correspond aux deux propriétés fondamentales des artères : l'élasticité et la contractilité. Les tissus précités sont répartis avec une plus ou moins grande abondance dans ces vaisseaux : si le tissu élastique l'emporte, l'artère est dite *à type élastique* ; elle est *à type musculaire*, lorsque les fibres musculaires lisses y sont surtout abondantes. Les grosses artères, l'aorte, l'artère pulmonaire, les carotides, appartiennent au premier groupe ; les autres artères et surtout les artères des membres ou des organes glandulaires constituent le second.

Quel que soit le type auquel appartienne une artère, sa structure obéit à un modèle général, assez nettement défini. On y distingue toujours trois couches, désignées sous le nom de tuniques : tunique interne, tunique moyenne, tunique externe. La tunique interne, composée d'un substratum, sur la structure duquel nous allons revenir, et d'une couche endothéliale, est au contact du sang. La tunique moyenne, la plus caractéristique, contient des fibres connectives, des fibres élastiques et des fibres musculaires lisses : elle est séparée de

la précédente, par une membrane élastique plus ou moins développée, désignée sous le nom de membrane élastique interne ou membrane limitante
interne. Une autre membrane élastique, mais bien moins nette, sépare cette
tunique moyenne de la tunique externe : c'est la membrane limitante externe.
Quant à la tunique externe ou tunique adventice, elle est formée de tissu
conjonctif, mêlé à des fibres élastiques : elle contient les vaisseaux et les nerfs
des artères.

Nous allons examiner en détail la structure de chacune de ces tuniques :

1° **Tunique interne.** — La tunique interne des artères, désignée encore
sous le nom d'*endartère* (RENAUT, VIALLETON) est constituée par deux couches :
l'une, la plus interne, est de nature endothéliale ; l'autre est fibro-élastique.

a. *Couche endothéliale.* — Cette couche est formée de cellules peu épaisses,
très étendues, assez semblables à un losange, dont le grand diamètre serait
parallèle à l'axe du vaisseau. Cette forme losangique est la plus commune,
surtout dans les petites artères ; la forme polygonale se retrouve dans les
grosses. Les bords de ces cellules sont assez nettement rectilignes. Leur
épaisseur varie suivant qu'on les considère sur une artère tendue ou non
tendue. Elles paraissent plus épaisses dans les artères à moyen et à petit calibre
que dans les artères à calibre considérable. Dans certains cas même, elles
peuvent affecter la forme cylindrique (RENAUT, *Arch. de Phys.*, 1873). Cependant, il faut, dans ces dernières circonstances, tenir compte de l'augmentation
de volume de ces éléments, par suite de l'imbibition que subissent les pièces
placées dans des réactifs variés.

b. *Couche fibro-élastique, membrane de Bichat.* — Cette couche est
encore désignée par REMAK sous le nom de *tunique fibreuse longitudinale la
plus interne*, par KÖLLIKER, sous le nom de *couche striée de la tunique interne.*
D'après LANGHANS, elle est granuleuse chez les jeunes sujets et ne devient
fibreuse et striée que lorsqu'elle a acquis une certaine épaisseur.

Nous pouvons, avec RANVIER, distinguer dans la membrane de BICHAT deux
couches secondaires, et cela est surtout vrai pour l'aorte : la plus interne est
striée longitudinalement, l'autre transversalement. La striation de la première,
provient de l'existence d'un réseau élastique très fin, à direction longitudinale,
mêlé à une substance vaguement fibrillaire. On y rencontre des éléments cellulaires, fusiformes ou étoilés (LANGHANS), véritables cellules conjonctives. Le
réseau élastique longitudinal s'épaissit dans la couche externe, et ses fibres
vont aboutir à la membrane limitante interne : elles y sont mêlées à des fibres
conjonctives, de direction transversale.

Dans la couche interne, LANGHANS a signalé, pour certaines artères (hépatique, splénique, cérébrales), des fibres musculaires lisses, situées principalement au point où ces artères se divisent. REMAK et EBERTH en ont trouvé
dans les artères rénale, splénique, hépatique et mésentérique supérieure
de l'homme, du bœuf, du mouton et du porc, en des points analogues.

Dans les artères de moyen calibre, la couche striée longitudinalement persiste seule ; elle disparaît dans les artérioles : dans ces dernières, la tunique
interne est donc réduite à l'endothélium (fig. 503).

La connaissance de cette couche fibro-élastique est très importante au point de vue anatomo-pathologique, car c'est dans son intimité que débutent les lésions de l'athérome.

2° **Tunique moyenne**. — La tunique moyenne est, comme nous l'avons déjà dit, la partie caractéristique de l'artère : elle est constituée par une charpente élastique, dont les vides sont remplis par du tissu connectif et des fibres musculaires lisses.

a. *Charpente élastique.* — Cette charpente forme un réseau étayé sur une membrane élastique plus ou moins épaisse, qui forme la limite de la tunique interne et de la tunique moyenne. Cette membrane est désignée sous le nom de *membrane élastique interne* ou *membrane limitante interne*. On voit, surtout dans les artères à type élastique, se détacher de cette membrane des lames élastiques qui, tout d'abord obliques à sa direction, lui deviennent bientôt à peu près parallèles. Sur une coupe d'artère de ce genre, elles forment des lignes réfringentes parallèles. Elles sont reliées entre elles, par des lames de même nature plus petites et par des fibres élastiques, grosses ou déliées. L'ensemble forme un réseau continu, dans les mailles duquel se trouvent placés les autres éléments de la tunique moyenne.

Ces lames sont constituées, soit par de la substance élastique compacte, soit par un ensemble de fibrilles élastiques excessivement serrées. Elles peuvent être isolées par la dissociation et on remarque alors qu'elles présentent la plupart du temps des vides plus ou moins larges, ce qui leur a fait donner le nom de *membranes fenêtrées*.

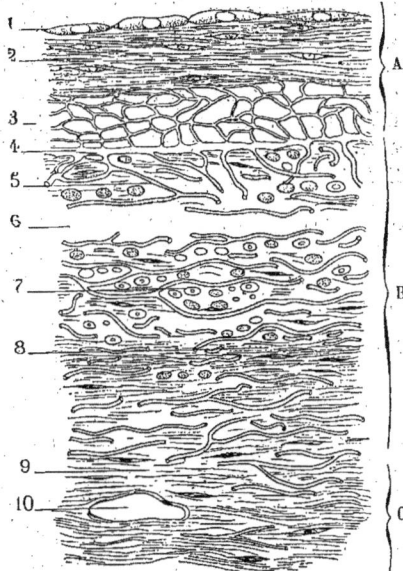

Fig. 501.

Coupe longitudinale de l'aorte (crosse).

A, tunique interne. — B, tunique moyenne. — C, tunique externe ou adventice. — 1, endothélium. — 2, tunique interne (couche interne). — 3, tunique interne (couche externe). — 4, membrane limitante ou élastique interne schématisée. — 5, membrane élastique fenêtrée. — 6; interruption de la tunique moyenne. — 7, fibres musculaires lisses coupées en travers. — 8, tissu conjonctif avec cellules plates. — 9, tunique externe. — 10, vaisseau de la tunique externe.

Ces différents éléments élastiques, après avoir formé le substratum de la tunique moyenne, viennent aboutir à une seconde membrane élastique continue, moins épaisse que la membrane limitante interne, désignée sous le nom de membrane limitante externe. Celle-ci sépare la tunique moyenne de la tunique externe.

Nous venons de décrire le système élastique de la tunique moyenne des

4**

artères à type élastique. Dans les artères de moyen calibre, la formation
générale du réseau de même nature est à peu près identique, mais chaque
élément est beaucoup moins considérable, et les lames fenêtrées, notamment,
sont réduites à l'état de fibres élastiques plus ou moins volumineuses. Dans les
artérioles, le réseau se réduit à la membrane limitante interne, qui forme une
ligne réfringente au-dessous de l'épithélium (fig. 503).

  b. *Fibres musculaires lisses*. — Entre les mailles de la charpente élastique,
sont placées des fibres musculaires lisses. Peu abondantes et isolées les unes
des autres dans les artères à type élastique, elles deviennent au contraire très
nombreuses dans les artères à type musculaire. Elles forment alors de véritables faisceaux musculaires, qui, réunis, paraissent constituer la totalité de la
tunique moyenne. La direction de ces fibres ou de ces faisceaux est toujours
transversale, c'est-à-dire perpendiculaire à l'axe du vaisseau. Cependant,
d'après EBERTH, il existerait entre ces
faisceaux transversaux d'autres faisceaux obliques ou longitudinaux, destinés à les renforcer.

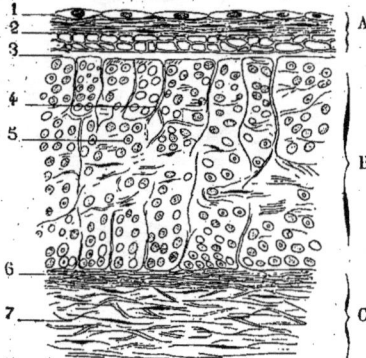

Fig. 502.

Coupe longitudinale de la fémorale
de l'homme.

A, tunique interne. — B, tunique moyenne. — C, tunique externe ou adventice. — 1, endothélium. — 2, tunique interne. — 3, membrane élastique interne ou
limitante interne. — 4, fibres du réseau élastique de la
tunique moyenne. — 5, fibres musculaires lisses coupées
en travers. — 6, réseau élastique figurant la membrane
limitante externe. — 7, tunique externe et réseau élastique.

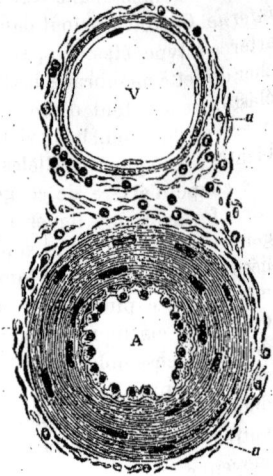

Fig. 503.

Coupe transversale d'une artère et d'une
veine microscopiques dans l'épiglotte
d'un enfant (KLEIN).

A, l'artère montrant l'endothélium nuclée, la
tunique musculaire circulaire et en a la tunique
adventice. — V, la veine montrant les mêmes
couches.

Dans les artérioles en général, les fibres musculaires constituent une, deux
ou trois couches immédiatement en dehors de la membrane limitante interne.
Sur certaines d'entre elles, elles forment des lames musculaires qui s'enroulent
en spirale autour de l'axe du vaisseau (H. MULLER, KÖLLIKER, RANVIER). La présence d'une membrane élastique interne, entourée d'une couche de fibres
musculaires lisses, est caractéristique dans les artérioles. Sur les coupes transversales de ces derniers vaisseaux à l'état de vacuité, la membrane élastique

paraît festonnée : cet aspect est dû à ce fait que, les fibres musculaires étant revenues sur elles-mêmes, la membrane élastique devant occuper une surface moindre est obligée de se replier.

Certaines artères ou portions d'artères sont totalement dépourvues de fibres musculaires lisses. Chez l'homme, EBERTH a constaté que dans une courte portion située au-dessus du point où s'attachent les valvules sigmoïdes, dans l'aorte et dans l'artère pulmonaire, il n'existe pas de fibres musculaires lisses. Dans l'aorte du Balœna musculus, dans l'aorte et dans les grosses artères du Raja batis, du Spinax niger et du Polypterus, LEYDIG a constaté de même l'absence de fibres musculaires.

c. *Tissu conjonctif*. — Les éléments musculaires et élastiques sont associés par du tissu conjonctif à fibres ondulées, comme on peut s'en assurer en dissociant la tunique moyenne. Les cellules de ce tissu sont irrégulières, et portent l'empreinte des éléments voisins. Il se présente, sur les coupes colorées au carmin, sous forme de masses rosées qui ont été prises par GIMBERT (*Journ. de l'Anat. et de la Phys.*, 1865) pour une substance de nature spéciale. KÖLLIKER a déterminé sa véritable constitution et sa nature conjonctive.

Dans les artères à type élastique, son abondance est assez considérable et va en augmentant du centre à la périphérie. Dans les artères à type musculaire volumineuses (fémorale, humérale, radiale), il est encore assez développé ; mais il devient de moins en moins abondant, à mesure que l'artère diminue de calibre, et, dans la tunique moyenne des artérioles, il fait complètement défaut.

Il est à remarquer, d'autre part, que dans la tunique moyenne, comme du reste dans la tunique interne des artères, le tissu conjonctif est d'autant plus développé que le sujet est plus avancé en âge.

3° **Tunique externe ou adventice.** — Cette tunique est d'autant plus nettement limitée en dedans que la membrane limitante externe ou bien la couche musculaire sont plus marquées. En dehors, elle se continue avec le tissu conjonctif voisin.

Elle se compose de faisceaux conjonctifs mêlés à des faisceaux de fibres élastiques réticulées, renforcées en certains points, surtout aux coudes artériels. Elle contient les nerfs et les vaisseaux des artères.

EBERTH a signalé la présence de fibres musculaires longitudinales dans la tunique adventice des artères rénale, splénique, dorsale de la verge et fémorale. REMAK a trouvé de même des faisceaux musculaires au niveau de la même tunique dans la crosse et le tronc de l'aorte, dans le tronc de l'artère mésentérique supérieure de l'homme, du bœuf, du porc et du mouton.

4° **Vaisseaux des artères (vasa vasorum).** — Les artères contiennent des vaisseaux nourriciers qui viennent des vaisseaux voisins et jamais du vaisseau sur lequel on les considère. On y rencontre des artérioles, des veinules et des capillaires. Ces vaisseaux occupent exclusivement la tunique adventice. D'après RANVIER, ils ne pénètrent jamais, chez l'homme, dans la tunique moyenne, si ce n'est dans les cas pathologiques. Cependant, d'après les recherches d'EBERTH, on pourrait les rencontrer dans les couches les plus superficielles de la tunique moyenne.

On n'a pas encore observé de lymphatiques sur les artères (EBERTH). On sait que certaines artères (cerveau, moelle épinière, rétine) sont entourées de cavités, dites gaines lymphatiques, sur les parois desquelles cependant on n'a pu déceler encore un endothélium continu.

5° **Nerfs des artères**. — Les nerfs qui se distribuent aux artères sont de deux ordres : des fibres à myéline et des fibres de Remak. Voici, quant à leur mode de distribution, les conclusions auxquelles est arrivé RANVIER :

Les nerfs forment d'abord, dans la tunique adventice, un premier plexus, dit *plexus fondamental*. De ce plexus se détachent des fibres qui forment à la périphérie de la tunique musculaire un second plexus, le *plexus intermédiaire*, considéré par HIS comme un plexus terminal. Une pareille assertion est inexacte : de ce plexus périmusculaire dérive, en effet, un plexus intramusculaire, véritable *plexus terminal*, d'où se détachent des filets nerveux, fournissant probablement des taches motrices aux cellules musculaires lisses.

Les anciens histologistes avaient décrit, au niveau des nœuds du plexus périmusculaire ou intermédiaire, des ganglions microscopiques. Pour RANVIER, ces formations ne seraient pas des ganglions nerveux, mais de simples noyaux semblables à ceux que l'on trouve au niveau des nœuds que forment par leurs plexus les fibres de Remak. (Voy. *Structure des nerfs périphériques*.)

D'après le même auteur, les autres plexus nerveux des parois artérielles ne contiendraient pas davantage de ganglions nerveux.

§ IV. — NOMENCLATURE DES ARTÈRES

Deux gros troncs artériels partent de la base du cœur : l'un, l'*artère pulmonaire*, s'échappe du ventricule droit et porte aux deux poumons le sang veineux destiné à l'hématose ; l'autre, l'*artère aorte*, ou simplement l'*aorte*, part du ventricule gauche et distribue à toute l'économie le sang artériel destiné à la nutrition et au fonctionnement des tissus.

Les canaux artériels, considérés dans leur ensemble, se rattachent donc à un double système. Nous leur consacrerons deux chapitres distincts et étudierons successivement :

Dans le CHAPITRE I, le *Système de l'artère pulmonaire* ;
Dans le CHAPITRE II, le *Système de l'artère aorte*.

ait
de
l'a

de
ur

us,
la
né·
on
ra·
ix,
es.
ri-
ER,
ux
)ar
.)
les

ul-
ng
te,
iel

à
ie-

CHAPITRE PREMIER

SYSTÈME DE L'ARTÈRE PULMONAIRE

L'artère pulmonaire, *veine artérieuse* des anciens anatomistes, se détache

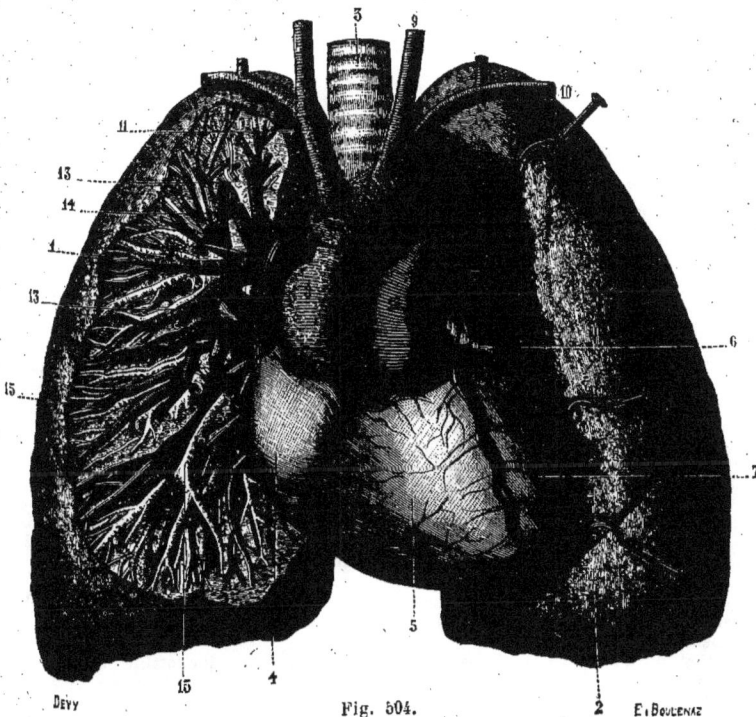

Fig. 504.

Artère pulmonaire et ses ramifications, vue antérieure.

1, poumon droit. — 2, poumon gauche. — 3, trachée artère. — 4, oreillette droite. — 5, ventricule droit. — 6, auricule gauche. — 7, ventricule gauche. — 8, crosse de l'aorte. — 9, artère carotide primitive gauche. — 10, sous-clavière gauche. — 11, tronc brachio-céphalique artériel. — 12, veine cave supérieure. — 13, artère pulmonaire. — 13', ses ramifications. — 14, 14', veines pulmonaires. — 15, 15, ramifications bronchiques.

de la base du cœur où elle fait suite, comme nous l'avons déjà vu, à l'infundibulum du ventricule droit. Elle se porte à la fois en haut, à gauche et en arrière, en décrivant une légère courbe à concavité dirigée en arrière et à droite. Après un trajet de 3 ou 4 centimètres, elle se partage en deux branches terminales : l'*artère pulmonaire droite* qui se rend au poumon droit, l'*artère pulmonaire gauche* destinée au poumon gauche.

L'artère pulmonaire est située tout d'abord au-devant de l'aorte; mais plus haut, elle vient, en raison de son obliquité, s'appliquer sur le côté interne de ce tronc artériel, qu'elle enlace ainsi dans un demi-tour de spire. En avant, l'artère pulmonaire est recouverte par le feuillet séreux du péricarde. Latéralement, elle répond aux deux auricules.

1° **Artère pulmonaire droite**. — L'*artère pulmonaire droite*, longue de 5 à 6 centimètres, se dirige horizontalement vers le hile du poumon droit. Dans ce trajet, elle repose immédiatement sur l'oreillette droite. Elle répond, en arrière, à la bronche droite; en avant, à la portion ascendante de l'aorte et à la veine cave supérieure qu'elle croise perpendiculairement.

2° **Artère pulmonaire gauche**. — L'*artère pulmonaire gauche*, un peu plus courte que la précédente, se porte de même horizontalement vers le hile du poumon gauche. Elle est en rapport : en bas, avec l'oreillette gauche; en arrière, avec la bronche correspondante; en avant, avec le péricarde d'abord, puis avec les veines pulmonaires gauches, qui croisent obliquement sa direction en descendant du poumon vers l'oreillette gauche.

Nous étudierons ultérieurement (voy. *Poumons*) le mode de terminaison de ces deux artères dans le parenchyme pulmonaire.

Variétés. — On a observé une double artère pulmonaire droite ou gauche. — Le canal artériel peut persister après la naissance. — L'artère pulmonaire fournit parfois une artère coronaire surnuméraire : cette artère s'anastomosait avec les coronaires droite et gauche dans un cas de W. KRAUSE; avec la sous-clavière droite et la crosse de l'aorte, dans un cas de BROOKS observé à Dublin en 1885. — L'artère pulmonaire peut naître du ventricule gauche (voy. *Aorte*).

Artère pulmonaire du fœtus, canal artériel. — Durant la vie intra-utérine, le poumon, ne fonctionnant pas encore en tant qu'organe de l'hématose, n'a nullement besoin de recevoir dans ses réseaux le sang veineux que charrie l'artère pulmonaire. Aussi voit-on cette artère, continuer son trajet ascendant au lieu de se bifurquer et venir se jeter dans la crosse aortique, directement au-dessous du point d'émergence de l'artère sous-clavière gauche. Les deux artères pulmonaires existent bien déjà, mais avec des dimensions tellement réduites que l'on ne peut les considérer que comme de simples branches collatérales.

Il résulte d'une pareille disposition anatomique que la presque totalité du sang veineux, puisé dans le ventricule droit par l'artère pulmonaire, se déverse dans l'aorte et se distribue ultérieurement, intimement mélangé au sang artériel, aux viscères abdominaux et pelviens, aux membres inférieurs et aussi au placenta, le véritable organe de l'hématose fœtale.

On donne le nom de *canal artériel* à cette portion de l'artère pulmonaire du fœtus comprise entre le point d'origine des deux collatérales pulmonaires et l'abouchement du vaisseau dans l'aorte. Il est oblique de bas en haut, d'avant en arrière et de droite à gauche. Il s'ouvre obliquement à la face inférieure de l'aorte, en formant avec ce dernier vaisseau un angle aigu à sinus dirigé en avant et à droite (fig. 501 et 506, 10).

Immédiatement après la naissance, la respiration pulmonaire succédant à la respiration placentaire, les deux artères pulmonaires atteignent rapidement le développement qui leur est propre. Par contre, le *canal artériel*, n'ayant plus désormais aucun rôle à jouer, diminue rapidement de calibre et s'oblitère. Il n'est plus représenté chez l'adulte que par

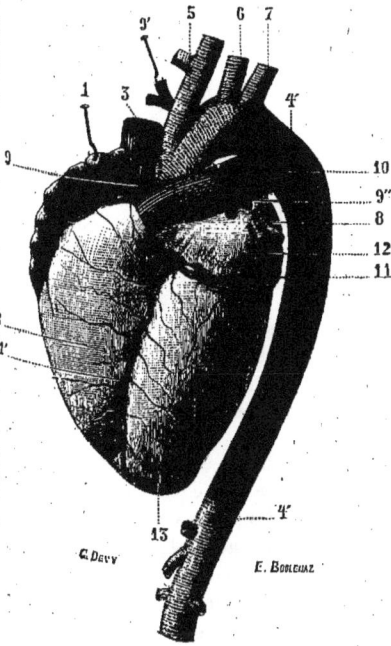

Fig 505.

Cœur du fœtus, vue antérieure.

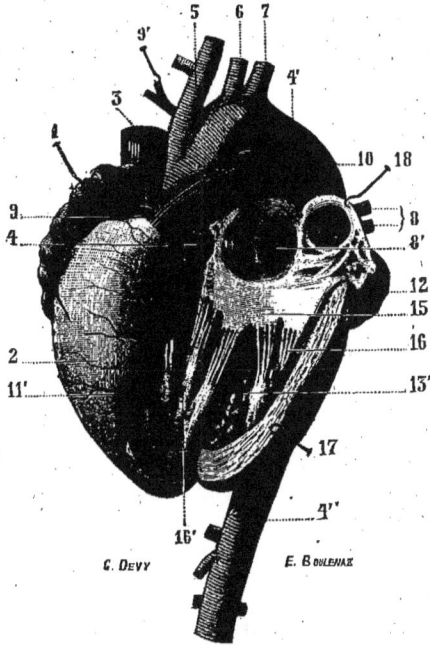

Fig. 506.

Le même, après ouverture longitudinale des cavités gauches.

1, auricule droite. — 2, ventricule droit. — 3, veine cave supérieure. — 4, orifice aortique. — 4', crosse de l'aorte. — 4", aorte descendante. — 5, tronc brachio-céphalique. — 6, artère carotide. — 7, artère sous-clavière — 8. veines pulmonaires gauches. — 8', veines pulmonaires droites. — 9, artère pulmonaire. — 9', 9", branches de l'artère pulmonaire. — 10, canal artériel. — 11. artères et veines coronaires. — 12, auricule gauche. — 13, ventricule gauche. — 13' cavité ventriculaire gauche. — 14, trou de Botal. — 15, valvule mitrale. — 16, ses cordelettes tendineuses. — 16' ses piliers charnus. — 17, coupe de la paroi ventriculaire gauche. — 18, coupe de la paroi auriculaire gauche.

un cordon fibreux, qui s'étend obliquement de la bifurcation de l'artère pulmonaire ou de l'origine de l'artère pulmonaire gauche à la face inférieure de la crosse aortique (fig. 473, 11).

CHAPITRE II

SYSTÈME DE L'ARTÈRE AORTE

L'artère aorte, origine commune de toutes les artères du corps humain, fait suite au ventricule gauche. Elle s'étend de la base du cœur au corps de la quatrième vertèbre lombaire où elle se divise en trois branches terminales : l'artère sacrée moyenne et les deux iliaques primitives.

Trajet. — Immédiatement après son origine, l'aorte se porte obliquement en haut, en avant et à gauche dans une étendue de 3 à 5 centimètres. Puis, s'incurvant sur elle-même et changeant de direction, elle se porte horizontalement d'avant en arrière et de droite à gauche, jusque sur le corps de la troisième vertèbre dorsale. Là, elle s'infléchit de nouveau pour devenir verticale et descend, sur le côté gauche du rachis, jusqu'au niveau de la septième ou de la huitième vertèbre dorsale. A partir de ce point, elle se porte peu à peu sur la ligne médiane, traverse le diaphragme par un orifice spécial et arrive dans l'abdomen, où elle occupe, jusqu'à sa terminaison, la partie antérieure de la colonne lombaire.

Division. — Pour la commodité de l'étude, on divise l'aorte en trois portions qui sont, en allant de son origine à sa terminaison :

1º La *crosse de l'aorte*, qui s'étend de la base du cœur à la troisième vertèbre dorsale ;

2º L'*aorte thoracique* ou *dorsale*, qui s'étend de la troisième vertèbre dorsale à l'orifice diaphragmatique qui donne passage au vaisseau ;

3º L'*aorte abdominale* ou *lombaire*, qui s'étend de ce même orifice diaphragmatique jusqu'à la terminaison de l'aorte.

Ces deux dernières portions sont bien souvent réunies dans le langage anatomique sous le nom d'*aorte descendante*, par opposition à la première portion de la crosse qui devient pour certains auteurs l'*aorte ascendante*.

Rapports. — Chacune des trois portions de l'aorte présente des rapports spéciaux :

1º *Crosse aortique.* — Nous l'examinerons successivement dans sa portion ascendante et dans sa portion horizontale.

a. La *portion ascendante de la crosse*, recouverte dans la plus grande partie de son étendue par le feuillet séreux du péricarde est en rapport : *en avant*, avec l'origine de l'artère pulmonaire et l'extrémité de l'auricule droite tout d'abord, puis avec la face postérieure du sternum dont elle est séparée chez l'enfant par le thymus ; *en arrière*, avec l'oreillette droite et la branche droite de l'artère pulmonaire, qui la croise perpendiculairement ; *à droite*, avec l'auricule inférieurement, et supérieurement avec la veine cave supérieure ; *à gauche*, avec le tronc de l'artère pulmonaire, qui la contourne en pas de vis.

b. La *portion horizontale de la crosse* est complètement indépendante du péricarde ; par contre, elle répond, surtout en bas et en arrière, à un grand nombre de ganglions lymphatiques. — Sa *face inférieure*, concave, est en rapport avec le nerf récurrent gauche qui l'embrasse dans une anse à concavité dirigée en haut et avec la bronche gauche qu'elle croise très obliquement. — Sa *face supérieure*, convexe, répond aux trois troncs artériels qu'elle fournit (voyez plus loin). — Sa *face antéro-latérale gauche*, croisée par les nerfs phrénique et pneumogastrique correspondants, se trouve recouverte en partie par la plèvre qui la sépare de la face interne du poumon gauche. — Sa *face postéro-latérale droite* répond successivement, en allant de droite à gauche, à la trachée, à l'œsophage, au canal thoracique, au corps de la troisième vertèbre dorsale.

Le calibre de la crosse aortique affecte une forme cylindrique, comme du reste toutes les artères.

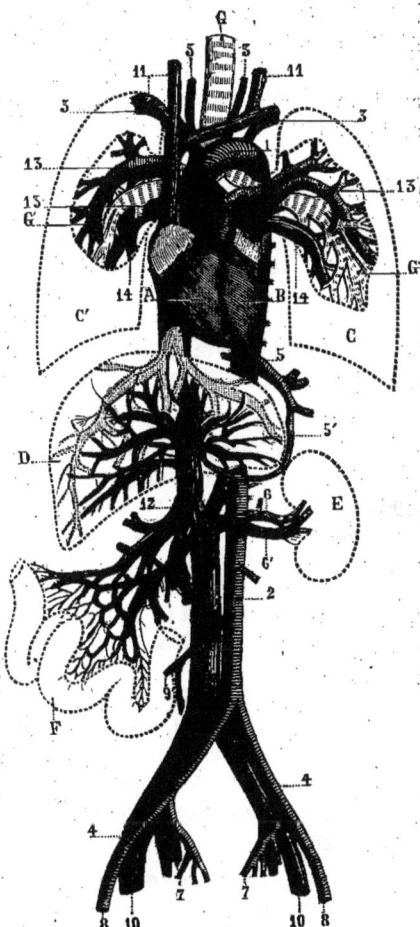

Fig. 507.

Schéma de la circulation chez l'homme
(imité d'OWEN).

A, cœur droit. — B, cœur gauche. — C', C', poumons. — D, foie. — E. rein. — F, intestin. — G, trachée. — G', ramifications bronchiques. — 1, crosse de l'aorte. — 2. aorte descendante. — 3, troncs sus-aortiques se rendant à la tête, au cou et au membre supérieur. — 4, troncs inférieurs pour le membre inférieur et pour le bassin. — 5, trépied cœliaque. — 5', artère hépatique. — 6, artère rénale. — 6', veine rénale. — 7, artères du bassin. — 8, veine cave supérieure. — 8' veine cave inférieure. — 9, 9, artères mésentériques. — 10', branche d'origine de la veine cave inférieure. — 11. branche d'origine de la veine cave supérieure. — 12, veine porte. — 13, artères pulmonaires. — 14, veines pulmonaires.

Toutefois, on remarque à l'origine de l'aorte trois renflements en ampoules qui correspondent aux trois valvules sigmoïdes et qu'on désigne sous le nom de *sinus de l'aorte*. Il existe en outre chez l'adulte, à l'union de la portion ascendante et de la portion horizontale de la crosse, une dilatation tout aussi variable dans ses dimensions que dans son étendue : c'est le *grand sinus de l'aorte*. Cette dilatation est vraisemblablement le résultat du choc de l'ondée sanguine (*à direction verticale*) contre la paroi du vaisseau (*à direction horizontale*); elle s'amplifie généralement avec les progrès de l'âge.

Un rapport anatomique qui varie encore selon les âges est la distance verticale qui sépare le point culminant de la crosse de la fourchette sternale. Cette distance est de 20 à 25 millimètres en moyenne, chez l'adulte; mais elle est beaucoup moindre à la fois chez l'enfant et chez le vieillard : chez l'enfant, à cause du faible développement du sternum; chez le vieillard, en raison de la dilatation précitée élevant d'autant le point culminant de la crosse.

2° *Portion thoracique de l'aorte*. — Sa moitié supérieure, située à gauche de la ligne médiane répond : *en arrière*, à la tête des côtes et au grand sympathique; *en avant*, au pédicule (bronche, artère, veines pulmonaires) du poumon gauche et au péricarde qui la sépare des oreillettes du cœur; *à gauche*, à la plèvre, qui la sépare du poumon gauche; *à droite*, au côté correspondant des corps vertébraux, creusés en gouttière pour la recevoir.

Sa moitié inférieure, située sur la ligne médiane, répond *latéralement* aux deux poumons; elle est en rapport *en avant* avec l'œsophage, *en arrière* avec la colonne vertébrale dont la séparent le canal thoracique et la grand veine azygos.

Quant aux rapports de l'aorte avec le diaphragme, ils ont été décrits à propos de ce muscle (t. I, p. 617). Nous nous contenterons de rappeler ici que l'orifice aortique donne encore passage à la grande veine azygos et au canal thoracique et qu'il est séparé de l'orifice œsophagien par une série variable de faisceaux musculaires que s'envoient mutuellement les deux piliers du diaphragme.

3° *Portion abdominale de l'aorte*. — Elle est en rapport : *en arrière*, avec la colonne lombaire; *en avant*, avec le pancréas et la troisième portion du duodénum qui la croisent perpendiculairement, ainsi qu'avec le bord postérieur du mésentère qui rattache à la colonne vertébrale la masse de l'intestin grêle; *à gauche*, avec le feuillet gauche de ce même mésentère; *à droite*, avec la veine cave inférieure.

L'aorte thoracique et l'aorte abdominale baignent l'une et l'autre dans une atmosphère de tissu cellulo-graisseux, au milieu duquel sont irrégulièrement disséminés de nombreux ganglions lymphatiques.

Distribution. — Durant son long parcours de l'oreillette gauche à la quatrième vertèbre lombaire, le tronc aortique abandonne dans tous les sens un nombre considérable d'artères, que l'on regarde à juste titre comme ses *branches collatérales*.

Nous décrirons successivement :

1° Les *branches qui naissent de la crosse ;*
2° Les *branches qui naissent de la portion thoracique ;*
3° Les *branches qui naissent de la portion abdominale.*

Nous étudierons en dernier lieu les branches qui résultent de la bifurcation de l'aorte et que l'on considère, par opposition aux précédentes, comme les *branches terminales* de cet important vaisseau.

Variétés. — Les variations anatomiques de l'aorte sont fort nombreuses, quoique relativement rares ; elles portent sur l'*origine*, sur le *nombre*, sur le *trajet*, sur le *mode de distribution.*

1° *Variétés d'origine.* — L'aorte peut naître du ventricule droit (Dugès, Tiedemann, Farre, Baillie); dans ce cas, l'artère pulmonaire naît du ventricule gauche ou du ventricule

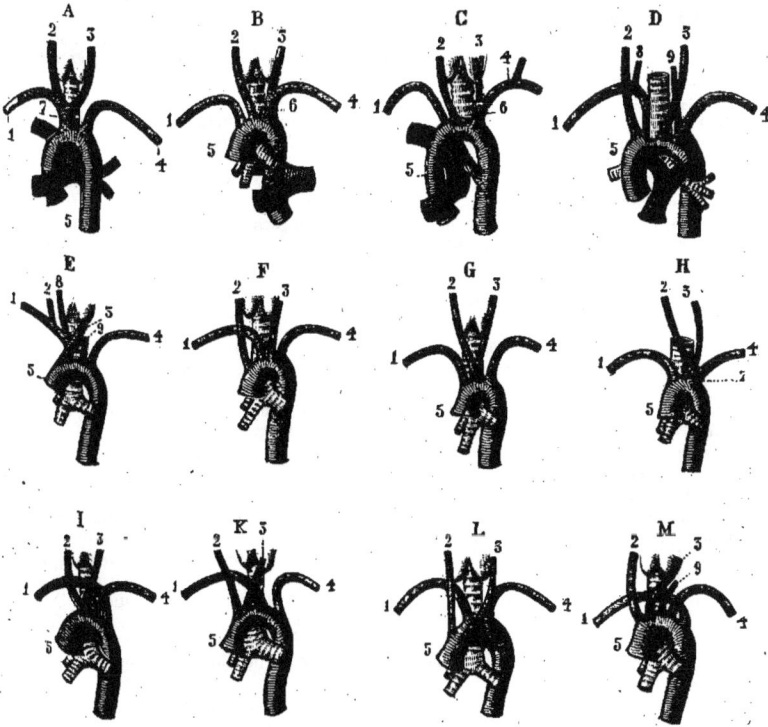

Fig. 508.

Variétés d'origine des troncs sus-aortiques chez l'homme (d'après Tiedemann).

1, sous-clavière droite. — 2, carotide primitive droite. — 3, carotide primitive gauche. — 4, sous-clavière gauche. — 5, aorte. — 6, tronc brachio-céphalique. — 7, tronc innominé. — 8, vertébrale droite. — 9, vertébrale gauche.

droit; il y a ordinairement persistance du trou de Botal et du canal artériel. — L'aorte peut naître à la fois des deux ventricules, soit par deux troncs différents, soit par un tronc unique, s'ouvrant simultanément dans les deux ventricules par suite d'une perforation de la cloison interventriculaire.—Gibert a vu, chez un enfant qui a vécu douze jours, l'aorte ascendante naître du ventricule gauche, l'aorte descendante se séparer de l'artère pulmonaire; il y avait persistance du trou de Botal; il existait, en outre, un long canal artériel unissant la crosse pulmonaire au côté gauche de l'aorte descendante.

2° *Variétés de nombre.* — Nous avons déjà noté (p. 12) l'augmentation numérique des valvules sigmoïdes de l'aorte, indiquant la duplicité originelle de ce vaisseau. — Un cloisonnement partiel du tronc aortique a été observé par VRÓLIK, par ALLEN THOMPSON et par quelques autres anatomistes. — A un degré plus avancé de l'anomalie, on a vu l'aorte se diviser, peu après son origine, en deux branches, lesquelles se réunissaient de nouveau sur le côté gauche de la colonne vertébrale, pour constituer l'aorte descendante. Ses deux branches de division circonscrivaient ainsi un espace elliptique ou annulaire, une sorte de collier, à travers lequel passaient la trachée et même l'œsophage (faits de MALACARNE, de HOMEL, de CRUVEILHIER, de CURNOW). — KLINZ a vu l'aorte former, à sa sortie du cœur, deux troncs isolés, l'un ascendant et l'autre descendant. — Dans un cas jusqu'ici unique de CRUVEILHIER (*Anat.*, III, p. 52), il existait également deux artères distinctes, l'une antérieure, l'autre postérieure. Elles s'échappaient isolément du cœur et se portaient l'une et l'autre vers l'orifice supérieur du thorax. Là, l'aorte antérieure s'incurvait en arrière, descendait le long de la colonne vertébrale et se terminait par l'artère iliaque primitive droite; quant à l'aorte postérieure, elle fournissait le tronc brachio-céphalique et les artères carotide primitive et sous-clavière gauches; puis, elle descendait à son tour le long de la colonne vertébrale, en restant accolée à la précédente, et finalement venait constituer l'iliaque primitive gauche.

3° *Variétés de trajet et de rapports.* — La crosse aortique peut se recourber à droite au lieu de se diriger à gauche : une pareille disposition coïncide généralement avec une transposition des viscères; mais elle peut aussi en être indépendante et se présenter sur un sujet dont tous les viscères sont normalement situés. PANAS en a observé un exemple. — Après s'être recourbée à droite, l'aorte peut gagner le côté gauche de la colonne vertébrale, en passant en arrière de l'œsophage. — Tout en effectuant son incurvation du côté gauche, l'aorte peut anormalement contourner la bronche droite (DUBRUEIL), passer entre la trachée et l'œsophage (PH. BÉRARD) ou même en arrière de ce dernier conduit (CRUVEILHIER).

Relativement à son extension du côté du cou, la crosse aortique peut remonter jusqu'au niveau de la fourchette sternale ou s'arrêter à la hauteur de la cinquième dorsale (QUAIN). Entre ces deux points extrêmes, elle peut occuper toutes les situations intermédiaires.

4° *Variétés de terminaison.* — L'aorte, descendant plus bas que d'habitude, peut se bifurquer au-devant de la cinquième lombaire. — Par contre, on l'a vue se diviser au-dessus de la quatrième; elle se terminait au niveau de la deuxième dans un cas de CRUVEILHIER. Anormalement, l'aorte peut fournir isolément les deux iliaques interne et externe; le nombre de ses branches terminales se trouve ainsi augmenté.

5° *Variétés de distribution, troncs sus-aortiques.* — Le mode d'émergence des nombreuses branches fournies par l'aorte s'écarte souvent de la description classique. Ces variétés seront indiquées plus tard à propos de chacune de ses branches. Nous ne nous occuperons ici que des troncs qui naissent de la crosse et dont les anomalies présentent à la fois plus d'intérêt et plus d'importance.

Ainsi que nous le verrons bientôt, la crosse aortique fournit trois troncs qui sont, en allant de droite à gauche : 1° le tronc brachio-céphalique qui se divise peu après en sous-clavière et carotide primitive du côté droit; 2° la carotide primitive gauche; 3° la sous-clavière gauche. Or, le nombre de ces troncs peut diminuer ou augmenter, et, d'autre part, tout en restant au nombre de trois, les troncs sus-aortiques peuvent se modifier soit dans leur constitution, soit dans leurs rapports respectifs. Nous pouvons à cet égard distinguer les cas suivants :

a. *Il n'y a qu'une seule artère.* — Cette artère, véritable aorte ascendante, fournit les deux sous-clavières et les deux carotides primitives.

b. *Il y a deux artères.* — Cette disposition comprend deux groupes de faits : dans le premier, il existe deux troncs brachio-céphaliques, fournissant chacun la sous-clavière et la carotide correspondante; dans le deuxième, le tronc brachio-céphalique fournit à la fois les deux carotides et l'une des sous-clavières, l'autre restant indépendante. Le tronc brachio-céphalique, ainsi transformé, prend le nom de *tronc innominé;* on peut le rencontrer soit du côté droit, soit du côté gauche.

c. *Il y a trois artères.* — Cette variété est constituée par l'existence d'un tronc innominé, d'une sous-clavière et d'une vertébrale. — Il peut être créé encore par l'existence d'un tronc brachio-céphalique gauche, coïncidant avec l'émergence isolée des artères sous-clavière et carotide du côté droit. — Une variété plus intéressante du type à trois artères est celle-ci : les deux sous-clavières se détachent isolément de la crosse, les deux carotides naissent sur cette même crosse par un tronc commun. — Nous devons, enfin, ranger dans le type à trois artères les cas singuliers où l'on voit la sous-clavière du côté droit se détacher de l'aorte thoracique et gagner les scalènes en passant en arrière de l'œsophage.

d. *Il y a quatre artères.* — Cette disposition peut être créée, tout d'abord, par l'apparition sur la crosse aortique d'une artère qui, dans les conditions ordinaires, provient d'une autre source : telles sont la vertébrale, la thyroïdienne inférieure, une thyroïdienne de Neubauer, la mammaire interne, une thymique, la coronaire gauche. — Dans un autre ordre de faits, le type à quatre artères provient de ce que, le tronc brachio-céphalique n'existant pas, les deux sous-clavières et les deux carotides se détachent isolément de la crosse. Ces quatre vaisseaux présentent, du reste dans leurs rapports respectifs des variétés nombreuses; on a observé (VINCENT, *Th. Genève*, 1878) les dispositions suivantes :

1° — Sous-clavière droite.	Carotide droite.	Carotide gauche.	Sous-clavière gauche.
2° — Carotide droite.	Sous-clavière droite.	Carotide gauche.	Sous-clavière gauche.
3° — Carotide droite.	Carotide gauche.	Sous-clavière droite.	Sous-clavière gauche.
4° — Carotide droite.	Carotide gauche.	Sous-clavière gauche.	Sous-clavière droite.
5° — Carotide gauche.	Carotide droite.	Sous-clavière droite.	Sous-clavière gauche.

e. *Il y a cinq artères.* — Ce type est constitué par deux sous-clavières et deux carotides, auxquelles viennent s'ajouter une vertébrale ou une thyroïdienne.

f. *Il y a six artères.* — Cette anomalie, de même que la précédente, est excessivement rare. Les six vaisseaux sus-aortiques se succèdent (QUAIN) dans l'ordre suivant : 1° sous-clavière, vertébrale et carotide du côté droit ; 2° carotide, vertébrale et sous-clavière du côté gauche.

L'histoire du développement, ainsi que nous le verrons plus tard (voy. EMBRYOLOGIE), nous explique nettement la plupart des anomalies que nous venons de décrire. Il est à remarquer encore qu'un grand nombre de ces dispositions, anormales chez l'homme, se rencontrent normalement dans la série zoologique. C'est ainsi que nous retrouvons : l'aorte

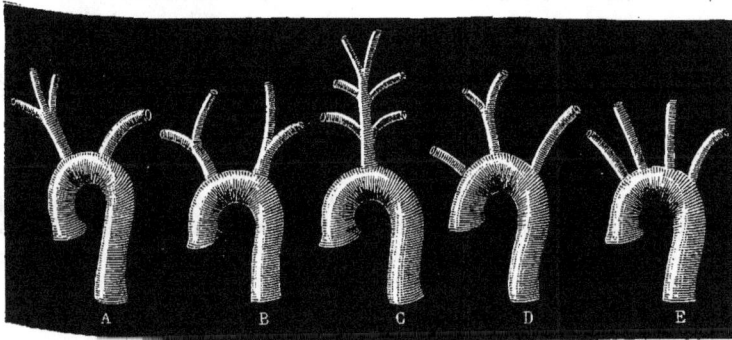

Fig. 509.

Quelques variétés d'origine des troncs sus-aortiques dans la série animale.

A. magot. — B. taupe. — C. cheval. — D. éléphant. — E. cétacés.

ascendante ou cervicale chez le cheval ; le type annulaire (*par duplicité de l'aorte*) chez un grand nombre de batraciens, notamment chez les pérennibranches et chez les urodèles ; le tronc innominé chez plusieurs singes tels que le magot et le gibbon ; le double tronc brachio-céphalique (*type à deux artères*), chez la chauve-souris et chez la taupe ; l'absence de tronc brachio-céphalique (*type à quatre artères*) chez les cétacés ; le tronc commun aux deux carotides primitives chez quelques oiseaux et, parmi les mammifères, chez l'éléphant, etc.

ARTICLE I

BRANCHES QUI NAISSENT DE LA CROSSE DE L'AORTE

La crosse de l'aorte fournit dans son trajet : 1° les artères *cardiaques* ou *coronaires* ; 2° le tronc *brachio-céphalique*, d'où émanent les artères *carotide primitive* et *sous-clavière du côté droit;* 3° l'artère *carotide primitive gauche;* 4° l'artère *sous-clavière gauche.*

§ I. — ARTÈRES CARDIAQUES OU CORONAIRES

Les artères cardiaques ou coronaires se détachent de l'aorte un peu au-dessus du bord supérieur des valvules sigmoïdes; elles se distribuent au cœur et ne sont ainsi que des *vasa varorum gigantesques*, comme les appelle HYRTL. Au nombre de deux, elles se distinguent, d'après la situation respective de leur point d'émergence, en *coronaire gauche* et *coronaire droite.*

1° **Artère coronaire gauche.** — L'artère coronaire gauche, qu'on désigne encore sous le nom de *coronaire antérieure*, naît sur le côté gauche de l'aorte. Se portant obliquement en bas, en avant et à gauche, elle chemine tout d'abord entre l'auricule gauche et l'artère pulmonaire; puis elle vient se loger dans le sillon interventriculaire antérieur, qu'elle parcourt dans toute son étendue, jusqu'à la pointe du cœur où elle s'anastomose avec la terminaison de la coronaire droite.

Au moment de s'engager dans le sillon interventriculaire, la coronaire gauche abandonne une grosse branche, l'artère *auriculo-ventriculaire gauche*, qui contourne horizontalement la base du ventricule en suivant le sillon auriculo-ventriculaire gauche et vient s'anastomoser, à la face postérieure du cœur, avec l'artère coronaire droite.

2° **Artère coronaire droite.** — Appelée encore *coronaire postérieure*, cette artère naît sur le côté droit de l'aorte; elle se jette immédiatement dans le sillon auriculo-ventriculaire et le parcourt horizontalement jusqu'à la face postérieure du cœur. Là, elle s'anastomose largement avec la branche auriculo-ventriculaire gauche ci-dessus décrite; puis, changeant de direction pour devenir verticale, elle descend dans le sillon interventriculaire postérieur jusqu'à la pointe du cœur, où elle s'anastomose, comme nous l'avons déjà vu, avec la terminaison de la coronaire gauche.

Il résulte d'une pareille disposition :

1° Que les artères coronaires cheminent de préférence dans les différents sillons que présente la surface extérieure du cœur;

2° Que le cœur est entouré par un cercle artériel complet, occupant horizontalement la ligne de réunion des oreillettes et des ventricules, *cercle horizontal* ou *cercle auriculo-ventriculaire;* équateur de Haller

3° Que la partie antérieure de ce cercle horizontal est reliée à sa partie postérieure par une anse verticale, à concavité dirigée en haut, dont la partie moyenne répond à la pointe du cœur, et les deux extrémités à l'origine des deux sillons interventriculaires : c'est l'*anse interventriculaire*, cercle vertical ou ventriculaire de quelques auteurs.

Du cercle auriculo-ventriculaire se détachent deux ordres de rameaux : des *rameaux descendants* ou ventriculaires, qui se distribuent aux ventricules; des *rameaux ascendants* ou auriculaires, qui se répandent sur les oreillettes,

Parmi ces rameaux ascendants, il en est deux plus importants que les autres qui se détachent, l'un de la coronaire gauche, l'autre de la coronaire droite, se portent dans la couche graisseuse qui entoure l'origine de l'artère pulmonaire et s'y anastomosent, pour se perdre ensuite sur les parois de ce vaisseau : ces deux rameaux sont surtout connus sous le nom d'*artères graisseuses de Vieussens*. — L'aorte reçoit aussi du cercle auriculo-ventriculaire quelques artérioles qui s'en détachent, soit isolément, soit par un tronc commun avec les *artères graisseuses* précitées.

Quant à l'anse ventriculaire, elle abandonne une multitude de rameaux musculaires qui s'étalent à la surface des ventricules et finalement les pénètrent. On donne le nom d'*artère de la cloison* à l'un de ces rameaux, plus volumineux que les autres, qui se détache de la partie antérieure de l'anse, de la coronaire gauche par conséquent, et qui s'enfonce, immédiatement après son origine, dans la cloison interventriculaire.

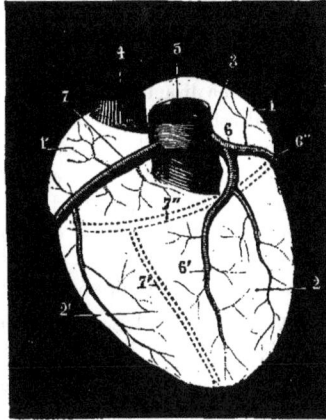

Fig. 510.

Schéma de la circulation artérielle du cœur.

1, oreillette gauche. — 1', oreillette droite. — 2, ventricule gauche. — 2', ventricule droit. — 3, artère pulmonaire. — 4, veine cave supérieure. — 5, aorte. — 6, 6', 6'', artère coronaire gauche et ses branches. — 7, 7', 7'', artère coronaire droite et ses branches.

On admet généralement aujourd'hui (HYRTL, RÜDINGER, CRUVEILHIER, LONGET, CHAUVEAU et ARLOING), contrairement aux assertions hypothétiques de BRUCKE : 1° que le point d'origine des artères coronaires est situé, dans l'aorte, un peu au-dessus du bord supérieur des valvules sigmoïdes; 2° qu'en conséquence ces valvules ne sauraient, en s'abaissant, s'appliquer contre les orifices aortiques de ces deux vaisseaux; 3° que les coronaires, enfin, semblables en cela à toutes les artères, reçoivent leur sang au moment de la systole du ventricule. (Voyez à ce sujet RÜDINGER, *Beitrag z. Mechanik d. Aorten- und Herzklappen*, 1857; HYRTL, *Ueb. die Selbststeuerung des Herzens*, 1855, et *Handb. d. topogr. Anat.*, 6e édit., § CXXXIV.) Plus récemment, (1872) M. REBATEL, étudiant la circulation des coronaires à l'aide des appareils hémodromographiques de CHAUVEAU, a nettement constaté le synchronisme absolu de la pulsation de l'aorte et de la pulsation des coronaires, preuve manifeste que la pénétration du sang dans ces derniers vaisseaux s'effectue, suivant la loi générale, au moment de la systole ventriculaire.

Variétés. — Les deux coronaires peuvent naître par un tronc commun. — Par contre, on peut observer des coronaires surnuméraires; il existait quatre coronaires dans un cas de MECKEL. — CRUVEILHIER a vu l'artère coronaire droite se séparer de l'aorte par trois branches, dont une assez considérable, les deux autres plus petites. — BROOKS (*Journ. of Anat.*, 1885) rapporte deux faits de coronaires naissant de l'artère pulmonaire et s'anastomosant ensuite, soit avec les coronaires aortiques, soit avec une branche anormale de la sous-clavière. — La coronaire gauche naissait de la crosse aortique dans un cas de HYRTL.

§ II. — TRONC BRACHIO-CÉPHALIQUE

Le plus volumineux de tous les troncs qui émanent de la crosse aortique, le tronc brachio-céphalique se détache du point où la partie ascendante de

5*

cette crosse se continue avec sa portion horizontale. Il se porte obliquement de bas en haut, de dedans en dehors et un peu d'avant en arrière jusqu'à la partie postérieure de l'articulation sterno-claviculaire, où il se bifurque en carotide primitive et sous-clavière. Sa longueur mesure de 25 à 30 millimètres.

Le tronc brachio-céphalique est en rapport : *en avant*, avec le sternum, dont il est séparé par le tronc veineux brachio-céphalique gauche, par le thymus et par les faisceaux d'origine du muscle sterno-thyroïdien ; *en arrière*, avec la trachée ; *en dehors*, avec la plèvre et le poumon droit ; *en dedans*, avec l'origine de la carotide primitive gauche : les deux vaisseaux, à peu près contigus à leur origine, s'écartent de plus en plus en fuyant l'aorte, circonscrivant entre eux un petit espace triangulaire à sommet inférieur, dans l'aire duquel on aperçoit la trachée.

Variétés. — Le tronc brachio-céphalique peut n'avoir que 10 à 12 millimètres de longueur, comme aussi il peut atteindre 50 et même 55 millimètres. — Sa bifurcation en carotide et en sous-clavière peut donc s'effectuer (ce point intéresse principalement le chirurgien) soit au-dessous de l'articulation sterno-claviculaire, soit bien au-dessus de cette articulation. — Le tronc brachio-céphalique peut faire défaut, et, dans ce cas, la carotide et la sous-clavière naissent isolément de l'aorte *(type des cétacés)*. — Anormalement, on a vu le tronc brachio-céphalique fournir la mammaire interne, une artère thymique, une artère bronchique, la vertébrale droite, une carotide accessoire, une thyroïdienne impaire et médiane, connue sous le nom de *thyroïdienne de Neubauer* (voy. plus loin p. 101).

§ III. — ARTÈRES CAROTIDES PRIMITIVES (fig. 511)

Les artères carotides primitives, destinées à l'extrémité céphalique, atteignent chez l'homme leur plus haut degré de développement, en raison des dimensions véritablement prépondérantes que présentent chez lui la cavité crânienne et son contenu, l'encéphale.

Nombre, trajet, rapports. — Elles sont au nombre de deux, l'une droite, l'autre gauche. La *carotide primitive droite* se détache du tronc brachio-céphalique ; la *carotide primitive gauche* naît directement de la crosse aortique. L'une et l'autre, du reste, se terminent au même point, au niveau du bord supérieur du cartilage thyroïde.

Cette différence dans l'origine des deux vaisseaux homonymes entraîne pour eux des différences de longueur, des différences de direction et des différences de rapport. — La carotide primitive gauche est d'abord plus longue que la droite de toute la hauteur du tronc brachio-céphalique, c'est-à-dire de 20 à 25 millimètres. — Tandis que la carotide droite se porte verticalement en haut dès son origine, la carotide gauche suit d'abord un trajet légèrement oblique en haut et en dehors et ce n'est qu'en atteignant la région cervicale qu'elle s'élance verticalement en haut, parallèlement à l'autre. — Enfin, au point de vue des rapports, la carotide primitive gauche possède une portion thoracique que l'autre n'a pas et elle présente, par cela même, des rapports qui lui sont spéciaux :

a. *Dans le thorax*, la carotide primitive gauche est en rapport : *en avant*, avec le tronc veineux brachio-céphalique gauche qui la croise, et avec le muscle sterno-thyroïdien qui la sépare du sternum ; chez l'enfant, elle est encore séparée du sternum par le thymus ; *en arrière*, avec la trachée et l'œsophage, ainsi qu'avec les artères sous-clavière et vertébrale gauches ; *en dedans*, avec le tronc brachio-céphalique, dont elle s'éloigne de plus en plus en gagnant le cou ; *en dehors*, avec la plèvre, qui la sépare du poumon correspondant.

b. *Au cou*, les deux artères carotides primitives, présentent des rapports sensiblement identiques : *en avant*, elles sont successivement recouvertes par

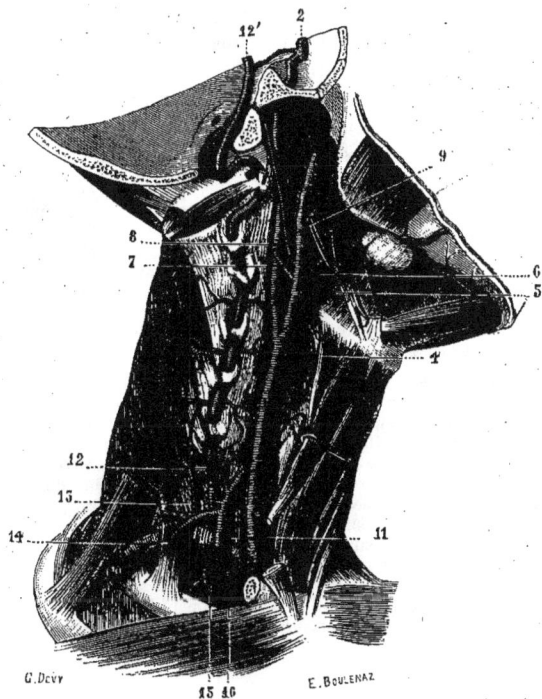

Fig. 511.

Artères carotides et sous-clavière.

1, carotide primitive. — 2, carotide interne. — 3, carotide externe et ses branches : 4, thyroïdienne supérieure ; 5, linguale ; 6, faciale ; 7, occipitale : 8, pharyngienne inférieure ; 9, auriculaire postérieure. — 10, sous-clavière et ses branches : 11, tronc thyro-cervical ; 12, vertébrale ; 12', cérébrale postérieure ; 13, cervicale profonde ; 14, sus-scapulaire ; 15, intercostale supérieure ; 16, mammaire interne.

l'omo-hyoïdien, le sterno-thyroïdien, le sterno-hyoïdien, le sterno-cléido-mastoïdien et le peaucier ; ses rapports avec le sterno-cléido-mastoïdien, qui constitue son muscle satellite, ont été déjà décrits à propos de ce muscle (voy. t. I, p. 521).—*En arrière*, elles reposent sur la colonne vertébrale dont les séparent l'aponévrose prévertébrale et les muscles prévertébraux.—*En dedans*, elles répondent à la trachée, à l'œsophage, au larynx, ainsi qu'aux lobes laté-

5**

raux du corps thyroïde. — *En dehors*, enfin, la carotide primitive est longée par la veine jugulaire interne; le nerf pneumo gastrique chemine verticalement dans l'espace angulaire postérieur que forment les deux vaisseaux en s'adossant l'un à l'autre. Une gaine fibreuse commune, dépendant des aponévroses cervicales, enveloppe la carotide primitive, la jugulaire interne et le pneumogastrique. Le long de ce paquet vasculo-nerveux, s'échelonnent en outre des amas de ganglions lymphatiques, tout aussi variables par leur nombre que par leur volume.

Distribution. —Les deux carotides primitives ne fournissent dans leur trajet aucune *branche collatérale*. Parvenues au niveau du bord supérieur du cartilage thyroïde, elles se bifurquent chacune en deux *branches terminales* :

1° La *carotide externe*, qui se distribue à la face et à la boîte crânienne;

2° La *carotide interne*, plus particulièrement destinée aux centres encéphaliques et à l'organe de la vision.

Dans l'angle de bifurcation de la carotide primitive, on rencontre un petit nodule, arrondi, gris rougeâtre, d'apparence glandulaire. Ce nodule, improprement désigné sous le nom de *glande intercarotidienne*, n'est qu'un simple lacis de petits vaisseaux, plongés dans un stroma conjonctif et entourés d'éléments cellulaires qui ne sont très probablement que des cellules lymphatiques; ces vaisseaux proviennent à la fois de la carotide externe et de l'extrémité de la carotide primitive. — Comme la glande coccygienne (voy. *Artère sacrée moyenne*), avec laquelle elle présente la plus grande analogie, la glande intercarotidienne est le reliquat d'un réseau vasculaire que l'on rencontre à l'état de développement parfait, chez les vertébrés inférieurs, dans le deuxième arc branchial primitif.

Variétés. — Pour les variétés d'origine, voyez plus haut (p. 64). — La division de la carotide primitive en carotide externe et carotide interne peut se faire plus haut que d'habitude, au niveau de l'os hyoïde ou même plus haut encore. — Elle peut aussi s'effectuer plus bas, vers le milieu du larynx, au niveau du cartilage cricoïde, et même beaucoup plus bas : dans un cas de MORGAGNI, la carotide primitive ne mesurait que 41 millimètres et se bifurquait, par conséquent, à la partie inférieure du cou. — Il existe quelques faits où la carotide interne et la carotide externe se séparaient isolément, soit du tronc brachio-céphalique (KOSINSKI), soit de la crosse aortique (MALACARNE, POWER). — Par contre, on a vu quelquefois la carotide primitive ne pas se bifurquer du tout et gagner le canal carotidien du rocher, en fournissant successivement les branches qui naissent, dans les conditions ordinaires, de la carotide externe.

Exceptionnellement, la carotide primitive peut fournir la thyroïdienne supérieure, la pharyngienne inférieure, la vertébrale, la thyroïdienne inférieure, une artère laryngée.

A. — ARTÈRE CAROTIDE EXTERNE ET SES BRANCHES (fig. 511 et 512)

Branche de bifurcation de la carotide primitive, l'artère carotide externe s'étend du bord supérieur du cartilage thyroïde au col du condyle du maxillaire inférieur, où elle se partage en deux branches terminales : *l'artère temporale superficielle* et *l'artère maxillaire interne*. Oblique en haut et en dehors dans la première partie de son trajet, elle change de direction au niveau de l'angle de la mâchoire pour suivre, à partir de ce point, un trajet sensiblement vertical.

A son origine, la carotide externe est située sur le côté du pharynx, en avant et un peu en dedans de la carotide interne. Elle n'est recouverte à ce niveau, que par la peau, le peaucier et l'aponévrose cervicale superficielle. Plus haut, elle s'engage au-dessous du digastrique, du stylo-hyoïdien et du nerf grand hypoglosse qui croisent obliquement sa direction en se portant dans la région sushyoïdienne. Elle plonge enfin dans l'épaisseur même de la glande parotide, dont elle ne se dégage qu'au niveau du col du condyle, point où elle se termine.

Dans ce trajet, l'artère carotide externe abandonne successivement cinq branches collatérales, qui, réunies à ses deux branches terminales, portent à

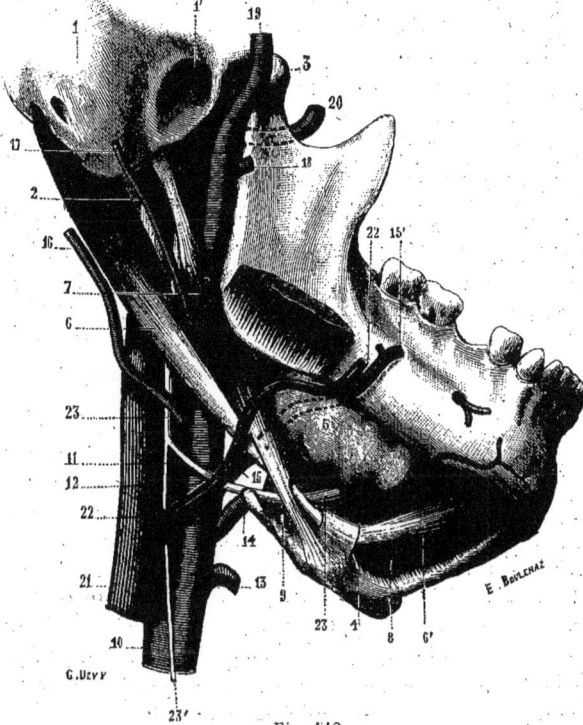

Fig. 512.

Rapport des carotides avec les muscles styliens et digastrique.

— 1, apophyse mastoïde. — 1', trou auditif externe. — 2, apophyse styloïde. — 3, condyle du maxillaire inférieur. — 4, os hyoïde. — 5, glande sous-maxillaire. — 6, 6', ventre antérieur et ventre postérieur du digastrique. — 7, stylo-hyoïdien. — 8, mylo-hyoïdien. — 9, hyo-glosse. — 10, carotide primitive. — 11, carotide interne. — 12, carotide externe. — 13, artère thyroïdienne supérieure. — 14, artère linguale. — 15, 15', artère faciale. — 16, artère occipitale. — 17, artère auriculaire postérieure. — 18, artère transversale de la face. — 19, artère temporale superficielle. — 20, artère maxillaire interne. — 21, veine jugulaire interne. — 22, veine faciale. — 23, nerf grand hypoglosse, avec 23', sa branche descendante.

sept le nombre total des branches fournies par ce vaisseau. Ce sont : la *thyroïdienne supérieure*, la *linguale*, la *faciale*, l'*occipitale*, l'*auriculaire postérieure*, la *pharyngienne inférieure*, la *temporale superficielle*, la *maxillaire interne*.

1° **Artère thyroïdienne supérieure** (fig. 511). — La première des branches

5***

collatérales de la carotide externe, la thyroïdienne supérieure prend naissance un peu au-dessus, quelquefois au niveau même de la bifurcation de la carotide primitive. Elle se porte d'abord horizontalement en avant et en dedans, parallèlement à la grande corne de l'os hyoïde; puis, s'infléchissant en bas, elle descend vers le lobe correspondant du corps thyroïde et s'y termine.

Dans ce trajet, l'artère thyroïdienne supérieure repose sur le constricteur moyen du pharynx et sur le larynx. Très superficielle à son origine, où elle n'est recouverte que par l'aponévrose cervicale superficielle et par le peaucier, elle s'engage bientôt au-dessous des muscles omo-hyoïdien, sterno-hyoïdien et thyro-hyoïdien.

A. *Branches collatérales*. — Elles sont au nombre de trois : la *sterno-mastoïdienne*, la *laryngée supérieure* et la *laryngée inférieure*.

1° L'artère *sterno-mastoïdienne*, se portant en dehors et en bas, croise la carotide primitive et la jugulaire interne et se perd à la face profonde du muscle sterno-cléido-mastoïdien.

2° L'artère *laryngée supérieure* naît ordinairement du point où la thyroïdienne supérieure, d'horizontale qu'elle était, devient descendante. Elle s'engage ensuite entre le muscle thyro-hyoïdien et la membrane thyro-hyoïdienne, perfore d'avant en arrière cette dernière membrane et se divise alors en deux groupes de rameaux : des rameaux ascendants qui se ramifient sur l'épiglotte, et des rameaux descendants qui se perdent dans les muscles et dans la muqueuse du larynx.

3° L'artère *laryngée inférieure*, beaucoup plus grêle que la précédente, se porte sur la membrane crico-thyroïdienne et s'y anastomose avec celle du côté opposé. Il en résulte une anse ou arcade médiane d'où s'échappent plusieurs petits rameaux destinés aux muscles et à la muqueuse du larynx.

B. *Branches terminales*. — L'artère thyroïdienne supérieure, en atteignant le corps thyroïde, se divise en trois branches terminales : une *branche interne*, qui longe le bord supérieur du corps thyroïde et s'anastomose sur la ligne médiane avec celle du côté opposé; une *branche externe*, qui descend le long du bord postérieur du lobe correspondant ; une *branche postérieure*, enfin, qui chemine à la face postérieure du corps thyroïde, entre celle-ci et la trachée.

Ces trois branches se distribuent au corps thyroïde.

Résumé de la thyroïdienne supérieure.

a). *Br. collatérales* ......
{
a. sterno-mastoïdienne.
a. laryngée supérieure.
a. laryngée inférieure.
}

b). *Br. terminales* ......
{
r. thyroïdien interne.
— externe.
— postérieur.
}

Variétés. — La thyroïdienne supérieure peut naître de la carotide primitive. — Il n'est pas excessivement rare de la voir naître d'un tronc commun avec la linguale. — Elle peut être absente, suppléée dans ce cas par une branche provenant soit de la thyroïdienne inférieure du même côté, soit de l'artère homonyme du côté opposé. — Tous les anatomistes signalent des faits de duplicité de la thyroïdienne supérieure : cette duplicité provient de ce que l'une de ses branches collatérales, la *laryngée supérieure* presque toujours, se détache isolément du tronc même de la carotide externe.

Quant à la *laryngée supérieure* elle-même, elle peut naître encore soit de la linguale, soit de la faciale ; mais l'anomalie la plus intéressante de cette artère est son passage à travers le cartilage thyroïde, disposition que l'on observe normalement chez quelques mammifères.

2° Artère linguale (fig. 511). — L'artère linguale naît de la partie antérieure de la carotide externe, un peu au-dessus de la précédente. Elle se porte d'abord obliquement en haut, en avant et en dedans vers le sommet de la grande corne de l'os hyoïde ; elle chemine ensuite au-dessus de cette grand corne et parallèlement à elle jusqu'à la petite corne. Là, changeant de nouveau de direction, elle s'élève vers la face inférieure de la langue où elle se termine.

Nous pouvons, au point de vue de ses rapports, considérer à l'artère linguale trois portions distinctes : une première portion située en arrière de l'os hyoïde, une deuxième portion correspondant à la grande corne, une troisième portion située au-dessous de la langue. — Dans sa *portion rétro-hyoïdienne*, l'artère linguale est recouverte par les muscles digastrique et stylo-hyoïdien et repose

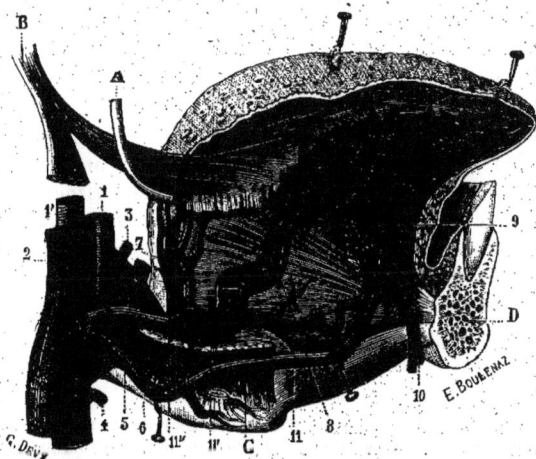

Fig. 513.

Vaisseaux de la langue, vue latérale.

1, artère carotide externe. — 2, veine jugulaire interne. — 3, artère faciale. — 4, artère thyroïdienne supérieure. — 5, artère linguale. — 6, rameau sus-hyoïdien. — 7, artère dorsale de la langue. — 8, artère sublinguale. — 9, artère ranine. — 10, une anastomose pour la sous-mentale. — 11, 11', 11'', veines de la langue. — A, nerf lingual. — B, muscle stylo-glosse. — C, muscle hyo-glosse. — D, symphyse mentonnière.

sur le constricteur moyen du pharynx. — Dans sa *portion hyoïdienne* (horizontale) elle repose encore sur le constricteur moyen du pharynx ; mais elle est recouverte alors par le muscle hyo-glosse. — Dans sa *portion linguale*, enfin, elle se loge au-dessous de la muqueuse, entre le muscle génio-glosse qui est en dedans et le muscle lingual inférieur qui est en dehors. Nous verrons ultérieurement que le nerf grand hypoglosse s'applique contre la face externe de l'hyo-glosse, tandis que l'artère linguale chemine sur sa face interne.

A. *Branches collatérales.* — Durant son trajet, l'artère linguale abandonne trois branches collatérales, savoir : le *rameau hyoïdien*, l'*artère dorsale de la langue* et l'*artère sublinguale*.

1° Le *rameau hyoïdien* se porte transversalement en dedans, le long du bord supérieur de l'os hyoïde, et s'anastomose sur la ligne médiane avec le rameau similaire du côté opposé, en formant une arcade située entre les génio-glosses et les génio-hyoïdiens.

2° L'*artère dorsale de la langue*, toujours très grêle, se sépare de la linguale au niveau de la grande corne; elle se porte de bas en haut vers les parties latérales de la base de la langue et se perd en de fins rameaux dans la muqueuse qui avoisine la région des papilles caliciformes, ainsi que dans la muqueuse qui recouvre l'épiglotte et le pilier antérieur du voile du palais.

3° L'*artère sublinguale*, remarquable par les flexuosités qu'elle décrit, chemine parallèlement au conduit de Warthon entre le muscle mylo-hyoïdien et le muscle génio-glosse. Après avoir fourni plusieurs petits rameaux à la glande sublinguale, qui est placée sur son côté externe, elle se partage en deux branches : l'une, interne, qui s'anastomose au-dessus du frein avec celle du côté opposé, c'est l'*artère du filet;* l'autre, ascendante, qui se dirige sur les côtés de la symphyse du menton et envoie une toute petite artériole à chacun des trous incisifs placés derrière les dents de même nom (CRUVEILHIER).

B. *Branche terminale.* — Après avoir fourni la sublinguale, l'artère linguale prend le nom de *ranine*. Cette artère, que l'on considère ordinairement comme la branche terminale de la linguale, se porte horizontalement d'arrière en avant vers la pointe de la langue et abandonne, chemin faisant, une multitude de rameaux destinés aux muscles et à la muqueuse.

Résumé de la linguale.

a). *Br. collatérales*.....	r. hyoïdien.
	a. dorsale de la langue.
	a. sublinguale.
b). *Br. terminale*........	a. ranine.

Variétés. — La linguale peut naître d'un tronc commun, soit avec la faciale, soit avec la thyroïdienne supérieure. — On l'a vue perforer le muscle hyo-glosse, au lieu de contourner son bord postérieur. — On l'a même vue cheminer sur la face inférieure du mylo-hyoïdien et perforer ce muscle, dans le voisinage du menton, pour gagner la région de la langue.—La linguale peut être remplacée, en totalité ou en partie, soit par une branche de la maxillaire interne, soit par la sous-mentale, soit par la linguale du côté opposé (ZUCKERKANDL). — Le rameau sus-hyoïdien peut faire défaut. — Les deux artères dorsales de la langue peuvent se fusionner en un tronc unique et médian. — Anormalement, la linguale peut donner naissance à la laryngée supérieure, à la palatine inférieure, à la sous-mentale.

3° **Artère faciale** (fig. 512 et 514). — L'artère faciale se détache de la partie antérieure de la carotide externe, un peu au-dessus de la linguale. Flexueuse comme elle, la faciale se dirige d'abord de bas en haut, puis d'arrière en avant, vers la partie postérieure de la glande sous-maxillaire, qui, pour la recevoir, se creuse en sillon ou présente même un canal complet. Dégagée de cette glande, elle contourne de bas en haut le bord inférieur du maxillaire, un peu en avant du masséter et arrive à la face. Elle se dirige alors obliquement vers la commissure des lèvres, vient ensuite se loger dans le sillon de séparation de l'aile

du nez et de la joue et, finalement, se termine à l'angle interne de l'œil en s'a-
nastomosant avec une des branches de l'ophthalmique. La portion terminale
de l'artère faciale est généralement désignée sous le nom d'*artère angulaire*.

Nous pouvons, au point de vue de ses rapports, comme aussi au point de
vue de sa distribution, considérer à l'artère faciale deux portions distinctes :

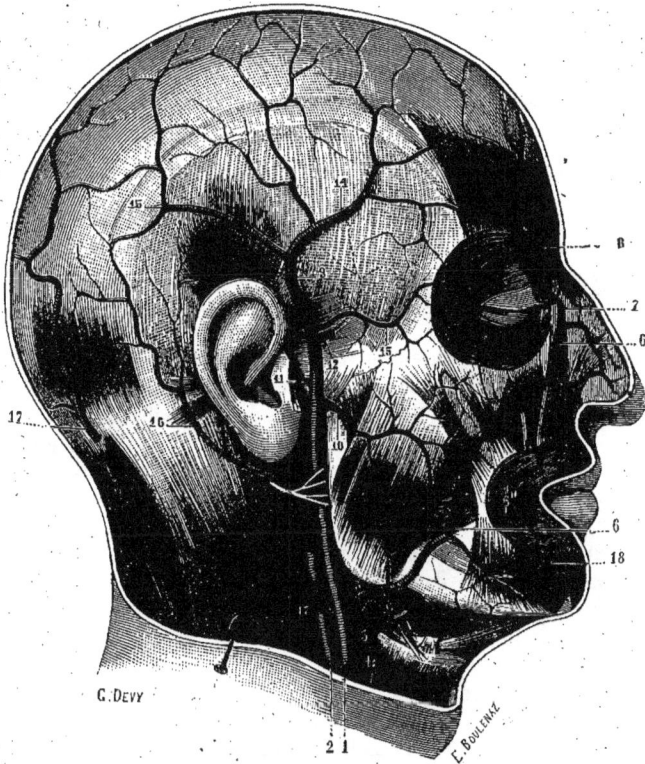

Fig. 514.

Artères superficielles de la tête.

1, carotide primitive. — 2, carotide interne. — 3, carotide externe. — 4, thyroïdienne supérieure. — 5, linguale. — 6, faciale, 6' angulaire, 6'' coronaires. — 7, nasale. — 8, sus-orbitaire. — 9, temporale superficielle. — 10, transversale de la face. — 11, auriculaire antérieure. — 12, temporale profonde moyenne. —
13, rameau orbitaire. — 14, frontale. — 15, pariétale. — 16, auriculaire postérieure. — 17, occipitale. —
18, terminaison de la dentaire inférieure.

une première portion répondant au cou, une deuxième portion répondant à
la face.

Dans sa *portion cervicale*, l'artère faciale, profondément située, est recouverte par le nerf grand hypoglosse et par les muscles digastrique et stylo-hyoïdien. Dans sa *portion faciale*, elle est, au contraire, toute superficielle : elle
n'est recouverte que par le peaucier et quelques-unes des lames musculaires fort
minces qui aboutissent à la commissure ou à la lèvre supérieure (triangulaire,

zygomatique, élévateur superficiel) ; elle repose successivement sur les muscles buccinateur, canin et triangulaire du nez, dont elle croise la direction.

A. *Branches collatérales*. — L'artère faciale fournit huit branches collatérales savoir : la *palatine inférieure*, la *ptérygoïdienne*, la *sous-mentale*, la *sous-maxillaire*, la *massétérine inférieure*, la *coronaire inférieure*, la *coronaire supérieure* et l'*artère de l'aile du nez*. De ces huit branches, les quatre premières naissent de la portion cervicale du tronc artériel, les quatre autres proviennent de sa deuxième portion ou portion faciale.

1° La *palatine inférieure* ou *ascendante* remonte sur les côtés du pharynx, abandonne quelques rameaux aux muscles styliens et se distribue principalement à l'amygdale, au voile du palais et à ses deux piliers, en s'anastomosant avec la palatine supérieure et la pharyngienne inférieure.

2° La *ptérygoïdienne* se dirige également en haut et se perd dans le muscle ptérygoïdien interne qu'elle pénètre par sa face profonde.

3° La *sous-mentale* est une branche volumineuse qui naît ordinairement de la faciale au niveau de la glande sous-maxillaire. Elle se porte horizontalement en avant, le long du bord inférieur du maxillaire, entre le mylohyoïdien et le ventre antérieur du digastrique. Elle fournit plusieurs branches à ces deux muscles et vient se terminer dans la région mentonnière, en s'anastomosant avec les ramifications terminales de la dentaire inférieure.

4° La *sous-maxillaire*, généralement multiple (3 ou 4), se distribue à la glande sous-maxillaire.

5° La *massétérine inférieure* naît de la faciale un peu au-dessus du bord inférieur du maxillaire et se porte obliquement en haut et en arrière sur la face externe du masséter où elle se termine. On voit naître ordinairement, à côté de la massétérine, deux ou trois petits rameaux également musculaires qui se distribuent au buccinateur.

6° La *coronaire inférieure* tire son origine de la faciale au niveau des commissures des lèvres ; elle se porte horizontalement en dedans dans l'épaisseur de la lèvre inférieure et s'anastomose à plein canal, sur la ligne médiane, avec la coronaire inférieure du côté opposé.

7° La *coronaire supérieure* naît au même niveau que la précédente et se porte de même dans la lèvre supérieure, où elle s'anastomose sur la ligne médiane avec son homonyme du côté opposé.

Il résulte de cette double anastomose que les quatre coronaires (deux du côté gauche, deux du côté droit) constituent autour de l'orifice buccal un cercle artériel complet. Ce cercle artériel est situé tout près du bord libre des lèvres, entre la couche musculaire et la couche des glandules sous-muqueuses. Il décrit de nombreuses flexuosités et abandonne un peu partout sur son pourtour des rameaux plus ou moins grêles, destinés aux muscles, aux glandules, à la peau et à la muqueuse des deux lèvres. Parmi ces rameaux, il en est un, plus considérable que les autres, qui, sous le nom d'*artère de la sous-cloison*, se détache du point d'abouchement des deux coronaires supérieures, se porte en haut vers la sous-cloison, la parcourt d'arrière en avant et arrive ainsi au lobule du nez qu'il recouvre de ses ramifications.

8° L'*artère de l'aile du nez* naît de la faciale au niveau de l'aile du nez ; elle se porte en avant et en dedans et se divise, presque immédiatement après son origine, en deux ou trois branches qui s'épuisent en fines ramifications sur les ailes du nez, le dos du nez et le lobule. Les ramifications terminales de cette artère s'anastomosent avec celles du côté opposé, ainsi qu'avec les branches de la sous-orbitaire et de l'artère de la sous-cloison.

B. *Branche terminale.* — Après avoir fourni l'artère de l'aile du nez, la faciale, dont le volume est considérablement réduit, prend le nom d'*angulaire*. Sous ce nom, elle continue son trajet ascendant le long des faces latérales du nez, abandonnant en dedans et en dehors de nombreux ramuscules destinés aux muscles et à la peau. Elle arrive ainsi dans la région du grand angle de l'œil et, là, elle s'anastomose à plein canal avec la branche nasale de l'ophthalmique.

Résumé de la faciale.

a). *Br. collatérales.*	au cou..	a. palatine inférieure.
		a. ptérygoïdienne.
		a. sous-mentale.
		a. sous-maxillaire.
	à la face.	a. massétérine inférieure
		a. coronaire inférieure.
		a. coronaire supérieure.
		a. de l'aile du nez.
b). *Br. terminale*............		a. angulaire.

Variétés. — La faciale naît fréquemment par un tronc commun avec la linguale. — On l'a vue, toute petite, se terminer au-dessous du maxillaire ; elle était remplacée alors, pour sa portion faciale, par la nasale et par la transversale de la face. — Par contre, on l'a vue, plus développée que d'habitude, remplacer la nasale et les branches frontales de l'ophthalmique. — Parmi ses branches collatérales, la *sous-mentale* peut naître de la linguale ; la *palatine ascendante* peut se séparer isolément de la carotide externe ; l'une ou l'autre des *coronaires labiales* peut manquer et être remplacée alors par la coronaire correspondante du côté opposé.

4° Artère occipitale (fig. 514). — L'artère occipitale naît sur le côté postérieur de la carotide externe, à la même hauteur que la linguale ou la faciale. Oblique en haut et en dehors, elle se porte vers la face externe de l'apophyse mastoïde en longeant le bord inférieur du ventre postérieur du digastrique. Au niveau de l'apophyse mastoïde, elle change de direction et se porte horizontalement en dedans vers la ligne médiane, en glissant sur l'os au-dessous du splénius et du trapèze. Parvenue à la protubérance occipitale externe, elle s'infléchit de nouveau pour devenir ascendante, perfore le trapèze et arrive à la peau de la région occipitale où elle se termine. Mais déjà, elle a fourni, chemin faisant, de nombreuses collatérales.

A. *Branches collatérales.* — Ce sont :

1° L'*artère sterno-mastoïdienne supérieure*, qui se perd à la face profonde du muscle sterno-cléido-mastoïdien ;

2° Des *rameaux musculaires*, en nombre variable, qui se détachent à différentes hauteurs de l'artère occipitale et se distribuent aux muscles voisins, le ventre postérieur du digastrique, le splénius, le grand et le petit complexus

3º L'*artère stylo-mastoïdienne*, qui s'engage dans le trou stylo-mastoïdien, y chemine à côté du nerf facial et se distribue, comme nous le verrons plus tard, au tympan, aux cellules mastoïdiennes et aux canaux demi-circulaires. Cette artère provient souvent de l'auriculaire postérieure.

4º Une *artère méningée*, qui pénètre dans le trou mastoïdien, arrive dans le crâne et se perd dans la dure-mère de la région mastoïdienne. Cette artère, en traversant le trou mastoïdien, fournit constamment (HYRTL) un rameau pour le diploë.

B. *Branches terminales*. — Après avoir perforé le muscle trapèze, l'artère occipitale se divise ordinairement en deux branches : une *branche externe*, qui se dirige en dehors et en avant et vient s'anastomoser avec l'auriculaire postérieure ; une *branche interne*, qui côtoie la ligne médiane et s'élève jusqu'au sommet du crâne, en s'anastomosant avec celle du côté opposé d'abord, puis avec la temporale superficielle.

Les deux branches terminales de l'occipitale se résolvent en de nombreuses ramifications irrégulières et flexueuses, qui s'épuisent dans le muscle occipital et dans les téguments de la région occipitale. L'une de ces ramifications (*rameau pariétal*) s'engage dans le trou pariétal avec les veines émissaires de Santorini et se distribue à la dure-mère.

Résumé de l'occipitale.

a). *Br. collatérales*	a. sterno-mastoïdienne supérieure. r. musculaires. a. stylo-mastoïdienne. r. méningé.
b). *Br. terminales*	branche externe. branche interne.

Variétés. — L'occipitale peut se détacher de la carotide externe, au-dessous de la faciale. — Dans son trajet, on l'a vue passer sur la face externe du sterno-cléido-mastoïdien. — On l'a vue aussi, plus profonde que d'habitude, contourner l'apophyse transverse de l'atlas. — Elle peut fournir la pharyngienne inférieure ; — On l'a vue se relier à la vertébrale par une forte anastomose. — HYRTL a vu plusieurs fois l'une des branches de l'occipitale pénétrer dans le diploë à travers la suture occipito-mastoïdienne et devenir de nouveau superficielle après un court trajet ; cette disposition est loin d'être rare.

5º **Artère auriculaire postérieure** (fig. 514). — L'artère auriculaire postérieure naît sur le côté postérieur de la carotide externe, un peu au-dessus de la précédente, quelquefois par un tronc commun avec elle. Se portant ensuite verticalement en haut, elle pénètre, peu après son origine, dans l'épaisseur même de la glande parotide. Elle s'en dégage quelques centimètres plus loin, et se dirige alors vers le sillon que forme le pavillon de l'oreille avec l'apophyse mastoïde où elle se termine.

A. *Branches collatérales*. — Dans son trajet, l'artère auriculaire postérieure fournit plusieurs branches *parotidiennes* qui se distribuent à la glande parotide et à la peau qui la recouvre. Elle fournit aussi, sur bien des sujets, l'*artère stylo-mastoïdienne*, décrite ci-dessus comme branche collatérale de l'occipitale.

B. *Branches terminales*. — Dans le sillon auriculo-mastoïdien, l'artère auriculaire postérieure se partage en deux branches terminales : 1º une *branche antérieure* ou *auriculaire*, qui recouvre de ses ramifications la face interne du pavillon de l'oreille et envoie à la face externe de ce même pavillon un rameau perforant destiné à la peau de l'hélix, de l'anthélix et de la conque ; 2° une *branche postérieure* ou *mastoïdienne*, qui se distribue aux téguments de la région mastoïdienne en s'anastomosant d'une part avec l'occipitale, d'autre part avec la temporale superficielle.

Résumé de l'auriculaire postérieure.

a). *Br. collatérales* ......
{ r. parotidien.
{ a. stylo-mastoïdienne.

b). *Br. terminales* ....
} br. antérieure ou auriculaire.
} br. postérieure ou mastoïdienne.

Variétés. — L'artère auriculaire peut n'être qu'une branche collatérale de l'occipitale. — On l'a vue toute petite, se terminer au-dessous de l'oreille ; par contre on l'a vue, plus développée que d'ordinaire, suppléer en partie l'occipitale et la temporale superficielle. — Dans certains cas, elle fournit la transversale de la face.

6° Artère pharyngienne inférieure. — L'artère pharyngienne inférieure (*pharyngo-méningée* de THEILE) est la moins considérable des branches collatérales fournies par la carotide externe. Elle naît sur le côté interne de cette artère au même niveau que la linguale et se porte verticalement en haut vers la base du crâne, cheminant entre le pharynx et la carotide interne.

Dans ce trajet, elle fournit des *branches pharyngiennes*, des *branches prévertébrales* et se termine par l'*artère méningée postérieure* :

1° Les *branches pharyngiennes* sont ordinairement au nombre de deux : l'une, inférieure, qui se ramifie dans les muscles constricteurs moyen et inférieur du pharynx ; l'autre, supérieure, qui se distribue plus particulièrement à la portion du pharynx qui avoisine le crâne ;

2° Les *branches prévertébrales* se perdent dans les muscles longs du cou, grand droit antérieur et petit droit antérieur de la tête ;

3° L'*artère méningée postérieure*, après avoir fourni quelques ramuscules aux nerfs grand hypoglosse, spinal, pneumogastrique, ainsi qu'au ganglion cervical supérieur du grand sympathique, pénètre dans le crâne par le trou déchiré postérieur et se distribue à la portion de la dure-mère qui revêt les fosses occipitales inférieures. Cette artère abandonne fréquemment un petit rameau qui pénètre dans le crâne à travers le trou déchiré antérieur. Elle fournit encore, dans certains cas, un troisième rameau méningien qui s'engage dans le trou condylien antérieur et se perd dans cette portion de la dure-mère qui avoisine le trou occipital.

Résumé de la pharyngienne inférieure.

a). *Br. collatérales* ......
} br. pharyngiennes.
} br. prévertébrales.

b). *Br. terminales* ....
| a. méningée postérieure.

Variétés. — La pharyngienne inférieure peut naître anormalement de l'occipitale, de la carotide interne et même de la carotide primitive. — Elle peut être double ou même triple (QUAIN). — HYRTL a vu, dans deux cas, la pharyngienne inférieure pénétrer dans le crâne à travers le canal carotidien et venir se terminer dans cette portion de la dure-mère qui avoisine la selle turcique.

7° **Artère temporale superficielle** (fig. 514). — L'artère temporale superficielle, l'une des branches terminales de la carotide externe, naît au niveau du col du condyle du maxillaire inférieur. De là, elle se porte obliquement en haut et en dehors, glisse entre le tubercule zygomatique et le conduit auditif externe et arrive alors dans la région temporale, où elle se termine en se bifurquant.

A son origine, l'artère temporale superficielle est recouverte par la glande parotide. Elle s'en dégage en atteignant le niveau de l'arcade zygomatique, et suit, à partir de ce point, un trajet tout à fait superficiel : elle n'est plus recouverte, en effet, que par la peau.

A. *Branches collatérales.* — Chemin faisant, la temporale superficielle fournit plusieurs branches collatérales, savoir :

1° L'*artère transversale de la face*, qui naît au niveau du col du maxillaire, chemine d'arrière en avant sur la face externe du masséter entre le canal de Sténon et l'arcade zygomatique, arrive ensuite sur la face externe du muscle buccinateur et s'y résout en de nombreuses ramifications destinées aux parties molles de la joue. Constamment, ces ramifications s'anastomosent avec celles de la faciale, de la buccale et de la sous-orbitaire ;

2° Un *rameau articulaire*, qui naît souvent de l'artère précédente et se perd dans l'articulation temporo-maxillaire ;

3° La *temporale profonde moyenne*, qui naît au niveau de l'arcade zygomatique, perfore de dehors en dedans l'aponévrose temporale et se distribue à la partie moyenne du muscle temporal, en s'anastomosant avec les artères temporales profondes antérieure et postérieure, branches de la maxillaire interne ;

4° Des *rameaux auriculaires antérieurs*, en nombre variable (3 à 6), qui se dirigent en arrière et se ramifient sur la face externe du pavillon de l'oreille ;

5° Un *rameau orbitaire*, qui longe d'arrière en avant le bord supérieur de l'arcade zygomatique et se porte sur la portion externe du muscle orbiculaire des paupières, où il se termine en s'anastomosant avec la palpébrale supérieure, branche de l'ophtalmique.

B. *Branches terminales.* — Parvenue à 2 ou 3 centimètres au-dessus de l'arcade zygomatique, la temporale superficielle se divise en deux branches terminales, l'une *antérieure* ou *frontale*, l'autre *postérieure* ou *pariétale* :

1° La *branche frontale*, remarquable par les flexuosités qu'elle décrit, se porte en avant et en haut vers la région du front qu'elle recouvre de ses ramifications ;

2° La *branche pariétale*, également très flexueuse, monte vers la région pariétale et s'y distribue en s'anastomosant avec les artères voisines, l'artère frontale en avant, l'artère auriculaire postérieure en arrière.

Résumé de la temporale superficielle.

a). *Br. collatérales*......
- a. transversale de la face
- r. articulaire.
- a. temporale profonde moyenne.
- r. auriculaires antérieures.
- r. orbitaires.

b). *Br. terminales*.......
- branche frontale.
- branche pariétale.

Variétés. — La *transversale de la face* est souvent double. — Anormalement, elle naît directement de la carotide externe, de l'auriculaire postérieure ou de la faciale. — Le *rameau orbitaire* peut atteindre les proportions d'une branche terminale et couvrir de ses ramifications la région sus-orbitaire.

8° **Artère maxillaire interne** (fig. 515). — Deuxième branche de bifurcation de la carotide externe, l'artère maxillaire interne s'étend de la région paroti-

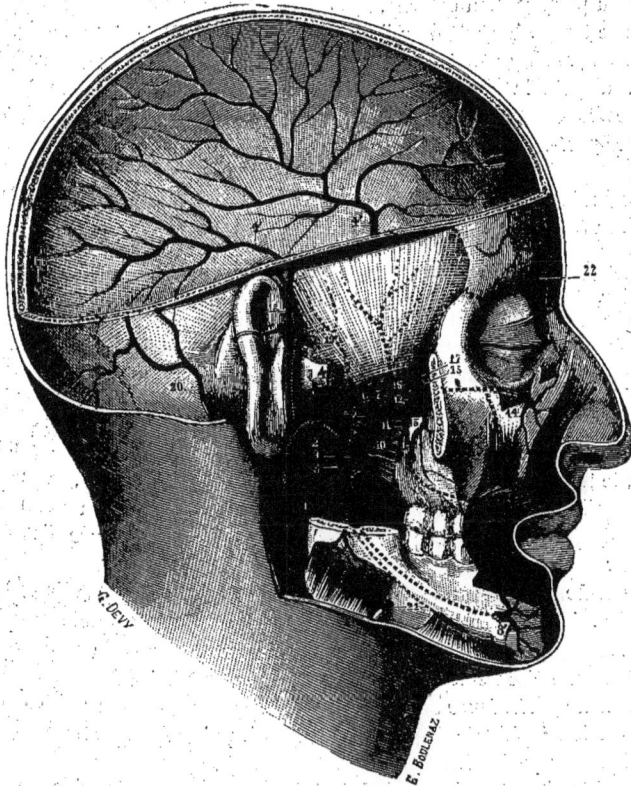

Fig. 515.

Artère maxillaire interne et ses branches.

1, carotide externe. — 2, maxillaire interne et ses quinze branches : — 3, tympanique. — 4, méningée moyenne et ses ramifications 4', 4'. — 5, petite méningée. — 6, temporale profonde postérieure. — 7, temporale profonde antérieure. — 8, dentaire inférieure. — 8' mentonnière. — 9, massétérine. — 10, ptérygoïdienne. — 11, buccale. — 12, palatine supérieure. — 13, alvéolaire. — 14, sous-orbitaire. — 15, vidienne. — 16, ptérygo-palatine. — 17, sphéno-palatine. — 18, temporale superficielle. — 19, temporale profonde moyenne. — 20, auriculaire postérieure. — 21, faciale. — 22, sus-orbitaire.

dienne, où elle prend naissance, jusque dans le fond de la fosse ptérygo-maxillaire, où elle se termine en fournissant la branche *sphéno-palatine*. Elle traverse ainsi la fosse zygomatique et la fosse ptérygo-maxillaire (t. I, p. 205) et décrit, dans l'une et l'autre de ces deux régions, des flexuosités nombreuses.

Immédiatement après son origine, la maxillaire interne contourne de dehors en dedans le col du condyle de la mâchoire et vient se placer entre le tendon du temporal et le ptérygoïdien externe. Se portant alors obliquement en avant, en dedans et en haut, elle glisse sur la face externe de ce dernier muscle, jusqu'à la partie la plus élevée de la tubérosité du maxillaire. Là, elle décrit ordinairement une forte courbe à convexité antérieure et s'engage ensuite dans la fosse ptérygo-maxillaire, en passant entre les deux faisceaux d'origine (t. I, p. 496) du ptérygoïdien externe.

Dans ce trajet, long de 4 ou 5 centimètres, la maxillaire interne abandonne quatorze branches collatérales. Pour la commodité de l'étude, nous les diviserons, d'après la direction qu'elles prennent après leur émergence, en *branches ascendantes*, *branches descendantes*, *branches antérieures* et *branches postérieures* :

A. *Branches collatérales ascendantes.* — Elles sont au nombre de cinq, savoir : la *tympanique*, la *petite méningée*, la *méningée moyenne*, la *temporale profonde postérieure* et la *temporale profonde antérieure.*

1° La *tympanique*, ordinairement très grêle, pénètre, par la scissure de Glaser, dans la caisse du tympan et s'y termine en se distribuant aux muscles et à la muqueuse de cette cavité (voy. *Oreille moyenne*).

2° La *méningée moyenne*, qu'on appelle encore *sphéno-épineuse*, est remarquable par son volume et par son long trajet. Immédiatement après son émergence, elle se dirige verticalement en haut, passe entre les deux cordons d'origine du nerf auriculo-temporal et pénètre dans le crâne par un trou spécial, le trou petit rond. Parvenue dans la cavité crânienne, la méningée moyenne s'infléchit sur elle-même pour se porter horizontalement en dehors et ne tarde pas à se diviser en deux branches, l'une *antérieure*, l'autre *postérieure* :

La *branche antérieure*, la plus volumineuse des deux, gagne l'angle antérieur et inférieur du pariétal; elle rencontre là une gouttière (quelquefois transformée en canal complet) que nous avons décrite à propos de ce dernier os; elle s'y engage et la suit en se divisant et en se subdivisant comme elle.

La *branche postérieure* se porte en haut et en arrière et se ramifie de même sur la portion écailleuse du temporal d'abord, puis sur la partie postérieure et inférieure du pariétal.

Ces ramifications terminales de la méningée moyenne cheminent entre la surface interne du crâne et la dure-mère, et recouvrent toute la portion latérale de cette dernière membrane. Elles se résolvent finalement en deux ordres de rameaux : des *rameaux internes* ou *méningiens* destinés à la dure-mère, des *rameaux externes* ou *osseux* qui pénètrent dans les os du crâne.

Parmi les innombrables rameaux qui proviennent de la méningée moyenne, il en est quelques-uns qui méritent une mention spéciale, ce sont : *a.* des *rameaux ganglionnaires*, qui se perdent sur le ganglion de Gasser et dans la dure-mère qui l'avoisine ; *b.* des *rameaux orbitaires*, qui pénètrent dans l'orbite à travers la partie la plus externe de la fente sphénoïdale et se terminent dans cette cavité, en s'anastomosant avec la lacrymale, branche de l'ophthalmique; *c.* des *rameaux temporaux*, qui traversent la paroi du crâne et viennent s'anastomoser, dans la fosse temporale, avec les trois artères temporales profondes ; *d.* un *rameau pétreux*, qui s'engage dans l'hiatus de Fallope et s'anastomose, dans l'aqueduc de même nom, avec l'artère stylo-mastoïdienne, branche de l'auriculaire postérieure ou de l'occipitale.

3° La *petite méningée* fournit tout d'abord quelques rameaux au muscle ptérygoïdien externe et au voile du palais ; puis, elle pénètre dans le crâne par le trou ovale et se perd en fins ramuscules dans le ganglion de Gasser et dans la portion de la dure-mère qui avoisine le sinus caverneux.

4° La *temporale profonde postérieure* se sépare de la maxillaire interne au niveau de l'échancrure sigmoïde du maxillaire inférieur ; elle se porte immédiatement en haut entre le ptérygoïdien externe et le temporal et se perd dans la partie postérieure de ce dernier muscle, qu'elle pénètre par sa face profonde.

5° La *temporale profonde antérieure*, un peu plus volumineuse que la précédente, tire son origine de la maxillaire interne au voisinage de la tubérosité du maxillaire ; elle se porte verticalement en haut vers la face profonde du temporal et se distribue à la partie antérieure de ce muscle. Les deux artères temporales profondes antérieure et postérieure s'anastomosent constamment entre elles et aussi avec la temporale profonde moyenne, branche de la temporale superficielle.

A'. *Branches collatérales descendantes.* — Elles sont également au nombre de cinq, savoir : la *dentaire inférieure*, la *massétérine*, la *buccale*, la *ptérygoïdienne* et la *palatine supérieure*.

1° La *dentaire inférieure* naît dans le voisinage du col du condyle. Oblique en bas et en dehors, elle descend avec le nerf dentaire inférieur vers l'orifice supérieur du canal dentaire, s'engage dans ce canal et le parcourt jusqu'au niveau du trou mentonnier où elle se partage en deux rameaux : *a.* un *rameau mentonnier*, qui s'échappe par le trou mentonnier et vient se distribuer aux parties molles du menton, en s'anastomosant avec les artères voisines ; *b.* un *rameau incisif*, qui continue la direction de la dentaire et se distribue aux racines de la canine et des incisives, ainsi qu'à la portion du maxillaire voisine de la symphyse.

Mais, avant de se bifurquer, la dentaire inférieure abandonne de nombreux rameaux collatéraux, savoir : *a.* des *rameaux ptérygoïdiens*, destinés au muscle ptérygoïdien interne ; *b.* l'*artère mylo-hyoïdienne*, qui se détache au niveau de l'orifice supérieur du canal dentaire, s'engage dans la gouttière mylo-hyoïdienne (t. I, p. 186) et se distribue au muscle mylo-hyoïdien ; *c.* des *rameaux osseux*, destinés à l'os maxillaire inférieur ; *d.* des *rameaux dentaires*, qui pénètrent dans les racines des dents et qui sont en nombre égal à celui de ces racines.

2° La *massétérine*, se portant de dedans en dehors, passe dans l'échancrure sigmoïde, arrive à la face profonde du masséter et se distribue à ce muscle qui reçoit, en outre, deux autres branches *massétérines* : l'une inférieure provenant de l'artère faciale, l'autre supérieure fournie par la transversale de la face.

6*

3° La *buccale*, oblique en bas et en dehors, se porte sur la face externe du buccinateur et se distribue aux muscles, à la peau et à la muqueuse de la région.

4° La *ptérygoïdienne*, presque toujours multiple, se perd dans les deux muscles ptérygoïdiens.

5° La *palatine supérieure* ou *descendante* parcourt de haut en bas le conduit palatin postérieur et arrive à la voûte palatine. S'infléchissant alors sur elle-même, elle se porte horizontalement en avant vers le conduit palatin antérieur où elle s'anastomose avec la terminaison de la sphéno-palatine ; elle fournit, durant ce trajet, une multitude de rameaux et de ramuscules qui se distribuent aux gencives, aux os et à la muqueuse de la voûte palatine. Avant de pénétrer dans le conduit palatin postérieur, la palatine supérieure abandonne constamment quelques rameaux qui s'engagent dans les conduits palatins accessoires pour venir se terminer dans le voile du palais.

A". *Branches collatérales antérieures.* — Elles sont au nombre de deux seulement : l'*alvéolaire* et la *sous-orbitaire*.

1° L'*alvéolaire* se porte obliquement en bas et en avant sur la tubérosité du maxillaire ; elle fournit, presque immédiatement après son origine, deux ou trois rameaux qui pénètrent dans les canaux dentaires postérieurs pour se porter de là au sinus maxillaire et aux racines des molaires ; elle vient se perdre elle-même dans le buccinateur et sur le bord alvéolaire de la mâchoire supérieure.

2° La *sous-orbitaire* sort de la fosse ptérygo-maxillaire, où elle prend naissance, par la fente sphéno-maxillaire. Elle s'engage immédiatement après dans le canal sous-orbitaire qu'elle parcourt dans toute son étendue, débouche à la face par le trou sous-orbitaire et s'épanouit alors en un grand nombre de rameaux, dont les uns, *ascendants*, remontent dans la paupière inférieure, les autres, *descendants*, se distribuent à la partie antérieure de la joue et à la lèvre supérieure.

Dans son trajet, la sous-orbitaire fournit deux rameaux collatéraux : *a*. un *rameau orbitaire*, qui pénètre dans l'orbite et vient se terminer en partie dans la glande lacrymale, en partie dans la paupière inférieure ; *b*. un *rameau dentaire antérieur*, qui s'engage dans le canal dentaire de même nom et vient se distribuer aux racines de la canine et des incisives, en s'anastomosant, dans l'épaisseur même du maxillaire, avec les rameaux dentaires postérieurs de l'alvéolaire.

A'" *Branches collatérales postérieures.* — Elles sont au nombre de deux également : la *vidienne* et la *ptérygo-palatine*. Toutes les deux prennent naissance dans le fond de la fosse ptérygo-maxillaire.

1° La *vidienne*, toujours très grêle, s'engage dans le canal vidien (t. I, p. 114) qu'elle parcourt d'avant en arrière et vient se distribuer à la portion du pharynx qui avoisine la trompe d'Eustache.

2° La *ptérygo-palatine*, plus grêle encore que la vidienne, parcourt d'avant en arrière le conduit ptérygo-palatin (t. I, p. 110) et se perd dans la muqueuse de la partie supérieure du pharynx.

B. *Branche terminale.* — Après avoir fourni les quatorze branches qui précèdent, l'artère maxillaire interne, considérablement amoindrie, prend le nom de *sphéno-palatine*. Sous ce nom, elle pénètre dans la fosse nasale correspondante à travers le trou sphéno-palatin (t. I, p. 207) et se partage immédiatement en deux branches : l'une *interne*, l'autre *externe* :

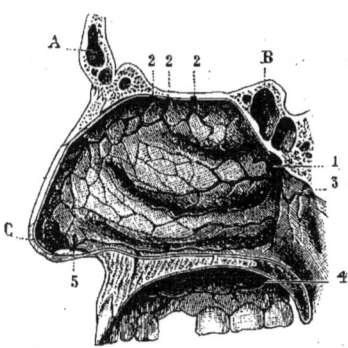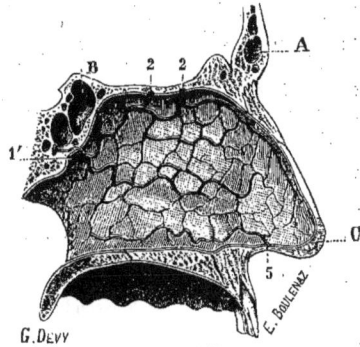

Fig. 516.

Artères des fosses nasales, paroi externe.

Fig. 517.

Artères des fosses nasales, paroi interne.

1, artère sphéno-palatine. — 2, artères ethmoïdales antérieure et postérieure. — 3, ptérygo-palatine. — 4, palatine descendante. — 5, anastomose avec les artères sous-orbitaire et faciale. — A, sinus frontal. — B, sinus sphénoïdal. — C, lobule du nez,

a. La *branche interne* (*artère de la cloison*) se porte sur la cloison ou paroi interne des fosses nasales, la recouvre de ses innombrables ramifications et vient se terminer au-dessous du conduit palatin antérieur en s'anastomosant avec la palatine supérieure, déjà étudiée.

b. La *branche externe* (*artère des cornets et des méats*), destinée à la paroi externe, recouvre de même les trois cornets et les trois méats d'un riche réseau, dont les ramifications terminales s'épuisent à la fois dans la muqueuse pituitaire et dans la surface osseuse qu'elle revêt. Quelques-unes se portent aux sinus frontaux, aux cellules ethmoïdales, au canal nasal et au sinus maxillaire.

Dans la description qui précède, nous avons classé les diverses branches de la maxillaire interne d'après la direction qu'elles prennent pour se rendre aux territoires vasculaires qui leur sont dévolus. Si nous les considérons maintenant, comme

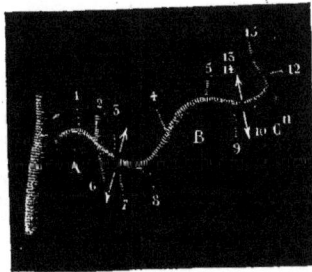

Fig. 518.

Schéma des quinze branches de la maxillaire interne.

A, B, C, première, deuxième, troisième portion de la maxillaire interne.

1, tympanique. — 2, méningée moyenne. — 3, petite méningée. — 4, temporale profonde postérieure. — 5, temporale profonde antérieure. — 6, dentaire inférieure. — 7, massétérine. — 8, ptérygoïdienne. — 9, buccale. — 10, palatine supérieure. — 11, alvéolaire. — 12, sous-orbitaire. — 13, ptérygo-palatine. — 14, vidienne. — 15, sphéno-palatine.

le font plusieurs auteurs, au point de vue de leur émergence, nous arrivons à une classification nouvelle que voici : en décomposant (fig. 518) la maxil-

6**

laire interne en trois portions, une *portion postérieure* répondant à la région du condyle, une *portion moyenne* située sur la face antérieure du ptérygoïdien externe jusqu'à la tubérosité maxillaire, une *portion antérieure* située dans la fosse ptérygo-maxillaire, nous voyons :

a. La première portion fournir *six* branches : la *tympanique*, la *méningée moyenne*, la *dentaire inférieure*, la *temporale profonde postérieure*, la *massétérine*, la *petite méningée* ;

b. La deuxième portion fournir *cinq* branches : la *buccale*, la *ptérygoïdienne*, la *temporale profonde antérieure*, l'*alvéolaire*, la *sous-orbitaire* ;

c. La troisième portion, enfin, donner naissance aux *quatre* branches suivantes : la *vidienne*, la *ptérygo-palatine*, la *palatine supérieure* et la *sphéno-palatine*.

Résumé de la maxillaire interne.

	5 ascendantes..........	tympanique.
		méningée moyenne.
		petite méningée.
		temporale profonde postérieure.
		temporale profonde antérieure.
		dentaire inférieure.
		massétérine.
a). Br. collatérales.	5 descendantes........	buccale.
		ptérygoïdienne.
		palatine supérieure.
	2 antérieures..........	alvéolaire.
		sous-orbitaire.
	2 postérieures	vidienne.
		ptérygo-palatine.
b). Br. terminale........................		sphéno-palatine.

Variétés. — L'artère maxillaire interne peut provenir de la faciale (QUAIN). — Dans un cas de HYRTL, elle était remplacée par la palatine inférieure, très développée. — On l'a vue (JŒSSEL, GRUBER) traverser le ptérygoïdien interne pour se rendre dans la fosse zygomatique. — La *méningée moyenne* peut provenir de l'ophthalmique ; par contre, elle peut fournir la lacrymale ou l'ophthalmique elle-même. — On a vu la *temporale profonde antérieure* remplacer la lacrymale. — Les branches *buccale, alvéolaire* et *sous-orbitaire* peuvent, dans certains cas, suppléer à la face l'artère faciale. — Dans un cas rapporté par QUAIN, la maxillaire interne fournissait deux branches volumineuses, qui pénétraient dans le crâne par les trous ovale et grand rond et remplaçaient la carotide interne.

B. — ARTÈRE CAROTIDE INTERNE ET SES BRANCHES (fig. 514 et 522)

Deuxième branche de bifurcation de la carotide primitive, l'artère carotide interne se distribue à la partie antérieure et supérieure de l'encéphale, au globe oculaire et à ses annexes. Son volume est exactement proportionnel au développement du cerveau : aussi, la carotide interne est-elle relativement plus volumineuse chez l'homme que dans les autres espèces animales, plus volumineuse aussi chez l'enfant que chez l'adulte.

A son origine, la carotide interne est située un peu en dehors de la carotide externe. Mais, après un parcours de 10 à 20 millimètres, elle s'infléchit sur elle-même et se dirige obliquement en haut et en dedans vers la paroi latérale du pharynx, croisant ainsi à angle très aigu la carotide externe qui, suivant une direction contraire, se porte obliquement en haut et en dehors. Arrivée sur le pharynx, la carotide interne redevient verticale et s'élève alors jusqu'à l'orifice inférieur du canal carotidien (t. I, p. 131), dans lequel elle pénètre et qu'elle parcourt dans toute son étendue. En débouchant du canal carotidien, elle passe tout d'abord sur la lame fibro-cartilagineuse qui obture le trou déchiré antérieur, puis s'engage dans la gouttière caverneuse dont elle suit exactement la double courbure en S italique. A l'extrémité antérieure de cette gouttière, nous voyons l'artère se redresser sur le côté interne de l'apophyse clinoïde antérieure, traverser de bas en haut la portion correspondante de la dure-mère, fournir une branche collatérale importante, l'*ophthalmique,* et s'épanouir immédiatement après en quatre branches fortement divergentes : la *cérébrale antérieure,* la *cérébrale moyenne,* la *communicante postérieure* et la *choroïdienne,* que l'on considère ordinairement comme ses branches terminales.

Dans ce long trajet, la carotide interne présente les rapports suivants :

a. *Au cou,* elle possède à son origine les mêmes rapports que la carotide externe, en dehors de laquelle elle est située : elle est à ce niveau relativement superficielle, recouverte seulement par l'aponévrose cervicale et par le peaucier. Plus haut, elle s'engage profondément au-dessous des muscles styliens et répond alors, par sa face antérieure, à la glande parotide, qui se creuse en forme de gouttière pour la recevoir. En arrière, elle repose sur l'aponévrose prévertébrale et les muscles prévertébraux. En dedans, elle répond au pharynx, en dehors, à la veine jugulaire interne et au nerf pneumo-gastrique, qui présentent avec elle les mêmes rapports qu'avec la carotide primitive.

Les nerfs pneumo-gastrique, glosso-pharyngien et grand hypoglosse qui, à leur sortie du crâne, sont situés à la partie postérieure de la carotide interne, contournent ensuite ce vaisseau pour venir se placer sur son côté externe.

b. *Dans le canal carotidien,* la carotide interne est en rapport avec les filets crâniens antérieurs du ganglion cervical supérieur, que nous étudierons ultérieurement à propos du grand sympathique.

c. *Dans la gouttière caverneuse,* elle traverse le sinus caverneux, en dedans des cordons nerveux (moteur oculaire commun, moteur oculaire externe, pathétique, ophthalmique) qui cheminent dans la paroi externe ou dans la cavité même de ce sinus. Elle ne baigne dans le sang du sinus qu'en apparence ; elle en est toujours séparée par la tunique interne ou endothéliale du vaisseau veineux.

d. *Au niveau de l'apophyse clinoïde antérieure,* enfin, la carotide interne est placée en dehors du nerf optique dont elle croise perpendiculairement la direction.

Variétés. — La carotide interne, généralement rectiligne, peut être plus ou moins flexueuse et décrire ainsi des courbes très variables par leur nombre, leur direction, leur étendue ; l'une de ces courbes vient parfois se mettre en rapport avec la face externe de l'amygdale dont l'ablation peut, dans ce cas, être fort dangereuse. — On a rapporté quelques cas d'absence de la carotide interne. — Cette artère peut fournir anormalement : une artère laryngée l'occipitale, la linguale, la pharyngienne inférieure, la transversale de la face, une artère méningée.

A. Branches collatérales. — La carotide interne ne fournit aucune

6***

branche à la région cervicale. Dans le canal carotidien, elle abandonne
un petit rameau (*rameau carotico-tympanique*), qui pénètre dans la caisse
du tympan et s'y distribue en s'anastomosant avec les ramifications de
la tympanique. Dans le sinus caverneux, elle émet encore un petit groupe
d'artérioles qui, suivant des trajets fort divers, se perdent dans le ganglion
de Gasser, le corps pituitaire et la portion de la dure-mère qui revêt la surface basilaire de l'occipital. Mais ces rameaux collatéraux, tous minuscules,
sont bien peu importants eu égard au volume et au mode de distribution de
l'ophthalmique.

Ophthalmique (fig. 519 et 520). — Destinée, comme l'indique son nom, au
globe oculaire et à ses annexes, l'artère ophthalmique tire son origine de la

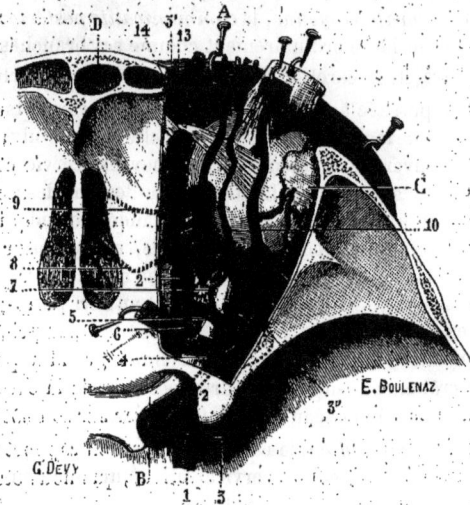

Fig. 519.

Vaisseaux de l'orbite, vus d'en haut.

1, artère carotide interne. — 2, artère ophthalmique. — 3, veine ophthalmique, avec 3' son anastomose avec
la faciale, 3" son anastomose avec le plexus ptérygoïdien. — 4, artère lacrymale. — 5, artère musculaire supérieure. — 6, artère musculaire inférieure. — 7, artères ciliaires. — 8, artère ethmoïdale postérieure. —
9, artère ethmoïdale antérieure. — 10, artère sus-orbitaire. — 11, artère palpébrale supérieure. — 12, ar-
tère palpébrale inférieure. — 13, artère frontale. — 14, artère nasale. — 15, artère et veine faciales.
A, paupières érignées. — B, nerf optique. — C, glande lacrymale. — D, sinus frontal. — E, sinus maxillaire.

carotide interne, au niveau de l'apophyse clinoïde antérieure. Se portant alors
horizontalement en avant, elle s'engage dans le trou optique et pénètre dans
la cavité orbitaire. Dans cette cavité, elle est située tout d'abord en dehors du
nerf optique, entre le nerf de la sixième paire et le muscle droit externe. Changeant bientôt de direction, elle oblique en dedans, croise le nerf optique en
passant au-dessous du muscle droit supérieur et atteint la paroi interne de
l'orbite. Là, elle s'infléchit de nouveau sur elle-même, pour cheminer d'arrière en avant le long du bord inférieur du grand oblique jusqu'à la poulie
de réflexion de ce dernier muscle, où elle se bifurque en deux branches.

l'une *ascendante* ou *frontale*, l'autre *descendante* ou *nasale*. Ce sont là les deux branches terminales de l'ophthalmique.

Mais déjà, dans son trajet orbitaire pourtant bien court, cette artère a fourni onze branches collatérales. De ces onze branches : *a*. deux naissent de la portion de l'ophthalmique, qui est située en dehors du nerf optique, ce sont la *lacrymale* et la *centrale de la rétine*; *b*. cinq tirent leur origine de la portion de l'artère qui est placée au-dessus du nerf optique, savoir : la *sus-orbitaire*, les *ciliaires courtes postérieures*, les *ciliaires longues postérieures*, la *musculaire supérieure* et la *musculaire inférieure*; *c*. les quatre dernières naissent de la portion de l'artère située en dedans du nerf optique; ce sont : l'*ethmoïdale postérieure*, l'*ethmoïdale antérieure*, la *palpébrale inférieure* et la *palpébrale supérieure*.

Au total, l'ophthalmique émet treize branches; leur origine nous étant maintenant connue, nous allons indiquer succinctement leur mode de distribution :

1° La *lacrymale* se porte horizontalement d'arrière en avant vers la glande lacrymale, en suivant la paroi externe de l'orbite ; elle abandonne de nombreux rameaux à cette glande et vient se terminer dans la paupière supérieure. Elle fournit en outre, dans son trajet, quelques rameaux pour le périoste, pour le nerf optique, pour les muscles droit supérieur et élévateur de la paupière supérieure et, un *rameau malaire* qui s'engage dans le conduit malaire et vient s'anastomoser, dans la fosse temporale, avec la temporale profonde antérieure.

2° L'artère *centrale de la rétine*, très courte et très grêle, s'engage dans l'épaisseur du nerf optique, à un centimètre environ en arrière de la sclérotique ; elle suit d'arrière en avant l'axe de ce nerf et arrive à la rétine à laquelle elle se distribue (voy. *Rétine*).

3° La *sus-orbitaire* longe d'arrière en avant la paroi supérieure de l'orbite, entre le périoste et le muscle élévateur de la paupière supérieure, auquel elle fournit quelques rameaux. Elle s'échappe de l'orbite par le trou sus-orbitaire (quelquefois une simple échancrure) et se divise alors en deux rameaux ascendants, l'un *superficiel* ou *sous-cutané*, l'autre *profond* ou *périostique* : ces deux rameaux s'épuisent dans les parties molles qui surmontent l'arcade orbitaire. En sortant de l'orbite, la sus-orbitaire émet fréquemment un petit *rameau diploïque* qui pénètre immédiatement dans l'épaisseur du frontal.

4° Les *ciliaires courtes postérieures*, ordinairement au nombre de deux, se portent au-dessus du nerf optique et se divisent chacune en trois ou quatre branches grêles et flexueuses. Ces branches, qui peuvent se subdiviser à leur tour, cheminent d'arrière en avant sur le pourtour du nerf optique jusqu'au globe de l'œil. Elles perforent alors la sclérotique et se ramifient dans la choroïde, en s'avançant jusqu'aux procès ciliaires.

5° Les *ciliaires longues postérieures*, au nombre de deux, l'une *interne*, l'autre *externe*, perforent également la sclérotique à sa partie postérieure. Elles cheminent ensuite d'arrière en avant, entre cette dernière membrane et la choroïde et, parvenues au-devant du muscle ciliaire, se bifurquent chacune en deux branches, l'une *ascendante*, l'autre *descendante* : ces branches s'anastomosent entre elles en formant autour de la grande circonférence de l'iris un cercle complet, le *grand cercle artériel de l'iris*, auquel aboutissent encore, comme autant de branches de renforcement, les *ciliaires courtes antérieures*, branches des artères musculaires. (Voy. *Vaisseaux de la membrane irido-choroïdienne*, t. III.)

6° La *musculaire supérieure* se distribue par de fins rameaux aux muscles élévateur de la paupière supérieure, droit supérieur de l'œil, droit interne et grand oblique.

7° La *musculaire inférieure*, un peu plus volumineuse que la précédente, vient se placer au-dessous du nerf optique et s'épuise dans le droit inférieur,

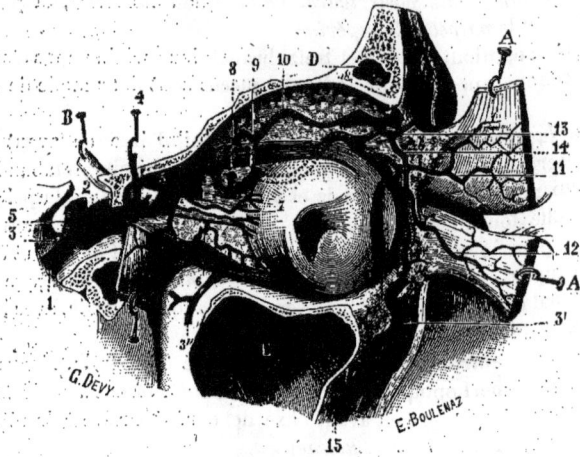

Fig. 520.

Vaisseaux de l'orbite, vus par le côté externe.

(Même légende que pour la figure précédente.)

le droit externe et le petit oblique. De l'une et l'autre des artères musculaires, mais principalement de la musculaire inférieure, se détachent de nombreux rameaux qui, sous le nom d'artères *ciliaires courtes antérieures*, perforent la sclérotique au voisinage de l'insertion des muscles droits et viennent se jeter dans le grand cercle artériel de l'iris. (Voy. *Vaisseaux de la membrane irido-choroïdienne*, t. III.)

8° L'*ethmoïdale postérieure* s'engage dans le conduit orbitaire interne postérieur et arrive sur la lame criblée de l'ethmoïde, où elle se divise en deux groupes de rameaux : des rameaux *ascendants* ou *méningiens*, qui se distribuent à la dure-mère de la région ; des *rameaux descendants* ou *nasaux*, qui traversent les trous de la lame criblée, arrivent ainsi dans les fosses nasales et se distribuent à la partie supérieure et postérieure de la pituitaire.

9° L'*ethmoïdale antérieure* s'engage de même dans le conduit orbitaire interne antérieur et, parvenue sur la lame criblée, se partage en deux rameaux : un *rameau méningien* (*artère méningée antérieure* de quelques auteurs), destiné à la dure-mère du voisinage et tout particulièrement à la faux du cerveau ; un *rameau nasal*, qui descend dans la fosse nasale correspondante à travers la fente ethmoïdale et se termine dans la partie supérieure et antérieure de la membrane pituitaire, en s'anastomosant avec les branches de la sphéno-palatine (p. 85).

10° La *palpébrale inférieure* naît de l'ophthalmique au niveau de la poulie du grand oblique. Se portant alors en bas et en dehors, elle se jette dans la paupière inférieure entre l'orbiculaire et le cartilage tarse et se dirige vers la commissure externe, en décrivant une arcade à concavité dirigée en haut. De cette arcade partent des *rameaux ascendants* pour la conjonctive, la peau, les glandes ciliaires et les glandes de Meibomius ; des *rameaux descendants* pour la peau et l'orbiculaire.

Avant de pénétrer dans la paupière, la palpébrale inférieure abandonne un *rameau nasal* qui, après s'être anastomosé avec un rameau de la sous-orbitaire, descend dans le canal nasal et se ramifie dans sa muqueuse.

11° La *palpébrale supérieure* décrit de même dans la paupière supérieure, parallèlement à son bord libre, entre l'orbiculaire et le cartilage tarse, une arcade à concavité dirigée en bas, dont les rameaux se terminent comme précédemment dans la peau, les muscles, les glandes et la muqueuse de la paupière supérieure. Cette arcade s'anastomose constamment en dehors avec une branche palpébrale provenant de la temporale superficielle (p. 79).

12° La *frontale*, de la poulie du grand oblique où elle prend naissance, se porte en haut et en dedans vers la partie médiane du front, où elle se divise en trois ordres de rameaux : des rameaux *sous-cutanés*, des rameaux *musculaires* et des rameaux *périostiques*, dont les noms seuls indiquent suffisamment la distribution. La frontale s'anastomose en dehors avec la sus-orbitaire et, en dedans, avec la frontale du côté opposé.

13° La *nasale*, plus volumineuse que la précédente, se dirige en bas et en dedans en passant au-dessus du tendon de l'orbiculaire. Elle abandonne dans son trajet un ou deux rameaux au sac lacrymal, envoie plusieurs ramuscules aux parties latérale et antérieure de la racine du nez et s'anastomose ensuite à plein canal avec l'artère angulaire, branche de terminaison de la faciale.

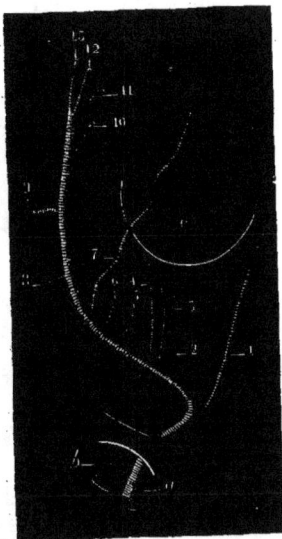

Fig. 521.

Schéma représentant l'artère ophthalmique et ses branches.

a, artère ophthalmique. — *b*, nerf optique. — *c*, globe de l'œil. — 1, lacrymale. — 2, centrale de la rétine. — 3, ciliaires courtes postérieures. — 4, ciliaires longues postérieures. — 5, musculaire supérieure. — 6, musculaire inférieure. — 7, sus-orbitaire. — 8, ethmoïdale postérieure. — 9, ethmoïdale antérieure. — 10, palpébrale supérieure. — 11, palpébrale inférieure. — 12, frontale. — 13, nasale.

Variétés. — L'*artère lacrymale* et même l'*ophthalmique* peuvent naître de la méningée moyenne. — Très fréquemment, la *lacrymale* fournit une artère méningée, laquelle s'anastomose, dans le crâne, avec les branches de la méningée moyenne. — On a vu l'ophthalmique constituée à son origine par deux branches, entre lesquelles passe le nerf optique. — La *branche nasale* peut faire défaut; par contre, elle peut, plus développée que d'habitude, suppléer en partie la faciale. — La *branche sus-orbitaire* naît parfois de la lacrymale.

Voyez, à propos de l'*ophthalmique*, MEYER, *Zur Anatomie der Orbitalarterien*, in Morph. Jahrbuch, 1887, p. 414.

B. Branches terminales (fig. 522). — Les branches terminales de la carotide interne sont au nombre de quatre : la *cérébrale antérieure*, la *cérébrale moyenne*, la *communicante postérieure*, la *choroïdienne*.

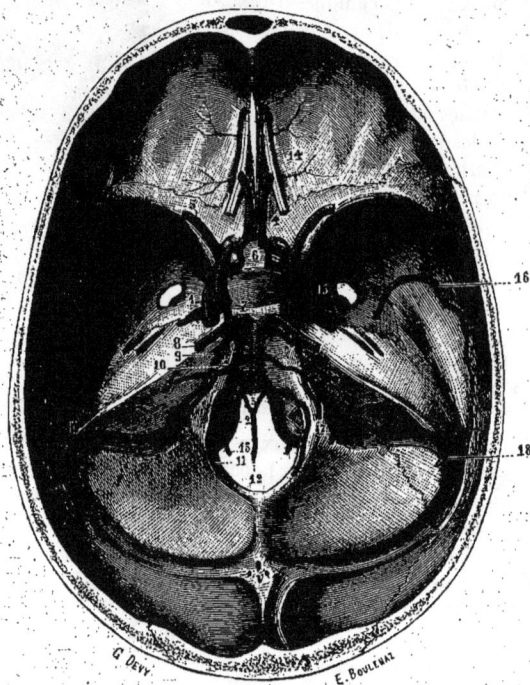

Fig. 522.

Artères sous-encéphaliques, vues sur la base du crâne.

1, carotide interne. — 2, vertébrale. — 3, tronc basilaire. — 4, cérébrale antérieure. — 5, cérébrale moyenne. — 6, ophthalmique. — 7, communicante postérieure. — 8, cérébrale postérieure. — 9, cérébelleuse supérieure. — 10, cérébelleuse antéro-inférieure. — 11, cérébelleuse postéro-inférieure. — 12, spinale antérieure. — 13, spinale postérieure. — 14, rameaux méningiens des ethmoïdales antérieure et postérieure. — 15, petite méningée. — 16, méningée moyenne. — 17, méningée postérieure. — 18, autre artère méningée, débouchant par le trou mastoïdien.

1° La *cérébrale antérieure* se porte tout d'abord en avant et en dedans vers la ligne médiane et s'anastomose, avant de l'atteindre, avec la cérébrale antérieure du côté opposé, au moyen d'une artère transversale, la *communicante antérieure*, située un peu en avant du nerf optique et longue de quelques millimètres seulement. S'infléchissant alors sur elle-même, la cérébrale antérieure se dirige d'arrière en avant, contourne de bas en haut le genou du corps calleux et vient se ramifier sur la face interne de l'hémisphère cérébral correspondant.

2º La *cérébrale moyenne* ou *sylvienne* se dirige en dehors et en arrière. Elle fournit, tout près de son origine, de nombreux petits rameaux qui pénètrent dans les trous de l'espace perforé antérieur ; puis, elle s'engage dans la scissure de Sylvius qu'elle parcourt dans toute son étendue et où elle se termine, en jetant plusieurs branches importantes sur la face externe de l'hémisphère.

3º La *communicante postérieure*, moins volumineuse que les deux artères précédentes, naît de la partie postérieure de la carotide interne. Elle se dirige horizontalement d'avant en arrière et un peu de dehors en dedans et se jette, au niveau du bord antérieur de la protubérance, dans la cérébrale postérieure, branche de la vertébrale. La communicante postérieure est, comme on le voit, une anastomose, tantôt volumineuse, tantôt très grêle, jetée entre le système de la vertébrale et le système de la carotide interne.

4º La *choroïdienne*, ordinairement petite mais constante, se dirige en dehors et en haut en longeant la face inférieure de la bandelette optique. Elle pénètre dans le ventricule latéral par l'extrémité antérieure de la fente cérébrale de Bichat et se termine dans les plexus choroïdes.

La cérébrale antérieure, réunie avec son homonyme du côté opposé et les deux communicantes postérieures anastomosées de chaque côté avec les deux cérébrales postérieures, branches de bifurcation du tronc basilaire (p. 98), forment à la base de l'encéphale un circuit fermé de toute part, que l'on désigne généralement, en raison de sa configuration géométrique, sous le nom d'*hexagone artériel de Willis*. Les deux côtés antérieurs de cet hexagone sont formés par les deux cérébrales antérieures, les deux côtés postérieurs par les deux cérébrales postérieures, les deux côtés latéraux par les deux communicantes postérieures. Il n'est malheureusement pas tenu compte, dans la constitution de l'hexagone de Willis, de la communicante antérieure qui forme en réalité un septième côté et qui donne au circuit sous-encéphalique la forme d'un *heptagone*.

La distribution détaillée des différentes artères encéphaliques supposant

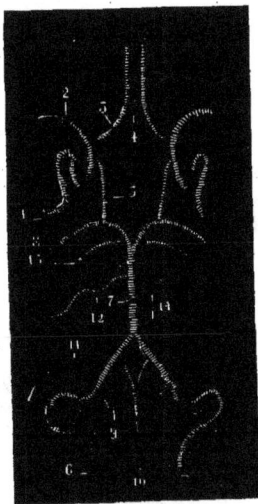

Fig. 523.
Schéma représentant les deux systèmes vertébral et carotidien à la base de l'encéphale.

1, carotide interne. — 2, cérébrale moyenne. — 3, cérébrale antérieure. — 4, communicante antérieure. — 5, communicante postérieure. — 6, artère vertébrale. — 7, tronc basilaire. — 8, cérébrale postérieure. — 9, spinale postérieure. — 10, spinale antérieure. — 11, cérébelleuse postéro-inférieure. — 12, cérébelleuse antéro-inférieure. — 13, cérébelleuse supérieure. — 14, artères protubérantielles.

parfaitement connue l'étude des circonvolutions et de la constitution intérieure
de l'encéphale, nous nous contentons ici de la description sommaire qui précède, et renvoyons le lecteur à notre LIVRE V, où nous consacrerons un
article spécial à cette question, très importante aujourd'hui, de la *circulation
des centres encéphaliques.*

Résumé de la carotide interne.

A. *Branches collatérales.*	1° R. carotico-tympanique. 2° Br. caverneuses. 3° Ophthalmique	*Branches collatérales naissant :*	*a, en dehors du nerf optique.*	lacrymale. centrale de la rétine.
			b. au-dessus du nerf optique.	sus-orbitaire. ciliaires courtes postérieures. ciliaires longues postérieures. musculaire supérieure. musculaire inférieure.
			c. en dedans du nerf optique.	ethmoïdale postérieure. ethmoïdale antérieure. palpébrale inférieure. palpébrale supérieure.
		Branches terminales.		frontale. nasale.
B. *Branches terminales.*	1° Cérébrale antérieure. 2° Cérébrale moyenne. 3° Communicante postérieure. 4° Choroïdienne.		Forment avec la cérébrale postérieure (branche du tronc basilaire) et la communicante antérieure le *poly-gone artériel de Willis.*	

§ IV. — ARTÈRE SOUS-CLAVIÈRE ET SES BRANCHES (fig. 525)

L'artère sous-clavière, prend naissance : à droite, sur le tronc brachio-
céphalique; à gauche, sur la crosse de l'aorte. Fuyant bientôt la ligne
médiane pour gagner le membre thoracique auquel elle est destinée, cette
artère passe entre les deux muscles scalènes et s'engage ensuite au-dessous de
la clavicule, où elle change de nom pour devenir l'axillaire.

Longueur, direction, rapports. — Différentes par leur origine, les deux
sous-clavières le sont encore par leur longueur, leur direction et leurs
rapports. — Au point de vue de la *longueur* la sous-clavière droite
est plus courte que la gauche de toute la hauteur du tronc brachio-
céphalique. — Au point de vue de la *direction*, la sous-clavière droite,
oblique en haut et en dehors à son origine, devient horizontale au niveau
des scalènes, oblique en dehors et en bas au sortir de ces muscles; elle
décrit ainsi une longue arcade à concavité dirigée en bas. La sous-clavière
gauche, au contraire, est franchement verticale à son origine et ce n'est que
plus haut qu'elle se dirige en dehors pour franchir les scalènes et atteindre la
clavicule. — Au point de vue des *rapports*, il convient de diviser la sous-clavière
en trois portions : une première portion située en dedans des scalènes; une
deuxième portion, comprise entre les deux scalènes; une troisième portion,

enfin, située en dehors des scalènes. Les deux sous-clavières ne diffèrent que dans la première portion ; la seconde et la troisième sont identiques à droite et à gauche :

a. *En dedans des scalènes* (première portion), la *sous-clavière droite* répond : *en avant*, à l'extrémité interne de la clavicule, à l'articulation sterno-claviculaire, au confluent de la veine jugulaire interne avec la veine sous-clavière, aux muscles sterno-cléido-hyoïdien, sterno-cléido-mastoïdien et peaucier qui la recouvrent, aux nerfs phrénique et pneumogastrique qui croisent perpendiculairement sa direction ; *en arrière*, au nerf récurrent et à l'apophyse transverse de la septième cervicale ; *en dedans*, à la carotide primitive droite dont la sépare un espace triangulaire à sommet inférieur ; *en dehors*, à la plèvre et au sommet du poumon droit.

La *sous-clavière gauche* présente les mêmes rapports, mais avec les variantes qui suivent : *en avant*, elle est croisée par l'origine du tronc veineux brachio-céphalique gauche ; *en arrière*, elle répond non seulement à la septième cervicale, mais encore à la première dorsale ; *en dehors*, elle présente avec la plèvre et le poumon des rapports bien plus étendus que du côté droit ;

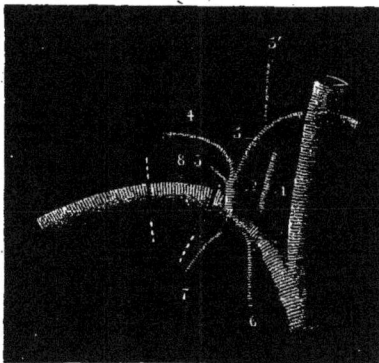

Fig. 524.
Schéma de la sous-clavière.

A, B, C, première, deuxième, troisième portion. — 1, vertébrale. — 2, tronc thyro-scapulaire. — 3, scapulaire supérieure ou sus-scapulaire. — 4, scapulaire postérieure. — 5, thyroïdienne inférieure avec 5', son rameau cervical ascendant. — 6, mammaire interne. — 7, intercostale supérieure. — 8 cervicale profonde.

en dedans, enfin, elle est longée verticalement, et non croisée comme du côté opposé, par les nerfs phrénique et pneumogastrique ; en outre, le nerf récurrent qui contourne la sous-clavière à droite, contourne l'aorte à gauche et ne présente avec la sous-clavière gauche que des rapports éloignés.

b. *Entre les scalènes* (deuxième portion), l'artère sous-clavière, tant à gauche qu'à droite, est en rapport : *en avant*, avec le scalène antérieur qui la sépare du nerf phrénique et de la veine sous-clavière ; *en bas*, avec la face supérieure de la première côte qui se creuse en gouttière pour la recevoir ; *en arrière* et *en haut*, avec les cordons nerveux qui constituent le plexus brachial.

c. *En dehors des scalènes* (troisième portion), la sous-clavière chemine dans la partie inférieure du triangle sus-claviculaire, et répond : *en avant*, à la veine sous-clavière et au muscle sous-clavier qui la séparent de la clavicule ; *en arrière*, au plexus brachial ; *en bas*, à la digitation supérieure du grand dentelé ; *en haut*, à l'aponévrose cervicale et au peaucier.

Variétés. — Les variétés d'origine de la sous-clavière ont été précédemment indiquées (page 65). — Les variétés portant sur son trajet peuvent se résumer comme suit : — on l'a vue passer en avant du scalène antérieur, passer à travers ce muscle, traverser les faisceaux du scalène postérieur. — Dans deux ou trois cas (QUAIN), les rapports respectifs de l'artère et de la veine étaient renversés. — On a vu l'artère sous-clavière se diviser et se reconstituer un peu plus loin, formant ainsi un anneau ou une boutonnière, pour le passage du scalène antérieur. — On l'a vue se diviser aussi en radiale et cubitale, sans former d'axillaire par conséquent. — Quant à ses branches collatérales, elles peuvent naître sur des points très variables ; elles peuvent aussi ou bien se réunir les unes avec les autres pour former des troncs communs, ou bien être accompagnées d'artères accessoires ou surnuméraires : le nombre total des branches collatérales de la sous-clavière est diminué dans le premier cas ; il est augmenté dans le second.

Distribution. — Dans son trajet l'artère sous-clavière fournit sept branches collatérales que nous diviserons, d'après leur direction, en *branches ascendantes, branches descendantes, branches externes :*

A. — BRANCHES ASCENDANTES

Les branches ascendantes de la sous-clavière sont au nombre de deux : la *vertébrale* et la *thyroïdienne inférieure.*

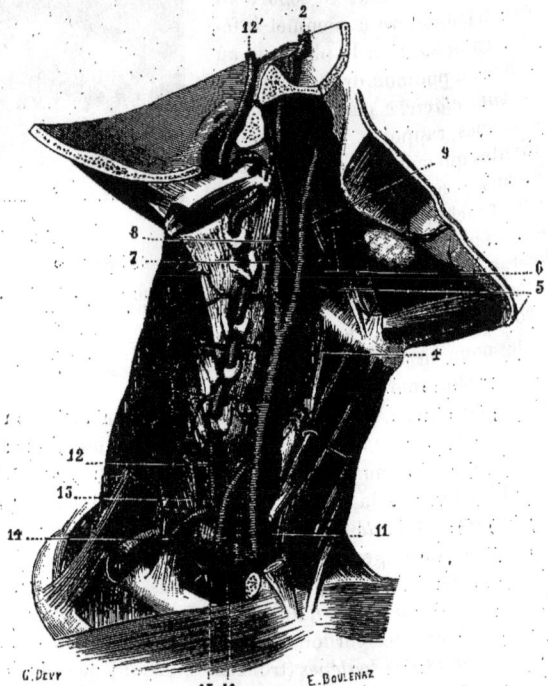

Fig. 525.

Artères thyroïdienne inférieure et vertébrale.

1, carotide primitive. — 2, carotide interne. — 3, carotide externe et ses branches : 4, thyroïdienne supérieure ; 5, linguale ; 6, faciale ; 7, occipitale ; 8, pharyngienne inférieure ; 9, auriculaire postérieure. — 10, sous-clavière et ses branches : 11, tronc thyro-cervical ; 12, vertébrale ; 12', cérébrale postérieure ; 13, cervicale profonde ; 14, sus-scapulaire ; 15, intercostale supérieure ; 16, mammaire interne.

1° Artère vertébrale (fig. 525 et 522). — L'artère vertébrale tire son origine de la première portion de la sous-clavière. Verticalement ascendante, elle se place tout d'abord au-devant de l'apophyse transverse de la septième vertèbre cervicale, entre le long du cou et le scalène antérieur. Elle s'engage ensuite dans le trou que présente à sa base l'apophyse transverse de la sixième cervicale et, continuant sa marche vers le crâne, elle traverse successivement tous les trous des apophyses transverses situées au-dessus jusqu'à l'axis inclusivement. Dans ce trajet, l'artère vertébrale, qu'accompagne une veine de même nom, chemine entre les deux muscles intertransversaires, croisant perpendiculairement en avant les cordons nerveux qui s'échappent des trous de conjugaison.

En quittant l'axis, l'artère vertébrale se porte vers le trou de l'apophyse transverse de l'atlas, en décrivant une première courbe verticale à concavité dirigée en dedans. Au sortir de ce dernier trou, elle contourne de dehors en dedans la partie postérieure des masses latérales de l'atlas, et décrit autour d'elles une deuxième courbe, celle-ci horizontale et concave en avant.

Après avoir décrit ces deux courbures, la vertébrale traverse la dure-mère entre l'arc postérieur de l'atlas et le trou occipital et pénètre dans le crâne à travers ce dernier orifice. Elle contourne ensuite la partie antéro-latérale du bulbe et se réunit, sur la ligne médiane, avec son homonyme du côté opposé, pour constituer un tronc unique, le *tronc basilaire*.

Le tronc basilaire, impair, et médian, se porte d'arrière en avant entre la surface basilaire et la protubérance et, arrivé au niveau du bord antérieur de cette dernière, se partage en deux branches terminales : la *cérébrale postérieure droite* et la *cérébrale postérieure gauche*.

Chemin faisant, l'artère vertébrale fournit de nombreuses branches collatérales. Nous les diviserons en trois groupes : 1° *branches naissant de sa portion cervicale*; 2° *branches naissant de sa portion intra-crânienne*; 3° *branches naissant du tronc basilaire*.

A. Branches collatérales naissant de sa portion cervicale. — Elles se réduisent à des rameaux spinaux et à des rameaux musculaires : les *rameaux spinaux* s'engagent dans les trous de conjugaison et se distribuent en partie au rachis, en partie à la moelle et à ses enveloppes (voyez *Moelle*). Les *rameaux musculaires*, toujours très grêles et en nombre fort variable, se perdent dans les muscles prévertébraux, les intertransversaires, les droits et obliques postérieurs de la tête, les deux complexus.

A'. Branches collatérales naissant de sa portion intra-crânienne. — Elles sont au nombre de quatre : la *méningée postérieure*, la *spinale postérieure*, la *spinale antérieure*, la *cérébelleuse inférieure et postérieure*.

La *méningée postérieure* se détache de la vertébrale, tantôt avant son entrée dans le crâne, tantôt après; elle se distribue à la dure-mère qui revêt les fosses occipitales inférieures.

La *spinale postérieure* naît de la vertébrale au moment où elle contourne la partie latérale du bulbe; elle se porte d'abord en bas et en arrière et, après avoir fourni un petit rameau ascendant au quatrième ventricule, elle descend verticalement sur le côté du sillon médian postérieur jusqu'à l'extrémité inférieure de la moelle cervicale, à laquelle elle se distribue (voy. *Moelle*).

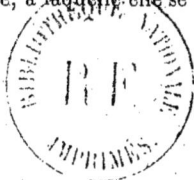

La *spinale antérieure* naît un peu plus loin, se porte en bas et en dedans sur la face antérieure du bulbe où elle se réunit à celle du côté opposé pour former un tronc unique, le *tronc spinal antérieur*, qui descend sur la ligne médiane jusqu'à l'extrémité inférieure de la moelle cervicale à laquelle il se distribue (voy. *Moelle*). — Au-dessous de la moelle cervicale, les artères spinales antérieure et postérieure sont remplacées par de nombreux rameaux qui arrivent à la moelle par les trous de conjugaison.

La *cérébelleuse inférieure et postérieure* naît sur le côté externe de la vertébrale et se porte obliquement en dehors et en arrière en décrivant des flexuosités nombreuses. Elle passe entre les fibres radiculaires du grand hypoglosse, contourne le corps restiforme, et se divise en deux rameaux : un *rameau interne* qui se distribue au lobe médian du cervelet, un *rameau externe* qui couvre de ses ramifications la partie inférieure et postérieure du lobe latéral (voyez *Cervelet*).

A″. *Branches collatérales naissant du tronc basilaire.* — Le tronc basilaire abandonne dans son parcours des *branches protubérantielles*, l'*artère auditive interne*, la *cérébelleuse antérieure et inférieure*, la *cérébelleuse supérieure*.

Les *branches protubérantielles*, très nombreuses et très grêles, pénètrent dans la protubérance annulaire par sa face inférieure et s'y distribuent.

L'*artère auditive interne* est une artériole qui s'engage, avec le nerf acoustique, dans le conduit auditif interne et vient se terminer au vestibule et au limaçon ; elle naît très fréquemment de l'artère suivante.

La *cérébelleuse antérieure et inférieure* naît ordinairement de la partie moyenne du tronc basilaire et se distribue, comme son nom l'indique, à la partie antérieure et inférieure du cervelet.

La *cérébelleuse supérieure* se détache de l'extrémité antérieure du tronc basilaire. Oblique en dehors et en haut, elle contourne le pédoncule cérébral en longeant le bord antérieur de la protubérance et vient couvrir de ses ramifications la face supérieure du cervelet (voy. *Cervelet*).

B. *Branche terminale* (fig. 522). — Le tronc basilaire se bifurque, comme nous l'avons déjà dit plus haut, en *cérébrale postérieure gauche* et *cérébrale postérieure droite*.

Fuyant la ligne médiane, l'artère cérébrale postérieure contourne le pédoncule cérébral, en décrivant une courbe régulière à concavité dirigée en arrière ; elle est parallèle à la cérébelleuse supérieure dont la sépare le nerf moteur oculaire commun. Dès son origine, elle fournit un groupe de ramuscules qui pénètrent dans les trous de l'espace perforé postérieur ou espace interpédonculaire. Un peu plus loin, elle reçoit la communicante postérieure, branche de la carotide interne. Au niveau du bord postérieur du pédoncule, elle fournit la *choroïdienne postérieure*, branche assez grêle, qui gagne les tubercules quadrijumeaux, pour se distribuer de là à la glande pinéale et à la toile choroïdienne ; puis elle saute sur la partie postérieure de l'hémisphère cérébral et s'y étale en de nombreuses ramifications que nous étudierons ultérieurement (voy. *Circulation du cerveau*).

Résumé de la vertébrale.

a). *Br. collatérales naissant :*

a. *de la portion cervicale*	{	r. musculaires. r. spinaux.
b. *de la portion intra-crânienne*	{	a. méningée postérieure. a. spinale postérieure. a. spinale antérieure. a. cérébelleuse inférieure et postérieure. br. protubérantielles.
c. *du tronc basilaire*	{	a. auditive interne. a. cérébelleuse inférieure et antérieure. a. cérébelleuse supérieure.

b). *Br. terminales* .... | a. cérébrales postérieures.

Variétés. — Les variétés anatomiques de l'artère vertébrale sont relatives à son origine, à son calibre, à son trajet, à sa distribution :

1° Au point de vue de son *origine*, la vertébrale peut naître de la carotide primitive, du tronc brachio-céphalique ou même de l'aorte. — Dans le cas d'origine sur le tronc brachio-céphalique, l'artère se détache soit de ce tronc lui-même, soit de son angle de bifurcation. — Pour ce qui est de l'origine aortique, elle est plus variable encore ; elle a été observée pour la vertébrale droite et pour la vertébrale gauche et peut se faire sur les points suivants : entre le tronc brachio-céphalique et la carotide gauche, entre les deux carotides, entre la carotide gauche et la sous-clavière gauche, enfin en aval de ce dernier vaisseau. — Dans des cas fort rares, on voit la vertébrale provenir de deux artères d'abord distinctes, puis fusionnées ; ces deux artères d'origine peuvent émaner l'une et l'autre de la sous-clavière, ou bien l'une de la sous-clavière, et l'autre de l'aorte ou de la thyroïdienne inférieure (QUAIN).

2° Au point de vue de leur *calibre*, les deux artères vertébrales peuvent être inégales : dans ce cas, c'est généralement la vertébrale gauche (QUAIN) qui l'emporte sur celle du côté droit. Mais ce n'est pas là une règle absolue : CRUVEILHIER a vu, en effet, la vertébrale gauche réduite à un simple ramuscule.

3° Au point de vue de son *trajet*, l'artère vertébrale peut passer anormalement par le trou que l'on rencontre à la base de l'apophyse transverse de la septième cervicale. — Par contre, les faits sont nombreux où cette même artère ne pénètre dans son canal ostéo-fibreux qu'au niveau de la cinquième cervicale, de la quatrième, de la troisième ou même de la deuxième. — On l'a vu ressortir de son canal entre la troisième et la deuxième cervicale et y entrer de nouveau au niveau de l'atlas. — Dans les cas où la vertébrale droite naît de l'aorte en aval de la sous-clavière gauche, elle peut passer en arrière de l'œsophage (STRUTHERS, HYRTL) pour venir rejoindre l'orifice transversaire de la sixième cervicale du côté droit.

4° Au point de vue de leur *distribution*, les vertébrales peuvent ou bien perdre quelques-unes de leurs branches, ou bien présenter quelques branches surnuméraires : dans le *premier ordre de faits*, on a noté l'absence de la cérébelleuse inférieure et postérieure, des artères spinales postérieures et même de la cérébrale postérieure. Toutefois, ce mot d'absence, employé d'ordinaire pour désigner cette espèce d'anomalie, est défectueux : car le vaisseau, noté comme absent, existe en réalité, mais fourni par un vaisseau voisin. — Dans le *deuxième ordre de faits*, nous voyons le tronc de l'artère vertébrale donner suivant les cas : la thyroïdienne inférieure, l'intercostale supérieure, la cervicale profonde et même l'occipitale.

En ce qui concerne le tronc basilaire proprement dit, BATUJEFF (*Anat. Anzeiger*, 1889) l'a vu naître de la carotide interne. — On l'a vu faire défaut, remplacé alors par les deux artères vertébrales qui suivaient l'une et l'autre un trajet indépendant, en s'envoyant mutuellement quelques anastomoses transversales. — Dans un cas de DAVY, le tronc basilaire, en apparence normal, était divisé en deux canaux latéraux par une cloison impaire et médiane.

2° Artère thyroïdienne inférieure. — Elle se détache de la première portion de la sous-clavière, un peu en dehors et en avant de la vertébrale. Elle se dirige tout d'abord verticalement en haut, jusqu'à la hauteur de la cinquième cervi-

7*

cale. Là, s'infléchissant sur elle-même, elle se porte horizontalement en dedans et embrasse dans une courbe à concavité antérieure la jugulaire interne, la carotide primitive, le pneumogastrique et le grand sympathique. Arrivée sur le côté interne de ce paquet vasculo-nerveux, elle se redresse en décrivant une nouvelle courbe à concavité supérieure et atteint le corps thyroïde où elle se termine. Au moment où la thyroïdienne inférieure croise la face postérieure de la carotide primitive, elle croise en même temps la vertébrale placée en arrière d'elle, de telle sorte qu'à la hauteur de la cinquième vertèbre cervicale, où s'opère ce double croisement, trois artères importantes se trouvent juxtaposées.

Les différentes branches fournies par la thyroïdienne inférieure se divisent en branches collatérales et branches terminales.

A. *Branches collatérales.*— Chemin faisant, la thyroïdienne inférieure émet successivement :

1° Un *rameau œsophagien* qui se distribue à la portion cervicale de l'œsophage et à la partie inférieure du pharynx ;

2° Des *rameaux trachéens*, qui se portent à la trachée et s'anastomosent inférieurement avec les artères bronchiques, branches de l'aorte ;

3° Un rameau *laryngé postérieur*, constant (THEILE) quoique souvent fort grêle, qui gagne la paroi postérieure du larynx et s'y termine en partie dans les muscles, en partie dans la muqueuse de la région ;

4° L'*artère cervicale ascendante* qui se sépare de la thyroïdienne au moment où celle-ci s'incurve en arrière de la jugulaire interne et s'élève verticalement en haut jusqu'à l'atlas, en abandonnant sur son trajet deux ordres de rameaux : des *rameaux musculaires* pour les muscles prévertébraux, les intertransversaires et les deux complexus ; des *rameaux spinaux*, qui pénètrent dans les trous de conjugaison et se terminent à la fois dans les corps vertébraux et dans la moelle épinière ; ces derniers rameaux s'anastomosent avec les rameaux spinaux de la vertébrale.

B. *Branches terminales.*— En atteignant le corps thyroïde, la thyroïdienne inférieure se divise en trois branches, destinées toutes les trois à cette glande vasculaire sanguine :

1° Une *branche inférieure*, qui longe horizontalement le bord inférieur du corps thyroïde et s'anastomose, sur la ligne médiane, avec celle du côté opposé ;

2° Une *branche postérieure*, qui monte le long de son bord postérieur et s'anastomose avec la branche correspondante de la thyroïdienne supérieure ;

3° Une *branche profonde*, qui se perd à la face profonde du corps thyroïde.

Résumé de la thyroïdienne inférieure.

a). *Br. collatérales* ......{ r. œsophagiens.
r. trachéens.
r. laryngé postérieur.
r. cervical ascendant.

b). *Br. terminales* ....{ br. inférieure.
br. postérieure.
br. profonde.

Variétés. — La thyroïdienne inférieure naît fréquemment par un tronc commun avec l'une des autres branches collatérales de la sous-clavière, la vertébrale, la cervicale profonde, la cervicale transverse, etc. — Plus rarement, elle émane d'un tronc autre que la sous-clavière, tel que la carotide primitive, le tronc brachio-céphalique, le tronc innominé ou même la crosse aortique. — Elle peut naître par un tronc commun avec celle du côté opposé. — Elle peut manquer, remplacée ou non, dans ce cas, par la thyroïdienne de Neubauer.

Thyroïdienne de Neubauer. — On donne ce nom à une artère surnuméraire qui, naissant soit de l'aorte, soit du tronc brachio-céphalique, chemine au-devant de la trachée et atteint la partie inférieure du corps thyroïde. On conçoit toute l'importance que peut présenter ce vaisseau dans les opérations que l'on pratique dans la région sous-thyroïdienne et tout particulièrement dans la trachéotomie. L'existence de la thyroïdienne de Neubauer coïncide d'ordinaire avec l'absence de la thyroïdienne inférieure droite; mais les deux vaisseaux peuvent exister à la fois sur le même sujet, de telle sorte que l'anomalie en question signifie suivant les cas, comme le fait remarquer THEILE, tantôt un dédoublement, tantôt un simple déplacement de l'artère thyroïdienne inférieure. Du reste, la thyroïdienne de Neubauer varie beaucoup dans son volume : elle est parfois aussi considérable que la thyroïdienne inférieure, comme aussi on la voit descendre sur certains sujets aux proportions d'une simple artériole.

B. — BRANCHES DESCENDANTES

Les branches descendantes de la sous-clavière sont au nombre de deux, comme les branches ascendantes : la *mammaire interne* et l'*intercostale supérieure.*

1° Artère mammaire interne (fig. 526). — L'artère mammaire interne naît de la face inférieure de la sous-clavière, en regard de la thyroïdienne inférieure. Immédiatement après son origine, elle se porte en bas, derrière l'extrémité interne de la clavicule; elle croise ensuite le cartilage de la première côte et descend verticalement dans le thorax le long du bord du sternum, dont elle est séparée cependant par une distance moyenne de 5 ou 6 millimètres. Arrivée au niveau du sixième espace intercostal, elle se partage en deux branches terminales.

A son origine, la mammaire interne est croisée par le nerf phrénique qui se porte sur son côté interne. Elle se trouve, en outre, recouverte par le tronc veineux brachio-céphalique. Dans le thorax, elle chemine sur la face postérieure des cartilages costaux et des muscles intercostaux internes, en avant du triangulaire du sternum et de la plèvre.

A. *Branches collatérales.*— Dans son trajet, la mammaire interne fournit de nombreuses branches collatérales que l'on peut distinguer, d'après leur direction, en *antérieures, postérieures, internes* et *externes :*

1° Les *rameaux antérieurs* perforent d'arrière en avant l'intercostal interne et se terminent en partie dans le muscle grand pectoral, en partie dans la peau et la glande mammaire;

2° Les *rameaux postérieurs* se dirigent en arrière vers le médiastin antérieur et se perdent en partie dans le thymus (*artères thymiques*), en partie dans le péricarde (*artères péricardiques*). L'un de ces rameaux postérieurs vient rejoindre le nerf phrénique et, sous le nom d'*artère diaphragmatique supérieure*, descend avec lui jusqu'au diaphragme auquel il se distribue.

7**

3° Les *rameaux internes*, très grêles, se portent en dedans et se terminent sur le sternum ;

4° Les *rameaux externes* constituent les *intercostales antérieures*. Au nombre de deux pour chaque espace intercostal, l'une supérieure, l'autre inférieure, ces artères se dirigent en dehors, la supérieure longeant le bord inférieur de la côte qui est au-dessus, l'inférieure suivant le bord supérieur de la côte qui est au-dessous. Peu après leur origine, elles traversent de dedans en dehors l'intercostal interne et viennent s'anastomoser par inosculation, entre les deux muscles intercostaux, avec les deux branches de bifurcation de l'artère intercostale postérieure correspondante.

B. *Branches terminales.* — Des deux branches terminales de la mammaire interne, l'une se porte en dehors, l'autre se dirige en dedans :

1° La *branche externe* ou *musculo-phrénique* descend obliquement sur la face postérieure des sept derniers cartilages costaux. Elle abandonne en dedans de nombreux ramuscules au muscle diaphragme et émet en dehors, pour chacun des espaces intercostaux qu'elle croise, deux rameaux qui deviennent de plus en plus grêles au fur et à mesure qu'on se rapproche de la douzième côte. Ces rameaux constituent les artères intercostales antérieures de ces espaces et se comportent exactement comme les intercostales antérieures qui émanent du tronc même de la mammaire.

2° La *branche interne* ou *abdo-*

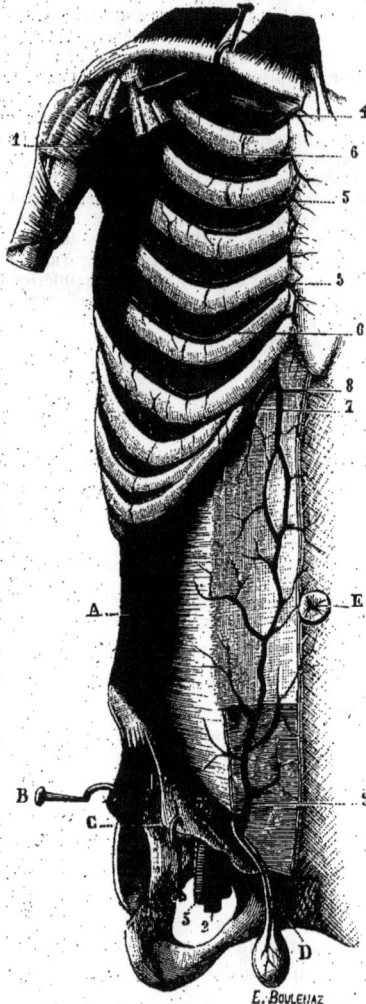

Fig. 526.

Artère mammaire interne et épigastrique.

A, muscle transverse. —B, muscle couturier. —C, aponévrose du grand oblique érignée en bas. — D, cordon et testicule. — E, ombilic. — 1, artère et veine axillaires. — 2, veine fémorale. — 3, artère fémorale. — 3' artère iliaque externe. —4, artère mammaire interne avec : — 5, ses rameaux antérieurs. — 6, ses rameaux externes ou intercostales antérieures. — 7, sa branche de bifurcation externe. — 8, sa branche de bifurcation interne. — 9, artère épigastrique s'anastomosant en arrière du grand droit avec la branche précédente.

minale se porte verticalement en bas, s'échappe du thorax entre les faisceaux costaux et les faisceaux sternaux du diaphragme et arrive dans la cavité abdominale. Elle se place tout d'abord en arrière du grand droit de l'abdomen; mais elle ne tarde pas à pénétrer dans la gaine de ce muscle et dans le muscle lui-même où elle s'anastomose avec les branches terminales de l'épigastrique, branche de l'iliaque externe. Finalement, cette branche se distribue aux muscles grand droit, grand et petit oblique de l'abdomen, ainsi qu'aux téguments qui les recouvrent.

Résumé de la mammaire interne.

a). *Br. collatérales.*
r. antérieurs.
r. postérieurs.
r. internes.
r. externes (intercostales antérieures).

b). *Br. terminales*
externe ou musculo-phrénique.
interne ou abdominale.

Variétés. — Elle est parfois réunie, à son origine, avec l'une ou l'autre des branches de la sous-clavière, la cervicale profonde, la thyroïdienne inférieure, l'une des scapulaires. — On l'a vue naître, mais dans des cas fort rares, de l'aorte, du tronc brachiocéphalique et même de l'axillaire. — Elle peut être accompagnée, d'un côté ou des deux côtés à la fois, par des artères mammaires accessoires. — Elle s'anastomose parfois avec celle du côté opposé, au moyen d'une branche transversale, située en arrière de l'appendice xiphoïde. — On l'a vue fournir une bronchique. — Dans un cas jusqu'ici unique de Hyrtl, la mammaire interne du côté droit s'échappait de la cavité thoracique à travers le quatrième espace intercostal et y entrait de nouveau, après avoir contourné le cinquième cartilage costal.

2° Artère intercostale supérieure (fig. 525). — Elle se détache de la partie postérieure et inférieure de la sous-clavière, tout près de la cervicale profonde, souvent par un tronc commun avec cette dernière. De là, elle se porte en bas en longeant le côté externe du grand sympathique, croise successivement le col de la première et de la seconde côte et émet en dehors deux ou trois branches pour les deux ou trois premiers espaces intercostaux. Ces branches, que l'on désigne sous le nom d'*intercostales supérieures* par opposition aux *intercostales aortiques* que nous étudierons plus loin, se comportent de tous points comme ces dernières (voy. *Intercostales aortiques*, p. 127), c'est-à-dire qu'elles se divisent, au niveau du trou de conjugaison correspondant, en deux rameaux : un *rameau dorso-spinal*, destiné aux muscles spinaux, à la moelle et au rachis; un *rameau intercostal* proprement dit, qui parcourt l'espace intercostal correspondant et s'anastomose en avant avec les intercostales antérieures, provenant de la mammaire interne.

La première intercostale supérieure s'anastomose constamment avec les divisions antérieures de l'acromio-thoracique, branche de l'axillaire.

Variétés. — Son calibre varie suivant l'étendue de son champ de distribution (le premier espace intercostal seulement ou les quatre premiers). — Elle naît assez fréquemment soit de la cervicale profonde, soit de la vertébrale; dans un de ces derniers cas (Quain), elle traversait le trou de l'apophyse transverse de la septième cervicale. — Elle peut manquer. — On l'a vue dans un cas (Blandin) fournir une artère mammaire latérale.

C. — BRANCHES EXTERNES

Les branches externes de la sous-clavière sont au nombre de trois, savoir : la *scapulaire supérieure*, la *scapulaire postérieure* et la *cervicale profonde*. Ces trois artères se détachent ordinairement de la première portion de la sous-clavière, mais avec des variantes nombreuses. La cervicale profonde, par exemple, naît très souvent, comme nous l'avons déjà fait remarquer plus haut, d'un tronc commun avec l'intercostale supérieure. Quant aux deux artères scapulaires, elles naissent sur le côté supérieur de la sous-clavière, dans le voisinage de la thyroïdienne inférieure, soit isolément, soit par un tronc commun. Il est même très fréquent de voir les artères thyroïdienne inférieure, scapulaire supérieure et scapulaire postérieure se détacher toutes les trois de la sous-clavière par un tronc commun très court (*tronc thyro-scapulaire*), disposition qui est décrite, comme l'état normal, dans les Traités classiques de GRAY et de QUAIN.

1° **Artères scapulaire-supérieure** ou **sus-scapulaire** (fig. 525 et 528). — Immédiatement après son origine, la scapulaire supérieure se porte verticalement en bas et en avant ; puis, elle s'infléchit sur elle-même pour se diriger horizontalement en dehors le long du bord postérieur de la clavicule. Située tout d'abord entre le scalène antérieur et le faisceau claviculaire du sterno-cléido-mastoïdien, elle gagne ensuite la base du triangle sus-claviculaire, où elle n'est plus recouverte que par l'aponévrose cervicale et le peaucier. Elle s'engage, enfin, au-dessous du trapèze et se dirige vers l'échancrure coracoïdienne, qu'elle ne tarde pas à atteindre.

Dans cette première partie de son trajet, l'artère scapulaire supérieure fournit de nombreuses *branches collatérales* destinées aux muscles voisins : sterno-cléido-mastoïdien, scalène antérieur, sous-clavier et trapèze. La branche qui se porte à ce dernier muscle est parfois très volumineuse ; elle s'épuise en partie dans le muscle trapèze, en partie dans la région de l'acromion où elle s'anastomose avec la division postérieure de l'acromio-thoracique.

Arrivée à l'échancrure coracoïdienne, la scapulaire supérieure passe ordinairement au-dessus du ligament qui convertit en trou cette échancrure (t. I, p. 384) et débouche alors dans la fosse sus-épineuse. Après avoir abandonné plusieurs rameaux à la face profonde du muscle sus-épineux, elle descend dans la fosse sous-épineuse, en contournant le bord externe concave de l'épine de l'omoplate et se ramifie alors au-dessous du muscle sous-épineux. Ces ramifications sous-épineuses de l'artère scapulaire supérieure s'anastomosent largement avec les divisions sous-épineuses des autres artères scapulaires (scapulaire postérieure et scapulaire inférieure, cette dernière, branche de l'axillaire).

Résumé de la scapulaire supérieure.

a). *Br. collatérales*.......｜ r. musculaires.

b). *Br. terminales* .... { r. sus-épineux.
{ r. sous-épineux.

2° **Artère scapulaire postérieure** (fig. 525 et 528).— Cette artère, que l'on désigne encore en raison de sa direction sous le nom de *cervicale trans- verse*, se dirige en dehors, horizontale et flexueuse. Elle croise tout d'abord la face postérieure du scalène antérieur, passe entre les cordons du plexus cervical, contourne le scalène postérieur et, s'engageant alors profon- dément au-dessous du trapèze, elle se porte à l'angle postérieur et supérieur de l'omoplate.

Jusque-là, la scapulaire postérieure n'a fourni que de petits rameaux sans nom aux muscles et aux ganglions voisins. Au niveau de l'angle postérieur et supérieur de l'omoplate, elle émet une branche parfois très volumineuse (*cer- vicale postérieure* de THEILE) qui se porte de bas en haut entre l'angulaire de l'omoplate et le splénius et se distribue à ces deux muscles ainsi qu'au trapèze; puis, elle descend verticalement le long du bord spinal de l'omoplate jusqu'à l'angle inférieur de cet os. Dans cette dernière partie de son trajet, la scapulaire postérieure chemine entre les attaches du rhomboïde et celles du grand den- telé et émet deux ordres de rameaux : *a*. des *rameaux internes*, qui se distri- buent au rhomboïde et au grand dorsal, en s'anastomosant avec les rameaux dorsaux des branches intercostales; *b*. des *rameaux externes*, qui se portent en dehors dans les muscles sus- et sous-épineux et s'anastomosant avec les ramifications terminales de la scapulaire supérieure.

Résumé de la scapulaire postérieure.

a). *Br. collatérales* . . . . . . | r. musculaires.

b). *Br. terminales* . . . . . . { r. internes.
{ r. externes.

3° **Artère cervicale profonde.** — Qu'elle naisse isolément ou par un tronc commun avec l'intercostale supérieure, la cervicale profonde se dirige d'abord obliquement en haut et en dehors, se porte ensuite d'avant en arrière entre la première côte et l'apophyse transverse de la septième vertèbre cervicale et arrive ainsi à la région de la nuque où elle se divise en deux rameaux, l'un ascendant, l'autre descendant :

a. Le *rameau ascendant* se porte verticalement en haut entre le transver- saire épineux et le grand complexus et se distribue à ces deux muscles.

b. Le *rameau descendant* se dirige verticalement en bas et s'épuise dans les muscles des gouttières vertébrales.

Avant sa bifurcation, la cervicale profonde fournit quelques *branches spinales* qui pénètrent dans le canal rachidien par le dernier trou de conju- gaison du cou et presque toujours aussi (THEILE) par l'avant-dernier.

Résumé de la cervicale profonde.

a). *Br. collatérales* . . . . | r. spinaux.

b). *Br. terminales* . . . . { r. ascendant.
{ r. descendant.

§ V. — ARTÈRE AXILLAIRE ET SES BRANCHES (fig. 527)

L'artère axillaire commence à la partie moyenne de la clavicule où elle continue la sous-clavière. Elle traverse le creux de l'aisselle à la manière d'une diagonale et se termine au niveau du bord inférieur du grand pectoral, où elle change de nom pour devenir l'artère humérale.

Direction. — Sa direction varie, on le conçoit, avec la position du membre supérieur. Lorsque le bras est pendant le long du corps, l'artère, oblique en bas et en dehors, décrit une légère courbure à concavité dirigée en bas et en dedans.

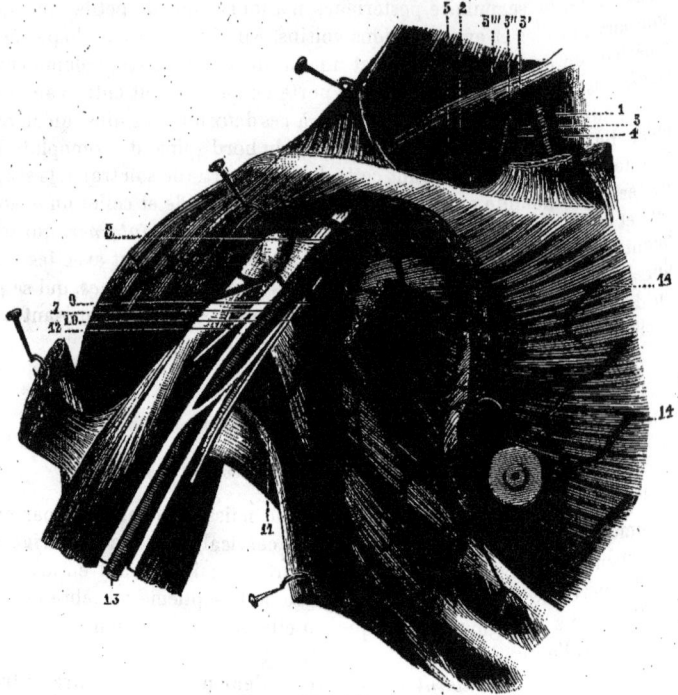

Fig. 527.

Artères sous-clavière et axillaire.

1, carotide interne. — 2, sous-clavière. — 3, tronc thyro-cervical, avec 3', thyroïdienne inférieure, 3'', rameau cervical ascendant, 3''', scapulaire postérieure. — 4, vertébrale. — 5, sus-scapulaire. — 6, intercostale supérieure. — 7, axillaire. — 8, acromio-thoracique. — 9, mammaire externe. — 10, scapulaire inférieure. — 11, circonflexe postérieure. — 12, circonflexe antérieure. — 13, humérale. — 14, 14, rameaux antérieurs de la mammaire interne.

Lorsque le bras est étendu horizontalement, l'artère axillaire prend elle-même une direction rectiligne et horizontale. Lorsque, enfin, le bras est élevé plus haut encore et forme avec la paroi latérale du thorax un angle de plus de 90°, l'artère décrit de nouveau une courbe, mais une courbe à concavité dirigée en haut.

Rapports. — Peu après son entrée dans l'aisselle, l'artère axillaire croise la face postérieure du muscle petit pectoral, qu'elle abandonne ensuite un peu avant de pénétrer dans la région brachiale. Nous pouvons donc, au point de vue de ses rapports, lui considérer trois portions : une *première portion*, s'étendant de la clavicule au bord supérieur du petit pectoral ; une *deuxième portion*, répondant au petit pectoral lui-même ; une *troisième portion*, s'étendant du bord inférieur du petit pectoral au bord inférieur du grand pectoral, limite inférieure du creux axillaire.

a. Dans sa première portion, l'artère axillaire, recouverte *en avant* par le sous-clavier, par l'aponévrose clavi-pectorale (t. I, p. 583) et par les faisceaux claviculaires du grand pectoral, repose, en *arrière* et en *dedans*, sur le premier espace intercostal et sur la première digitation du grand dentelé. Elle répond, *en dedans*, à la veine axillaire ; *en dehors*, aux cordons nerveux du plexus brachial.

b. Dans sa deuxième portion, elle est en rapport : *en avant*, avec le petit pectoral, recouvert lui-même par le grand pectoral ; *en arrière*, avec le sous-scapulaire, dont elle est séparée par une partie du plexus brachial ; *en dedans*, avec le cordon nerveux qui constitue la racine interne du médian ; *en dehors*, avec la racine externe de ce même nerf médian.

c. Dans sa troisième portion, l'artère axillaire est en rapport : *en avant*, avec le grand pectoral ; *en arrière*, avec les tendons des muscles grand rond et grand dorsal, ainsi qu'avec les nerfs radial et circonflexe, deux branches terminales du plexus brachial ; *en dedans*, avec le nerf cubital, le nerf brachial cutané interne et son accessoire ; *en dehors*, avec le nerf médian, le nerf musculo-cutané et le muscle coraco-brachial.

Distribution. — L'artère axillaire fournit cinq branches collatérales qui sont, en allant de haut en bas : *l'acromio-thoracique*, la *thoracique inférieure* ou *mammaire externe*, la *scapulaire inférieure*, la *circonflexe antérieure* et la *circonflexe postérieure*.

1° *Artère acromio-thoracique*. — L'artère acromio-thoracique naît sur le côté antérieur de l'axillaire, immédiatement au-dessus du petit pectoral. Elle traverse, d'arrière en avant, l'aponévrose clavi-pectorale et se divise aussitôt en deux branches, l'une interne, l'autre externe :

a. La branche interne, appelée encore artère *thoracique supérieure*, se porte en dedans, entre le grand pectoral et le petit pectoral, auxquels elle se distribue en s'anastomosant d'une part avec la première intercostale, d'autre part avec les rameaux antérieurs de la mammaire interne ;

b. La branche externe ou *acromiale* se porte en dehors au-dessous du deltoïde et se perd plus particulièrement dans ce muscle. Avant de s'engager au-dessous du deltoïde, elle émet un rameau inférieur qui descend, parallèlement à la veine céphalique, dans l'interstice cellulaire formé par le deltoïde et le grand pectoral et se termine dans l'un et l'autre de ces deux muscles.

2° *Artère thoracique inférieure*. — L'artère thoracique inférieure que l'on désigne encore sous le nom de *mammaire externe*, se sépare de l'axillaire en arrière du petit pectoral. Oblique en bas, en dedans et en avant, elle chemine sur la partie latérale du thorax entre le grand pectoral et le grand dentelé jusqu'aux cinquième, sixième et septième espace intercostal où elle se termine en s'anastomosant avec les divisions antérieures des artères intercostales.

Chemin faisant, la thoracique inférieure abandonne de nombreux rameaux collatéraux aux ganglions de l'aisselle, aux muscles sous-scapulaire, grand dentelé, grand et petit pectoral, intercostaux, ainsi qu'à la glande mammaire et à la peau de la région antéro-latérale du thorax.

3° *Artère scapulaire inférieure.* — La scapulaire inférieure, la plus volumineuse des branches collatérales de l'axillaire, prend naissance au niveau du point où ce dernier vaisseau croise le bord inférieur du muscle sous-scapulaire.

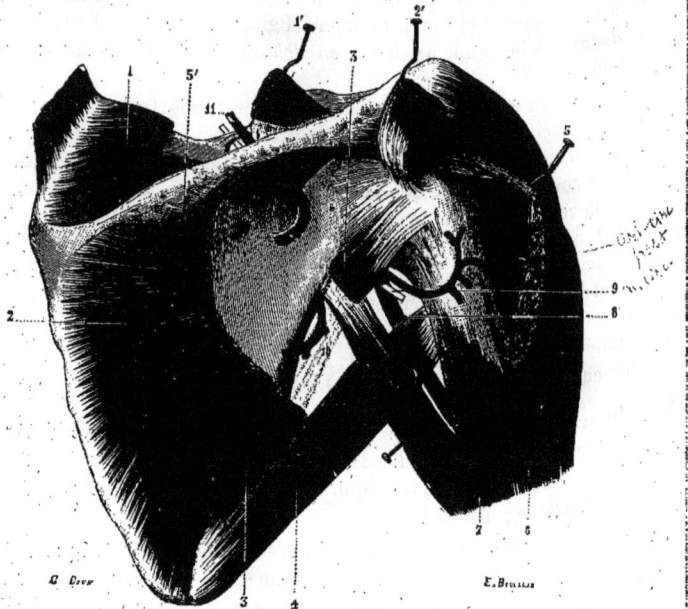

Fig. 528.

Artères de la face postérieure de l'épaule.

1, sus-épineux. — 1', portion externe de ce muscle érignée en haut. — 2, 2', sous-épineux. — 3, 3', petit rond. — 4, grand rond. — 5, deltoïde. — 6, vaste externe. — 7, longue portion du triceps. — 8, artère axillaire donnant l'artère circonflexe postérieure. — 9, nerf circonflexe. — 10, artère scapulaire inférieure. — 11, artère scapulaire supérieure au-dessous de laquelle se voit le nerf sus-scapulaire.

Elle se porte obliquement en bas et en dehors, fournit, dès son origine, quelques rameaux au muscle sous-scapulaire et se divise ensuite en deux branches terminales, l'une interne, l'autre externe :

a. La *branche interne* ou *thoracique* descend sur la partie latérale du thorax, entre le grand dentelé et le grand dorsal, et abandonne dans son trajet de nombreux rameaux à ces deux muscles. Quelques-unes de ses divisions se portent constamment au muscle grand rond et à la peau.

b. La *branche externe* ou *scapulaire*, oblique en bas et en arrière, s'engage dans le triangle que limitent le petit rond, le grand rond et la longue portion du triceps (t. 1, p. 626) et se partage immédiatement après, sur le bord axillaire de l'omoplate, en trois rameaux : un *rameau antérieur*, qui se dirige vers le sous-scapulaire et se distribue à ce muscle ; un *rameau postérieur*, qui se porte en arrière et se ramifie à la face profonde du muscle sous-épineux ; un *rameau descendant*, qui longe de haut en bas le bord axillaire de l'omoplate jusqu'à l'angle inférieur de cet os, où il s'anastomose à la fois avec la branche interne que nous venons de décrire et avec les divisions terminales de la scapulaire postérieure (p. 105.)

4° *Artère circonflexe antérieure.* — Elle naît sur le côté externe de l'axillaire, au niveau du bord inférieur du sous-scapulaire. Se portant horizontalement en dehors, elle s'engage sur la partie antérieure du col chirurgical de l'humérus au-dessous du coraco-brachial et de la courte portion du biceps. Elle abandonne quelques rameaux à ces deux muscles et se divise elle-même, en atteignant la coulisse bicipitale, en deux rameaux terminaux, l'un *ascendant*, l'autre *externe :*

a. Le *rameau ascendant* remonte dans la coulisse bicipitale avec le tendon de la longue portion du biceps et s'épuise dans la tête de l'humérus et dans la capsule articulaire.

b. Le *rameau externe*, continuant le trajet de la circonflexe antérieure, s'engage profondément au-dessous du deltoïde et se perd dans ce muscle.

5° *Artère circonflexe postérieure.* — Elle se détache du côté postérieur de l'axillaire, au même niveau que la précédente. Se portant obliquement en dehors et en arrière avec le nerf circonflexe, elle traverse l'espace quadrilatère (fig. 528) que forment la longue portion du biceps en dedans, l'humérus en dehors, le petit rond en haut, le grand rond en bas. Elle arrive ainsi à la face profonde du deltoïde et se ramifie dans ce muscle, en s'anastomosant avec le rameau externe de la circonflexe antérieure.

Dans ce trajet, l'artère circonflexe postérieure est directement appliquée contre le col chirurgical de l'humérus, autour duquel elle décrit environ les trois quarts d'un cercle. Avant de se terminer dans la masse deltoïdienne, elle fournit de nombreux rameaux collatéraux pour les muscles qui l'avoisinent. grand rond, petit rond et longue portion du triceps. Quelques-unes de ses divisions enfin, se rendent à l'articulation de l'épaule et aux téguments.

Résumé de l'axillaire.

5 branches collatérales :

1° Acromio-thoracique........................	{	r. externe ou acromial.
		r. interne ou thoracique.
2° Thoracique inférieure ou mammaire externe...	{	r. musculaires. Pectoux. J. vent.
		r. mammaires.
		r. cutanés.
3° Scapulaire inférieure..... { collatérales.......		r. musculaires.
terminales........	{	r. interne ou thoracique.
		r. externe ou scapulaire.
4° Circonflexe antérieure..... { collatérales.......		r. musculaires.
terminales........	{	r. ascendant.
		r. externe.
Circonflexe postérieure... { collatérales.......		r. musculaires.
	{	r. articulaires.
		r. cutanés.
terminales........		r. deltoïdiens.

Variétés. — Assez fréquemment, l'artère axillaire abandonne une grosse branche, espèce de tronc commun d'où partent ses branches collatérales ou un nombre plus ou moins considérable de ces branches; on observe, à ce sujet, les combinaisons les plus variées. — De l'axillaire se détache parfois une des branches destinées à l'avant-bras, la radiale le plus souvent, plus rarement la cubitale, exceptionnellement une interosseuse ou un *vas aberrans*. — Anormalement, on a vu naître de l'axillaire des branches qui émanent d'ordinaire des troncs voisins; telles sont : la mammaire interne, la scapulaire supérieure, la scapulaire postérieure, l'humérale profonde.

La *circonflexe antérieure* peut être double. — Il en est de même de la *circonflexe postérieure*. — L'une et l'autre naissent parfois d'un tronc commun. — Il n'est pas très rare de voir la circonflexe postérieure fournir l'humérale profonde ou quelques-unes des branches de la sous-scapulaire.

La *mammaire externe* peut être accompagnée d'une artère accessoire. — Dans un cas de HENLE, elle donnait naissance à la cubitale.

La *sous-scapulaire* est souvent double. — Elle fournit assez fréquemment la mammaire externe, la circonflexe postérieure, l'humérale profonde.

§ VI. — ARTÈRE HUMÉRALE ET SES BRANCHES (fig. 529)

L'artère humérale, continuation directe de l'axillaire, s'étend du bord inférieur du grand pectoral au pli du coude, où elle se bifurque en deux branches terminales : l'une *externe* ou *radiale*, l'autre *interne* ou *cubitale*.

Sensiblement rectiligne dans la plus grande partie de son étendue, elle descend verticalement sur le côté interne du bras. Ce n'est qu'à sa partie inférieure qu'elle s'infléchit légèrement en dehors, pour occuper, à la région du coude, la ligne axiale du membre.

Rapports. — Dans ce trajet, l'artère humérale présente les rapports suivants :

a. *Au bras*, elle est recouverte, *en avant*, par le coraco-brachial d'abord et, plus bas, par le bord interne du biceps, son muscle satellite. Elle repose, *en arrière*, sur le vaste interne supérieurement et, inférieurement, sur le brachial antérieur. *En dedans*, elle répond à l'aponévrose et à la peau. *En dehors*, elle longe d'abord le coraco-brachial et répond, au-dessous de ce muscle, à l'interstice celluleux qui sépare le biceps du brachial antérieur.

b. *Au coude*, elle est en rapport : *en avant*, avec l'expansion aponévrotique du biceps; *en arrière*, avec le brachial antérieur; *en dedans*, avec le faisceau coronoïdien du rond pronateur ; *en dehors*, avec le tendon du biceps.

L'artère humérale est accompagnée de deux veines, l'une interne, l'autre externe, réunies de loin en loin par des anastomoses transversales. Elle présente, en outre, quelques rapports importants avec les quatre nerfs suivants : brachial cutané interne, radial, cubital et médian. — Le *brachial cutané interne* longe tout d'abord le côté antéro-interne de l'humérale, puis perfore l'aponévrose pour devenir sous-cutané. — Le *radial*, situé à son origine derrière l'artère, s'en sépare bientôt pour gagner en dehors la gouttière de torsion de l'humérus. — Le *cubital* longe tout d'abord le côté interne de l'humérale, mais il s'en sépare dès le tiers supérieur du bras pour gagner la loge musculaire postérieure, séparé désormais du vaisseau par l'aponévrose intermusculaire interne. — Quant au nerf *médian*, il est placé tout d'abord en dehors de l'humérale; puis, il la croise en X en passant le plus souvent au-devant d'elle, et vient alors se placer sur son côté interne ; au niveau du coude, le nerf et le vaisseau sont séparés l'un de l'autre par un petit triangle à sommet supérieur, de la base duquel s'échappe le faisceau coronoïdien du rond pronateur.

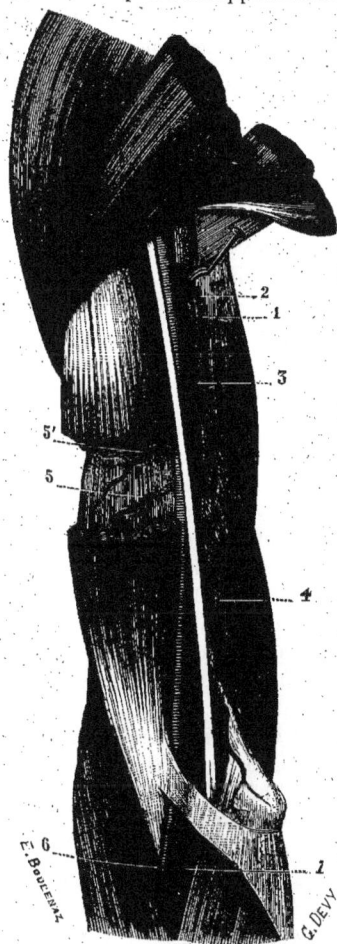

Fig. 529.
Artères du bras, vue antérieure.

1, artère humérale faisant suite à l'axillaire. — 2, humérale profonde ou collatérale externe. — 3, collatérale interne supérieure. — 4, collatérale interne inférieure. — 5, 5', rameaux musculaires. — 6, artère radiale. — 7, artère cubitale.

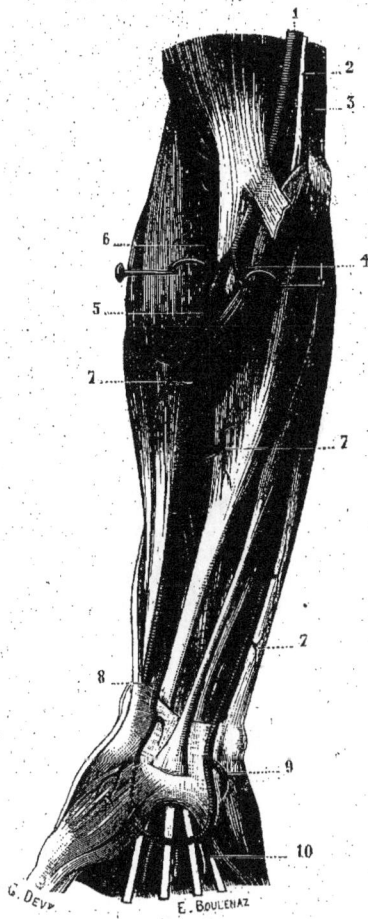

Fig. 530.
Artères de l'avant-bras, vue antérieure.

1, artère humérale. — 2, nerf médian. — 3, collatérale interne inférieure. — 4, cubitale. — 5, radiale. — 6, récurrente radiale antérieure. — 7, 7, 7, rameaux musculaires. — 8, radio-palmaire. — 9, cubito-palmaire. — 10, arcade palmaire superficielle et ses branches digitales.

Distribution. — L'artère humérale fournit dans son trajet des *rameaux muscuiaires*, l'*artère nourricière de l'humérus*, la *collatérale externe*, la *collatérale interne supérieure* et la *collatérale interne inférieure* :

1° *Rameaux musculaires*. — Ils naissent sur le côté externe de l'artère à des hauteurs fort variables, se portent en dehors et se distribuent successivement au deltoïde, au coraco-brachial, aux deux portions du biceps et au brachial antérieur. Ces rameaux, fort variables en nombre, en volume et en direction, n'ont reçu aucun nom. Il en est un cependant, qui est à peu près constant et qui acquiert parfois des dimensions considérables : il se détache de l'humérale vers le milieu du bras et, sous le nom d'*artère bicipitale*, vient se distribuer à la courte et à la longue portion du biceps.

2° *Artère nourricière*. — C'est une branche fort grêle qui se détache de l'humérale (souvent d'une collatérale) au tiers supérieur ou à la partie moyenne du bras et s'engage dans le canal nourricier de l'humérus, tout près de l'insertion inférieure du coraco-brachial.

3° *Collatérale externe* ou *humérale profonde*. — C'est la branche la plus volumineuse de l'humérale. Elle s'en détache au niveau du bord inférieur du grand rond et se jette immédiatement après dans la gouttière de torsion de l'humérus, qu'elle parcourt dans toute son étendue en compagnie du nerf radial. Elle abandonne dans son trajet de nombreux rameaux aux trois portions du triceps et se partage, au-dessus de l'épicondyle, en deux rameaux terminaux, l'un *antérieur*, l'autre *postérieur* :

a. Le *rameau antérieur* suit le nerf radial; il chemine, à la partie antérieure du coude, entre le brachial antérieur et les muscles épicondyliens et s'anastomose avec la récurrente radiale antérieure, branche de la radiale.

b. Le *rameau postérieur*, restant en arrière de la cloison intermusculaire externe, descend sur la face postérieure de l'épicondyle où il s'anastomose de même avec la récurrente radiale postérieure, branche de l'interosseuse.

Ces deux rameaux s'épuisent dans les muscles voisins, dans le périoste et l'os.

4° *Collatérale interne supérieure*. — Cette artère, appelée encore *superficielle du vaste interne*, naît comme la précédente, à la partie supérieure du bras. Oblique en bas et en dedans, elle traverse d'avant en arrière la cloison intermusculaire interne en compagnie du nerf cubital, et descend vers le coude en longeant le vaste interne. Elle abandonne plusieurs rameaux

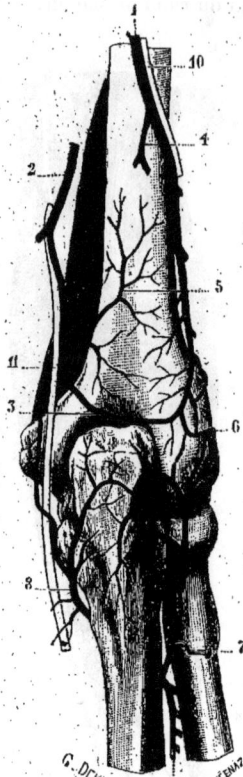

Fig. 531.

Artères du coude, face postérieure (imitée de QUAIN).

1, humérale profonde ou collatérale externe. — 2, collatérale interne. — 3, anastomose transversale entre ces deux artères. — 4, branche qui descend sur le vaste interne. — 5, rameaux destinés au triceps. — 6, récurrente radiale antérieure. — 7, récurrente radiale postérieure. — 8, récurrente cubitale postérieure. — 9, interosseuse postérieure. — 10, nerf radial. — 11, nerf cubital.

ce muscle et s'anastomose, sur le côté interne du coude, avec la récurrente cubitale postérieure.

5° *Collatérale interne inférieure.* — Moins considérable que la collatérale externe, la collatérale interne inférieure se sépare de l'humérale à deux ou trois travers de doigt au-dessus du pli du coude. Elle se porte obliquement en bas et en dedans, passe en arrière du médian et se divise, un peu au-dessus de l'épitrochlée, en deux rameaux, l'un *antérieur*, l'autre *postérieur* :

a. Le *rameau antérieur* se dirige en avant de l'épitrochlée et s'anastomose avec la récurrente cubitale antérieure, branche de la cubitale (p. 119).

b. Le *rameau postérieur*, qui se détache parfois isolément de l'humérale, descend en arrière de l'épitrochlée et s'anastomose de même avec les divisions de la récurrente cubitale postérieure, branche de la cubitale. De ce rameau postérieur se détache ordinairement une artère, parfois assez volumineuse, qui se porte transversalement en dehors entre le triceps et la face postérieure de l'humérus et vient s'anastomoser, dans la région de l'épicondyle, soit avec l'humérale profonde, soit avec la récurrente radiale postérieure (*artère anastomotique* des anatomistes anglais).

Comme pour la collatérale externe, les deux rameaux terminaux de la collatérale interne inférieure se distribuent aux muscles voisins, au périoste et à l'os.

Résumé de l'humérale.

5 branches collatérales :

1° Rameaux musculaires, pour	deltoïde. coraco-brachial. biceps. brachial antérieur.
2° Artère nourricière, pour	humérus.
3° Collatérale externe	r. antérieur. r. postérieur.
4° Collatérale interne supérieure, pour	vaste interne.
5° Collatérale interne inférieure	r. antérieur. r. postérieur.

Variétés. — On donne le nom d'*artères aberrantes (vasa aberrantia)* à des artères généralement longues et grêles, qui, partant soit de l'axillaire, soit de l'humérale, se dirigent vers le coude et viennent se terminer dans l'humérale elle-même (disposition très rare) ou dans l'une de ses branches (disposition la plus fréquente). C'est dans la radiale ou dans la récurrente radiale antérieure qu'elles s'ouvrent dans la plupart des cas. Sur 33 cas, relevés par GIACOMINI, 28 appartiennent à la radiale, 5 seulement à la cubitale. — J'ai vu, sur le côté gauche d'un sujet, un vas aberrans, parti de l'axillaire, venir se terminer dans l'artère du nerf médian, à la partie inférieure du bras. — Dans un autre cas, je l'ai vu descendre plus bas encore et se terminer dans l'arcade palmaire superficielle.

L'artère humérale peut se bifurquer au-dessous du pli du coude ; mais ces cas de division *abaissée* sont fort rares. — Par contre, on voit assez fréquemment (une fois sur huit à dix sujets) l'artère humérale se bifurquer au-dessus du coude. Cette division, dite *élevée* ou *prématurée*, s'effectue le plus souvent dans le tiers supérieur du bras ; mais on la rencontre aussi, quoique plus rarement, soit dans le tiers moyen, soit dans le tiers inférieur. Nous avons déjà vu (p. 96) que cette division peut remonter jusque dans l'aisselle et même jusqu'au cou.

La *division prématurée* de l'humérale, quel que soit le niveau où elle s'effectue, donne lieu, dans la plupart des cas, à l'une des cinq modalités suivantes :

1re MODALITÉ :	Division en	{	*a.* radiale.
		{	*b.* tronc cubito-interosseux.
2e	—	—	{ *a.* cubitale.
			{ *b.* tronc radio-interosseux.
3e	—	—	{ *a.* interosseuse ou médiane.
			{ *b.* tronc radio-cubital.
4e	—	—	{ *a.* radiale.
			{ *b.* cubitale.
			{ *c.* interosseuse.
5e	—	—	{ *a.* une artère aberrante.
			{ *b.* artère humérale ordinaire.

L'anomalie en question est le plus souvent unilatérale. Sur 61 cas observés par QUAIN, elle siégeait 43 fois d'un seul côté et 18 fois des deux côtés ; 5 fois avec la même modalité, 13 fois avec une modalité différente à droite et à gauche.

Le volume, la longueur, le trajet et la distribution des artères ainsi prématurément séparées présentent des variantes fort nombreuses, qu'il nous est impossible même de résumer dans un livre classique. Nous nous contenterons de signaler qu'elles suivent d'ordinaire la même direction que le tronc principal et qu'arrivées au coude, elles deviennent souvent *superficielles*, c'est-à-dire qu'elles cheminent le long de l'avant-bras, soit entre les muscles et l'aponévrose, soit entre cette dernière et la peau. Nous ferons remarquer aussi que l'artère radiale est placée bien souvent, dans son trajet brachial, en dedans de la cubitale et qu'elle croise cette dernière, au coude ou plus haut, pour gagner le côté externe de l'avant-bras.

Quelques anatomistes, HENLE et KRAUSE entre autres, expliquent la *division prématurée* de l'humérale, par ce fait embryogénique que ce vaisseau ne s'est pas allongé, au cours de son développement, dans les mêmes proportions que le bras. Une pareille assertion aurait besoin d'être démontrée.

Lorsqu'il existe une apophyse sus-épitrochléenne (t. I, p. 236), on voit partir de son sommet un ligament qui va s'insérer d'autre part sur l'épitrochlée. Ainsi se trouve constitué un anneau ou même un canal ostéo-fibreux, le *canal sus-épitrochléen*, limité en haut par l'apophyse en question, en avant par le ligament qui en part et sur lequel viennent s'insérer les faisceaux supérieurs du rond pronateur, en arrière par le brachial antérieur et la cloison intermusculaire interne. Dans ce canal, homologue du canal osseux (*canal huméral*) d'un grand nombre de mammifères, passe le nerf médian et presque toujours aussi une artère, l'humérale ou la cubitale. J'ai observé tout récemment un cas dans lequel l'artère humérale tout entière traversait le canal sus-épitrochléen et abandonnait, à la partie supérieure du bras, une artère aberrante et sous-cutanée qui venait se jeter dans l'arcade palmaire superficielle. Le plus souvent, dans le cas d'une apophyse sus-épitrochléenne, l'artère humérale ou l'une de ses branches, la cubitale, est recouverte par le muscle rond pronateur, cette disposition, on le conçoit, peut créer des difficultés sérieuses, pour la ligature de l'humérale au pli du coude. (Voyez, à ce sujet, TESTUT, *L'Apophyse sus-épitrochléenne chez l'homme, vingt-deux observations nouvelles*, in Journ. internat. d'Anatomie, 1889 ; et *L'Apophyse sus-épitrochléenne, considérée au point de vue chirurgical*, in Bull. de la Soc. de chirurgie, 1889.)

§ VII. — ARTÈRES RADIALE ET CUBITALE

La bifurcation de l'artère humérale s'effectue un peu au-dessous de l'interligne articulaire du coude, quelquefois au niveau même de cet interligne, plus rarement au-dessus. Les deux branches qui résultent de cette bifurcation, l'artère *radiale* et l'artère *cubitale*, descendent à la face antérieure de l'avant-bras, arrivent à la main et forment à la région palmaire, en s'anastomosant par inosculation, deux arcades importantes que l'on désigne, en raison même de leur situation, sous le nom d'*arcades palmaires*.

Nous décrirons successivement :

1° L'*artère radiale;*

2° L'*artère cubitale;*

3° Les deux *arcades palmaires.*

A. — ARTÈRE RADIALE (fig. 530, 532 et 533)

Branche de bifurcation externe de l'humérale qu'elle semble continuer, l'artère radiale se porte d'abord obliquement en bas et en dehors; puis, elle descend verticalement jusqu'à l'apophyse styloïde du radius. Là, obliquant à la fois en bas, en arrière et en dedans, elle contourne le sommet de cette apophyse et gagne l'extrémité supérieure du premier espace interosseux. Elle traverse alors d'arrière en avant le premier muscle interosseux dorsal et débouche à la région palmaire, où elle s'anastomose avec la cubito-palmaire, branche de la cubitale, pour constituer l'arcade palmaire profonde.

Rapports. — Au point de vue de ses rapports, il convient de la diviser en deux portions : une portion antibrachiale et une portion carpienne. Nous laissons de côté pour le moment sa portion palmaire que nous étudierons à part :

a. *A l'avant-bras,* la radiale chemine dans une gouttière verticale que lui forment, *en dehors* le long supinateur, *en dedans* le rond pronateur d'abord, puis le grand palmaire. Elle répond, *en arrière,* à la face antérieure du radius dont la séparent successivement le court supinateur, le rond pronateur, le fléchisseur commun superficiel des doigts, le fléchisseur propre du pouce et le carré pronateur. Elle est recouverte, *en avant,* par le bord antérieur du long supinateur dans son tiers supérieur et, dans ses deux tiers inférieurs, par l'aponévrose et la peau. La branche antérieure du nerf radial lui est accolée à la partie moyenne de l'avant-bras et occupe son côté externe.

b. *Au poignet,* l'artère s'applique successivement contre le ligament latéral externe de l'articulation radio-carpienne et contre la face dorsale des deux pre-

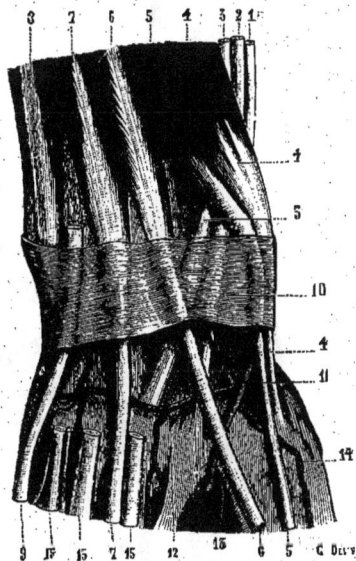

Fig. 532.

Rapports de la radiale dans la tabatière anatomique.

1, long supinateur. — 2, 3, premier et deuxième radial externe. — 4, long abducteur du pouce. — 5, court extenseur du pouce. — 6, long extenseur du pouce. — 7, extenseur propre de l'index. — 8, cubital postérieur. — 9, extenseur propre du petit doigt. — 10, ligament annulaire postérieur du carpe. — 11, artère radiale fournissant — 12, l'artère dorsale du carpe. — 13, la première interosseuse dorsale. — 14, artère dorsale du pouce. — 15, tendons des extenseurs.

8*

miers os du carpe, le scaphoïde et le trapèze. Elle traverse obliquement la partie inférieure de la tabatière anatomique (t. I, p. 663), en passant au-dessous des trois tendons (long abducteur, court extenseur et long extenseur du pouce) qui la constituent.

Distribution — Dans son long parcours du pli du coude à l'extrémité supérieure du premier espace interosseux, l'artère radiale émet de nombreuses branches qui sont, en allant de haut en bas : la *récurrente radiale antérieure,* des *branches musculaires,* la *transverse antérieure du carpe,* la *radio-palmaire,* la *dorsale du pouce,* la *dorsale du carpe,* l'*interosseuse dorsale du deuxième espace* et, enfin, l'*interosseuse du premier espace.* Les quatre premières naissent de la portion antibrachiale de la radiale, les quatre autres se détachent de sa portion carpienne :

1° *Récurrente radiale antérieure.* — Elle naît de la radiale, immédiatement après son origine. Oblique en haut et en dehors, elle remonte entre le long supinateur et le brachial antérieur et s'anastomose, en avant de l'épicondyle, avec la branche de bifurcation antérieure de la collatérale externe, branche de l'humérale. Elle fournit dans son trajet, de nombreux rameaux qui se perdent dans les muscles de la région externe de l'avant-bras.

2° *Rameaux musculaires.* — En descendant à la face antérieure de l'avant-bras, l'artère radiale abandonne un grand nombre de petits rameaux sans nom qui se perdent dans les muscles voisins.

3° *Transverse antérieure du carpe.* — Petite artère

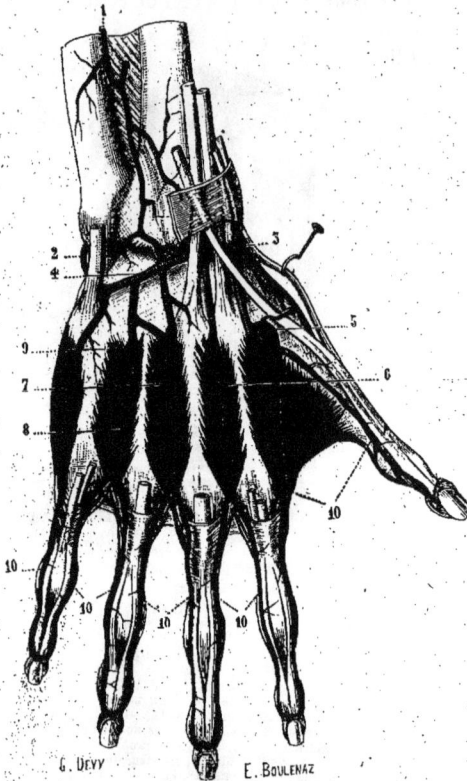

G. DEVY   E. BOULENAZ
Fig. 533.
Artères de la face dorsale de la main.

1, interosseuse postérieure. — 2, cubito-dorsale. — 3, radiale. — 4, dorsale du carpe. — 5, 6, 7, 8, première, deuxième, troisième et quatrième interosseuses dorsales. — 9, une des perforantes. — 10, collatérales dorsales des doigts.

qui se dirige transversalement en dedans le long du bord inférieur du carré pronateur et s'anastomose avec une branche analogue qui provient de la cubitale.

4° *Radio-palmaire.* — Elle se sépare de la radiale au niveau de l'apophyse styloïde. Elle descend ensuite verticalement en bas, passe au-devant du ligament annulaire antérieur du carpe, traverse les insertions supérieures du court abducteur, auquel elle abandonne quelques rameaux et vient se réunir à la paume de la main avec la terminaison de la cubitale, pour constituer l'*arcade palmaire superficielle.* La radio-palmaire est d'un volume très variable; fréquemment, on la voit se perdre dans les muscles de l'éminence thénar sans contracter alors aucune anastomose avec la cubitale.

5° *Dorsale du pouce.* — Elle naît de la radiale à son passage dans la tabatière anatomique. Elle descend ensuite sur la face postérieure du premier métacarpien d'abord, puis sur la première phalange du pouce. Elle s'épuise en rameaux cutanés, périostiques et osseux.

6° *Dorsale du carpe.* — La dorsale du carpe se sépare également de la radiale au niveau de la tabatière anatomique. Elle se dirige horizontalement en dedans en suivant la face dorsale du carpe et se réunit, dans le voisinage du bord interne de la main, avec une branche de la cubitale. Il en résulte une arcade transversale à concavité dirigée en haut. Cette arcade fournit deux ordres de rameaux, des *rameaux ascendants* et des *rameaux descendants:*

a. Les *rameaux ascendants,* très nombreux et très grêles, se portent en haut vers la face postérieure de l'articulation du poignet et s'anastomosent avec l'une des divisions de l'intcrosseuse antérieure, branche de la cubitale (voy. plus loin, p. 120).

b. Les *rameaux descendants,* au nombre de deux ou trois, se portent en bas dans les deux ou trois derniers espaces interosseux, qu'ils parcourent dans toute leur étendue en prenant le nom d'*artères interosseuses dorsales.* Chacune de ces artères s'anastomose, à l'extrémité supérieure de l'espace interosseux qui la loge, soit avec l'arcade palmaire profonde, soit avec l'interosseuse palmaire correspondante: ces anastomoses se font à l'aide de rameaux très courts, qui traversent les muscles interosseux et sont appelés pour cette raison *artères perforantes.* Après avoir fourni quelques artérioles à la région métacarpienne, les interosseuses dorsales se terminent en fins rameaux sur la face dorsale des doigts. Quelquefois, cependant, on les voit se bifurquer et donner naissance à deux petits troncs, qui, sous le nom de *collatérales dorsales,* descendent sur les côtés des doigts jusqu'à la deuxième ou même la troisième phalange.

7° *Interosseuse du deuxième espace.* — Cette artère qui naît très souvent de la précédente, descend verticalement dans le deuxième espace interosseux dorsal et présente tous les caractères des artères interosseuses dorsales, telles que nous venons de les décrire. C'est improprement que quelques auteurs la désignent encore sous le nom de *dorsale du métacarpe.*

8° *Interosseuse du premier espace.* — Elle se sépare de la radiale au moment où cette artère va traverser le premier espace interosseux pour devenir palmaire. Elle est quelquefois très volumineuse. Analogue à la précédente, elle chemine le long du premier espace interosseux et s'anastomose largement,

8**

à l'extrémité inférieure de celui-ci, avec l'interosseuse palmaire qui fournit en se bifurquant la *collatérale externe de l'index* et la *collatérale interne du pouce.* Bien souvent encore, ces deux collatérales proviennent directement de l'interosseuse postérieure, et, dans ce cas, l'interosseuse antérieure est naturellement fort réduite.

Résumé de la radiale.

a). *Br. collatérales.*
- Portion antibrachiale...
  - 1° Récurrente radiale antérieure.
  - 2° Rameaux musculaires.
  - 3° Transverse antérieure du carpe.
  - 4° Radio-palmaire.
- Portion carpienne......
  - 5° Dorsale du pouce.
  - 6° Dorsale du carpe. { r. ascendants. / r. descendants.
  - 7° Interosseuse du 2ᵉ espace.
  - 8° Interosseuse du 1ᵉʳ espace.

b). *Br. terminale..................... | Forme l'arcade palmaire profonde.*

Variétés. — La radiale naît rarement au-dessous du coude (*origine abaissée*); par contre, elle naît assez fréquemment au-dessus du coude (*origine élevée*), soit au bras, soit dans l'aisselle. — Dans ce dernier cas, elle suit très souvent, à l'avant-bras, un trajet superficiel. — Elle traverse parfois d'arrière en avant l'expansion aponévrotique du biceps. On l'a vue (LANGER) passer à la face profonde du biceps pour gagner le bord externe de ce muscle; j'ai observé (*Journ. internat. d'Anatomie*, 1889) une disposition semblable dans un cas d'apophyse sus-épitrochléenne : la radiale suivait le nerf musculo-cutané. — Au point de vue de son volume, elle peut être très grêle et s'arrêter au poignet; elle peut même manquer entièrement : elle est suppléée, dans ce cas, soit par l'interosseuse antérieure, soit par la cubitale, ou bien encore par l'artère du nerf médian, plus développée que d'habitude. — L'artère radiale, au poignet, peut passer au-dessus des muscles long abducteur et extenseur du pouce. — Elle peut aussi traverser le deuxième espace interosseux pour gagner la région palmaire.

Branches. — La *récurrente radiale antérieure* peut provenir de l'humérale, de la cubitale, de l'interosseuse. — Elle est assez souvent constituée par plusieurs rameaux séparés. — On l'a vue, plus développée que d'habitude, donner naissance à la récurrente radiale postérieure.

La *radio-palmaire* peut naître plus haut que d'habitude, dans le tiers moyen ou même dans le tiers supérieur de l'avant-bras. — Dans ce cas, ou bien les deux artères restent accolées et descendent côte à côte, ou bien la radiale gagne la région dorsale de l'avant-bras et, au lieu et place de la radiale, ne se trouve plus que la radio-palmaire. — La radio-palmaire peut être très grêle ou même faire défaut. — Par contre, elle peut, plus développée qu'elle ne l'est d'ordinaire, donner naissance à une ou deux artères digitales.

L'artère *dorsale du carpe* et l'*interosseuse du deuxième espace* peuvent être très grêles: elles sont suppléées, dans ce cas, soit par l'interosseuse postérieure du premier espace, soit par les perforantes, venues de la région palmaire.

B. — ARTÈRE CUBITALE (fig. 530 et 531).

Branche de bifurcation interne de l'humérale, l'artère cubitale, plus volumineuse que la radiale dont elle se sépare à angle très aigu, s'étend du milieu du pli du coude au côté interne de la région palmaire, où elle s'anastomose avec la radio-palmaire (p. 116) pour constituer l'arcade palmaire superficielle.

Oblique en bas et en dedans dans la moitié supérieure de l'avant-bras, elle affecte une direction sensiblement verticale dans tout le reste de son parcours, abstraction faite bien entendu de sa portion terminale que nous étudierons à part avec les arcades artérielles de la paume de la main.

Rapports. — Au point de vue de ses rapports, il convient de diviser la cubitale en trois portions : une portion antibrachiale supérieure, une portion antibrachiale inférieure, une portion carpienne :

a. *A la partie supérieure de l'avant-bras*, elle est profondément située au-dessous d'une épaisse couche musculaire que constituent le rond pronateur, le grand palmaire, le petit palmaire et le fléchisseur commun superficiel des doigts. Elle repose en arrière sur le brachial antérieur d'abord, puis sur le fléchisseur commun profond des doigts.

b. *A la partie inférieure de l'avant-bras*, elle se dégage de la face profonde des muscles épitrochléens pour devenir superficielle : elle chemine alors entre le tendon du cubital antérieur qui est en dedans, et celui du fléchisseur commun superficiel des doigts qui est en dehors. Elle repose sur le carré pronateur et n'est plus recouverte que par un double feuillet aponévrotique et par la peau.

c. *Au poignet*, enfin, l'artère cubitale glisse en avant du ligament annulaire antérieur du carpe, en dehors du pisiforme, et descend à la paume de la main pour s'y anastomoser avec la radio-palmaire.

L'artère cubitale est accompagnée de deux veines satellites et présente, en outre, quelques rapports importants avec deux nerfs : le médian et le cubital. Le *médian*, au pli du coude, est situé en dedans de la cubitale ; il la croise bientôt en X en passant au-devant d'elle et vient se placer en dehors, situation qu'il conserve jusqu'à la paume de la main. — Le *cubital*, situé également en dedans de la cubitale, est d'abord séparé de l'artère par toute la distance qui existe entre la gouttière épitrochléo-olécrânienne et le milieu du pli du coude ; il s'en rapproche peu à peu, au fur et à mesure qu'il descend, l'atteint un peu au-dessus de la partie moyenne de l'avant-bras, s'accole alors à son côté interne et ne la quitte plus.

Distribution. — L'artère cubitale émet dans son parcours de nombreuses branches collatérales qui sont, en allant de haut en bas : le *tronc des récurrentes cubitales*, le *tronc des interosseuses*, des *rameaux musculaires*, la *cubito-dorsale*, la *transverse antérieure du carpe* et la *cubito-palmaire*. Cette dernière seule se détache de la région du poignet ; toutes les autres naissent à l'avant-bras.

1° *Tronc des récurrentes cubitales*. — Il naît de la partie postérieure de la cubitale, tout près de son origine ; il se porte transversalement en dehors et se divise presque immédiatement après en deux branches, l'une *antérieure*, l'autre *postérieure* :

a. La *récurrente cubitale antérieure* remonte obliquement en haut et en dedans, entre le rond pronateur et le brachial antérieur ; elle abandonne de fins rameaux à ces deux muscles et vient s'anastomoser, à la face antérieure de l'épitrochlée, avec le rameau antérieur (p. 113) de la collatérale interne inférieure, branche de l'humérale.

b. La *récurrente cubitale postérieure* chemine tout d'abord au-dessous du fléchisseur superficiel des doigts ; elle contourne le cubitus, remonte alors le long de la gouttière épitrochléo-olécrânienne entre les deux faisceaux d'origine du cubital antérieur et s'anastomose, en arrière de l'épitrochlée, avec le rameau postérieur de la collatérale interne inférieure, avec la collatérale interne supérieure, et aussi avec la récurrente radiale postérieure. La récurrente cubitale postérieure se distribue aux muscles qui l'avoisinent, en fournissant en outre à la région épitrochléo-olécrânienne quelques rameaux articulaires, périostiques et osseux.

2° *Tronc des interosseuses.* — Le tronc des interosseuses naît également de la partie postérieure de la cubitale, un peu au-dessous du tronc des récurrentes. Oblique en bas, en dehors et en arrière, il gagne l'extrémité supérieure de l'espace interosseux et se partage aussitôt en deux branches, l'*interosseuse antérieure* et l'*interosseuse postérieure* :

a. L'*artère interosseuse antérieure* descend verticalement en bas dans l'interstice celluleux formé par le fléchisseur commun profond des doigts et le fléchisseur propre du pouce. Arrivée au niveau du carré pronateur, elle s'engage au-dessous de ce muscle, perfore alors d'avant en arrière le ligament interosseux et se termine à la région dorsale du poignet, en s'anastomosant avec les rameaux ascendants (p. 117) de l'artère dorsale du carpe, branche de la radiale.

Dans son trajet, l'artère interosseuse antérieure abandonne un nombre considérable de rameaux que l'on peut, en raison de leur direction, diviser en quatre groupes, savoir : des *rameaux internes,* pour le fléchisseur commun profond des doigts ; des *rameaux externes,* pour le fléchisseur propre du pouce ; des *rameaux postérieurs* ou *perforants,* qui traversent à des hauteurs variables le ligament interosseux, pour se perdre dans les muscles profonds de la région postérieure de l'avant-bras ; des *rameaux antérieurs,* enfin, destinés au fléchisseur commun superficiel des doigts et au carré pronateur ; parmi ces rameaux antérieurs, il en est un qui se porte sur le médian et, sous le nom d'*artère du nerf médian,* accompagne ce nerf jusqu'au poignet.

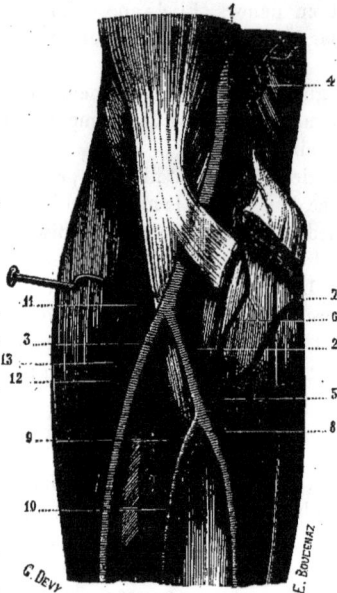

Fig. 534.

Artères du coude, face antérieure.

1, artère humérale. — 2, artère cubitale. — 3, artère radiale. — 4, collatérale interne inférieure. — 5, tronc des récurrentes cubitales. — 6, récurrente cubitale antérieure. — 7, récurrente cubitale postérieure. — 8, tronc commun des interosseuses. — 9, interosseuse postérieure. — 10, interosseuse antérieure. — 11, récurrente radiale antérieure. — 12, 13, rameaux musculaires.

b. L'*artère interosseuse postérieure* traverse immédiatement après son origine le ligament interosseux et débouche ainsi à la région postérieure de l'avant-bras. Elle descend alors, plus ou moins flexueuse, entre les muscles superficiels et les muscles profonds de la région et s'anastomose, un peu au-dessus du poignet, avec l'interosseuse antérieure, qui est devenue postérieure à ce niveau

Chemin faisant, l'interosseuse postérieure abandonne aux muscles qui l'avoisinent, et tout particulièrement aux muscles épicondyliens, de nombreux rameaux, dont le plus important est *l'artère récurrente radiale postérieure :* cette artère, née de la partie la plus élevée de l'interosseuse, remonte obliquement en haut et en dehors entre l'ançoné et le cubital postérieur et vient s'anastomoser, à la partie postérieure de l'épicondyle, avec le rameau postérieur de la collatérale externe (p. 112), branche de l'humérale.

3° *Rameaux musculaires.* — Comme la radiale, la cubitale, en descendant à la face antérieure de l'avant-bras, abandonne un nombre considérable de petits rameaux sans nom qui se distribuent aux muscles voisins.

4° *Cubito-dorsale.* — Cette branche, généralement très grêle, se détache de la cubitale à 4 ou 5 centimètres au-dessus du poignet. Oblique en bas, en dedans et en arrière, elle contourne le cubitus en passant au-dessous du tendon du cubital antérieur et vient se terminer sur le dos de la main, où elle s'anastomose avec la dorsale du carpe pour constituer l'arcade artérielle dorsale déjà décrite (p. 117).

5° *Transverse antérieure du carpe.* — C'est une branche également fort grêle qui longe horizontalement de dedans en dehors le bord inférieur du carré pronateur et s'anastomose avec une branche analogue et de même nom, provenant de la radiale (p. 116).

6° *Cubito-palmaire.* — Elle se détache de la cubitale, au niveau du pisiforme. Immédiatement après son origine, elle plonge d'avant en arrière au milieu de la masse musculaire qui constitue l'éminence hypothénar. Après avoir fourni quelques rameaux à l'adducteur, au court fléchisseur et à l'opposant du petit doigt, elle s'infléchit en dehors pour gagner la région interosseuse. Finalement, elle s'anastomose à plein canal avec la terminaison de la radiale, constituant ainsi avec ce dernier vaisseau *l'arcade palmaire profonde*, que nous allons maintenant décrire.

Résumé de la cubitale.

a). *Br. collatérales.*	1° Tronc des récurrentes cubitales.........	récurr. cub. antérieure. récurr. cub. postérieure.	
	2° Tronc des interosseuses	Inteross. antérieure.	r. musculaires. art. du n. médian
		Inteross. postérieure.	r. musculaires. réc. rad. post^re.
	3° Rameaux musculaires.		
	4° Cubito-dorsale.		
	5° Transverse antérieure du carpe.		
	6° Cubito-palmaire (*forme l'arcade palmaire profonde*).		
b). *Br. terminale..*	forme *l'arcade palmaire superficielle.*		

Variétés. — Comme la radiale, la cubitale peut naître plus bas ou plus haut que d'habitude (*origine abaissée* ou *élevée*). — Dans les cas d'origine élevée, elle suit presque toujours à l'avant-bras un trajet superficiel; quelquefois cependant, elle passe au-dessous du petit palmaire. — J'ai vu, dans un cas qui est peut-être unique, l'artère cubitale naître dans le quart inférieur du bras, traverser la cloison intermusculaire interne et passer avec le nerf cubital derrière l'épitrochlée. — Quand la cubitale est superficielle, ses branches collatérales proviennent de la radiale ou plutôt du tronc radio-interosseux. —

La cubitale peut être très grêle; elle est suppléée, dans ce cas, par l'une ou l'autre des artères de l'avant-bras. — Elle peut, enfin, faire complètement défaut (deux cas de BOUSQUET).

Branches. — L'une ou l'autre des *récurrentes cubitales* peut naître directement de l'humérale.

Les deux *interosseuses* peuvent naître isolément. — Leur tronc se détache parfois de l'humérale. — On a vu, dans un cas, l'interosseuse se bifurquer au poignet et se terminer à la fois dans la radiale et dans la cubitale.

L'*artère du nerf médian* peut naître de la cubitale ou plus rarement de l'humérale et même de l'axillaire; j'en ai observé un cas. — Cette artère est parfois très développée et supplée les artères voisines moins volumineuses que d'habitude; on la voit alors descendre à la paume de la main, en passant le plus souvent au-dessous du ligament annulaire, et s'y terminer, soit en formant l'arcade palmaire superficielle, soit en se jetant dans l'une des branches digitales de cette arcade, soit en donnant elle-même une ou plusieurs artères digitales.

La devient parfois l'interosseuse dorsale du quatrième espace.

C. — ARCADES PALMAIRES

En s'anastomosant réciproquement à la paume de la main, comme nous venons de le voir, les deux branches de bifurcation de l'humérale forment deux arcades, l'une *superficielle*, l'autre *profonde*.

1° Arcade palmaire superficielle (fig. 535). — L'arcade palmaire superficielle, résultant de l'anastomose par inosculation de la cubitale avec le radio-palmaire, s'étend transversalement à un centimètre environ au-dessous du ligament annulaire antérieur du carpe, entre l'aponévrose palmaire moyenne et les tendons du fléchisseur superficiel des doigts dont elle croise la direction. Elle affecte la forme d'une courbe irrégulière à concavité dirigée en haut et répond assez exactement à l'espace compris entre le premier et le second pli palmaire.

L'arcade palmaire superficielle n'émet aucune branche par sa concavité. De sa convexité s'échappent, au contraire, des branches assez volumineuses, appelées *artères digitales*. Ces branches digitales sont ordinairement au nombre de quatre; on les désigne sous les noms de première, deuxième, troisième et quatrième digitales, en procédant de dedans en dehors. Elles se portent en rayonnant vers les quatre derniers doigts, auxquels elles sont principalement destinées, en fournissant dans leur trajet quelques fins rameaux aux muscles lombricaux, aux tendons des fléchisseurs et à la peau de la région palmaire.

a. La *première digitale*, obliquement dirigée en bas et en dedans, croise le cinquième métacarpien et vient former la *collatérale interne du petit doigt.*

b. La *deuxième digitale* descend le long du quatrième espace interosseux et se bifurque, un peu au-dessous des articulations métacarpo-phalangiennes, en deux branches qui constituent la *collatérale externe du petit doigt* et la *collatérale interne de l'annulaire.*

c. La *troisième digitale* longe le troisième espace interosseux et se bifurque de même en *collatérale externe de l'annulaire* et *collatérale interne du médius.*

d. La *quatrième digitale*, enfin, longe le deuxième espace interosseux pour former à son tour, en se bifurquant, la *collatérale externe du médius* et la *collatérale interne de l'index.*

Il existe parfois une cinquième artère digitale, tronc commun de la *collatérale externe de l'index* et de la *collatérale interne du pouce*; mais cette artère provient le plus souvent, soit de l'arcade palmaire profonde, soit de la première interosseuse postérieure (p. 117).

Collatérales des doigts. — Les collatérales des doigts, au nombre de deux pour chaque doigt, l'une *interne*, l'autre *externe*, cheminent de haut en bas sur la face antérieure des phalanges, de chaque côté de la gaine des fléchisseurs. Chemin faisant, elles envoient à la face palmaire et à la face dorsale des doigts de nombreux rameaux qui s'anastomosent entre eux sur la ligne axiale. Arrivées à la partie moyenne de la dernière phalange, la collatérale interne et la collatérale externe de chaque doigt se réunissent en formant une arcade convexe en bas. De la convexité de cette arcade partent de fins rameaux qui se perdent, en partie dans la pulpe du doigt, en partie dans la région sous-unguéale.

2° Arcade palmaire profonde (fig. 536). — L'arcade palmaire profonde, résultant de l'anastomose par inosculation de la radiale et de la cubito-palmaire, est profondément située au-devant de l'extrémité supérieure du métacarpe et des espaces interosseux, au-dessous des tendons flé-

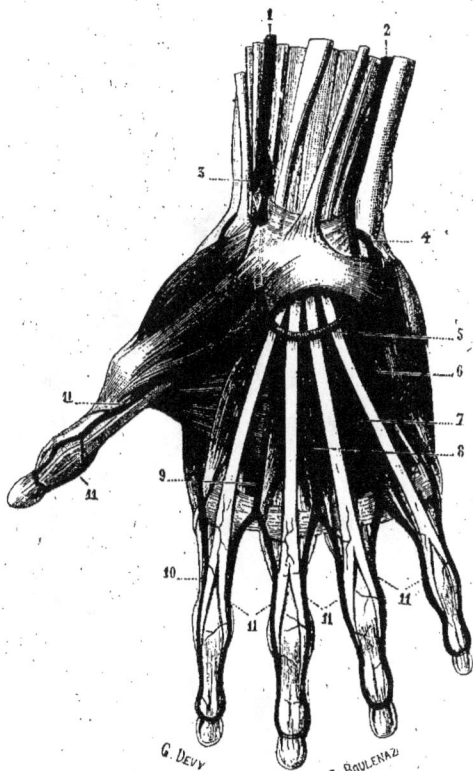

Fig. 535.
Arcade palmaire superficielle.

1, artère radiale. — 2, artère cubitale. — 3, radio-palmaire. — 4, cubito-palmaire. — 5, arcade palmaire superficielle. — 6, première digitale. — 7, deuxième digitale. — 8, troisième digitale. — 9, quatrième digitale. — 10, collatérale externe de l'index. — 11, 11, 11, collatérales des autres doigts.

chisseurs et de l'aponévrose palmaire profonde. Comme la précédente, elle décrit une courbe à concavité dirigée en haut et émet des branches à la fois par sa *concavité*, par sa *convexité*, par sa *face postérieure* :

a. *Par sa concavité*, elle fournit trois ou quatre rameaux courts et grêles qui se dirigent en haut et se distribuent à la face antérieure du carpe.

b. *Par sa convexité*, elle émet quatre branches plus importantes que l'on désigne sous le nom d'*artères interosseuses palmaires*. Ces artères se portent en bas, chacune dans l'espace interosseux correspondant, abandonnent quelques rameaux aux muscles interosseux et se terminent à la racine des doigts, en s'anastomosant avec l'artère digitale correspondante au moment de sa bifurcation. L'interosseuse du premier espace, toujours plus volumineuse que les autres, fournit le plus souvent, en se bifurquant, la *collatérale externe de l'index* et la *collatérale interne du pouce*, quelquefois même la *collatérale externe* du pouce.

c. *Par sa face postérieure*, l'arcade palmaire profonde fournit les *perforantes* : ce sont des rameaux très courts qui traversent d'avant en arrière l'extrémité supérieure des espaces interosseux et, parvenus à la région dorsale, se jettent dans les interosseuses dorsales (p. 117), branches de la dorsale du carpe. On ne compte que trois perforantes, correspondant aux deuxième, troisième et quatrième espaces ; le premier espace en est dépourvu, ou plutôt la radiale, en passant de la région dorsale à la région palmaire, tient ici lieu de perforante. Les artères perforantes, au lieu de naître de l'arcade palmaire profonde, peuvent être fournies par les interosseuses palmaires tout près de leur origine.

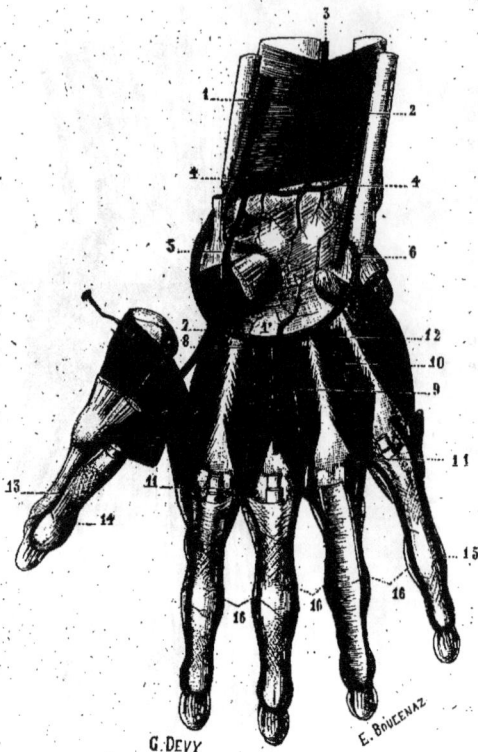

G. DEVY   E. BOULENAZ

Fig. 536.
Arcade palmaire profonde.

1, artère radiale formant en 1' l'arcade palmaire profonde. — 2, artère cubitale. — 3, interosseuse antérieure. — 4, 4, transversales du carpe. — 5, radio-palmaire. — 6, cubito-palmaire. — 7, 8, 9, 10, première, deuxième, troisième et quatrième interosseuses palmaires. — 11, 11, artères digitales sectionnées. — 12, une des artères perforantes. — 13, 14, collatérale externe et collatérale interne du pouce. — 15, collatérale interne du petit doigt. — 16, collatérales des autres doigts.

Nous ne pouvons quitter la main sans insister sur le nombre vraiment considérable des branches artérielles qui la parcourent dans tous les sens et aussi sur les nombreuses anastomoses, anastomoses presque toujours par inosculation, que ces branches artérielles présentent entre elles. Une pareille diposition nous explique toute l'importance des plaies artérielles de la main et la nécessité qui s'impose au chirurgien, en pareil cas, de porter une ligature sur l'un et l'autre bout du vaisseau divisé.

Résumé des arcades palmaires.

1° ARCADE PALMAIRE SUPERFICIELLE	a). *par sa concavité*	Aucune branche.	
	b). *par sa convexité*	1re digitale	collat. int. du petit doigt.
		2e digitale...........	collat. ext. du petit doigt. collat. int. de l'annulaire.
		3e digitale............	collat. ext. de l'annulaire. collat. int. du médius.
		4e digitale..	collat. ext. du médius. collat. int. de l'index.
2° ARCADE PALMAIRE PROFONDE	a). *par sa concavité*	rameaux ascendants ou carpiens.	
	b). *par sa convexité*	interosseuses palmaires.	
	c). *par sa face post.*	perforantes.	

Variétés. — La circulation de la paume de la main est assurée, comme nous venons de le voir, par deux systèmes, l'un superficiel, l'autre profond. Ces deux systèmes sont solidaires l'un de l'autre et il y a comme une espèce de balancement dans le développement de chacun d'eux : si le premier diminue d'importance, l'autre s'exagère et vice versa. Cette remarque générale nous explique le plus grand nombre des anomalies qui frappent les arcades palmaires.

1° L'*arcade superficielle* peut être double, parce que chacune de ses artères constitutives, la radio-palmaire et la cubitale, se bifurquent et qu'il existe entre ces deux artères une double anastomose. — Par contre, l'arcade peut manquer; mais cette absence de l'arcade palmaire comporte les modalités les plus nombreuses. — Voici celles qu'on observe le plus souvent : *a.* la radio-palmaire fait défaut ou s'épuise dans l'éminence thénar; les quatre digitales proviennent alors de la cubitale; — *b.* la radio-palmaire et la cubitale ne s'anastomosent pas; mais l'une et l'autre sont très développées et fournissent chacune un certain nombre de digitales; — *c.* la cubitale s'épuise dans l'éminence hypothénar; la radio-palmaire, très développée, fournit les quatre digitales; — *d.* l'arcade n'existant pas par suite de l'absence d'une des artères qui la constitue, un certain nombre de digitales peuvent provenir soit de l'interosseuse antérieure, soit d'une médiane très développée; — *e.* jusqu'ici, le système superficiel, quoique variant dans sa disposition, a conservé toute son importance; dans un autre ordre de faits, il peut s'atténuer et ne fournir qu'un certain nombre de digitales; enfin, le système superficiel peut faire entièrement défaut, ses deux artères constitutives n'existant pas ou s'arrêtant l'une et l'autre dans les masses musculaires des éminences thénar et hypothénar : les digitales proviennent dans ces cas du système profond, plus développé que d'habitude.

2° L'*arcade profonde* peut à son tour diminuer d'importance ou même disparaître complètement; ses branches proviennent alors soit du système superficiel, soit du système dorsal.

Voyez, au sujet des artères du membre supérieur : NUNN, *Observations et notes sur les artères des membres*, Journ. de l'Anat. de Robin, 1874; CAUCHY, *Considérations sur le syst. artériel de la main*, Th. Paris, 1875; GIACOMINI, *Della prematura divisione dell' arteria del bracchio*, 1874; PIERRON, *Considérations sur le système artériel du bras et de l'avant-bras*, Th. Paris, 1876; RUGE, *Beitrage zur Gefasslehre des Menschen*, Morph. Jahrb., 1884, p. 329; H. MEYER, *Der Grundtypus des Rete dorsale der Handwurzel*, Arch. f. Anat., 1881, p. 378.

ARTICLE II

BRANCHES QUI NAISSENT DE LA PORTION THORACIQUE DE L'AORTE

La portion thoracique de l'aorte émet un grand nombre de branches, une trentaine environ, que l'on distingue en *bronchiques*, *œsophagiennes moyennes*, *médiastines postérieures* et *intercostales aortiques*.

§ I. — ARTÈRES BRONCHIQUES

Les artères bronchiques, que l'on a appelées à juste titre les artères nourricières du poumon, sont tout aussi variables par leur origine que par leur nombre. Suivant HALLER, dont la description repose sur l'examen de vingt-cinq sujets, il existe d'ordinaire trois artères bronchiques, deux pour le côté gauche, une seulement pour le côté droit.

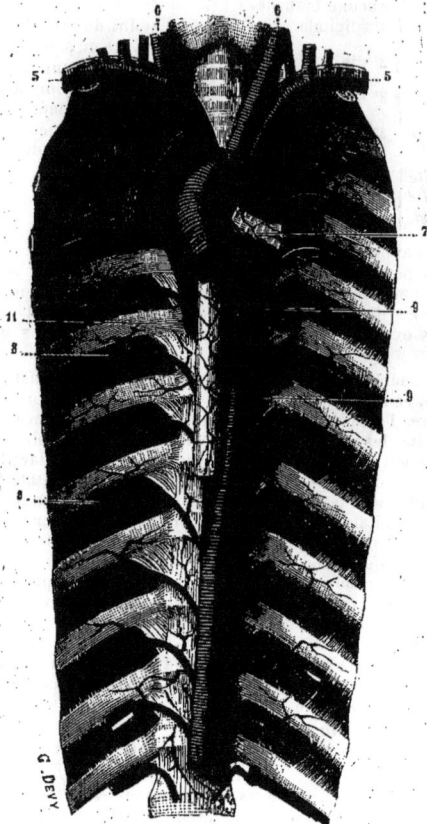

Ces trois artères naissent le plus souvent de la portion la plus élevée de l'aorte thoracique, soit isolément, soit par des troncs communs. La bronchique droite provient fréquemment encore, soit de la crosse, soit de la première intercostale aortique. Dans un cas signalé par HALLER, les artères bronchiques se détachaient par un tronc commun de la sous-clavière.

Quelle que soit leur origine, les artères bronchiques gagnent la face postérieure de la bronche correspondante et se dirigent, le long de cette face, vers le hile du poumon où nous les reprendrons en faisant l'étude de ce dernier organe.

Avant de s'engager dans le parenchyme pulmonaire, les artères bronchiques abandonnent dans leur parcours plusieurs petits rameaux, destinés aux canaux bronchiques, à l'œsophage, au péricarde et aux ganglions lymphatiques du voisinage.

G. DEVY

E. BOULEKAZ

Fig. 537.

Aorte thoracique et ses branches.

1, crosse de l'aorte. — 2, aorte descendante. — 3, artères cardiaques. — 4, tronc brachio-céphalique. — 5, artère sous-clavière gauche et ses branches. — 5', artère sous-clavière droite et ses branches. — 6, 6, carotides primitives. — 7, artères bronchiques. — 8, artères intercostales. — 9, artères œsophagiennes moyennes. — 10, veine cave supérieure. — 11, grande azygos.

§ II. — ARTÈRES ŒSOPHAGIENNES MOYENNES

Au nombre de cinq ou sept, les artères œsophagiennes moyennes se détachent successivement et à des hauteurs variables de la face antérieure de l'aorte thoracique. Elles se portent sur l'œsophage et se distribuent aux parois de cet organe en s'anastomosant : 1° *en haut*, avec les œsophagiennes supérieures, branches de la thyroïdienne inférieure ; 2° *en bas*, avec les œsophagiennes inférieures provenant de la diaphragmatique inférieure et de la coronaire stomachique.

§ III. — Artères médiastines postérieures

On désigne sous ce nom un groupe, numériquement fort variable, de petits rameaux qui naissent également sur la face antérieure de l'aorte descendante et se perdent dans le médiastin postérieur, sur les plèvres, sur le péricarde, sur les ganglions lymphatiques, voire même (art. *Diaphragmatiques postérosupérieures*) sur les piliers du diaphragme.

§ IV. — Artères intercostales aortiques

Les artères intercostales, ainsi appelées parce qu'elles parcourent d'arrière en avant les espaces intercostaux, sont au nombre de douze de chaque côté (Sœmmering, Weber), la première occupant le premier espace intercostal, la douzième cheminant avec le douzième nerf intercostal au-dessous de la douzième côte.

De ces douze artères intercostales, les deux ou trois premières proviennent comme nous l'avons déjà vu (p. 103) de l'intercostale supérieure, branche de la sous-clavière. L'aorte thoracique fournit toutes les autres, c'est-à-dire les dix ou les neuf dernières, que l'on appelle pour cette raison *intercostales aortiques*.

Les intercostales aortiques naissent régulièrement de la face postérieure de l'aorte, presque toujours isolément, quelquefois cependant par des troncs communs à deux artères voisines. A l'exception des deux premières, qui sont un peu obliques en haut et en dehors, toutes les intercostales aortiques se portent *horizontalement* vers les espaces instercostaux auxquels elles sont destinées, formant ainsi avec le tronc artériel dont elles émanent un véritable angle droit. Du reste, elles se logent profondément dans les gouttières transversales des corps vertébraux, en arrière du grand sympathique et de la plèvre.

Le volume des artères intercostales est sensiblement égal à gauche et à droite ; les faits d'observation ne justifient nullement l'hypothèse admise encore par quelques anatomistes que les intercostales droites l'emportent en volume sur leurs homologues du côté gauche. Il n'en est pas de même au point de vue de leur longueur et de leurs rapports : l'aorte étant située à gauche de la ligne médiane, les intercostales droites sont naturellement plus longues que les intercostales gauches. En outre, les intercostales droites, obligées de traverser la ligne médiane pour gagner leur champ de distribution, croisent successivement dans leur parcours l'œsophage, le canal thoracique, la grande veine azygos et le cordon sympathique du côté droit; les intercostales gauches se contentent de croiser le cordon du sympathique correspondant et la petite azygos.

Distribution. — Le mode de distribution des branches intercostales est le même pour toutes ces artères : dans leur trajet de l'aorte aux trous de conjugaison, elles abandonnent quelques fins rameaux aux corps vertébraux sur lesquels elles cheminent. Arrivées au-devant des trous de conjugaison, elles se partagent chacune en deux branches : l'une *postérieure*, l'autre *antérieure*.

1° *Branche postérieure.*— La branche postérieure, qu'on appelle communément *branche dorso-spinale*, se dirige en arrière et se divise presque aussitôt en deux rameaux : un rameau spinal et un rameau dorsal.

a. Le *rameau spinal* pénètre par le trou de conjugaison correspondant et arrive dans le canal rachidien, où il se termine en partie sur les corps vertébraux, en partie sur la moelle épinière et ses enveloppes (voy. *Moelle*).

b. Le *rameau dorsal*, continuant le trajet de la branche dorso-spinale, débouche dans les gouttières vertébrales et se distribue aux muscles spinaux et aux téguments qui les recouvrent (fig. 538).

2° *Branche antérieure.*— La *branche antérieure* ou *artère intercostale proprement dite*, beaucoup plus volumineuse que la précédente, glisse tout d'abord entre la plèvre et le muscle intercostal externe; elle s'engage ensuite entre les deux muscles intercostal externe et intercostal interne correspondants et vient finalement se loger dans la gouttière de la côte, entre la veine qui est au-dessus et le nerf qui est au-dessous. Elle chemine ainsi jusqu'au tiers antérieur de l'espace intercostal; arrivée là, elle abandonne la gouttière costale pour se placer à la partie moyenne de l'espace et se partage bientôt après en deux rameaux : l'un supérieur, l'autre inférieur. Ces deux rameaux de terminaison de l'artère intercostale viennent ensuite s'anastomoser par inosculation avec les intercostales antérieures (p. 102), branches de la mammaire interne.

Dans leur trajet demi-circulaire autour du thorax, les artères intercostales abandonnent de nombreux rameaux aux côtes, aux muscles intercostaux, à la plèvre, au tissu cellulaire sous-pleural, à la glande mammaire et à la

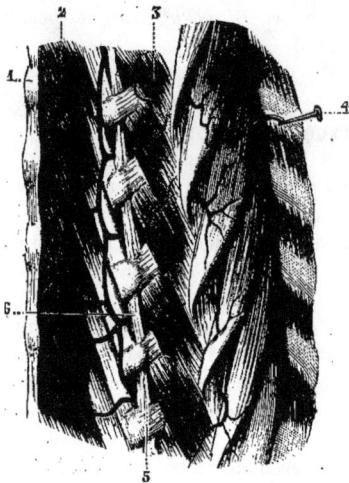

Fig. 538.

Artères profondes du dos.

1, apophyses épineuses. — 2, muscle transversaire épineux. — 3, muscles surcostaux. — 4, muscle sacro-lombaire, origine en dehors. — 5, ligament transverso-costal postérieur. — 6, ligament transverso-costal supérieur.

peau du thorax. On observe à peu près constamment un rameau long et grêle qui se détache de l'artère intercostale au moment de son passage au-dessous du muscle intercostal interne, gagne le bord supérieur de la côte qui est au-dessous et se distribue, après un parcours variable, au périoste de cette côte et aux muscles qui s'y attachent.

Résumé des intercostales aortiques.

a). *Br. collatérales* . . . . { r. vertébraux.
                                                      { r. vertébral.

b). *Br. terminales.* { Br. dorso-spinale { R. spinal. . { r. médullaire.
                      {   { R. dorsal. . { r. musculaires.
                      {   { r. cutanés.
                      {   { r. musculaires.
                      {   { r. osseux.
                      { Br. intercostale . . . . { r. pleuraux.
                                                           { r. mammaires.
                                                           { r. cutanés.

ARTICLE III

BRANCHES QUI NAISSENT DE LA PORTION ABDOMINALE DE L'AORTE

Dans sa portion abdominale, l'aorte émet deux ordres de branches : des *branches pariétales*, destinées aux parois de l'abdomen; des *branches viscérales*, dont le nombre et le volume sont en rapport avec l'importance des viscères que renferme la cavité abdominale.

Aux branches pariétales appartiennent la *diaphragmatique inférieure* et les *lombaires*. Les branches viscérales comprennent : le *tronc cœliaque*, la *mésentérique supérieure*, la *capsulaire moyenne*, la *rénale*, la *spermatique* (*utéro-ovarienne* chez la femme) et la *mésentérique inférieure*.

Considérées au point de vue de leur mode d'émergence du tronc artériel, ces différentes artères peuvent encore être divisées en trois groupes, savoir :

a. Artères naissant de la face antérieure de l'aorte; ce sont : la *diaphragmatique*, le *tronc cœliaque*, la *mésentérique supérieure*, la *spermatique* et la *mésentérique inférieure*.

b. Artères naissant sur le côté de l'aorte; ce sont : la *capsulaire moyenne* et la *rénale*.

c. Artères naissant sur la face postérieure de l'aorte; ce sont les *lombaires*.

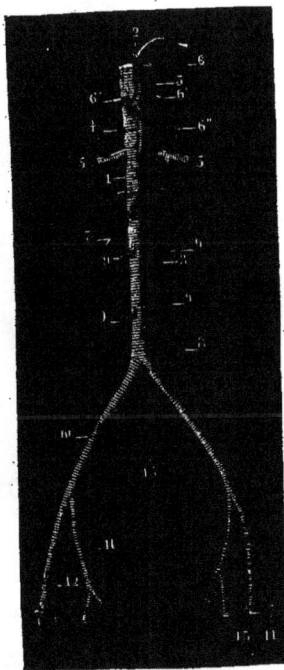

Fig. 539.

Schéma représentant les branches de l'aorte abdominale.

(Les chiffres désignent les mêmes artères que dans la figure suivante.)

§ I. — ARTÈRES DIAPHRAGMATIQUES INFÉRIEURES (fig. 540)

Au nombre de deux, l'une droite, l'autre gauche, les artères diaphragma-

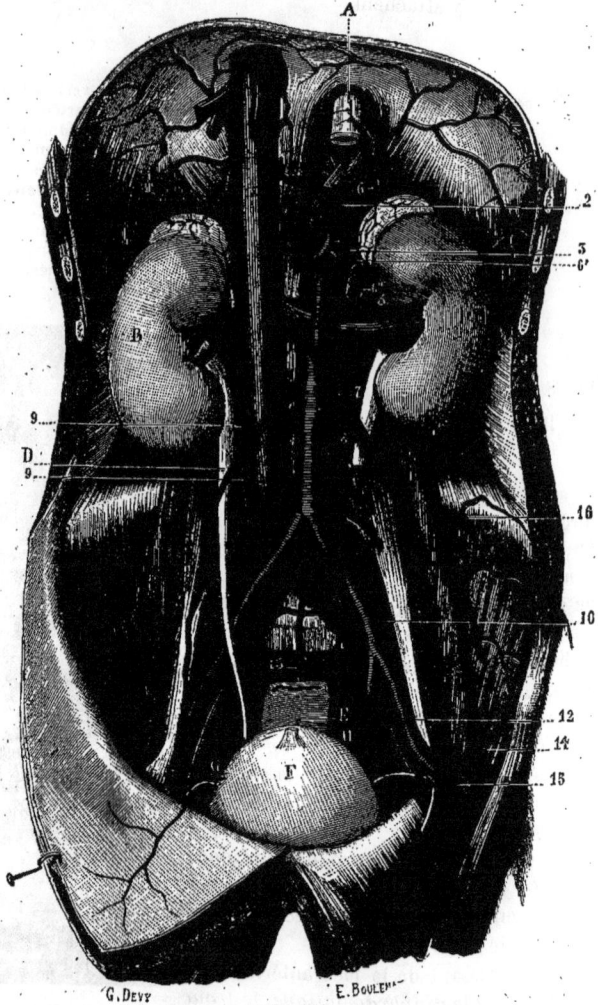

Fig. 540.

Aorte abdominale et ses branches.

A, œsophage. — B, rein. — C, capsule surrénale. — D, uretère. — E, rectum. — F, vessie. — G, cans déférent. — 1, aorte abdominale. — 2, artère diaphragmatique inférieure. — 3, tronc cœliaque. — 4, mésentérique supérieure. — 5, rénale. — 6, capsulaire supérieure. — 6', capsulaire moyenne. — 6", capsulaire inférieure. — 7, spermatique. — 8, mésentérique inférieure. — 9, 9, lombaires. — 10, iliaque primitive. — 11, iliaque interne. — 12, iliaque externe. — 13, épigastrique. — 14, circonflexe iliaque. — 15, sacrée moyenne. — 16, ilio-lombaire. — 17, veine cave inférieure.

tiques inférieures naissent de l'aorte immédiatement au-dessous du diaphragme, tantôt isolément, tantôt par un tronc commun, ce qui est plus rare. Très fréquemment aussi, elles tirent leur origine du tronc cœliaque, disposition qui est considérée comme étant la plus commune par certains anatomistes, THEILE et HYRTL entre autres. Exceptionnellement, on a vu naître les diaphragmatiques de la coronaire stomachique, des rénales ou de la mésentérique supérieure.

Dès leur origine, les deux diaphragmatiques s'écartent l'une de l'autre pour se porter obliquement en haut, en avant et en dehors. Elles glissent ainsi entre la face inférieure du diaphragme et le péritoine et ne tardent pas à se diviser chacune en deux branches, l'une *interne*, l'autre *externe* :

a. La *branche interne* se dirige en avant et s'anastomose avec celle du côté opposé, en formant au-devant de l'œsophage une arcade à convexité dirigée en avant.

b. La *branche externe*, beaucoup plus volumineuse que l'interne, se dirige en dehors, vers la région des fausses côtes où elle s'anastomose avec les divisions des intercostales aortiques et de la mammaire interne.

Les deux branches de bifurcation des artères diaphragmatiques couvrent de leurs ramifications irrégulières la face inférieure du diaphragme, auquel elles se distribuent en majeure partie. Elles envoient cependant quelques fins rameaux à la partie inférieure de l'œsophage et au pancréas et un rameau, parfois assez volumineux, à la capsule surrénale (*artère capsulaire supérieure*). On voit, en outre, la diaphragmatique droite fournir quelques rameaux hépatiques, qui atteignent le bord postérieur du foie à travers le ligament coronaire.

Résumé des diaphragmatiques inférieures.

a). *Br. pariétales* . . . . . | r. diaphragmatiques.

b). *Br. viscérales* . . . . {
r. œsophagiens.
r. hépatiques.
r. pancréatiques.
a. capsulaire supérieure.

§ II. — ARTÈRES LOMBAIRES (fig. 540)

Analogues aux intercostales aortiques dont elles continuent la série, les artères lombaires naissent isolément, plus rarement par des troncs communs, sur la face postérieure de l'aorte abdominale et se portent horizontalement dans les espaces que forment entre elles les apophyses transverses ou appendices costiformes des vertèbres lombaires.

Il y a cinq espaces intertransversaires : il y a de même cinq artères lombaires, que l'on désigne sous le nom de première, deuxième, etc., en allant de haut en bas. Pour nous qui, à l'exemple de SŒMMERING et de WEBER, avons considéré comme une intercostale l'artère qui chemine au-dessous de la douzième côte (p. 127), la première lombaire est celle qui se place entre l'apophyse transverse de la première vertèbre lombaire et l'apophyse transverse de la deuxième; la cinquième est celle qui chemine entre l'apophyse transverse de la cinquième lombaire et le sacrum.

Des cinq artères lombaires, la dernière ou les deux dernières proviennent de la sacrée moyenne, branche terminale de l'aorte. Toutes les autres, quatre ou trois suivant les cas, sont fournies directement par l'aorte : on pourrait les appeler les lombaires aortiques.

Distribution. — La distribution des artères lombaires est la même, quant à ses caractères essentiels, que celle des intercostales. Elles glissent tout d'abord horizontalement dans la gouttière des corps vertébraux, auxquelles elles abandonnent quelques ramuscules, passent ensuite sous les arcades du psoas (t. I, p. 609) et, arrivées au-devant des trous de conjugaison, se divisent en deux branches, l'une *postérieure* ou *dorso-spinale*, l'autre *antérieure* ou *abdominale*. Ces deux branches se comportent, du reste, comme les deux branches homologues des artères intercostales :

1° La *branche postérieure* ou *dorso-spinale*, après avoir envoyé un rameau *spinal* dans le trou de conjugaison correspondant, s'engage dans la gouttière vertébrale et se distribue aux faisceaux musculaires de la masse sacro-lombaire ainsi qu'à la peau qui les recouvre.

2° La *branche abdominale* ou *lombaire proprement dite* se porte obliquement en bas et en dehors, derrière le muscle carré des lombes (une exception pour la dernière artère lombaire qui passe en avant). Après avoir fourni quelques rameaux au carré des lombes et au psoas, elle s'engage d'arrière en avant dans l'épaisseur de la paroi abdominale et se termine dans les muscles et les téguments de cette paroi, en s'anastomosant avec les artères voisines : *en avant*, avec l'épigastrique et la mammaire interne ; *en haut*, avec les dernières intercostales ; *en bas*, avec la circonflexe iliaque et l'ilio-lombaire.

Résumé des artères lombaires.

a). *Br. collatérales* .... | r. vertébraux.

b). *Br. terminales* .... { Br. dorso-spinale .. { R. spinal ..... { r. vertébral. / r. médullaire. { R. dorsal ..... { r. musculaires. / r. cutanés. / Br. abdominale .... { r. musculaires. / r. cutanés.

§ III. — TRONC CŒLIAQUE ET SES BRANCHES (fig. 541 et 542).

Impair et médian, le tronc cœliaque se détache de la face antérieure de l'aorte, immédiatement au-dessous des diaphragmatiques. Il se porte horizontalement d'avant en arrière et, après un parcours qui varie de 8 à 15 millimètres, il se divise en trois branches, savoir :

a. Une branche droite destinée au foie, l'*artère hépatique*;

b. Une branche gauche destinée à la rate, l'*artère splénique*;

c. Une branche moyenne destinée à la petite courbure de l'estomac, l'*artère coronaire stomachique.*

Le tronc cœliaque répond *en haut* au lobule de Spigel; *en bas* au bord supérieur du pancréas, *à gauche* à la portion abdominale de l'œsophage. Il est enlacé sur tout son pourtour par les mailles du plexus solaire

1° **Artère hépatique** (fig. 541 et 542). — L'artère hépatique, destinée au foie comme son nom l'indique, se porte tout d'abord horizontalement à droite jusqu'au pylore; là, elle s'infléchit sur elle-même pour devenir ascendante et gagner le sillon transverse du foie, où elle se termine. Dans sa portion horizontale, l'artère hépatique chemine au-dessous du lobule de Spigel, qu'elle embrasse par sa concavité. Dans sa portion verticale, elle est située entre les deux feuillets de l'épiploon gastro-hépatique, en avant de l'hiatus de Winslow, en arrière de la veine porte et du canal cholédoque qui, comme elle, s'élèvent vers le hile du foie.

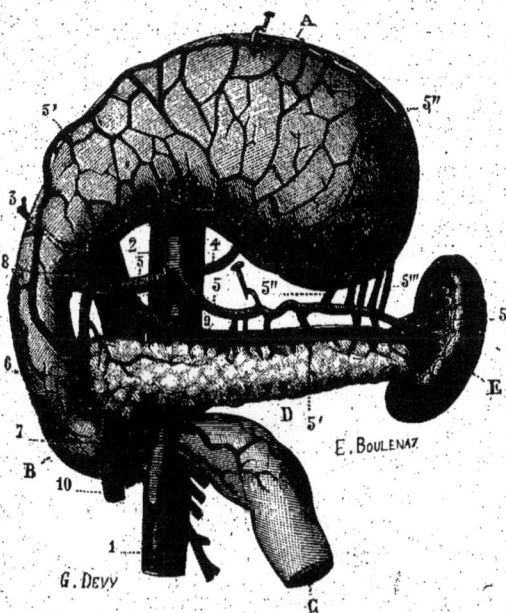

Fig. 541.
Tronc cœliaque. (L'estomac a été érigné en haut pour laisser voir les trois branches de ce tronc.)

A, estomac. — B, duodénum. — C, jéjunum. — D, pancréas. — E, rate. — 1, aorte. — 2, tronc cœliaque. — 3, artère hépatique, avec 3', gastro-épiploïque droite. — 4, coronaire stomachique. — 5, splénique, avec 5, ses branches destinées au pancréas; 5", gastro-épiploïque gauche; 5''', les vaisseaux courts. — 6, branche pancréatico-duodénale s'anastomosant, avec une branche de — 7, l'artère mésentérique supérieure. — 8, veine porte. — 9, veine splénique. — 10, grande veine mésaraïque.

En atteignant le sillon transverse du foie, l'artère hépatique se divise en deux branches : une *branche droite* et une *branche gauche*, lesquelles pénètrent dans le foie et s'y distribuent (voy. *Foie*). Mais déjà l'hépatique a fourni trois collatérales importantes, savoir : la *pylorique*, la *gastro-épiploïque droite* et la *cystique*.

9**

1° *Pylorique*. — Généralement très grêle, la pylorique se porte d'abord en bas vers le pylore; puis, elle se dirige horizontalement de droite à gauche, en longeant la petite courbure de l'estomac et s'anastomose à plein canal avec la coronaire stomachique. Dans son trajet, elle envoie des rameaux descendants à la face antérieure et à la face postérieure de la région pylorique.

2° *Gastro-épiploïque droite*. — Cette artère, remarquable à la fois par son volume et son trajet, se sépare de l'hépatique un peu en dehors de la précédente. Elle descend tout d'abord en arrière de la première portion du duodénum qu'elle croise perpendiculairement; puis, elle se recourbe de droite à gauche et longe la grande courbure de l'estomac jusqu'à la ligne médiane, où elle s'anastomose à plein canal avec la gastro-épiploïque gauche, branche de la splénique. Dans ce long parcours, la gastro-épiploïque droite fournit comme branches collatérales :

a. La *pancréatico-duodénale*, qui se détache au niveau de l'extrémité pylorique de l'estomac, descend entre la deuxième portion du duodénum et la tête du pancréas et se distribue à ces deux organes, en s'anastomosant dans la plupart des cas avec un rameau ascendant de la mésentérique supérieure;

b. Des *rameaux gastriques*, qui se portent de bas en haut sur l'une et l'autre face de l'estomac et s'anastomosent avec les rameaux gastriques descendants de la coronaire stomachique;

c. Des *rameaux épiploïques*, longs et grêles, qui descendent tout d'abord entre les deux feuillets du grand épiploon jusque dans le voisinage du pubis, remontent ensuite avec cet épiploon lui-même jusqu'au côlon transverse, dans les tuniques duquel ils se terminent.

3° *Cystique*. — L'artère cystique naît au niveau du sillon transverse, soit de l'hépatique elle-même, soit de sa branche droite. Elle se porte immédiatement sur le col de la vésicule biliaire et, là, se divise en deux rameaux : un *rameau supérieur*, qui se porte sur la face supérieure ou adhérente de la vésicule; un *rameau inférieur*, qui se ramifie sur sa face inférieure ou face libre.

Résumé de l'hépatique.

	1° Pylorique.	
a). *Br. collatérales*	2° Gastro-épiploïque droite	a. pancréatico-duodénale. r. gastriques. r. épiploïques.
	3° Cystique	r. supérieur. r. inférieur.
b). *Br. terminales*........................		art. hépatiques.

2° **Artère splénique** (fig. 541). — L'artère splénique, la plus volumineuse des trois branches du tronc cœliaque, se porte de droite à gauche vers la rate à laquelle elle est principalement destinée. Elle longe tout d'abord le bord supérieur du pancréas, en décrivant au-dessus de cet organe des flexuosités nombreuses. Elle pénètre ensuite dans l'épiploon gastro-splénique et se divise, en atteignant la scissure de la rate, en quatre ou cinq branches terminales : ces branches pénètrent dans le parenchyme de la rate et s'y distribuent en conservant toujours leur indépendance réciproque.

Dans son trajet l'artère splénique fournit en outre de nombreuses branches collatérales, savoir : les *pancréatiques*, la *gastro-épiploïque gauche* et les *vaisseaux courts*.

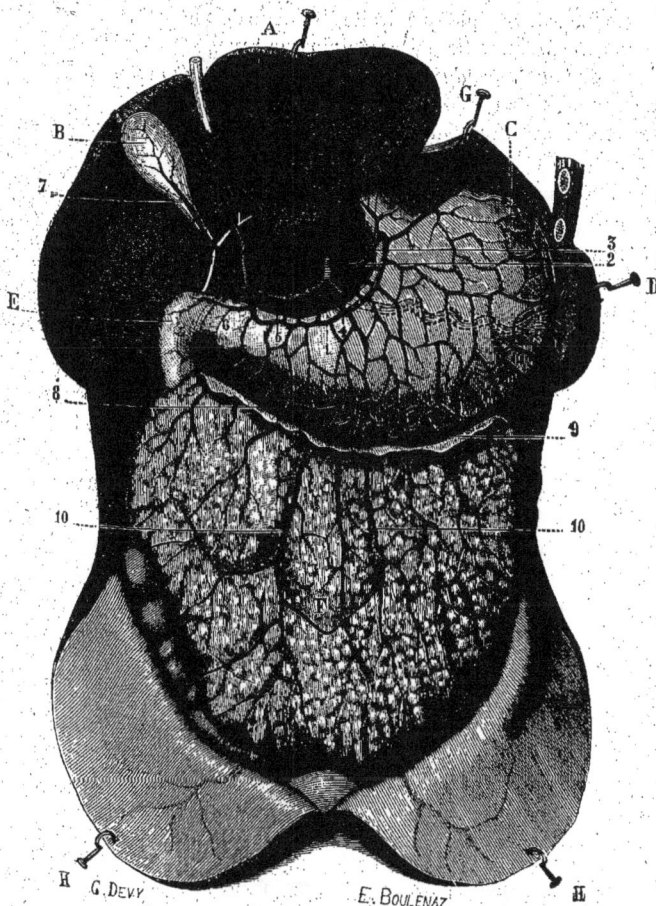

Fig. 542.

Artères de l'estomac, du foie et du grand épiploon.

A, foie, érigné en haut. — B, vésicule biliaire. — C, estomac. — D, rate érigée en dehors. — E, duodénum. — F, grand épiploon. — G, diaphragme soulevé. — H, parois de l'abdomen érignées en bas. — 1, aorte. — 2, tronc cœliaque. — 3, artère coronaire stomachique. — 4, artère splénique. — 5, artère hépatique. — 6, pylorique. — 7, cystique. — 8, gastro-épiploïque droite, s'anastomosant avec — 9, gastro-épiploïque gauche. — 10, 10, rameaux du grand épiploon.

1° *Pancréatiques*. — En nombre variable, les branches pancréatiques se détachent de la splénique au moment où cette artère passe au-dessus du pancréas et se distribuent aux deux faces de cette glande.

2° *Gastro-épiploïque gauche*. — Elle naît au niveau de la grosse tubérosité

9***

de l'estomac et se dirige d'abord en bas et en avant sur l'extrémité gauche de la grande courbure. Puis, elle parcourt horizontalement de gauche à droite cette grande courbure jusqu'à la ligne médiane, où elle s'anastomose à plein canal avec la gastro-épiploïque droite, branche de l'hépatique.

Comme cette dernière, la gastro-épiploïque gauche fournit dans son trajet :

a. Des *rameaux ascendants* ou *gastriques*, qui se répandent de bas en haut sur les deux faces de l'estomac ;

b. Des *rameaux descendants* ou *épiploïques*, qui cheminent d'abord de haut en bas, puis de bas en haut, entre les deux feuillets du grand épiploon jusqu'au côlon transverse où ils se terminent.

3° *Vaisseaux courts.* — Les vaisseaux courts (*vasa breviora*), au nombre de deux à six, tirent leur origine soit de la splénique, soit de ses branches terminales. Ils se portent horizontalement sur la grosse tubérosité de l'estomac et s'y ramifient, en s'anastomosant d'une part avec les rameaux gastriques de l'artère précédente, d'autre part avec les rameaux cardiaques de la coronaire stomachique.

Résumé de la splénique.

a). *Br. collatérales* { 1° Pancréatiques. — 2° Gastro-épiploïque gauche. { r. gastriques. / r. épiploïques. — 3° Vaisseaux courts.

b). *Br. terminales* .... | a. de la rate.

3° **Artère coronaire stomachique** (fig. 541 et 542). — L'artère coronaire stomachique, ainsi appelée parce qu'elle parcourt à la manière d'une demi-couronne la petite courbure de l'estomac, est la plus petite des trois branches du tronc cœliaque. Elle se porte d'abord en haut et à gauche sur le côté du cardia. Puis, elle s'infléchit brusquement sur elle-même et chemine alors horizontalement de gauche à droite, le long de la petite courbure de l'estomac, jusqu'au voisinage du pylore où elle s'anastomose à plein canal, comme nous l'avons déjà vu, avec la terminaison de la pylorique, branche de l'hépatique.

Chemin faisant, la coronaire stomachique abandonne par sa concavité quelques rameaux ascendants, toujours fort grêles, qui se perdent entre les deux feuillets de l'épiploon gastro-hépatique. Par sa convexité, elle fournit des rameaux plus importants que l'on distingue en rameaux *œsophagiens,* rameaux *cardiaques* et rameaux *gastriques :*

1° *Rameaux œsophagiens.* — Ils traversent l'orifice œsophagien du diaphragme et se distribuent à la partie inférieure de l'œsophage, en s'anastomosant avec les artères œsophagiennes moyennes, venues de l'aorte (p. 126).

2° *Rameaux cardiaques.* — Ils se portent transversalement sur les deux faces du cardia et descendent ensuite sur la grosse tubérosité de l'estomac, où ils s'anastomosent avec les vaisseaux courts.

3° *Rameaux gastriques.* — Nés de toute la longueur de la coronaire, ils descendent en se ramifiant sur l'une et l'autre face de l'estomac et s'y anasto-

mosent avec les rameaux gastriques ascendants, provenant des deux gastro-
épiploïques.

Il résulte de la description qui précède relativement aux anastomoses des
artères destinées à l'estomac, que cet organe est entouré par un cercle complet, qui, partant du cardia, longe d'abord la petite courbure, descend ensuite
en arrière du pylore, contourne la grande courbure et remonte le long de la
grosse tubérosité jusqu'au cardia, son point de départ. La partie supérieure
et la partie inférieure de ce *grand cercle gastrique* sont réunies l'une à
l'autre par des anastomoses verticales, occupant les unes la face antérieure,
les autres la face postérieure de l'estomac. Il est facile de se rendre compte
que les anastomoses antérieures, réunies aux anastomoses postérieures
correspondantes, constituent autant de nouveaux cercles dont le plan est
perpendiculaire au grand cercle gastrique, où, ce qui revient au même, à
l'axe transversal de l'estomac. — (Pour la terminaison de ces artères, voy.
Estomac.)

Résumé de la coronaire stomachique.

a). *Br. collatérales*
{ 1° Par sa concavité..... { r. épiploïques.
{ 2° Par sa convexité.. . { r. œsophagiens.
{ r. cardiaques.
{ r. gastriques.

b). *Br. terminale.* | S'anastomose avec la pylorique.

Variétés. — Le tronc cœliaque peut être plus long que d'habitude, comme aussi il
peut être réduit à une longueur de quelques millimètres seulement; enfin, il peut manquer, ses trois branches naissant isolément de l'aorte. — Il peut n'avoir que deux branches, généralement la coronaire et la splénique, l'hépatique provenant d'ailleurs. — Par
contre, il peut avoir quatre branches au lieu de trois, la branche surnuméraire étant une
deuxième coronaire ou une gastro-duodénale. — On l'a vu fournir encore accidentellement une splénique accessoire, la mésentérique supérieure, la colique moyenne. — Dans
le cas où l'hépatique provient de la mésentérique supérieure, le tronc cœliaque fournit le
plus souvent la gastro-épiploïque droite.
— La *coronaire stomachique* naît quelquefois directement de l'aorte. — On l'a vue double.
— Elle fournit parfois une ou plusieurs diaphragmatiques, une splénique accessoire, une
hépatique accessoire. — Hyrtl décrit comme une disposition constante la présence d'une
branche, qui remonterait vers l'extrémité gauche du sillon transverse du foie et là s'anas-
tomoserait avec la branche gauche de l'artère hépatique.
— L'*hépatique* peut provenir accidentellement de la mésentérique supérieure.—Sa branche
gauche naît assez fréquemment de la coronaire, quelquefois de la mésentérique ou même
de la splénique. — On la voit parfois donner une diaphragmatique. — On a signalé des
hépatiques accessoires provenant de la coronaire, de l'aorte, de la mésentérique supérieure, de la rénale droite. — On a vu, de même, l'artère de la vésicule biliaire naître de
la mésentérique supérieure.
— La *splénique* se divise quelquefois en deux branches à peu de distance de son origine.
— On l'a vue fournir accidentellement : la branche gauche de l'artère hépatique, une hépatique accessoire, la gastro-épiploïque droite, la colique moyenne, la mésentérique inférieure.

§ IV. — ARTÈRE MÉSENTÉRIQUE SUPÉRIEURE (fig. 543)

Impaire et médiane, l'artère *mésentérique supérieure* se détache de la face
antérieure de l'aorte, à 1 ou 2 centimètres au-dessous du tronc cœliaque, et
se distribue par des branches fort nombreuses à tout l'intestin grêle et à la
moitié droite du gros intestin.

Immédiatement après son origine, la mésentérique supérieure descend en arrière du pancréas, se dégage de cette glande au niveau de son bord inférieur et croise alors verticalement la face antérieure du duodénum, dont elle forme la limite inférieure. Descendant ensuite entre les deux feuillets péritonéaux du mésentère, elle se porte vers le cœcum en décrivant une longue courbe à concavité dirigée à droite; c'est là qu'elle se termine en s'anastomosant avec la colique inférieure droite, l'une de ses propres branches, et en jetant quelques artérioles sur le cœcum et l'extrémité inférieure de l'iléon.

Avant son entrée dans le mésentère, la mésentérique supérieure fournit quelques rameaux au pancréas et au duodénum et une artère *pancréatico-duodénale*, qui se distribue à la fois à ces deux organes. Arrivée dans le mésentère dont elle suit le bord postérieur, elle émet : a. *par sa concavité*, trois grosses branches qui se portent à la moitié droite du côlon et qu'on appelle pour cette raison artères coliques droites; b. *par sa convexité*, une longue série de rameaux qui sont destinés à l'intestin grêle.

1° Rameaux pancréatiques. — Ils naissent en arrière du pancréas et se distribuent à cette glande, en s'anastomosant avec les rameaux pancréatiques fournis par la splénique.

2° Rameaux duodénaux. — Ils se séparent de la mésentérique supérieure à son passage au-dessous du pancréas et se jettent dans la troisième portion du duodénum.

3° Artère pancréatico-duodénale. — Très variable comme volume, cette branche de la mésentérique supérieure chemine de gauche à droite, entre la tête du pancréas et le duodénum, et s'anastomose avec une artère de même nom (p. 134) provenant de la gastro-épiploïque droite.

4° Artères coliques droites. — Ces artères, destinées à la moitié droite du gros intestin, tirent leur origine de la concavité de la mésentérique supérieure et passent du mésentère où elles sont primitivement contenues dans cet autre repli du péritoine (mésocôlon lombaire droit) qui rattache la moitié droite du gros intestin à la paroi postérieure de l'abdomen. On compte trois artères coliques droites (quelquefois deux seulement) que l'on distingue en *supérieure, moyenne* et *inférieure* :

a. La *colique droite supérieure* naît le plus souvent à la hauteur du duodénum. Elle se porte obliquement en haut et en dehors et se bifurque en deux branches : l'une *ascendante*, qui s'anastomose par inosculation sur la ligne médiane avec le rameau analogue de la colique gauche supérieure (voy. plus loin p. 144); l'autre *descendante*, qui s'anastomose de la même façon avec une branche ascendante de la colique droite moyenne.

b. La *colique droite moyenne* se dirige horizontalement en dehors et se divise de même en deux branches : une *branche ascendante*, qui se réunit avec la branche descendante de l'artère précédente; une *branche descendante*, qui s'anastomose, toujours à plein canal, avec la branche ascendante de la colique droite inférieure.

c. La *colique droite inférieure* naît dans le voisinage du cœcum et affecte, dans son trajet, une direction oblique en bas et en dehors. Comme ses homologues, elle se divise, peu après son origine, en deux branches : l'une *ascendante*, qui s'anastomose, comme nous venons de le voir, avec la branche descendante

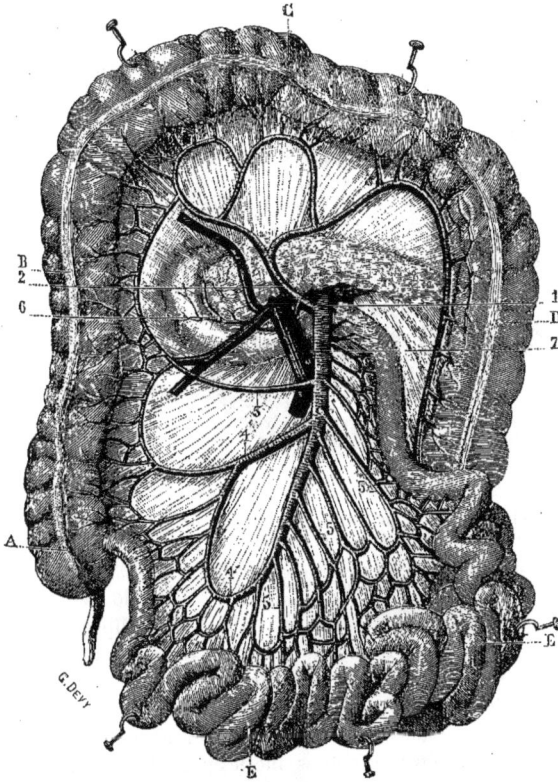

Fig. 543.

Artère mésentérique supérieure.

A, cœcum. — B, côlon ascendant. — C, côlon tranverse érigné en haut. — D, côlon descendant. — E, intestin grêle, érigné en bas et à gauche. — 1, tronc de l'artère mésentérique supérieure. — 2, colique droite supérieure. — 3, colique droite moyenne. — 4, colique droite inférieure, s'anastomosant en — 4', avec la terminaison de la mésentérique supérieure. — 5, 5, artères de l'intestin grêle. — 6, une artère pancréatico-duodénale. — 7, grande veine mésaraïque.

de la colique droite moyenne ; l'autre *descendante*, qui se recourbe en bas et en dedans pour se réunir avec la terminaison de la mésentérique supérieure.

De ces différentes anastomoses, par lesquelles se terminent les artères coliques droites, résulte une série de longues arcades dont la convexité regarde le gros intestin. Ces arcades donnent à leur tour naissance, par leur convexité, à de nouvelles artères, plus petites mais aussi plus nombreuses que les coliques don elles émanent : elles se dirigent toutes vers le gros intestin et s'y terminent, soit directement, soit en formant de nouvelles arcades. Les *inférieures* se ramifient sur le cœcum, en envoyant constamment un rameau long et grêle à l'appendice cœcal; les *moyennes* se distribuent au côlon ascendant, les *supérieures* à la moitié droite du côlon transverse.

5° **Branches de l'intestin grêle.** — Les branches de l'intestin grêle, en nombre fort variable (de 12 à 20), naissent toutes de la convexité de la mésentérique supérieure et se portent obliquement en bas et en avant, entre les deux feuillets du mésentère, vers le bord concave de l'intestin grêle. Après un trajet de 5 à 10 centimètres, ces artères se divisent chacune en deux rameaux : l'un supérieur, l'autre inférieur. Le *rameau supérieur* s'anastomose par inosculation avec le rameau inférieur de l'artère qui est au-dessus. Le *rameau inférieur* s'anastomose de même, avec le rameau supérieur de l'artère qui est au-dessous. Il en résulte une longue série d'arcades dont la convexité est tournée en avant du côté de l'intestin grêle.

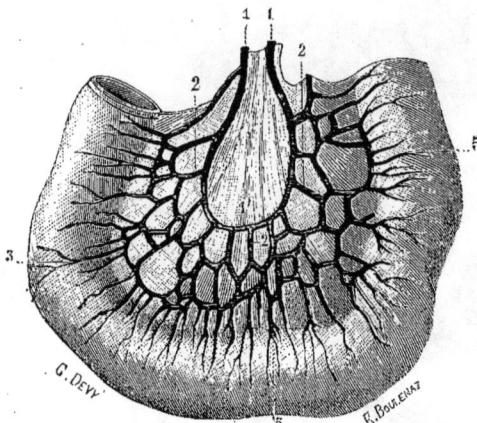

Fig. 544.

Une anse d'intestin grêle, pour montrer le mode de distribution des artères intestinales.

1, 1, deux branches artérielles s'anastomosant en anse en 1'. — 2, 2, 2, Rameaux naissant de la convexité de cette anse pour former un système d'anses plus petites. — 3, 3, 3, branches terminales.

De chacune de ces arcades partent en divergeant quatre ou cinq rameaux, qui se bifurquent et s'anastomosent à leur tour en donnant naissance à une nouvelle série d'arcades plus petites que les précédentes. Au-devant d'elles se trouve une troisième et quelquefois même une quatrième série d'arcades, formées de la même façon et toujours orientées dans le même sens, la convexité regardant l'intestin. Finalement, on voit se détacher des dernières arcades une multitude d'artérioles qui se jettent sur les deux faces de l'intestin grêle et se ramifient dans ses différentes tuniques (voy. *Intestin grêle*).

Résumé de la mésentérique supérieure.

a). *Br. collatérales* ......
{
r. pancréatiques.
r. duodénaux.
a. pancréatico-duodénale.
a. colique droite supérieure.
a. colique droite moyenne.
a. colique droite inférieure.
br. de l'intestin grêle.
}

b). *Br. terminale* .... | r. anastomotique. coliq. inf.⁶ droite

Variétés. — La mésentérique supérieure fournit accidentellement : la gastro-duodénale, la gastro-épiploïque droite, une pancréatique, une hépatique ou une splénique
accessoire, l'artère de la vésicule biliaire. — Dans un cas d'absence de la mésentérique
inférieure (FLEISCHMANN), la mésentérique supérieure fournissait les coliques droites et
l'hémorrhoïdale supérieure. — HALLER et HYRTL ont observé chacun un cas de persistance
de l'artère omphalo-mésentérique : dans le cas de HALLER, l'artère anormale se dirigeait
vers l'ombilic et jetait une branche sur l'ouraque; dans le cas de HYRTL, elle se perdait
dans le muscle grand droit de l'abdomen.

§ V. — ARTÈRES CAPSULAIRES MOYENNES (fig. 540)

Au nombre de deux, l'une droite, l'autre gauche, les artères *capsulaires
moyennes* naissent sur les côtés de l'aorte, un peu au-dessous du point d'émergence de la mésentérique supérieure. De là, elles se portent horizontalement
en dehors, glissant entre le péritoine et les piliers du diaphragme, et viennent
se terminer sur les deux faces des capsules surrénales où elles s'anastomosent,
d'une part avec la capsulaire supérieure, branche de la diaphragmatique
inférieure, d'autre part avec la capsulaire inférieure, branche de la rénale.

Variétés. — La capsulaire moyenne peut être très grêle et même faire défaut; elle est
suppléée, dans ce cas, par la capsulaire supérieure ou par la capsulaire inférieure. — On la
voit quelquefois donner naissance à la spermatique, surtout du côté gauche.

§ VI. — ARTÈRES RÉNALES (fig. 540)

Au nombre de deux, l'une droite, l'autre gauche, les *artères rénales* ou
émulgentes naissent sur les côtés de l'aorte, à un travers de doigt au-dessous
de la mésentérique supérieure et se portent horizontalement en dehors, vers le
hile du rein auquel elles sont destinées. Elles sont remarquables par leur
développement qui est en rapport, moins avec le volume du rein, qu'avec
l'activité de cet organe fonctionnant comme émonctoire de l'économie.

Les artères rénales reposent *en arrière* sur la colonne lombaire et sur les
piliers du diaphragme dont elles croisent la direction. Elles répondent *en
avant* aux veines rénales et au péritoine; l'artère rénale du côté droit est
croisée, en outre, par la veine cave inférieure.

Dans leur trajet de l'aorte au hile du rein, les artères rénales fournissent
quelques branches collatérales, savoir :

a. La *capsulaire inférieure*, qui se porte obliquement en haut et en dehors
vers la capsule surrénale, à laquelle elle se distribue en s'anastomosant avec
les autres artères capsulaires;

b. Des *rameaux musculaires*, pour les piliers du diaphragme;

c. Des *rameaux* pour le bassinet et la partie supérieure de l'uretère;

d. Des *rameaux adipeux* (HALLER), pour la couche graisseuse qui entoure
le rein.

Arrivées au hile, les artères rénales se divisent chacune en cinq ou six
branches terminales, qui pénètrent dans le parenchyme rénal entre le bassinet et les divisions de la veine rénale et se terminent dans cet organe

suivant une modalité, aujourd'hui bien connue, que nous étudierons plus tard
(voy. *Rein*.)

Résumé de l'artère rénale.

a). *Br. collatérales* ......

- a. capsulaire inférieure.
- r. musculaires.
- r. du bassinet et de l'uretère.
- r. adipeux.

b). *Br. terminales* .... | artères rénales proprement dites.

Variétés. — L'artère rénale peut être double, triple, quadruple et même quintuple :
cette anomalie s'explique par ce fait que les branches terminales de la rénale s'isolent
plus tôt que d'habitude. — La rénale droite et la rénale gauche peuvent naître par un
tronc commun (PORTAL). — On a vu la rénale droite passer au-devant de la veine cave
inférieure. — Dans les cas de déplacement du rein, l'artère rénale se détache d'ordinaire
du tronc le plus voisin : c'est ainsi qu'on l'a vue naître de la mésentérique inférieure, de
l'extrémité inférieure de l'aorte, de l'iliaque primitive, de l'iliaque interne, de la sacrée
moyenne. — On rencontre parfois des branches aberrantes qui, au lieu de se rendre au
hile, abordent le rein, soit par sa face antérieure, soit au voisinage de l'une ou l'autre
de ses extrémités. — La rénale fournit anormalement : la diaphragmatique inférieure,
la capsulaire moyenne, la spermatique gauche ou une spermatique accessoire, une ou
plusieurs lombaires, l'hépatique ou des branches accessoires pour le foie, des branches
pancréatiques, des branches intestinales.

La *capsulaire inférieure* peut faire défaut, comme aussi elle peut, plus développée
qu'à l'ordinaire, donner naissance à la diaphragmatique inférieure.

Au sujet des variétés de l'artère rénale, voyez MACALISTER, in *Journ. of Anat. and Phys.*,
1883, vol. XVII, p. 250.

§ VII. — ARTÈRES SPERMATIQUES (fig. 540)

(*Utéro-ovariennes* chez la femme.)

Les *artères spermatiques*, au nombre de deux, l'une gauche, l'autre droite,
sont destinées à la glande génitale, le testicule chez l'homme, l'ovaire chez la
femme. Elles naissent sur la face antérieure de l'aorte, un peu au-dessous des
artères rénales, tantôt par un tronc commun, tantôt isolément, souvent même
à des hauteurs un peu différentes. Obliques en bas et en dehors, les artères
spermatiques descendent en arrière du péritoine, en avant du psoas et de l'uré-
tère qu'elles croisent à angle très aigu et arrivent ainsi sur les côtés du bassin.
Là, elles s'infléchissent sur elles-mêmes et se dirigent vers l'orifice interne du
canal inguinal (t. I, p. 604) en passant, celle du côté gauche au-dessous de l's
iliaque du côlon, celle du côté droit au-dessous de la terminaison de l'intestin
grêle. Elles parcourent ensuite le canal inguinal dans toute son étendue, en
se mêlant aux autres éléments du cordon, sortent de ce canal par son orifice
externe et descendent alors dans les bourses, pour se terminer dans la glande
séminale.

Durant ce long trajet, l'artère spermatique abandonne plusieurs petites
branches collatérales, savoir :

a. Quelques fins rameaux à la portion moyenne de l'uretère et aux ganglions lymphatiques de la région lombaire ;

b. Un rameau, constant d'après HALLER, qui se dirigerait vers l'extrémité
inférieure du rein et se perdrait dans l'atmosphère graisseuse de cet organe ;

c. Quelques rameaux au cordon et au crémaster, rameaux s'anastomosant
toujours avec les divisions des artères honteuses externes.

Arrivées dans les bourses, les artères spermatiques se divisent en deux branches terminales : a. l'une *épididymaire*, destinée à l'épididyme ; b. l'autre *testiculaire*, qui se ramifie dans le testicule lui-même (voy. *Testicule*).

Résumé de l'artère spermatique.

a). *Br. collatérales.* { r. pour l'uretère. / r. rénal. / r. pour le cordon.
b). *Br. terminales.* { br. épididymaire. / br. testiculaire.

Artère utéroovarienne. — Chez la femme, l'artère spermatique prend le nom d'*utéro-ovarienne*. Depuis son origine jusqu'au bassin, elle ne diffère pas de la spermatique. Mais, tandis qu'au niveau du bassin la spermatique se porte obliquement en dehors pour gagner l'orifice interne du canal inguinal, l'utéro-ovarienne, toujours très flexueuse, se porte obliquement en dedans pour descendre dans l'excavation pelvienne et venir se placer entre les deux feuillets du ligament large. Elle abandonne quelques ramuscules à ces ligaments, puis se partage en deux branches : a. une *branche ovarienne*, qui se jette sur l'ovaire et se perd dans son épaisseur après avoir fourni quelques rameaux à la trompe de Fallope (voy. *Ovaire*) ; b. une *branche utérine*, qui longe de haut en bas les bords de l'utérus et se distribue à cet organe en s'anastomosant avec l'artère utérine, branche de l'hypogastrique (voy. *Utérus*).

Résumé de l'artère utéro-ovarienne.

a). *Br. collatérales* { comme ci-dessus, / plus : / r. pour ligam. larges.
b). *Br. terminales.* { br. ovarienne. / br. utérine.

Variétés. — Les artères spermatiques peuvent naître de la rénale ou de la capsulaire moyenne. — L'une des deux peut être double, disposition qui est loin d'être rare. — Il en existait trois d'un seul côté dans un cas de B. Quain : deux naissant de l'aorte, la troisième provenant de la rénale. — Par contre, l'une des deux spermatiques ou toutes les deux à la fois peuvent manquer et être remplacées, dans ce cas, par des branches issues de l'hypogastrique.

§ VIII. — ARTÈRE MÉSENTÉRIQUE INFÉRIEURE (fig. 545)

Impaire et médiane comme la mésentérique supérieure, la *mésentérique inférieure* se détache de la face antérieure de l'aorte, à 5 ou 6 centimètres au-dessus de sa terminaison. Elle descend obliquement en bas et en dehors vers le côté gauche du bassin, en décrivant une légère courbe à concavité dirigée à droite. Recouverte par le péritoine dans toute son étendue, elle repose successivement dans son trajet sur la face antérieure de l'aorte et sur le psoas. Elle est située dans l'épaisseur du mésocôlon iliaque.

Au point de vue de sa distribution, la mésentérique inférieure ne fournit aucune branche par sa concavité. Par sa convexité, au contraire elle émet trois branches volumineuses, dites *coliques* gauches, et se termine en prenant le nom d'*hémorrhoïdale supérieure*.

1° **Artères coliques gauches.** — Destinées à la moitié gauche du gros intestin, les artères coliques gauches sont au nombre de trois (quelquefois

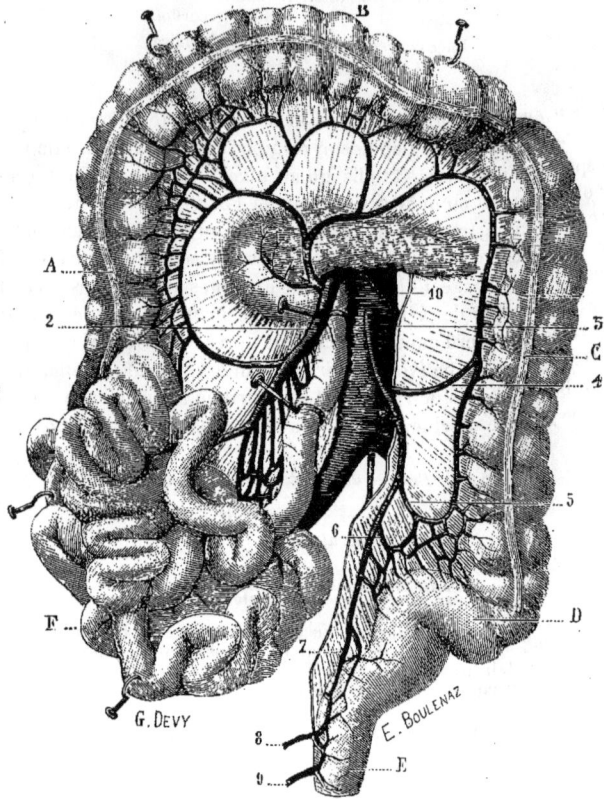

Fig. 545.

Artère mésentérique inférieure.

A, côlon ascendant. — B, côlon transverse érigné en haut. — C, côlon descendant. — D, S iliaque du côlon — E, rectum. — F, masse de l'intestin grêle, érigée en bas et à droite. — 1, aorte abdominale. — 2, mésentérique supérieure et ses branches. — 3, mésentérique inférieure. — 4, colique gauche supérieure. — 5, colique gauche moyenne. — 6, colique gauche inférieure. — 7, hémorrhoïdale supérieure. — 8, hémorrhoïdale moyenne. — 9, hémorrhoïdale inférieure.

deux seulement) que l'on distingue en *supérieure*, *moyenne* et *inférieure*. Elles naissent successivement de la convexité de la mésentérique inférieure et se portent en divergeant : la *colique gauche supérieure*, obliquement en haut et en dehors vers la partie supérieure du côlon descendant; la *colique gauche moyenne* et la *colique gauche inférieure*, obliquement en bas et en dehors vers la partie inférieure du côlon descendant et l'*S* iliaque du côlon.

Se comportant absolument comme les coliques du côté droit, les coliques gauches s'engagent dans le mésocôlon, se bifurquent et s'anastomosent par inosculation de façon à former de longues arcades dont la convexité regarde en dehors. De la convexité de ces arcades s'échappent ensuite de nombreux rameaux qui gagnent la paroi du gros intestin, soit directement, soit en constituant préalablement de nouvelles arcades plus petites : cette dernière disposition s'observe constamment au niveau de l'*S* iliaque du côlon.

2° **Hémorrhoïdale supérieure** (fig. 545). — L'hémorrhoïdale supérieure, continuation de la mésentérique inférieure, descend dans l'excavation pelvienne et se place immédiatement sur la ligne médiane entre les deux feuillets du mésorectum. Elle abandonne, tout d'abord, au tiers supérieur du rectum de nombreux rameaux qui pénètrent celui-ci par sa face postérieure. Puis, arrivée à la partie moyenne du sacrum, elle se partage en deux branches, l'une *droite*, l'autre *gauche*, qui descendent sur les faces latérales du rectum jusqu'à l'anus, en couvrant de leurs ramifications la face antérieure et la face postérieure de cette dernière portion du gros intestin.

Ces ramifications terminales de l'*hémorrhoïdale supérieure* s'anastomosent largement avec deux autres artères hémorrhoïdales que nous décrirons ultérieurement : l'*hémorrhoïdale moyenne*, branche de l'hypogastrique et l'*hémorrhoïdale inférieure*, branche de la honteuse interne (voy. *Rectum*).

Résumé de la mésentérique inférieure.

a). *Br. collatérales* .... { a. colique gauche supérieure.
                               { a. colique gauche moyenne.
                               { a. colique gauche inférieure.

b). *Br. terminale* .... | a. hémorrhoïdale supérieure.

Variétés. — La mésentérique inférieure peut faire défaut; elle est suppléée, dans ce cas, par la mésentérique supérieure. — On l'a vue donner naissance à la colique droite supérieure, à une hépatique accessoire, à une rénale accessoire. — HYRTL a signalé, sous le nom de *mésentérique moyenne*, un vaisseau naissant de l'iliaque primitive et donnant des branches au côlon transverse et au côlon descendant.

ARTICLE IV

BRANCHES TERMINALES DE L'AORTE

Arrivée au niveau de la quatrième vertèbre lombaire ou du disque intervertébral qui sépare la quatrième de la cinquième, l'artère aorte, sensiblement amoindrie par les nombreuses branches collatérales qu'elle a abandonnées sur son parcours, se divise en trois branches terminales d'importance bien différente : une branche *moyenne*, toute petite, l'*artère sacrée moyenne*; deux branches *latérales*, relativement très volumineuses, les deux *artères iliaques primitives*.

En réalité, comme le démontre surabondamment l'anatomie comparée, l'artère sacrée moyenne n'est que la continuation de l'aorte, subissant ici une atrophie parallèle à celle que présentent les segments vertébraux, sacrum et coccyx, sur lesquels elle repose. Nous verrons tout à l'heure que son mode de distribution confirme pleinement cette homologie de l'artère sacrée moyenne avec l'aorte sacro-coccygienne des mammifères pourvus de queue. Comme conséquence, les deux artères iliaques primitives descendent au rang de simples branches collatérales de l'aorte et se détachent de ce dernier vaisseau, soit isolément (*faits dans lesquels l'artère sacrée moyenne naît dans l'angle même de réunion des deux iliaques*), soit par un tronc commun (*faits dans lesquels la sacrée moyenne naît un peu au-dessus de cet angle*).

Nous suivrons néanmoins la classification ordinaire, quoique inexacte, et décrirons successivement, comme branches terminales de l'aorte :

1° L'*artère sacrée moyenne;*

2° Les deux *artères iliaques primitives*, ces deux artères se bifurquant bientôt elles-mêmes pour former : l'*iliaque interne* destinée au bassin et l'*iliaque externe* destinée au membre inférieur ou pelvien.

§ 1. — ARTÈRE SACRÉE MOYENNE (fig. 546 et 547)

Impaire et médiane comme l'aorte qu'elle continue, l'artère sacrée moyenne se porte verticalement en bas, en cheminant au-devant de la cinquième vertèbre lombaire tout d'abord, puis au-devant du sacrum et du coccyx.

Dans ce trajet, la sacrée moyenne fournit plusieurs branches collatérales que l'on peut, par analogie avec les collatérales de l'aorte, diviser en *pariétales* et *viscérales*.

1° *Branches pariétales*. — Les branches pariétales, homologues des intercostales et des lombaires, se détachent de la sacrée moyenne par paires symétriques et se portent horizontalement en dehors pour se distribuer d'une part au canal rachidien, d'autre part aux parois de l'abdomen et du bassin. La première de ces artères pariétales naît au niveau de la cinquième vertèbre lombaire et constitue la cinquième des artères lombaires, dont les quatre premières proviennent, ainsi que nous l'avons déjà vu (p. 132), de l'aorte abdominale. Comme les lombaires aortiques, elle se porte au-devant du trou de conjugaison correspondant et s'y divise en deux rameaux, l'un et l'autre très grêles : un *rameau postérieur* ou *dorso-spinal*, qui se perd en partie dans le canal rachidien, en partie dans les muscles spinaux; un *rameau antérieur*, qui se distribue aux muscles psoas et iliaque.

Les autres branches pariétales se détachent au niveau du sacrum. En nombre égal à celui des vertèbres sacrées, elles se dirigent en dehors vers les trous sacrés antérieurs (véritables trous de conjugaison de la colonne sacrée), abandonnent chemin faisant quelques rameaux musculaires, périostiques et osseux et se réunissent, au-devant des trous précités, avec les branches également transversales de la sacrée latérale.

2° *Branches viscérales.* — Les branches viscérales de la sacrée moyenne, variables en nombre, mais toujours très grêles, naissent à différentes hauteurs et se portent à la face postérieure du rectum où elles se terminent en s'anastomosant avec les artères hémorrhoïdales.

Arrivée à la face antérieure du coccyx, la sacrée moyenne s'anastomose de nouveau en arcades avec les sacrées latérales et se prolonge ensuite, sous la forme d'un ramuscule excessivement ténu, jusqu'à la *glande coccygienne* de LUSCHKA dans l'épaisseur de laquelle elle se termine.

LUSCHKA (*Der Hirnanhang und die Steissdrüse des Menschen*, Berlin, 1860) a donné ce nom impropre de glande coccygienne à une petite masse, arrondie ou lobulée, que l'on trouve chez l'homme directement appliquée contre la dernière pièce du coccyx. Elle mesure à peine quelques millimètres de diamètre. — Examinée au microscope, elle nous apparaît comme constituée par un amas de petits vaisseaux baignant dans un stroma conjonctif. Ces vaisseaux se disposent en plexus fort irréguliers et sont entourés par des éléments cellulaires qui présentent la plus grande analogie avec les cellules de la lymphe. — La signification de ce petit nodule est restée longtemps fort obscure. GEGENBAUR croit pouvoir le considérer aujourd'hui comme résultant de transformations subies par les branches spinales de l'artère sacrée moyenne sur un point où le canal vertébral n'existe plus et où ces branches n'ont plus de rôle. Sa formation serait donc liée à la disparition de la queue, c'est-à-dire à la disparition de la moelle coccygienne et du canal osseux qui l'enveloppait.

Résumé de la sacrée moyenne.

a). *Br. collatérales*........ { pariétales....... { 5° lombaire. { br. sacrées. viscérales .... | br. hémorrhoïdales.

b). *Br. terminale*........ | aboutit à la glande coccygienne.

Variétés. — Dans son trajet descendant, la sacrée moyenne se dévie quelquefois de la ligne médiane, soit à droite, soit à gauche. — On l'a vue naître, dans certains cas, de l'iliaque primitive, principalement du côté gauche. — Elle fournit anormalement la rénale (dans le cas de déplacement du rein) et l'hémorrhoïdale moyenne.

§ 11. — ARTÈRE ILIAQUE PRIMITIVE (fig. 540 et 546)

Au nombre de deux, l'une droite, l'autre gauche, les artères iliaques primitives s'étendent obliquement du bord inférieur de la quatrième vertèbre lombaire à la symphyse sacro-iliaque, où elles se terminent en se bifurquant. Leur longueur moyenne est de cinq à six centimètres.

Recouvertes *en avant* par le péritoine et par l'uretère qui les croise en X, les artères iliaques primitives reposent successivement, *en arrière*, sur le côté de la cinquième vertèbre lombaire d'abord et puis sur le bord interne du psoas. Elles sont séparées l'une de l'autre par un espace triangulaire dont la base s'étend d'une articulation sacro-iliaque à l'autre et dont le sommet répond naturellement à la terminaison même de l'aorte. Leur angle d'écartement mesure, d'après C. KRAUSE, soixante-cinq degrés chez l'homme, soixante-quinze chez la femme.

Les artères iliaques primitives présentent avec les veines de même nom des rapports immédiats qui varient légèrement à gauche et à droite. En principe, les deux veines sont placées en arrière des artères correspondantes. Mais, tandis que la veine iliaque primitive du côté droit conserve cette situation dans toute

son étendue, la veine iliaque primitive gauche occupe tout d'abord la partie
postérieure de l'artère, gagne ensuite son côté interne et finalement passe
en arrière de l'artère iliaque primitive droite, pour se jeter dans la veine cave

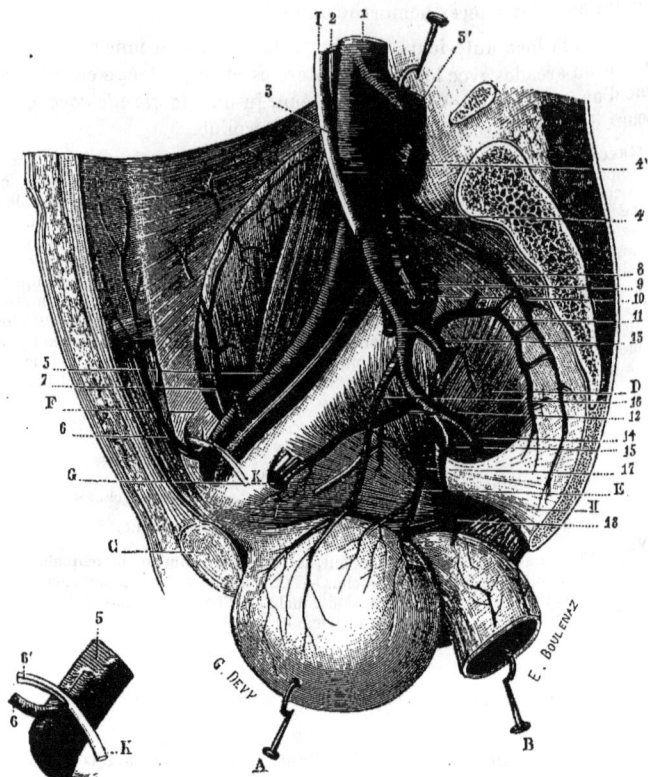

Fig. 546.

Artères iliaques du côté droit et leurs branches, chez l'homme.

A, vessie érignée en bas. — B, rectum érigné en bas et à gauche. — C, symphyse pubienne. — D, muscle
pyramidal du bassin. — E, muscle releveur de l'anus. — F, orifice interne du canal inguinal. — G, trou obturateur. — H, ligament sacro-sciatique. — I, uretère. — K, canal déférent ; — 1, aorte abdominale. — 2, veine
cave inférieure. — 3, 3, artères iliaques primitives droite et gauche. — 4, 4, veines iliaques primitives droite et
gauche. — 5, artère iliaque externe avec ses deux branches ; 6, l'épigastrique ; 7, la circonflexe iliaque ; 8,
artère sacrée moyenne. — 9, artère iliaque interne, avec ses collatérales : 10, l'ilio-lombaire ; 11, la sacrée
moyenne ; 12, l'obturatrice ; 13, la fessière ; 14, l'ischiatique ; 15, la honteuse interne ; 16, l'ombilicale ; 17, la
vésicale inférieure ; 18, l'hémorrhoïdale moyenne.

inférieure, laquelle est située, comme on le sait, à droite de la ligne médiane
et de l'aorte.

Distribution. — Dans son trajet, l'artère iliaque primitive ne fournit que
quelques branches insignifiantes et sans nom, qui se perdent dans le tissu
cellulaire ambiant, sur les ganglions lymphatiques voisins, sur les veines
iliaques primitives, ainsi que dans les muscles psoas et iliaque. En atteignant

la symphyse sacro-iliaque, elle se partage en deux branches terminales : l'une *interne* ou *artère iliaque interne*, l'autre *externe* ou *artère iliaque externe*. Nous consacrerons à ces deux importantes artères les deux paragraphes suivants.

Variétés. — L'une ou l'autre des deux iliaques primitives peut être plus longue (jusqu'à 8 centimètres) ou plus courte (2 à 4 centimètres) que d'habitude (W. KRAUSE). — Le niveau de leur origine varie, bien entendu, avec celui de la bifurcation de l'aorte, celle-ci se terminant 3 fois sur 100 au-dessus de la quatrième lombaire, et 11 fois sur 100 au-devant de la cinquième (W. KRAUSE). — L'iliaque primitive, plus longue que d'habitude, est fréquemment flexueuse. — C'est en général la gauche qui descend plus bas que la droite (QUAIN).—Dans deux cas (CRUVEILHIER à droite, WALSHAM à gauche), l'iliaque primitive était absente, ses deux branches terminales naissant isolément de l'aorte.

Dans un cas aussi intéressant que rare, observé par PRINCETEAU (*Th. Bordeaux*, 1884) l'artère iliaque primitive du côté droit faisait défaut et se trouvait suppléée par un énorme tronc qui, suivant exactement le trajet de la troisième lombaire, passait successivement en arrière du psoas, du carré des lombes et du muscle iliaque et se bifurquait finalement à la partie moyenne de la fosse iliaque interne en deux branches, lesquelles devenaient, l'une l'hypogastrique, l'autre la fémorale.

Accidentellement, l'iliaque primitive peut fournir : la sacrée moyenne, une sacrée latérale supérieure, l'ilio-lombaire, une ou plusieurs lombaires (5e, 4e ou 3e), une rénale accessoire, l'ombilicale, l'obturatrice, une mésentérique moyenne (HYRTL) déjà mentionnée.

§ III. — ARTÈRE ILIAQUE INTERNE OU HYPOGASTRIQUE (fig. 546 et 547)

Branche de bifurcation interne de l'iliaque primitive, *l'artère iliaque interne*, que l'on désigne encore sous le nom d'*hypogastrique*, prend naissance au niveau de la symphyse sacro-iliaque où elle se sépare de l'iliaque externe à angle aigu ; elle a une longueur de deux à quatre centimètres. Se portant obliquement de haut en bas et un peu d'avant en arrière, elle descend dans le petit bassin en dedans du psoas, en arrière du péritoine. Arrivée à la partie supérieure de la grande échancrure sciatique, elle s'épanouit en un bouquet d'artères qui sont au nombre de neuf chez l'homme et de onze chez la femme.

Ces différentes artères se détachent de l'iliaque interne, tantôt isolément, tantôt par des troncs communs. Bon nombre d'anatomistes, à l'exemple de QUAIN, les font dériver de deux troncs principaux, l'un antérieur, l'autre postérieur ; mais une pareille disposition est loin d'être constante. En réalité, l'ordre dans lequel naissent les nombreuses branches de l'hypogastrique « varie à l'infini » comme le fait remarquer avec beaucoup de raison le professeur THEILE.

Distribution. — Ce qui est beaucoup plus constant, c'est le mode de distribution de ces artères. A ce point de vue, l'hypogastrique donne deux ordres de branches : 1° des branches qui sortent du bassin pour se distribuer à des organes plus ou moins éloignés de cette cavité ; 2° des branches qui se terminent dans le bassin lui-même. Ces dernières se subdivisent à leur tour en deux groupes, savoir : *a.* des artères destinées aux parois du bassin ; *b.* des artères qui se distribuent aux différents viscères contenus dans cette cavité.

Nous étudierons donc successivement, au point de vue descriptif, en ce qui concerne la distribution de l'hypogastrique :

1° Ses branches *intra-pelviennes pariétales* ;
2° Ses branches *intra-pelviennes viscérales* ;
3° Ses branches *extra-pelviennes*.

10**

Variétés. — La longueur de l'iliaque interne peut varier entre 13 et 81 millimètres (W. KRAUSE); cette longueur se trouve, bien entendu, en rapport inverse avec celle de l'iliaque primitive. — L'iliaque interne peut manquer comme tronc (ELLIS, ECKHARD); ses branches collatérales proviennent, dans ce cas, de l'iliaque externe. — Elle donne accidentellement : l'artère rénale dans quelques cas de déplacement du rein, la spermatique ou une spermatique accessoire, une épigastrique surnuméraire (PETRALI), plusieurs branches accessoires qui accompagnent généralement les branches ordinaires.

A. — BRANCHES INTRA-PELVIENNES PARIÉTALES

Les branches fournies par l'iliaque interne aux parois du bassin sont au nombre de deux : l'*ilio-lombaire* et la *sacrée latérale*.

1° **Artère ilio-lombaire** (fig. 547). — L'artère ilio-lombaire naît de la partie postérieure de l'hypogastrique. Suivant immédiatement après son origine un trajet rétrograde, elle se porte en haut et en arrière, au-devant du nerf lombo-sacré et en arrière du muscle psoas, où elle se partage en deux branches : l'une *ascendante*, l'autre *transversale* :

a. La *branche ascendante* ou *lombaire* s'élève au-devant des vertèbres lombaires et s'épuise dans les muscles psoas et carré des lombes. Elle envoie d'ordinaire un rameau *spinal* qui pénètre dans le canal vertébral à travers le dernier trou de conjugaison.

b. La *branche transversale* ou *iliaque* se portant horizontalement en dehors, passe en arrière du psoas et se partage en deux rameaux : un *rameau superficiel*, qui chemine entre le fascia iliaca et le muscle iliaque et se distribue à ce dernier muscle, en s'anastomosant avec les divisions de la circonflexe iliaque ; un *rameau profond*, qui chemine entre le muscle iliaque et la fosse iliaque interne et se termine à la fois dans ce muscle, dans le périoste et dans l'os.

Variétés. — On a vu naître l'ilio-lombaire de l'iliaque primitive, de l'iliaque externe, de la fessière, de la sacrée latérale. — Ses deux branches peuvent naître isolément. — Elle est parfois très grêle et se trouve suppléée, dans ce cas, par des branches provenant des dernières lombaires. — Elle était absente dans un cas de DUBRUEIL.

2° **Artère sacrée latérale** (fig. 547). — Il en existe ordinairement deux de chaque côté, l'une *supérieure*, l'autre *inférieure* :

a. L'*artère sacrée latérale supérieure*, très variable par son volume, se porte transversalement en dedans et, après s'être anastomosée avec la sacrée moyenne, s'engage dans le premier trou sacré antérieur. Elle abandonne quelques rameaux à la queue de cheval et, s'échappant du canal sacré par l'un des trous sacrés postérieurs, elle vient se terminer dans les muscles et dans la peau de la partie postérieure du bassin.

b. L'*artère sacrée latérale inférieure* descend le long du bord correspondant du sacrum, en passant en avant du muscle pyramidal et des branches antérieures des nerfs sacrés ; elle se termine au niveau du coccyx, en s'anastomosant en arcade, ainsi que nous l'avons vu (p. 146), avec l'une des divisions de la sacrée moyenne. Chemin faisant, l'artère sacrée latérale inférieure émet trois ordres de rameaux : des *rameaux externes*, qui se dirigent en dehors et se terminent dans les deux muscles pyramidal et ischio-coccygien ; des

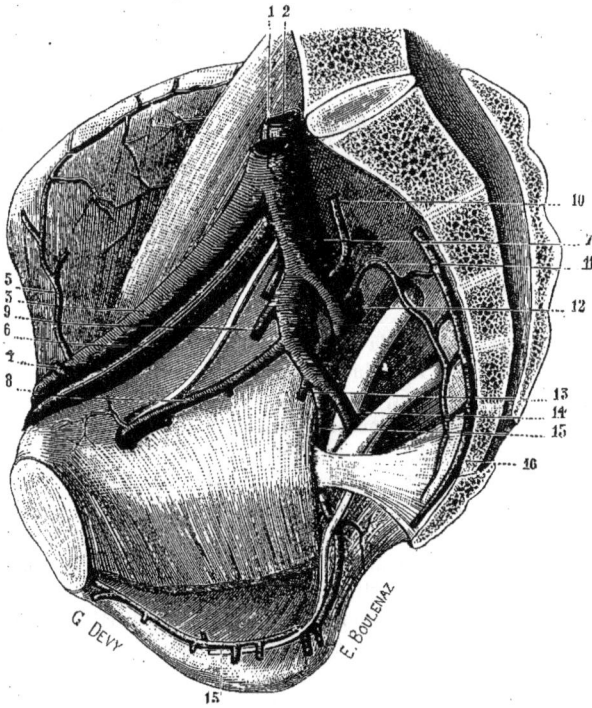

Fig. 547.

Artères iliaque externe et iliaque interne du côté droit, chez l'homme.

1, artère iliaque primitive. — 2, veine iliaque primitive. — 3, artère iliaque externe avec 4, l'épigastrique et 5, la circonflexe iliaque — 6, veine iliaque externe. — 7, artère iliaque interne, avec : 8, l'obturatrice ; 9, l'ombilicale ; 10, l'ilio-lombaire ; 11, la sacrée latérale ; 12, la fessière ; 13, la vésicale ; 14, l'ischiatique ; 15, la honteuse interne. — 16, artère sacrée moyenne.

rameaux internes, qui se portent transversalement en dedans et s'anastomosent avec les divisions également transversales de la sacrée moyenne ; des *rameaux spinaux*, qui pénètrent dans le canal vertébral à travers les trous sacrés antérieurs, abandonnent quelques ramuscules aux nerfs de la queue de cheval et à leurs enveloppes, sortent ensuite du canal par les trous sacrés postérieurs et se terminent dans les parties molles de la région postérieure du sacrum, où ils s'anastomosent avec les divisions de l'artère fessière.

Variétés. — Les deux artères sacrées latérales peuvent naître d'un tronc commun. — On les a vues, dans certains cas, fournir l'hémorrhoïdale moyenne et la vésicale inférieure.

Elles sont au nombre de trois : l'*ombilicale*, la *vésicale inférieure* et l'*hémorrhoïdale moyenne;* la femme possède, en outre, l'*utérine* et la *vaginale*, branches qui n'ont pas leurs homologues chez l'homme.

1° **Artère ombilicale** (fig. 546). — L'artère ombilicale est essentiellement différente chez le fœtus et chez l'adulte :

a. *Chez le fœtus*, elle est tellement considérable qu'elle semble s'échapper de l'aorte par voie de bifurcation et fournir sur son trajet, comme branches collatérales, l'iliaque externe et l'iliaque interne. Elle se porte tout d'abord sur les côtés de la vessie; puis, s'infléchissant en haut, elle s'applique contre la paroi antérieure de l'abdomen et gagne l'ombilic en se rapprochant graduellement de celle du côté opposé. Au niveau de l'ombilic, les deux artères ombilicales, rejointes par la veine de même nom, sortent de la cavité abdominale et s'en vont, le long du cordon, se ramifier dans le placenta où s'opère l'hématose. Dans ce trajet, l'artère ombilicale, en remontant sur les côtés de la vessie, abandonne au réservoir urinaire un ou deux rameaux qui se distribuent à ses parois.

b. *Après la naissance*, la circulation ombilicale s'arrête par suite de la ligature et de la section du cordon; comme conséquence, l'artère ombilicale s'affaisse et se transforme peu à peu en un cordon fibreux qui s'étend de l'artère hypogastrique à l'ombilic. Ce cordon reste perméable, toutefois, dans sa moitié postérieure et constitue alors l'artère ombilicale de l'adulte, rameau relativement grêle qui naît de la face antérieure de l'artère hypogastrique et se porte sur la partie latérale et supérieure de la vessie.

2° **Artère vésicale inférieure** (fig. 546). — Elle naît de la face antérieure de l'hypogastrique et vient se terminer dans la prostate, après avoir recouvert de ses ramifications le bas-fond et la partie postérieure de la vessie. Cette artère fournit constamment chez l'homme une branche longue et grêle, l'*artère déférentielle*, qui se jette sur le canal déférent et l'accompagne jusque dans les bourses où elle s'anastomose avec les divisions de la spermatique.

Indépendamment des branches que lui abandonnent l'ombilicale et la vésicale inférieure, la vessie reçoit encore plusieurs rameaux de l'hémorrhoïdale moyenne et, chez les femmes, de l'utérine ou de la vaginale (voy. *Vessie*).

3° **Artère hémorrhoïdale moyenne** (fig. 546). — L'hémorrhoïdale moyenne, très variable dans son volume, se porte en bas et en dedans, sur les côtés de la portion moyenne du rectum. Après avoir abandonné à cet organe quelques rameaux qui s'anastomosent avec l'hémorrhoïdale supérieure, branche terminale de la mésentérique inférieure (p. 145), elle vient se terminer sur les vésicules séminales et sur la paroi postérieure de la vessie. Elle fournit, dans certains cas, l'artère déférentielle.

4° Artère utérine. — L'artère utérine, oblique en bas et en dedans, gagne le bord de l'utérus, un peu au-dessus du museau de tanche. S'infléchissant alors sur elle-même, elle parcourt ce bord de bas en haut, en jetant sur l'une et l'autre face de l'utérus un grand nombre de rameaux flexueux qui se ramifient dans les parois de cet organe (voy. *Utérus*).

Elle fournit encore (WEBER) quelques ramuscules au ligament large et un rameau *tubo-ovarien*, qui se rend, comme son nom l'indique, à la trompe de Fallope et à l'ovaire.

L'artère utérine s'anastomose constamment avec l'utéro-ovarienne, branche de l'aorte abdominale.

5° Artère vaginale. — Cette artère, oblique en bas et en dedans comme la précédente, se dirige sur les côtés ou bords du vagin et descend, le long de ces bords, jusqu'à la vulve. Dans son trajet, elle abandonne un rameau au col de la vessie et à la partie postérieure de l'urèthre; mais elle se distribue principalement aux parois du vagin, en s'anastomosant sur la ligne médiane avec la vaginale du côté opposé (voy. *Vagin*).

C. — BRANCHES EXTRA-PELVIENNES

Elles sont au nombre de quatre : l'*obturatrice*, la *fessière*, l'*ischiatique* et la *honteuse interne*. La première sort du bassin par le trou obturateur; les trois autres s'échappent par la grande échancrure sciatique.

1° Artère obturatrice (fig. 54). — L'artère obturatrice, très variable dans son origine comme nous le verrons plus loin, se détache ordinairement de la face antérieure de l'hypogastrique. De là, elle se porte horizontalement en avant, longe la paroi de l'excavation pelvienne parallèlement à la ligne innominée (t. I, p. 261) et un peu au-dessous du nerf obturateur qui présente une direction semblable, s'échappe du bassin par la gouttière sous-pubienne et arrive à la région antéro-interne de la cuisse où elle se termine en se bifurquant.

Mais déjà l'obturatrice a fourni, dans le bassin, plusieurs branches collatérales savoir :

a. Deux *rameaux musculaires*, dont l'un, *ascendant*, se porte sur le muscle iliaque et s'anastomose avec les divisions de l'ilio-lombaire (p. 451), et l'autre, *descendant*, se ramifie sur le muscle obturateur interne;

b. Un *rameau pubien*, qui se dirige en dedans sur la face postérieure du corps du pubis et s'anastomose, sur la ligne médiane, avec le rameau similaire du côté opposé ;

c. Un *rameau vésical* (non constant), qui se porte à la face postérieure de la vessie et s'y distribue ;

d. Un *rameau anastomotique*, qui se détache tout près du trou obturateur, remonte de bas en haut, croise perpendiculairement la branche horizontale du pubis et se jette dans l'épigastrique, branche de l'iliaque externe, à quelques millimètres seulement au delà de son origine. Ce rameau anastomotique, jeté entre l'obturatrice et l'épigastrique, présente des variations de volume fort remarquables. Son calibre, en général, est en rapport inverse avec celui de l'obturatrice : l'obturatrice est-elle volumineuse, le rameau anastomotique est grêle ; l'obturatrice est-elle petite, le rameau anastomotique qui l'unit à l'épigastrique est volumineux, tellement volumineux parfois qu'on est autorisé à dire dans ce cas que l'obturatrice tire réellement son origine de l'épigastrique.

Au sortir du bassin, l'artère obturatrice se divise, ainsi que nous l'avons dit plus haut, en deux branches terminales, l'une *interne*, l'autre *externe* : 1° la *branche interne* contourne le rebord interne du trou obturateur, jetant successivement des rameaux sur les muscles obturateur externe, pectiné, droit interne et adducteurs ; elle s'anastomose avec la circonflexe antérieure et envoie d'ordinaire un rameau génital aux enveloppes du testicule chez l'homme, aux grandes lèvres chez la femme ; — 2° la *branche externe* contourne le rebord externe du trou obturateur et, après avoir fourni quelques rameaux aux muscles voisins, vient s'anastomoser avec l'artère ischiatique, entre le jumeau inférieur et le carré crural ; elle émet le plus souvent un rameau articulaire qui pénètre dans l'articulation de la hanche,

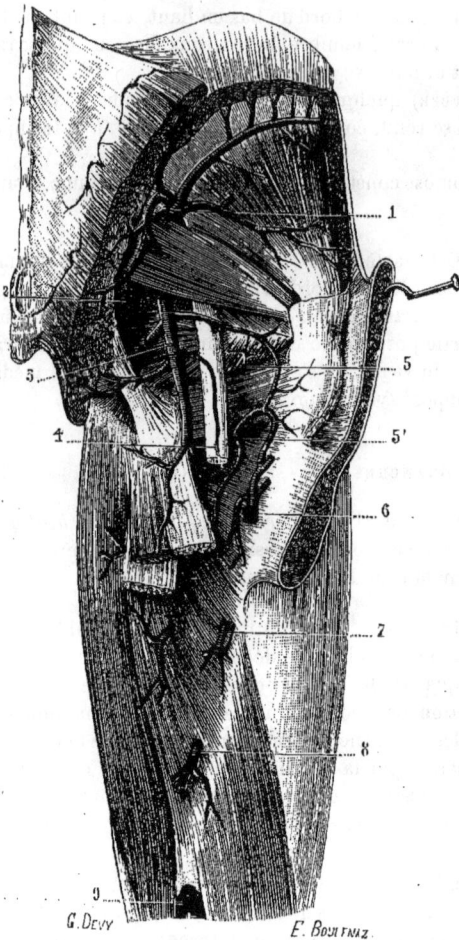

G. DEVY　　　　　E. BOURGNEZ.

Fig. 548.

Artères de la région fessière et de la face postérieure de la cuisse.

1, artère fessière et ses branches. — 2, honteuse interne. — 3, ischiatique et ses branches. — 4, artère du nerf sciatique. — 5, 5', terminaison de la circonflexe postérieure. — 6, première perforante. — 7, deuxième perforante. — 8, troisième perforante. — 9, artère poplitée, se dégageant de l'anneau des adducteurs.

à travers l'échancrure ischio-pubienne et se porte en suivant le ligament rond (t. I, p. 426) jusqu'à la tête du fémur.

Résumé de l'obturatrice.

a). *Br. collatérales* ..... { r. musculaires. / r. pubien. / r. vésical. / r. anastomotique.

b). *Br. terminales* ..... { r. interne. / r. externe.

Variétés. — Les variétés d'origine de l'obturatrice nous sont indiquées par la statistique suivante de Quain, basée sur l'examen de 361 cas : elle naît 2 fois sur 3 de l'iliaque interne, 2 fois sur 7 de l'épigastrique, 1 fois sur 72 à la fois de l'iliaque externe et de l'épigastrique, 1 fois sur 72 de l'iliaque externe. — L'obturatrice peut encore, mais bien rarement, se détacher de la fémorale soit seule, soit par un tronc commun avec l'épigastrique; dans ce cas, elle remonte vers l'anneau crural, pénètre dans le bassin et gagne par un trajet descendant le trou sous-pubien. — Son origine sur l'épigastrique est plus souvent unilatérale que bilatérale; elle a, en médecine opératoire une importance considérable (voy. *Épigastrique*). — L'obturatrice fournit accidentellement : l'épigastrique (rare), l'ilio-lombaire, la vésicale inférieure, la vaginale, une hémorrhoïdale accessoire, une honteuse externe, une honteuse accessoire, la bulbeuse, la dorsale de la verge.

2° Artère fessière (fig. 546 et 548). — La plus volumineuse des branches de l'hypogastrique, l'artère fessière se porte obliquement en bas et en arrière, passe entre le dernier nerf lombaire et le premier nerf sacré, sort du bassin par la partie la plus élevée de la grande échancrure sciatique et débouche ainsi à la région fessière. Là, elle s'infléchit de bas en haut et se divise immédiatement en deux branches, l'une *superficielle*, l'autre *profonde* :

a. La *branche superficielle* se dirige obliquement en bas et en avant, entre le moyen fessier et le grand fessier; elle se ramifie presque entièrement dans la moitié supérieure de ce dernier muscle et dans la peau qui le recouvre.

b. La *branche profonde* chemine d'arrière en avant entre le moyen fessier et le petit fessier et se distribue principalement à ces deux muscles; elle envoie en même temps un rameau au tenseur du fascia lata et plusieurs ramuscules à l'os iliaque.

Variétés. — Dans un cas de Roberts (*Liverpool méd. and surg. Reports*, 1869), l'artère fessière, absente, était suppléée par une branche de la fémorale qui se dirigeait en dehors et en arrière pour gagner les masses musculaires de la région fessière. — (Voyez, au sujet des points d'émergence des artères fessière, ischiatique et honteuse interne, les recherches de Chalot, in *Gaz. hebd. de Montpellier*, 1884.)

3° Artère ischiatique (fig. 546 et 548). — L'artère ischiatique descend verticalement en avant du pyramidal et du plexus sacré et s'échappe du bassin par la partie la plus inférieure de la grande échancrure sciatique, au-dessous du pyramidal. A ce niveau, l'ischiatique occupe le plus souvent le côté interne de la honteuse interne; mais quelquefois aussi (13 fois sur 100, Chalot), elle chemine en dehors de la honteuse, entre cette dernière artère et le grand sciatique.

Parvenue à la région fessière, elle se partage en deux groupes de branches, les unes *postérieures*, les autres *descendantes* :

a. Les *branches postérieures*, au nombre de trois ou quatre, se perdent dans la moitié inférieure du grand fessier et dans la peau qui recouvre ce muscle; elles s'anastomosent, sur plusieurs points de leur trajet, avec les divisions de la fessière.

b. Les *branches descendantes,* en nombre fort variable, réunies parfois sur un tronc commun, se portent verticalement en bas, le long de la face postérieure de la cuisse où elles s'anastomosent, d'une part avec la circonflexe postérieure, d'autre part avec la première ou les deux premières perforantes, branches de la fémorale profonde (voy. *Fémorale*). L'une de ces branches descendantes, *artère du nerf grand sciatique,* se jette sur le nerf grand sciatique qu'elle accompagne jusqu'au voisinage du creux poplité. Les autres se distribuent aux muscles jumeaux, carré crural, demi-tendineux, demi-membraneux et biceps, ainsi qu'aux téguments de la région postérieure et supérieure de la cuisse.

Variétés. — L'ischiatique peut naître par un tronc commun avec la fessière. — Elle peut passer au-dessus du pyramidal ou le perforer. — On l'a vue quelquefois acquérir un développement insolite et remplacer partiellement la fémorale (voy. *Fémorale*). — Dans un cas de HYRTL, l'artère du nerf grand sciatique était très développée et se jetait, un peu au-dessus de l'articulation du genou, dans le tronc de la poplitée.

4° **Artère honteuse interne** (fig. 547 et 549). — L'artère honteuse interne, que certains anatomistes considèrent comme la *branche terminale* de l'hypogastrique, descend comme l'artère précédente en avant du pyramidal et du plexus sacré. Elle sort du bassin par la partie inférieure de la grande échancrure sciatique, contourne la face externe de l'épine sciatique et rentre de nouveau dans le bassin (ou plutôt dans l'épaisseur du périnée) par la petite échancrure sciatique. Elle chemine alors sur la face libre de l'obturateur interne, maintenue contre ce muscle par sa propre aponévrose, et gagne ainsi la face interne de l'ischion. S'infléchissant alors en haut et en avant, elle longe la branche ischio-pubienne et se divise, un peu au-dessous de la symphyse, en deux branches terminales : l'*artère caverneuse* et l'*artère dorsale de la verge.*

Mais déjà, dans son parcours, l'artère honteuse a fourni de nombreuses branches collatérales : ce sont d'abord des *rameaux viscéraux* sans nom, qui se perdent sur le rectum, la prostate et la vessie; puis, des *rameaux musculaires,* également sans nom, qui se détachent au moment où la honteuse interne contourne l'épine sciatique et se distribuent aux muscles rotateurs de la cuisse et au grand fessier. Plus loin, naissent trois branches collatérales beaucoup plus importantes, les *hémorrhoïdales inférieures,* la *périnéale superficielle* et la *périnéale profonde :*

a. Hémorrhoïdales inférieures. — Au nombre de deux ou trois, elles naissent un peu au-dessous de la petite échancrure sciatique et se portent en bas, en arrière et en dedans vers la région de l'anus. Elles se distribuent au sphincter et aux téguments qui le recouvrent, en s'anastomosant avec les divisions terminales de l'hémorrhoïdale supérieure.

b. Périnéale supérieure. — Elle se sépare de la honteuse interne, au niveau de la face interne de l'ischion. Elle descend ensuite en arrière du transverse du périnée et contourne le bord postérieur de ce muscle. Cheminant alors d'arrière en avant, elle glisse dans le tissu cellulaire qui sépare l'ischio-caverneux du bulbo-caverneux, abandonne quelques rameaux à ces deux muscles et vient se terminer à la partie postérieure du scrotum, où elle s'anastomose avec les honteuses externes venues de la fémorale.

c. *Périnéale profonde.* — Appelée encore *artère bulbeuse* ou *transverse du périnée*, la périnéale profonde naît de la honteuse interne, un peu en avant de la précédente. Se dirigeant transversalement en dedans, elle gagne le triangle ischio-bulbaire, fournit quelques rameaux aux trois muscles qui forment ce triangle et se porte finalement sur les côtés du bulbe de l'urèthre, où

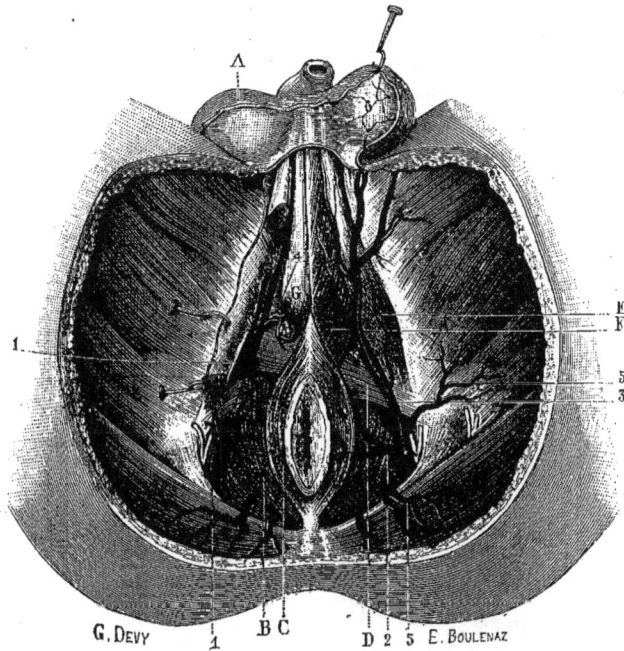

Fig. 549.

Vaisseaux du périnée chez l'homme.

A, scrotum, érigné en haut. — B, releveur de l'anus. — C, sphincter. — D, muscle transverse du périnée. — E, ischio-caverneux. — F, bulbo-caverneux. — G, bulbe de l'urèthre. — 1, artère honteuse interne, accompagnée de ses deux veines et du nerf de même nom. — 2, artère hémorrhoïdale inférieure. — 3, artère périnéale superficielle. — 4, artère périnéale profonde. — 5, branches musculaires. — 6, branches scrotales.

elle se termine en envoyant quelques ramuscules à la portion spongieuse du canal de l'urèthre et un rameau un peu plus important à la glande de Cooper.

d. *Caverneuse.* — L'une des branches terminales de la honteuse interne, l'artère caverneuse pénètre dans le corps caverneux par son extrémité postérieure et se termine dans cet organe érectile, en fournissant des bouquets de ramuscules flexueux et contournés en spirale, que nous étudierons plus tard sous le nom d'*artères hélicines* (voy. *Appareil génito-urinaire*).

e. *Dorsale de la verge*. — Deuxième branche terminale de la honteuse interne, la dorsale de la verge traverse le ligament suspenseur de la verge et vient se placer sur la face supérieure des corps caverneux, qu'elle longe d'arrière en avant jusqu'à la base du gland. Elle y chemine de chaque côté du sillon médian, parallèlement à celle du côté opposé, dont elle n'est séparée que par la veine dorsale de la verge, laquelle est impaire et médiane.

Dans ce trajet, l'artère dorsale de la verge fournit quelques artérioles aux corps caverneux eux-mêmes et émet en dehors cinq ou six rameaux, qui contournent de haut en bas le corps caverneux correspondant et viennent se distribuer à la portion spongieuse de l'urèthre, en s'anastomosant avec les divisions antérieures de l'artère bulbeuse.

Arrivée au gland, la dorsale de la verge s'anastomose avec celle du côté opposé, de façon à former à la base de cet organe une espèce de couronne artérielle, d'où s'échappent de nombreux rameaux et ramuscules pour le gland et pour le prépuce.

La description qui précède s'applique à l'homme. Chez la femme, la honteuse interne, tout en conservant dans sa distribution le même type général, présente quelques particularités qui résultent naturellement de la disposition toute spéciale de ses organes génitaux externes. — C'est ainsi que, parmi ses branches collatérales : 1° la *périnéale* superficielle se termine dans les grandes lèvres, qui répondent aux bourses; 2° la *périnéale profonde* ou *bulbeuse* se termine dans le bulbe du vagin, qui est l'homologue du bulbe de l'urèthre. — Quant à ses deux branches terminales : l'artère *caverneuse*, très grêle, se rend aux corps caverneux du clitoris; et la dorsale de la verge, devenant la *dorsale du clitoris*, s'épuise dans la muqueuse et dans les téguments qui recouvrent cet organe.

Résumé de la honteuse interne.

a). *Br. collatérales.*	r. viscéraux.
	r. musculaires.
	a. hémorrhoïdale inférieure.
	a. périnéale superficielle.
	a. périnéale profonde.
b). *Br. terminales*	a. caverneuse.
	a. dorsale de la verge.

Variétés. — L'artère honteuse interne peut naître par un tronc commun avec l'obturatrice ou l'ombilicale. — Dans son trajet périnéal, elle peut occuper le milieu de l'espace compris entre l'ischion et la pointe du coccyx. — Elle fournit accidentellement l'hémorrhoïdale moyenne, la vésicale inférieure, l'utérine, une prostatique et même l'ischiatique. — Elle peut, plus petite que d'ordinaire, s'arrêter au périnée; dans ce cas, les deux branches terminales et quelquefois même la bulbeuse proviennent d'une autre source, assez fréquemment d'un tronc indépendant (*honteuse accessoire* de QUAIN). — Cette honteuse accessoire provient elle-même soit de la honteuse interne ordinaire, soit de l'iliaque interne ou de l'une de ses branches.

La *bulbeuse* peut naître de l'obturatrice. — Elle peut être double ou bien très grêle, suppléée alors par la périnéale superficielle. — Au lieu d'occuper les côtés du bulbe, elle peut se trouver soit en arrière, soit en avant de cet organe, point important pour l'opération de la taille.

La *dorsale de la verge* peut être fort grêle d'un côté, suppléée dans ce cas par la dorsale du côté opposé. — On l'a vue naître de l'obturatrice, de l'épigastrique, de la honteuse externe (Cruveilhier), de la fémorale profonde (Tiedemann). — Il n'est pas rare de voir les deux artères dorsales s'unir l'une à l'autre par des anastomoses transversales.

Dans un cas de Quain, une honteuse accessoire fournissait les deux caverneuses, tandis que la honteuse interne du côté droit donnait naissance aux deux dorsales.

§IV. — Artère iliaque externe (fig. 546 et 547)

Branche de bifurcation externe de l'iliaque primitive, l'*artère iliaque externe* s'étend de la symphyse sacro-iliaque à l'anneau crural qu'elle traverse, en prenant le nom de fémorale. Sensiblement rectiligne, elle suit un trajet oblique de haut en bas, de dedans en dehors et d'arrière en avant.

Rapports. — Dans ce trajet, l'artère iliaque externe répond : en avant et en dedans, au péritoine ; en arrière et en dehors, au muscle psoas. La veine iliaque externe qui l'accompagne est placée en arrière d'elle dans sa partie supérieure, en dedans d'elle dans sa partie inférieure.

Nous signalerons encore les rapports suivants : 1º le nerf génito-crural chemine quelque temps sur la face antérieure de l'iliaque externe ; 2º l'uretère la croise à angle aigu en passant sur son côté interne ; 3º la veine circonflexe iliaque croise perpendiculairement sa face antérieure, tout près de l'anneau crural ; 4º sur l'artère iliaque externe reposent encore, à droite la portion terminale de l'intestin grêle, à gauche la portion iliaque du côlon ; 5º enfin, sur son côté antéro-interne viennent se placer un certain nombre de ganglions et de troncs lymphatiques.

Variétés. — J'ai vu, dans un cas (microcéphale), l'iliaque externe descendre dans le petit bassin et remonter vers l'anneau crural, après avoir décrit une longue courbe à concavité dirigée en haut. — On l'a vue fournir accidentellement : l'ilio-lombaire ou d'autres branches de l'iliaque interne (elle suppléait cette dernière dans deux cas), une circonflexe iliaque accessoire, l'obturatrice ou un rameau anastomotique pour cette artère, une sous-cutanée abdominale, la circonflexe postérieure, la fémorale profonde, une honteuse externe.

Distribution. — L'artère iliaque externe fournit deux branches collatérales seulement : l'*épigastrique* et la *circonflexe iliaque*.

1º *Artère épigastrique* (fig. 550). — L'épigastrique est une des artères les plus importantes à connaître au point de vue pratique, en raison des rapports intimes qu'elle présente avec le canal inguinal et l'anneau crural, à travers lesquels se font le plus souvent des hernies abdominales.

Elle naît sur le côté interne de l'iliaque externe, à quelques millimètres seulement au-dessus de l'arcade fémorale. Immédiatement après son origine, elle se porte *horizontalement* en dedans, dans une étendue de quinze à vingt millimètres. Puis, se redressant sur elle-même, elle se dirige *obliquement* en haut et en dedans, vers le bord externe de la gaine du grand droit de l'abdomen. Elle entre dans cette gaine, change de nouveau de direction pour devenir *verticale*, chemine quelque temps à la face profonde du grand droit et, finalement, pénètre dans ce muscle où elle s'anastomose, au voisinage de l'ombilic, avec les divisions terminales de la mammaire interne.

Il résulte de la description qui précède que l'artère épigastrique présente, au point de vue de sa direction, trois portions distinctes : une portion *horizontale*, une portion *oblique* et une portion *verticale*.

La *portion horizontale* et la *portion oblique*, en se réunissant l'une à l'autre, forment, entre l'anneau crural qui est au-dessous et l'orifice interne du canal inguinal qui est au-dessus, une espèce d'anse à concavité dirigée en haut et en dehors. Cette anse est embrassée, chez l'homme, par le canal déférent qui décrit, lui aussi, à ce niveau une anse à concavité dirigée en sens inverse. Chez la femme, l'anse de l'artère épigastrique est embrassée de même par le ligament rond.

Au point de vue de leurs rapports avec la paroi abdominale, la *première* et la *deuxième portion* cheminent dans le tissu cellulaire sous-péritonéal, entre le fascia transversalis qui est en avant et le péritoine qui est en arrière; l'épigastrique sépare l'une de l'autre, ainsi que nous l'avons déjà vu (t. I, p. 605), la fossette inguinale externe de la fossette inguinale moyenne. — La *troisième portion* ou *portion verticale* est située tout d'abord entre le muscle grand droit de l'abdomen et le feuillet postérieur de sa gaine, puis dans l'épaisseur même de ce muscle.

Dans son trajet, l'artère épigastrique émet trois branches collatérales principales : la *funiculaire*, la *sus-pubienne* et l'*anastomotique de l'obturatrice*. Toutes les trois se séparent de l'épigastrique tout près de son origine.

a. La *funiculaire*, rameau très grêle, s'engage dans l'orifice interne du canal inguinal, parcourt ce canal avec les différents éléments du cordon et vient se terminer, chez l'homme, dans les enveloppes du testicule.

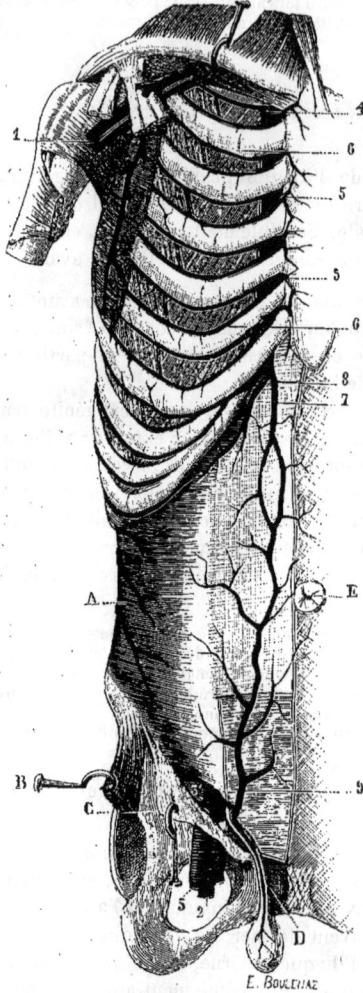

E. BOULERIAZ

Fig. 550.

Artères épigastrique et mammaire interne.

A, muscle transverse. — B, muscle couturier. — C, aponévrose du grand oblique érignée en bas. — D, cordon et testicule. — E, ombilic. — 1, artère et veine axillaires. — 2, veine fémorale. — 3, artère fémorale. — 3', artère iliaque externe. — 4, artère mammaire interne avec : 5, ses rameaux antérieurs; — 6, ses rameaux externes ou artères intercostales antérieures; — 7, sa branche de bifurcation externe; — 8, sa branche de bifurcation interne. — 9, artère épigastrique, s'anastomosant en arrière du grand droit, avec la branche précédente.

Chez la femme, la funiculaire accompagne le ligament rond et se distribue aux grandes lèvres.

b. La *sus-pubienne*, également très grêle, se porte transversalement en dedans vers la symphyse du pubis et s'anastomose, au niveau de la ligne médiane, avec le rameau similaire du côté opposé.

c. L'*anastomotique de l'obturatrice* descend vers l'artère obturatrice, soit verticalement, soit en décrivant une courbe à concavité externe et s'unit à ce dernier vaisseau comme l'indique son nom. Nous avons déjà vu que ce rameau anastomotique était parfois assez volumineux, pour qu'on pût le considérer avec raison comme étant, dans ce cas, l'origine vraie de l'obturatrice.

Les divisions *terminales* de l'épigastrique ne se distribuent pas seulement au muscle grand droit de l'abdomen, mais encore à la portion interne des muscles larges et aux téguments qui avoisinent la ligne médiane (*ligne blanche*) entre la symphyse pubienne et l'ombilic.

Variétés. — L'épigastrique peut d'abord naître plus haut que d'habitude, à 2, 3, 4, 5 et même 6 centimètres au-dessus de l'arcade crurale. — Elle peut aussi naître plus bas, de la fémorale, et remonter alors dans le bassin à travers l'anneau crural. — On l'a encore vue naître de l'obturatrice (rare), de l'iliaque externe par un tronc commun avec la circonflexe iliaque; dans un cas de LAUTH, elle provenait à la fois, par deux racines, de l'iliaque externe et de l'iliaque interne. — Elle fournit accidentellement : une dorsale de la verge ou une clitoridienne, une sous-cutanée abdominale, une circonflexe interne, une honteuse externe accessoire. — Les branches funiculaire et sus-pubienne peuvent faire défaut.

Rapports avec l'obturatrice. — Les variétés les plus importantes de l'épigastrique au point de vue chirurgical sont bien certainement celles qui portent sur les relations de

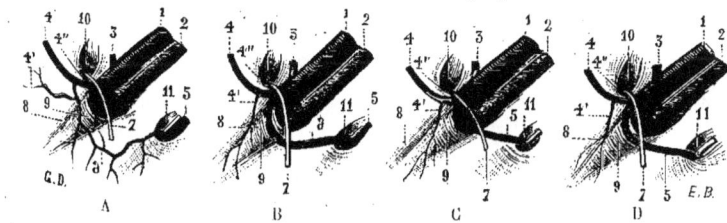

Fig. 551.

Divers modes d'origine de l'artère obturatrice. (Ces quatre figures représentent le canal crural et le trou obturateur du côté droit, vus du côté de l'abdomen.)

A, anastomose très grêle, jetée entre l'épigastrique et l'obturatrice. — B, anastomose très volumineuse unissant les deux artères. — C, l'obturatrice naît de l'épigastrique. — D, même disposition, avec cette variante, que l'obturatrice est placée un peu plus en dedans que dans C et se trouve appliquée contre la face postérieure du ligament de Gimbernat. — 1, artère iliaque externe. — 2, veine iliaque externe. — 3, circonflexe iliaque. — 4, épigastrique, avec 4' son rameau sus-pubien et 4" son rameau funiculaire. — 5, obturatrice. — 6, anastomose de l'épigastrique et de l'obturatrice. — 7, canal déférent. — 8, arcade crurale. — 9, ligament de Gimbernat. — 10, orifice interne du canal inguinal. — 11, trou obturateur.

cette artère avec l'obturatrice. L'artère obturatrice naissant de l'épigastrique (et ce mode d'origine s'observe 1 fois sur 3) gagne le trou sous-pubien en suivant un double trajet : ou bien elle descend verticalement en bas, en longeant le côté externe de la veine fémorale ; où bien elle se porte obliquement en dedans et en bas en croisant la face supérieure de la veine et en décrivant, en dedans de ce vaisseau, une longue courbe à concavité dirigée en haut et en dehors. Dans le premier cas, l'artère ne présente aucune importance au point de vue chirurgical ; dans le second cas au contraire (fig. 551), placée en dedans de l'anneau qui donne passage à la hernie crurale, elle présente fatalement des rapports plus ou moins immédiats avec le collet du sac herniaire et peut, en conséquence, être ouverte par le bistouri dans l'opération du débridement, surtout quand ce débridement est pratiqué en dedans et en haut.

Quant à la fréquence relative de l'une ou l'autre de ces situations occupées par l'artère obturatrice, elle nous est fournie par la statistique suivante de R. QUAIN : sur 101 cas où l'obturatrice provenait de l'épigastrique, elle descendait en dehors de la veine dans 54 cas; elle croisait obliquement le septum crural dans 37; dans les 10 autres, elle contournait le bord externe du ligament de Gimbernat; 47 fois sur 101, par conséquent, l'artère en question occupait la *position dangereuse*, c'est-à-dire le côté interne de la veine.

Au sujet des variations des artères épigastrique et obturatrice, voyez PFITZNER, *Anatomischer Anzeiger*, 1889, p. 504 et 528.

2° *Artère circonflexe iliaque.* — La circonflexe iliaque naît sur le côté externe de l'artère iliaque externe, au même niveau que la précédente. Oblique en haut et en dehors, elle longe le bord postérieur de l'arcade fémorale, cheminant au-dessous du péritoine, dans l'angle dièdre que forme le fascia iliaca (t. I, p. 612) avec la paroi antérieure de l'abdomen. Elle arrive ainsi à l'épine iliaque antéro-supérieure où elle se divise en deux branches, l'une *ascendante* ou *abdominale*, l'autre *transversale* ou *iliaque*.

a. La *branche ascendante* ou *abdominale* remonte dans l'interstice celluleux qui sépare le muscle transverse du petit oblique et se distribue aux muscles et aux téguments de la paroi latérale de l'abdomen, en s'anastomosant avec les branches antérieures des artères lombaires.

b. La *branche transversale* ou *iliaque* contourne (d'où son nom de circonflexe) la lèvre interne de la crête iliaque et émet successivement deux ordres de rameaux : des *rameaux externes*, qui se distribuent aux trois muscles larges de l'abdomen et aux téguments qui les recouvrent; des *rameaux internes*, qui descendent irrégulièrement sur le muscle iliaque interne et se ramifient dans son épaisseur, en s'anastomosant avec l'ilio-lombaire (p. 151), branche de l'hypogastrique.

Variétés. — La circonflexe iliaque peut naître par un tronc commun avec l'épigastrique. — Comme cette dernière, elle peut naître plus haut ou plus bas que d'habitude. — On l'a vue double. — Elle fournit accidentellement : l'obturatrice, la circonflexe postérieure de la cuisse, une honteuse externe accessoire.

Résumé de l'iliaque externe.

2 branches collatérales :

1° épigastrique.....	Br. *collatérales*...	a. funiculaire. a. sus-pubienne. a. anastomotique de l'obturatrice.
	Br. *terminales*....	r. musculaires. r. cutanés.
2° circonflexe iliaque		br. ascendante ou abdominale. br. transversale ou iliaque.

§ V. — ARTÈRE FÉMORALE (fig. 552)

L'*artère fémorale* ou *crurale*, continuation directe de l'iliaque externe, s'étend de l'anneau crural (t. I, p. 602) à l'anneau du troisième adducteur (t. I, p. 703), qu'elle traverse pour devenir artère poplitée. Elle est située à la partie antéro-interne de la cuisse où elle descend verticalement en obliquant un peu cependant en dedans et en arrière. Son trajet est assez exactement représenté par une ligne droite qui partirait du milieu de l'arcade crurale et viendrait aboutir au côté interne du fémur, à quatre travers de doigt, au-dessus du tubercule du troisième adducteur.

Rapports. — Ses rapports doivent être examinés successivement, dans l'anneau crural, dans le triangle de Scarpa, au-dessous de ce triangle :

a. *Dans l'anneau crural,* l'artère fémorale, située au-dessous du ligament de Fallope, repose sur l'éminence ilio-pectinée; elle répond en dedans à la veine fémorale, en dehors à la bandelette ilio-pectinée (t. I, p. 601) qui la sépare du nerf crural.

b. *Dans le triangle de Scarpa* (voy. t. I, p. 704), la fémorale représente assez bien une bissectrice qui descendrait du milieu de la base de ce triangle vers son sommet. Elle repose dans la gouttière que lui forment en s'adossant l'un à l'autre le psoas iliaque et le pectiné. Elle n'est recouverte, à ce niveau, que par l'aponévrose superficielle (fascia cribriformis) et par la peau. La veine homonyme longe encore son côté interne.

c. *Au-dessous du triangle de Scarpa,* l'artère fémorale chemine profondément dans une nouvelle gouttière que lui forment en dedans le moyen et le grand adducteur, en dehors le vaste interne. Elle est séparée du plan aponévrotique par le muscle couturier, son muscle satellite, qui la croise obliquement de haut en bas et de dehors en dedans. Quant à la veine fémorale, elle décrit un quart de tour d'avant en arrière et passe ainsi graduellement du côté interne au côté postérieur de l'artère.

Considérée dans ses rapports avec le fémur, l'artère fémorale, au sortir de l'anneau crural, repose tout d'abord sur la tête de l'os, dont elle n'est séparée que par le pectiné et la capsule articulaire. Elle s'en sépare bientôt et ne rejoint le fémur qu'à l'anneau du troisième adducteur; là, ses rapports avec l'os sont immédiats. Il résulte de cette description sommaire que l'artère fémorale et la diaphyse du fémur forment entre elles un angle ouvert en haut et

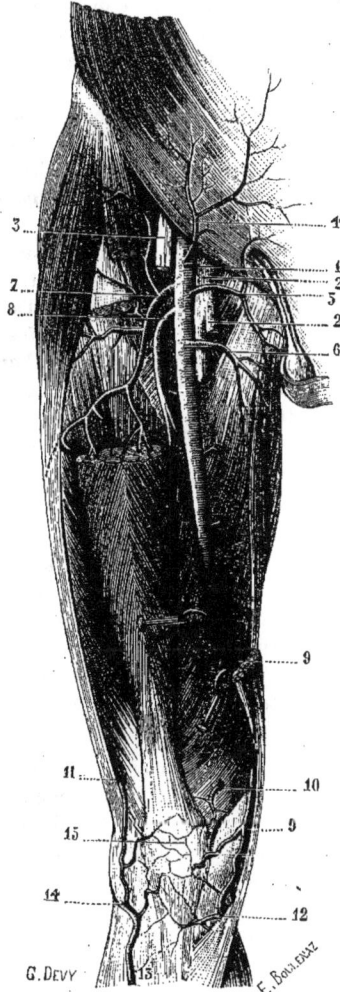

Fig. 552.

Artère fémorale et ses branches.

1, tronc de l'artère fémorale. — 2, veine fémorale, avec 2', la saphène interne. — 3, nerf crural. — 4, artère sous-cutanée abdominale. — 5, honteuse externe supérieure. — 6, honteuse externe inférieure. — 7, artère du triceps. — 8, fémorale profonde. — 9, grande anastomotique. — 10, articulaire supérieure et interne. — 11, articulaire supérieure et externe. — 12, articulaire inférieure et interne. — 13, récurrente tibiale antérieure. — 14, articulaire inférieure et externe. — 15, cercle artériel du genou.

sont d'autant plus distantes l'une de l'autre qu'on se rapproche davantage de
l'anneau crural ; la distance maxima qui sépare l'artère du corps du fémur
n'excède pas trois centimètres.

Dans tout son trajet, de l'anneau crural à l'anneau des adducteurs, l'artère
fémorale est contenue avec la veine de même nom dans une gaine cellulo-
fibreuse qui prend successivement les noms de *canal crural* en haut, et, en
bas, de *canal de Hunter*. Nous avons déjà décrit cette gaine dans ses différentes portions, à propos des aponévroses de la cuisse ; il est tout à fait
inutile d'y revenir ici (voy. *Aponévrose de la cuisse*, t. 1, p. 710).

Distribution. — Indépendamment de quelques rameaux sans nom qui se
perdent dans les muscles et qui sont essentiellement variables par leur nombre,
leur origine et leur volume, l'artère fémorale fournit les six branches suivantes : la *sous-cutanée abdominale*, la *honteuse externe supérieure*, la
honteuse externe inférieure, l'*artère du triceps*, la *fémorale profonde* et la
grande anastomotique. De ces six branches, les cinq premières naissent dans
le triangle de Scarpa, la sixième se sépare de la fémorale immédiatement au-
dessus de l'anneau des adducteurs.

1° *Sous-cutanée abdominale*. — Appelée encore *tégumenteuse abdominale*, cette artère, généralement très grêle, naît sur le côté antérieur de la
fémorale, un peu au-dessous de l'anneau crural. Elle perfore immédiatement
l'aponévrose pour devenir sous-cutanée. Se portant alors obliquement en
haut et en dedans, elle croise le bord antérieur de l'arcade fémorale et
gagne ainsi la paroi antérieure de l'abdomen, où elle se termine en s'anastomosant en dedans avec l'épigastrique, en dehors avec la circonflexe iliaque.

Avant de remonter vers l'abdomen, la sous-cutanée abdominale abandonne
constamment plusieurs rameaux ou ramuscules aux ganglions superficiels du
pli de l'aine.

2° *Honteuse externe supérieure*. — Elle naît au même niveau que la précédente, traverse comme elle le fascia cribriformis et chemine transversalement de dehors en dedans dans le tissu cellulaire sous-cutané. Arrivée dans le
voisinage de l'orifice externe du canal inguinal, elle se divise en deux branches : une *branche supérieure* ou *pubienne*, qui se perd dans les téguments
qui recouvrent le pubis ; une *branche inférieure*, qui se distribue au scrotum
chez l'homme, aux grandes lèvres chez la femme.

3° *Honteuse externe inférieure*. — La *honteuse externe inférieure* se
détache de la fémorale, quelquefois de la fémorale profonde, à trois ou
quatre centimètres au-dessous de l'arcade crurale. Comme la précédente, elle
se dirige transversalement en dedans : elle croise tout d'abord la face antérieure de la veine fémorale, immédiatement au-dessous du point d'abouchement de la saphène interne et glisse ensuite quelque temps sur le pectiné
et le moyen adducteur ; elle traverse, enfin, l'aponévrose au niveau de ce
dernier muscle et vient, comme la précédente, se terminer sur le scrotum
chez l'homme, sur les grandes lèvres chez la femme.

L'artère honteuse externe inférieure s'anastomose successivement avec l'obturatrice, avec la funiculaire, avec la honteuse externe supérieure et avec la branche périnéale superficielle de la honteuse interne.

4° *Artère du triceps.* — L'*artère du triceps*, appelée encore *musculaire superficielle*, naît sur le côté externe de la fémorale, à trois ou quatre centimètres au-dessous du pli de l'aine. Elle fournit, immédiatement après son origine, quelques rameaux au couturier et au psoas. Puis, se portant obliquement en bas et en dehors, elle s'engage entre le droit antérieur et le vaste interne et se divise en quatre ou cinq rameaux, qui se perdent dans les différentes portions du triceps crural.

5° *Fémorale profonde.* — Cette artère, qu'on appelle encore en raison de sa distribution *musculaire profonde*, se détache de la partie postérieure de la fémorale, à quatre ou cinq centimètres au-dessous de l'arcade de Fallope. Elle présente un volume considérable, assez considérable même pour que certains anatomistes aient cru pouvoir la décrire comme une branche terminale de la fémorale.

Elle se porte tout d'abord en bas et en arrière entre le vaste interne et le pectiné. Puis, elle descend verticalement en bas, entre le moyen et le petit adducteur qui la recouvrent et le grand adducteur sur lequel elle repose. Arrivée à quelques centimètres au-dessus de l'anneau dans lequel s'engage la fémorale, elle perfore d'avant en arrière les insertions du grand adducteur pour venir se terminer, à la région postérieure de la cuisse, dans les muscles qui forment les deux côtés supérieurs du losange poplité.

Chemin faisant, la fémorale profonde émet successivement la *circonflexe interne*, la *circonflexe externe* et les *perforantes* :

a. La *circonflexe interne* ou *postérieure* se sépare de la fémorale profonde tout près de son origine. Elle s'engage immédiatement entre le pectiné et le col du fémur, contourne celui-ci d'avant en arrière et de dedans en dehors et, arrivée au grand trochanter, elle se divise en deux branches : l'une *ascendante*, qui se distribue aux muscles pelvi-trochantériens en s'anastomosant avec l'ischiatique; l'autre *descendante*, qui se perd dans les muscles postérieurs de la cuisse en s'anastomosant avec la première des artères perforantes. Indépendamment de ces deux branches terminales, la circonflexe interne abandonne sur son parcours plusieurs branches collatérales, savoir : 1° des *rameaux musculaires*, pour le pectiné, l'obturateur externe et les adducteurs; 2° un *rameau articulaire*, qui pénètre dans l'articulation à travers l'échancrure ischio-pubienne et se termine à la tête du fémur; 3° des *rameaux périostiques* et *osseux*, destinés au col du fémur et au pourtour de la cavité cotyloïde.

b. La *circonflexe externe* ou *antérieure*, moins volumineuse que la précédente, se détache ordinairement au même niveau. Elle se porte transversalement de dedans en dehors entre le psoas-iliaque et le droit antérieur, abandonne quelques rameaux au vaste externe et au tenseur du fascia lata, puis contourne le grand trochanter pour venir s'anastomoser, par des rameaux toujours multiples, avec les divisions terminales de la circonflexe postérieure.

c. Les *perforantes*, au nombre de trois (quelquefois de deux seulement) que l'on distingue en *supérieure*, *moyenne* et *inférieure*, traversent d'avant en

11**

arrière les insertions fémorales du grand adducteur, d'où leur nom d'artères perforantes. Arrivées à la région postérieure de la cuisse, elles s'anastomosent entre elles tout d'abord ; mais elles s'anastomosent aussi, en haut avec les divisions des circonflexes et de l'ischiatique, en bas avec la terminaison de la fémorale profonde que nous avons déjà vue devenir postérieure. Ces différentes anastomoses constituent à la face postérieure de la cuisse un vaste système ramifié, jeté entre l'ischiatique et la fémorale profonde et par extension entre l'hypogastrique et la fémorale. C'est par ce système, on le conçoit, que se rétablit la circulation artérielle, dans les cas où l'artère fémorale vient à être oblitérée par une ligature.

Des artères perforantes se détachent de nombreux rameaux pour le grand adducteur et les trois muscles de la région postérieure de la cuisse.

6° *Grande anastomotique.* — La grande anastomotique naît de la fémorale au niveau du point où cette artère va devenir poplitée. Elle s'échappe du canal de Hunter par un orifice qui lui est commun avec le nerf saphène interne et se partage bientôt après en deux branches, l'une *profonde*, l'autre *superficielle* :

a. La *branche profonde*, se dirigeant en dedans, s'engage entre le vaste interne et le fémur et fournit à la fois des rameaux musculaires pour le vaste interne, des rameaux périostiques et osseux pour l'extrémité inférieure du fémur.

b. La *branche superficielle*, oblique en bas et en dedans, descend entre le vaste interne et le grand adducteur et vient se ramifier sur le côté interne du genou, où elle s'anastomose avec les différentes branches articulaires de la poplitée et avec la récurrente tibiale antérieure, branche de la tibiale antérieure.

Résumé de la fémorale.

Six branches collatérales naissant :

a). *Dans le triangle de Scarpa*...	1° Sous-cutanée abdominale. 2° Honteuse externe supérieure. 3° Honteuse externe inférieure. 4° Artère du triceps. 5° Fémorale profonde... { circonflexe antérieure. circonflexe postérieure. perforantes.
b). *A l'anneau du 3ᵉ adducteur*...	6° Grande anastomotique.

Variétés. — La fémorale peut, moins développée que d'habitude, se terminer à la face antérieure de la cuisse (6 cas rapportés par Henle) ; elle est suppléée dans ce cas par l'ischiatique, laquelle se continue par la poplitée. — Chrétien (*Rev. méd. de l'Est*, 1880, p. 431) a rencontré cette disposition anormale sur les deux cuisses d'un enfant de quinze ans ; j'en ai observé moi-même un fait sur une femme, dans les salles de dissection de Bordeaux en 1881. — La fémorale (Ch. Bell) et même l'iliaque externe (Tiedemann, Dubrueil) peuvent se bifurquer : la branche de bifurcation anormale descend dans ce cas en dedans du tronc principal et vient rejoindre ce dernier, à la manière d'un *vas aberrans*, au-dessus de l'anneau du troisième adducteur. — J'ai vu, dans un cas, l'artère iliaque externe se terminer par trois branches (*trifurcation*) d'égal volume, qui restaient accolées dans une étendue de quatre centimètres : l'interne était la fémorale profonde ; la moyenne, la fémorale ordinaire ; l'externe l'artère du triceps ; Dubrueil et Marcellin Duval rapportent des faits analogues. — La fémorale donne accidentellement : l'épigastrique, la circonflexe iliaque, l'obturatrice, la dorsale de la verge, une fémorale profonde accessoire, une ou deux perforantes accessoires, l'une ou l'autre des circonflexes, une sous-cutanée abdominale accessoire, etc. — Elle fournit aussi, dans quelques cas, surtout quand elle est suppléée par l'ischiatique, une *artère saphène interne*, laquelle, accompagne le nerf de même nom jusqu'à la malléole interne; cette disposition est normale chez un grand nombre de mammifères. L'artère saphène interne n'est plus représentée aujourd'hui, chez l'homme, que par la branche superficielle de la grande anastomotique.

La *fémorale profonde* varie beaucoup dans son volume et dans son mode d'origine. Sur 543 cas qu'il a examinés à ce sujet, QUAIN l'a vue se détacher :

de 0 à 13 millimètres au-dessous de l'arcade fémorale. . . .	13 fois.
de 13 à 25	—	—	—	. . . 146	—
de 25 à 37	—	—	—	. . . 183	—
de 37 à 50	—	—	—	. . . 109	—
de 50 à 62	—	—	—	. . . 19	—
de 62 à 75	—	—	—	. . . 72	—
à 10 centimètres	—	—	—	. . . 1	—
Total . . . . 543 cas.

Voici maintenant les résultats de VIGUERIE sur le même sujet. En divisant les huit premiers centimètres de l'artère fémorale en quatre portions ou quarts, chacun de deux centimètres, ce dernier auteur a vu naître la fémorale profonde :

du 1er quart	. . . . 26 fois.
du 2e	—	. . . . 134 —
du 3e	—	. . . . 136 —
du 4e	—	. . . . 10 —

On a encore vu naître la fémorale profonde de l'iliaque externe. — Dans certains cas, elle se détache de la face antérieure de la fémorale et croise superficiellement la veine pour gagner sa place habituelle. — Elle peut manquer comme tronc, auquel cas ses collatérales naissent isolément du tronc même de la fémorale. — Elle fournit accidentellement : l'épigastrique, l'obturatrice, la sous-cutanée abdominale, la circonflexe iliaque, la dorsale de la verge, une honteuse externe, des perforantes accessoires.

Les *circonflexes* sont également très variables par leur origine : l'une et l'autre peuvent naître isolément ou par un tronc commun, soit du tronc de la fémorale, soit de la fémorale profonde. — Elles peuvent être doubles ou bien manquer, suppléées alors par quelques artères voisines.

Les *honteuses externes* peuvent provenir de la fémorale profonde. — On les a vues, mais rarement, fournir la dorsale de la verge. — D'après DUBRUEIL, elles enverraient quelques ramuscules terminaux jusque sur le testicule.

La *sous-cutanée abdominale* peut, plus développée que d'habitude, fournir quelques rameaux aux muscles de la cuisse. — On l'a vue donner la circonflexe postérieure, ou bien une circonflexe iliaque accessoire (fréquent).

§ VI. — ARTÈRE POPLITÉE (fig. 553)

L'artère poplitée fait suite à la fémorale et s'étend de l'anneau du troisième adducteur à l'anneau du soléaire (t. I, p. 722), où elle se divise en deux branches : l'une *antérieure* ou *tibiale antérieure*, l'autre *postérieure* ou tronc *tibio-péronier*. Elle occupe le plan profond du creux poplité, région losangique formée en haut par le biceps et le demi-tendineux, en bas par les deux jumeaux. Oblique en bas et en dehors dans sa moitié supérieure, l'artère poplitée suit dans sa moitié inférieure une direction verticale.

Rapports. — Les rapports qu'elle présente avec les différents organes de la région poplitée peuvent être résumés comme suit : *en avant*, elle repose successivement sur la partie postérieure du fémur, sur le ligament postérieur de l'articulation du genou et sur la face postérieure du muscle poplité. — *En arrière*, elle est recouverte tout d'abord par le demi-membraneux, puis par l'aponévrose du creux poplité dont la sépare la veine poplitée et, enfin, par les deux

11***

jumeaux et le plantaire grêle. — *En dedans*, elle répond au demi-membraneux, au condyle interne et au jumeau interne. — *En dehors*, elle est en rapport avec le biceps, le condyle externe et le jumeau externe.

La veine poplitée est située en arrière et un peu en dehors de l'artère. Quant au nerf sciatique poplité interne, il chemine en arrière et en dehors de la veine poplitée et ne présente, par conséquent, avec l'artère que des rapports plus éloignés.

Distribution. — Dans son trajet, l'artère poplitée émet successivement sept branches, savoir : les deux *jumelles*, les deux *articulaires supérieures*, l'*articulaire moyenne* et les deux *articulaires inférieures*.

1° *Artères jumelles.* — Au nombre de deux, l'une *interne*, l'autre *externe*, les artères jumelles se détachent de la partie postérieure de la poplitée au niveau de l'interligne articulaire, tantôt isolément, tantôt par un tronc commun. Elles se portent en bas en divergeant et viennent se terminer, chacune dans le jumeau qui lui correspond, par de nombreux rameaux. Ces rameaux pénètrent le muscle à la fois par sa face superficielle et par sa face profonde ; l'un d'eux s'accole parfois au nerf saphène externe et l'accompagne jusqu'à la partie moyenne de la jambe, ou même plus bas.

2° *Artères articulaires supérieures.* — Elles naissent de la face antérieure de la poplitée, immédiatement au-dessus des condyles du fémur ; elles sont au nombre de deux, l'une *interne*, l'autre *externe* :

a. L'*articulaire supérieure interne* contourne d'arrière en avant le condyle interne, traverse les insertions du troisième adducteur et se divise alors en deux rameaux : un *rameau profond*, qui s'engage entre le fémur et le vaste interne, s'y anastomose avec la branche profonde de la grande anastomotique et s'épuise en rameaux très ténus dans le vaste

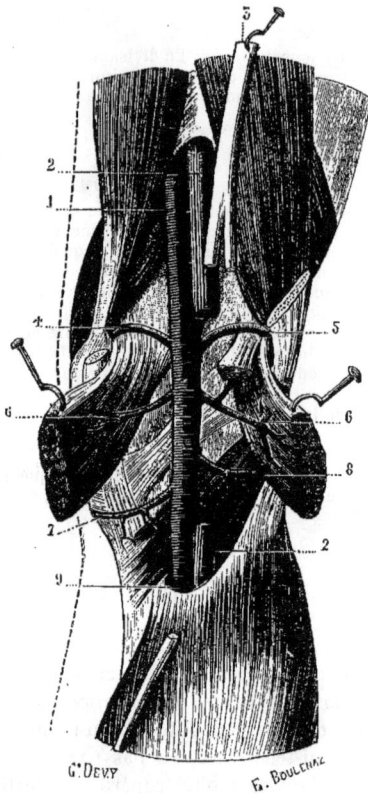

Gᵉ DEVY   E. BOULENAC

Fig. 553.

Artère poplitée et ses branches.

1, artère poplitée. — 2, veine poplitée. — 3, nerf grand sciatique érigné en dehors. — 4, articulaire supérieure et interne. — 5, articulaire supérieure et externe. — 6, 6, jumelles. — 7, articulaire inférieure et externe. — 8, articulaire inférieure et externe. — 9, anneau du soléaire.

interne et sur le fémur ; un *rameau superficiel*, qui descend sur le côté

antéro-interne du genou, où il s'anastomose, d'une part avec la branche rotulienne de la grande anastomotique, d'autre part avec l'articulaire inférieure
interne.

b. L'*articulaire supérieure externe* contourne le condyle externe en
passant au-dessous du biceps et se partage, de même, en deux rameaux : un
rameau profond, qui se distribue au vaste externe et à la portion du fémur
que recouvre ce muscle; un *rameau superficiel*, qui se dirige sur le côté
antéro-externe du genou et s'y ramifie en s'anastomosant avec l'articulaire
supérieure interne et avec l'articulaire inférieure externe.

3° *Artère articulaire moyenne*. — Elle naît de la face antérieure de la
poplitée, un peu au-dessus de l'interligne articulaire. Se portant directement
d'arrière en avant, elle traverse le ligament postérieur de l'articulation du
genou et arrive dans l'espace intercondylien où elle se termine en envoyant
des rameaux : *a*. aux ligaments croisés; *b*. à la synoviale articulaire; *c*. au
tissu adipeux de l'échancrure intercondylienne; *d*. à l'extrémité inférieure du
fémur.

4° *Artères articulaires inférieures*. — Elles naissent de la face antérieure
de la poplitée, au niveau ou même un peu au-dessous de l'interligne articulaire; elles sont au nombre de deux, l'une *interne*, l'autre *externe* :

a. L'*articulaire inférieure interne* contourne d'arrière en avant la tubérosité
interne du tibia, en passant au-dessous du ligament latéral interne de l'articulation du genou. Elle fournit, dans son trajet, de nombreux rameaux périostiques et osseux qui se perdent dans la partie correspondante du tibia et vient
se terminer sur le côté antéro-interne du genou, où elle s'anastomose avec les
articulaires précédemment décrites et aussi avec la récurrente tibiale antérieure.

b. L'*articulaire inférieure externe*, analogue à la précédente, contourne
de même la tubérosité externe du tibia. Elle glisse entre cette tubérosité et le
ligament latéral externe et, après avoir fourni de nombreux rameaux périostiques et osseux pour le tibia, elle vient se ramifier sur le côté antéro-externe
du genou, en s'anastomosant avec les différentes artères qui convergent vers
cette même région.

Il résulte de la description qui précède que quatre branches de la poplitée,
les deux articulaires supérieures et les deux articulaires inférieures, viennent
se ramifier et s'anastomoser à la face antérieure du genou, constituant ainsi
au niveau de la rotule un riche réseau artériel que viennent encore grossir la
grande anastomotique, branche de la fémorale, et une branche récurrente de
la tibiale antérieure. De ce réseau s'échappe une foule de ramuscules terminaux qui se distribuent d'une part à la rotule et à ses ligaments, d'autre
part aux téguments qui recouvrent en avant l'articulation du genou. C'est
par ce réseau prérotulien que se rétablit la circulation dans les cas de ligature de l'artère poplitée.

En franchissant l'anneau du soléaire, l'artère poplitée se bifurque ainsi que
nous l'avons dit plus haut, en deux branches terminales : l'une antérieure

(*artère tibiale antérieure*), l'autre postérieure (*tronc tibio-péronier*), que nous allons décrire dans les deux paragraphes suivants.

Voyez Th. Kœlliker, *Zur topograph. Anatomie der Vasa poplitea*, in Centralbl., f. Chirurgie, 1882, p. 489.

Résumé de la poplitée.

a). *Branches collatérales*.....	jumelles (*deux*)	{ interne.	{ externe.
	articulaires supérieures (*deux*).	{ interne.	{ externe.
	articulaire moyenne		
	articulaires inférieures (*deux*).	{ interne.	{ externe.
b). *Branches terminales*.....	{ ART. TIBIALE ANTÉRIEURE.		
	{ TRONC TIBIO-PÉRONIER.		

Variétés. — L'artère poplitée est bien certainement l'un des vaisseaux les plus constants par son origine, sa situation et son trajet. On l'a vue cependant naître de l'ischiatique (rare), dans des cas où la fémorale, considérablement réduite, s'arrêtait à la cuisse ou se terminait par une saphène interne. — On l'a vue double. — Sa bifurcation peut se faire dans le losange poplité à des hauteurs diverses : au-dessous de l'interligne articulaire, au niveau de cet interligne, jusque dans l'espace intercondylien. — Par contre, on a vu la poplitée se diviser plus bas que d'habitude : dans un cas de Portal, cette division s'effectuait à la partie moyenne de la jambe. — On a vu la poplitée se diviser en tibiale antérieure et en péronière, la tibiale postérieure faisant défaut; ou bien en tibiale postérieure et péronière, cette dernière fournissant la tibiale antérieure ; ou bien encore (Quain) en tibiale antérieure, tibiale postérieure et péronière, le tronc tibio-péronier n'existant pas.

Dans deux ou trois observations mentionnées par Quain, l'artère poplitée occupait la place de la veine et *vice versâ*. — Dans un cas de Stuart (*Journ. of. Anat. and Phys.*, t. XIIII), la poplitée, au lieu de gagner directement la ligne axiale du membre, descendait en dedans du jumeau interne, puis passait entre ce muscle et le condyle sous-jacent pour arriver enfin dans le creux poplité.

Les variétés des branches collatérales sont peu importantes : plusieurs d'entre elles sont assez souvent doubles. — Elles peuvent, en outre, manquer comme vaisseaux distincts, et être suppléées alors par des branches accessoires. — Il n'est pas très rare de voir l'articulaire moyenne naître soit des articulaires supérieures, soit de l'articulaire inférieure et interne.

Weber a décrit, sous le nom d'*artère articulaire de la tête du péroné*, une branche qui émane de la partie inférieure de la poplitée, se porte vers la tête de péroné et se perd dans les muscles du voisinage. Cette branche, qui peut naître également de l'une des branches terminales de la poplitée, doit être considérée comme une articulaire accessoire.

§ VII. — Artère tibiale antérieure (fig. 554)

Branche de bifurcation antérieure de la poplitée, l'artère tibiale antérieure prend naissance à la face postérieure de la jambe, au niveau de l'anneau du soléaire. Immédiatement après son origine, elle traverse d'arrière en avant l'extrémité supérieure du ligament interosseux et arrive ainsi à la région antérieure de la jambe. Elle descend alors jusqu'au ligament annulaire antérieur du tarse, où elle change son nom pour prendre celui de pédieuse. Son trajet à la face antérieure de la jambe est assez exactement représenté par une ligne droite qui partirait du tubercule du jambier antérieur (t. I, p. 294) pour venir se terminer à la partie moyenne de l'espace intermalléolaire. Cette ligne est légèrement oblique de haut en bas et de dehors en dedans.

Rapports. — Dans ce trajet, la tibiale antérieure repose, *en arrière*, sur la face antérieure du ligament interosseux dans ses trois quarts supérieurs, et, dans son quart inférieur, sur la face externe du tibia. — *En avant*, elle est recouverte tout d'abord par l'extenseur commun des orteils et le jambier antérieur qui s'accolent au-devant d'elle ; plus bas, quand ces muscles se sont jetés sur leurs tendons, l'artère devient pour ainsi dire superficielle : elle ne se trouve plus recouverte alors que par l'aponévrose et la peau ; le tendon de l'extenseur propre du gros orteil la croise à angle très aigu, un peu au-dessus de l'articulation du cou-de-pied.

— *En dedans*, la tibiale antérieure est en rapport avec le muscle jambier antérieur. — *En dehors*, elle répond d'abord à l'extenseur commun des orteils et plus bas à l'extenseur propre du gros orteil.

L'artère tibiale antérieure est constamment accompagnée par deux veines, l'une interne, l'autre externe. Le nerf tibial antérieur, qui l'accompagne également, chemine sur son côté externe.

Distribution. — Dans son trajet à la face antérieure de la jambe, l'artère tibiale antérieure abandonne successivement : la *récurrente tibiale antérieure*, des *branches musculaires*, la *malléolaire interne* et la *malléolaire externe* :

1° *Récurrente tibiale antérieure.* — Elle se sépare de la tibiale antérieure immédiatement après son passage à travers le ligament interosseux. Se portant obliquement en haut et en dedans, elle chemine profondément entre le tibia et le jambier antérieur. Elle se dégage ensuite de ce muscle et, après avoir fourni plusieurs rameaux périostiques et osseux pour la partie supérieure du tibia, elle vient se ramifier à la face antérieure du genou, où elle s'anastomose avec les différentes artères articulaires que nous avons déjà décrites (p. 169).

2° *Branches musculaires.* — Nous désignons ainsi une série de rameaux sans nom, très variables en nombre, qui se détachent de la tibiale antérieure à différentes hauteurs et viennent se perdre dans les muscles voisins : en dedans, dans le jambier antérieur, en dehors dans l'extenseur commun des orteils et l'extenseur propre du gros orteil. Il existe même quelques rameaux postérieurs qui perforent d'avant

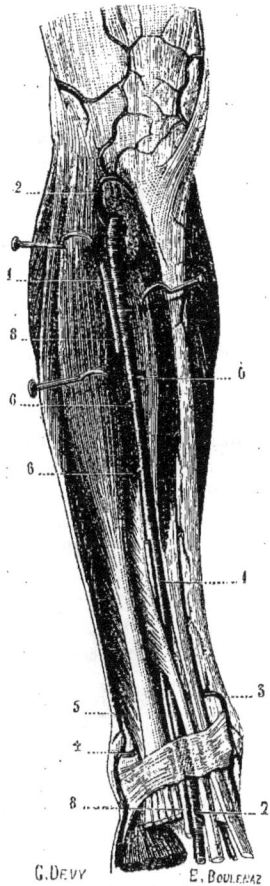

G.DEVY   E. BOULENAZ

Fig. 564.

Artères de la face antérieure de la jambe.

1, artère tibiale antérieure. — 2, récurrente tibiale antérieure. — 3, malléolaire interne. — 4, malléolaire externe. — 5, péronière antérieure. — 6, 6, rameaux musculaires. — 7, pédieuse. — 8, nerf tibial antérieur.

en arrière le ligament interosseux, pour venir se terminer dans le muscle tibial postérieur.

3° *Malléolaire interne.* — Elle naît sur le côté interne de la tibiale antérieure, à deux ou trois centimètres au-dessus de l'articulation du cou-de-pied. Oblique en bas et en dedans, elle glisse entre le tibia et le tendon du jambier antérieur et arrive sur la malléole interne, où elle se résout en plusieurs rameaux divergents : les uns, *profonds* ou *articulaires*, se distribuent aux parties molles de l'articulation; les autres, *superficiels* ou *malléolaires*, se terminent sur la malléole elle-même et dans les téguments qui la recouvrent.

Ces divisions terminales de la malléolaire interne s'anastomosent largement avec les artères péronières antérieure et postérieure, ainsi qu'avec la plantaire interne.

4° *Malléolaire externe.* — Elle se détache de la tibiale antérieure un peu au-dessus de la précédente, avec laquelle elle présente la plus grande analogie. Oblique en bas et en dehors, elle chemine tout d'abord entre le péroné et l'extenseur commun des orteils. Elle descend ainsi sur la malléole externe et s'y termine en fournissant trois ordres de rameaux : *a.* des *rameaux malléolaires*, pour la malléole externe et la peau qui la recouvre; *b.* des *rameaux articulaires*, pour l'articulation du cou-de-pied; *c.* des *rameaux calcanéens*, qui passent au-dessous des tendons des péroniers latéraux et se distribuent à la partie externe du talon.

Constamment, les divisions terminales de la malléolaire externe s'anastomosent avec les péronières et avec la dorsale du tarse.

Résumé de la tibiale antérieure.

4 branches collatérales :

1° Récurrente tibiale antérieure.

2° Branches musculaires..... .... { r. internes.
                                            r. externes.
                                            r. postérieurs.

3° Malléolaire interne..... .... { r. malléolaires.
                                             r. articulaires.

4° Malléolaire externe... ... . { r. malléolaires.
                                            r. articulaires.
                                            r. calcanéens.

Variétés. — L'artère tibiale antérieure peut naître plus haut que d'habitude, au-dessus de l'anneau du soléaire, à la partie moyenne du muscle poplité ou même dans l'espace intercondylien (voy. *Poplitée*).— Quant à son trajet, elle peut, au lieu de traverser le ligament interosseux, suivre la direction du sciatique poplité externe et contourner la tête du péroné (cas de VELPEAU), pour gagner la face antérieure de la jambe.— On l'a même vue, dans quelques cas fort rares, longer le corps du péroné et ne prendre sa position normale que dans le tiers inférieur de la jambe, ou à la face dorsale du pied. — On l'a encore vue devenir superficielle, à partir du milieu de la jambe (PELLETAN).

Au point de vue de son volume, la tibiale antérieure peut être fort grêle et se terminer dans les muscles voisins; elle peut, cependant, se trouver renforcée, vers la partie inférieure de la jambe, par un rameau de la péronière ou de la tibiale postérieure qui lui restitue ses dimensions ordinaires. — On l'a vue manquer et être suppléée, dans ce cas, par des rameaux perforants de la tibiale postérieure.

La *récurrente tibiale antérieure* est souvent double. — Il est assez fréquent de la voir fournir un rameau descendant qui, en longeant le péroné, vient s'anastomoser avec la péronière.

Les *malléolaires* présentent à leur tour de nombreuses variations, portant sur leur volume et sur le niveau de leur origine. — Elles peuvent manquer et sont remplacées, alors, l'interne par une branche de la tibiale postérieure, l'externe par une branche de la péronière.

§ VIII. — ARTÈRE PÉDIEUSE (fig. 555)

L'artère pédieuse, continuation directe de la tibiale antérieure, prend ce nom à son passage au-dessous du ligament annulaire. Elle se porte obliquement en bas et en dehors vers l'extrémité postérieure du premier espace interosseux, qu'elle perfore de haut en bas, pour venir, à la région plantaire, s'anastomoser à plein canal avec la terminaison de la plantaire externe. Son trajet est exactement représenté par une ligne droite qui réunirait la partie moyenne de l'espace intermalléolaire à l'extrémité postérieure du premier espace interosseux.

Rapports. — Au point de vue de ses rapports, la pédieuse glisse *en arrière* sur les os du tarse et sur les ligaments qui les unissent. — Elle côtoie *en dedans* le tendon de l'extenseur propre du gros orteil, *en dehors* le bord interne du pédieux qui s'avance un peu sur elle à sa partie inférieure. — Enfin, *en avant*, elle est séparée de la peau par un double feuillet aponévrotique, l'aponévrose dorsale superficielle et l'aponévrose du pédieux (t. 1, p. 744). — Deux veines, l'une interne, l'autre externe, et un nerf, la branche terminale du tibial antérieur, accompagnent la pédieuse dans toute son étendue.

Distribution. — *En dedans*, l'artère pédieuse ne fournit que quelques rameaux sans nom, qui se dirigent transversalement vers le bord interne du pied et le contournent pour s'anastomoser avec les divisions de la plantaire interne. *En dehors*, elle émet deux

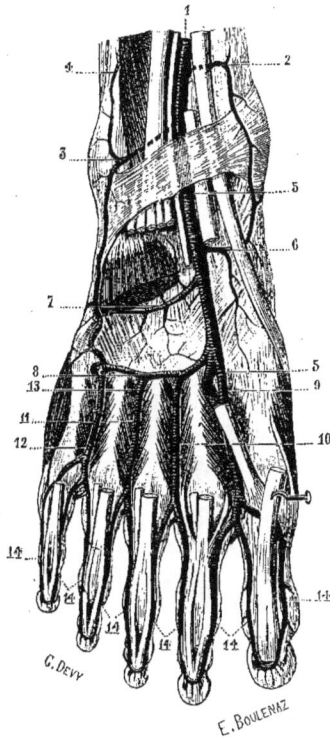

Fig. 555.

Artères de la face dorsale du pied.

1, tibiale antérieure. — 2, malléolaire interne. — 3, malléolaire externe. — 4, péronière antérieure. 5, pédieuse. — 6, rameau pour le côté interne du tarse. — 7, dorsale du tarse. — 8, dorsale du métatarse. — 9, 10, 11, 12, première, deuxième, troisième et quatrième interosseuses dorsales. — 13, une des perforantes. — 14, collatérales dorsales.

branches plus importantes, la *dorsale du tarse* et la *dorsale du métatarse*. Enfin, au moment de quitter la région dorsale pour traverser le premier espace interosseux, elle abandonne une troisième branche, l'*interosseuse dorsale du premier espace*.

1° *Dorsale du tarse.* — Elle naît un peu au-dessous du ligament annulaire, s'engage sous le pédieux et se porte obliquement en bas et en dehors vers le bord externe du pied, où elle s'anastomose avec les divisions latérales de la plantaire externe. Chemin faisant, elle abandonne de nombreux rameaux qui se distribuent aux os et aux articulations du tarse, au muscle pédieux, aux tendons de l'extenseur commun et aux téguments. On divise ordinairement ces rameaux, d'après leur direction, en : a. *rameaux ascendants*, qui remontent vers le cou-de-pied et s'anastomosent avec la péronière antérieure et la malléolaire externe ; b. *rameaux descendants*, qui se dirigent en bas et s'anastomosent à leur tour avec les divisions supérieures de l'artère suivante.

2° *Dorsale du métatarse.* — Elle se détache de la pédieuse tout près du premier espace interosseux et, se portant transversalement en dehors, elle gagne le bord externe du pied en décrivant une arcade à concavité dirigée en haut. Cette arcade s'anastomose en dehors avec la plantaire externe et émet à la fois des branches par sa concavité et par sa convexité :

a. De sa *concavité* s'échappent quelques rameaux sans nom qui remontent sur le tarse et s'anastomosent avec les rameaux descendants de l'artère dorsale du tarse.

b. De sa *convexité* partent successivement trois branches qui constituent les *interosseuses dorsales* des deuxième, troisième et quatrième espaces. Ces artères interosseuses descendent verticalement au-devant des muscles interosseux dorsaux et se divisent, à la racine des orteils, en deux rameaux : un *rameau interne*, qui se jette sur l'orteil situé en dedans, en formant la *collatérale dorsale externe* de cet orteil ; un *rameau externe*, qui se jette sur l'orteil situé en dehors, en formant sa *collatérale dorsale interne*. — Chacune des interosseuses dorsales communique, à chaque extrémité de l'espace où elle chemine, avec l'interosseuse plantaire correspondante au moyen de deux rameaux qui traversent de haut en bas les muscles interosseux et qu'on appelle pour cette raison *artères perforantes*. — Il existe donc deux perforantes pour chaque espace interosseux : l'une *postérieure*, correspondant à l'extrémité postérieure de l'espace ; l'autre *antérieure*, située au voisinage des orteils.

3° *Interosseuse du premier espace.* — Analogue aux interosseuses que nous venons de décrire, cette artère parcourt d'arrière en avant le premier espace interosseux et se divise, à l'extrémité antérieure de cet espace, en *collatérale dorsale externe du gros orteil* et *collatérale dorsale interne du deuxième orteil*. Conformément à la formule énoncée plus haut, elle s'anastomose avec la première interosseuse plantaire sur deux points : à l'extrémité antérieure du premier espace interosseux, au moyen de la *perforante antérieure* ; à l'extrémité inférieure de ce même espace, au moyen de la *pé* dieuse elle-même qui, en passant de la région dorsale à la région plantaire, constitue une véritable *perforante postérieure*.

Résumé de la pédieuse.

a). *Br. collatérales*..
{
1° br. externes........ | rameaux sans nom.

2° dorsale du tarse... { r. ascendants.
 r. descendants.

3° dorsale du métatarse { r. ascendants.
 r. descendants. } { interosseuse du 2° esp.
 — 3ᵉ —
 — 4° —

4° interosseuse du 1ᵉʳ espace.
}

b). *Br. terminale*.... | s'anastomose avec la plantaire externe (*d'où arcade plantaire*).

Variétés. — Comme la tibiale qu'elle continue, elle peut être superficielle (rare). — Elle peut être fort grêle et ne pas descendre au delà des cunéiformes. — On l'a vue assez fréquemment recevoir une forte anastomose de la péronière antérieure ou même naître entièrement de cette dernière artère ; elle est, dans ce cas, un peu plus externe que d'habitude. — On a vu quelquefois la tibiale antérieure se résoudre, à la face dorsale du pied, en un véritable réseau, d'où partaient des branches tarsiennes et métatarsiennes, sans qu'il existât une pédieuse distincte.

La *dorsale du tarse* peut être double. — On l'a vue descendre à la région plantaire en traversant le deuxième espace interosseux.

La *dorsale du métatarse* peut également être double. — On la voit assez souvent naître d'un tronc commun avec la précédente. — Elle peut, enfin, être fort grêle et manquer même complètement : elle est suppléée, dans ce cas, soit par la dorsale du tarse, soit par des perforantes issues de l'arcade plantaire. — Les interosseuses dorsales peuvent, de même, provenir de la région plantaire par les perforantes.

§ IX. — Tronc tibio-péronier (fig. 556)

ET SES BRANCHES

Branche de bifurcation postérieure de la poplitée, le tronc tibio-péronier continue la direction de cette dernière artère et se bifurque à 3 ou 4 centimètres au-dessous de l'anneau du soléaire, son lieu d'origine, en deux branches terminales. J'ai vu le tronc tibio-péronier atteindre dans un cas 6 centimètres, et dans un autre cas 82 millimètres.

Rapports. — Verticalement descendant, le tronc tibio-péronier repose *en avant* sur le jambier postérieur et se trouve recouvert, *en arrière*, par l'aponévrose jambière moyenne ou profonde (t. 1, p. 730), et par les quatre muscles superficiels de la région, le soléaire, le plantaire grêle et les jumeaux. Il est accompagné par le nerf tibial postérieur qui est placé un peu en arrière et par deux veines qui cheminent l'une sur son côté externe, l'autre sur son côté interne.

Distribution. — Dans ce trajet, le tronc tibio-péronier fournit comme branches collatérales quelques *rameaux musculaires* pour les muscles voisins et un *rameau osseux*, l'artère nourricière *du tibia*, qui s'engage dans le canal nourricier de cet os, situé, comme nous l'avons vu plus haut (t. 1, p. 288), à 2 ou 3 centimètres au-dessous de la ligne d'insertion du soléaire.

Des deux branches de bifurcation du tronc tibio-péronier, l'une se dirige en bas et en dehors, c'est *l'artère péronière;* l'autre se porte en bas et un peu en dedans, c'est *l'artère tibiale postérieure.* Cette dernière se divise à son tour, dans la gouttière calcanéenne interne, en deux branches terminales, destinées à la plante du pied et appelées pour cette raison *artères plantaires.* Nous décrirons donc successivement :

1° *L'artère péronière;*

2° *L'artère tibiale postérieure;*

3° Les *deux artères plantaires.*

Résumé du tronc tibio-péronier.

a). *Branches collatérales.* { r. musculaires.
{ art. nourricière du tibia.

b). *Branches terminales.* { ART. PÉRONIÈRE.
{ ART. TIBIALE POSTÉRIEURE.

A. — ARTÈRE PÉRONIÈRE (fig. 556)

Branche de bifurcation externe du tronc tibio-péronier, *l'artère péronière,* d'abord oblique en bas et en dehors et puis verticale, descend jusqu'à l'extrémité inférieure du ligament interosseux où elle se bifurque en deux branches terminales : la *péronière antérieure* et la *péronière postérieure.*

A son origine et dans la première partie de son trajet, l'artère péronière repose sur le jambier postérieur et se trouve recouverte par l'aponévrose jambière moyenne et par le soléaire. Mais bientôt elle s'engage au-dessous du fléchisseur propre du gros orteil, chemine quelque temps sur le côté interne du péroné entre ce dernier muscle et le jambier postérieur, et vient enfin se placer sur la face postérieure du ligament interosseux, qu'elle suit jusqu'à sa terminaison.

Distribution. — Dans ce trajet, l'artère péronière abandonne, comme branches collatérales, *l'artère nourricière* du péroné et une foule de *rameaux musculaires* qui se perdent dans le soléaire, le jambier postérieur, l'extenseur propre du gros orteil et les deux péroniers latéraux.

HYRTL signale, en outre, quelques ramuscules qui perforent d'arrière en avant

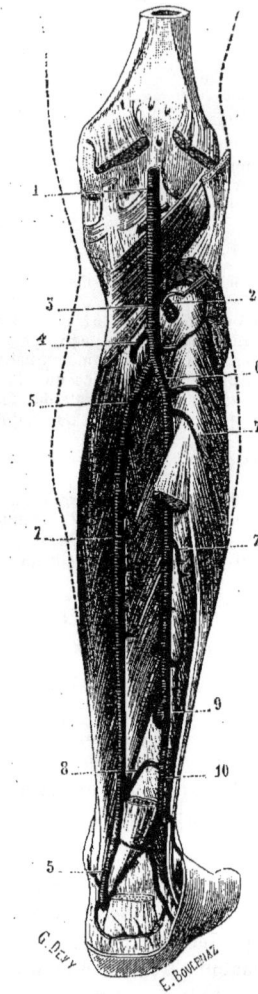

Fig. 556.

Artères de la face postérieure
de la jambe.

1, artère poplitée —2, tibiale antérieure. — 3, tronc tibio-péronier. — 4, artère nourricière du tibia — 5, tibiale postérieure. — 6, péronière. — 7, 7, rameaux musculaires. — 8, anastomose entre la tibiale et la péronière. — 9, péronière antérieure. — 10, péronière postérieure.

ligament interosseux pour venir se distribuer au muscle extenseur commun des orteils.

Des deux branches terminales de la péronière :

1° La *péronière antérieure* traverse l'extrémité inférieure du ligament interosseux et débouche ainsi à la face antérieure de la jambe. Elle descend alors au-devant de l'articulation tibio-tarsienne et vient se terminer sur la partie externe de la région dorsale du pied, en s'anastomosant avec les divisions de la malléolaire externe et de la dorsale du tarse.

2° La *péronière postérieure*, continuant la direction de la péronière dont elle émane, descend en arrière de la malléole externe et vient se ramifier sur la partie externe du talon. Ses divisions terminales s'anastomosent constamment avec les différentes branches artérielles de la région : la péronière antérieure, la malléolaire externe et la plantaire externe.

Résumé de la péronière.

a). *Branches collatérales* .... (ram. musculaires.
                            (art. nourricière du péroné.

b). *Branches terminales* .... (péronière antérieure.
                            (péronière postérieure.

Variétés. — L'artère péronière naît parfois plus bas que d'habitude, dans le tiers moyen ou même dans le tiers inférieur de la jambe. — Elle peut aussi naître beaucoup plus haut, jusque dans le creux poplité ; elle provient quelquefois, dans ce dernier cas, de la tibiale antérieure prématurément séparée de la poplitée. — La péronière peut être fort grêle ou même faire entièrement défaut ; elle est suppléée alors, soit par la tibiale postérieure, soit par la tibiale antérieure. — Par contre, elle peut, beaucoup plus développée que d'ordinaire, envoyer une forte anastomose à la tibiale postérieure et suppléer même cette dernière artère, filiforme ou absente.

La *péronière antérieure* peut manquer, elle est suppléée alors par la malléolaire externe, branche de la tibiale antérieure. — Elle peut, dans d'autres cas, fournir elle-même la malléolaire externe. — On l'a même vue renforcer ou même fournir les différentes artères du pied.

§ II. — Artère tibiale postérieure (fig. 556)

Branche de bifurcation interne du tronc tibio-péronier, l'artère tibiale postérieure est ordinairement beaucoup plus volumineuse que la péronière. Elle se dirige tout d'abord un peu obliquement en bas et en dedans ; puis, s'infléchissant sur elle-même, elle descend verticalement le long de la face postérieure de la jambe jusqu'à la gouttière calcanéenne interne où elle se termine en se bifurquant.

Au point de vue de ses rapports, la tibiale postérieure repose, *en avant*, sur le jambier postérieur en haut et, plus bas, sur le fléchisseur commun des orteils ; l'aponévrose jambière profonde, relativement épaisse à ce niveau, l'applique contre ces deux muscles. — *En arrière*, elle est d'abord recouverte par le soléaire et les jumeaux ; mais, à la partie inférieure de la jambe, quand ces deux muscles se sont jetés sur leur tendon commun (tendon d'Achille), l'artère vient se placer sur le côté interne de ce tendon et ne se trouve plus alors séparée de la peau que par un double feuillet aponévrotique. Dans la gouttière du calcanéum, l'artère tibiale postérieure est exactement située entre le tendon du fléchisseur commun des orteils qui est en avant et le tendon du fléchisseur propre du gros orteil qui est en arrière.

Deux veines, l'une interne, l'autre externe, accompagnent la tibiale postérieure. Quant au nerf tibial postérieur, il est placé primitivement entre la péronière et la tibiale postérieure ; mais, au fur et à mesure qu'il descend, il se rapproche de cette dernière et l'atteint ordinairement à la partie moyenne de la jambe, pour ne plus la quitter ; il occupe alors son côté externe.

Distribution. — Dans son parcours, la tibiale postérieure émet comme branches collatérales :

1° Des *rameaux jambiers*, qui se détachent en nombre variable et à des hauteurs différentes pour se distribuer, en partie (*rameaux musculaires*) au soléaire, au jambier postérieur et au fléchisseur commun des orteils, en partie (*rameaux périostiques et osseux*) à la face postérieure du tibia ;

2° Un *rameau anastomotique*, qui naît au niveau ou un peu au-dessus de la malléole interne, se dirige transversalement en dehors et vient s'anastomoser, à la face profonde du fléchisseur propre du gros orteil, avec un rameau analogue venu de la péronière ;

3° Des *rameaux calcanéens*, qui naissent dans la gouttière du calcanéum et se perdent dans le périoste sous-jacent, dans le muscle adducteur du gros orteil et dans le court fléchisseur plantaire.

Dans la gouttière interne du calcanéum, la tibiale postérieure se bifurque en deux branches terminales qui se distribuent à la plante du pied, et qu'on appelle, pour cette raison, *artères plantaires*.

Résumé de la tibiale postérieure.

a). *Br. collatérales* .... { r. jambiers.
                                        { r. anastomotiques.
                                        { r. calcanéens internes.

b). *Br. terminales* .... | ARTÈRES PLANTAIRES.

Variétés. — Comme la péronière, la tibiale postérieure peut naître plus bas ou plus haut que d'habitude, jusque dans le creux poplité. — Quant à son volume, elle peut être réduite à une toute petite artériole, qui s'épuise dans la gouttière calcanéenne ou même à la partie moyenne de la jambe, tout près de son origine. — Dans certains cas cependant, la tibiale postérieure, filiforme à son origine, se trouve renforcée dans son trajet par quelque artère anastomotique qui lui restitue son calibre ordinaire : cette artère de renforcement, quelquefois double, lui vient soit de la péronière, soit de la tibiale antérieure. — Enfin, la tibiale postérieure peut manquer complètement (QUAIN, DUBRUEIL) ; elle est suppléée dans ce cas, comme aussi dans ceux où elle s'épuise à la jambe, par l'artère péronière qui est alors beaucoup plus volumineuse que d'habitude.

La tibiale postérieure fournit anormalement : la tibiale antérieure ou une forte anastomose pour cette artère, une branche anastomotique pour la dorsale du tarse, l'artère nourricière du tibia (très fréquent).

§ III. — ARTÈRES PLANTAIRES (fig. 567)

Immédiatement après leur origine, les deux artères plantaires se séparent à angle aigu pour se diriger, l'une vers le bord interne du pied, l'autre vers son bord externe On les distingue, d'après leur situation, sous le nom de *plantaire interne* et de *plantaire externe.*

1° **Artère plantaire interne** (fig. 557, 3). — L'artère plantaire interne chemine d'arrière en avant entre les muscles de la région interne et les muscles de la région moyenne. Elle arrive ainsi sur la tête du premier métatarsien, où

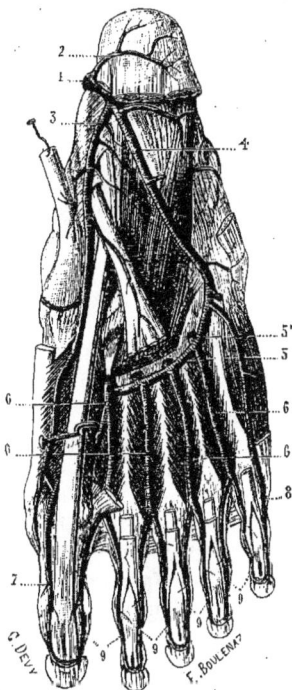

Fig. 557.

Artères de la région plantaire.

1, tibiale postérieure. — 2, rameau calcanéen. — 3, artère plantaire interne.— 4, artère plantaire externe. — 5, arcade plantaire, avec 5' une des perforantes. — 6, 6, interosseuses plantaires. — 7, collatérale interne du gros orteil. — 8, collatérale externe du petit orteil. — 9, 9, les autres collatérales.

elle se termine, soit en s'anastomosant avec la collatérale interne du gros orteil, soit en fournissant elle-même cette artère.

Chemin faisant, la plantaire interne émet une multitude de rameaux et de ramuscules sans nom que l'on peut distinguer, d'après la direction qu'ils prennent, en :

a. *Rameaux inférieurs*, qui se distribuent à l'adducteur du gros orteil et aux téguments qui le recouvrent ;

b. *Rameaux supérieurs*, qui se perdent dans l'abducteur oblique du gros orteil, dans les os du tarse et du métatarse et dans les différentes articulations qui les unissent ;

12*

c. *Rameaux externes*, qui se portent en dehors dans le court fléchisseur plantaire;

d. *Rameaux internes*, qui se portent en dedans sur le court fléchisseur du gros orteil et contournent ensuite le bord interne du pied pour s'anastomoser avec les divisions internes de la pédieuse (p. 173).

2° **Artère plantaire externe** (fig. 557,4).— L'artère plantaire externe est beaucoup plus volumineuse que l'interne. Suivant tout d'abord une direction oblique en avant et en dehors, elle chemine entre le court fléchisseur plantaire et l'accessoire du long fléchisseur commun des orteils et arrive sur l'extrémité postérieure du cinquième métatarsien. Là, s'infléchissant sur elle-même, elle se porte transversalement en dedans vers l'extrémité postérieure du premier espace interosseux, où elle se termine en s'anastomosant à plein canal avec l'artère pédieuse qui, de dorsale qu'elle était à son origine, est devenue plantaire (p. 173). Dans cette dernière partie de son trajet, la plantaire externe devenant plus profonde encore, glisse directement sur le métatarse, au-dessus de l'abducteur oblique du gros orteil.

Il résulte de la description qui précède que la plantaire externe peut être divisée en deux portions : une première portion ou *portion oblique;* une deuxième portion ou *portion transversale*, plus connue sous le nom d'*arcade plantaire.*

A. *Portion oblique.* — Par sa portion oblique, la plantaire externe émet une foule de rameaux qui n'ont pas reçu de noms particuliers, mais que l'on peut diviser, comme précédemment, d'après leur direction, en :

a. *Rameaux inférieurs*, pour le court fléchisseur plantaire, l'abducteur du petit orteil et les téguments de la plante du pied;

b. *Rameaux supérieurs*, pour l'accessoire du long fléchisseur, ainsi que pour les os et les articulations du tarse;

c. *Rameaux internes*, pour les tendons du long fléchisseur et pour les lombricaux;

d. *Rameaux externes*, qui se portent en dehors sur le court fléchisseur du petit orteil et contournent ensuite le bord externe du pied pour s'anastomoser, ainsi que nous l'avons déjà vu (p. 172), avec les divisions terminales de la malléolaire externe, des péronières antérieure et postérieure, de la dorsale du tarse et de la dorsale du métatarse.

B. *Portion transversale ou arcade plantaire.*— L'arcade plantaire, couchée sur l'extrémité postérieure des quatre derniers métatarsiens, décrit une courbe à concavité dirigée en arrière et en dedans. Au point de vue homologique, elle répond exactement à l'arcade palmaire profonde de la main (p. 123) et émet à la fois des branches par sa *concavité*, par sa *convexité* et par sa *face supérieure* :

a. *Par sa concavité*, elle fournit quelques rameaux courts et grêles, qui se perdent dans les os et les articulations du tarse ;

b. *Par sa convexité*, elle émet successivement, en allant de dehors en dedans : la *collatérale externe* du petit orteil et les quatre *interosseuses plan-*

taires. — Ces interosseuses plantaires descendent chacune dans l'espace interosseux correspondant, abandonnent quelques ramuscules aux muscles interosseux et se terminent, au niveau des articulations métatarso-phalangiennes, en fournissant la *collatérale interne* et la *collatérale externe* des deux orteils voisins. On voit fréquemment l'interosseuse du premier espace fournir en outre une troisième collatérale, la *collatérale interne du gros orteil*. — Un peu avant sa bifurcation, chaque interosseuse plantaire communique avec l'interosseuse dorsale qui lui correspond, ainsi que nous l'avons vu plus haut, par une ou deux artérioles très courtes, appelées *perforantes antérieures* (p. 174).

3° *Par sa face supérieure,* l'arcade plantaire fournit les *perforantes postérieures :* ce sont encore des rameaux très courts, qui traversent de bas en haut l'extrémité postérieure des espaces interosseux et, parvenus à la région dorsale, se jettent dans les artères interosseuses dorsales, tout près de leur origine. Comme à la main, les perforantes postérieures, au lieu de naître de l'arcade plantaire elle-même, peuvent se séparer des interosseuses plantaires. Comme à la main encore, nous n'avons ici que trois perforantes postérieures, correspondant aux deuxième, troisième et quatrième espaces ; pour le premier espace, l'artère pédieuse, passant de la région dorsale à la région plantaire, tient lieu de perforante ou plutôt même constitue la perforante postérieure de cet espace.

Quant aux *collatérales des orteils,* branches terminales des interosseuses, elles se comportent ici comme à la main, et nous renvoyons le lecteur à la description que nous avons donnée précédemment (p. 123), des collatérales des doigts.

Résumé des artères plantaires.

1° PLANTAIRE INTERNE	a). *Br. collatérale*......................		r. inférieurs. r. supérieurs. r. externes. r. internes.
	b). *Br. terminale*......................		collat. int. du gros orteil.
2° PLANTAIRE EXTERNE	a). *Br. collatérales naissant de la*	Portion oblique........	r. inférieurs. r. supérieurs. r. internes. r. externes.
		Portion transversale ou arcade plantaire.	r. tarsiens. interosseuses plantaires. perforantes postérieures.
	b). *Br. terminale.,*	s'anastomose avec terminaison de la PÉDIEUSE.	

Variétés. — Les artères plantaires sont beaucoup moins variables que les artères d la paume de la main.

La *plantaire interne* peut être très grêle, presque filiforme et s'épuise alors dans le court fléchisseur du gros orteil. — Par contre, elle peut être plus développée que d'habitude et fournir les trois premières collatérales des orteils.

La *plantaire externe* peut, elle aussi, être très grêle et ne prendre aucune part à la constitution de l'arcade plantaire qui provient alors de la pédieuse. — Dans un ordre de faits inverse, la plantaire externe, plus développée que d'habitude supplée, par les perforantes, la plupart des artères de la région dorsale.

On voit assez souvent les deux artères plantaires s'envoyer mutuellement une anastomose qui chemine, en formant une arcade à concavité postérieure, entre l'aponévrose et
le muscle court fléchisseur plantaire. Cette *arcade plantaire superficielle*, toujours peu
développée, représente exactement l'arcade palmaire superficielle, et son apparition rétablit l'homologie de circulation entre la plante du pied et la paume de la main.

TROISIÈME SECTION

DES CAPILLAIRES

Nous avons déjà vu (p. 50) que les artères, abstraction faite des *réseaux admirables* et des *canaux dérivatifs de Sucquet*, se terminaient dans les capillaires et, par l'intermédiaire de ceux-ci, dans les veines. Ces vaisseaux, jetés entre les branches terminales des artères et les radicules veineuses, sont des canaux très fins, ainsi que l'indique leur nom (de *capillus*, cheveu); c'est à travers leurs parois que se font les échanges osmotiques entre le sang, milieu intérieur, et les éléments histologiques de l'organisme, milieu extérieur.

Quelques histologistes, notamment HENLE et ROBIN, considérant avant tout les dimensions du vaisseau, avaient divisé les capillaires en trois variétés : les capillaires de la première variété, mesurant de $0^{mm},007$ à $0^{mm},030$; les capillaires de la deuxième variété, ayant de $0^{mm},030$ à $0^{mm},070$; ceux de la troisième variété mesurant de $0^{mm},070$ à $0^{mm},150$. Mais ceux-ci, possédant dans leur paroi des fibres musculaires lisses, se rapprochent par leur texture des artérioles ou des veinules et peuvent être confondus avec ces dernières. Il est bien préférable, on le conçoit, de prendre pour définir ces vaisseaux une caractéristique d'ordre anatomique. Aussi, à l'exemple de RANVIER, nous dirons que *les capillaires sont des vaisseaux sans fibres lisses, intermédiaires aux artères et aux veines*. Ils commencent au point où finit la tunique musculaire de l'artériole et finissent où commence celle de la veinule.

On considérait autrefois les capillaires comme formés d'une membrane homogène parsemée de noyaux; et, en effet, si l'on considère un vaisseau capillaire, sans l'aide d'aucun réactif, on le voit former un tube dont la paroi figure un double contour et sur lequel les noyaux font une saillie appréciable. L'imprégnation d'argent, employée simultanément, en 1865, par HOYER, AUERBACH, EBERTH, AEBY, démontra que cette paroi pouvait être décomposée en une série d'éléments cellulaires juxtaposés et réunis entre eux par une substance intermédiaire colorée en noir par l'argent. Les études de CHRZONSZCZEWSKI, en 1866, confirmèrent ces résultats et, en 1868, de nouvelles recherches d'EBERTH et de LEGROS montrèrent que tous les vaisseaux capillaires étaient constitués d'une manière identique. Il est facile de vérifier ce fait en employant l'imprégnation d'argent.

Nous avons donc à étudier tout d'abord les cellules qui forment la paroi propre du vaisseau capillaire et les interlignes qui séparent ces cellules nous examinerons ensuite s'il existe au pourtour des capillaires une membrane enveloppante ou tunique adventice.

1° Cellules des capillaires.

— Les cellules des vaisseaux capillaires sont des cellules plates (*cellules en plaque* de certains auteurs), de nature endothéliale (fig. 558). Elles varient de forme et de dimensions : les capillaires très étroits sont formés par des cellules allongées dans le sens longitudinal et enroulées sur elles-mêmes; chacune d'elles constitue souvent la paroi totale du vaisseau; dans les capillaires assez larges, elles se rapprochent davantage de la forme polygonale; enfin, dans certains cas, chez les reptiles, elles peuvent être excessivement sinueuses.

A part quelques granulations existant aux environs du noyau, leur protoplasma parait homogène. Les recherches de ROUGET ont cependant démontré dans ces cellules l'existence de vacuoles qui gonfleraient et se distendraient sous l'influence des liquides. Pour cet auteur, cette forme spéciale de protoplasma existerait aussi bien dans les capillaires en voie de développement que dans les capillaires adultes; elle existerait même dans tous les endothéliums vasculaires. (Voyez pour plus de détails ROUGET, *Mémoire sur les capillaires sanguins et lymphatiques*, Arch. de phys., 1873.)

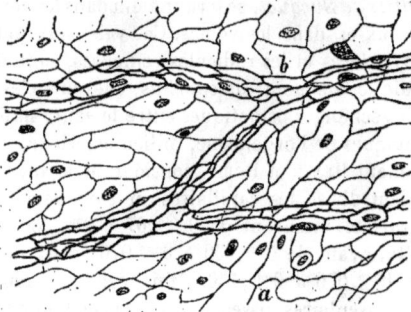

Fig. 558.
Capillaires sanguins dans le péritoine traités par le nitrate d'argent (KLEIN).

a, l'endothélium sur la surface libre de la membrane.—*b*, les vaisseaux capillaires sanguins dans la membrane; leur paroi est une couche d'endothélium.

Les cellules des capillaires possèdent un noyau ovoïde allongé dans le sens du vaisseau. Cependant, parmi les plaques cellulaires, il en est de plus petites que les autres qui ne présentent pas de noyau. Elles ont été décrites par AUERBACH qui les a désignées sous le nom de *plaques intercalaires*. On les retrouve plus souvent dans l'endothélium des gros vaisseaux que dans les capillaires. Elles sont abondantes chez les animaux inférieurs, chez les céphalopodes, par exemple. D'après EBERTH, on pourrait les regarder comme des cellules en voie d'expulsion.

2° Espaces intercellulaires.

— Si l'on traite les capillaires par le nitrate d'argent, on met en évidence l'existence d'une substance intermédiaire aux cellules qui, comme les substances intercellulaires, réduit ce sel et fixe le métal : il en résulte qu'après l'imprégnation les cellules sont limitées par un liseré noir. Cette ligne noire est à peu près partout homogène. Sur certains points, cependant, elle se dédouble et circonscrit ainsi des espaces clairs ou teintés en noir de dimensions assez variables. Les plus grands sont désignés sous le nom de *stigmates*, les plus petits sous celui de *stomates* (J. Arnold).

On n'est pas encore très bien fixé sur la nature exacte de ces figures.

Correspondent-elles à des ouvertures fixes, à travers lesquelles se produirait le phénomène de la diapédèse, aux stomates de Conheim? Il est peu probable qu'il en soit ainsi. D'après Eberth, en effet, si ces stigmates étaient des ouvertures fixes, des granulations colorées de dimension relativement grande pourraient passer à travers les capillaires, ce qui n'arrive jamais. Il en serait de même des matières à injection. Or, ces matières ne traversent pas les capillaires adultes. Il est vrai que des granulations très fines peuvent quelquefois les traverser; mais cela n'arrive jamais pour les granulations ayant au moins la dimension d'un globule sanguin. Du reste, il n'est pas besoin de supposer l'existence d'ouvertures fixes pour comprendre le phénomène de la diapédèse. Les cellules des capillaires sont élastiques et peuvent être écartées au niveau de leur ciment, par les mouvements amiboïdes des globules blancs. Il y a même plus : Rouget a admis que les globules blancs pouvaient traverser la paroi du capillaire, en perçant les cellules de ce vaisseau au niveau des vacuoles qu'il y a décrites.

En tenant compte de ces faits, beaucoup d'auteurs ne considèrent les stomates et les stigmates de J. Arnold que comme des orifices accidentels correspondant aux points où les globules ont traversé ces vaisseaux. Du reste, il est beaucoup de ces espaces qui n'existent qu'en apparence : des dépôts albumineux qui réduisent facilement l'argent, peuvent parfaitement les simuler. En outre, le nombre des stomates et des stigmates diminue considérablement, lorsque, à l'exemple d'Alferow, on imprègne les capillaires par des sels organiques d'argent (lactate ou picrate).

3° **Tunique adventice des capillaires.** — Nous devons nous demander maintenant si les capillaires sont uniquement formés par les cellules endothéliales que nous avons décrites, ou bien s'il existe une seconde membrane, extérieure, enveloppante, une *tunique adventice*. D'après Eberth, les plus petits capillaires sont uniquement formés par la tunique épithéliale propre, mais, dans les gros capillaires et surtout dans ceux de la membrane hyaloïde de la grenouille, on trouve sur la surface externe du capillaire un réseau excessivement délicat formé par des cellules couchées sur cette surface et présentant des prolongements anastomosés entre eux. Dans cette espèce de membrane, le nombre des cellules augmente avec le volume du capillaire. Cependant, Eberth n'admet pas, contrairement à Iwanoff, que ces cellules arrivent à constituer une membrane complète, comparable à une gaine lymphatique. Une membrane cellulaire analogue peut se montrer non seulement à la surface des gros capillaires, mais encore sur les artères et les veines du cerveau, de la moelle et de la rétine de l'homme où elle constitue les gaines dites lymphatiques, gaines dans lesquelles on ne peut pas arriver facilement à déceler la présence d'un endothélium vrai. Eberth a donné à ces gaines le nom d'épithélium vasculaire externe, ou périthélium.

Rouget, en étudiant les vaisseaux de la membrane hyaloïde de la grenouille, a trouvé une membrane amorphe séparant l'épithélium capillaire proprement dit du réseau cellulaire indiqué par IWANOFF et EBERTH. Ce fait concorde avec l'observation de CHRONSZCZEWSKI, qui, après avoir injecté des capillaires avec des masses à l'argent, avait vu dans les points où les cellules propres étaient tombées, la masse à injection limitée par un double contour.

L'observation des capillaires dans les parties vivantes, observation qui montre une régularité parfaite dans le double contour du capillaire, semble faire admettre l'existence de cette membrane (RANVIER). On peut donc accorder, à la rigueur, qu'il existe probablement autour des capillaires une membrane amorphe excessivement ténue, recouverte dans certains cas d'un réseau cellulaire plus ou moins abondant et atteignant peut-être quelquefois la valeur d'une membrane complète.

Dans les ganglions lymphatiques, les capillaires sont environnés par un lacis serré de fibrilles revêtues de cellules lymphatiques.

Pour en terminer avec l'étude de la structure des capillaires nous devons faire remarquer que certains d'entre eux ont une structure particulière. Ainsi les capillaires des lobules hépatiques des mammifères et des amphibiens, ceux de la membrane choroïdienne des mammifères, de la membrane hyaloïde de la grenouille, les capillaires du glomérule de Malpighi (RENAUT, HORTOLÈS) ne paraissent pas formés de cellules endothéliales unies par une substance interstitielle, mais ils semblent constituer une membrane continue parsemée de noyaux. Ces capillaires ont conservé la forme qu'ils possèdent en général chez l'embryon et certains histologistes pensent qu'une pareille disposition facilite le passage des liquides, les phénomènes de l'osmose.

QUATRIÈME SECTION

DES VEINES

ANATOMIE GÉNÉRALE

Les veines sont des canaux membraneux et à ramifications convergentes, destinés à ramener le sang des capillaires au cœur.

Envisagés dans leur ensemble, ces canaux nous offrent à étudier : 1° leur disposition générale dans l'organisme; 2° leur conformation extérieure; 3° leur conformation intérieure; 4° leur structure.

§ I. — Disposition générale du système veineux

Les veines naissent des capillaires par des ramuscules excessivement ténus, qui se continuent directement avec ces derniers vaisseaux. Ces rameaux d'origine, appelés quelquefois veinules ou radicules veineuses, suivant une direction inverse de celle des artères, convergent vers le cœur et ont pour caractéristique anatomique de se réunir, au cours de leur trajet, pour former des vaisseaux de plus en plus volumineux : aux ramuscules succèdent les rameaux; les rameaux forment des branches; les branches à leur tour donnent naissance à des troncs, lesquels disparaissent dans les oreillettes du cœur.

Il existe donc, à côté de l'arbre artériel, un arbre veineux, dont les ramifications, assez régulièrement concordantes avec les divisions des artères, se disséminent, comme ces dernières, au sein de tous les territoires vasculaires de l'organisme.

Ici encore, l'aire d'un tronc quelconque est inférieure à la somme des aires des branches qu'il reçoit. Il en résulte que le système veineux, dans son ensemble, peut être représenté, comme le système artériel, par un cône dont le sommet dirigé vers le cœur, répond aux orifices des veines caves et dont la base, tournée du côté des capillaires, serait égale à la somme des aires de toutes les veinules. Il y a, toutefois, cette différence importante entre les deux cônes artériel et veineux, c'est que le sang y circule dans des conditions mécaniques inverses : le sang artériel chemine dans des canaux qui vont continuellement en s'élargissant, tandis que les voies parcourues par le sang veineux se rétrécissent progressivement au fur et à mesure qu'on approche du cœur.

De même qu'il existe deux systèmes artériels, le système pulmonaire et le système aortique, de même aussi nous devons admettre deux systèmes veineux : le *système veineux pulmonaire* qui fait suite au système artériel du même nom, et le *système veineux général* qui correspond au domaine de l'aorte. Le premier, ainsi qu'il a été dit plus haut, amène à l'oreillette gauche le sang artériel qui provient des réseaux capillaires du poumon; le second apporte à l'oreillette droite le sang veineux qu'il a recueilli dans tous les autres réseaux de l'organisme.

La disposition anatomique que nous venons d'assigner aux canaux veineux en général s'applique au plus grand nombre d'entre eux. Il en est, cependant, un petit groupe, qui présentent une disposition toute particulière, ce sont les *veines portes*. Ces veines spéciales émanent des réseaux capillaires comme les veines ordinaires et se comportent comme elles dans la première partie de leur trajet, c'est-à-dire, qu'elles reçoivent des affluents et augmentent ainsi graduellement de calibre. Puis, brusquement, elles pénètrent dans un organe, s'y ramifient, s'y capillarisent à la manière des artères. — Elles sont, en définitive, constituées par un tronc principal, intermédiaire à deux réseaux capillaires. — On distingue dans l'économie animale, trois appareils portes : 1° l'*appareil porte abdominal*, le plus important et le plus connu, qui prend naissance dans les réseaux capillaires du tube intestinal et se ramifie dans le foie; 2° l'*appareil porte rénal*, particulièrement bien développé chez les poissons, les batraciens, les reptiles et même chez les oiseaux; 3° l'*appareil porte pulmonaire*, qui possède chez les mollusques tous les caractères des appareils portes, mais qui se modifie et se complique chez les vertébrés, par l'apparition du cœur droit sur le trajet du vaisseau veineux qui porte le sang noir vers le champ de l'hématose. De ces trois appareils, l'homme ne possède d'une façon bien nette que le premier : il est représenté par la *veine porte* que nous décrirons plus tard.

Au total, il existe chez l'homme trois systèmes veineux : le système veineux pulmonaire, le sytème veineux général et le système de la veine porte.

On a cru bien longtemps que ces différents systèmes étaient complètement indépendants. Il n'en est rien : il est établi aujourd'hui que les veines bronchiques, qui font partie du système veineux général, communiquent largement avec les réseaux d'origine des veines pulmonaires; et nous verrons, d'autre part, en étudiant la veine porte, que cette veine, aux confins de son domaine, entre en relations sur plusieurs points avec le système veineux général.

§ 11. — CONFORMATION EXTÉRIEURE DES VEINES

L'étude de la conformation extérieure des veines comprend : leur *forme*, leur *nombre* et leur *volume*, leur *direction*, leur *situation générale* et leurs *rapports*, leurs *anastomoses* et leurs *anomalies*.

1° **Forme**. — Les veines, comme les artères, sont cylindriques à l'état ordinaire. Mais, contrairement aux artères qui conservent toujours leur forme à l'état de vacuité comme à l'état de réplétion, les veines s'affaissent et s'aplatissent quand elles sont vides. De même, quand elles sont distendues outre mesure, soit par leur contenu normal, soit par une injection artificielle, la plupart d'entre elles présentent de loin en loin des renflements latéraux, qui leur donnent un aspect noueux et bosselé. Ces renflements ou bosselures, répondent aux valvules et présentent, par conséquent, dans leur siège comme dans leur développement, les mêmes irrégularités que ces dernières.

2° **Nombre et volume.** — Les veines sont toujours plus nombreuses que les artères. Il suffit, pour démontrer la justesse d'une pareille formule, de constater :

a. Que dans bien des régions, notamment sur les membres, chaque artère est accompagnée de deux veines; seuls, les troncs artériels volumineux, comme la poplitée, la fémorale et l'axillaire, ne possèdent qu'une veine satellite;

b. Qu'il existe, au-dessous des téguments et sur toutes les parties du corps, un riche réseau veineux, le réseau superficiel, alors que, dans ces mêmes régions, à l'exception de la tête, les artères sont, sinon absentes, du moins excessivement rares et toujours très petites.

Il est encore parfaitement établi, par l'observation directe tout aussi nettement que par le calcul, que le volume des veines l'emporte sur celui des artères : c'est ainsi que nous voyons le volume des deux veines caves plus considérables que celui de l'aorte; que nous voyons les veines jugulaire interne, sous-clavière, axillaire, fémorale, rénale, etc., toutes plus volumineuses que les artères correspondantes.

Le rapport volumétrique des deux sytèmes artériel et veineux doit naturellement varier suivant les sujets et, sur le même sujet, suivant les conditions circulatoires du moment. C'est ce qui nous explique le défaut de concordance dans les résultats obtenus par les différents observateurs. Sans nous arrêter aux différents chiffres qui ont été donnés à ce sujet, nous pouvons admettre avec HALLER que la capacité totale des veines est approximativement à celle des artères comme 2 : 1.

3° **Direction.** — Les veines suivent généralement un trajet rectiligne, comme les artères; elles sont même beaucoup moins flexueuses que ces dernières. L'examen comparatif d'un certain nombre de troncs veineux (tels que la veine splénique, les veines de la tête et de la face, les veines pulmonaires, etc.) et des troncs artériels correspondants nous le démontrent surabondamment.

4° **Situation et rapports.** — Considérées au point de vue de leur situation, les veines se partagent en deux grands groupes, les *veines superficielles* et les *veines profondes* :

a. Les *veines superficielles*, encore appelées *sous-cutanées*, cheminent dans la couche cellulo-graisseuse, qui sépare la peau de l'aponévrose sous-jacente. Ces veines présentent dans leur trajet, comme dans leur volume, des variations souvent fort étendues, mais généralement peu importantes. Elles sont parfois très volumineuses et se dessinent alors à la surface des téguments sous la forme de reliefs bleuâtres.

b. Les *veines profondes* ou *sous-aponévrotiques*, sont situées, comme leur nom l'indique, au-dessous de l'aponévrose. Sous le nom de *veines satellites*, elles s'accolent aux artères et les accompagnent fidèlement dans toute l'étendue de leur trajet. Cette disposition des veines profondes est tellement caractéristique qu'il suffit, dans la plupart des régions, sur les membres notamment, de connaître les artères pour connaître en même temps les veines : ces dernières, en effet, portent le même nom que les artères qu'elles accompagnent; elles présentent la même situation, les mêmes rapports, la même origine, le même mode de terminaison.

Nous avons déjà dit plus haut que les artères possèdent généralement deux veines satellites et que les gros troncs, seuls, ne sont accompagnés que d'une seule veine. Contrairement, à cette proposition que l'on trouve dans tous les auteurs classiques, Bardeleben admet que toutes les artères, à l'exception de celles de l'intestin, sont originairement accompagnées de deux veines et que la disposition observée chez l'adulte est une disposition acquise au cours du développement, soit par l'atténuation, soit par la disparition complète de l'une d'elles. Bardeleben admet, en outre, que la plupart des nerfs crâniens, cervicaux, intercostaux, la plupart des nerfs des membres, voire même les conduits excréteurs d'un certain nombre de glandes (canal de Sténon, canal cholédoque), sont originellement accompagnés, eux aussi, par une ou deux veines satellites.

Quant à la situation respective des veines et des artères correspondantes, elle varie suivant les régions, et les diverses propositions qui ont été formulées à ce sujet par Serres, par Malgaigne, par Richet, n'embrassent jamais, il faut bien le reconnaître, qu'un certain nombre de faits. Toutes ces propositions se heurtent à des exceptions nombreuses et ne sauraient, en conséquence, être acceptées comme formules générales [1].

La distinction des veines en veines sous-cutanées et en veines sous-aponévrotiques, telle que nous venons de l'établir, s'applique de préférence aux membres et aux différentes régions du cou. En ce qui concerne le tronc et la tête, il faut ajouter aux groupes précités deux nouveaux groupes : les *veines viscérales* qui proviennent des viscères, et les *veines pariétales* qui occupent les parois des trois grandes cavités abdomino-pelvienne, thoracique et crânienne; le type le plus parfait des veines pariétales nous est fourni par les canaux diploïques qui cheminent dans l'épaisseur même des os du crâne.

5° **Anastomoses.** — Les veines communiquent entre elles bien plus fréquemment encore que les artères, et nous retrouvons ici toutes les variétés d'anastomoses déjà signalées à propos du système artériel : les anastomoses *par inosculation* ou en *arcades*, les anastomoses *par convergence*, les anastomoses *transversales, obliques, longitudinales*, enfin les anastomoses en

[1] Voici ces différentes propositions : il suffit de les énoncer pour voir combien elles sont inexactes. — Serres : « *Les veines recouvrent les artères dans la moitié supérieure du corps et sont recouvertes par celles-ci dans leur moitié inférieure.* » — Malgaigne : « *Des veines sont situées en dehors des artères dans la moitié supérieure du corps et en dedans dans la moitié inférieure.* » — Richet : « *dans la moitié supérieure du corps, les veines sont situées en avant et en dehors des artères et, dans la moitié inférieure, en arrière et en dedans.* »

plexus dont les veines viscérales et les veines sous-cutanées nous offrent de si nombreux exemples.

Envisagées spécialement au point de vue de leurs rapports avec les vaisseaux qu'elles unissent, les anastomoses veineuses peuvent être ramenées aux trois modalités suivantes :

a. Les unes relient deux points différents d'une même veine ; elles sont fort nombreuses. Verneuil fait remarquer avec raison que leur point d'origine et leur point d'abouchement sont situés l'un et l'autre immédiatement au-dessus d'une valvule. Il existe donc entre leurs deux extrémités au moins une paire valvulaire ; mais, le plus souvent, on en compte plusieurs paires.

b. Les autres relient l'une à l'autre deux veines différentes. Ces deux veines, ainsi reliées, sont voisines ou éloignées. Dans le premier cas, les anastomoses sont courtes : telles sont les branches transversales qui unissent de distance en distance les deux veines satellites d'une même artère. Dans le second cas, les anastomoses sont naturellement plus longues : tel est le canal que la saphène externe envoie à la veine saphène interne et qui, partant du creux poplité, ne rejoint ce dernier vaisseau qu'à la partie moyenne de la cuisse et quelquefois même au voisinage de l'aine.

c. Il en est d'autres, enfin, qui unissent deux systèmes veineux situés sur des plans différents : à ce groupe appartiennent les anastomoses qui, au niveau des membres, font communiquer le réseau profond avec le réseau superficiel. Nous devons rattacher encore à ce groupe les nombreuses anastomoses jetées entre les sinus méningiens et les veines sous-cutanées de la tête.

La disposition même des anastomoses veineuses indique nettement le rôle qui leur est dévolu dans la circulation du sang des capillaires vers le cœur. Supposons que, pour une cause d'ordre mécanique, cette circulation vienne à être entravée ou même complètement interrompue dans une veine quelconque. Le sang veineux, continuant à affluer des capillaires et ne pouvant à cause de l'obstacle précité suivre son trajet ordinaire, s'engagera dans les anastomoses, lesquelles le déverseront dans une veine voisine restée perméable et lui permettront ainsi de gagner le cœur par une voie détournée.

Les anastomoses constituent, comme on le voit, des voies collatérales, des voies dérivatives, des voies suppléantes : tous ces termes sont synonymes. Leur fonctionnement n'est vraisemblablement que momentané ; mais elles sont toujours béantes, toujours prêtes à entrer en action quand le besoin s'en fait sentir. Grâce à elles, s'établit à chaque instant l'équilibration de la pression sanguine entre les différents départements du système nerveux ; grâce à elles, les parois veineuses n'ont pas à redouter les effets d'une tension exagérée ; grâce à elles, les valvules elles-mêmes sont constamment protégées, soit contre un choc en retour trop violent, soit contre le poids d'une colonne sanguine plus volumineuse et par conséquent plus lourde ; grâce à elles, enfin, se trouvent conjurés dans la plupart des cas, les divers accidents de la stase veineuse. Les anastomoses acquièrent donc, en mécanique circulatoire, une importance considérable et ainsi se trouve justifiée la dénomination heureuse de *canaux de sûreté*, sous laquelle les a désignées Verneuil.—(Voyez à ce sujet l'excellente étude de M. Jarjavay, *Les canaux de sûreté*, Th. Paris, 1883.)

Ces canaux de sûreté, éminemment variables dans leur volume et dans leur disposition, sont munis d'une ou de plusieurs valvules, ou bien sont complètement avalvulaires. — Dans le premier cas, la circulation s'y effectue toujours dans le même sens; la veine vers laquelle se dirige le courant peut suppléer celle dont il provient : mais la réciproque n'est pas vraie; les valvules s'opposent, en effet, à ce que le courant se dirige en sens inverse. Il n'en est pas de même dans le cas où canal anastomotique est dépourvu de valvules : le sang peut y circuler librement soit dans un sens, soit dans

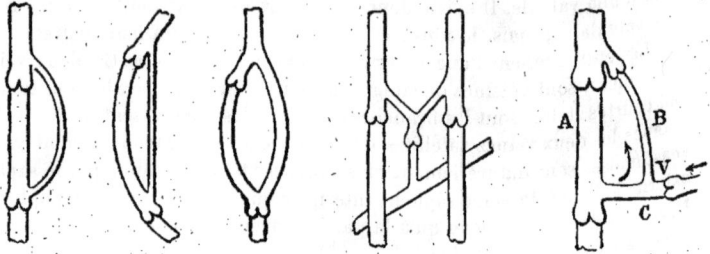

Fig. 559.

Anastomoses veineuses.

Divers types de canaux de sûreté (d'après JANJAVAY).

l'autre; la circulation y est *indifférente* et les deux veines, ainsi reliées par une anastomose avalvulaire, peuvent, suivant les cas, se suppléer mutuellement.

Les anastomoses valvulaires et avalvulaires sont très répandues dans l'organisme, mais leur mode de répartition ne me paraît pas encore suffisamment étudié pour se prêter à une description générale.

6° Anomalies. — Les veines, comme les artères présentent de nombreuses anomalies. Ces anomalies portent suivant le cas, sur l'origine du vaisseau, sur son trajet, sur ses rapports, sur son volume, sur son mode de terminaison, etc. On a vu des veines se dédoubler (*duplicité*) comme aussi on les a vues disparaître d'une façon complète (*absence*).

On a signalé jusqu'ici, soit dans les traités didactiques, soit dans les mémoires spéciaux, un grand nombre d'anomalies veineuses; il n'est certainement pas un anatomiste qui n'en ait rencontré plusieurs dans ses salles de dissection. Les variations du système veineux n'ont été l'objet, cependant, d'aucune étude d'ensemble; il y a là, en Morphologie générale, une lacune à combler.

Tout ce qu'on peut dire, pour l'instant, c'est qu'un grand nombre d'anomalies veineuses s'expliquent par la persistance de dispositions embryonnaires, et qu'un grand nombre aussi reproduisent, chez l'homme, des dispositions anatomiques qui existent normalement dans la série zoologique : tel est le passage de la céphalique au-dessus de la clavicule et son abouchement dans les veines du cou, disposition qui est constante dans quelques espèces simiennes; telle est encore l'apparition d'un sinus pétro-écailleux, dont l'existence est constante chez le chien, etc., etc.

§ III. — Conformation intérieure des veines. — Valvules

Tandis que les parois artérielles sont partout lisses et unies, la surface interne des veines présente de distance en distance un certain nombre de replis membraneux que l'on nomme *valvules*. Ces valvules (fig. 560) faisant office de soupapes mobiles, se relèvent et s'effacent pour permettre au sang de cheminer des capillaires vers le cœur; mais elles s'abaissent et se tendent dans toutes les circonstances où il voudrait reprendre le chemin des capillaires. Elles s'opposent ainsi à tout mouvement rétrograde. VERNEUIL a comparé ingénieusement une veine munie de valvules à une échelle : « Aussitôt qu'on a atteint un échelon, on n'est pas assuré de monter plus haut, mais on est certain de ne pas redescendre. » Il en est de même du sang veineux : quand il a pénétré dans un segment intervalvulaire, il pourra bien y faire une halte plus ou moins longue; il pourra même ne pas pénétrer dans le segment suivant; mais, à coup sûr, il ne rétrogradera pas dans le segment qu'il a quitté.

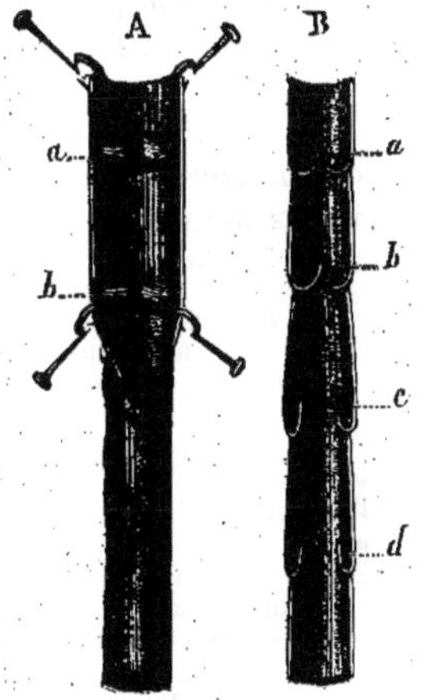

Les valvules veineuses, considérées isolément, affectent pour la plupart la même configuration que les valvules sigmoïdes de l'aorte; ce sont de vrais nids de pigeon accrochés à la paroi du vaisseau, d'une façon telle que leur face concave soit tournée du côté du cœur. Chacune d'elles nous présente donc deux faces et deux bords. — Les deux faces se distinguent en interne et externe : la face interne, convexe, est dirigée du côté des capillaires; la face externe, concave, regarde le cœur, comme nous l'avons dit plus haut, entre cette dernière et la paroi correspondante de la veine, existe une petite cavité que l'on appelle le *sinus* de la valvule. — Des deux bords, l'un, le plus éloigné du cœur, est fixé à la paroi de la veine, c'est le *bord adhérent*; l'autre, appelé *bord libre*, flotte librement dans le vaisseau.

Fig. 560.
Valvules veineuses.

A, un tronçon de veine incisé dans sa moitié supérieure, pour montrer deux paires de valvules (*a, b*). — B, coupe schématique d'un tronçon de veine, pratiquée dans le sens de la longueur, pour montrer les valvules à l'état d'abaissement (*a, b*) et à l'état de relèvement (*c, d*).

À l'extérieur, les valvules se traduisent chacune par un renflement que limite, du côté des capillaires, une partie rétrécie ou étranglée. L'étranglement, on le conçoit, répond au bord adhérent de la valvule, le renflement correspond à sa cavité ou sinus.

La description qui précède s'applique aux valvules arrivées à leur complet développement. A côté d'elles, il en existe un certain nombre qui sont restées à l'état rudimentaire, et qui ne sont représentées parfois que par une simple saillie transversale et demi-circulaire.

Les valvules se disposent généralement par paires (*valvules géminées*); plus rarement, on n'en rencontre qu'une seule (*valvules solitaires*); plus rarement encore, on en observe trois sur le même point.

Au point de vue de leur situation sur le trajet des vaisseaux, on les divise (HOUZÉ DE L'AULNOIT) en *pariétales* et *ostiales*. Les premières occupent un point quelconque du vaisseau. Les secondes se disposent, comme leur nom l'indique, au niveau même de son embouchure; elles ressemblent parfois à de véritables diaphragmes, percés d'un orifice à leur centre.

Les appareils valvulaires se répartissent d'une façon très inégale sur les différents points de l'arbre veineux et les veines doivent, sous ce rapport, se diviser en deux groupes : les veines qui possèdent des valvules et celles qui en sont dépourvues. — A ce dernier groupe (*veines avalvulaires*) appartiennent la veine cave supérieure, les troncs brachio-céphaliques, les veines pulmonaires, la veine porte et ses affluents, la veine rénale, etc. — Les veines munies de valvules (*veines valvulaires*) se rencontrent de préférence : 1° dans les régions où la circulation s'effectue contrairement à l'action de la pesanteur; 2° dans celles où les veines sont susceptibles d'être comprimées par le jeu des muscles. C'est ainsi que les valvules sont très multipliées sur toutes les veines des membres, sur les veines profondes plus encore que sur les veines superficielles.

Loi d'espacement des valvules. — Longtemps on a considéré le mode de répartition des valvules dans une veine déterminée comme n'étant soumise à aucune règle et les intervalles qui séparent ces mêmes valvules comme fort irréguliers. A la suite de mensurations nombreuses, BARDELEBEN (*Sitzungsb. d. Jenaischen Gesellsch. f. Med. u. Naturw*, 1880) a établi, au contraire, que les appareils valvulaires se disposent suivant une loi rigoureuse que l'on peut appeler la *loi d'espacement*. Cette loi peut se formuler ainsi: *l'intervalle qui sépare deux valvules consécutives est égal à la distance fondamentale D où à un multiple simple de cette distance* $2D$, $3D$, $4D$, *ou d'une façon plus générale* nD. En voici maintenant l'explication :

Originairement, chaque veine des membres possède un nombre déterminé de valvules qui se succèdent à des intervalles réguliers et constants, depuis l'origine du vaisseau jusqu'à sa terminaison. Ces valvules divisent ainsi le vaisseau en une série de segments ou tronçons égaux en longueur ; et, d'autre part, chacune d'elles est séparée de sa voisine, soit en amont, soit en aval, par une distance constante. C'est à cette distance invariable que BARDELEBEN donne le nom de *distance fondamentale* (*Grunddistanz*). Cet espacement uniforme des appareils valvulaires qui caractérise les veines de l'embryon s'observe encore chez le fœtus, chez l'enfant et chez l'adulte; mais il s'en faut de beaucoup que toutes les valvules de l'embryon persistent et arrivent à un développement complet. Un certain nombre d'entre elles restent à l'état rudimentaire ; un certain nombre d'autres disparaissent même par régression.

Enoncer ce dernier fait c'est indiquer en même temps le mode d'espacement des valvules chez l'adulte. Sur les points où toutes les valvules se seront développées, chacune d'elles sera séparée encore des valvules voisines par la *distance fondamentale D* : sur les points au contraire où la régression aura fait disparaître un certain nombre de valvules, une valvule quelconque sera séparée de la valvule qui lui fait suite immédiatement par 2 fois, 3 fois, 4 fois la distance fondamentale ($2D$, $3D$, $4D$); suivant que une, deux ou trois valvules auront disparu dans l'intervalle en question.

Telle est la loi de l'espacement; reste à déterminer maintenant la valeur numérique de D, la *distance fondamentale*. L'observation a amené BARDELEBEN à considérer cette valeur comme étant la 106° partie environ de la longueur des membres, non compris le pied et la main. Cette fraction, tout en restant proportionnelle à la longueur des membres, varie, on le conçoit, avec le développement de ces derniers et, par conséquent, avec la taille des individus. Chez un adulte de taille moyenne, elle est de 5 mill. 5 pour le membre supérieur et de 7 millimètres pour le membre inférieur. Ce qui revient à dire : chez un adulte de taille moyenne, une veine qui a la même longueur que le membre supérieur possède ou a possédé à sa période embryonnaire 106 valvules ; de même, une veine qui a la même longueur que le membre inférieur possède ou a possédé également 106 valvules. Actuellement, l'intervalle qui sépare deux valvules consécutives est : 1° pour le membre supérieur 5 mill., 5 ou un multiple simple de ce nombre; 2° pour le membre inférieur 7 millimètres ou un multiple de 7.

§ IV. — STRUCTURE DES VEINES

Les veines sont loin de posséder dans leur constitution anatomique une régularité aussi complète que les artères : la direction des fibres lisses de ces vaisseaux, par exemple, est très variable. On peut dire que les veines diffèrent surtout des artères en ce qu'elles possèdent moins de tissu élastique et de tissu musculaire lisse et plus de tissu conjonctif.

Beaucoup d'auteurs, dans le but d'établir un parallèle entre la structure des artères et celle des veines, ont admis, pour ces dernières, la présence de trois couches ou tuniques analogues à celles des artères. Cependant, parmi les trois tuniques veineuses, la tunique interne seule se distingue nettement de la tunique moyenne; il est à peu près impossible de séparer cette dernière de la tunique externe. Ces faits ont été nettement élucidés par RANVIER; aussi d'après cet anatomiste, décrirons-nous dans les veines ces deux tuniques seulement : l'interne, correspondant à la tunique interne des anciens auteurs; l'externe, comprenant la moyenne et l'adventice des anciennes descriptions.

1° **Tunique interne**. — Cette tunique, comparable à la tunique homologue des artères, limitée du côté de la lumière vasculaire par un endothélium, du côté de la tunique externe par une membrane élastique semblable à la membrane limitante interne artérielle, est composée de deux couches : l'une, interne, endothéliale, l'autre externe de nature fibro-élastique.

a. *Couche endothéliale*. — Les cellules qui forment cette couche diffèrent de celles qu'on trouve dans l'endothélium artériel. Au lieu d'être losangiques, elles sont plus courtes et plus larges, par conséquent presque polygonales. Leurs bords sont légèrement sinueux, car elles empiètent les unes sur les autres.

b. *Couche fibro-élastique*. — La couche fibro-élastique est constituée par de fines fibres conjonctives à direction longitudinale, entremêlées de fibres élastiques. Elle a une épaisseur beaucoup moindre que dans les artères, et fait même complètement défaut, d'après EBERTH, dans certaines veines, notamment dans les veines du cou, dans l'axillaire, les veines caves, la veine porte, les veines mésaraïques, la veine azygos et les branches des veines pulmonaires. Cette épaisseur n'est même pas proportionnelle au diamètre du vaisseau : en effet, d'après le même anatomiste, la couche fibro-élastique, qui fait complètement défaut dans la veine cave inférieure au-dessus et au-dessous du foie, apparaît dans la veine iliaque, augmente d'épaisseur jusqu'à la poplitée où elle atteint son maximum, et décroît ensuite graduellement jusqu'à la périphérie. Ce fait montre bien nettement l'irrégularité de la structure des veines.

2° **Tunique externe**. — La tunique externe est séparée de la précédente

13*

par une membrane élastique. Elle contient dans son intimité des éléments élastiques, des éléments musculaires et des éléments conjonctifs que nous allons examiner successivement :

a. *Eléments élastiques*. — Ils partent de la membrane limitante interne pour former un réseau s'étendant jusque dans le tissu conjonctif qui entoure la veine. Ce réseau élastique n'est pas comparable à celui des artères ; il ne contient pas notamment de lames fenêtrées. Il est simplement formé par des fibres élastiques plus ou moins épaisses. La membrane limitante interne elle-même est plutôt un réseau serré de fibres élastiques plus ou moins épaisses et à direction longitudinale qu'une véritable membrane d'aspect plus ou moins homogène.

b. *Fibres musculaires lisses*. — Ces fibres sont placées dans les mailles du réseau précédent en même temps que les faisceaux conjonctifs. Elles sont loin d'avoir toutes une direction transversale comme dans les artères : beaucoup d'entre elles sont longitudinales. Dans certains cas même, les unes et les autres peuvent faire complètement défaut. C'est en se basant sur l'absence de fibres musculaires lisses et sur la disposition variable de ces mêmes éléments, quand ils existent, qu'Eberth a divisé les veines en cinq groupes :

Dans le *premier groupe*, sont placées les veines qui ne contiennent pas de fibres musculaires lisses : telles sont les veines de la pie-mère et de la dure-mère ; les canaux de Breschet dans les os ; les veines de la rétine ; les veines jugulaires interne et externe ; la sous-clavière ; les veines de la portion maternelle du placenta. Il faudrait cependant, en excepter la jugulaire interne qui, d'après Ranvier, posséderait une couche de fibres musculaires lisses au contact de la membrane limitante interne.

Dans le *second groupe*, Eberth place les veines de l'utérus gravide, qui ne possèdent que des fibres longitudinales.

Un *troisième groupe* est constitué par la veine cave inférieure au niveau et au-dessous du foie, la veine azygos, la veine porte, les veines hépatiques, spermatique, axillaire et rénale, qui présentent une couche interne de fibres circulaires et une couche externe de fibres longitudinales.

Les veines iliaque, crurale, poplitée, mésentérique, ombilicale, qui possédent une couche profonde et une couche superficielle de fibres longitudinales et une couche intermédiaire de fibres transversales, constituent le *quatrième groupe*.

Enfin, dans le *cinquième groupe*, sont placées les veines qui n'ont que des fibres lisses transversales ; ce sont : les veines du membre supérieur, une partie des veines du membre inférieur, les plus petites veines du cou, la veine mammaire interne et les veines du poumon.

Une pareille classification s'applique exclusivement à l'homme. Les veines des animaux quadrupèdes présentent, en effet, avec les veines homologues de l'homme des différences histologiques plus ou moins considérables et qui sont vraisemblablement en rapport avec leur mode de station.

Dans les veinules, les fibres musculaires lisses sont dirigées transversalement ; mais elles ne forment pas, comme dans les artérioles, une membrane presque continue, ce qui les différencie de ces dernières (fig. 503).

c. *Tissu conjonctif*. — Le tissu conjonctif des veines est extrêmement abondant, si abondant même qu'il peut à lui seul, comme nous l'avons vu, former presque la totalité de la paroi veineuse. Il est constitué par des faisceaux ondulés qui vont s'unir aux faisceaux de même nature disposés autour du vaisseau.

3° **Structure des valvules veineuses.** — Les valvules veineuses sont, comme on l'a déjà vu, des replis de la paroi veineuse disposés sous forme de nids de pigeon, à concavité tournée vers le cœur. Au point de vue histologique, elles présentent à étudier : une portion centrale ou squelette et deux faces, l'une interne regardant la lumière du vaisseau, l'autre externe regardant la paroi.

La face interne est recouverte d'un endothélium semblable à celui qui tapisse la paroi veineuse dans les segments intervalvulaires; sur la face externe, les cellules endothéliales ont leur grand axe dirigé transversalement. De plus, alors que la face interne est lisse, la face externe présente une certaine quantité de petites saillies qui viennent se placer dans des cavités correspondantes creusées sur la paroi veineuse.

Le squelette de la valvule est constitué par du tissu conjonctif fin, mêlé de fibrilles élastiques; des fibres musculaires à direction transversale occupent la région de la base.

4° **Vaisseaux et nerfs des veines.** — On trouve des *artérioles* et des *veinules* dans la paroi des veines. Ces vaisseaux s'étendent jusqu'à la membrane élastique interne et pénètrent, par conséquent, dans l'équivalent de la tunique moyenne artérielle ; on les observe, en un mot, dans toute la partie de la veine que nous avons désignée sous le nom de tunique externe.

Quant aux *lymphatiques* et aux *nerfs*, nous n'ajouterons rien à ce que nous en avons déjà dit, à propos des artères.

§ V. — Nomenclature des veines

Adoptant pour les veines le plan que nous avons déjà suivi pour l'étude des artères, nous les diviserons en deux grands systèmes et nous décrirons successivement :

1° Les *Veines correspondant à l'artère pulmonaire;*
2° Les *Veines correspondant à l'artère aorte.*

13**

CHAPITRE I

VEINES CORRESPONDANT A L'ARTÈRE PULMONAIRE

(VEINES PULMONAIRES)

Le sang veineux apporté aux poumons par les deux branches de l'artère pulmonaire retourne dans l'oreillette gauche, à l'état de sang artériel, par les *veines pulmonaires*.

Origine. — Ces veines, nées des réseaux capillaires du lobule et des dernières ramifications bronchiques, se portent en convergeant vers le hile du poumon (voy. *Poumons*). Chemin faisant, elles se réunissent pour constituer des vaisseaux de plus en plus volumineux, de telle sorte que, arrivées au hile, elles ne forment plus que trois troncs pour le poumon droit, deux troncs pour le poumon gauche, un tronc par conséquent pour chaque lobe pulmonaire.

Le tronc qui provient du lobe supérieur du poumon droit se réunit presque aussitôt avec le tronc qui émane du lobe moyen. Il en résulte que le poumon droit ne possède, en définitive, comme le poumon gauche, que deux veines pulmonaires.

Trajet. — Il existe donc quatre veines pulmonaires, deux pour le côté droit, deux pour le côté gauche. De chaque côté, on les distingue en *veine pulmonaire supérieure* et *veine pulmonaire inférieure*. Ces veines, très volumineuses, mais très courtes, se dirigent en dedans, les supérieures un peu obliquement de haut en bas, les inférieures horizontalement, et viennent déboucher à la partie supérieure de l'oreillette gauche.

Nous avons déjà vu (voy. *Cœur*, p. 21) que les veines pulmonaires provenant du poumon droit se jettent dans l'oreillette, tout près de la cloison interauriculaire, tandis que les veines pulmonaires gauches abordent l'oreillette au voisinage de sa paroi externe.

Rapports. — Dans leur trajet, les veines pulmonaires sont placées tout d'abord en avant de la bronche et de l'artère pulmonaire correspondantes; les veines du côté droit sont, en outre, croisées sur leur face antérieure par la veine cave supérieure et par la portion ascendante de l'aorte. En atteignant l'oreillette, les veines pulmonaires soulèvent le péricarde qui les entoure alors, non pas d'une façon complète, mais dans une partie seulement de leur pourtour.

Calibre. — Relativement à leur volume respectif, il est à remarquer que la veine pulmonaire supérieure est plus grosse, des deux côtés, que la veine inférieure correspondante. De plus, les deux veines pulmonaires droites, prises ensemble, sont un peu plus volumineuses que les deux veines pulmo-

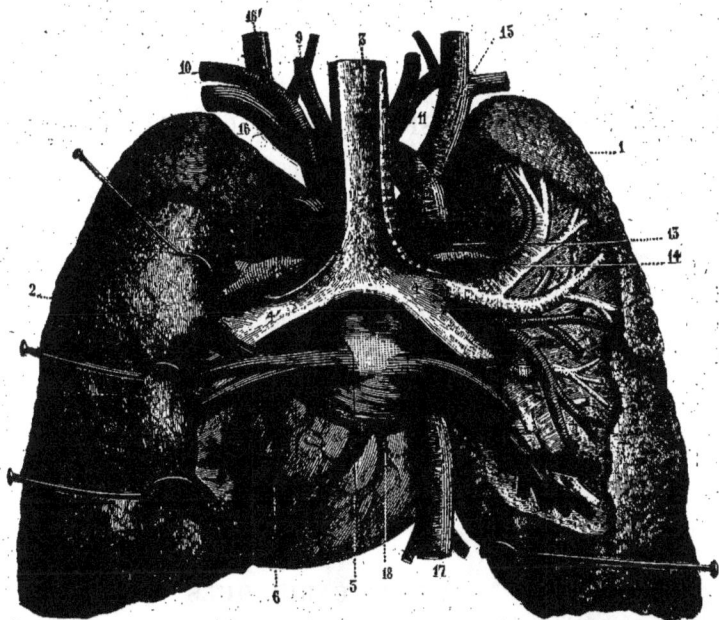

Fig. 561.

Cœur et poumons, face postérieure.

1, poumon droit. — 2, poumon gauche. — 3, trachée artère. — 4, 4', bronches droite et gauche. — 5, oreillette gauche. — 6, ventricule gauche. — 7, veines pulmonaires. — 8, crosse de l'aorte. — 9, carotide primitive gauche. — 10, sous-clavière gauche. — 11, tronc brachio-céphalique artériel. — 12, veine cave supérieure. — 13, abouchement de la veine azygos. — 14, artères pulmonaires. — 15, tronc veineux brachio-céphalique droit. — 16, tronc veineux brachio-céphalique gauche. — 17, veine cave inférieure. — 18, grande veine coronaire.

naires gauches. Mais il n'est pas exact de dire que, contrairement à la loi générale, la capacité totalisée des quatre veines pulmonaires est inférieure à celle de l'artère de même nom. Les recherches de PORTAL et de CRUVEILHIER démontrent le contraire.

Les veines pulmonaires sont entièrement dépourvues de valvules.

Variétés. — Les deux veines pulmonaires d'un côté peuvent se réunir en un seul tronc, avant de pénétrer dans l'oreillette (disposition plus fréquente à gauche). — Par contre, le nombre de veines pulmonaires peut s'élever à trois, quatre et même cinq; on en aurait observé jusqu'à sept (W. KRAUSE). — On a vu : 1° la veine pulmonaire supérieure droite se jeter dans la veine cave supérieure ; 2° la veine pulmonaire supérieure gauche s'ouvrir dans le tronc veineux brachio-céphalique gauche. — La veine pulmonaire droite supérieure reçoit parfois une veine bronchique.

(Voyez au sujet des anastomoses des veines pulmonaires avec les veines bronchiques et avec les réseaux veineux du médiastin, ZUCKERKANDL, *Sitzungsb. d. Wiener Akad.*, 1881.

13***

CHAPITRE II

VEINES CORRESPONDANT A L'ARTÈRE AORTE

(VEINES AORTIQUES)

Le sang artériel, disséminé dans tous les territoires organiques par les innombrables divisions de l'artère aorte, est ramené à l'oreillette droite, à l'état de sang veineux : par les *veines cardiaques*, par la *veine cave supérieure*, par la *veine cave inférieure*.

Nous décrirons donc successivement et dans trois articles distincts :

1° Les *veines cardiaques*, appelées encore *veines coronaires;*

2° La *veine cave supérieure* et ses affluents;

3° La *veine cave inférieure* et ses affluents.

ARTICLE I

VEINES CARDIAQUES

Le sang, apporté au cœur par les deux artères coronaires ou cardiaques, retourne à l'oreillette droite par une veine principale, la *grande veine coronaire* et par plusieurs veines plus petites appelées *veines cardiaques accessoires.*

1° **Grande veine coronaire** (fig. 562). — La grande veine coronaire, née du sommet du cœur, parcourt de bas en haut le sillon interventriculaire antérieur, jusqu'aux oreillettes. Là, elle s'infléchit sur elle-même pour devenir horizontale, se jette dans le sillon auriculo-ventriculaire gauche, contourne le côté gauche du cœur et vient s'ouvrir à la partie postérieure et inférieure de l'oreillette droite, tout près de la cloison interauriculaire. Son embouchure est précédée dans la plupart des cas d'une légère dilatation, connue sous le nom de *sinus de la coronaire :* nous avons déjà vu (p. 20) qu'elle était munie d'une valvule incomplète, la *valvule de Thébésius.*

Dans son trajet, la grande veine coronaire reçoit comme affluents :

a. Dans sa *première portion* ou *portion verticale*, de nombreuses veines ou veinules qui naissent de la cloison interventriculaire et de la face antérieure des deux ventricules, du ventricule gauche tout particulièrement;

b. Dans sa *deuxième portion* ou *portion horizontale*, quelques veinules peu importantes qui descendent de l'oreillette gauche, la *veine du bord gauche* du cœur dont le nom seul indique suffisamment la situation le le trajet, plusieurs veines provenant des deux faces du ventricule gauche, et, enfin, la *veine interventriculaire postérieure* qui chemine de bas en haut le long du sillon qui sépare en arrière les deux ventricules

2° Veines cardiaques accessoires.

— Ces veines ont été déjà décrites (p. 31) à propos des vaisseaux du cœur. Nous nous contenterons de rappeler ici qu'elles constituent trois groupes :

a. Les *veines de Galien*, qui proviennent de la face postérieure et du bord droit du cœur et viennent s'ouvrir dans l'oreillette droite en un point voisin de la base de l'auricule ;

b. Les *veines propres de l'oreillette droite*, canaux généralement très grêles, qui s'ouvrent en différents points (*foramina* et *foraminula*) de la paroi de l'oreillette,

c. Les *veines propres de l'oreillette gauche*, canaux plus petits encore que ceux de l'oreillette droite, qui s'ouvrent dans la cavité même de l'oreillette gauche, mêlant ainsi le sang veineux qu'elles renferment à la masse du sang artériel contenu dans le cœur gauche.

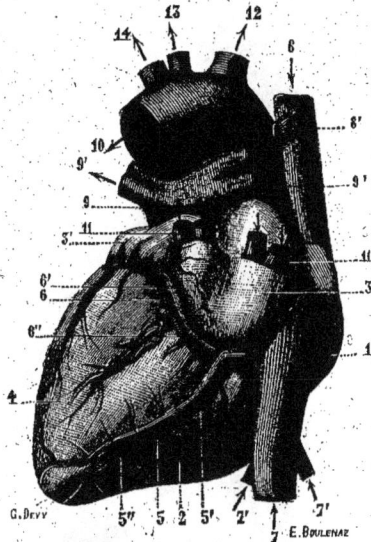

Fig. 562.

Cœur, face postérieure.

1, oreillette droite. — 2, ventricule droit. — 3, oreillette gauche. — 3', auricule gauche. — 4, ventricule gauche. — 5, sillon interventriculaire postérieur — 5', branche descendante de l'artère coronaire droite — 5'', veine interventriculaire postérieure. — 6, sillon auriculo-ventriculaire gauche, occupé par 6' l'artère coronaire droite. — 6'', grande veine coronaire. — 7, veine cave inférieure. — 7', veines sus-hépatiques. — 8, veine cave supérieure. — 8', grande azygos. — 9, artère pulmonaire. — 9', ses branches. — 10, aorte. — 11, veines pulmonaires. — 12, tronc brachio-céphalique artériel. — 13, artère carotide primitive gauche. — 14, artère sous-clavière gauche.

ARTICLE II

VEINE CAVE SUPÉRIEURE

ET SES AFFLUENTS

La *veine cave supérieure* ou *veine cave descendante* est le tronc commun auquel aboutissent toutes les veines (les cardiaques exceptées) de la moitié du corps qui est située au-dessus du diaphragme; elle répond assez exactement, comme on le voit, à la portion thoracique de l'aorte. Située dans le thorax, elle commence au niveau du cartilage de la première côte droite, où elle

est constituée par la réunion des deux troncs veineux brachio-céphaliques.
De là, elle se porte verticalement en bas en longeant le côté droit du sternum, traverse le péricarde et vient s'ouvrir à la partie supérieure et antérieure de l'oreillette droite, tout près de son auricule.

La longueur de la veine cave supérieure varie de quatre à cinq
centimètres; son calibre est un peu plus faible que celui de la
veine cave inférieure.

Ses rapports doivent être exa-
minés en dehors du péricarde et dans le péricarde lui-même :

a. *En dehors du péricarde*, la veine cave supérieure est en rapport : *en avant*, avec le bord droit du sternum, dont elle est séparée,
chez l'enfant, par le thymus; *en arrière*, avec la moitié droite de
la trachée et la bronche droite; *en dedans*, avec la portion ascendante de l'aorte ; *en dehors* avec le nerf phrénique droit, la plèvre
et le poumon.

b. *Dans le péricarde*, la veine cave supérieure n'est recouverte
par la séreuse que sur sa partie antérieure; sa partie postérieure
est croisée par l'artère et les veines pulmonaires du côté droit.
Du reste, elle répond comme plus haut, *en dedans* à l'artère aorte,
en dehors au poumon droit et à la plèvre.

Ainsi que nous l'avons déjà dit, la veine cave supérieure résulte de
la réunion de deux veines volumi-
neuses, appelées *troncs veineux brachio-céphaliques :* il convient
de les décrire immédiatement.

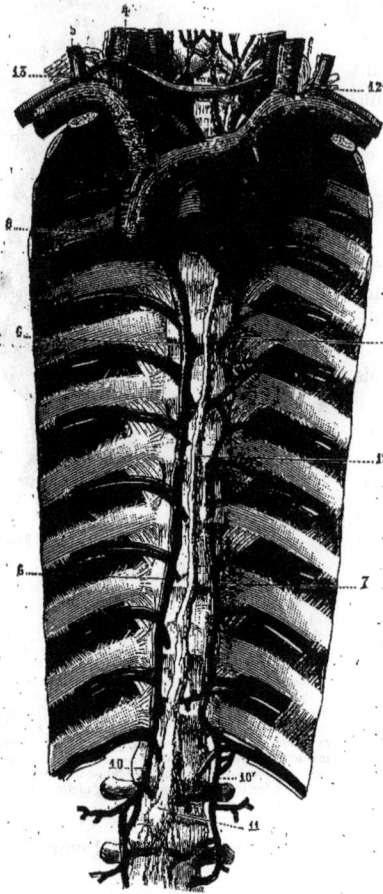

Fig. 563.
Troncs veineux brachio-céphaliques.

1, crosse de l'aorte et ses branches. — 2, veine cave supérieure — 3, tronc veineux brachio-céphalique gauche. —
3', tronc brachio-céphalique droit. — 4, jugulaire interne. —
5, jugulaire externe. — 6, 6, grande azygos. — 7, petite
azygos. — 8, tronc commun des veines intercostales supérieures droites. — 9, tronc commun des veines intercostales supérieures gauches. — 10, 10', veines lombaires ascendantes. —
11, citerne de Becquet et ses affluents. — 12, canal thoracique, avec 12', son abouchement dans la sous-clavière gauche.
— 13, grande veine lymphatique, s'ouvrant dans la veine
sous-clavière droite.

**Troncs veineux brachio-cé-
phaliques** (fig. 563). — Les troncs
veineux brachio-céphaliques, ainsi appelés parce qu'ils résument la circulation
veineuse du membre supérieur et de la tête, sont au nombre de deux, l'un

pour le côté droit, l'autre pour le côté gauche. Formés de chaque côté par la réunion de deux veines importantes, la sous-clavière et la jugulaire interne, les deux troncs brachio-céphaliques convergent l'un vers l'autre et se réunissent à angle droit pour constituer l'origine de la veine cave supérieure.

Comme les deux troncs brachio-céphaliques prennent naissance l'un et l'autre au niveau de l'articulation sterno-claviculaire correspondante, c'est-à-dire en deux points également distants de la ligne médiane; comme, d'autre part, leur point d'abouchement dans la veine cave supérieure est situé à droite de cette même ligne médiane, on voit déjà que les deux troncs veineux, droit et gauche, tout en restant homologues, ne sauraient être absolument semblables. Ils présentent, en effet, de notables différences portant sur leur *longueur*, leur *direction*, leurs *rapports* :

a. Au point de vue de *la longueur*, le tronc veineux brachio-céphalique droit mesure en moyenne 3 centimètres; le tronc veineux du côté gauche naturellement plus long, en présente 5 ou 6.

b. Au point de vue de *la direction*, le tronc veineux du côté droit est un peu oblique de haut en bas et de dehors en dedans, mais il se rapproche beaucoup de la verticale. Celui du côté gauche, au contraire, suit une direction presque horizontale.

c. Au point de vue *des rapports*, le tronc veineux brachio-céphalique droit répond, en arrière, au tronc artériel de même nom qui lui est sensiblement parallèle; en avant, à l'extrémité interne de la clavicule et à la partie droite de la poignée du sternum, ainsi qu'aux deux muscles sterno-cléido-hyoïdien et sterno-thyroïdien correspondants. — Le tronc veineux brachio-céphalique du côté gauche décrit une légère courbe à concavité dirigée en arrière : par sa concavité il répond à la partie la plus élevée de la crosse aortique et embrasse les trois grosses artères qui s'en détachent; par sa convexité il est en rapport avec l'articulation sterno-claviculaire du côté gauche et avec la face postérieure du sternum qu'il croise dans toute son étendue.

Comme les veines cardiaques, la veine cave supérieure et les deux troncs brachio-céphaliques sont entièrement dépourvus de valvules, disposition anatomique qui permet au sang veineux de refluer librement vers la périphérie à chaque systole auriculaire.

Variétés. — Il peut y avoir deux veines caves supérieures, chacune d'elles étant formée par la réunion de la jugulaire interne et de la sous-clavière du côté correspondant. Dans ce cas, la veine cave supérieure droite se comporte comme la veine cave classique. La veine cave supérieure gauche descend à gauche de la ligne médiane, en avant de la crosse aortique; arrivée au cœur, elle s'infléchit brusquement à droite et vient s'ouvrir à la partie postérieure et inférieure de l'oreillette droite. — Très rarement (HYRTL, GRUBER, LUSCHKA), la veine cave supérieure gauche vient s'ouvrir dans l'oreillette gauche. — Dans deux cas observés par LINDNER et par JEFFRAY, la veine coronaire aboutissait de même à l'oreillette gauche. — Dans le cas de transposition des viscères, la veine cave supérieure occupe le côté droit du corps. — On l'a encore vue occuper le côté droit, sans qu'il y ait transposition de viscères (HALBERTSMA, GREENFIELD, GRUBER).— Toutes ces dispositions anormales de la veine cave supérieure s'expliquent nettement par le développement (*voyez* EMBRYOLOGIE).

Accidentellement, la veine cave supérieure reçoit, comme affluents, la veine pulmonaire droite supérieure, la mammaire interne du côté droit, une thyroïdienne, une intercostale supérieure droite.

A la veine cave supérieure et aux troncs veineux brachio-céphaliques aboutissent, comme autant d'affluents :

1° Les *veines du membre supérieur;*
2° Les *veines de la tête;*
3° Les *veines de la face;*
4° Les *veines du cou;*
5° Les *veines du thorax;*
6° Les *veines du rachis.*

§ I. — Veines du membre supérieur

Les veines du membre supérieur se divisent en deux groupes : les *veines
profondes* ou *sous-aponévrotiques* et les *veines superficielles* ou *sous-
cutanées.*

A. — Veines profondes

Les veines profondes du membre supérieur suivent exactement le trajet des
artères : elles ont les mêmes limites, les mêmes rapports, le même nom; elles
sont, en outre, au nombre de deux pour chaque artère. C'est ainsi que nous
avons, à la main : deux *arcades veineuses superficielles,* deux *arcades veineuses profondes;* à l'avant-bras, deux *veines radiales,* deux *veines cubitales,* etc., etc.

Nous nous arrêterons là dans cette énumération; poursuivie plus longtemps elle serait aussi fastidieuse qu'inutile. Il suffit, en effet, de connaître
les artères du membre supérieur, pour avoir en même temps une connaissance
suffisamment complète de ses veines profondes.

Nous venons de voir que chaque artère cheminait entre deux veines satellites. Deux artères cependant, l'axillaire et la sous-clavière, font exception à
cette loi : il n'existe, en effet, qu'une seule veine *axillaire* et qu'une seule
veine *sous-clavière.*

Veine axillaire. — La veine axillaire, née de la réunion des deux veines
humérales, traverse en diagonale la région de l'aisselle et arrive au-dessous
de la clavicule où elle prend le nom de sous-clavière. Dans son trajet, elle
occupe tout d'abord le côté interne de l'artère homonyme; puis, elle décrit
insensiblement un quart de tour pour venir se placer en avant d'elle.

Conformément à la règle énoncée plus haut, la veine axillaire reçoit
comme affluents : deux *veines acromio-thoraciques,* deux *veines thoraciques inférieures,* deux *veines scapulaires inférieures* et quatre *veines circonflexes,* deux antérieures, deux postérieures.

Veine sous-clavière. — Continuation directe de la veine axillaire, la
veine sous-clavière s'étend de la clavicule à l'articulation sterno-claviculaire,

où elle se réunit avec la jugulaire interne correspondante pour former le tronc veineux brachio-céphalique.

Contrairement aux deux artères de même nom, les deux veines sous-clavières, droite et gauche, présentent la même direction, la même longueur et les mêmes rapports : *en avant*, elles répondent tout d'abord au muscle sous-clavier et plus loin à l'extrémité interne de la clavicule; *en arrière*, elle longent le côté antérieur de l'artère sous-clavière, dont elles sont séparées à leur partie moyenne par le muscle scalène antérieur; *en bas*, elles reposent successivement sur la première côte et sur le sommet du poumon dont les sépare la plèvre; *en haut*, elles ne sont séparées de la peau que par le peaucier, par l'aponévrose cervicale superficielle et par l'aponévrose cervicale moyenne qui leur adhère intimement en jetant sur leur pourtour une gaine fibreuse à peu près complète (t. I, p. 542).

On observe constamment (SAPPEY) à l'extrémité terminale de chacune des veines sous-clavières deux valvules, situées en regard l'une de l'autre et généralement assez complètes pour s'opposer au reflux du sang contenu dans le tronc brachio-céphalique.

De toutes les branches veineuses qui accompagnent les sept branches collatérales fournies par l'artère axillaire, deux seulement se jettent dans la veine axillaire : ce sont les deux *veines intercostales supérieures*, appartenant par leur origine et la plus grande partie de leur trajet aux parois du thorax. Toutes les autres, les *mammaires externes*, les *vertébrales*, les *thyroïdiennes inférieures*, les *cervicales profondes*, les *scapulaires supérieures* et les *scapulaires postérieures* viennent s'ouvrir soit dans l'une des jugulaires, soit dans le tronc veineux brachio-céphalique : nous les retrouverons ultérieurement.

Variétés. — La *veine sous-clavière* peut occuper au cou une situation plus élevée que d'habitude, cheminant au-dessus de l'artère homonyme et la recouvrant. — Relativement à ses rapports, on l'a vue passer entre la clavicule et le muscle sous-clavier (LUSCHKA), passer en arrière du scalène antérieur, avec ou sans l'artère qui dans ce cas prend le plus souvent sa place. — Enfin dans un cas signalé par LUSCHKA, elle se divisait en deux branches, situées l'une en avant, l'autre en arrière du scalène antérieur. — Elle reçoit accidentellement la veine céphalique (*voyez* plus loin).

La veine *axillaire* peut être plus courte que d'habitude, les deux humérales ne se réunissant en un tronc commun que dans le creux axillaire lui-même. — J'ai vu, dans un cas, cette réunion s'effectuer à un centimètre seulement au-dessous de la clavicule.

B. — VEINES SUPERFICIELLES

Les veines superficielles du membre supérieur cheminent, comme l'indique suffisamment leur nom, dans le tissu cellulaire sous-cutané. M. SAPPEY fait remarquer, avec beaucoup de raison, « qu'elles sont d'autant plus volumineuses que les muscles du bras et de l'avant-bras sont soumis à des contractions plus violentes et plus souvent réitérées ». Peu saillantes chez la femme et chez l'enfant, elles atteignent leur maximum de développement chez les ouvriers qui se livrent à des travaux pénibles et se servent principalement de leurs membres supérieurs.

Nous les examinerons successivement à la *main*, à *l'avant-bras* et *au bras* :

1° **A la main** (fig. 564), les veines superficielles sont nombreuses, mais peu développées du côté de la région palmaire où les pressions presque continuelles que subit sur ce point l'organe de la préhension gêneraient considérablement le cours du sang. Par contre, nous les rencontrons avec un développement considérable du côté de la région dorsale, tant sur les doitgs, que sur le métacarpe et le carpe.

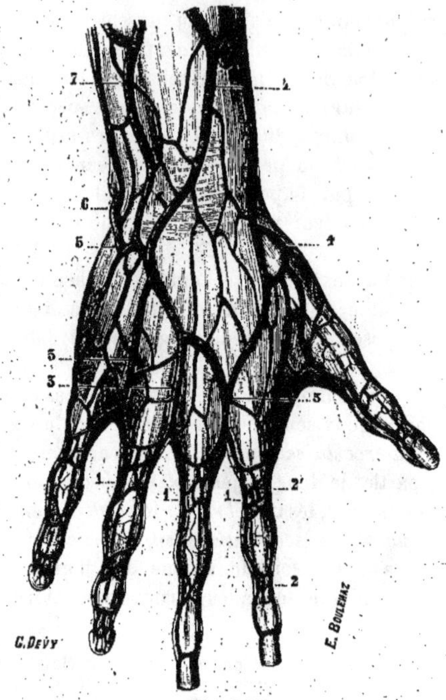

Fig. 564.

Veines superficielles du dos de la main.

1, 1, veines collatérales des doigts. — 2, 2, arcades phalangiennes. — 3, 3, 3, veines interosseuses. — 4, céphalique du pouce. — 5, salvatelle formant en 6, l'origine de la veine cubitale. — 7, veines superficielles de l'avant-bras.

Les doigts nous présentent chacun deux collatérales, l'une interne, l'autre externe : nées de la région voisine de l'ongle, elles cheminent de bas en haut le long des bords du doigt correspondant, en s'envoyant mutuellement de nombreuses anastomoses en arcades; ces arcades, plus ou moins plexiformes, occupent de préférence la face dorsale et la partie moyenne des phalanges.

Arrivées sur le métacarpe, les collatérales des doigts se réunissent deux à deux pour former, dans les espaces interosseux, des troncs ascendants, analogues aux artères interosseuses. Mais une pareille disposition est loin d'être constante. Le plus souvent les collatérales précitées s'anastomosent entre elles, sans ordre aucun, de façon à recouvrir le dos de la main d'un plexus fort irrégulier. Ce plexus forme lui-même dans bien des cas une véritable arcade transversale à concavité dirigée en haut : c'est l'*arcade veineuse du dos de la main*.

La collatérale interne du petit doigt a reçu des anciens anatomistes le nom de *salvatelle* ; de même, on donne le nom de *céphalique du pouce* au tronc commun qui résulte de la réunion de la collatérale externe de l'index et des deux collatérales du pouce :

a. La *salvatelle*, après s'être anastomosée avec l'extrémité interne de l'arcade veineuse précitée, contourne d'arrière en avant le bord cubital du poignet et arrive à la face antérieure de l'avant-bras, où elle prend le nom de *cubitale*.

b. La *céphalique du pouce*, après s'être anastomosée de la même façon avec l'extrémité externe de l'arcade dorsale, contourne, elle aussi, d'arrière en avant le bord radial du poignet, pour gagner la face antérieure de l'avant-bras où elle prend le nom de *radiale.*

2° **A l'avant-bras** (fig. 565), trois veines volumineuses cheminent de bas en haut sur la face antérieure; ce sont la *cubitale,* la *radiale* et la *médiane :*

a. La *cubitale,* continuation de la salvatelle et de l'extrémité interne de l'arcade veineuse du dos de la main longe le côté interne de l'avant-bras, jusqu'au niveau de l'épitrochlée;

b. La *radiale,* continuation de la céphalique du pouce et de l'extrémité externe de l'arcade dorsale, suit le côté externe de l'avant-bras jusqu'au niveau de l'épicondyle;

c. La *médiane,* née à la région palmaire sur la partie antérieure du poignet, chemine entre la cubitale et la radiale et parallèlement à elles, jusqu'à la partie inférieure du pli du coude. Là elle se divise en deux branches divergentes, l'une interne, l'autre externe. La branche de bifurcation interne, appelée *médiane basilique,* se dirige obliquement en haut et en dedans vers la veine cubitale, l'atteint et se réunit à elle pour former un tronc unique, la *veine basilique.* La branche de bifurcation externe, appelée *médiane céphalique,* se porte obliquement en haut et en dehors, vers la veine radiale et se réunit avec elle pour former de même un tronc unique, la *veine céphalique.* Au moment de se bifurquer, la veine médiane reçoit constamment des veines radiales profondes une forte anastomose, dont la direction est oblique en haut et en avant; cette anastomose (*veine communicante du coude*) est dépourvue de valvules et permet, suivant les cas, aux veines sous-aponévrotiques de se dégorger dans les veines superficielles, ou, *vice versâ,* au sang veineux du réseau superficiel d'emprunter le réseau profond pour se rendre au cœur.

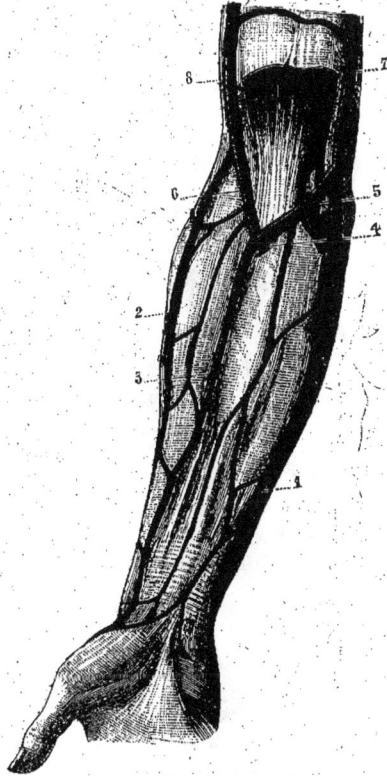

Fig. 565.
Veines superficielles de l'avant-bras et du coude.

1, veine cubitale. — 2, veine radiale. — 3, veine médiane. — 4, anastomose jetée entre le réseau profond et le réseau superficiel. — 5, médiane basilique. — 6, médiane céphalique. — 7, basilique. — 8, céphalique.

Indépendamment des trois veines antérieures que nous venons de décrire, il en existe très fréquemment une quatrième, appelée *veine cubitale postérieure*. Cette veine, quand elle existe, tire son origine de l'arcade veineuse du dos de la main, longe la face postérieure de l'avant-bras jusqu'au voisinage du coude et vient se terminer dans la médiane basilique en passant au-dessous de l'épitrochlée.

3° **Au bras** (fig. 566), nous ne trouvons plus que deux veines importantes : la *basilique* et la *céphalique*.

a. La *veine basilique* résulte de la réunion de la médiane basilique avec la cubitale. Verticalement ascendante, elle longe le côté interne du bras parallèlement au bord interne du biceps.

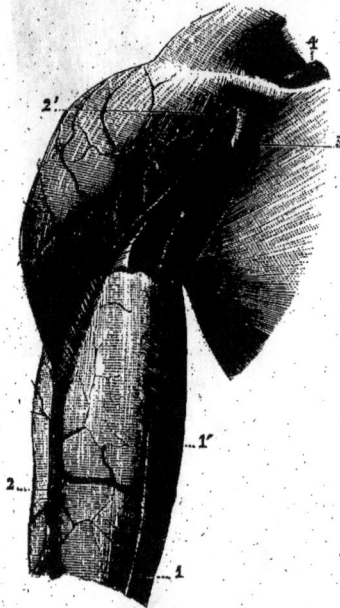

Fig. 566.
Veines superficielles du bras
et de l'épaule.

1, basilique perforant l'aponévrose brachiale en 1'. — 2, céphalique perforant en 2' l'aponévrose clavi-pectorale. — 3, veine axillaire. — 4, veine sous-clavière.

Sous-cutanée dans la première partie de son trajet, elle traverse l'aponévrose à la partie moyenne du bras et vient s'ouvrir soit dans la terminaison de l'une des humérales, soit dans le commencement de l'axillaire. La veine basilique est accompagnée par le nerf brachial cutané interne.

b. La *veine céphalique*, formée par la réunion de la médiane céphalique avec la radiale, chemine de bas en haut sur le côté externe du bras, parallèlement au bord externe du biceps. Elle arrive ainsi au niveau de l'insertion humérale du deltoïde ; là, elle s'infléchit en dedans et suit désormais l'interstice celluleux qui sépare ce dernier muscle du grand pectoral. Arrivée au-dessous de la clavicule, elle traverse d'avant en arrière l'aponévrose clavi-pectorale (voy. t. I, p. 583) et vient s'ouvrir dans la veine axillaire, tout près de sa terminaison. Avant de quitter l'espace delto-pectoral, la veine céphalique émet assez souvent une petite branche qui passe au-dessus de la clavicule pour venir déboucher dans l'une des veines de la base du cou.

Variétés. — Il n'est rien de plus variable que la disposition des veines superficielles à l'avant-bras et au pli du coude. Énumérer toutes ces variétés est chose impossible : elles n'ont, du reste, aucune importance pratique et oscillent toujours autour de la disposition classique décrite plus haut. Nous nous contenterons de signaler les quelques dispositions suivantes : la veine radiale peut faire défaut, et, avec elle quelquefois, la médiane céphalique elle-même ; toutes les veines de l'avant-bras, dans ce cas, gagnent l'aisselle par un seul tronc, la veine basilique. — La *veine basilique* peut être double. Je l'ai vue, dans un cas, perforer l'aponévrose et disparaître dans une des veines humérales, à 2 centimètres au-dessus de son origine. — La *veine céphalique*, arrivée au-dessous de la clavicule, peut passer entre cet os et le sous-clavier et se jette alors dans le commencement de la sous-clavière ; ou bien encore, elle peut passer au-dessus de la clavicule pour aboutir à la sous-clavière ou à la jugulaire (disposition simienne). Je l'ai vue, dans un cas, se diviser en deux branches qui venaient s'ouvrir l'une dans la sous-clavière, l'autre dans la jugulaire externe, cette dernière passant au-devant de la clavicule.

Consulter, au sujet des veines du membre supérieur : H. BARKOW, *Die Venen der oberen Extremität des Menschen*, 1868 ; BRAUNE et TRÜBIGER, *Die Venen der menschl. Hand*, Leipzig, 1872 ; BARDELEBEN, *Jenaische Zeitschrift*, t. XIV ; BOURCERET, *Circulations locales*, I⁽ᵉ⁾ partie, *la Main*, Paris 1885.

Le réseau des veines superficielles et le réseau des veines profondes du membre supérieur, loin d'être indépendants, sont unis l'un à l'autre par des anastomoses nombreuses, qui occupent de préférence le voisinage des articulations. C'est ainsi que la céphalique du pouce communique avec les veines radiales profondes, au niveau du bord externe du poignet ; que la médiane communique avec ces mêmes veines radiales, au niveau du coude ; que la basilique est reliée, le long du bras, à l'une des veines humérales par plusieurs anastomoses à trajet très court, etc., etc. Ces anastomoses établissent ainsi une solidarité manifeste entre les deux réseaux veineux superficiel et profond et favorisent singulièrement, on le conçoit, la progression du sang vers la sous-clavière et le cœur.

§ III. — VEINES DE LA TÊTE

Nous les diviserons, d'après la situation qu'elles occupent, en cinq groupes, savoir : 1° les *veines encéphaliques*, situées à la périphérie de l'encéphale et dans ses profondeurs ; 2° les *sinus de la dure-mère*, creusés dans l'épaisseur de cette dernière membrane et auxquels nous rattacherons la veine ophthalmique ; 3° les *veines méningées*, qui cheminent entre la dure-mère et les os du crâne ; 4° les *veines diploïques*, situées dans l'épaisseur même de la boîte osseuse ; 5° les *veines tégumenteuses*, enfin, situées en dehors du crâne, entre le périoste et le cuir chevelu.

A. — VEINES DE L'ENCÉPHALE

Les veines de l'encéphale se subdivisent elles-mêmes en deux groupes, les *veines superficielles* et les *veines profondes*.

1° Les *veines superficielles* s'étalent à la surface extérieure des hémisphères cérébraux, du cervelet et de l'isthme de l'encéphale, sous la forme d'un riche réseau que nous étudierons ultérieurement (voyez *Encéphale*). Elles tirent leur origine de la substance encéphalique et viennent s'ouvrir, par des canaux toujours variables en nombre et en dimensions, dans les sinus de la dure-mère qui les avoisinent.

2° Les *veines profondes* ou *ventriculaires* prennent naissance sur le pourtour des ventricules et dans les noyaux opto-striés. Sous le nom de *veines de Galien*, elles parcourent d'avant en arrière la toile choroïdienne (voyez *Encéphale*), et se jettent, soit isolément, soit par un tronc commun, dans l'extrémité antérieure du sinus droit, dont elles constituent la principale origine.

Nous nous bornerons ici à ces notions sommaires. Dans le LIVRE suivant, à propos des centres nerveux, nous examinerons en détails cette intéressante question des veines de l'encéphale qui a été bien étudiée dans ces dernières années par TROLARD, LABBÉ, SPERINO, BROWNING et HÉDON.

B. — SINUS DE LA DURE-MÈRE (fig. 567 et 571)

On désigne, sous le nom de *sinus de la dure-mère*, des canaux veineux creusés dans l'épaisseur de cette membrane fibreuse et affectant, suivant les

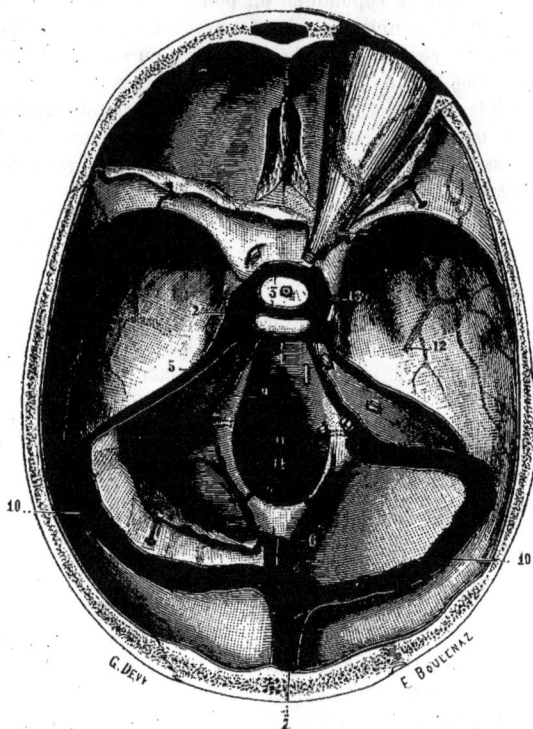

Fig. 567.

Sinus de la dure-mère à la base du crâne.

1, veine ophthalmique. — 2, sinus caverneux. — 3, sinus coronaire. — 4, sinus occipital transverse. — 5, sinus pétreux supérieur. — 6, sinus occipital postérieur avec — 6', anastomose de ce dernier sinus avec les plexus intra-rachidiens. — 7, sinus longitudinal supérieur. — 8, sinus droit. — 9, sinus pétreux inférieur. — 10, sinus latéral. — 11, veine satellite de l'hypoglosse. — 12, veine méningée moyenne. — 13, artère carotide interne. — 14, les deux artères vertébrales.

points où on les examine, la forme d'un prisme triangulaire, d'un demi-cylindre, plus rarement d'un cylindre parfaitement arrondi. Ils se composent essentiellement de deux tuniques : une *tunique externe*, fibreuse, qui n'est autre que la dure-mère elle-même ; une *tunique interne*, endothéliale, qui ne diffère en rien de la couche endothéliale des veines ordinaires.

Au point de vue purement descriptif, nous diviserons les sinus en *sinus pairs* et en *sinus impairs* :

A. Sinus pairs. — Ils sont au nombre de dix, cinq pour le côté gauche, cinq pour le côté droit. Ce sont : le *sinus latéral*, le *sinus occipital postérieur*, le *sinus caverneux*, le *sinus pétreux inférieur* et le *sinus pétreux supérieur*.

1° *Sinus latéral.* — Situé à la partie postérieure et inférieure de la cavité crânienne, le sinus latéral s'étend, de chaque côté, de la protubérance occipitale interne au trou déchiré postérieur. Horizontal dans la première partie de son parcours, il chemine le long du bord convexe de la tente du cervelet, dans la gouttière profonde (t. I, p. 119) qui sépare les fosses cérébrales des fosses cérébelleuses. Il arrive ainsi à la base du rocher; là, changeant brusquement de direction, il s'infléchit en bas, en avant et en dedans et gagne le trou déchiré postérieur qu'il traverse, en formant l'origine de la veine jugulaire interne.

Dans ce trajet, le sinus latéral reçoit, entre autres affluents, les *veines cérébelleuses postérieures* et les *veines cérébrales inférieures* et *postérieures*. Il reçoit, en outre, au moment de changer de nom et de devenir la jugulaire interne, une veine plus ou moins volumineuse qui débouche par le trou condylien postérieur.

Le sinus latéral du côté droit est généralement plus volumineux que celui du côté gauche.

Le *sinus pétro-écailleux* (*squamoso-petrosus* de Krause, *petroso-squamosus* de Luschka) part du sinus latéral au moment où il s'infléchit en bas pour gagner le trou déchiré postérieur, croise la partie la plus externe du bord supérieur du rocher, perfore alors la portion écailleuse du temporal un peu au-dessous du tubercule zygomatique et, finalement, vient s'aboucher dans une des veines temporales profondes. L'existence de ce sinus et du canal osseux qui lui donne passage, anormale chez l'homme, est constante chez un grand nombre de mammifères, notamment chez le chien.

2° *Sinus occipital postérieur.* — Le plus grêle de tous les sinus, le sinus occipital postérieur naît sur le pourtour du trou occipital par un petit groupe de veinules qui communiquent à la fois avec la terminaison du sinus latéral et avec les premières veines rachidiennes. De là, il se porte en arrière et en haut en suivant la crête occipitale interne et vient s'ouvrir, au niveau de la protubérance occipitale interne, dans la partie initiale du sinus latéral.

Le sinus occipital postérieur constitue une anastomose jetée entre les deux extrémités du sinus latéral correspondant; comme le dit avec beaucoup de raison Cruveilhier, il représente la *corde de l'arc* que décrit ce dernier sinus.

3° *Sinus caverneux et veines ophthalmiques.* — Remarquable à la fois par son volume et par la brièveté de son parcours, le sinus caverneux est situé de chaque côté de la selle turcique (t. I, p. 108). Il se dirige directement d'avant en arrière et s'étend de la partie la plus large de la fente sphénoïdale au sommet du rocher. De nombreuses brides fibreuses, ainsi que plusieurs artérioles, sillonnent dans tous les sens la cavité de ce sinus, circonscrivant çà et là des

14

anfractuosités irrégulières qui justifient jusqu'à un certain point le nom de *caverneux* que lui donnent tous les Traités classiques.

L'artère carotide interne et le nerf moteur oculaire externe traversent, eux aussi, la cavité du sinus caverneux, l'artère de bas en haut, le nerf d'arrière en avant. Remarquons, toutefois, que ces deux organes sont revêtus par la couche endothéliale du sinus et qu'il n'est pas exact de dire qu'ils baignent dans le sang veineux : ils en sont séparés par la couche endothéliale précitée.

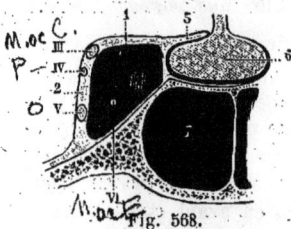

Fig. 568.

Coupe vertico-transversale du sinus caverneux, passant par le milieu de la selle turcique.

1, paroi supérieure du sinus caverneux. — 2, sa paroi externe. — 3, sinus caverneux. — 4, carotide interne. — 5, diaphragme de l'hypophyse. — 6, corps pituitaire ou hypophyse. — 7, cellules sphénoïdales. — III, moteur oculaire commun. — IV, pathétique. — V, ophthalmique. — VI, moteur oculaire externe.

Trois autres nerfs cheminent dans l'épaisseur même du sinus caverneux ; ce sont, en allant de haut en bas : le moteur oculaire commun, le pathétique et l'ophthalmique (fig. 578).

Le sinus caverneux reçoit, par sa *face supérieure* et tout près de son origine, les veines cérébrales antérieures et inférieures. L'une de ces veines, généralement plus volumineuse que les autres, longe de dehors en dedans les petites ailes du sphénoïde en prenant peu à peu tous les caractères sinusiens : c'est le *sinus sphéno-pariétal*, décrit depuis longtemps par BRESCHET et communiquant librement par sa partie externe avec les veines méningées moyennes. — Par son *extrémité antérieure*, il reçoit la veine ophthalmique qui débouche de l'orbite par la fente sphénoïdale et dont il n'est pour ainsi dire que la continuation. — Par son *extrémité postérieure*, enfin, il se continue avec le sinus pétreux inférieur.

Veines ophthalmiques. — Le sang apporté à l'orbite par l'artère ophthalmique et ses branches retourne au sinus caverneux par les veines ophthalmiques. Ces veines, au nombre de deux de chaque côté, se distinguent en supérieure et en inférieure :

a. La *veine ophthalmique supérieure*, la plus volumineuse des deux, occupe, comme son nom l'indique, le plan supérieur de l'orbite. Elle prend naissance dans le grand angle de l'œil par la convergence d'un groupe plus ou moins nombreux de veinules qui proviennent des régions voisines : les paupières, le nez, le front. A ce niveau, l'ophthalmique supérieure fait directement suite, dans bien des cas, à la veine angulaire. Du grand angle de l'œil, elle s'engage dans l'orbite, en passant au-dessous du tendon réfléchi du grand oblique; puis, obliquant en arrière et en dehors, elle croise supérieurement le nerf optique et gagne alors la partie la plus élevée de la fente sphénoïdale, qu'elle traverse pour se jeter dans le sinus caverneux. — Dans ce trajet, la veine ophthalmique supérieure recueille successivement les veines ethmoïdales antérieure et postérieure, plusieurs veines musculaires, les deux vasa vorticosa supérieurs, la veine lacrymale remarquable par son volume, et, quelquefois aussi, la veine centrale de la rétine.

b La *veine ophthalmique inférieure* se détache d'un riche réseau veineux qui occupe la partie antérieure du plancher de l'orbite, et à la constitution duquel concourent des branches nombreuses provenant de la face, de la paupière inférieure, du sac lacrymal et même des fosses nasales. De là, se dirigeant obliquement en arrière et en haut, elle reçoit les veines musculaires inférieures et les deux vasa vorticosa inférieurs, envoie à la veine ophthalmique supérieure une ou deux anastomoses et arrive finalement à la partie la plus élevée de la fente sphénoïdale où elle se termine, soit en s'abouchant dans la veine ophthalmique supérieure, soit en se jetant directement dans le sinus caverneux.

Comme on le voit par la description qui précède, les veines ophthalmiques communiquent largement, surtout le pourtour de l'orbite, avec les veines de la face. Elles sont reliées aussi au plexus ptérygoïdien par une ou plusieurs anastomoses, lesquelles pénètrent dans l'orbite à travers la fente sphéno-maxillaire.

Les recherches de MERCKEL, confirmées récemment par celles de FESTAL (Th. Paris, 1887), tendent à établir qu'il existe, sur les confins de ces différents systèmes, des valvules disposées de telle sorte qu'une injection, poussée soit par la faciale, soit par le plexus ptérygoïdien, ne remplit pas le réseau des veines ophthalmiques. Il résulte d'une pareille disposition que si, dans les conditions ordinaires, le sang veineux de l'orbite peut se déverser librement dans le système de la veine faciale, le fait inverse ne saurait se produire : le sang de la veine faciale ne peut, par l'intermédiaire des ophthalmiques, traverser l'orbite et aboutir aux sinus.

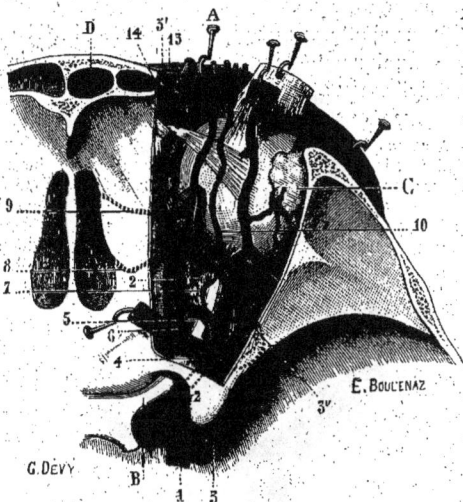

Fig. 569.
Veine ophthalmique supérieure, vue d'en haut.

1, artère carotide interne. — 2, artère ophthalmique. — 3, veine ophthalmique, avec 3', son anastomose avec la faciale, 3'', son anastomose avec le plexus ptérygoïdien. — 4, artère lacrymale. — 5, artère musculaire supérieure. — 6, artère musculaire inférieure. — 7, artères ciliaires. — 8, artère ethmoïdale postérieure. — 9, artère ethmoïdale antérieure. — 10, artère sus-orbitaire. — 11, artère palpébrale supérieure. — 12, artère palpébrale inférieure. — 13, artère frontale. — 14, artère nasale. — 15, artère et veine faciales. — A, paupières éraignées. — B, nerf optique. — C, glande lacrymale. — D, sinus frontal. — E, sinus maxillaire.

4° *Sinus pétreux inférieur.* — Continuation directe du sinus caverneux, le sinus pétreux inférieur se dirige obliquement en bas, en arrière et en dehors, le long de la suture pétro-occipitale, où se trouve une gouttière destinée à le recevoir. Il arrive ainsi jusqu'à la partie antérieure du trou déchiré postérieur. Là, comme l'a nettement établi TROLARD (*Recherches sur l'Anat. du système veineux de l'encéphale et du crâne*, Th. Paris, 1868), il se coude à angle droit, traverse de haut en bas le trou déchiré et revêt alors tous les attributs d'une

14**

veine ordinaire, laquelle vient s'ouvrir dans la jugulaire interne un peu au-dessous du golfe (fig. 580).

J'ai contrôlé, sur un grand nombre de crânes, la description donnée par TROLARD : elle est exacte dans la plupart des cas. J'ai vu cependant, sur quelques sujets, le sinus pétreux inférieur se diviser, au niveau du trou déchiré, en deux branches nettement distinctes, lesquelles se portaient isolément vers la jugulaire, en suivant l'une le nerf glosso-pharyngien, l'autre le nerf pneumogastrique.

Nous ajouterons que le sinus pétreux inférieur ou la veine qui lui fait suite communique toujours avec un paquet veineux qui occupe la fossette condylienne antérieure et auquel nous donnerons, avec TROLARD, le nom de *confluent condylien antérieur.*

A ce *confluent condylien antérieur* aboutissent cinq veines ou sinus, savoir : 1° tout d'abord, notre sinus pétreux inférieur qui débouche du crâne par le trou déchiré postérieur; 2° un deuxième sinus (*sinus pétro-occipital inférieur* de TROLARD), qui sort du crâne par le trou déchiré antérieur et gagne la fossette condylienne, en suivant de dedans en dehors la suture pétro-occipitale; 3° une anastomose provenant de la vertébrale; 4° une veine, signalée autrefois par BRESCHET, qui émane des plexus intra-rachidiens et passe, avec l'hypoglosse, dans le trou condylien antérieur; 5° enfin, une petite veine qui s'échappe du plexus extra-rachidien antérieur et remonte vers le confluent en longeant la membrane occipito-atloïdienne antérieure.

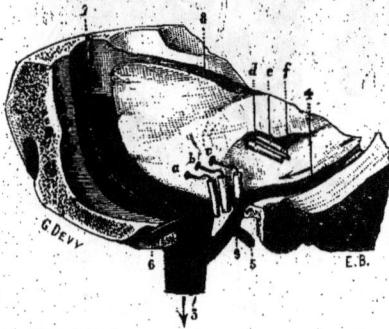

Fig. 570.

Origine de la jugulaire interne (côté gauche, la partie postérieure du trou déchiré postérieur ayant été enlevée).

1, sinus latéral. — 2, golfe de la veine jugulaire interne. — 3, jugulaire interne. — 4, sinus pétreux inférieur. — 5, anastomose avec le confluent condylien antérieur. — 6, veine condylienne postérieure. — 7, trou mastoïdien. — 8, gouttière pétreuse supérieure. — 9, languette fibro-cartilagineuse isolant le glosso-pharyngien du pneumogastrique. — a, spinal. — b, pneumogastrique. — c, glosso-pharyngien. — d, auditif. — e, intermédiaire de Wrisberg. — f, facial.

5° *Sinus pétreux supérieur.* — Le sinus pétreux supérieur, bien moins volumineux que le précédent, est situé sur le bord supérieur du rocher qui se creuse fréquemment en gouttière pour le recevoir. Il occupe, dans son trajet, la moitié antérieure de la grande circonférence de la tente du cervelet, dont la moitié postérieure est longée par le sinus latéral. Par son extrémité antérieure, le sinus pétreux supérieur communique avec l'extrémité antérieure du sinus caverneux; par son extrémité postérieure, il vient s'ouvrir dans le sinus latéral, au moment où il s'infléchit pour descendre vers le trou déchiré postérieur. Il représente donc une anastomose jetée entre la partie moyenne du sinus latéral et le sinus caverneux.

B. **Sinus impairs.** — Situés sur la ligne médiane, les sinus impairs sont au nombre de cinq, savoir : le *sinus longitudinal supérieur,* le *sinus droit,* le *sinus longitudinal inférieur,* le *sinus coronaire* et le *sinus occipital transverse.*

1° Sinus longitudinal supérieur. — Impair et médian, le sinus longitudinal supérieur occupe le bord convexe de la faux du cerveau et s'étend, comme ce bord lui-même, de la crête frontale jusqu'à la protubérance occipitale interne, où il se jette dans les deux sinus latéraux qui, comme on le sait, commencent l'un et l'autre sur ce point. Il répond exactement, dans toute son étendue, à la gouttière longitudinale que nous avons déjà décrite (t. I, p. 136) sur la face interne de la calotte crânienne. Le sinus longitudinal supérieur

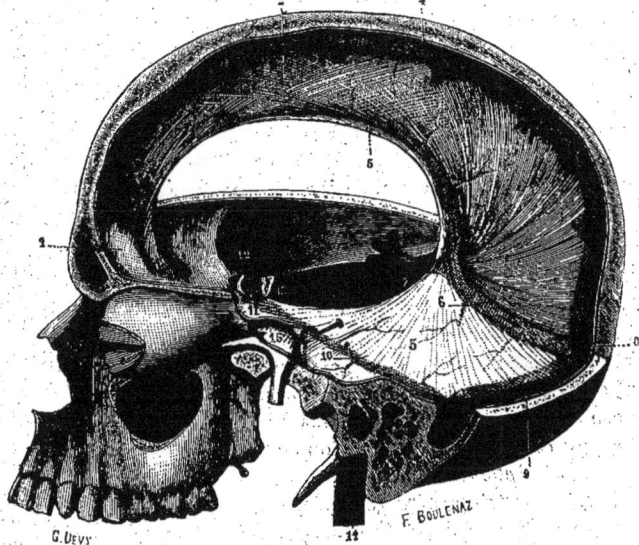

Fig. 571.

Sinus de la dure-mère, vue latérale.

1, apophyse crista galli. — 2, faux du cerveau. — 3, tente du cervelet. — 4, sinus longitudinal supérieur. — 5, sinus longitudinal inférieur. — 6, sinus droit. — 7, veine de Galien. — 8, pressoir d'Hérophile. — 9, sinus latéral gauche. — 10, sinus pétreux supérieur. — 10', confluent de ce dernier sinus avec le sinus latéral. — 11, sinus caverneux. — 12, sinus coronaire. — 13, sinus occipital transverse. — 14, veine jugulaire interne. — 15, ganglion de Gasser.

est prismatique triangulaire : sa coupe représente un triangle curviligne à base supérieure. Comme le sinus caverneux, il est sillonné par de nombreuses brides transversales ou obliques, et quelquefois même envahi par des masses granuleuses plus ou moins considérables, dépendant des corpuscules de Pacchioni (voyez *Méninges*).

Fort grêle à son origine, le sinus longitudinal grossit progressivement d'avant en arrière, grâce aux nombreux affluents qui viennent s'ouvrir dans sa cavité. Parmi ces affluents nous citerons :

a. Les veines de la face interne et une partie des veines de la face externe des hémisphères cérébraux (voyez *Encéphale*) ;

b. La *grande anastomotique cérébrale antérieure* de TROLARD (loc. cit., p. 10) qui naît, dans la plupart des cas, de la partie moyenne du sinus pétreux

14***

supérieur (quelquefois du sinus caverneux), se dirige tout d'abord vers les petites ailes du sphénoïde, s'engage ensuite dans la scissure de Sylvius, s'y anastomose avec les veines voisines et vient enfin s'ouvrir dans le tiers postérieur du sinus longitudinal supérieur;

c. La *grande anastomotique cérébrale postérieure* de LABBÉ (*Arch. de Physiologie*, 1879, p. 137), qui s'étend du sinus latéral au sinus longitudinal supérieur, soit directement, soit en se jetant préalablement dans la grande anastomotique cérébrale antérieure. Cette dernière disposition me paraît être la plus fréquente;

d. Les veines *méningées moyennes*, plusieurs *veines diploïques* et la *veine émissaire de Santorini*, que nous étudierons dans un instant. Disons tout de suite que ces différentes veines, comme l'a parfaitement démontré TROLARD ne s'ouvrent pas directement dans la cavité du sinus, mais se jettent préalablement dans un système de lacs sanguins à cavités aréolaires, situés dans l'épaisseur même de la dure-mère, de chaque côté du sinus. Ces cavités, dont le nombre et les dimensions augmentent avec l'âge, logent les corpuscules de Pacchioni et communiquent largement, d'une part avec les veines cérébrales, d'autre part avec le sinus longitudinal supérieur.

2° *Sinus droit*. — Le sinus droit occupe la base de la faux du cerveau, ou, ce qui est la même chose, la partie moyenne de la tente du cervelet. Il est prismatique triangulaire, comme le précédent, et, comme lui, il se dirige d'avant en arrière et un peu de haut en bas.

Par son extrémité antérieure le sinus droit reçoit, entre autres affluents : a. les *veines cérébrales profondes* ou *veines de Galien* (voy. *Cerveau*); b. une *veine cérébelleuse supérieure*, qui provient de la face supérieure du cervelet; c. deux *veines cérébrales inférieures* ou *veines basilaires*, qui naissent des parties médianes de la base du cerveau et cheminent parallèlement à la grande fente cérébrale de Bichat; d. enfin, le *sinus longitudinal inférieur*, qui sera décrit plus bas.

Par son extrémité postérieure, le sinus droit se continue avec la terminaison du sinus longitudinal supérieur et, par suite, avec l'origine des sinus latéraux.

Il résulte des descriptions qui précèdent que six sinus, le *sinus longitudinal supérieur*, le *sinus droit*, les deux *sinus latéraux*, et les deux *sinus occipitaux postérieurs* viennent aboutir en un même point, situé au-devant de la protubérance occipitale interne. Il y a là comme un vaste confluent veineux, auquel on a donné le nom de *pressoir d'Hérophile* ou *torcular*.

3° *Sinus longitudinal inférieur*. — Ce sinus, généralement très grêle, occupe le bord concave de la faux du cerveau dans ses deux tiers postérieurs ou seulement dans sa moitié postérieure. Il reçoit dans son trajet les veines de la faux du cerveau et vient s'ouvrir dans l'extrémité antérieure du sinus droit.

4° *Sinus coronaire*. — Le sinus coronaire ou circulaire entoure le corps pituitaire à la manière d'une ellipse horizontale dont le grand axe serait dirigé transversalement. En avant, il confine à la gouttière optique; en arrière, il répond à la lame quadrilatère du sphénoïde; latéralement, il s'ouvre, à droite et à gauche, dans la partie interne du sinus caverneux. Le sinus coronaire représente donc une double anastomose transversale jetée entre le sinus caverneux d'un côté et le sinus caverneux du côté opposé.

A ce sinus aboutissent les veinules qui émanent du corps pituitaire.

5° *Sinus occipital transverse.* — C'est encore une anastomose transversale jetée entre les extrémités antérieures des deux sinus caverneux. Ce sinus est situé au-dessous et en arrière de la lame quadrilatère du sphénoïde, sur la gouttière basilaire par conséquent, d'où le nom de *sinus basilaire* sous lequel on le désigne quelquefois. Il n'est pas rare de le voir constitué par des canaux multiples : CRUVEILHIER l'a même vu remplacé par un véritable plexus.

Voyez au sujet des sinus et de leurs variations anatomiques : TROLARD, *Loc. cit.* ; QUAIN, *Anatomie*, t. I, p. 105 ; W. KRAUSE, *Anat. des Menschen*, t. III, p. 183 ; J. F. KNOTT, *Journ. of Anat. and. Phys.*, XVI, p. 27 ; CH. LABBÉ. *Arch. de Physiologie*, 1883 ; BROWNING, *The veins of the Brain and its envelopes*, Brooklyn, 1884 ; SPERINO, *Thèse de concours*, Turin, 1884 ; HÉDON, *Thèse inaug.*, Bordeaux, 1888.

C. — VEINES MÉNINGÉES

Les veines méningées cheminent entre la face externe de la dure-mère et la face interne du crâne, dans les sillons vasculaires que nous présentent les différentes pièces osseuses de cette cavité. Les plus importantes sont les veines méningées moyennes, correspondant à l'artère de même nom. Au nombre de deux pour chaque branche artérielle, les veines méningées moyennes communiquent, *en haut*, avec la portion moyenne du sinus longitudinal supérieur par l'intermédiaire des lacs sanguins mentionnés ci-dessus ; *en bas*, elles traversent le trou petit rond et viennent s'ouvrir dans le plexus veineux ptérygoïdien, situé dans la fosse ptérygo-maxillaire.

Les veines méningées reçoivent à la fois des veinules provenant de la dure-mère et des veinules émanant de la paroi osseuse.

D. — VEINES DU DIPLOÉ (fig. 572)

Dans le diploé (t. I, p. 98) le sang veineux circule dans un système de lacunes ou aréoles, fort irrégulières comme forme et comme dimensions et communiquant toutes les unes avec les autres, du moins pour le même os. Leur calibre varie avec l'âge : presque nul chez le fœtus, il présente chez les vieillards des dimensions plus considérables que chez l'adulte. Cette circulation lacunaire est centralisée de loin en loin par de véritables canaux, que l'on peut considérer comme n'étant que des aréoles agrandies et transformées en conduits plus ou moins rectilignes.

Au point de vue histologique, les cavités veineuses du diploé (*aréoles* et *canaux*) sont constituées par une paroi osseuse que revêt une couche endothéliale, prolongement de celle qui tapisse les veines et les sinus veineux.

On enseigne généralement depuis BRESCHET qu'il existe, de chaque côté du crâne, quatre canaux collecteurs : un *canal frontal*, deux *canaux pariétaux* et un *canal occipital*, se dirigeant verticalement tous les quatre de la région de la voûte vers la région de la base. TROLARD s'est élevé avec raison contre cette régularité presque mathématique assignée au nombre et à la direction des canaux diploïques. Cette régularité, devenue classique, se rencontre assurément puisqu'elle a été constatée par BRESCHET et par quelques autres anatomistes; mais elle est exceptionnelle. En réalité, les canaux et les aréoles du diploé ne présentent, au point de vue morphologique, qu'un seul caractère constant, c'est leur variabilité à l'infini.

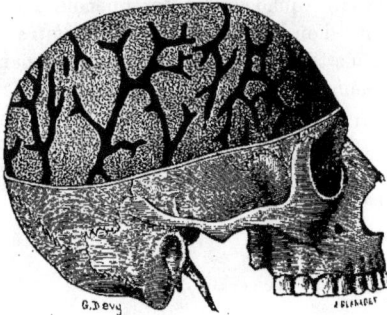

Fig. 572.
Canaux veineux du diploé.

(La table externe des os de la calotte a été enlevée pour laisser voir le diploé et ses vaisseaux veineux.)

Les réseaux veineux diploïques sont indépendants dans le jeune âge et chez l'adulte, pour chacun des os qui constituent le crâne; mais ils communiquent largement entre eux chez les vieillards. Cette communication s'établit par l'extension des vaisseaux d'un os à l'autre à travers les débris des sutures. Il se passe donc ici un phénomène qui n'est pas sans analogie avec ce que l'on observe dans les os longs à la dernière période de l'ossification : on voit alors les vaisseaux de l'épiphyse se mettre en rapport de continuité avec le réseau diaphysaire, dont ils étaient primitivement séparés par une zone plus ou moins épaisse de cartilage.

Les veines diploïques communiquent avec les cavaux veineux intra-crâniens et extra-crâniens par deux ordres d'orifices : des *orifices internes* et des *orifices externes* :

a. Les *orifices internes*, situés à la surface interne de la cavité crânienne, et de préférence dans le voisinage des sillons vasculaires, s'ouvrent dans les veines méningées, dans le fond des cavités des corpuscules de Pacchioni et aussi dans quelques sinus, notamment dans le sinus longitudinal supérieur et dans les sinus latéraux.

b. Les *orifices externes* sont situés sur la surface externe des os du crâne et aboutissent au réseau veineux tégumentaire. On les observe principalement sur l'arcade orbitaire, dans le trou ou l'échancrure sus-orbitaire, dans la fosse temporale et à la partie postérieure de l'écaille occipitale.

E. — VEINES TÉGUMENTAIRES DU CRANE (fig. 573)

Entre le cuir chevelu et l'aponévrose épicrânienne s'étale un riche réseau veineux, fort irrégulier et échappant par le fait même de cette irrégularité à toute description. Tout ce qu'on peut faire, c'est de diviser les veines tégumentaires, d'après leur situation, en trois groupes : un groupe antérieur, comprenant les veines frontales; un groupe postérieur, constitué par les veines occipitales; un groupe latéral, enfin, comprenant les veines temporales.

Toutes ces veines, largement anastomosées entre elles, descendent, soit verticalement, soit obliquement, vers la base du crâne et s'y terminent de la façon suivante :

a. Les *veines frontales* se jettent dans les veines faciales, que nous retrouverons dans le paragraphe suivant;

b. Les *veines occipitales* aboutissent, par un ou plusieurs troncs, à la veine jugulaire externe, que nous étudierons avec les veines du cou;

c. Les *veines pariétales* convergent vers l'arcade zygomatique et se jettent dans la veine temporale superficielle, l'une des principales branches d'origine de la veine jugulaire externe.

L'étude qui précède des différents réseaux veineux qui occupent la région de la tête établit nettement que ces réseaux, loin d'être individuellement indépendants, présentent entre eux des relations fort nombreuses. Outre les anastomoses déjà signalées au cours de notre description, nous rappellerons ici les anastomoses suivantes jetées entre les veines extra-crâniennes et les sinus méningiens. Elles sont, par ordre d'importance (TROLARD) :

1° Le *golfe de la veine jugulaire,* faisant communiquer, à travers le trou déchiré postérieur, la circulation profonde du cou avec la terminaison du sinus latéral et du sinus pétreux inférieur;

2° La *veine ophthalmique,* se terminant d'une part dans le sinus caverneux, d'autre part dans la veine faciale ;

3° La *veine mastoïdienne,* traversant le trou mastoïdien et reliant ainsi au sinus latéral les veines de la région mastoïdienne ;

4° Le *sinus pétro-occipital inférieur,* situé à la surface inférieure de la base du crâne et réunissant, à travers le trou déchiré antérieur, le sinus caverneux à ce groupe de veines, dont nous avons parlé plus haut, qui occupent la fossette condylienne antérieure (*confluent condylien antérieur* de TROLARD).

5° La *veine condylienne postérieure* (existe 17 fois sur 20), qui part du sinus latéral, tout près de sa terminaison, s'échappe du crâne par le trou condylien postérieur et se jette dans la veine vertébrale, entre l'atlas et l'axis (fig. 570) ;

6° La *veine émissaire de Santorini,* souvent multiple, qui traverse de haut en bas le trou pariétal, en réunissant les veines pariétales au sinus longitudinal supérieur.

Ces canaux anastomotiques, auxquels s'ajoute sur la plupart des sujets un certain nombre de canaux accessoires moins volumineux et moins constants, établissent, on le conçoit, une solidarité complète, au double point de vue anatomique et physiologique, entre la circulation extra-crânienne et la circulation des sinus.

§ III. — Veines de la face

Les veines de la face se divisent en deux groupes : les *veines superficielles* et les *veines profondes*. Elles correspondent assez exactement aux artères faciale, linguale, temporale superficielle et maxillaire interne, branches de la carotide externe.

A. — Veines superficielles (fig. 573)

Les veines superficielles forment au-dessous des téguments un riche réseau dont les branches aboutissent à deux troncs principaux : en dedans à la *veine faciale;* en dehors, à la *veine temporale superficielle.*

1° Veine faciale. — La veine faciale prend naissance à la région du front, descend ensuite à la face qu'elle parcourt obliquement de haut en bas et de dedans en dehors et vient se terminer, à la région du cou, soit dans la jugulaire interne, soit dans la jugulaire externe. Elle prend successivement les noms de *veine préparate* au niveau du front, de *veine angulaire* dans l'angle interne de l'œil, de *veine faciale* proprement dite dans le reste de son parcours.

a. La *veine préparate*, généralement double (l'une pour le côté gauche, l'autre pour le côté droit), mais quelquefois simple, représente le canal collecteur des veines antérieures du crâne ou veines frontales. Elle se porte verticalement en bas, de chaque côté de la ligne médiane, et vient se terminer à une arcade veineuse placée transversalement sur la racine du nez. A cette arcade, appelée *arcade nasale*, aboutissent encore la veine *sus-orbitaire* et quelques *veines dorsales du nez* qui longent, de chaque côté, le bord antérieur ou dorsal de cet organe.

b. La *veine angulaire*, née de l'extrémité correspondante de l'arcade nasale, descend dans le sillon qui sépare la joue de l'aile du nez. Elle reçoit à son origine l'extrémité antérieure de l'ophthalmique supérieure, plus bas les veines ou veinules de l'aile du nez et prend immédiatement au-dessous (limite bien fantaisiste comme on le voit) le nom de veine faciale.

c. La *veine faciale*, en quittant le sillon de l'aile du nez, se dirige obliquement en bas et en dehors, passe au-dessous des deux muscles zygomatiques, glisse sur le buccinateur et vient s'accoler au bord antérieur du masséter. Elle croise ensuite le bord inférieur du maxillaire avec l'artère faciale, en dehors de laquelle elle est située, et descend alors à la région du cou où elle se termine, comme nous l'avons indiqué plus haut.

Dans son trajet, la veine faciale reçoit de nombreux affluents : 1° dans sa portion faciale d'abord, elle reçoit les veines *labiales*, les veines *buccales*, les veines *massétérines antérieures* disposées le plus souvent en un riche plexus et le *tronc alvéolaire*, veine volumineuse qui part d'un plexus veineux (*plexus alvéolaire*) situé sur la tubérosité du maxillaire et auquel aboutissent les veines *sous-orbitaire, palatine supérieure, vidienne* et *sphéno-palatine.* — 2° Dans sa portion cervicale, nous la voyons grossir successivement par l'abouchement

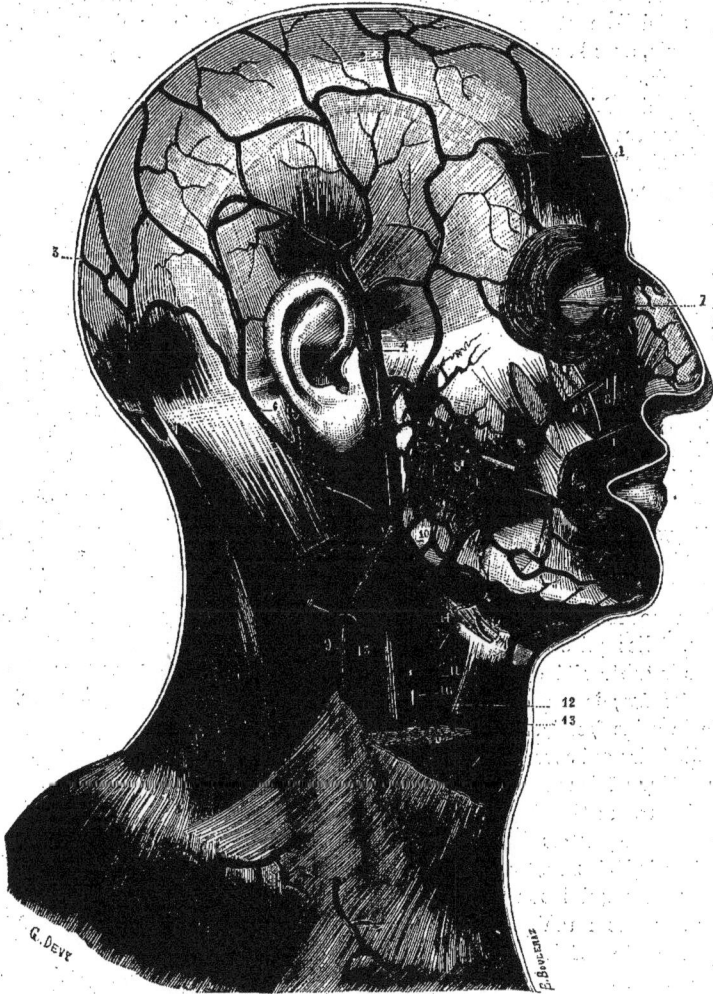

Fig. 573.
Veines superficielles du crâne et de la face, vue latérale.

1, veines frontales. — 2, veines pariétales. — 3, veines occipitales. — 4, temporale superficielle. — 5, maxillaire interne. — 6, mastoïdienne. — 7, angulaire. — 8, faciale. — 8', plexus veineux massétérin. — 9, jugulaire externe. —10, anastomose entre cette dernière veine et la faciale.—11, linguale. —12, thyroïdienne supérieure. — 13, jugulaire antérieure. — 14, carotide. — 15, jugulaire interne. — 16, nerf pneumogastrique.

de la veine *sous-mentale,* de la veine *palatine inférieure* et des veines de la glande sous-maxillaire, dont les noms seuls indiquent nettement la provenance.

2° **Veine temporale superficielle.** — Formée par les veines tégumentaires latérales du crâne ou veines pariétales (p. 219), la *temporale superficielle* descend en avant du pavillon de l'oreille avec l'artère de même nom, croise superficiellement l'arcade zygomatique et vient se réunir, au niveau du col du condyle, avec la veine maxillaire interne pour constituer la veine jugulaire externe.

Chemin faisant, la veine temporale superficielle recueille : *a.* quelques veines provenant du pavillon de l'oreille, *b.* quelques veines *palpébrales et orbitaires; c.* plusieurs *veines faciales*, correspondant à l'artère transversale de la face.

B. — Veines profondes (fig. 573)

Les veines profondes de la face convergent toutes vers deux troncs principaux : la veine *maxillaire interne* et la *veine linguale.*

1° **Veine maxillaire interne.** — Nous avons vu l'artère maxillaire interne (p. 81) fournir de nombreuses branches collatérales, que l'on peut au besoin diviser en deux groupes : un premier groupe, naissant entre le maxillaire inférieur et les ptérygoïdiens; un deuxième groupe, se détachant un peu plus loin sur la tubérosité du maxillaire supérieur ou même dans la fosse ptérygo-maxillaire.

Ces différentes branches artérielles sont accompagnées de branches veineuses qui suivent exactement le même trajet et qui se terminent suivant deux modes :

a. Celles qui correspondent aux artères du *deuxième groupe* se dirigent vers la tubérosité du maxillaire pour former un premier plexus, le *plexus alvéolaire;* de ce plexus part la veine alvéolaire, l'un des principaux affluents de la veine faciale.

b. Celles qui correspondent aux artères du *premier groupe* convergent vers les ptérygoïdiens et constituent, entre ces muscles et la branche du maxillaire inférieur, un deuxième plexus, appelé *plexus ptérygoïdien :* ce sont les veines *temporales profondes*, les veines *ptérygoïdiennes*, les veines *dentaires inférieures*, les veines *massétérines profondes* et les veines *méningées moyennes*, qui débouchent du crâne par le trou petit rond et que nous avons déjà vues communiquer à leur origine avec le sinus longitudinal supérieur. Du plexus ptérygoïdien s'échappe en dehors la veine *maxillaire interne*. Cette veine, souvent multiple ou même plexiforme, contourne le col du condyle et se réunit avec la temporale superficielle. De cette union résulte un tronc unique, la *jugulaire externe*, que nous retrouverons au cou.

2° **Veine linguale.** — Le sang apporté à la langue par l'artère linguale retourne à la jugulaire interne par de nombreuses veines, dites *veines linguales*, que l'on peut diviser en trois groupes distincts : les veines *profondes*, les veines *dorsales* et les veines *ranines* (fig. 513).

a. Les *veines profondes* de la langue, au nombre de deux de chaque côté, accompagnent l'artère linguale dans toute son étendue et forment fréquemment autour d'elle un véritable plexus.

b. Les *veines dorsales* cheminent sur le dos de la langue entre la muqueuse et les muscles sous-jacents ; elles viennent former en arrière du V lingual un plexus remarquable, auquel aboutissent en même temps quelques veinules provenant de l'épiglotte et plusieurs veines descendues de l'amygdale.

c. Les *veines ranines* sont situées de chaque côté du frein de la langue où elles apparaisssent, au-dessous de la muqueuse, sous la forme de deux lignes bleuâtres. Obliquement dirigées en bas, en dehors et en arrière, elles cheminent à côté du grand hypoglosse, séparées comme ce nerf de l'artère linguale par le muscle hyoglosse.

Ces trois ordres de veines, issues des réseaux capillaires de la langue, convergent, vers le bord postérieur du muscle hyoglosse et s'y réunissent en un tronc commun, la *veine linguale* proprement dite, laquelle se fusionne immédiatement avec la faciale, pour aboutir finalement à la veine jugulaire interne. Notons, toutefois, que ce n'est là que l'un des modes de terminaison des veines linguales : sujettes à des variations fort nombreuses, elles peuvent s'ouvrir directement, soit dans le faciale, soit dans la jugulaire interne.

§ IV. — VEINES DU COU (fig. 574)

Les veines principales du cou sont au nombre de six, savoir : la veine *jugulaire externe*, la veine *jugulaire antérieure*, la veine *jugulaire interne*, la veine *jugulaire postérieure*, la *veine vertébrale* et les *veines thyroïdiennes*.

1° **Veine jugulaire externe.** — La jugulaire externe est une veine superficielle, descendant verticalement sur les parties latérales du cou : sa direction est assez directement représentée par une ligne droite, qui s'étendrait de l'angle de la mâchoire à la partie moyenne de la clavicule. Elle naît au niveau du col du condyle par la fusion de deux veines déjà décrites, la *temporale superficielle* et la *maxillaire interne*. De là, elle se porte verticalement en bas, croise la face externe du sterno-cléido-mastoïdien, et s'engage, en quittant ce muscle, dans le triangle sus-claviculaire. Arrivée à la clavicule, elle perfore de dehors en dedans l'aponévrose cervicale et vient se terminer dans le tronc de la sous-clavière, un peu en dehors du point d'aboutchement de la jugulaire interne.

Dans sa partie la plus élevée, la jugulaire externe est contenue dans l'épaisseur de la parotide ; elle est superficielle dans tout le reste de son étendue. Elle chemine, en effet, en dehors de l'aponévrose cervicale superficielle, recouverte seulement par la peau et par le muscle peaucier. Plusieurs branches du plexus cervical superficiel présentent avec la jugulaire externe, comme nous le verrons plus tard, des rapports intimes : la branche auriculaire notamment longe de bas en haut sa portion supérieure.

Dans son trajet, la jugulaire externe, reçoit comme affluents : 1° plusieurs branches anastomotiques, obliques ou transversales, provenant de la jugulaire antérieure ; 2° les veines *occipitales*, provenant des téguments de la partie postérieure du crâne ; 3° plusieurs veinules superficielles, tirant leur origine des parties postérieure et latérale du cou ; 4° une branche anastomotique, non constante, émanant de la veine céphalique du membre supérieur ; 5° les veines *scapulaire supérieure* et *scapulaire postérieure*, qui correspondent aux artères de même nom ; ces dernières branches veineuses s'ouvrent dans la jugulaire interne tout près de sa terminaison.

La jugulaire externe possède ordinairement deux valvules : l'une au niveau même de son embouchure, l'autre à quatre ou cinq centimètres au-dessus. Ces deux valvules sont l'une et l'autre *insuffisantes* et ne sauraient s'opposer d'une façon complète au reflux du sang veineux.

2° Veine jugulaire antérieure. — La veine jugulaire antérieure, dont le calibre est d'ordinaire en raison inverse de celui de la jugulaire externe, prend naissance dans la région sus-hyoïdienne, où elle résulte de la fusion en un seul tronc de plusieurs veinules cutanées et musculaires. De la région sus-hyoïdienne, elle se porte verticalement en bas et chemine de chaque côté de la ligne médiane, jusqu'à un ou deux centimètres au-dessus de la fourchette sternale. Là, elle se coude brusquement à angle droit, pour se porter horizontalement en dehors. Elle s'engage alors au-dessous du muscle sterno-cléido-mastoïdien et vient se terminer dans la veine sous-clavière, un peu en dedans de la veine jugulaire externe, quelquefois par un orifice qui lui est commun avec cette dernière.

Dans sa portion verticale, la jugulaire antérieure est contenue dans un dédoublement de l'aponévrose cervicale superficielle. Elle reçoit comme affluents de nombreuses veinules provenant des muscles et des téguments de la face antérieure du cou et une veine, parfois volumineuse, qui provient de la région antérieure du thorax.

Plusieurs anastomoses, très variables en nombre, en volume et en direction, la relient d'une part à la jugulaire externe, d'autre part à la jugulaire interne. Les deux jugulaires antérieures sont, en outre, réunies l'une à l'autre par une branche anastomotique transversale, située à un ou deux centimètres au-dessus du sternum.

3° Veine jugulaire interne. — La jugulaire interne, la plus volumineuse des veines jugulaires, prend naissance dans le trou déchiré postérieur, où elle continue directement le sinus latéral (fig. 570). Immédiatement au-dessous du trou déchiré, elle présente un renflement connu sous le nom de *golfe de la veine jugulaire interne.* Puis, elle descend verticalement vers l'orifice supérieur du thorax et vient se réunir, au niveau de l'articulation sterno-claviculaire, avec la veine sous-clavière correspondante, pour former le tronc veineux brachio-céphalique, que nous avons déjà décrit (p. 202).

Dans ce trajet, la jugulaire interne longe le côté externe de la carotide interne d'abord, de la carotide primitive ensuite. Elle est logée dans la même gaine que l'artère et en partage les rapports (voyez t. I, p. 541). Tout à fait à sa partie supérieure cependant elle est séparée de l'artère, ainsi que nous l'avons vu, par les nerfs pneumogastrique, glosso-pharyngien et grand hypoglosse.

Un peu au-dessous du trou déchiré, la veine jugulaire interne, reçoit le sinus pétreux inférieur et résume alors toute la circulation des sinus, toute la circulation encéphalique par conséquent. Elle reçoit en outre, à différentes

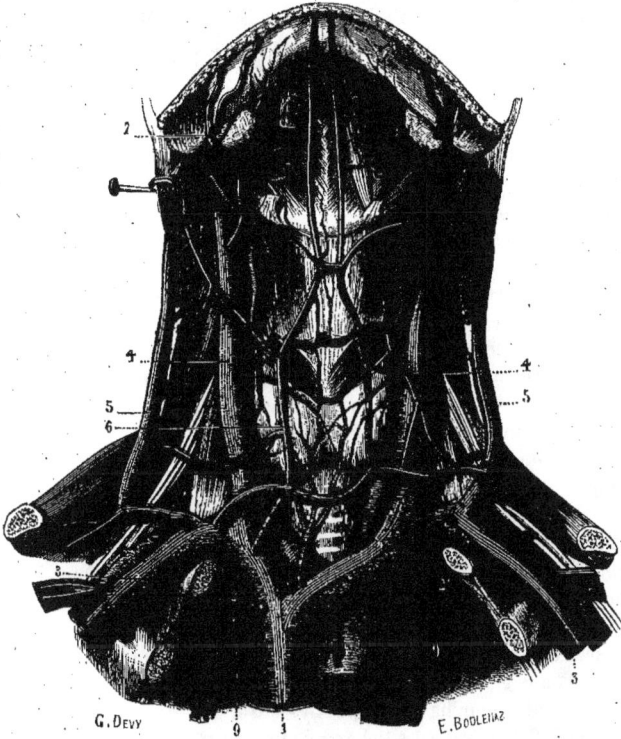

Fig. 574.
Veine cave supérieure et ses affluents.

1, veine cave supérieure. — 2, tronc brachio-céphalique droit. — 2', tronc brachio-céphalique gauche. — 3, 3, veines sous-clavières. — 4, jugulaire interne. — 5, jugulaire externe. — 6, jugulaire antérieure. — 7, veine faciale. — 8, veines thyroïdiennes. — 9, veine mammaire interne.

hauteurs, toute une série de veines tributaires, savoir : *a*. la *veine linguale* et la veine *faciale*, déjà étudiées (p. 222) ; *b*. la *veine pharyngienne*, qui naît sur les parties latérales du pharynx d'un *plexus pharyngien* et qui vient s'ouvrir dans la veine jugulaire interne, au niveau de l'os hyoïde; *c*. les *veines laryngées*, qui suivent exactement le trajet des artères homonymes; *d*. la *veine thyroïdienne supérieure* et la *veine thyroïdienne moyenne*, que nous retrouverons dans un instant.

La veine jugulaire interne présente constamment au niveau de son embouchure deux valvules *suffisantes*, dont l'abaissement à l'état normal s'oppose à tout reflux du sang veineux provenant du tronc brachio-céphalique correspondant.

4° **Veine jugulaire postérieure.** — Les veines jugulaires postérieures, situées dans les profondeurs de la nuque, appartiennent en réalité au système des veines extra-rachidiennes. Elles sont au nombre de deux, l'une droite, l'autre gauche. Chacune d'elles prend naissance, entre l'occipital et l'atlas, par la réunion de branches multiples qui sont, d'après WALTHER (*Thèse de Paris*, 1885) : 1° la veine mastoïdienne; 2° la veine condylienne postérieure; 3° une ou deux veines occipitales profondes; 4° des branches plexiformes qui entourent le trou occipital; 5° des branches qui émanent des veines intra-rachidiennes, lesquelles forment à ce niveau, à l'angle externe du canal, un volumineux paquet ou plexus, connu sous le nom de *confluent occipito-vertébral*.

Ainsi constituée, la jugulaire postérieure descend dans les gouttières vertébrales jusqu'à la partie inférieure de la nuque. S'infléchissant alors en bas et en avant, elle s'engage entre la première côte et l'apophyse transverse de la septième vertèbre cervicale et vient s'ouvrir à la partie postérieure du tronc veineux brachio-céphalique correspondant, un peu en dehors de la veine vertébrale. Elle recueille, dans son trajet, la plus grande partie des veines de la nuque; les autres aboutissent aux jugulaires externes, aux veines occipitales, aux cervicales profondes et aux vertébrales.

Une anastomose transversale constante réunit l'une à l'autre les deux veines jugulaires postérieures, au niveau de l'apophyse épineuse de l'axis.

5° **Veine vertébrale.** — La veine vertébrale correspond, non pas à l'artère vertébrale tout entière, mais à sa portion cervicale seulement. Elle naît au-dessous du trou occipital, en s'échappant comme la jugulaire postérieure du confluent occipito-vertébral, qui la met en relation à la fois avec les veines intra-rachidiennes et avec la circulation des sinus crâniens. Elle s'engage ensuite de haut en bas, en compagnie de l'artère vertébrale, dans les trous que présentent à leur base les apophyses transverses des vertèbres cervicales. Dans ce trajet, l'artère est située en dedans et en avant de la veine, qui l'entoure (TROLARD) dans les trois quarts de sa circonférence.

La veine vertébrale reçoit comme affluents trois ordres de veinules, savoir: *a.* des veinules *postérieures*, qui proviennent des muscles de la nuque; *b.* des veinules *antérieures*, qui émanent des muscles prévertébraux; *c.* des veinules *internes*, qui proviennent des plexus intra-rachidiens à travers les trous de conjugaison (*veines de conjugaison*). Elle échange, en outre, avec la jugulaire postérieure de nombreuses anastomoses, à direction transversale ou plus ou moins oblique.

Au sortir du trou de l'apophyse transverse de la cinquième ou de la sixième cervicale, quelquefois de la septième, la veine vertébrale s'infléchit un peu en avant et en bas, reçoit alors les veines *cervicale ascendante* et *cervicale profonde*, qui correspondent exactement aux artères de même nom, et vient s'ouvrir à la partie postérieure du tronc veineux brachio-céphalique, un peu en dedans de la veine jugulaire interne. Son embouchure est constamment munie d'une valvule.

Contrairement à la description classique, WALTHER (*loc. cit.*) admet à la suite d'injections nombreuses, que les veines vertébrales sont toujours multiples : « On trouve presque toujours, dit-il, au lieu d'une veine régulière, plusieurs branches, ordinairement trois ou quatre, fréquemment reliées entre elles par des anastomoses et formant un véritable plexus, qui, bien injecté, remplit complètement le canal qui le contient. Ce plexus se divise, au niveau de chaque espace intertransversaire, en deux groupes : l'un antérieur qui entoure l'artère vertébrale, l'autre postérieur séparé du précédent par le nerf qui sort du trou de conjugaison. » Ce ne serait qu'à la partie inférieure de la région que les différentes veines vertébrales se fusionneraient en un tronc commun, que l'on pourrait appeler *le tronc vertébral*.

6° Veines thyroïdiennes. — Le sang apporté au corps thyroïde par les artères thyroïdiennes, s'échappe de cette glande par trois ordres de veines : des veines *thyroïdiennes supérieures, moyennes* et *inférieures*.

a. Les veines *thyroïdiennes supérieures* tirent leur origine de la partie supérieure du corps thyroïde et se portent en haut et en dehors, en suivant l'artère thyroïdienne supérieure. Elles recueillent, chemin faisant, quelques veinules laryngées et viennent se terminer dans la jugulaire interne par un ou plusieurs troncs.

b. Les veines *thyroïdiennes moyennes* naissent de la partie latérale du corps thyroïde et aboutissent également à la jugulaire interne, après avoir croisé transversalement ou obliquement la face antérieure de la carotide primitive.

c. Les veines *thyroïdiennes inférieures* correspondent à l'artère thyroïdienne de NEUBAUER (p. 101), quand cette artère existe. Elles émergent du corps thyroïde au niveau de son bord inférieur. Toujours très nombreuses à leur origine, elles descendent en arrière des muscles sterno-thyroïdiens, en s'anastomosant fréquemment entre elles et en formant parfois, au-devant de la trachée, un véritable plexus, assez important dans bien des cas pour contrarier le chirurgien dans l'opération de la trachéotomie. Toutes ces veines se condensent ordinairement en deux troncs, l'un gauche, l'autre droit : le tronc du côté droit (veine *thyroïdienne inférieure droite*) aboutit à l'angle de réunion des deux troncs veineux brachio-céphaliques, ou même directement à la veine cave supérieure ; celui du côté gauche (veine *thyroïdienne inférieure gauche*) vient s'ouvrir dans le tronc veineux brachio-céphalique gauche.

Voyez, au sujet des veines du cou, LUSCHKA, *Zeitschr. f. rat. Medicin*, t. III, R. VII, p. 78; DU MÊME, *Denkschr. der K. K. Acad. math.-naturw. Classe*, t. XX; CHABERT, *Mémoire sur les veines de la face et du cou*, Paris, 1876.

§ V. — VEINES DU THORAX

Les veines thoraciques peuvent être divisées, comme les artères auxquelles elles font suite, en deux groupes distincts : les *veines pariétales* qui proviennent des parois du thorax, et les *veines viscérales* qui émanent des différents viscères contenus dans cette cavité.

15*

A. — Veines pariétales (fig. 575)

Les veines qui tirent leur origine des parois thoraciques sont la *mammaire interne*, les *intercostales* qui forment les deux *veines azygos*, et enfin, les *diaphragmatiques supérieures* :

1° **Veine mammaire interne.** — Les ramifications de l'artère mammaire interne, sont accompagnées chacune par deux veines satellites. Il en est de même de l'artère mammaire interne elle-même. Toutefois, arrivées au voisinage de la première côte, ou même un peu au-dessous, ces deux veines se réunissent en un tronc commun qui vient s'ouvrir dans le tronc veineux brachio-céphalique correspondant.

2° **Veines intercostales et veines azygos.** — Les veines intercostales correspondent exactement aux artères de même nom, que nous avons vues naître (p. 127) : les supérieures, de l'artère sous-clavière ; les inférieures, de l'artère thoracique. De même que chaque artère intercostale se divise, au-devant du trou de conjugaison correspondant, en deux branches, une branche dorso-spinale et une branche intercostale proprement dite, de même, les veines intercostales résultent de la fusion au même niveau : 1° d'une *branche intercostale* proprement dite, qui chemine d'avant en arrière dans l'espace intercostal, parallèlement à l'artère et au-dessus d'elle ; 2° d'une *branche dorso-spinale*, qui provient de la région postérieure de la colonne vertébrale (canal rachidien et muscles spinaux). Ainsi constituées, les veines intercostales se dirigent en dedans, en suivant les gouttières du corps des vertèbres, recueillent encore quelques veinules provenant des corps vertébraux et se terminent de la façon suivante :

Il existe vingt-quatre veines intercostales, douze pour chaque côté du corps, une pour chaque espace intercostal. On les désigne, comme les artères, sous les noms de 1re, 2e, 3e, etc., en procédant de haut en bas. — Des douze intercostales droites, les deux ou trois premières aboutissent à un tronc unique, le *tronc commun des veines intercostales supérieures droites ;* les neuf ou dix dernières se jettent dans la *grande veine azygos.* — De même, des douze veines intercostales gauches, les six ou sept premières se jettent dans le *tronc commun des veines intercostales supérieures gauches*, les cinq ou six dernières viennent s'ouvrir dans la *petite veine azygos.*

Etudions maintenant chacun de ces quatre troncs :

a. Le *tronc commun des veines intercostales supérieures droites* (fig. 575, 8), formé par la réunion des veines intercostales qui cheminent dans les deux ou trois premiers espaces intercostaux du côté droit, vient se terminer, selon les cas, soit dans le tronc brachio-céphalique correspondant, soit dans la veine cave supérieure, ou bien encore dans la grande veine azygos. Ce tronc est inconstant et il n'est pas très rare de voir les premières veines intercostales droites s'ouvrir isolément dans l'un ou l'autre des trois troncs veineux précités.

b. La *grande veine azygos* (fig. 575, 6) prend naissance ordinairement dans la cavité abdominale, où elle communique avec une des veines lombaires. Suivant de là un trajet verticalement ascendant, elle pénètre dans le thorax par le même orifice diaphragmatique qui donne passage au grand sympathique droit, et longe ensuite la partie latérale droite du corps des vertèbres jusqu'à la hauteur du troisième espace intercostal. Là, elle s'incline en avant, en décrivant un crochet dont la concavité, dirigée en bas, embrasse la bronche droite, et vient s'ouvrir à la partie postérieure de la veine cave supérieure, au moment où ce tronc veineux va s'engager dans le péricarde. C'est par son côté externe que la grande veine azygos reçoit les veines intercostales que nous avons indiquées ci-dessus comme étant ses affluents ; chacune d'elles présente ordinairement une valvule au niveau de son embouchure.

C'est à tort, selon moi, qu'on a nié l'existence de valvules dans la grande veine azygos. J'ai toujours rencontré, pour ma part, une valvule ordinairement *suffisante*, non pas à l'embouchure même de cette veine, mais à trois ou quatre centimètres en amont.

c. Le *tronc commun des veines intercostales supérieures gauches* (fig. 575, 9), auquel aboutissent les premières (de 4 à 8) veines intercostales du côté gauche, se porte obliquement en bas et en dedans, le long de la face latérale gauche de la colonne vertébrale, augmente de volume au fur et à mesure qu'il descend et vient s'ouvrir tantôt dans la grande veine azygos, tantôt dans la petite azygos. Il est plus rare de le voir se terminer dans le tronc veineux brachio-céphalique.

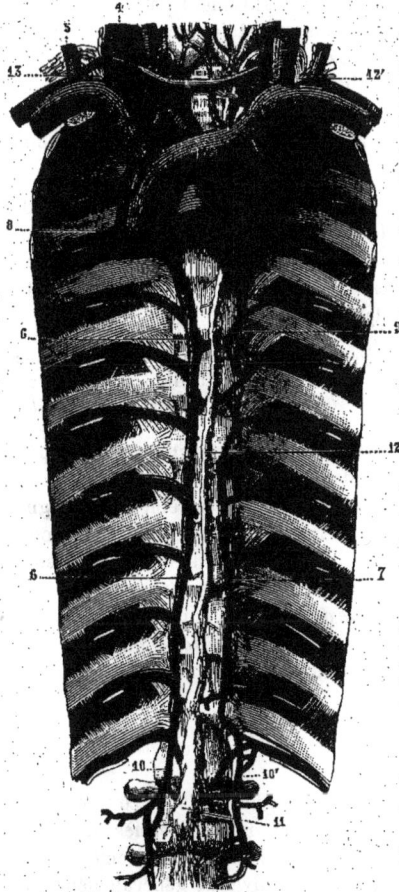

Fig. 575.

Veines intercostales et veines azygos.

1, crosse de l'aorte et ses branches.—2, veine cave supérieure. — 3, tronc brachio-céphalique gauche. — 3', tronc brachio-céphalique droit. —4, jugulaire interne.—5, jugulaire externe. — 6, 6, grande azygos. — 7, petite azygos. — 8, tronc commun des veines intercostales supérieures droites. — 9, tronc commun des veines intercostales supérieures gauches. — 10, 10', veines lombaires ascendantes. —11, citerne de Pecquet et ses affluents. — 12, canal thoracique, avec 12', son abouchement dans la sous-clavière gauche. — 13, grande veine lymphatique s'ouvrant dans la veine sous-clavière droite.

15**

d. La *petite veine azygos* (fig. 575, 7), qu'on appelle encore la *demi-azygos*, chemine de bas en haut sur la partie latérale gauche de la colonne vertébrale, reçoit successivement par son côté externe les quatre, cinq ou six dernières veines intercostales gauches, et vient s'ouvrir dans la grande veine azygos, en formant un crochet transversal, dont la concavité est dirigée en bas. Le point d'abouchement de la petite azygos dans la grande varie, on le conçoit, avec sa longueur, ou, ce qui est identique, avec le nombre d'intercostales qu'elle a pour affluents. Ce point correspond ordinairement au corps vertébral de la septième dorsale.

Il résulte des descriptions précédentes que la grande veine azygos, à laquelle aboutissent directement ou indirectement la petite azygos et les deux troncs communs des intercostales supérieures, résume en définitive la circulation veineuse de tous les espaces intercostaux et de la portion corrrespondante du rachis.

Voyez; au sujet des variations anatomiques des veines intercostales et azygos, CRUVEIL-HIER, *Anat. descript.*, t. III, p. 256; QUAIN'S *Anatom.* t. I, p. 514; W. KRAUSE, *Anat. des Menschen*, III, p. 186; MORRISON, *Journ. of. Anat.*, 1879, vol. XIII, p. 346.

3° **Veines diaphragmatiques supérieures**. — Au nombre de deux, l'une droite, l'autre gauche (elles sont plus rarement au nombre de quatre, deux de chaque côté), les veines diaphragmatiques supérieures prennent naissance sur la face supérieure du diaphragme, en arrière du sternum. Elles se portent ensuite verticalement en haut, en suivant de chaque côté le nerf phrénique correspondant et se terminent de la façon suivante : la *veine diaphragmatique droite*, dans l'angle de réunion des deux troncs brachio-céphaliques; la *veine diaphragmatique gauche*, dans le tronc veineux brachio-céphalique du même côté.

B. — VEINES VISCÉRALES

Nous désignerons sous ce nom les veines *thymiques*, *péricardiques*, *médiastines* et *œsophagiennes* dont le nom seul indique nettement la provenance. Ces veines, ordinairement très grêles mais toujours très variables en nombre, se divisent généralement en deux groupes qui viennent se terminer : le groupe du côté droit dans l'angle de réunion des deux troncs veineux brachio-céphaliques, le groupe du côté gauche dans le tronc veineux brachio-céphalique gauche. Plusieurs branches œsophagiennes, les plus volumineuses d'après THEILE, viennent encore s'ouvrir dans la petite azygos et dans le tronc commun des intercostales supérieures gauches.

Parmi les branches viscérales du thorax, il convient de décrire encore les *veines bronchiques*. Au nombre de deux, l'une droite, l'autre gauche, les veines bronchiques accompagnent les artères de même nom et se terminent, dans la majorité des cas, la *bronchique droite* dans la grande veine azygos, la *bronchique gauche* dans la petite azygos.

§ VI. — Veines du rachis (fig. 576, 577 et 578)

Les veines du rachis répondent à la série des rameaux artériels dorso-spinaux que nous avons déjà étudiés en artériologie et qui se détachent successivement de la vertébrale, des intercostales supérieures, des intercostales aortiques, des lombaires et de la sacrée latérale. Elles ramènent au système des veines caves le sang veineux de la colonne vertébrale, des muscles spinaux, de la moelle épinière et de ses enveloppes.

Nous les diviserons, d'après leur situation et leur provenance, en quatre groupes, savoir : 1° les *veines intra-rachidiennes*, contenues dans le canal vertébral; 2° les *veines des corps vertébraux*; 3° les *veines de la moelle*; 4° les *veines extra-rachidiennes*, situées en dehors du canal vertébral.

1° Veines intra-rachidiennes. —

Considérées dans leur ensemble, les veines intra-rachidiennes sont essentiellement constituées par quatre *veines longitudinales*, qui descendent verticalement du trou occipital, où elles s'anastomosent avec les veines de la base du crâne, jusqu'à la base du coccyx. On les distingue en veines longitudinales antérieures et veines longitudinales postérieures.

a. Les *veines longitudinales antérieures*, au nombre de deux, l'une droite, l'autre gauche, sont situées sur la partie la plus externe de la face postérieure du corps vertébral, tout près du pédicule.

b. Les *veines longitudinales postérieures*, moins volumineuses que les précédentes, reposent de chaque côté de la ligne médiane sur la série des lames vertébrales et des ligaments jaunes.

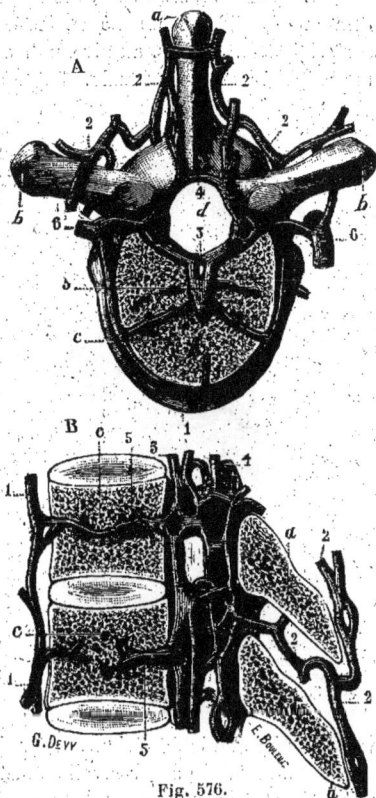

Fig. 576.

A, Coupe horizontale et B, coupe vertico-médiane des vertèbres dorsales inférieures, montrant les veines intérieures et extérieures du rachis (d'après Breschet).

a, apophyse épineuse. — *b*, apophyses transverses. — *c*, corps vertébral. — *d*, canal rachidien. — 1, veines extérieures du corps vertébral. — 2, veines postérieures, formant un plexus dans les gouttières vertébrales et communiquant en 2' avec les veines intra-rachidiennes. — 3, 4, veines intra-rachidiennes antérieures et postérieures. — 5, veines intérieures du corps vertébral. — 6, branches dorso-spinales des veines intercostales.

15***

Ces quatre veines longitudinales, presque toujours multiples et même plexiformes, sont reliées entre elles par des anastomoses nombreuses, tellement
nombreuses parfois, qu'elles transforment la circulation intra-rachidienne en
un véritable plexus. C'est ainsi que, au niveau de chaque vertèbre, les deux
veines longitudinales antérieures sont réunies l'une à l'autre par une anastomose transversale, située entre le corps de la vertèbre et le ligament vertébral
commun postérieur. De même, les deux veines longitudinales postérieures
sont reliées entre elles, au niveau de chaque paire de lames, par une anastomose également transversale. Enfin, au niveau de chaque vertèbre, chaque

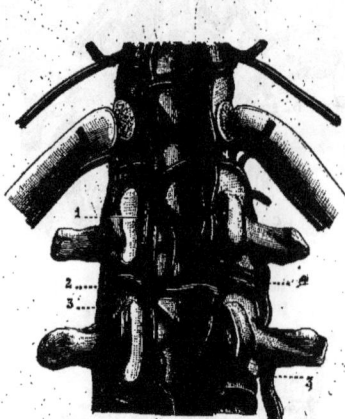

Fig. 577.
Plexus longitudinaux postérieurs
(d'après BONAMY).

1, veines longitudinales postérieures gauches. —
2, anastomose transversale entre les veines longitudinales gauches et droites. — 3, veines extra-rachidiennes. — 4, coupe d'une anastomose entre les
veines intra-rachidiennes et les veines des gouttières.

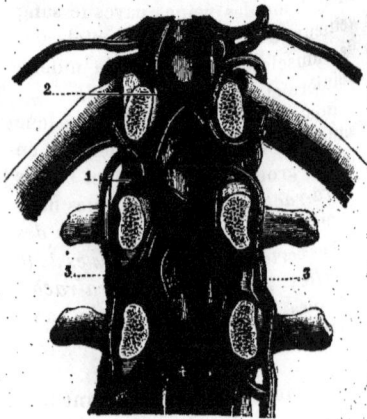

Fig. 578.
Plexus longitudinaux antérieurs
(d'après BONAMY).

1, veines longitudinales antérieures du côté droit. —
2, anastomoses transversales. — 3, veines extra-rachidiennes. — 4, coupe des veines provenant des corps vertébraux.

veine longitudinale postérieure est unie à la veine longitudinale antérieure
correspondante par une nouvelle anastomose qui se dirige d'arrière en avant,
parallèlement au pédicule.

Il résulte de cette description sommaire (fig. 576, 577 et 578), que les
quatre veines longitudinales du canal rachidien sont reliées entre elles, au
niveau de chacune des pièces de la colonne vertébrale, par un cercle ou
anneau veineux complet.

De la partie latérale de ce cercle veineux s'échappent, à la hauteur de
chaque trou de conjugaison, plusieurs branches volumineuses à direction
transversale, que nous appellerons veines de conjugaison, et qui sortent du
canal rachidien par les trous de conjugaison, pour venir se jeter dans les
veines extra-rachidiennes : au cou, dans les veines vertébrales; aux lombes,
dans les veines lombaires; au bassin, dans les veines sacrées latérales; au
dos, dans les veines intercostales proprement dites et de là dans les azygos.

Ces veines de conjugaison, bien étudiées par WALTHER (*Thèse de Paris*, 1885), seraient, d'après lui, au nombre de quatre pour chaque trou de conjugaison : deux seraient situées en haut, l'une en avant, l'autre en arrière; les deux autres reposeraient sur la paroi inférieure du trou avec les mêmes rapports. Ces quatre veines principales, toujours flexueuses, donnent naissance à des rameaux secondaires, également flexueux et irréguliers, qui s'anastomosent entre eux sur tout le pourtour du trou de conjugaison. Il en résulte que les nerfs rachidiens et leurs racines cheminent, à ce niveau, au centre d'un riche plexus veineux, le *plexus veineux de conjugaison*.

Les anastomoses transversales, que nous avons décrites plus haut entre les veines longitudinales postérieures du rachis, reçoivent quelques branches des veines extra-rachidiennes postérieures et aussi de nombreuses veinules provenant des lames, des apophyses épineuses, des apophyses articulaires et des apophyses transverses. Quant aux anastomoses transversales antérieures, elles reçoivent comme affluents les veines des corps vertébraux.

2° Veines des corps vertébraux. — Le sang veineux des corps vertébraux circule dans un système de canaux qui rappellent les veines diploïques (p. 217). Ces canaux forment une série de rayons qui naissent sur les parties antérieure et latérales de l'os et se dirigent en convergeant vers sa face postérieure; ils s'échappent de l'os par les trois ou quatre trous que présente cette face et se jettent alors dans l'anastomose transversale qui unit les deux veines longitudinales antérieures. Les veines des corps vertébraux communiquant d'autre part, par leur extrémité opposée, avec les veines extra-rachidiennes antérieures, nous sommes autorisés à les considérer comme constituant des anastomoses jetées entre la circulation intra-rachidienne et la circulation extra-rachidienne.

3° Veines de la moelle. — Elles forment autour de la moelle épinière un riche réseau que nous étudierons ultérieurement (voy. *Moelle épinière*). De ce réseau péri-médullaire partent, de chaque côté, des canaux collecteurs qui se dirigent transversalement vers les trous de conjugaison et se réunissent aux veines de conjugaison ou se jettent directement dans les réseaux extra-rachidiens.

4° Veines extra-rachidiennes. — Les veines extra-rachidiennes forment en arrière de la colonne vertébrale un riche plexus dont les mailles, plus ou moins larges, mais toujours irrégulières, recouvrent les apophyses épineuses, les lames et les apophyses transverses : à ce plexus aboutissent une multitude de veinules, provenant des muscles des gouttières vertébrales et des téguments qui les recouvrent. De ce plexus partent quelques rameaux anastomotiques qui se jettent dans les veines intra-rachidiennes postérieures, après avoir traversé les ligaments jaunes; mais le plus grand nombre des branches efférentes des plexus extra-rachidiens postérieurs passent entre les apophyses transverses et viennent se jeter soit dans la veine intercostale correspondante, soit dans les veines de conjugaison, réalisant dans ce dernier cas une veine *dorso-spinale*, analogue de tous points à l'artère de même nom.

Nous avons déjà vu (et nous ne ferons que le rappeler ici) que, à la région cervicale, les plexus extra-rachidiens postérieurs donnent naissance à deux veines longitudinales, les veines *jugulaires postérieures* (p. 226), tributaires du tronc veineux brachio-céphalique.

Sur la surface antérieure de la colonne vertébrale, principalement au cou, cheminent encore quelques veines que l'on peut désigner par opposition aux précédentes, sous le nom de veines extra-rachidiennes antérieures. Ces veines, qui émergent des corps vertébraux et des ligaments qui les unissent, sont généralement très grêles, et se jettent dans les troncs voisins. A la région thoracique, notamment, elles s'ouvrent dans les intercostales ou dans les azygos.

ARTICLE III

VEINE CAVE INFÉRIEURE

ET SES AFFLUENTS

La *veine cave inférieure* ou *veine cave ascendante* est le tronc commun auquel aboutissent toutes les veines de la moitié sous-diaphragmatique du corps. Située à la fois dans l'abdomen et dans le thorax, elle prend naissance au niveau du disque intervertébral qui sépare la quatrième vertèbre lombaire de la cinquième. De là, elle se porte verticalement en haut en longeant le côté droit de la colonne vertébrale. Arrivée au-dessous du foie, elle s'infléchit légèrement à droite, passe dans le sillon que lui forme le bord postérieur de cet organe, traverse de bas en haut le centre phrénique du diaphragme par un orifice qui lui est propre et débouche ainsi dans la cavité thoracique. Se coudant alors à angle droit, elle perfore le péricarde et vient s'ouvrir à la partie postérieure et inférieure de l'oreillette droite (fig. 562).

La veine cave inférieure est beaucoup plus longue que la veine cave supérieure; elle est aussi plus volumineuse et présente deux renflements, parfois très considérables, au niveau des points où elle reçoit les gros affluents que lui envoient le rein et le foie.

Les rapports de la veine cave inférieure doivent être examinés successivement dans l'abdomen, au niveau du diaphragme, dans le thorax :

a. *Dans l'abdomen*, elle repose, *en arrière*, sur la colonne vertébrale dont la séparent par places le cordon du grand sympathique, les artères et les veines lombaires, le pilier droit du diaphragme; — *en avant*, elle répond successivement au bord postérieur du mésentère, à la troisième portion du duodénum, à la tête du pancréas, à la veine porte, et enfin au bord postérieur du foie qui est creusé en gouttière pour la recevoir; — *en dedans*, elle longe l'aorte abdominale dont elle n'est séparée que par quelques ganglions lymphatiques; — *en dehors*, enfin, elle est successivement en rapport avec le muscle psoas et le côté interne du rein droit.

b. *Au niveau du diaphragme*, la veine cave inférieure adhère intimement à l'anneau fibreux qu'elle traverse.

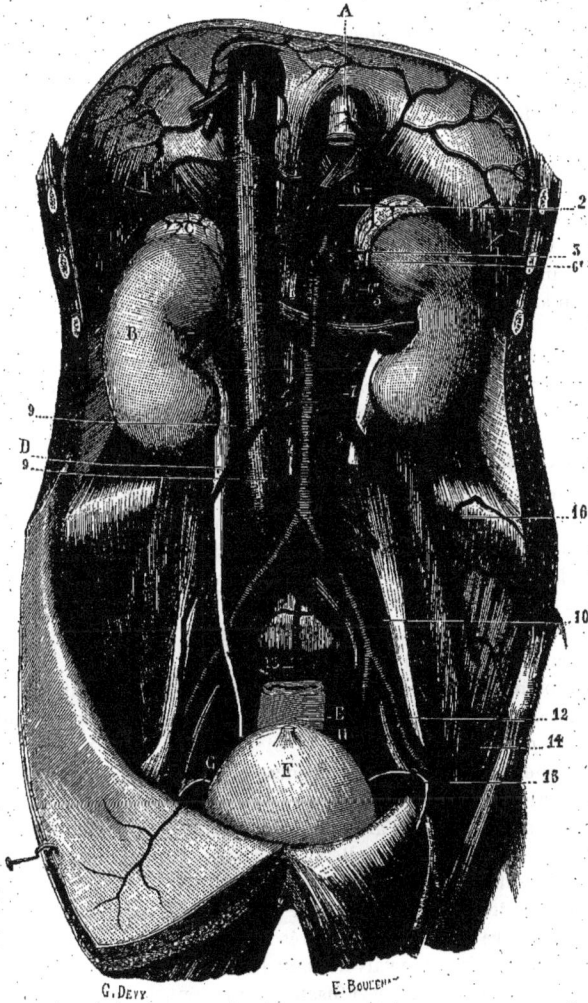

Fig. 579.

Veine cave inférieure et ses affluents.

A, œsophage. — B, rein, — C, capsule surrénale. — D, uretère. — E, rectum. — F, vessie. — G, canal déférent. — 1, aorte abdominale. — 2, artère diaphragmatique inférieure — 3, tronc cœliaque, — 4, mésentérique supérieure. — 5, rénale. — 6, capsulaire supérieure. — 6', capsulaire moyenne. — 6", capsulaire inférieure. — 7, spermatique. — 8, mésentérique inférieure. — 9, 9, lombaires. — 10, iliaque primitive. — 11, iliaque interne. — 12, iliaque externe. — 13, épigastrique. — 14, circonflexe iliaque. — 15, sacrée moyenne. — 16, ilio-lombaire. — 17, veine cave inférieure.

c. *Dans le thorax*, elle perfore le feuillet fibreux du péricarde en même temps que le centre phrénique, glisse quelque temps entre ce feuillet fibreux et le feuillet séreux, et soulève enfin la séreuse elle-même pour gagner la cavité de l'oreillette.

Comme la veine cave supérieure, la veine cave inférieure résulte de la réunion de deux veines volumineuses, appelées *veines iliaques primitives*: il convient de décrire immédiatement ces deux veines, avant de passer à l'étude de leurs affluents.

Veines iliaques primitives. — Les veines iliaques primitives, au nombre de deux, l'une droite, l'autre gauche, reposent sur la cinquième vertèbre lombaire et sur la base du sacrum. Formées de chaque côté par la réunion de deux veines importantes, l'iliaque externe et l'iliaque interne, les deux veines iliaques primitives convergent l'une vers l'autre et se réunissent, sous un angle de 65° environ, pour constituer l'origine de la veine cave inférieure.

Comme les deux veines iliaques primitives prennent naissance l'une et l'autre au niveau de la symphyse sacro-iliaque correspondante, c'est-à-dire sur deux points également distants de la ligne médiane; comme, d'autre part, leur point d'abouchement dans la veine cave inférieure est situé un peu à droite de cette même ligne médiane, on conçoit que les deux vaisseaux, tout en restant homologues, doivent présenter quelques différences portant sur leur *longueur*, sur leur *direction* et sur leurs *rapports* :

a. Au point de la vue de la *longueur*, la veine iliaque primitive gauche est naturellement un peu plus longue que la droite;

b. Au point de vue de la *direction*, les deux veines iliaques primitives sont toutes les deux obliques en haut et en dedans, mais cette obliquité est plus prononcée pour celle du côté gauche;

c. Au point de vue des *rapports*, la veine iliaque primitive du côté droit longe le côté postérieur de l'artère iliaque primitive correspondante, à laquelle elle reste parallèle dans toute son étendue. La veine iliaque primitive du côté gauche, au contraire, répond successivement au côté postérieur d'abord, puis au côté interne de l'artère iliaque primitive gauche; elle s'accole, enfin, au côté postérieur de l'artère iliaque primitive droite, qu'elle croise à angle droit, au moment où elle va s'aboucher dans la veine cave.

Les veines iliaques primitives et la veine cave inférieure ne possèdent aucune valvule dans toute l'étendue de leur parcours. Nous avons déjà vu, à propos du *Cœur*, que ce dernier vaisseau présente au niveau de son abouchement dans la cavité auriculaire, une valvule semi-lunaire, la *valvule d'Eustachi*, valvule incomplète et nettement insuffisante pour s'opposer au reflux du sang veineux, au moment de la contraction de l'oreillette.

Variétés. — Les deux veines iliaques primitives opèrent parfois leur jonction plus haut que d'habitude, au niveau des reins ou même plus haut encore, au niveau du foie. Dans ce cas, l'aorte abdominale chemine entre deux troncs veineux que certains anatomistes appellent des veines caves. Une pareille interprétation est inexacte : les deux troncs veineux en question sont bel et bien des veines iliaques primitives, plus longues que d'habitude; la veine cave résulte de la fusion de ces deux veines et, dans l'anomalie qui nous occupe, elle est d'autant plus courte que cette fusion s'effectue sur un point plus élevé. Le plus souvent, dans ce cas, les deux iliaques primitives sont reliées l'une à l'autre, niveau de la quatrième ou cinquième lombaire, par une anastomose oblique et transversale. — Voyez à ce sujet N. NICOLAI, *Th. de Kiel*, 1886.

Dans des cas extrêmement rares, la veine cave inférieure peut ne pas se développer : alors, ses affluents, y compris les iliaques primitives, se jettent dans l'une des azygos qui se développe en conséquence et supplée ainsi la veine absente. Il est à remarquer, cependant que les veines sus-hépatiques traversent dans ce cas le diaphragme et viennent s'ouvrir isolément dans l'oreillette droite, au point où s'ouvre d'ordinaire la veine cave inférieure.

Dans les cas de transposition des viscères, la veine cave inférieure, participant au changement de position de tous les organes, occupe le côté gauche de l'aorte. — On voit quelquefois, en dehors de toute transposition viscérale, le même vaisseau se former sur le côté gauche de l'aorte et conserver cette situation jusqu'au rein ; à ce niveau, elle croise obliquement l'aorte pour reprendre ses rapports ordinaires.

Nous signalerons, enfin, deux faits, observés l'un par RING (*Med. and. phys. Journ.*, vol. XIII), l'autre par LEMAIRE (*Bull. des Sc. médic.*, t. V), dans lesquels la veine cave inférieure venait s'ouvrir dans l'oreillette gauche. Dans le cas de LEMAIRE, cette oreillette gauche communiquait avec la droite, par suite de la persistance du trou de Botal.

A la veine cave inférieure et aux deux veines iliaques primitives aboutissent de nombreux affluents que nous diviserons en trois groupes, savoir :

1° Les *veines du membre inférieur ;*

2° Les *veines du bassin ;*

3° Les *veines de l'abdomen*, auxquelles nous rattacherons les veines *spermatiques* (*utéro-ovariennes* chez la femme) et la veine *ombilicale*.

§ I. — VEINES DU MEMBRE INFÉRIEUR

Nous les diviserons, comme celles du membre thoracique, en *veines profondes* ou *sous-aponévrotiques* et *veines superficielles* ou *sous-cutanées*.

A. — VEINES PROFONDES

Comme celles du membre supérieur, les veines profondes du membre inférieur suivent exactement le trajet des artères, dont elles portent le nom et partagent les rapports ; elles sont, en outre, au nombre de deux pour chaque artère. C'est ainsi que nous avons deux veines *pédieuses*, deux veines *tibiales antérieures*, deux veines *plantaires internes*, deux veines *plantaires externes*, deux veines *tibiales postérieures*, deux veines *péronières*, deux troncs veineux *tibio-péroniers*, etc., etc. Il suffit donc de connaître les artères du membre inférieur pour connaître en même temps ses veines profondes.

Nous venons de voir que chaque artère cheminait entre deux veines satellites. Trois artères cependant, la poplitée, la fémorale et l'iliaque externe, font exception à cette loi : il n'existe, en effet, qu'une seule veine *poplitée*, qu'une seule veine *fémorale*, qu'une seule veine *iliaque externe*. Ces trois veines méritent une description spéciale.

Veine poplitée. — La veine poplitée, satellite de l'artère de même nom, en arrière et en dehors de laquelle elle est située, s'étend de l'anneau du soléaire à l'anneau du troisième adducteur qu'elle traverse, pour prendre le nom de fémorale. Dans ce trajet, elle parcourt de bas en haut le creux poplité et reçoit, comme affluents, les veines jumelles et les veines articulaires correspondant (deux pour chaque artère) aux artères articulaires supérieures, moyenne et inférieures. Une autre veine volumineuse, superficielle celle-là, vient aussi la grossir : c'est la veine saphène externe, que nous aurons à décrire dans un instant.

Veine fémorale. — La veine fémorale accompagne l'artère homonyme depuis l'anneau du troisième adducteur jusqu'à l'anneau crural, au delà duquel elle prend le nom de veine iliaque externe. Placée tout d'abord en dehors de l'artère, elle décrit autour d'elle un demi-tour de spire, en vertu duquel elle occupe son côté postérieur à la partie moyenne de la cuisse, son côté interne dans le triangle de Scarpa.

A la veine fémorale aboutissent comme affluents toutes les veines satellites des branches artérielles émises par l'artère fémorale, à l'exception des veines sous-cutanées abdominales et honteuses externes qui viennent s'ouvrir préalablement dans la veine saphène interne, veine superficielle que nous décrirons tout à l'heure.

Variétés. — La veine poplitée a été vue double, soit dans sa partie inférieure, soit dans toute sa longueur. — Il en est de même de la veine fémorale. — Dans ce cas, les deux veines occupent d'ordinaire les deux côtés de l'artère et peuvent s'envoyer mutuellement des anastomoses transversales plus ou moins volumineuses. — La veine poplitée, au lieu de suivre l'artère à travers l'anneau du troisième adducteur, remonte parfois le long de la région postérieure de la cuisse, jusqu'à une hauteur variable ; puis, elle perfore isolément le grand adducteur et vient retrouver la fémorale au pli de l'aine. — J'ai vu, dans deux cas, la poplitée remonter ainsi jusque dans le bassin en suivant le trajet de l'artère ischiatique ; la veine fémorale existait quand même, mais elle prenait naissance à la cuisse et se trouvait fortement réduite de volume. — Dans un cas observé par HUTCHINSON (*The Lancet*, 1879), la veine saphène interne abandonnait, au niveau de son abouchement dans la fémorale, une veine sous-cutanée du volume du pouce, laquelle passait au-dessus du pubis et venait se terminer à droite, vers le sommet du triangle de Scarpa ; cette veine suppléait vraisemblablement à l'absence ou à l'atrésie de la veine iliaque externe.

Voyez, au sujet de la veine fémorale : W. BRAUNE, *Die Oberschenkelvenen des Menschen,* Leipzig, 1871 ; M. MAUBRAC, *Circulation veineuse de la racine de la cuisse,* Bordeaux, 1888, et *Plaies et ligature de la veine fémorale,* Paris, 1889.

Veine iliaque externe. — La veine iliaque externe s'étend de l'anneau crural, où elle fait suite à la veine fémorale, à la symphyse sacro-iliaque où elle se réunit à la veine iliaque interne pour former l'iliaque primitive, déjà décrite. Dans ce trajet, elle occupe le côté interne de l'artère homonyme et reçoit, immédiatement au-dessus de l'arcade fémorale, les veines *épigastriques* et les veines *circonflexes iliaques,* qui répondent aux artères de même nom et tirent leur origine par conséquent des parois de l'abdomen.

Les veines profondes du membre inférieur possèdent de nombreuses valvules. HOUZÉ (*Recherches sur les valvules des veines,* Thèse de Paris, 1854), qui a soigneusement étudié ces valvules sur quatre sujets, en a compté en moyenne :

Dans la veine fémorale	3
Dans la fémorale profonde	3
Dans la poplitée.	2
Dans la tibiale postérieure	13
Dans le tronc tibio-péronier.	2
Dans la péronière	8
Dans la plantaire	3

Il n'est pas rare de rencontrer une valvule dans la veine iliaque externe, tout près de son origine.

B. — VEINES SUPERFICIELLES (fig. 580, 581, 582 et 583)

Les veines superficielles du membre inférieur forment au-dessous de la peau un plexus à larges mailles qui ne le cède en rien par sa richesse au plexus veineux sous-cutané du membre thoracique.

Le pied, comme la main, ne possède sur sa *face plantaire* que des veines superficielles peu volumineuses : la pression continuelle que subit cette région dans la station verticale, station habituelle de l'homme, y aurait en effet singulièrement gêné la circulation de retour. Mais si les veines sous-cutanées de la plante du pied sont presque partout de petit calibre, elles sont, par contre, fort nombreuses et disposées en un réseau extrêmement riche. Il suffit, pour s'en convaincre, de savoir les mettre en évidence par une bonne injection.

M. LEJARS, qui a employé à cet effet le procédé d'injection des veines par les artères, a été tellement frappé de cette confluence du réseau veineux superficiel de la plante du pied (fig. 580) qu'il a cru devoir désigner ce réseau sous le nom de *semelle veineuse*, dénomination aussi juste que pittoresque. Voici, sommairement résumée, la description qu'il en donne (*communication écrite*).

« Les mailles de ce réseau, étroites et polygonales sur la partie moyenne, s'allongent à la périphérie pour s'irradier vers les espaces interdigitaux, vers les deux bords du pied, vers le talon.

a. « *En avant*, le réseau veineux se termine par une série d'arcades, qui encadrent la racine des orteils et le bord libre des espaces interdigitaux : à ces arcades, qui sont presque toujours de gros volume, aboutissent les veines plantaires des orteils; et, au niveau de chaque espace interdigital, il en part une grosse veine interosseuse dorsale, large voie anastomotique entre les deux systèmes superficiels du dos et de la plante.

b. « *Sur les deux bords du pied*, la semelle veineuse se résout en une série de huit à douze gros troncs, qui se jettent, après avoir croisé les deux bords : en dedans, dans la veine marginale interne, origine de la saphène interne ; en dehors, dans la veine margi-

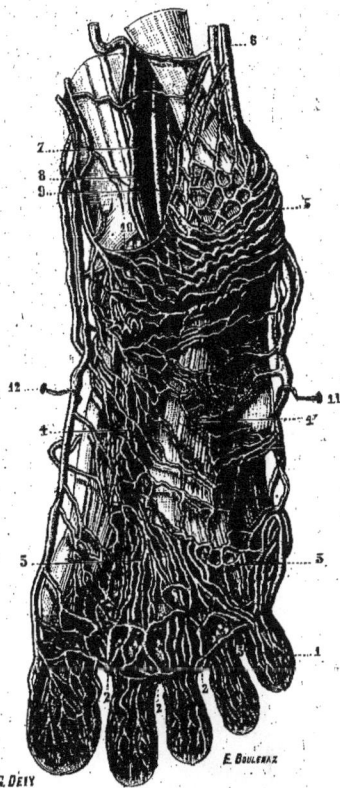

Fig. 580.
Réseau veineux de la plante du pied (d'après une préparation de LEJARS).

1, veines plantaires des orteils. — 2, 2, 2, arcades veineuses de la racine des orteils. — 3, 3, veines se rendant à ces arcades. — 3', anastomose interdigitale entre le réseau plantaire et le réseau dorsal. — 4, veines se rendant à la veine marginale interne. — 4', veines se rendant à la veine marginale externe. — 5, veines du talon. — 6, veines superficielles de la jambe. — 7, artère tibiale postérieure, avec 8 et 9, ses deux veines satellites. — 10, arcade anastomotique interne. — 11, veine marginale externe. — 12, veine marginale interne.

nalé externe. Aux points où ces aboutissants du réseau superficiel plantaire croisent les bords du pied, il s'en détache une série de troncs profonds, qui, par les orifices aponévrotiques ménagés le long des 1er et 5e métatarsiens, gagnent la région plantaire profonde et les veines du système profond (*voies anastomotiques*).

c. « *En arrière, sous le talon*, les veines restent presque toutes transversales, sinueuses et bombées, souvent grosses comme une plume d'oie; elles y sont étroitement accollées et en nappe continue. Ce n'est qu'à la pointe du talon qu'elles s'inclinent en arrière, et remontent derrière le tendon d'Achille, pour se jeter dans une arcade constante qui l'enserre, vers le milieu de sa hauteur, et se continuer ensuite avec le réseau superficiel de la jambe.

« Toutes ces veines sont intimement adhérentes à la face profonde de la peau; elles sont enchâssées dans de véritables canaux dermiques. Leur préparation en devient très délicate. En disséquant à petits coups une mince lamelle de peau, on constate fort nettement qu'il se détache des couches profondes du derme une série de cloisons entre-croisées : c'est un stroma alvéolaire dont chaque cavité loge une bosselure veineuse. On dirait un tissu érectile. »

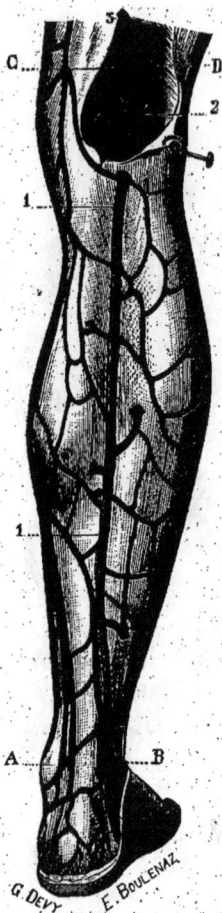

Fig. 581.

Veines superficielles de la jambe, vue postérieure.

A, malléole interne.—B, malléole externe. — C, demi-tendineux. D, biceps crural. — 1, veine saphène externe. — 2, veine poplitée. — 3, anastomose entre la saphène externe et la saphène interne.

A la face dorsale du pied, nous retrouvons, comme à la face dorsale de la main, des veines à la fois nombreuses et de fort calibre. Elles s'étalent en un riche réseau, affectant le plus souvent la forme d'une arcade transversale à concavité dirigée du côté de la jambe. A la convexité de cette arcade veineuse, *arcade dorsale du pied*, aboutissent les veines dorsales des orteils largement anastomosées entre elles (fig. 582), et aussi les veines plantaires ci-dessus décrites, qui contournent de bas en haut les bords interne et externe du pied. De l'une à l'autre de ces deux extrémités partent deux veines, appelées veine *dorsale interne* et veine *dorsale externe*.

Ces deux veines, dorsale interne et dorsale externe, se portent l'une et l'autre obliquement en arrière et en haut et changent de nom en atteignant la jambe : la dorsale externe devient la *saphène externe*; la dorsale interne prend de même le nom de *saphène interne*.

La saphène externe et la saphène interne sont les deux troncs auxquels aboutissent toutes les veines superficielles de la jambe et de la cuisse :

1° **Veine saphène externe.** — Née de la veine dorsale externe ou, ce qui revient au même, de l'extrémité externe de l'arcade dorsale du pied, la saphène externe passe en arrière de la malléole externe, longe ensuite pendant quelque temps le côté externe du tendon d'Achille et vient enfin se placer dans le sillon longitudinal des deux jumeaux, qu'elle parcourt jusqu'à la partie moyenne du creux poplité. Là, elle s'infléchit en avant, en formant un coude, traverse l'aponévrose superficielle et vient s'ouvrir à la partie postérieure de la veine poplitée.

Au moment de disparaître au-dessous de l'aponévrose poplitée, la veine saphène externe émet dans la plupart des cas un *canal anastomotique*, qui se portant en haut et en dedans, contourne la face interne de la cuisse et vient s'ouvrir dans la saphène interne, un peu au-dessous de son abouchement dans la veine fémorale.

Dans son trajet ascendant, la veine saphène externe, qu'accompagne le nerf de même nom, est successivement grossie par de nombreuses veines transversales ou obliques qui proviennent des téguments de la partie postérieure et externe de la jambe.

2° **Veine saphène interne**. — La veine saphène interne fait suite à la veine dorsale interne et, par l'intermédiaire de cette dernière, à l'extrémité interne de l'arcade dorsale du pied. Verticalement ascendante, elle passe en avant de la malléole interne, longe ensuite successivement la face interne de la jambe, le côté interne du genou et la face antéro-interne de la cuisse jusqu'à trois ou quatre centimètres au-dessous de l'arcade fémorale. Là, elle s'infléchit en avant, perfore l'aponévrose en décrivant un crochet à concavité inférieure et s'ouvre dans la veine fémorale. Nous avons déjà vu que l'artère honteuse externe inférieure s'engage au-dessous de ce crochet pour de là gagner les bourses.

Dans son long trajet, la veine saphène interne reçoit comme affluents : *a*. les veines sous-cutanées de la partie antérieure et interne de la jambe ; *b*. toutes les veines sous-cutanées de la cuisse ; *c*. les veines honteuses externes superficielles, qui proviennent du scrotum ; *d*. les veines sous-cutanées abdominales, qui descendent de la partie antéro-inférieure de la paroi abdominale. Ces dernières accompagnent en partie l'artère homonyme, branche de la fémorale ; mais, en partie aussi, elles sont indépendantes de ce vaisseau.

La saphène interne et la saphène externe sont très riches en valvules ; mais ces valvules sont toujours fort variables par leur situation, par leur développement individuel et par leur nombre. Il résulte des recherches de Houzé (*loc. cit.*), que ce nombre varie de 11 à 20 pour la saphène interne, de 9 à 13 pour la saphène externe.

A propos de la saphène interne et principalement au point de vue de la disposition de ses valvules, voyez Klotz, *Arch. f. Anat. u. Phys.*, 1887.

Comme nous l'avons déjà constaté au membre supérieur, les deux réseaux superficiel et profond du membre inférieur sont reliés l'un à l'autre par de nombreuses branches anastomotiques qui les rendent solidaires au double point de vue anatomique et fonctionnel. — C'est ainsi que, sur le dos du pied, l'arcade dorsale et ses rameaux afférents communiquent sur plusieurs points avec le réseau veineux situé au-dessous de l'aponévrose. — La saphène interne communique à son tour : *a*. au niveau du cou-de-pied, avec les veines pédieuses, les veines tibiales antérieures et les veines tibiales postérieures ; *b*. le long de la jambe, avec les mêmes veines tibiales antérieures et tibiales postérieures; *c.* à la cuisse, avec la veine fémorale par deux ou trois anasto-

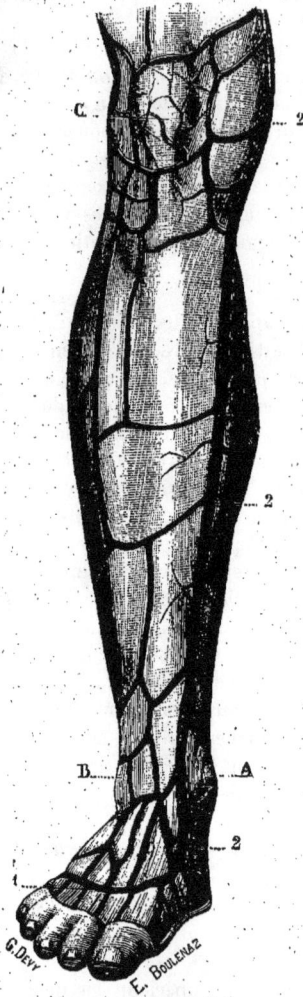

Fig. 582.
Veines superficielles de la jambe,
vue antérieure.

A, malléole interne. — B, malléole externe.
— C, rotule. — 1, arcade dorsale du pied. —
2, veine saphène interne.

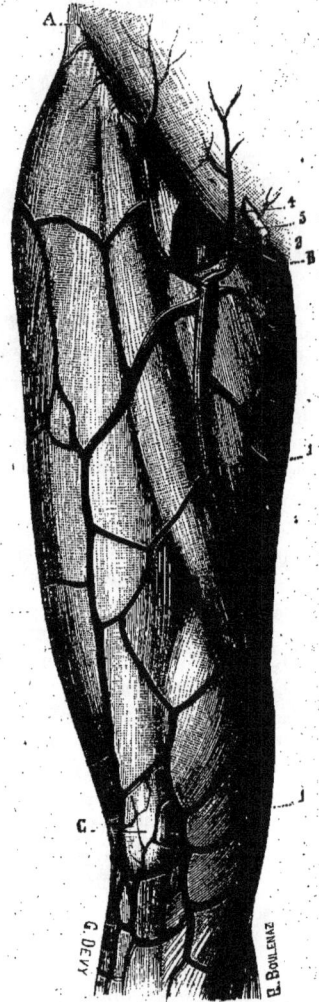

Fig. 583.
Veines superficielles de la cuisse,
vue antérieure.

A, épine iliaque antéro-supérieure. — B, pubis.
— C, rotule. — 1, 1, saphène interne. — 2, veine
fémorale. — 3, artère fémorale. — 4, cordon inguinal.

moses qui perforent l'aponévrose en dedans du muscle couturier. — Quant à
la saphène externe, elle s'anastomose, elle aussi, dans le voisinage du cou-de-

pied, avec les veines plantaires externes d'une part, et d'autre part avec les veines péronières antérieures et postérieures.

Voyez à ce sujet Houzé, *loc. cit.;* et Le Dentu, *Rech. anat. sur la circulation veineuse du pied et de la jambe.* Th. Paris, 1867. — Voyez aussi, au sujet des voies collatérales de la circulation veineuse du membre inférieur, Jaboulay et Condamin, *Lyon médical,* 1889, p. 145.

§ II. — Veines du bassin

Les *veines du bassin* correspondent exactement aux branches artérielles fournies par l'artère hypogastrique.

Nées sur différents points des parois du bassin ou des viscères contenus dans cette cavité, les veines pelviennes convergent pour la plupart vers la partie la plus élevée de la grande échancrure sciatique et s'ouvrent dans la veine *hypogastrique* ou *iliaque interne.* Ce tronc collecteur des veines du bassin, à la fois très volumineux et très court, chemine de bas en haut, un peu en arrière de l'artère de même nom et vient se réunir, au niveau de la symphyse sacro-iliaque, avec l'iliaque externe pour constituer la veine iliaque primitive.

Du reste, comme les veines profondes des membres, les veines du bassin sont au nombre de deux pour chaque artère. Ces deux veines satellites se réunissent ordinairement en une seule, un peu avant leur terminaison dans l'hypogastrique.

Nous pouvons diviser les veines du bassin, comme les artères qu'elles accompagnent, en trois groupes : veines *extra-pelviennes,* veines *intra-pelviennes pariétales,* veines *intra-pelviennes viscérales.*

1° Veines extra-pelviennes. — Ce sont les fessières, les ischiatiques, les obturatrices et les honteuses internes.

1° Les veines *fessières* et *ischiatiques* suivent le même trajet que les artères homonymes. Elles ramènent à l'hypogastrique le sang veineux de la fesse et de la partie postérieure et supérieure de la cuisse.

2° Les veines *obturatrices* prennent naissance à la partie interne de la cuisse, entrent dans le bassin par la gouttière sous-pubienne, s'anastomosent avec les veines épigastriques et se jettent finalement dans l'iliaque interne.

3° Les veines *honteuses internes* ramènent à l'iliaque interne le sang veineux de la verge, du périnée et de la partie inférieure du rectum. Tout le sang apporté à la verge, par les deux artères dorsales et les deux artères caverneuses aboutit à une seule veine, la veine *dorsale profonde* de la verge (voy. *Verge*). Impaire et médiane, cette veine chemine d'avant en arrière dans le sillon médian supérieur du pénis, entre les deux artères dorsales. Arrivée à la racine de la verge, elle traverse le ligament suspenseur du pénis, d'abord, puis l'aponévrose périnéale moyenne et vient se jeter dans le *plexus de Santorini,* riche plexus veineux situé entre le pubis et la prostate, immédiatement au-dessus de la portion membraneuse de l'urèthre. De la partie postérieure et externe du plexus de Santorini naissent les veines honteuses internes. Suivant le même trajet que les artères homonymes, elles descendent

16*

le long des branches ischio-pubiennes, croisent la face interne de l'ischion, recueillent chemin faisant les veines *périnéales superficielles*, les veines *bulbeuses* ou *périnéales profondes*, les veines *hémorrhoïdales inférieures* qui proviennent de la partie inférieure du rectum, et viennent finalement s'ouvrir dans la veine hypogastrique en contournant de bas en haut la face externe de l'épine sciatique.

Chez la femme, la veine honteuse interne, analogue à celle de l'homme, naît du clitoris, recueille les veines périnéales et hémorrhoïdales inférieures et vient s'aboucher également dans la veine hypogastrique.

2° **Veines intra-pelviennes pariétales.** — Ce sont les ilio-lombaires, les sacrées latérales et la sacrée moyenne :

1° La veine *ilio-lombaire* suit le même trajet que l'artère homonyme; elle reçoit ordinairement les branches veineuses qui sortent par les deux derniers trous de conjugaison de la colonne lombaire.

2° Les veines *sacrées latérales* accompagnent également l'artère de même nom. Elles sont presque exclusivement formées par les branches dorso-rachidiennes qui débouchent par les trous sacrés antérieurs. Toujours multiples, souvent plexiformes, elles viennent s'ouvrir soit dans l'iliaque interne, soit dans l'iliaque primitive.

3° La veine *sacrée moyenne* prend naissance au-devant du coccyx par une branche médiane émanant de cet os, à laquelle aboutissent deux branches latérales provenant l'une du plexus vésical, l'autre du plexus hémorrhoïdal inférieur. Ainsi formée, la veine sacrée moyenne se dirige verticalement en haut à côté de l'artère de même nom. Elle recueille chemin faisant : *a.* de nombreuses branches anastomotiques, obliques ou transversales, qui lui viennent des veines sacrées latérales; *b.* des branches osseuses, plus nombreuses encore, qui proviennent de la partie antérieure du sacrum. Finalement, elle vient se jeter dans la veine iliaque primitive gauche.

On voit que par leur mode d'origine, non moins que par leur trajet et leur terminaison, les veines pariétales du bassin se rattachent manifestement au système des intercostales et des azygos que nous avons décrit au thorax.

3° **Veines intra-pelviennes viscérales.** — Elles comprennent les veines vésicales et les veines hémorrhoïdales moyennes, auxquelles viennent s'ajouter, chez la femme, les veines utérines et les veines vaginales.

1° Les veines *vésicales*, issues des différentes tuniques de la vessie (voy. *Vessie*), forment à la base de cet organe un riche plexus qui communique largement en avant avec le plexus de Santorini, en arrière avec le plexus hémorrhoïdal. De la partie latérale de ce plexus partent deux ou trois veines, dites vésicales, qui se portent en dehors et en haut dans la veine iliaque interne.

2° Les veines *hémorrhoïdales moyennes* se détachent de la portion moyenne du plexus hémorrhoïdal (voy. *Rectum*) et viennent également s'ouvrir dans l'iliaque interne. Elles communiquent largement, à leur origine, d'une part avec les hémorrhoïdales inférieures qui se jettent dans les honteuses internes, d'autre part avec les hémorrhoïdales supérieures, tributaires de la veine porte.

3° Les veines *utérines*, au nombre de deux de chaque côté, naissent de la partie inférieure du plexus utérin (voy. *Utérus*) et gagnent l'hypogastrique en passant entre les deux feuillets des ligaments larges. Elles présentent, à leur origine, des connexions intimes avec les veines utéro-ovariennes et avec le plexus vaginal.

4° Les veines *vaginales* naissent du plexus vaginal (voy. *Vagin*), lacis vasculaire qui embrasse la totalité du vagin, mais qui est surtout développé à son extrémité vulvaire.

Parmi les nombreuses veines pelviennes que nous venons de signaler, nous n'avons fait aucune mention de vaisseaux veineux correspondant à l'artère ombilicale du fœtus. Aux deux artères ombilicales fait suite, cependant, une veine volumineuse, la *veine ombilicale;* mais cette veine n'a rien de commun avec le bassin. En débouchant de l'ombilic, en effet, la veine ombilicale parcourt d'avant en arrière la cavité abdominale et vient s'ouvrir en partie dans la veine cave inférieure, en partie dans la veine porte. Nous placerons donc la veine ombilicale au nombre des affluents de la veine cave inférieure.

§ III. — VEINES DE L'ABDOMEN

A la circulation veineuse de l'abdomen se rapportent tout d'abord deux groupes importants : les veines *pariétales*, provenant des parois abdominales; les veines *viscérales*, émanant des viscères contenus dans cette cavité.

Les premières sont formées par les veines *diaphragmatiques inférieures* et par les veines *lombaires*, auxquelles nous pouvons ajouter les veines *sous-cutanées abdominales*, les veines *épigastriques* et *circonflexes iliaques*, déjà décrites à propos de la saphène interne (p. 241) et de l'iliaque externe (p. 238). Les secondes comprennent les *veines capsulaires*, les *veines rénales*, la *veine porte*, les *veines portes accessoires*, les *veines sus-hépatiques*.

Enfin, nous rattacherons aux veines de l'abdomen la *veine ombilicale* et les *veines spermatiques*, qui prennent naissance, sans doute, en dehors de l'abdomen, mais qui occupent cette cavité dans la plus grande partie de leur étendue.

Toutes les veines précitées sont tributaires de la veine cave inférieure.

1° **Veines diaphragmatiques**. — Elles correspondent exactement aux artères de même nom, branches de l'aorte abdominale. Au nombre de deux pour chaque artère, elles prennent naissance sur la face inférieure ou concave du diaphragme et viennent s'ouvrir à la partie antérieure de la veine cave inférieure, au moment où celle-ci va franchir l'orifice diaphragmatique qui lui est propre. — Les veines diaphragmatiques reçoivent ordinairement les veines *capsulaires supérieures*, provenant des capsules surrénales.

2° **Veines lombaires**. — Les veines lombaires, au nombre de trois ou quatre pour chaque côté, accompagnent dans toute l'étendue de leur trajet les artères

16**

homonymes. Analogues aux veines intercostales, elles prennent naissance dans les muscles larges de l'abdomen et dans les téguments qui les recouvrent. Elles se dirigent ensuite horizontalement vers la colonne vertébrale, recueillent au niveau des trous de conjugaison les branches dorso-spinales provenant des réseaux intra- et extra-rachidiens, passent au-dessous des arcades du psoas et viennent s'ouvrir isolément à la partie postérieure de la veine cave inférieure.

En raison de la situation de la veine cave inférieure sur le côté droit de la colonne vertébrale, les veines lombaires gauches sont un peu plus longues que leurs homologues du côté droit. Elles croisent la ligne médiane en passant en arrière de l'aorte.

Au niveau des apophyses transverses, les veines lombaires sont reliées entre elles par une série d'anastomoses dirigées verticalement. Ces anastomoses sont, suivant les cas, rectilignes ou arciformes. Souvent aussi, elles se bifurquent et sont doubles dans une certaine partie de leur étendue, formant ainsi une espèce d'anneau ou de boutonnière, à travers laquelle s'échappe le nerf rachidien, au sortir du trou de conjugaison. En tous cas, l'ensemble de ces anastomoses constitue de chaque côté de la colonne vertébrale un petit tronc vertical, connu sous le nom de veine *lombaire ascendante*. — Ces lombaires ascendantes communiquent largement en bas avec les veines ilio-lombaires, branches tributaires de l'iliaque interne ou de l'iliaque primitive ; en haut, elles forment ordinairement les origines des azygos, branches tributaires de la veine cave supérieure. Il existe donc entre la veine cave supérieure et le système des veines iliaques une longue anastomose, voie collatérale importante, susceptible de suppléer, le cas échéant, la veine cave inférieure.

3° **Veines capsulaires moyennes.** — Elles s'échappent de la capsule surrénale et, se portant transversalement en dedans, elles viennent s'ouvrir dans la veine cave inférieure, un peu au-dessous du point d'abouchement des veines diaphragmatiques. La veine capsulaire du côté gauche se jette fréquemment dans la veine rénale correspondante.

4° **Veines rénales.** — Au nombre de deux, l'une pour le côté droit, l'autre pour le côté gauche, les veines rénales, remarquables par leur volume et par la brièveté de leur trajet, prennent naissance au hile du rein où elles sont constituées par la réunion de cinq ou six branches, émergeant du parenchyme rénal (voy. *Reins*). De là, elles se portent transversalement en dedans, un peu obliquement de bas en haut et viennent s'ouvrir sur les côtés de la veine cave inférieure. Elles cheminent en avant de l'artère homonyme et en arrière du péritoine qui les recouvre dans toute leur étendue.

Nous avons déjà dit plusieurs fois que la veine cave inférieure était située non pas sur la ligne médiane, mais un peu à droite de cette ligne ; d'autre part, le rein du côté droit, repoussé par le foie, est placé un peu plus bas que le rein du côté gauche. De cette double disposition anatomique résulte pour les deux veines rénales quelques légères différences, portant sur leur longueur et leur direction : la veine rénale gauche est un peu moins oblique que la droite ; de plus, elle est un peu plus longue, obligée qu'elle est d'aller chercher la veine cave à droite de la ligne médiane; pour l'atteindre, elle passe, comme les veines lombaires, en arrière de l'aorte.

Dans leur court trajet, les veines rénales reçoivent quelques affluents, notamment : a. les veines *capsulaires inférieures*, qui descendent des capsules surrénales ; b. les veines, dites *adipeuses*, ordinairement très grêles, qui proviennent de l'atmosphère graisseuse du rein.

La veine rénale présente dans son court trajet plusieurs anastomoses, qui peuvent au besoin devenir des voies dérivatives et recevoir le sang veineux du rein, lorsqu'une circonstance quelconque d'ordre pathologique vient s'opposer à son libre déversement dans la veine cave inférieure. Ces anastomoses, véritables canaux de sûreté dans le sens que nous avons attribué à ce mot (p. 191), ont été récemment étudiées par LEJARS (*Bull. Soc. anatomique*, 1888, p. 504) : la plus importante d'entre elles est bien certainement un canal veineux (*canal réno-azygo-lombaire* de LEJARS) qui se détache du bord postéro-inférieur de la veine rénale et qui vient s'ouvrir d'autre part, après s'être bifurqué, à la fois dans la petite azygos et dans une une grosse veine lombaire. Ce tronc existerait 88 fois sur 100 sujets et se rencontrerait beaucoup plus souvent à gauche qu'à droite.

Nous devons signaler encore, comme susceptible de suppléer la veine rénale, un groupe de veinules, signalées depuis longtemps par VERNEUIL, qui s'échappent du rein en dehors du hile, pour aller s'ouvrir dans les troncs voisins, veine cave inférieure, veine lombaire, veine du plexus spermatique.

5° Veine porte. — La *veine porte*, que l'on désigne encore quelquefois sous le nom de *système porte*, en raison de la disposition particulière qu'elle présente, est un des vaisseaux collecteurs les plus importants de l'économie : il recueille en effet le sang veineux de tous les viscères abdominaux, à l'exception du foie et du rein. Formée par la réunion de trois veines volumineuses la splénique, la mésentérique supérieure et la mésentérique inférieure, la veine porte se dirige vers le foie et se capillarise dans cet organe à la manière d'une artère, justifiant ainsi la comparaison ancienne qui faisait du système porte un arbre dont les racines plongent dans toute l'étendue du tube gastro-intestinal et dont les branches se ramifient dans le foie.

Nous diviserons la veine porte en trois portions : ses branches d'origine, son tronc, ses branches terminales.

1° Branches d'origine. — Trois grosses veines, la *splénique*, la *mésentérique inférieure* et la *mésentérique supérieure*, se réunissent dans le voisinage de la tête du pancréas, pour former le tronc de la veine porte.

a. La *veine splénique* correspond exactement à l'artère de même nom. Elle tire son origine de la face interne de la rate par cinq ou six branches distinctes, qui se réunissent presque immédiatement après leur sortie de cet organe. Puis, elle se porte horizontalement de gauche à droite, le long du bord supérieur du pancréas, au-dessous et en arrière de l'artère splénique. Contrairement à cette artère qui est très flexueuse, la veine est sensiblement rectiligne.

Chemin faisant, elle reçoit, comme affluents, la veine *gastro-épiploïque gauche*, les *veines gastriques* correspondant aux vaisseaux courts, les veines *pancréatiques* et plusieurs veines *duodénales*.

b. La veine *mésentérique inférieure* ou *petite mésaraïque* répond à l'artère mésentérique inférieure, branche de l'aorte. Impaire comme cette artère,

elle s'étend du rectum, où elle fait suite aux plexus hémorrhoïdaux (voy.
Rectum), jusqu'à la face postérieure de la tête du pancréas, où elle se réunit
avec la veine splénique ; elle décrit ainsi, dans son ensemble, une longue
arcade à concavité dirigée à droite.

Dans ce trajet, la veine mésentérique inférieure reçoit par sa convexité
les trois veines *coliques gauches*, qui correspondent aux branches artérielles de même nom et lui apportent le sang veineux de la plus grande partie
du rectum, de l'*S* iliaque du côlon, du côlon descendant et de la moitié
gauche du côlon transverse.

c. La *veine mésentérique supérieure* ou *grande mésaraïque* correspond
encore par son origine et par son trajet à l'artère homonyme. Comme elle, elle
est impaire et située à droite de la ligne médiane ; comme elle, elle décrit une
longue courbe à concavité dirigée à droite, répondant par son extrémité inférieure à la terminaison de l'intestin grêle et par son extrémité supérieure à la
partie postérieure du pancréas ; comme elle, enfin, elle chemine tout d'abord
le long du bord postérieur du mésentère, et croise ensuite de bas en haut la
face antérieure de la troisième portion du duodénum, pour disparaître immédiatement après au-dessous du pancréas.

La veine mésentérique supérieure reçoit par sa concavité les trois veines
coliques droites et par sa convexité toutes les *veines de l'intestin grêle*. Ces
différentes veines intestinales (voy. *Intestin*) s'anastomosent plusieurs fois
entre elles au sortir de l'intestin et forment ainsi deux ou trois séries d'arcades, rappelant exactement les arcades artérielles déjà décrites sur le
trajet des artères mésentériques.

2° *Tronc de la veine porte.* — Des trois branches que nous venons de décrire,
la veine splénique et la mésentérique inférieure se réunissent l'une à l'autre
au niveau du bord supérieur du pancréas, sur la ligne médiane ou à peu de
distance de cette ligne. Il en résulte un tronc unique, *tronc commun de la splénique et de la mésentérique inférieure.* Ce tronc continue de gauche à droite
le trajet de la veine splénique et se réunit à son tour, après un parcours de
trois ou quatre centimètres seulement, avec la veine mésentérique supérieure.
Le nouveau tronc qui résulte de cette union est la *veine porte* proprement
dite. La veine splénique étant presque horizontale et la veine mésentérique
supérieure presque verticale, on voit que l'angle de réunion de ces deux vaisseaux diffère peu de l'angle droit : il mesure 80° environ. Le sommet de cet
angle répond ordinairement à la partie la plus élevée de la tête du pancréas.

Ainsi formé, le tronc de la veine porte se dirige obliquement de bas en
haut et de gauche à droite vers le sillon transverse du foie, où il se termine en
se bifurquant. Il mesure de 8 à 12 centimètres de longueur.

Dans ce trajet, la veine porte est en rapport, *en avant*, avec la tête du
pancréas, la deuxième portion du duodénum, l'artère hépatique, les lymphatiques du foie et le canal cholédoque. En *arrière*, elle répond au bord antérieur de l'hiatus de Winslow qui la sépare de la veine cave inférieure.

Elle reçoit, à des hauteurs variables, quelques affluents collatéraux, notamment : la veine *gastro-épiploïque droite*, la veine *pylorique*, la veine *coro-*

naire stomachique, veines qui correspondent aux artères de même nom. Elle
reçoit généralement aussi la veine *cystique;* cette dernière veine cependant

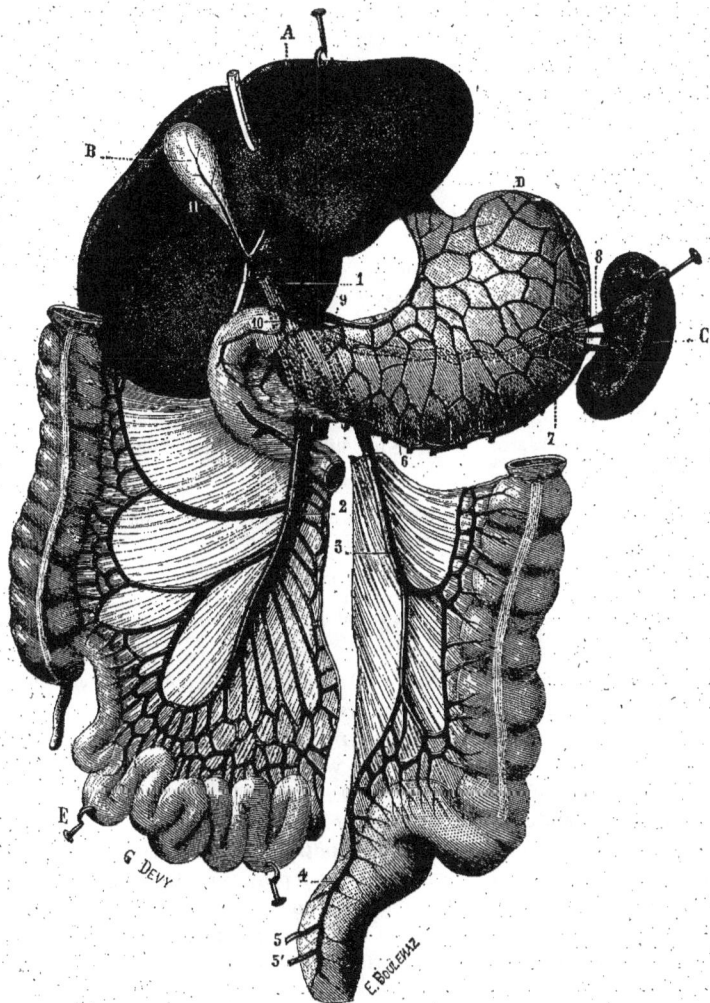

Fig. 584.

Veine porte et ses branches d'origine.

A, foie. — B, vésicule biliaire. — C, rate. — D, estomac. — E, masse de l'intestin grêle érignée en bas et
à droite. — 1, tronc de la veine porte. — 2, grande mésaraïque. — 3, petite mésaraïque. — 4, veines hémorrhoïdales supérieures. — 5, 5′, veines hémorrhoïdales moyennes et inférieures. — 6, veine gastro-épiploïque
droite. — 7, veine gastro-épiploïque gauche. — 8, veine splénique. — 9, veine coronaire stomachique. —
10, veine pylorique. — 11, veine cystique.

s'ouvre, sur bien des sujets, dans la branche droite de bifurcation de la
veine porte.

3° *Branches terminales.* — Arrivé au hile du foie, le tronc de la veine porte se divise, ainsi que nous l'avons dit, en deux grosses branches terminales. Ces deux branches, dont l'une se dirige à droite et l'autre à gauche, sont couchées dans le sillon transverse du foie; elles semblent former là un vaisseau unique presque horizontal, sur lequel vient se brancher perpendiculairement le tronc même de la veine porte; quelques anatomistes encore les désignent sous le nom de *sinus de la veine porte*, dénomination qui ne répond à rien et qui doit être abandonnée.

La *branche droite* de bifurcation de la veine porte, remarquable par son volume, pénètre dans le lobe droit du foie; la *branche gauche*, plus longue, mais moins volumineuse que la précédente, disparaît dans le lobe gauche. L'une et l'autre, parvenues dans l'épaisseur du foie, s'y ramifient et s'y résolvent en réseaux capillaires, suivant une modalité aujourd'hui bien connue, que nous étudierons ultérieurement (voy. *Foie*).

Finalement, le sang veineux charrié par le système porte aboutit toujours à la veine cave inférieure, par l'intermédiaire des veines sus-hépatiques (p. 252).

Le système porte est entièrement dépourvu de valvules, d'où l'injection facile de ses différentes branches par une injection poussée du tronc vers les capillaires d'origine.

Variétés. — Le tronc de la veine porte s'éloigne fort rarement de sa disposition classique; on l'a vu cependant (SERRES, LAWRENCE, ABERNETHY) déboucher directement dans la veine cave inférieure sans traverser le foie. — Dans une observation jusqu'ici unique de MENDE, la veine porte, chez un anencéphale, ne traversait nullement le foie comme dans le cas précédent et venait s'ouvrir dans l'oreillette droite. — Quant aux branches d'origine de la veine porte, elles ne présentent également que des variations très rares et, du reste, peu importantes.

6° Veines portes accessoires.

— Indépendamment du sang veineux que lui amène la veine porte, le foie en reçoit encore de plusieurs autres veines plus petites, qui se ramifient dans son intérieur comme la veine porte elle-même, et qui deviennent ainsi de véritables *veines portes accessoires.* M. SAPPEY (*Mémoires de la Soc. de Biol.*, 1859, p. 2), qui les a étudiées avec le plus grand soin, les rattache à cinq groupes, savoir :

a. Le *premier groupe* (gr. *gastro-hépatique*), situé dans l'épiploon gastro-hépatique, comprend plusieurs veinules, qui proviennent soit de la petite courbure de l'estomac, soit de l'épiploon lui-même; elles viennent se jeter dans les lobules qui limitent en avant et en arrière le sillon transverse du foie. La veine pylorique fait quelquefois partie de ce groupe.

b. Le *deuxième groupe* (gr. *cystique*), plus considérable que le précédent, est formé par douze à quinze veinules qui, de la moitié inférieure de la vésicule biliaire, se rendent aux lobules hépatiques voisins de cette vésicule.

c. Le *troisième groupe* (gr. *des veinules nourricières*) comprend tout un ensemble de veinules fort petites, qui naissent des parois même de la veine porte, de l'artère hépatique et des conduits biliaires et qui viennent se ramifier, après avoir traversé la capsule de Glisson, dans les lobules du voisinage.

d. Le *quatrième groupe* (gr. *du ligament suspenseur*) se compose de veinules également très grêles, qui prennent naissance à la face inférieure du diaphragme et descendent vers le foie en suivant le ligament suspenseur de cet organe.

c. Le *cinquième groupe* (*gr. parombilical*) enfin, le plus intéressant de tous, est constitué par toute une série de veinules qui prennent naissance dans la paroi antérieure de l'abdomen au voisinage de l'ombilic et se portent vers le sillon longitudinal du foie, en suivant le bord inférieur du ligament suspenseur. Voici la description qu'en donne M. SAPPEY : « Les plus importantes viennent se terminer sur le bord tranchant du foie, à l'entrée du sillon longitudinal. D'autres, beaucoup plus ténues et qui ne sont le plus souvent visibles qu'après avoir été injectées, entrent dans ce sillon et se distribuent dans les lobules de sa partie la plus profonde. D'autres, très déliées aussi, suivent le contour de la veine ombilicale qu'elles enlacent de leurs anastomoses ; une ou deux de ces dernières s'ouvrent constamment soit dans la branche gauche de la veine porte, au niveau même de l'insertion du cordon de la veine ombilicale, soit, plus souvent encore, dans la partie de ce cordon qui est restée perméable. A leur origine, les veines de ce groupe communiquent, d'une part avec les veines épigastriques et mammaires internes, de l'autre avec les veines tégumenteuses de l'abdomen. »

De ces cinq groupes de veines portes accessoires, les trois premiers naissent directement du tube digestif ou de ses annexes, comme la veine porte elle-même. Ils n'ont, en pathologie, qu'une bien faible importance. Mais il n'en est pas de même des deux autres : le quatrième et le cinquième groupe proviennent des parois abdominales où elles entrent en relation : 1° d'une part, avec les radicules des veines thoraciques et mammaires internes, tributaires de la veine cave supérieure ; 2° d'autre part, avec les veines épigastriques et les veines sous-cutanées abdominales, tributaires de la veine cave inférieure. Ces deux groupes constituent donc de véritables anastomoses jetées entre la veine porte et l'une et l'autre des deux veines caves. On conçoit, dès lors, toute l'importance qu'acquièrent ces veines anastomotiques dans les cas où, par suite d'une lésion du foie (cirrhose), le sang de la veine porte ne s'écoule plus librement à travers cet organe. Cédant alors à une exagération de la pression intra-vasculaire, elles se dilatent progressivement et, de minuscules qu'elles étaient, acquièrent parfois un volume très considérable. Elles forment ainsi autant de chemins détournés, ou, si l'on veut, autant de courants dérivatifs, grâce auxquels le sang, recueilli dans les viscères abdominaux et emprisonné dans le tronc de la veine porte devenue imperméable, s'écoule dans l'une ou l'autre des deux veines caves et arrive quand même à l'oreillette droite.

L'une de ces veines surtout participe à cette augmentation de calibre : c'est celle qui, naissant de la paroi abdominale, dans le voisinage de l'ombilic, s'engage dans le ligament suspenseur et vient déboucher dans la branche terminale gauche de la veine porte. Elle prend parfois des proportions véritablement insolites et, comme elle longe le bord inférieur du ligament suspenseur, elle peut en imposer pour des cas de persistance de la veine ombilicale, qui suit absolument le même trajet (voy. plus loin *Veine ombilicale*).

Autres communications du système porte avec le système veineux général. — Les vaisseaux que nous venons d'indiquer ne sont pas les seuls à favoriser la circulation dérivative qui s'établit le plus souvent, lorque le courant normal de la veine porte à la veine cave inférieure à travers le foie est gêné ou interrompu. Le système porte communique par un bon nombre de ses radicules avec des réseaux veineux qui sont tributaires du système des veines caves : il y a là, aux confins des deux systèmes, des anastomoses qui les unissent l'un à l'autre et qui augmentent de calibre à l'état pathologique, pour permettre au sang emprisonné dans le système porte de s'écouler dans la veine cave ou dans l'azygos.

La plus importante peut-être de ces anastomoses se trouve au niveau du rectum où la veine hémorrhoïdale supérieure, branche d'origine de la veine porte, s'unit avec les hémorrhoïdales moyennes et hémorrhoïdales inférieures qui se jettent dans l'hypogastrique, soit directement, soit par l'intermédiaire de la veine honteuse interne. — Il en existe une autre au niveau du cardia où les radicules de la coronaire stomachique entrent en relation avec les veines œsophagiennes, lesquelles vont se déverser soit dans les intercostales, soit dans les azygos. — Un troisième groupe d'anastomoses (*système de Retzius*) existe dans les parois elles-mêmes du tube intestinal, où les radicules des veines mésentériques communiquent avec les radicules de plusieurs petits troncs qui, au lieu de se diriger vers le foie, se rendent soit à la veine cave inférieure, soit à l'un de ses affluents.

Ce sont là des anastomoses bien connues et dont on rencontre la description dans tous les traités classiques. Mais il doit y en avoir bien d'autres, et je n'en veux pour preuve que cette observation intéressante de Rindfleisch (*Histologie pathologique*, trad. franç. de Gross, p. 477), dans laquelle, la veine porte étant oblitérée, le sang contenu dans ce vaisseau s'écoulait par les veines très dilatées du plexus spermatique. Je signalerai encore à ce sujet un fait de Hyrtl, qui a vu une veine de l'uretère se jeter dans la veine colique gauche ; un deuxième fait du même anatomiste qui a pu, par une injection poussée dans la mésentérique, remplir le plexus veineux du vagin et de l'utérus ; et aussi les recherches anatomiques du professeur Luschka (*Die Lage d. Bauchorgane des Menschen*) desquelles il résulte que la veine splénique entre normalement en relation, dans le voisinage de la queue du pancréas, avec les branches radiculaires de la grande azygos. Je rappellerai enfin, mais pour mémoire seulement, ces anastomoses directes qui, chez certains animaux, unissent le tronc même de la veine porte avec la veine cave inférieure, anastomoses qui ont été si bien étudiées par Cl. Bernard, et sur l'existence desquelles l'illustre professeur du collège de France avait édifié sa théorie si séduisante de la *veine porte rénale*.

7° **Veines sus-hépatiques**. — Le sang apporté au foie par la veine porte et par l'artère hépatique est recueilli par les veines sus-hépatiques dont nous étudierons plus tard le mode d'origine (voyez *Foie*). Ces veines se dirigent toutes en arrière vers la gouttière profonde que présente le bord postérieur du foie pour loger la veine cave inférieure. Elles sortent du foie au niveau de cette gouttière et s'ouvrent immédiatement dans la veine cave. On divise généralement les veines sus-hépatiques en deux groupes : un *groupe inférieur* et un *groupe supérieur*.

a. Le *groupe inférieur* comprend un nombre variable de petites branches (*petites veines sus-hépatiques*) qui débouchent du foie dans les trois quarts inférieurs de la gouttière précitée.

b. Le *groupe supérieur* est constitué par deux grosses veines (*grandes veines sus-hépatiques*) qui occupent la partie la plus élevée de cette gouttière et se jettent dans la veine cave, immédiatement au-dessous de l'orifice disphragmatique qui lui donne passage. De ces deux veines, l'une provient du lobe droit; l'autre, un peu moins volumineuse, émane du lobe gauche.

Variétés. — Dans les cas où la veine cave inférieure ne s'est pas développée et que ses affluents ordinaires se jettent dans le système des azygos, les veines sus-hépatiques, faisant exception à cette règle, viennent s'ouvrir directement dans l'oreillette droite. Même dans les cas où la veine cave est normale, on peut voir les veines sus-hépatiques se porter isolément vers le cœur : ROTHE et HYRTL en ont rapporté des exemples. — A un degré moins avancé de l'anomalie, HUBER et MORGAGNI ont vu les veines sus-hépatiques s'aboucher dans la veine cave inférieure au-dessus et non au-dessous du diaphragme.

8° **Veines spermatiques (Utéro-ovariennes** chez la femme). — Les *veines spermatiques*, parfaitement étudiées par CH. PERIER (*Consid. sur l'Anat. et la Phys. des veines spermatiques*, thèse, Paris, 1864) prennent naissance dans le testicule et l'épididyme (voy. *Testicules*). Leurs branches d'origine, toujours fort nombreuses convergent vers le corps d'Highmore et, après avoir traversé la tunique albuginée, se disposent en un riche plexus, le *plexus spermatique*. De ce plexus s'échappent huit à dix veines qui remontent vers l'abdomen en embrassant le canal déférent et en constituant ainsi des éléments importants du cordon. Du reste, elles se partagent constamment en deux groupes, un groupe antérieur et un groupe postérieur : le *groupe antérieur*, de beaucoup le plus important, comprend cinq ou six veines volumineuses situées en avant du canal déférent et de l'artère spermatique ; le *groupe postérieur* est formé par deux ou trois veines seulement, qui cheminent en arrière du canal déférent, tout à côté de l'artère déférentielle (fig. 585).

Ces différentes veines spermatiques, que viennent constamment grossir dans leur trajet quelques veinules funiculaires, s'engagent avec le cordon dans le canal inguinal, le parcourent dans toute son étendue, débouchent dans l'abdomen et se terminent de la façon suivante :

a. Les veines du *groupe postérieur*, se réunissent ordinairement en un seul tronc et viennent s'ouvrir dans les veines épigastriques.

b. Les veines du *groupe antérieur* accompagnent l'artère spermatique. Elles forment tout d'abord en traversant la fosse iliaque interne un plexus important, appelé *plexus pampiniforme;* de ce plexus partent le plus souvent deux veines, lesquelles ne tardent pas à se réunir pour former un seul tronc, la *veine spermatique*. Cette veine, fidèle satellite de l'artère spermatique, remonte avec elle dans la région lombaire, reçoit chemin faisant quelques veinules provenant de l'uretère, du péritoine et de l'atmosphère graisseuse du rein et vient enfin s'ouvrir : à droite dans la veine cave inférieure, à gauche dans la veine rénale correspondante.

Le testicule gauche descendant un peu plus bas que le testicule droit, la veine spermatique gauche est nécessairement un peu plus longue que son homonyme du côté opposé; de plus, elle se trouve comprimée, à son passage à travers le bassin, par la portion iliaque du côlon ; enfin, à sa terminaison, le sang qu'elle charrie rencontre à angle droit le courant toujours rapide de la veine rénale ; triple disposition anatomique qui apporte un trouble grave et permanent à la circulation de retour dans ce vaisseau et nous explique surabondamment le siège presque exclusif du varicocèle à gauche.

Notons encore, comme une condition nouvelle essentiellement favorable au développement des varices du cordon, que les veines spermatiques ne

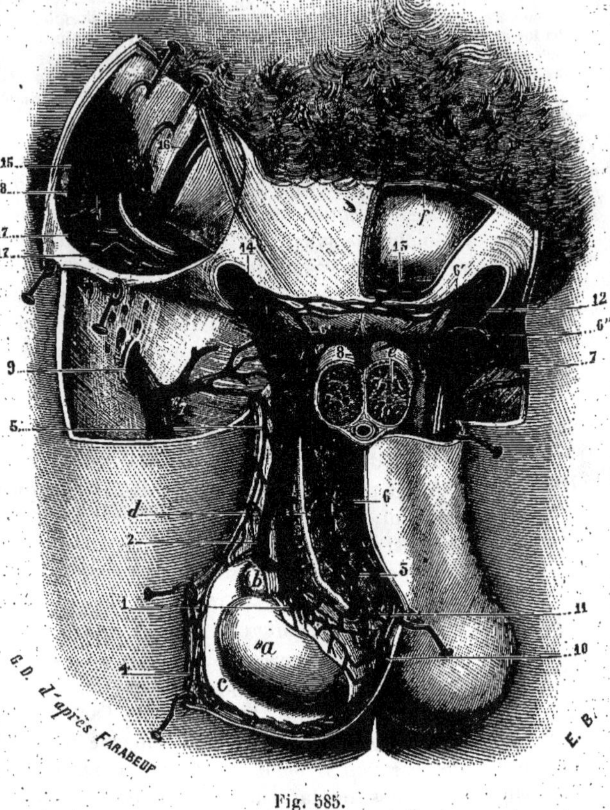

Fig. 585.

Veines spermatiques et veines du cordon (Ch. Périer).

1, faisceau de veines émergeant du corps d'Highmore. — 2, faisceau émergeant de la tête de l'épididyme. — 3, faisceau de veines funiculaires, émergeant de la queue de l'épididyme. — 4, réseau veineux des tuniques du scrotum. — 5, veines de la paroi externe du scrotum. — 6, veines de la cloison du scrotum; 6', une de ses branches terminales pour les veines du cordon; 6'', autre branche terminale pour les honteuses externes. — 7, 7, veines honteuses externes. — 8, veine dorsale de la verge. — 9, embouchure de la saphène interne. — 10, anastomose des veines du scrotum avec le paquet veineux du corps d'Highmore. — 11, anastomose de la veine de la cloison du scrotum avec le paquet des veines funiculaires. — 12, anastomose prépubienne des veines du cordon. — 13, anastomose rétro-pubienne de ces mêmes veines. — 14, veines du cordon à leur entrée dans le canal inguinal. — 15, veines spermatiques remontant à la veine cave. — 16, vaisseaux épigastriques. — 17, 17, embouchure commune des veines épigastriques et du faisceau des veines funiculaires venant de la queue de l'épididyme. — 18, artère iliaque externe. — a, testicules. — b, tête de l'épididyme. — c, tunique vaginale ouverte. — d, canal déférent — e, coupe de la verge. — f, coupe du muscle grand droit de l'abdomen.

possèdent, malgré leur longueur et leur direction verticalement ascendante, que des valvules fort rares et souvent incomplètes.

Chez la femme, les *veines utéro-ovariennes*, homologues des artères spermatiques de l'homme, naissent à la fois : 1° de l'utérus où elles s'anastomosent, ainsi que nous l'avons déjà vu, avec les veines utérines tributaires de l'hypogastrique ; 2° des trompes de Fallope ; 3° des ligaments ronds ; 4° de l'ovaire ; 5° des ligaments larges. — Situées tout d'abord dans l'épaisseur de ce dernier ligament, elles s'en dégagent bientôt pour remonter dans le bassin, forment, elles aussi, leur *plexus pampiniforme*, se fusionnent de chaque côté en un tronc commun et se terminent exactement comme les veines spermatiques : l'utéro-ovarienne gauche dans la veine rénale correspondante, l'utéro-ovarienne droite dans la veine cave inférieure.

9° **Veine ombilicale.** — Comme l'artère de même nom, la veine ombilicale est un organe fœtal qui, sans disparaître entièrement après la naissance, subit tout au moins une transformation complète.

a. *Chez le fœtus*, la veine ombilicale a pour fonction de ramener au foie et à la veine cave inférieure le sang que les artères ombilicales apportent aux réseaux placentaires. Née du placenta par la réunion de nombreuses branches radiculaires, elle suit le cordon, pénètre dans l'abdomen par l'anneau ombilical et gagne la face inférieure du foie en longeant le bord inférieur du ligament suspenseur. Au foie, elle se loge dans le sillon longitudinal qu'elle parcourt d'avant en arrière ; elle abandonne, chemin faisant, une vingtaine de petites branches (THEILE) qui se ramifient pour la plupart dans le lobe gauche, et se partage, en atteignant le sillon transverse, en deux branches terminales : l'une, le *canal de communication de la veine ombilicale avec la veine porte*, se continue avec la branche de bifurcation gauche de la veine porte ; l'autre, sous le nom de *canal veineux*, continue pour ainsi dire la direction de la veine ombilicale, parcourt la partie postérieure du sillon longitudinal et vient s'ouvrir dans la veine cave inférieure.

b. *Après la naissance*, la veine ombilicale, n'ayant plus aucun rôle à jouer, s'oblitère d'abord à son extrémité antérieure. Puis, l'oblitération gagnant de proche en proche, s'étend progressivement jusqu'à la veine porte ; elle est ordinairement complète quinze ou dix-huit mois après le passage du fœtus à la vie aérienne. Finalement, la portion abdominale de la veine ombilicale se transforme en un véritable cordon fibreux, qui s'étend de l'ombilic au sillon transverse du foie, le long du bord inférieur du ligament suspenseur. Sous cette forme nouvelle, il prend le nom de *ligament rond du foie*.

Le canal veineux s'oblitère à son tour et prend, lui aussi, toutes les apparences d'un cordon fibreux, couché dans la partie postérieure du sillon longitudinal entre la branche gauche de la veine porte et la face antérieure de la veine cave inférieure.

Variétés. — BUROW a signalé depuis déjà longtemps (*Muller's Archiv*, 1838) l'existence d'un petit tronc veineux qui naît des deux veines épigastriques et qui, après avoir cheminé quelque temps sur la paroi abdominale vient s'ouvrir dans la veine ombilicale. Tout récemment WERTHEIMER (*Journ. de l'Anatomie*, 1886) a pu injecter lui-même ce vaisseau sept fois sur treize sujets. Pendant les premiers mois de la vie embryonnaire, il existe un riche réseau veineux qui s'étend de la paroi abdominale antérieure à la veine ombilicale ; mais ce réseau *pariéto-ombilical* s'atténue graduellement pendant les derniers mois de la vie intra-utérine et finit même par disparaître d'une façon a peu près complète après la naissance, quand la ligature et la chute du cordon ont mis fin à la circulation des vaisseaux ombilicaux. La veine de Burow n'est qu'un reliquat de ce réseau veineux, essentiellement transitoire chez l'homme, mais qui existe à l'état permanent chez les batraciens et chez les reptiles.

Il semble résulter de quelques observations rapportées par Monro, Krause, Cruveilhier, Pégot, Menière, Kleb, Manec que la veine ombilicale peut rester perméable chez l'adulte et continuer à charrier du sang de la paroi abdominale vers le foie. Nous savons ce que pense M. Sappey de cette prétendue perméabilité. Pour lui, le vaisseau qu'on a considéré comme une veine ombilicale non oblitérée ne serait autre que l'une des veines portes accessoires qui longent la veine ombilicale et qui, pour une cause quelconque (cirrhose), se serait anormalement dilatée. — Une pareille opinion avait déjà rallié le plus grand nombre des anatomistes, quand un mémoire récent, publié par M. Baumgarten dans le *Centralblatt* de 1877, est venu tout remettre en question. Cet anatomiste a constaté, en effet, dans le cordon de la veine ombilicale, 54 fois sur 60, la présence d'un canal occupant le centre du cordon, possédant un véritable revêtement endothélial et contenant même du sang à l'état frais. Il n'a pas hésité à en conclure que la veine ombilicale restait perméable dans la grande majorité des cas. — M. Wertheimer, reprenant à ce sujet les recherches de Baumgarten, a constaté lui aussi, comme une disposition à peu près constante, l'existence d'un canal central dans le cordon fibreux de la veine ombilicale ; mais, contrairement à l'opinion de l'anatomiste allemand, il considère ce canal non pas comme un reste de la veine ombilicale elle-même, mais comme une veine de formation nouvelle qui se serait développée après la naissance au centre de la veine oblitérée et dans l'épaisseur même du caillot oblitérateur. Cette veine, qui est souvent multiple, mesure de 1/4 à 1/5 de millimètre de diamètre. Si les conclusions de M. Wertheimer viennent à être confirmées, nous aurons une nouvelle veine porte accessoire à ajouter à celles déjà décrites par M. Sappey.

CINQUIÈME SECTION

DES LYMPHATIQUES

ANATOMIE GÉNÉRALE

Les lymphatiques sont, comme les veines, des canaux membraneux à ramifications convergentes, chargés de recueillir et d'apporter au système veineux deux importants liquides de l'organisme, la *lymphe* et le *chyle*. Se basant sur la différence de leur contenu, la plupart des physiologistes divisent ces canaux en deux groupes : les *vaisseaux lymphatiques proprement dits* dans lesquels circule la lymphe, et les *vaisseaux chylifères* qui renferment le chyle. Une pareille distinction ne saurait être maintenue en anatomie, les lymphatiques et les chylifères présentant le même aspect extérieur et la même structure. Les chylifères, en effet, ne sont que les vaisseaux lymphatiques du tube intestinal.

Au cours de leur trajet, les vaisseaux lymphatiques traversent des masses globuleuses qui leur sont annexées et que l'on désigne sous le nom de *ganglions lymphatiques*. C'est là un des traits les plus caractéristiques de leur nature : tout vaisseau lymphatique, avant d'aboutir au système veineux, doit nécessairement, suivant la formule déjà ancienne de Mascagni, traverser un ou plusieurs ganglions.

Le système lymphatique, envisagé dans son ensemble, comprend donc deux ordres d'organes : des *vaisseaux* et des *ganglions*.

Voyez pour l'histoire de la découverte des lymphatiques : Milne-Edwards, *Physiologie et Anatomie comparée*, t. IV, 1859. Sappey; *Traité d'anatomie, physiologie et pathologie des vaisseaux lymphatiques*, gr. in-fol., 1874; du même, *Traité d'Anatomie descriptive*, t. II.

§ I. — Vaisseaux lymphatiques

Au point de vue de l'anatomie générale, les vaisseaux lymphatiques nous offrent à étudier : leur *disposition générale*, leur *configuration extérieure et intérieure*, leur *mode d'origine*, leur *terminaison*, leur *structure*.

1° **Disposition générale des vaisseaux lymphatiques.** — Des réseaux où ils prennent naissance, les vaisseaux lymphatiques se dirigent tous vers deux gros troncs collecteurs, le canal thoracique et la grande veine lymphatique, lesquels sont situés dans le thorax et s'ouvrent eux-mêmes dans les veines sous-clavières. Ils sont donc convergents comme les canaux veineux; mais ils diffèrent considérablement de ces derniers par la façon même dont ils progressent : tandis que les veines ont pour caractéristique de converger les unes vers les autres et de se réunir pour donner naissance à des troncs de plus en plus rares, mais de plus en plus volumineux, les vaisseaux lymphatiques cheminent parallèlement les uns aux autres, échangent entre eux des anastomoses, tout en conservant leur individualité, et présentent pour ainsi dire le même calibre depuis leur origine jusqu'à leur terminaison. Leur accroissement est, en effet, très faible et n'est nullement proportionnel à la longueur de leur trajet, comme cela s'observe pour les veines.

Au point de vue de leur situation, les vaisseaux lymphatiques de la tête, du cou, du tronc et des membres se divisent en *superficiels* et *profonds* : les premiers cheminent dans le tissu cellulaire sous-cutané, les seconds au-dessous de l'aponévrose superficielle. Les uns et les autres s'accolent aux veines correspondantes, dont ils partagent les rapports, occupant les mêmes interstices, traversant les mêmes orifices musculaires ou aponévrotiques, etc.

Les lymphatiques viscéraux (foie, ovaire, testicule) se divisent de même en *superficiels* et *profonds* : les superficiels rampent à la surface extérieure de l'organe dont ils émanent; les profonds sont situés dans son épaisseur et s'en échappent, avec les autres vaisseaux, au niveau du hile.

Les lymphatiques, soit superficiels, soit profonds, suivent généralement un trajet rectiligne. On en voit cependant qui s'incurvent dans divers sens, se contournent sur eux-mêmes et affectent ainsi une disposition plus ou moins flexueuse. De ce nombre sont (Sappey) : les lymphatiques de la partie externe de la jambe, quand ils arrivent au genou; ceux de la face postérieure de l'avant-bras, quand ils atteignent le coude; ceux de la face supérieure du foie, soit qu'ils traversent le diaphragme, soit qu'ils glissent sur la face inférieure de ce muscle pour gagner les ganglions mésentériques.

Au cours de leur trajet, les vaisseaux lymphatiques s'anastomosent les uns avec les autres, comme le font les artères et les veines. Mais ces anastomoses sont bien moins fréquentes que sur les deux autres systèmes vasculaires. Elles sont aussi bien moins variées et nous ne retrouvons guère ici, en dehors des réseaux d'origine bien entendu, que des *anastomoses obliques* et des *anastomoses longitudinales*. Une variété que l'on observe assez fréquemment sur le réseau superficiel est la suivante : un vaisseau, jusque-là unique, se divise brusquement en deux branches; ces deux branches s'écartent l'une de l'autre sous un angle plus ou moins aigu et chacune d'elles vient ensuite, après un parcours variable, s'aboucher dans le vaisseau voisin. Cette disposition, que l'on pourrait appeler *anastomose par bifurcation divergente*, rappelle de tous points le mode de terminaison de la veine médiane, qui se bifurque au coude et dont les deux branches vont en divergeant se jeter, l'une dans la veine radiale, l'autre dans la veine cubitale.

2° **Configuration extérieure et intérieure**. — Les vaisseaux lymphatiques sont cylindriques comme les vaisseaux sanguins. Ils présentent, comme les veines, mais d'une façon à la fois plus prononcée et plus régulière, une série de renflements et d'étranglements alternatifs, qui leur donnent un aspect noueux. Le vaisseau lymphatique se trouve ainsi divisé en une multitude de petits tronçons, qui tous vont en se rétrécissant de la périphérie au centre, et dont l'ensemble rappelle assez bien l'aspect que donnerait une série de cornets ou de troncs de cône emboîtés les uns dans les autres.

Une pareille disposition, essentiellement caractéristique des lymphatiques, est due aux *valvules* que l'on trouve dans l'intérieur du vaisseau. Ces valvules présentent dans leur configuration, dans leur mode d'agencement et dans leur rôle la plus grande analogie avec celles des veines. Elles affectent une forme semi-lunaire et se disposent régulièrement par paires à la même hauteur et directement en face l'une de l'autre. Chacune d'elles nous présente un bord adhérent répondant à l'étranglement précité, et un bord libre flottant dans la lumière du vaisseau ; une face interne, convexe, tournée du côté des capillaires ; une face externe, concave, dirigée vers le cœur et circonscrivant, avec la portion correspondante de la paroi vasculaire, ce que l'on appelle le *sinus* ou la *poche* de la valvule.

Les valvules sont plus multipliées dans les vaisseaux lymphatiques que dans les veines. SAPPEY, qu'il faut toujours faire intervenir quand il s'agit de lymphatiques, en a rencontré de 60 à 80 sur les lymphatiques des membres supérieurs, depuis leur origine à l'extrémité des doigts, jusqu'aux ganglions de l'aisselle ; il en a compté de 80 à 100 sur ceux des membres inférieurs. Quant à la distance qui sépare les appareils valvulaires les uns des autres, elle serait, d'après les recherches du même anatomiste : de 2 à 3 millimètres au voisinage du réseau d'origine ; de 6 à 8 millimètres sur les troncs ; de 12 à 15 millimètres sur quelques gros troncs ; et enfin, sur le canal thoracique, de 6 à 10 centimètres et même davantage.

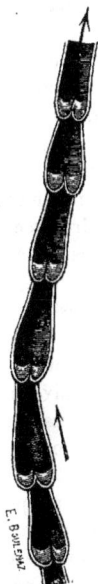

Fig. 586.

Un vaisseau lymphatique avec ses valvules.

(Les flèches indiquent le cours de la lymphe.)

3° Structure des vaisseaux lymphatiques. — Il convient d'examiner séparément les troncs et les capillaires :

a. *Troncs lymphatiques.* — La structure des troncs lymphatiques se rapproche beaucoup de celle des vaisseaux sanguins : elle a même été assimilée par RECKLINGHAUSEN à celle des artères. Cet auteur y reconnaît, en effet, l'existence de trois tuniques : une *tunique interne*, très riche en fibres élastiques et tapissée d'une simple couche d'épithélium pavimenteux ; une *tunique moyenne*, renfermant exclusivement des fibres musculaires à direction transversale ; une *tunique externe* ou *adventice*, formée de tissu conjonctif.

D'après RANVIER, qui s'est livré à une étude approfondie du canal thoracique, la distinction entre ces trois tuniques est loin d'être aussi nette. D'une façon générale, les troncs lymphatiques sont constitués par une membrane endothéliale au-dessus de laquelle se trouve placé un réseau de fibres élastiques très fines; de ce premier réseau s'en détache un second de même nature, dans les mailles duquel se trouvent des éléments musculaires et conjonctifs.

Les cellules endothéliales sont losangiques; leur grand axe est parallèle au vaisseau. Leurs bords, très sinueux, donnent à ces éléments une forme caractéristique que l'on a comparée aux feuilles de chêne.

Les fibres musculaires ne sont pas toutes transversales, comme l'a indiqué RECKLINGHAUSEN : il en est de longitudinales, d'obliques ; les fibres circulaires, cependant, sont plus nombreuses que les autres.

Le tissu conjonctif de ces vaisseaux n'offre rien de particulier et va se confondre avec le tissu conjonctif périvasculaire.

Les valvules que l'on rencontre dans les troncs lymphatiques ont une structure analogue à celle des valvules veineuses : leur portion moyenne ou squelette est formée de fibres conjonctives et élastiques ; l'épithélium de leur face interne est semblable à celui du vaisseau ; leur face externe est recouverte d'un épithélium polygonal.

Au niveau des renflements supra-valvulaires, l'obliquité des fibres musculaires lisses est plus marquée que sur le reste du vaisseau, et, d'après RANVIER, ces éléments forment un lacis comparable au réseau musculaire du cœur.

Les troncs lymphatiques d'un petit volume sont comparables aux gros troncs au point de vue de leur structure : l'endothélium est le même et les fibres musculaires lisses ont la même direction.

Les vaisseaux lymphatiques de gros calibre possèdent des *vaisseaux sanguins* qui pénètrent dans la membrane externe de ces conduits.

Quant aux *nerfs*, ils ont été étudiés dernièrement par MM. QUENU et DARIER dans le canal thoracique du chien. Les filets nerveux, tous sans myéline, forment un plexus dépourvu de cellules ganglionnaires dans la tunique adventice, en dehors de la couche musculaire. De ce plexus partent des filaments très grêles qui se rendent probablement aux fibres lisses.

Dans d'autres espèces animales, notamment chez les amphibiens, les vaisseaux lymphatiques sont remplacés par des cavités ou lacunes creusées dans l'interstice des organes. Ces lacunes, doublées par du tissu conjonctif tapissé d'endothélium lymphatique, peuvent être, si l'on accepte du moins comme réelle la communication entre les séreuses et le système lymphatique, comparées aux cavités séreuses. Quoi qu'il en soit, chez les animaux qui en sont munis, il existe de véritables cœurs lymphatiques destinés à suppléer les organes de propulsion, les fibres musculaires, absentes dans ces cavités. Chez ces mêmes animaux, les chylifères sont remplacés par de vraies gaines lymphatiques entourant les vaisseaux mésentériques. — (Pour la description des cœurs lymphatiques, voy. RANVIER, *Techn. hist.*, p. 697.)

b. *Capillaires lymphatiques*. — Les capillaires lymphatiques sont les vaisseaux les plus fins de la portion canalisée du système lymphatique. Le nom de capillaires leur a été donné à cause de leur faible diamètre, et à cause aussi de leur structure comparable à celle des capillaires sanguins. Au point de vue physiologique, cependant, ils diffèrent beaucoup de ces derniers : en effet, au lieu de fermer un circuit, ils servent à puiser dans les organes qui les renferment les éléments de la lymphe. Ils sont, dans la plupart des cas, mêlés au tissu conjonctif sous ses différentes formes et ils affectent avec ce dernier des rapports intimes sur lesquels nous reviendrons en traitant de l'origine des lymphatiques.

Au point de vue purement anatomique, les capillaires lymphatiques constituent des tubes très fins naissant par des pointes effilées dans le tissu conjonctif; nous examinerons plus loin si ces pointes sont ouvertes ou fermées. S'il est démontré que ces pointes sont ouvertes, le système lymphatique communique avec les espaces du tissu conjonctif, et alors tissu conjonctif et canaux lymphatiques constituent un vaste système, pénétrant toutes les portions de l'organisme; sinon, le système lymphatique est un simple système de drainage à tubes clos, servant à ramener dans le sang différentes substances solubles destinées les unes à être rejetées à l'extérieur, les autres à être utilisées à nouveau.

Après leur origine en pointe, les capillaires lymphatiques constituent des réseaux, plus ou moins riches suivant les régions. Ce sont ces réseaux que l'on injecte au mercure, en piquant le tissu cellulaire.

Les capillaires lymphatiques sont constitués par des cellules plates juxtaposées. Ils ont par conséquent une structure semblable à celle des capillaires sanguins. Mais leurs cellules sont plus larges : sur une section transversale, peu de noyaux sont visibles, ce qui ne permet pas souvent de distinguer ces vaisseaux d'un simple espace conjonctif. On ne les reconnaît facilement qu'après les avoir injectés ou bien imprégnés par les sels d'argent. Par ce dernier procédé, on met nettement en évidence leur endothélium spécial, à bords très découpés (fig. 587). Toutes les particularités que nous avons fait connaître

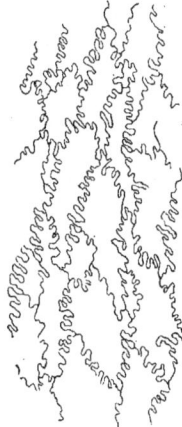

Fig. 587.

Endothélium lymphatique.

à propos de l'endothélium des capillaires sanguins trouvent leur application à propos des capillaires lymphatiques. On y retrouve les formations désignées sous le nom de *stomates* et de *stigmates*. La question de savoir si ces formations correspondent à des orifices permanents est encore très importante dans le cas particulier des capillaires lymphatiques. Si, en effet, ces orifices existent, la cavité du capillaire lymphatique communique librement avec les espaces du tissu conjonctif voisin et ce dernier, alors, peut être légitimement considéré comme une dépendance du système lymphatique.

Origine des lymphatiques. — Nous venons de voir que les canaux radiculaires du système lymphatique sont placés dans le tissu conjonctif. Il s'agit maintenant de savoir si ces canaux radiculaires sont complètement isolés des espaces interstitiels du tissu conjonctif où bien s'ils communiquent librement avec eux. Si nous constatons l'existence de ces communications, nous verrons du même coup se justifier l'opinion des histologistes qui enseignent que le tissu conjonctif fait partie du système lymphatique.

Cette question a été étudiée dans plusieurs groupes de vertébrés, surtout chez les mammifères et chez les amphibiens : il importe donc tout d'abord de connaître la disposition de leur système lymphatique. Chez les mammifères, nous la connaissons déjà : le système lymphatique est formé de canaux, capillaires à l'origine, de plus en plus volumineux à mesure qu'on se rapproche de l'extrémité terminale du système. Chez les amphibiens, il n'en est pas tout à fait de même : il existe bien des capillaires d'origine, mais les gros troncs sont remplacés par des cavités plus larges, tapissées de l'endothélium caractéristique et appelés *sacs lymphatiques*.

Les gros troncs ne pouvant, en vertu de la complexité de leur paroi, communiquer avec les espaces du tissu conjonctif, il nous reste à chercher si ces espaces peuvent s'ouvrir soit dans les capillaires lymphatiques, soit dans les sacs lymphatiques. Si nous faisons remarquer, de plus, que les espaces du tissu conjonctif peuvent se présenter soit sous forme d'espaces microscopiques compris entre les fibres du même tissu, soit sous forme d'espaces volumineux désignés sous le nom de cavités séreuses, nous voyons que la question, pour être exposée méthodiquement, comporte un certain nombre de divisions. En conséquence, nous examinerons, successivement s'il existe des communications directes :

Entre les capillaires lymphatiques et les espaces ordinaires du tissu conjonctif ;

Entre les capillaires lymphatiques et les séreuses ;

Entre les sacs lymphatiques et les espaces conjonctifs, notamment avec les séreuses.

1° *Les capillaires lymphatiques communiquent-ils avec les espaces conjonctifs ?* — L'idée première de la communication des aréoles conjonctives avec les lymphatiques appartient à BICHAT. Après lui, VIRCHOW admit que le réseau formé par les cellules conjonctives, qu'il croyait creuses et étoilées, communiquait avec le système lymphatique. Cette opinion est toute différente de celle de BICHAT ; car, pour VIRCHOW, le système lymphatique formait un système complètement fermé. KÖLLIKER et LEYDIG adoptent les idées de VIRCHOW, contrairement à LUDWIG et BRUCKE qui se rangent à l'opinion de BICHAT. RECKLINGHAUSEN adopte à son tour une théorie nouvelle, en vertu de laquelle les canaux lymphatiques vont aboutir à une série de canaux particuliers qu'il désigne sous le nom de *canaux du suc*. Ces canaux forment des plexus, prennent sur certains points la forme étoilée, revêtant un aspect semblable à celui que présentent les cellules du tissu conjonctif ; mais, à l'encontre de VIRCHOW, de KÖLLIKER et de LEYDIG, il pense que les cellules conjonctives sont simplement contenues dans ces canaux plexiformes et qu'elles ne se confondent pas avec eux. Les canaux du suc, d'après RECKLINGHAUSEN, ne sont pas des tubes à paroi propre, mais peuvent être regardés comme de simples excavations creusées dans la substance conjonctive. Ils ne sont pas, comme l'ont prétendu BRUCKE et LUDWIG, de simples fissures entre les éléments du tissu conjonctif ; mais ils sont creusés dans l'interstice des faisceaux conjonctifs ou des lames conjonctives, réunis par une substance tenace, ferme et homogène. Telle est la description, aussi complète que possible, de ce qu'entend RECKLINGHAUSEN par canaux du suc. Ajoutons qu'il s'appuyait, pour soutenir sa théorie, sur la disposition du tissu conjonctif de la cornée. On y reconnaît facilement, en effet, la description des espaces cornéens.

La théorie de RECKLINGHAUSEN n'est pas admise par la plupart des anatomistes, notamment par RANVIER qui se range plutôt à l'ancienne théorie de BICHAT.

Ajoutons à ces différentes théories celle de SAPPEY, pour qui les lymphatiques vont aboutir à un système de *capillicules* et de *lacunes* placé dans le tissu conjonctif, mais tout à fait indépendant de ce dernier.

Pour résumer les différentes opinions, VIRCHOW, KÖLLIKER, LEYDIG, RECKLINGHAUSEN, SAPPEY, enseignent que le système lymphatique se prolonge au delà du système des capillaires de même nature, par des réseaux plexiformes, formant un système de canaux plus petits, système fermé ; tandis que BICHAT, LUDWIG, BRUCKE, RANVIER prétendent que le système capillaire lymphatique communique librement avec le système des espaces conjonctifs, espaces qui de proche en proche communiquent en réalité tous entre eux. La première de ces opinions étant basée sur des faits dont la réalité est contestée, nous allons examiner si l'on peut absolument affirmer que les capillaires lymphatiques communiquent directement avec les interstices du tissu conjonctif.

Et d'abord, peut-on vérifier histologiquement l'existence de ces communications ? Si elles existent, elles doivent s'effectuer par les stomates, les stigmates et les extrémités ou pointes des radicules lymphatiques. Nous avons déjà vu, à propos des capillaires sanguins, que l'existence des stomates ou stigmates, en tant qu'ouvertures permanentes, n'était rien moins que démontrée. Pour les lymphatiques RECKLINGHAUSEN, et après lui SCHWEIGGER-SEIDEL, DOGIEL, DYBKOWSKY ont admis l'existence de ces orifices ; cependant RECKLINGHAUSEN (in *Stricker's Handbuch*) dit qu'il reste à démontrer d'une façon satisfaisante que ces stomates existent, quoiqu'on observe certainement des orifices dans certains lymphatiques. Comme on le voit, l'existence anatomique de ces orifices est loin d'être prouvée.

Quant aux radicules lymphatiques pointues, elles ne sont pas ouvertes. Elles se terminent par une masse cellulaire d'endothélium lymphatique qui semble former un véritable cul-de-sac (KLEIN).

L'existence des stomates ne peut pas se démontrer d'une façon plus précise au point de vue expérimental, qu'au point de vue histologique. Les auteurs que nous avons cités plus haut ont prétendu qu'en faisant une injection interstitielle dans le tissu conjonctif on injectait les lymphatiques. Que les matières à injection se répandent dans les interstices conjonctifs, cela n'est pas douteux; mais cependant, et l'on peut s'en convaincre en faisant des boules d'œdème artificiel, les lymphatiques sont loin d'être toujours injectés. Et d'autre part, comment démontrer que l'injection de ces lymphatiques n'est pas due à leur lésion par la canule ? Il existe du reste, une expérience qui montre que les lymphatiques semblent former à leur origine un système bien fermé : si l'on injecte dans le sac lymphatique du membre postérieur d'une grenouille, une masse fine colorée, cette masse pénètre jusque dans les plus fines radicules lymphatiques et ne passe jamais à l'extérieur, c'est-à-dire dans les interstices même du tissu conjonctif.

Ainsi donc, il n'est pas péremptoirement démontré que les capillaires lymphatiques communiquent avec les espaces interstitiels du tissu conjonctif ; du reste, cette question n'a qu'un intérêt d'un ordre purement spéculatif, car les phénomènes d'osmose ou de diapédèse s'effectuent facilement à travers les parois fines et délicates des capillaires lymphatiques.

2° Existe-t-il des communications entre les capillaires lymphatiques et les cavités séreuses ? — Pour résoudre cette question, nous devons examiner deux ordres de faits : 1° des faits tirés de l'expérimentation ; 2° des faits tirés de l'observation histologique.

a. Les faits tirés de l'expérimentation tendent à démontrer que des liquides colorés peuvent passer des cavités séreuses dans les lymphatiques sous-jacents. La première expérience faite à ce sujet est celle de RECKLINGHAUSEN. Il injecte un liquide coloré dans la cavité péritonéale d'un lapin et il voit que les lymphatiques du centre phrénique sont injectés : il fait encore l'expérience suivante : il prend un diaphragme de lapin, le fixe sur un bouchon de liège percé, la face péritonéale en haut, et verse alors sur cette face du lait, il voit à la loupe des tourbillons se produire dans ce liquide, et il constate ensuite qu'à ce niveau les globules du lait se sont introduits jusque dans les lymphatiques du diaphragme. Il en conclut qu'il existe des orifices de communication entre ces lymphatiques et la séreuse péritonéale. Il constate du reste, par l'emploi du nitrate d'argent, qu'il existe à la surface de la séreuse de véritables orifices faisant communiquer sa cavité soit directement, soit par un conduit particulier, avec le vaisseau lymphatique.

L'expérience de RECKLINGHAUSEN fut variée par LUDWIG et SCHWEIGGER-SEIDEL de la façon suivante : on ouvre la cavité abdominale d'un lapin tué par hémorrhagie; on lie l'œsophage, l'aorte et la veine cave et on enlève la partie inférieure de l'animal par une section pratiquée au-dessous du diaphragme. On place ensuite l'animal la tête en bas, on pratique la respiration artificielle et on verse dans la cupule formée par le diaphragme une solution de bleu de Prusse. Au bout de quelques minutes, on lave le diaphragme et on le fixe dans l'alcool. On voit nettement alors, injectés, sur sa face péritonéale, les lymphatiques en forme radiée et sur sa face pleurale les lymphatiques réticulés. Cette expérience montre bien que les liquides colorés passent de la séreuse péritonéale dans les lymphatiques.

D'autre part, des expériences faites par DYBKOWSKY sur la plèvre du chien, par WAGNER sur la plèvre du lapin, du cobaye et de l'homme semblent montrer que cette pénétration se fait de même, pour toutes les cavités séreuses.

Voyons maintenant si l'histologie vient à l'appui des faits précédents en démontrant la présence d'orifices de communication.

b. Le centre phrénique est formé chez le lapin (c'est surtout chez cet animal qu'on doit l'étudier, puisque c'est l'animal sur lequel on expérimente le plus fréquemment), de fibres tendineuses inférieures ayant la forme parabolique et de fibres supérieures circulaires. Entre ces fibres sont placés des canaux lymphatiques, reconnaissables à leur endothélium spécial : leur réseau inférieur affecte la forme de rayons et communique, par des canaux d'union, avec les lymphatiques sous-pleuraux disposés en véritable plexus.

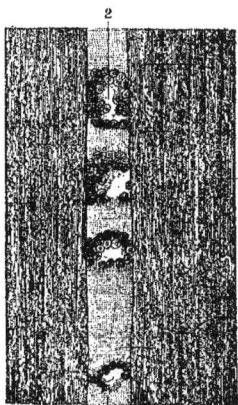

Fig. 588.
Puits lymphatique du diaphragme (d'après RANVIER).

1, cellules contenues dans le puits lymphatique. — 2, puits lymphatique, au niveau d'une fente lymphatique. — 3, tendon du centre phrénique.

En employant les solutions de nitrate d'argent, RECKLINGHAUSEN et DYBKOWSKY ont reconnu la présence d'orifices au niveau de l'épithélium péritonéal. Par le même procédé, ŒDMANSON, LUDWIG et SCHWEIGGER-SEIDEL ont retrouvé de même, sur l'épithélium péritonéal placé au-dessus des lymphatiques diaphragmatiques, épithélium qui s'enfonce entre les cordons tendineux et qui possède, à ce niveau, des cellules plus petites que l'épithélium péritonéal passant au-dessus des cordons, ces auteurs ont retrouvé, disons-nous, l'existence d'orifices plus petits que ceux de RECKLINGHAUSEN, de la largeur d'un globule sanguin environ. KLEIN admet après eux l'existence de ces orifices.

RANVIER, avec ses recherches très importantes sur le centre phrénique, est ensuite intervenu dans la question. Pour cet anatomiste, il existe, dans les espaces situés entre les petits tendons de la face péritonéale du diaphragme, des lacunes circulaires bordées de cellules rondes (fig. 588). Il a donné à ces lacunes, le nom de *puits lymphatiques*. Ce sont, pour lui, de véritables entonnoirs bordés de cellules épithéliales qui conduisent dans la cavité lymphatique de la fente interstitielle. Au niveau des puits lymphatiques seulement, l'épithélium prend cette forme de petites cellules (fig. 589, A, B). Sur le reste de la surface, il est semblable à l'épithélium péritonéal. En outre, les puits lymphatiques ne sont pas constamment béants : ils peuvent être obstrués d'une façon intermittente par de petites cellules mobiles qu'il faut regarder comme des cellules lymphatiques (fig. 589, A, B).

Comme on le voit, en démontrant l'existence des puits lymphatiques, RANVIER est venu corroborer la théorie de la communication directe de la cavité péritonéale avec les lymphatiques du diaphragme.

Les recherches de TOURNEUX et HERMANN sont venues donner une interprétation différente des puits lymphatiques de RANVIER. Pour ces deux anatomistes, l'épithélium péri-

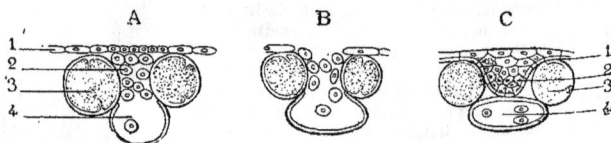

Fig. 589.

A, B. Coupe au niveau des puits lymphatiques (schématique).

1. feuillet péritonéal. — 2, cellules rondes marginales des puits lymphatiques. — 3, coupe des tendons du diaphragme. — 4, cavité lymphatique.

C. Coupe d'un puits lymphatique (d'après TOURNEUX).

1, infundibulum péritonéal. — 2, petites cellules épithéliales en voie de prolifération. — 3, tendon. — 4, cavité lymphatique fermée.

tonéal n'offrirait en réalité aucune solution de continuité; mais, au niveau des fentes lymphatiques, il présenterait des enfoncements au fond desquels s'amasseraient des cellules épithéliales de la séreuse en voie de développement, formant des amas coniques. Ces cônes cellulaires sont pour ces auteurs absolument pleins et ils ajoutent qu'on n'a pas pu démontrer l'existence des points où ces creux aboutissent aux lymphatiques des fentes (fig. 589, C). Ajoutons que BIZZOZERO et SALVIOLI sont arrivés aux mêmes conclusions que TOURNEUX et HERMANN.

D'après ce qui précède, on voit que l'existence de communications directes entre les séreuses et les lymphatiques n'est pas encore démontrée d'une façon absolue.

3° *Les cavités lymphatiques ou sacs lymphatiques communiquent-elles avec les cavités séreuses?* — Comme dans les cas précédents, nous pouvons constater le passage des substances liquides colorées de l'une de ces cavités dans l'autre, mais nous allons voir qu'au point de vue anatomique la question est tout aussi difficile à trancher.

On prend pour sujet de recherches, dans ce cas, la paroi de la grande citerne lymphatique des batraciens ou sac rétro-péritonéal. Cette paroi porte sur sa face antérieure l'épithélium péritonéal, sur sa face postérieure l'endothélium lymphatique; ces deux épithéliums sont séparés par une mince couche conjonctive.

Sur cette paroi se trouvent des enfoncements désignés depuis longtemps sous le nom de *citernes*. C'est à leur niveau que se produiraient les communications entre la séreuse et le sac lymphatique.

A ce niveau, les cellules péritonéales s'allongent. Les extrémités moins larges deviennent adjacentes et circonscrivent ainsi un espace de forme variable. Comme les noyaux des cellules péritonéales se rapprochent de l'extrémité aiguë de ces dernières, l'espace en question paraît entouré d'une couronne de noyaux. En même temps, le tissu sous-jacent prend l'aspect de fibres concentriques et forme autour de ce même espace une sorte de couronne fibrillaire. D'autre part, sur la face lymphatique, on voit les cellules lymphatiques former par l'imprégnation d'argent, soit un confluent, soit un cercle noir, soit une ouverture, juste au niveau de l'espace limité par les cellules péritonéales disposées comme nous venons de l'indiquer.

Bogiel et Schweigger-Seidel avaient décrit ces formes épithéliales sans se prononcer d'une façon catégorique sur l'existence d'un orifice réel à ce niveau. Mais Recklinghausen, Klein et Ranvier admettent qu'il existe à ce niveau une véritable communication entre les deux cavités : ils signalent même l'existence des cellules lymphatiques engagées en ces points.

Les recherches de Tourneux conduisent à une conclusion diamétralement opposée. Pour cet anatomiste, le fond des citernes au lieu d'être libre, est occupé par des cellules plus petites, d'autant plus nombreuses que l'enfoncement est plus considérable. Ces cellules sont comparables aux cellules profondes de certaines muqueuses ; elles jouent le même rôle que celles décrites par le même auteur sur la face péritonéale du diaphragme et sont destinées à remplacer les cellules péritonéales qui se desquament. Elles sont facilement altérées par l'imprégnation d'argent et ne sont bien visibles qu'en traitant la paroi du sac lymphatico-rétro-péritonéal par l'acide osmique. Cette dernière substance permet même de les distinguer des leucocytes qui peuvent être engagés dans les citernes. Il y a même plus : pour Tourneux, dans la majorité des cas, le fond des citernes n'atteint pas la moitié de l'épaisseur de la paroi conjonctive intermédiaire et n'arrive pas, par conséquent, au contact de l'épithélium lymphatique ; d'autre part, ce dernier n'offre jamais de solution de continuité au niveau du fond de l'entonnoir. (Voyez, pour plus de détails, Tourneux, *Recherches sur l'épithélium des séreuses*, in Journal de l'Anat. et de la Phys., 1874.)

Comme on le voit, la question de la communication des cavités lymphatiques et des cavités séreuses est loin d'être résolue au point de vue anatomique et, d'une façon générale, si nous récapitulons ce que nous venons de dire à propos de communications entre les canaux ou cavités lymphatiques et les espaces interstitiels du tissu conjonctif, nous pouvons dire que si le passage de liquides colorés ou même de substances figurées, comme les globules de lait, est démontré expérimentalement, on n'a pas encore vu d'une façon absolument démonstrative les orifices permettant ce passage.

Nous rappellerons, en terminant, l'hypothèse émise par Tourneux pour expliquer le passage des éléments figurés sans qu'il y ait pour cela d'orifices : pour cet histologiste, les cellules qu'il a décrites au fond des citernes ou dans les puits lymphatiques, pourraient en vertu de leur activité propre, comme les cellules intestinales, faire traverser à ces éléments figurés la paroi qui sépare les cavités séreuses des cavités lymphatiques.

§ II. — GANGLIONS LYMPHATIQUES

On donne ce nom, depuis Chaussier, à de petits renflements de consistance molle, de forme et de volume variables, qui s'échelonnent sur le trajet des vaisseaux lymphatiques.

Les ganglions lymphatiques nous offrent à considérer : leur *disposition générale*, leur *configuration extérieure*, leur *structure*.

1° **Disposition générale des ganglions**. — Les ganglions lymphatiques s'échelonnent toujours, ainsi que nous l'avons dit plus haut, sur le trajet des canaux vecteurs, soit de la lymphe, soit du chyle. Les rapports des ganglions et des canaux lymphatiques sont intimes : le ganglion reçoit une groupe de vaisseaux par un point de sa surface et en émet un deuxième groupe par le point opposé. Les premiers sont appelés *vaisseaux afférents;* les seconds, *vaisseaux efférents*. L'observation nous apprend que, pour un ganglion déterminé, les vaisseaux afférents sont plus nombreux que les vaisseaux efférents; mais, par contre, ces derniers sont plus volumineux. On désigne généralement sous le nom de *hile*, le point du ganglion par lequel débouchent les vaisseaux efférents, accompagnés d'un nombre plus ou moins considérable de vaisseaux sanguins.

Au point de vue topographique, les ganglions lymphatiques se divisent, comme les lymphatiques eux-mêmes, en *super-ficiels* et *profonds :* les premiers occupent le tissu cellulaire sous-cutané ; les autres sont situés au-dessous de l'aponévrose d'enveloppe des membres ou dans les cavités viscérales. Au groupe des ganglions superficiels appartiennent certains ganglions de l'aine et les ganglions sus-épitrochléens. Mais ce sont les seuls ; tous les autres font partie du second groupe.

Les ganglions lymphatiques sont parfois solitaires, comme le ganglion préauriculaire et le ganglion tibial antérieur ; mais cette disposition est relativement rare. Le plus souvent, ils se réunissent par groupes circonscrits de trois, six, dix, quinze, etc. ; ou même forment de longues traînées, irrégulières mais continues, que l'on désigne parfois sous le nom de *chapelets ganglionnaires*.

Solitaires ou agminés, les ganglions lymphatiques se placent constamment sur le trajet des gros troncs vasculaires. C'est ainsi que nous les voyons se grouper : au membre inférieur, autour de la poplitée et de la fémorale ; au membre supérieur, autour de l'humérale et de l'axillaire ; au cou, autour de la sous-clavière et des carotides ; dans l'abdomen, autour des iliaques, des mésentériques, de l'aorte, de la veine cave inférieure, etc., etc. Un pareil voisinage est parfois fort incommode : ces ganglions peuvent, en effet, en augmentant de volume, comprimer les vaisseaux sur les parois desquels ils reposent, les veines surtout, et jeter ainsi dans la circulation sanguine une perturbation plus ou moins grave.

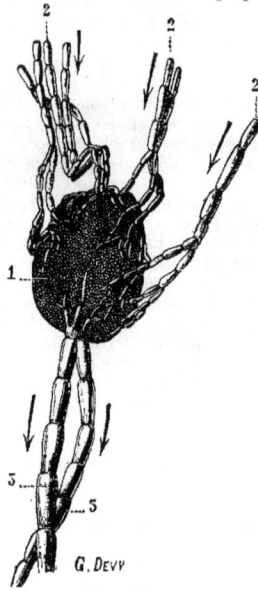

G. DEVY

Fig. 590.

Un ganglion lymphatique avec ses vaisseaux afférents et efférents.

1, ganglion lymphatique. — 2, 2, 2, vaisseaux afférents. — 3, 3, vaisseaux efférents.

2° **Configuration extérieure**. — Les ganglions lymphatiques se présentent sous les *formes* les plus diverses : la plupart d'entre eux sont globuleux et irrégulièrement sphériques ; d'autres sont plus ou moins aplatis, offrant alors suivant les cas des contours arrondis, ovalaires, triangulaires, etc.

Leur *volume* n'est pas moins variable : les plus gros ne dépassent pas d'ordinaire le volume d'une olive ; le plus grand nombre présentent les dimensions d'un pois légèrement allongé. Mais il en existe de bien moins volumineux ; il en est même, dans chaque groupe, un certain nombre qui échappent par leur petitesse aux investigations du scalpel et qui ne se révèlent à l'œil que lorsqu'ils ont été grossis par le processus morbide, ou bien par une injection mercurielle poussée dans ses vaisseaux afférents. Ce dernier fait, on le conçoit, enlève une grande partie de leur valeur aux différentes recherches, que l'on a entreprises dans le but d'évaluer le *nombre* des ganglions. Ce nombre paraît osciller entre 400 et 600.

La *couleur* des ganglions est, en général, d'un gris rougeâtre. Mais cette coloration varie en passant d'un groupe à l'autre : c'est ainsi que les ganglions sous-cutanés sont d'un rouge vif; ceux du mésentère sont d'un rose pâle dans les intervalles de la digestion et presque blancs au moment où se fait l'absorption du chyle; ceux qui reçoivent les lymphatiques du foie présentent un aspect jaunâtre; ceux de la rate sont bruns, ceux de la racine du poumon plus ou moins noirâtres.

Les ganglions lymphatiques sont toujours moins développés chez l'adulte que chez l'enfant. Ils s'atténuent encore chez le vieillard, mais sans disparaître entièrement, comme l'ont enseigné à tort MASCAGNI, RUYSCH et HALLER.

3° **Structure des ganglions lymphatiques.** — La structure des ganglions lymphatiques, longtemps ignorée, a été surtout élucidée par les travaux de HIS, de RECKLINGHAUSEN, de TEICHMANN, de RANVIER et de KLEIN.

Examiné sur une coupe, le ganglion nous apparaît comme constitué par une substance propre, formée de petites cellules arrondies, entourée d'une coque d'aspect fibreux et traversée par des cloisons de même aspect issues de cette dernière. La partie périphérique de cette substance propre est relativement dense : elle porte le nom de *substance corticale*. La portion centrale, rapprochée du hile, colorée en brun chez certaines espèces animales (bœuf, cheval), est beaucoup plus molle : on la désigne sous le nom de *substance médullaire*.

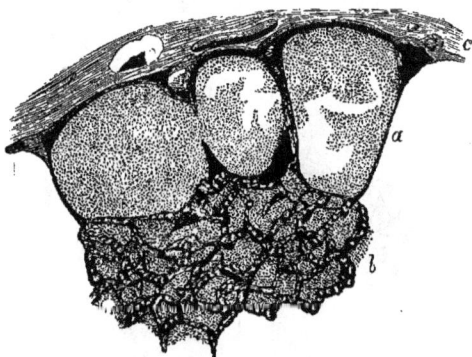

Fig. 591.

Coupe verticale au travers d'un ganglion lymphatique, dont les lymphatiques ont été injectés (KLEIN).

c, la capsule externe avec les vaisseaux lymphatiques en coupe. — a, les follicules lymphatiques; autour d'eux sont les sinus lymphatiques corticaux. — b, la substance médullaire: on y voit les sinus lymphatiques injectés entre les masses du tissu adénoïde.

L'existence à la surface extérieure des masses ganglionnaires de vaisseaux lymphatiques *afférents* et *efférents* nous indique suffisamment que la lymphe traverse les ganglions. L'étude de cette circulation lymphatique au sein même des ganglions facilite singulièrement la compréhension de leur structure. Si nous injectons dans un vaisseau afférent un liquide coloré et coagulable, nous voyons, sur les coupes, que la lymphe décrit dans le ganglion un trajet toujours très compliqué, qu'elle y forme un système de canaux plus ou moins tortueux, appelés *sinus lymphatiques*. Dans la substance corticale, les sinus, assez écartés les uns des autres, sont séparés par des masses de substance propre que l'on désigne sous le nom de *follicules lymphatiques* (fig. 591). Dans la substance médullaire et tout particulièrement au niveau du hile, ces mêmes sinus, beaucoup plus nombreux et beaucoup plus développés, forment un réseau d'aspect caverneux ; ici encore, ils interceptent dans leurs mailles des masses de substance propre, mais cette fois allongées et irrégulières, appelées *cordons folliculaires*. Follicules lymphatiques et cordons folliculaires constituent, du reste, des formations anatomiques de même valeur sous des aspects et des noms différents et se continuent les uns avec les autres entre les canaux que parcourt la lymphe.

En résumé, les ganglions lymphatiques se composent essentiellement : 1° d'une enveloppe ou *coque* ; 2° de *trabécules* ou cloisons issues de cette dernière ; 3° des *follicules* et des *cordons folliculaires* ; 4° des *voies lymphatiques* ; 5° de *vaisseaux sanguins* et de *nerfs*. Nous étudierons séparément chacun de ces différents éléments et examinerons, à la fin de notre description le *rôle* probable des ganglions lymphatiques.

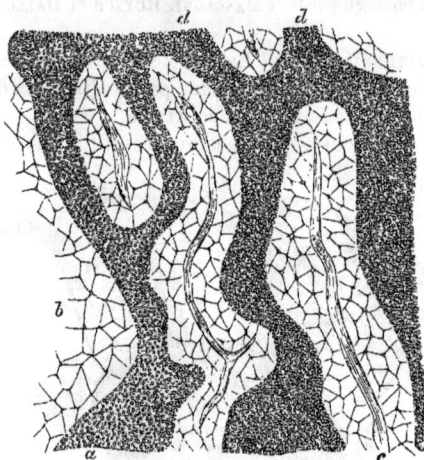

Fig. 592.

Coupe au travers de la substance médullaire d'un ganglion lymphatique (KLEIN).

a, transition des cordons folliculaires du tissu adénoïde dans les follicules corticaux. — *b*, les sinus lymphatiques cloisonnés par le réticulum des trabécules de second ordre. — *c*, les trabécules de premier ordre. — *d, d*, les cordons folliculaires.

1° Coque du ganglion. — La coque ou capsule des ganglions lymphatiques varie considérablement en épaisseur. Dans certains cas elle est très mince, transparente ; dans d'autres, au contraire, elle forme une membrane très appréciable. Elle est traversée par les vaisseaux lymphatiques afférents et contient des vaisseaux sanguins. Chez quelques animaux, le chien par exemple, elle est exclusivement formée de tissu conjonctif. Chez le cheval, le mouton, le bœuf, elle renferme en outre des fibres musculaires lisses, surtout dans les couches profondes. Le tissu conjonctif qui la constitue est disposé *sous forme de lamelles*.

2° Trabécules. — Comme nous l'avons déjà dit, de la capsule fibreuse se détachent des cloisons conjonctives, qui se ramifient dans la substance propre du ganglion. Pour faciliter leur étude, nous distinguerons : les trabécules de premier ordre qui se détachent directement de la paroi, les trabécules de second ordre qui, détachées des précédentes, forment un réseau au niveau des voies lymphatiques et. enfin, les trabécules de troisième ordre, qui forment la trame des cordons folliculaires et des follicules.

a. Les *trabécules de premier ordre* convergent vers le hile et forment par leur réunion des espèces de cornets fenêtrés, à base externe et à sommet dirigé vers le hile, cornets dans l'intérieur desquels se trouvent placés les follicules, comme suspendus dans les sinus lymphatiques. A leur origine sur la coque fibreuse, elles sont aplaties; mais, au voisinage de la substance médullaire, elles prennent une forme cylindrique et constituent alors des faisceaux moins volumineux qui rejoignent le tissu conjonctif du hile; toutes les cavités délimitées par ces tractus communiquent entre elles. Leur tissu est de même nature que celui de la capsule : c'est du tissu conjonctif, mêlé dans certains cas de fibres musculaires lisses. On y rencontre des vaisseaux et des nerfs. Si l'on traite un ganglion lymphatique par le nitrate d'argent, on voit nettement apparaître, sur les faces de ces trabécules qui sont en rapport avec le sinus, un véritable endothélium lymphatique.

b. Des trabécules de premier ordre, se détachent des fibrilles très fines qui, après avoir formé un réseau délicat dans l'intérieur de la cavité du sinus lymphatique, vont se terminer dans les follicules et les cordons folliculaires, en s'anastomosant à leur surface et en formant ainsi une espèce de natte serrée qui les environne. Ces *trabécules de second ordre* (fig. 592 et 593) sont de simples fibres de tissu conjonctif : elles ne possèdent aucun noyau dans leur intimité. Il n'existe pas non plus de noyaux au niveau des mailles du réticulum qu'elles forment, ainsi que l'a démontré RANVIER. Cependant, en colorant des coupes de ganglion traitées par le pinceau, on voit des noyaux apparaître au niveau de ces fibres : mais ces noyaux sont placés à la surface de ces trabécules et appartiennent en réalité à des cellules endothéliales qui se continuent avec celles que nous avons trouvées à la surface des trabécules de premier ordre. L'imprégnation d'argent démontre ces faits d'une manière péremptoire. Cet endothélium se prolonge même à la surface des follicules lymphatiques et des cordons folliculaires, de telle sorte que tout le système des trabécules qui limitent ou traversent les sinus lymphatiques, est isolé de ces dernières cavités par un endothélium.

c. Les *trabécules de troisième ordre* constituent le substratum des follicules et des cordons folliculaires. Continues avec les trabécules de second ordre, elles sont formées par des fibres conjonctives anastomosées, composant un réticulum excessivement fin, dans les mailles duquel sont contenues les cellules arron-

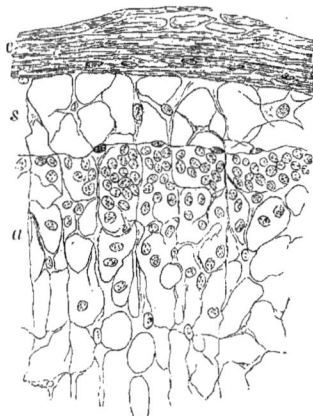

Fig. 593.

Coupe transversale d'un ganglion lymphatique (KLEIN).

c, la capsule externe. — *s*, sinus lymphatiques corticaux coupés de trabécules du deuxième ordre. — *a*, tissu adénoïde du follicule cortical formé de trabécules du troisième ordre; nombreux noyaux indiquant les corpuscules lymphatiques.

dies nucléées, caractéristiques du ganglion (fig. 593). Pas plus qu'au niveau des nœuds du réseau formé par les trabécules de second ordre, on ne rencontre de noyau; pas de noyau non plus dans l'intimité des fibres. Il en existe cependant à leur surface, mais ils appartiennent à des cellules plates qui les revêtent.

En résumé, la charpente du ganglion lymphatique, abstraction faite de sa coque fibreuse, est formée par un réticulum conjonctif dont les mailles varient de dimensions suivant les points considérés. Elles sont très fines au niveau des follicules et des cordons folliculaires, plus lâches au niveau des sinus ou voies lymphatiques. En outre, ces mailles sont revêtues de cellules plates endothéliales, qui les séparent des éléments que peuvent contenir les cavités du ganglion.

3° *Follicules et cordons folliculaires.* — La substance des follicules et des cordons folliculaires est formée tout d'abord par le réseau des trabécules de troisième ordre, recouvertes de cellules aplaties. Dans les cavités, délimitées par ces travées, sont emprisonnées des cellules arrondies, cellules spéciales du ganglion, qui ne sont autre chose que des cellules lymphatiques, ainsi que nous le verrons bientôt. Ces cellules sont difficiles à déloger des mailles du réseau, en raison même de la finesse de ces mailles : elles se détachent les dernières dans l'opération du pinceautage. Grâce à ces relations étroites des loges conjonctives et des cellules qui les remplissent, la substance des follicules et des cordons folliculaires est relativement assez dense. Remarquons de nouveau que les follicules et les cordons folliculaires ne forment pas deux systèmes séparés, car ils sont anastomosés entre eux et forment dans leur ensemble un vaste réseau dans le ganglion, à travers les fenêtres que présentent les trabécules de premier ordre.

4° *Voies lymphatiques du ganglion.* — Les voies lymphatiques du ganglion, sont constituées par l'ensemble des vaisseaux afférents, par les sinus lymphatiques et les vaisseaux efférents.

Les vaisseaux afférents, après avoir traversé la capsule en y formant un réseau, viennent s'ouvrir dans les sinus lymphatiques et déversent la lymphe dans ces dernières cavités, ce qui explique la présence dans les sinus des éléments cellulaires lymphatiques.

Les sinus forment, du reste, de véritables cavités lymphatiques; car, ainsi que l'a reconnu RECKLINGHAUSEN, l'endothélium qui les tapisse est de nature lymphatique, et cet anatomiste l'a vu se continuer avec celui des vaisseaux afférents et efférents. Cependant cet endothélium, qui limite, aussi bien à la surface des trabécules qu'à la surface des follicules ou cordons folliculaires, la cavité des sinus lymphatiques, n'empêche pas toute communication entre les cavités des sinus et les cavités formées par les mailles des follicules et des cordons folliculaires : en examinant, en effet, les ganglions mésentériques au moment de la digestion, on voit des cellules chargées de graisse occuper aussi bien la cavité des sinus que la périphérie des follicules.

Les sinus lymphatiques forment des cavités irrégulières, environnant complètement les cordons folliculaires ou les follicules même sous la capsule;

ils sont interrompus seulement par le réseau des trabécules de second ordre et par la masse elle-même des follicules et des cordons. Au niveau du hile, (Recklinghausen), ils prennent un aspect moniliforme et communiquent fréquemment entre eux, ce qui donne à cette portion du ganglion un aspect caverneux. Dans les dilatations des sinus, viennent se terminer les cordons folliculaires par une extrémité arrondie.

Dans ces cavités circule la lymphe : mais les éléments lymphatiques s'introduisent aussi entre les mailles des cordons folliculaires et des follicules, de telle sorte que les cavités comprises dans ces derniers, peuvent être considérées comme des dépendances des voies lymphatiques. Du reste, de fines injections pénètrent dans la substance folliculaire (Recklinghausen).

5° *Vaisseaux sanguins et nerfs.* — Des vaisseaux sanguins, veines et artères, pénètrent dans les ganglions au niveau du hile : elles s'y divisent et de là gagnent les trabécules du premier ordre, dont elles suivent le trajet. A ce niveau, elles se divisent de nouveau et ces nouvelles divisions traversent les sinus lymphatiques pour se jeter finalement soit dans les follicules, soit dans les cordons folliculaires. Elles vont rejoindre dans ces masses un riche réseau capillaire, à mailles polygonales placées dans tous les plans, réseau autour duquel les fines trabécules de troisième ordre forment une natte serrée, une sorte de tunique adventice. Nous ferons remarquer que la vascularisation est surtout intense au niveau de la substance folliculaire.

Quant aux *nerfs* du ganglion, leur existence est certaine, mais leur disposition n'a pas encore été élucidée.

6° *Rôle probable des ganglions lymphatiques.* — Pour se faire une idée du rôle de ces organes, il faut connaitre la valeur anatomique des éléments cellulaires qui y sont contenus. On pensait autrefois que ces éléments formaient un épithélium de nature et de disposition spéciales, chargé de produire une substance particulière. Cependant l'examen attentif des propriétés diverses de ces éléments fait admettre à la majorité des auteurs, en particulier à His, à Recklinghausen, à Ranvier et à Bizzozero, qu'ils ont la valeur de véritables cellules lymphatiques.

Constitués par un noyau volumineux et par une masse protoplasmique très mince, ils sont doués de mouvements amiboïdes, ainsi qu'on peut le constater, en examinant du suc de ganglion frais, chauffé à la température de 36° environ. Quoiqu'ils ne soient pas tous doués de ces mouvements, on ne peut s'empêcher de les assimiler à des cellules lymphatiques.

En acceptant cette assimilation, on doit, avec Ranvier, attribuer aux ganglions lymphatiques le rôle suivant : les cellules lymphatiques, ne trouvant dans l'organisme aucun milieu qui puisse leur fournir une quantité d'oxygène suffisante pour leur élaboration et leur division, s'introduisent dans la substance folliculaire, richement pourvue de vaisseaux, pour y subir la segmentation. Les ganglions lymphatiques deviennent ainsi des lieux d'élaboration des cellules lymphatiques.

Comme on a pu le voir par ce qui précède, les ganglions lymphatiques sont constitués par des masses conglomérées, environnées de sinus lymphatiques et contenues dans une enveloppe fibreuse divisée en compartiments. Ces masses conglomérées constituent le tissu ganglionnaire proprement dit, puisque ce sont elles qui possèdent le rôle principal. Elles sont formées de cellules lymphatiques infiltrées dans une trame spéciale. Cette trame, mise d'abord en évidence par les recherches de DONDERS et KÖLLIKER, bien étudiée ensuite par HIS, est constituée par une forme spéciale du tissu conjonctif : le *tissu conjonctif réticulé*. Il est formé de fibres anastomosées, à la surface desquelles sont placés des noyaux appartenant aux cellules conjonctives aplaties, propres à ce tissu. Il n'existe pas de noyaux, ni au niveau des nœuds, ni dans les fibres. Ce tissu n'est donc pas formé, comme le pensait KÖLLIKER, par de simples cellules conjonctives anastomosées, par du tissu cytogène ; mais il possède les éléments constitutifs du tissu conjonctif : fibres anastomosées par juxtaposition (RANVIER) et cellules plates ; seulement, ici, les cellules plates jouent le rôle d'un endothélium.

Ce tissu, désigné encore sous le nom d'*adénoïde* par HIS, de *réticulé* par FREY, se retrouve sous forme d'agglomérations bien moins considérables dans l'organisme.

Dans l'intestin notamment, comme nous le verrons plus tard, il constitue, infiltré toujours d'éléments cellulaires lymphatiques, les *follicules clos isolés* et les *follicules agminés* ou *plaques de Peyer*. Ces follicules sont constitués d'une manière absolument analogue aux follicules ou aux cordons folliculaires des ganglions. Le réticulum qui les forme a la valeur du réticulum formé par les trabécules du troisième ordre dans ces derniers. Ils sont environnés, comme dans le ganglion, par un espace ou sinus lymphatique qui occupe soit la totalité, soit la plus grande partie de leur surface : seulement, ils sont librement contenus dans le sinus. Ces mêmes follicules se rencontrent dans la rate, dans l'estomac, dans les intestins, dans les amygdales, à la base de la langue, dans la partie supérieure du pharynx (amygdales pharyngiennes), etc.

Des masses encore plus simples de ce même tissu, infiltré de cellules lymphatiques, ont été décrites par KLEIN à l'intérieur et à l'extérieur des vaisseaux lymphatiques, ainsi que dans les membranes séreuses : il leur a donné, suivant leur position, les noms de *nodules endolymphatiques* et de *nodules périlymphatiques*. On en trouve encore au niveau des taches laiteuses de l'épiploon. Enfin, le même tissu peut être rencontré, étendu en nappe sans aucune délimitation nette, dans l'épiglotte, dans le voile du palais, dans la muqueuse des cordes vocales supérieures, dans le pharynx, dans la muqueuse intestinale, etc.

§ III. — NOMENCLATURE DES LYMPHATIQUES

Tous les vaisseaux lymphatiques de l'économie aboutissent chez l'homme, comme nous l'avons vu, à deux canaux collecteurs de premier ordre, le *canal thoracique* et la *grande veine lymphatique*, lesquels s'abouchent à leur tour dans le système veineux.

Nous décrirons tout d'abord ces deux canaux collecteurs. Puis, nous étudierons méthodiquement les différents groupes ganglionnaires du corps, en ayant soin d'indiquer successivement pour chacun d'eux : 1° les vaisseaux lymphatiques qui s'y rendent (*vaisseaux afférents*) ; 2° les vaisseaux lymphatiques qui en partent (*vaisseaux efférents*).

CHAPITRE PREMIER

CANAUX COLLECTEURS LYMPHATIQUES

Les deux canaux collecteurs de la lymphe, *canal thoracique* et *grande veine lymphatique*, échappent entièrement à la loi de symétrie et demandent chacun une description particulière.

§ 1. — CANAL THORACIQUE (fig. 584 et 599)

Le *canal thoracique*, ainsi appelé parce qu'il occupe le thorax dans la plus grande partie de son étendue, prend naissance au-devant de la deuxième ou de la troisième vertèbre lombaire par une dilatation en ampoule, connue sous le nom de *réservoir du chyle* ou *citerne de Pecquet*. De là, il pénètre dans le thorax par l'orifice aortique du diaphragme et, continuant son trajet ascendant, il chemine en avant de la colonne vertébrale jusqu'à la hauteur de la quatrième vertèbre dorsale. S'infléchissant alors en haut et à gauche, il se dirige obliquement vers l'apophyse tranverse de la septième vertèbre cervicale, où il repose sur le muscle long du cou. Là, il s'incurve de nouveau en avant et en bas, en décrivant un crochet à concavité inférieure et vient s'ouvrir, enfin, dans l'angle de réunion des veines sous-clavière et jugulaire interne du côté gauche.

Dans ce long trajet, le canal thoracique est d'abord placé entre l'aorte abdominale et le pilier droit du diaphragme. — Dans le thorax, il repose en arrière sur la série des corps vertébraux, ayant à sa gauche l'aorte et à sa droite la grande veine azygos. — Sa portion oblique passe en arrière de l'aorte et de la carotide primitive gauche. — Enfin, son crochet terminal est situé sur le côté interne de l'artère sous-clavière du même côté.

Le canal thoracique est rarement rectiligne; il décrit ordinairement des flexuosités, parfois très multipliées et très considérables. Large de 5 à 6 millimètres au niveau de la citerne de Pecquet, il mesure de 2 à 3 millimètres dans sa portion thoracique et présente habituellement un nouveau renflement au moment de se terminer dans la veine sous-clavière. Tous les anatomistes font remarquer avec raison que le canal thoracique, contrairement à ce que l'on observe pour les veines, n'augmente nullement de volume en raison directe des affluents qu'il reçoit.

Cinq troncs lymphatiques se donnent rendez-vous au-devant des premières

vertèbres lombaires pour former par leur réunion le canal thoracique, savoir :
— 1° deux *troncs ascendants*, l'un droit, l'autre gauche, résumant, chacun

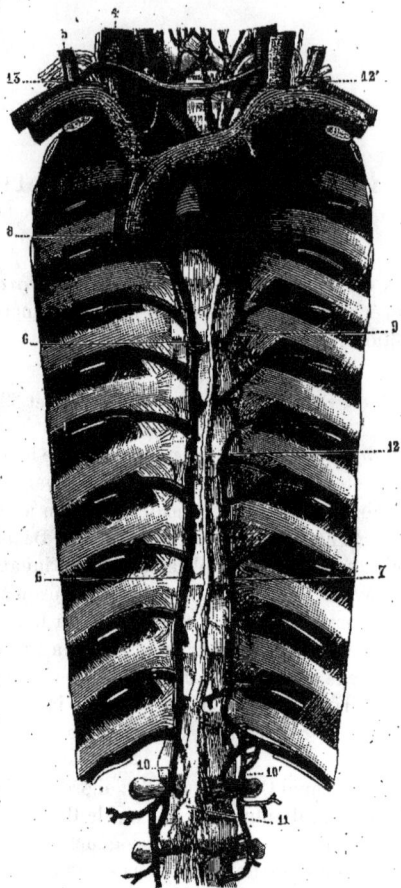

Fig. 594.

Canal thoracique et grande veine lymphatique.

1, crosse de l'aorte et ses branches. — 2, veine cave supérieure. — 3, tronc brachio-céphalique gauche. —
3', tronc brachio-céphalique droit. — 4, jugulaire interne. — 5, jugulaire externe. — 6, 6, grande azygos. —
7, petite azygos. — 8, tronc commun des veines intercostales supérieures droites. — 9, tronc commun des
veines intercostales supérieures gauches. — 10, 10', veines lombaires ascendantes. — 11, citerne de Pecquet et
ses affluents. — 12, canal thoracique, avec 12', son abouchement dans la sous-clavière gauche. — 13, grande
veine lymphatique s'ouvrant dans la veine sous-clavière droite.

pour la moitié qui lui correspond, la circulation lymphatique des membres
inférieurs, du bassin, des testicules, des reins et du gros intestin ; — 2° deux
troncs descendants, l'un droit, l'autre gauche, résumant la circulation

lymphatique des huit ou neuf derniers espaces intercostaux et de la partie postérieure du diaphragme; — 3° un *tronc antérieur*, enfin, résumant la circulation lymphatique (y compris les chylifères) de l'intestin grêle, de l'estomac, du foie et de la rate. Ces cinq troncs d'origine du canal thoracique viennent s'ouvrir dans la citerne de Pecquet, ou tout au moins dans son voisinage.

Dans son passage à travers le thorax, le canal thoracique ne reçoit que deux ou trois vaisseaux lymphatiques ordinairement peu importants, provenant du foie, des premiers espaces intercostaux et des ganglions du médiastin postérieur. Enfin, à sa terminaison, il reçoit : *a.* les lymphatiques de la moitié gauche de la tête et du cou ; *b.* les lymphatiques du membre supérieur gauche ; *c.* les lymphatiques du poumon gauche et du cœur ; *d.* les lymphatiques de la moitié gauche des parois thoraciques, à l'exception des lymphatiques intercostaux qui se jettent, comme nous l'avons déjà vu, dans la citerne de Pecquet.

Le canal thoracique, différant en cela des autres troncs lymphatiques, ne présente que des valvules fort rares et presque toujours incomplètes. Il en existe constamment deux au niveau de son abouchement dans la sous-clavière. Ces deux valvules ostiales s'ouvrent naturellement dans le sens de la direction suivie par la lymphe, et, comme elles sont complètes, elles s'opposent à tout reflux du sang veineux dans le canal thoracique.

Variétés. — Le canal thoracique se bifurque parfois en deux branches qui peuvent s'ouvrir isolément dans les troncs veineux du cou ; mais le plus souvent ces deux branches se réunissent de nouveau, interceptant entre elles un espace ovalaire plus ou moins étendu. — Il se résolvait en un vrai plexus au niveau de la 6ᵉ vertèbre dorsale, dans un cas de TREILE. — Il a été vu double dans toute son étendue par SOEMMERING et OTTO, triple par CRUIKSHANK. — ALBINUS et WURTZER (*Muller's Arch.*, 1834, p. 311) l'ont vu s'ouvrir dans la veine azygos. — Par suite d'une inversion, on a rencontré le canal thoracique à droite, et la grande veine lymphatique à gauche. — Dans ce cas, il peut y avoir transposition comitante des viscères, transposition de la crosse aortique seulement, ou bien disposition normale de l'aorte et des troncs sus-aortiques. — Trois fois M. SAPPEY a vu le canal thoracique entièrement dépourvu de valvules; la valvule ostiale elle-même était réduite à quelques filaments allant d'une paroi à l'autre.

La plupart des anomalies ci-dessus indiquées se retrouvent normalement chez quelques mammifères. C'est ainsi que la duplicité du canal thoracique s'observe le plus souvent chez le cheval : les deux canaux ne se réunissent ordinairement qu'à la base du cœur (COLIN). — Chez le dauphin, CUVIER a vu le canal thoracique se bifurquer en avant, pour déboucher dans la veine jugulaire par deux orifices distincts. — Chez le bœuf (COLIN) le canal thoracique est rarement simple dans toute son étendue; il se bifurque généralement vers la base du cœur et quelquefois même son extrémité antérieure se dispose en un véritable plexus. — HODGKIN signale de même la disposition plexiforme du canal thoracique chez le *Macropus Parryi* de l'ordre des Marsupiaux. — Chez le porc (PANIZZA) le canal thoracique s'ouvre quelquefois dans la veine azygos.

Consulter, au sujet des variations du canal thoracique chez l'homme et chez les animaux: HALLER, *Elementa physiologiæ*, t. VII ; BRESCHET, le système lymphatique etc., Paris, 1836; TODD, art. *Lymphatic system* de la Cyclopœdia of Anat. and Physiol., t. III; COLIN, *Physiologie comparée des animaux domestiques*, t. II, Paris, 1871.

§ II. — GRANDE VEINE LYMPHATIQUE (fig. 594 et 599)

La *grande veine lymphatique*, située du côté droit, est le rendez-vous de

18*

tous les vaisseaux lymphatiques qui ne sont pas tributaires du canal thoracique. Longue tout au plus de 1 à 2 centimètres, elle est située à la partie
antéro-latérale de la base du cou, entre la jugulaire interne et la sous-clavière.
Là, convergent pour la former :

    a. Les vaisseaux lymphatiques du membre supérieur droit;

    b. Les lymphatiques de la moitié droite de la tête et du cou;

    c. Les lymphatiques du poumon droit;

    d. Les lymphatiques de la moitié droite des parois du thorax, à l'exception
des lymphatiques intercostaux, qui aboutissent par un tronc descendant à la
citerne de Pecquet.

La grande veine lymphatique, ainsi constituée, se dirige obliquement en
bas et en dedans et vient s'ouvrir dans l'angle de réunion des veines jugulaire
interne et sous-clavière du côté droit. Elle représente assez exactement,
comme on le voit, le crochet terminal du canal thoracique.

Variétés. — Les troncs d'origine de la grande veine lymphatique sont très variables
en nombre. Mais ils le sont aussi par leur mode de terminaison : au lieu de se réunir en
un tronc commun pour former la veine lymphatique, comme l'indique notre description, ils
peuvent s'ouvrir isolément dans la veine sous-clavière, dans la veine jugulaire interne ou
même dans le tronc veineux brachio-céphalique. Il existe sur ce point des particularités
individuelles, variant pour ainsi dire sur chaque sujet. Ces observations s'appliquent encore,
bien entendu, aux troncs lymphatiques similaires du côté gauche qui se jettent d'ordinaire
dans le crochet du canal thoracique.

CHAPITRE II

GROUPES GANGLIONNAIRES LYMPHATIQUES

VAISSEAUX AFFÉRENTS ET VAISSEAUX EFFÉRENTS

Si l'on en excepte quelques ganglions des membres, les ganglions poplités et les ganglions sus-épitrochléens par exemple, qui sont nettement isolés, les quatre ou six cents ganglions, échelonnés sur le trajet des vaisseaux lymphatiques, forment un tout continu où toute division ne saurait être qu'arbitraire. Nous admettrons cependant, pour la commodité de l'étude et suivant en cela l'exemple donné par tous les Traités classiques, onze groupes ganglionnaires, savoir :

1° Le ganglion tibial antérieur ;
2° Les ganglions poplités ;
3° Les ganglions inguinaux ou ganglions de l'aine ;
4° Les ganglions iliaques externes ;
5° Les ganglions du bassin ;
6° Les ganglions lombo-aortiques ou ganglions abdominaux ;
7° Les ganglions du thorax ;
8° Les ganglions de la tête ;
9° Les ganglions du cou ;
10° Les ganglions sus-épitrochléens ;
11° Les ganglions axillaires ;

Nous allons étudier successivement ces différents groupes ganglionnaires. Après avoir indiqué succinctement leur situation, leurs rapports, le nombre de leurs ganglions constituants, nous décrirons pour chacun d'eux ses vaisseaux lymphatiques afférents et ses vaisseaux lymphatiques efférents. Nous prendrons ainsi les vaisseaux lymphatiques au niveau de leurs réseaux d'origine et nous les conduirons, de ganglions en ganglions, jusqu'aux grands canaux collecteurs décrits dans le chapitre précédent. Nous suivrons, on le voit, une méthode absolument semblable à celle que nous avons déjà adoptée pour les veines.

§ I. — GANGLION TIBIAL ANTÉRIEUR

On désigne sous ce nom un tout petit ganglion situé à la partie antérieure de la jambe, au-devant de la portion supérieure du ligament interosseux.

Parfaitement représenté par MASCAGNI dans ses belles planches du système lymphatique, ce ganglion est quelquefois double (MECKEL).

HEWSON l'a vu descendre, dans un cas, au-dessous de la portion moyenne de la jambe.

Lymphatiques afférents. — Au ganglion tibial antérieur aboutissent les vaisseaux lymphatiques *pédieux* et *tibiaux antérieurs*. Ces vaisseaux prennent naissance (SAPPEY), à la partie profonde de la plante du pied, par plusieurs rameaux et ramuscules qui se réunissent ordinairement en un tronc commun. Ce tronc, satellite de l'arcade plantaire, remonte à la face dorsale du pied en traversant le même anneau musculaire que l'artère pédieuse (p. 173). Il longe ensuite cette artère en se dirigeant d'avant en arrière. Au niveau du cou-de-pied, il est rejoint par un deuxième tronc qui provient de la région plantaire interne et tous les deux remontent alors jusqu'au ganglion précité, en suivant exactement le trajet des vaisseaux tibiaux antérieurs.

Lymphatiques efférents. — Du ganglion tibial antérieur partent deux troncs lymphatiques : ces deux troncs lymphatiques efférents traversent

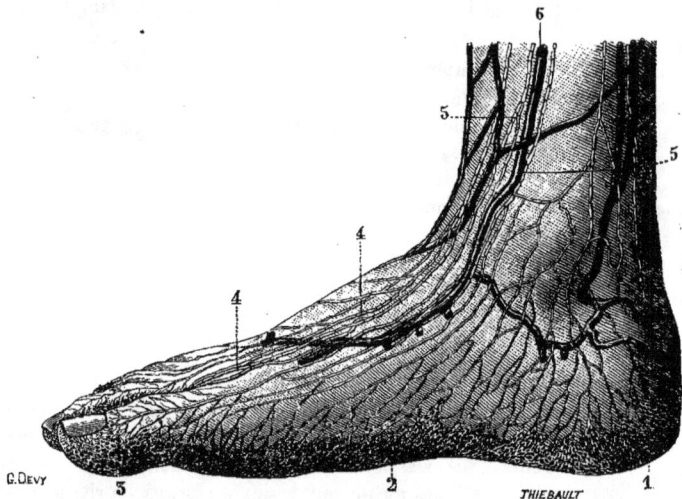

Fig. 595.

Lymphatiques superficiels du pied, vue latérale interne.

1, réseau lymphatique du talon. — 2, réseau du bord interne du pied. — 3, réseau du gros orteil. — 4, 4, lymphatiques de la face dorsale du pied. — 5, troncs qui accompagnent la saphène interne. — 6, saphène interne.

le ligament antérieur avec l'artère tibiale antérieure, arrivent ainsi à la région postérieure de la jambe et s'élèvent alors vers le creux poplité, où ils se terminent dans les ganglions de cette région.

§ II. — Ganglions poplités

Les *ganglions poplités*, situés à la face postérieure du genou comme l'indique suffisamment leur nom, sont ordinairement au nombre de quatre, tous sous-aponévrotiques. L'un d'eux est placé immédiatement au-dessous de l'aponévrose, au point d'abouchement de la saphène externe dans la veine poplitée. Les autres, plus volumineux et plus profondément situés, s'échelonnent le long de l'artère poplitée.

Lymphatiques afférents. — Les ganglions poplités reçoivent comme vaisseaux afférents :

1º Les *lymphatiques* efférents du ganglion tibial antérieur ;

2º Les lymphatiques *saphènes externes*, qui tirent leur origine du bord externe du pied et de la face postérieure du talon ; ils se réunissent ordinairement en deux ou trois troncs principaux, qui suivent exactement le même trajet que la veine saphène externe ;

3º Les *lymphatiques tibiaux postérieurs*, provenant à la fois de la partie profonde de la plante du pied et de la partie profonde de la jambe et suivant le même trajet que l'artère tibiale postérieure ;

4º Les *lymphatiques péroniers*, au nombre de deux ou trois, accompagnant l'artère et les veines de même nom.

5º Les *lymphatiques articulaires*, provenant de l'articulation du genou et suivant le trajet des artères articulaires, décrites plus haut (p. 168).

Vaisseaux efférents. — Des ganglions poplités partent quatre troncs (Sappey), qui passent avec l'artère et la veine poplitée à travers l'anneau du troisième adducteur et, suivant à partir de ce point la gaine des vaisseaux fémoraux, aboutissent aux ganglions inguinaux profonds.

§ III. — Ganglions inguinaux

Les *ganglions inguinaux*, qu'on appelle encore *ganglions de l'aine*, forment un groupe très important situé dans le triangle de Scarpa (t. I, p. 704). On les distingue en *ganglions superficiels* et *ganglions profonds*.

a. Les *ganglions superficiels* ou *sous-cutanés* sont situés entre la peau et l'aponévrose fémorale qui porte à ce niveau le nom de fascia cribriformis. Ils sont au nombre de dix à quinze ; leur ensemble forme une nappe triangulaire dont la base dirigée en haut répond au pli de l'aine et dont le sommet, dirigé en bas, est situé à cinq centimètres au-dessous. Leur volume, très variable, oscille entre celui d'un pois et celui d'une petite amande. Quant à leur forme, elle varie suivant les points où on les examine : les *ganglions supérieurs* ont ordinairement la forme d'un ellipsoïde aplati dont le grand axe est transversal, parallèle par conséquent à l'arcade fémorale ; les *ganglions inférieurs* sont également elliptiques, mais leur grand axe se dirige de haut en bas et

18***

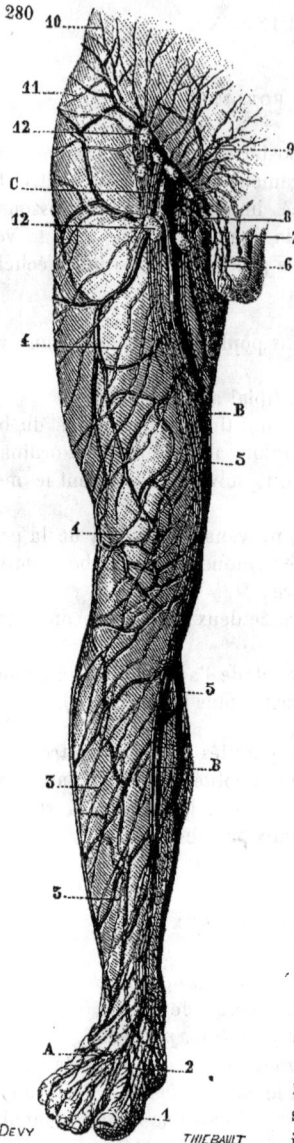

Fig. 596.

Lymphatiques du membre inférieur
vue antérieure.

A, arcade veineuse dorsale du pied. — B, veine saphène interne. — C, veine fémorale. — 1, réseau lymphatique du bord interne du pied. — 2, lymphatiques superficiels de la face dorsale du pied. — 3, lymphatiques superficiels de la face antérieure de la jambe. — 4, 4, lymphatiques superficiels de la face antérieure de la cuisse. — 5, 5, troncs accompagnant la saphène interne. — 6, lymphatiques du scrotum. — 7, lymphatiques des téguments de la verge. — 8, lymphatiques du périnée. — 9, lymphatiques de la paroi abdominale. — 10, lymphatiques des lombes. — 11, lymphatiques de la fesse. — 12, ganglions de l'aine.

non de dehors en dedans; les *ganglions moyens*, intermédiaires aux ganglions des deux groupes précédents, sont plutôt sphéroïdes qu'elliptiques.

b. Les *ganglions profonds* ou *sous-aponévrotiques*, au nombre de deux ou trois seulement, occupent le tiers interne du canal crural, le côté interne de la veine par conséquent. L'un d'eux, *ganglion de Cloquet*, mérite une mention spéciale : il est appliqué contre le bord externe ou concave du ligament de Gimbernat; il n'est séparé du péritoine que par le septum crural (t. I, p. 601) et par le fascia propria (t. I, p. 603) et son inflammation a pu, dans certains cas, déterminer des accidents rappelant de tous points un étranglement herniaire.

Lymphatiques afférents. — Nous décrirons séparément les afférents des ganglions superficiels et les afférents des ganglions profonds.

A. *Afférents des ganglions superficiels.* — Aux ganglions inguinaux superficiels aboutissent les lymphatiques superficiels du membre inférieur, les lymphatiques superficiels de la fesse, les lymphatiques superficiels du périnée et de l'anus, les lymphatiques superficiels de la moitié sous-ombilicale de l'abdomen :

1° Les *lymphatiques superficiels du membre inférieur*, abstraction faite des trois ou quatre troncs qui accompagnent la veine saphène externe et se rendent aux ganglions poplités, aboutissent tous aux ganglions inguinaux.

Ces lymphatiques superficiels prennent naissance par un réseau à mailles très fines sur tous les points des téguments du membre inférieur; mais ces réseaux d'origine sont à la fois plus riches et plus faciles à mettre en évidence au niveau des orteils et de la plante du pied. — Sur les orteils eux-mêmes, les réseaux lymphatiques sont beaucoup plus riches à la face plantaire qu'à la face dorsale; les radicules qui en partent convergent les unes vers le côté interne, les autres vers le côté externe de l'orteil correspondant et forment quatre petits troncs collatéraux (deux de chaque côté) qui se dirigent d'avant en arrière vers la région dorsale du pied; là, ils s'anastomosent entre eux et donnent ainsi naissance à un *plexus lymphatique dorsal* dont les mailles s'enchevêtrent avec celles du plexus veineux de même nom. — Le réseau lymphatique de la plante du pied rappelle par sa richesse et par son aspect celui de la face inférieure des orteils; du côté interne et du côté externe de ce réseau plantaire partent de nombreux ramuscules et rameaux, qui contournent le bord correspondant du pied pour gagner la face dorsale et s'y anastomoser avec le plexus lymphatique précité.

Finalement les lymphatiques superficiels du pied remontent le long de la face antéro-interne du membre, en suivant de préférence le trajet de la veine saphène interne, et viennent se terminer dans le groupe inférieur des ganglions superficiels de l'aine.

2° Les *lymphatiques superficiels de la fesse* naissent des téguments de la région fessière et se divisent, au point de vue de leur trajet et de leur terminaison, en *externes* et *internes* : les premiers contournent d'arrière en avant le côté externe de la cuisse et se rendent aux ganglions supérieurs et externes du pli de l'aine; les seconds se mêlent aux lymphatiques superficiels du périnée et, contournant le côté interne de la cuisse, ils viennent se jeter dans les ganglions supérieurs et internes.

3° Les *lymphatiques superficiels du périnée et de l'anus* prennent naissance dans les téguments de la région périnéale, se dirigent obliquement en avant et en haut, contournent le bord interne de la cuisse et aboutissent aux ganglions supérieurs et internes du pli de l'aine.

4° Les *lymphatiques des organes génitaux externes* de l'homme et de la femme, proviennent : *chez l'homme*, du scrotum, de la peau de la verge, du prépuce, de la muqueuse du gland et de la muqueuse uréthrale; *chez la femme*, des grandes et des petites lèvres, de la muqueuse qui revêt le vestibule et le clitoris, du canal de l'urèthre et du quart antérieur du vagin (voy. dans le t. III, ces différents organes). Les lymphatiques des organes génitaux externes se rendent, comme les lymphatiques du périnée, aux ganglions supéro-internes du pli de l'aine.

5° Les *lymphatiques superficiels de la moitié sous-ombilicale de l'abdomen* naissent, comme l'indique suffisamment leur nom, des téguments de la région lombaire, de la région costo-iliaque et de la région sous-ombilicale. On peut les diviser en postérieurs, moyens et antérieurs : les *postérieurs* se dirigent obliquement en bas, en avant et en dedans, en croisant la crête iliaque ; les *antérieurs* ou *internes*, partant de la face antérieure du muscle grand droit, se dirigent obliquement en bas et en dehors; les *moyens* suivent un trajet qui se rapproche plus ou moins de la verticale. Tous convergent vers la même région, le triangle de Scarpa, et viennent se terminer dans les ganglions supérieurs et moyens du pli de l'aine.

B. *Afférents des ganglions profonds*. — Aux ganglions inguinaux profonds aboutissent deux ordres de vaisseaux lymphatiques, savoir :

1° Les lymphatiques efférents des ganglions poplités, qui ont déjà reçu eux-mêmes les lymphatiques efférents du ganglion tibial antérieur ;

2° Tous les autres lymphatiques profonds du membre inférieur, à l'exception de ceux de la face postérieure de la cuisse qui se rendent aux ganglions hypogastriques : ces vaisseaux lymphatiques profonds, provenant des masses musculaires, des os et du périoste, suivent généralement le trajet des artères et des veines.

Lymphatiques efférents. — Les lymphatiques efférents des ganglions inguinaux superficiels traversent d'avant en arrière le fascia cribriformis et, arrivés sur les vaisseaux fémoraux, se partagent en trois groupes (SAPPEY) : un *groupe externe*, comprenant deux ou trois troncs qui cheminent au-devant de l'artère fémorale et se rendent, après avoir traversé l'anneau crural, dans le plus externe des trois ganglions iliaques ; un *groupe moyen*, formé de trois ou quatre troncs, qui rampent au-devant de la veine fémorale et aboutissent au ganglion iliaque externe moyen ; un *groupe interne*, enfin, dont les troncs, plus nombreux, se portent en dedans de la veine fémorale et se terminent dans les ganglions inguinaux profonds, pour lesquels ils constituent un nouveau groupe de lymphatiques afférents.

Les lymphatiques efférents des ganglions inguinaux profonds traversent à leur tour l'anneau crural dans sa partie interne et se divisent en arrivant dans l'abdomen en deux groupes, un groupe externe et un groupe interne : le *groupe externe* aboutit au plus interne des trois ganglions iliaques externes ; le *groupe interne* oblique en dedans vers le petit bassin et se termine dans les ganglions hypogastriques.

§ IV. — GANGLIONS ILIAQUES EXTERNES

Les *ganglions iliaques externes* sont situés dans l'abdomen, immédiatement au-dessus de la portion moyenne de l'arcade fémorale. Ils sont ordinairement au nombre de trois, occupant : l'un (*ganglion externe*) le côté externe de l'artère iliaque externe, le deuxième (*ganglion interne*) le côté interne de la veine de même nom, le troisième (*ganglion moyen*) la face antérieure de ces deux vaisseaux.

Lymphatiques afférents. — Les ganglions iliaques externes reçoivent trois ordres de vaisseaux lymphatiques, savoir :

1° Les lymphatiques efférents des ganglions inguinaux, décrits dans le paragraphe précédent ;

2° Les *lymphatiques épigastriques*, qui proviennent des muscles de la paroi abdominale, principalement du grand droit, et suivent exactement le même trajet que l'artère et les veines épigastriques ; ils aboutissent au ganglion moyen ;

3° Les *lymphatiques circonflexes iliaques*, qui naissent à la fois du muscle iliaque et des trois muscles larges de la paroi abdominale ; satellites de l'artère circonflexe iliaque, ils descendent comme elle le long du bord postérieur de l'arcade fémorale et viennent se terminer dans le ganglion externe.

Lymphatiques efférents. — Les ganglions iliaques externes donnent naissance à cinq ou six troncs : la plupart de ces troncs, troncs efférents, se dirigeant obliquement en haut, en arrière et en dedans, longent l'artère et les veines iliaques externes et aboutissent finalement aux ganglions lombaires. Les plus internes de ces troncs, cependant, descendent dans le bassin pour se terminer dans les ganglions hypogastriques.

§ V. — GANGLIONS DU BASSIN

Les ganglions situés dans l'excavation pelvienne sont toujours très nombreux, mais généralement peu volumineux. Ils forment deux groupes : les ganglions hypogastriques et les ganglions sacrés :

a. Les *ganglions hypogastriques* sont placés sur les parois latérales du petit bassin ; ils occupent exactement l'espace que circonscrivent entre elles les deux artères iliaques interne et externe. Les plus antérieurs de ce groupe s'avancent, le long des vaisseaux obturateurs, jusqu'au pubis. CRUVEILHIER a signalé comme constant un *ganglion obturateur* situé sur l'orifice interne du canal sous-pubien. Contrairement à lui, M. POIRIER conclut de recherches récentes (1887) qu'à l'état normal il n'existe aucun ganglion lymphatique à l'entrée du canal sous-pubien : le ganglion le plus rapproché de ce canal serait placé à 15 ou 20 millimètres au-dessus et en arrière, le long de la veine iliaque externe (voy. à ce sujet CANTIN, th. Paris, 1889).

b. Les *ganglions sacrés* s'échelonnent irrégulièrement, de chaque côté du rectum, sur la face antérieure du sacrum ; on en rencontre toujours quelques-uns sur la ligne médiane entre les deux feuillets du mésorectum.

Lymphatiques afférents. — Aux ganglions pelviens aboutissent une multitude de vaisseaux lymphatiques, provenant à la fois et de l'extérieur du bassin et de l'intérieur de cette cavité. Ce sont :

1° Les *lymphatiques fessiers* et *ischiatiques*, qui accompagnent les veines de même nom et amènent aux ganglions hypogastriques la lymphe recueillie par leurs radicules à la partie postérieure de la cuisse et dans la région fessière ;

2° Les *lymphatiques obturateurs*, qui, prenant naissance au milieu des muscles adducteurs de la cuisse, accompagnent de même la veine obturatrice et rentrent dans le bassin par le canal sous-pubien ;

3° Les *lymphatiques viscéraux*, qui proviennent du rectum, de la vessie, de la prostate, des vésicules séminales, des canaux déférents chez l'homme ; et, chez la femme, de l'utérus et des trois quarts postérieurs du vagin (voy., pour plus de détails, dans le t. III, chacun de ces différents organes).

Lymphatiques efférents. — Les vaisseaux lymphatiques qui émanent des ganglions hypogastriques remontent vers l'abdomen en croisant les artères iliaque externe et iliaque primitive et se jettent dans les ganglions lombaires après un trajet fort court, durant lequel ils échangent entre eux de nombreuses anastomoses (*plexus hypogastrique* et *plexus iliaque externe de* MASCAGNI).

Les lymphatiques efférents des ganglions sacrés aboutissent à un groupe de ganglions, placés dans l'angle de bifurcation de l'aorte, lesquels sont en relation d'une part avec les ganglions lombaires, d'autre part avec les ganglions préaortiques.

§ VI. — GANGLIONS LOMBO-AORTIQUES OU ABDOMINAUX

Les ganglions contenus dans la cavité abdominale sont remarquables par leur nombre, par la variabilité de leur volume et par l'irrégularité tout au moins apparente de leur dissémination. Nous les diviserons cependant, toujours pour la commodité des descriptions, en trois groupes, savoir : les *ganglions latéraux* ou *lombaires*, les *ganglions préaortiques* et les *ganglions viscéraux.*

a. Les *ganglions latéraux* ou *lombaires* s'échelonnent de chaque côté de la colonne lombaire et des deux gros troncs vasculaires, aorte et veine cave inférieure, qui reposent sur elle. Ils forment ainsi une chaîne non interrompue qui s'étend de la portion moyenne de l'artère iliaque primitive jusqu'à la première vertèbre lombaire. M. SAPPEY en compte de vingt à trente de chaque côté.

b. Les *ganglions préaortiques* ou *sus-aortiques* sont couchés au-devant de l'aorte et de la veine cave inférieure; quelques-uns s'insinuent toujours entre ces deux vaisseaux. Ils forment, eux aussi, une chaîne non interrompue qui s'étend de la bifurcation de l'aorte au bord supérieur du pancréas.

c. Nous désignerons sous le nom de *ganglions viscéraux* toute une série de ganglions, qui sont situés à la périphérie de la plupart des viscères de l'abdomen, de préférence au niveau du hile. C'est ainsi que nous rencontrons : 1° des *ganglions gastriques*, situés le long de la grande et de la petite courbure de l'estomac; 2° des *ganglions spléniques*, logés sur la face interne de la rate; 3° des *ganglions pancréatiques*, longeant le bord supérieur du pancréas; 4° des *ganglions hépatiques*, placés au-dessous du foie, dans l'épaisseur de l'épiploon gastro-hépatique; 5° des *ganglions mésentériques*, disséminés entre les deux feuillets du mésentère; ces derniers sont extrêmement nombreux (130 à 150 d'après THEILE) : les uns, les plus volumineux, occupent le bord postérieur du mésentère; les autres sont situés dans le mésentère lui-même et se rapprochent plus ou moins de l'intestin grêle; un groupe important (*groupe iléo-colique*) se rencontre constamment dans l'angle de réunion de l'iléon avec le gros intestin; 6° des *ganglions mésocoliques*, enfin, disposés sous la forme d'un immense fer à cheval le long du bord postérieur du gros intestin, depuis le cœcum jusqu'à l'origine du rectum.

Lymphatiques afférents. — Aux ganglions abdominaux aboutissent les vaisseaux lymphatiques suivants :

1° Les lymphatiques des ganglions iliaques externes et des ganglions pelviens que nous avons vus tout à l'heure.

2° Les *lymphatiques spermatiques* : nés du testicule, de l'épididyme et du canal déférent (voy. ces *Organes*), ils se réunissent en sept ou huit troncs volumineux qui suivent dans toute leur étendue le trajet de l'artère et des veines spermatiques; partie intégrante du cordon, ils traversent le canal inguinal, pénètrent dans l'abdomen et aboutissent aux ganglions lombaires, à la hauteur des reins. — Chez la femme, ces lymphatiques sont représentés par un groupe homologue, les lymphatiques *utéro-ova-riens*, qui proviennent de l'utérus et de l'ovaire (voy. *Utérus* et *Ovaire*).

3° Les *lymphatiques lom-baires*, qui prennent nais-sance dans les muscles larges de l'abdomen et suivent le même trajet que les artères et les veines lombaires : comme les lymphatiques in-tercostaux avec lesquels ils présentent une analogie com-plète, ils reçoivent comme affluents, au niveau des trous de conjugaison, plusieurs rameaux lymphatiques pro-venant des gouttières verté-brales et du canal rachidien.

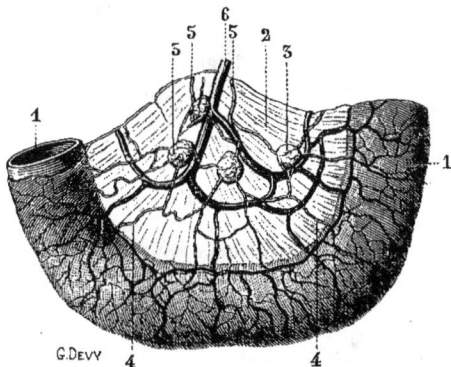

Fig. 597.

Lymphatiques de l'intestin.

1, une anse d'intestin grêle. — 2, mésentère. — 3, 3, ganglions mésentériques. — 4, 4, lymphatiques afférents de ces ganglions, provenant de l'intestin. — 5, 5, lymphatiques efférents. — 6, une branche d'origine de la veine porte.

4° Les *lymphatiques rénaux* et *surrénaux*, qui proviennent du rein et des capsules surrénales et s'accolent dans leur trajet à la veine rénale. M. SAPPEY recommande, pour les mettre en évidence, de faire passer un courant d'eau par l'artère rénale; on voit alors le liquide revenir à la fois par la veine et par les lymphatiques.

5° Les *lymphatiques de l'estomac*, qui se rendent les uns aux ganglions de la petite courbure, les autres aux ganglions de la grande courbure, en suivant les trois principales artères de l'estomac, la coronaire stomachique et les deux gastro-épiploïques droite et gauche.

6° Les *lymphatiques de la rate*, qui aboutissent tout d'abord aux ganglions spléniques et, par leur intermédiaire, aux ganglions pancréatiques.

7° Les *lymphatiques du pancréas*, qui se portent dans les ganglions placés sur le bord supérieur de cet organe et aussi dans les ganglions qui entourent le tronc cœliaque.

8° Les *lymphatiques du foie*, divisés ordinairement en lymphatiques super-ficiels et lymphatiques profonds et venant se terminer en partie dans les ganglions hépatiques et les ganglions abdominaux, en partie dans les ganglions des médiastins et dans le canal thoracique lui-même ; nous décrirons ces lymphatiques en détail à propos du foie.

9° Les *lymphatiques de l'intestin grêle*, appelés encore *chylifères* parce qu'ils charrient du chyle : ces vaisseaux s'échappent du bord adhérent de l'intestin grêle et cheminent d'avant en arrière entre les deux feuillets du repli mésentérique ; ils aboutissent, de ganglion en ganglion, aux ganglions mésentériques postérieurs d'abord et, finalement, aux groupes ganglionnaires qui sont placés en avant de l'aorte et de la veine cave inférieure.

10° Les *lymphatiques du gros intestin* : ceux qui proviennent de la partie supérieure du rectum et de la partie inférieure du côlon descendant traversent tout d'abord les ganglions mésocoliques correspondants et se jettent ensuite dans les ganglions lombaires du côté gauche ; ceux qui émanent des autres portions du gros intestin (côlon transverse, côlon ascendant, cœcum) après avoir traversé de même leurs ganglions propres, aboutissent au groupe supérieur des ganglions mésentériques.

Lymphatiques efférents. — Des ganglions abdominaux partent de nombreux vaisseaux efférents qui convergent tous vers l'extrémité inférieure du canal thoracique, situé comme on le sait, entre le pilier droit du diaphragme et l'aorte. Ils se réunissent les uns aux autres, à la manière des veines, au fur et à mesure qu'ils se rapprochent de ce point, de telle sorte qu'en arrivant à la citerne de Pecquet (p. 273) ils ne forment plus que trois troncs, deux ascendants et un antérieur :

a. Les deux *troncs ascendants*, l'un droit, l'autre gauche, résument la circulation lymphatique des membres inférieurs, du bassin et des organes qu'il renferme, des testicules, de l'urèthre, des reins, des parois abdominales.

b. Le *tronc antérieur* résume la circulation lymphatique de l'estomac, de l'intestin grêle, du gros intestin, de la rate et de la plus grande partie du foie.

Ces trois troncs constituent, ainsi que nous l'avons déjà vu, les principaux troncs d'origine du canal thoracique.

§ VII. — GANGLIONS DU THORAX

Les *ganglions du thorax* doivent être divisés, d'après leur situation, en ganglions pariétaux et ganglions viscéraux.

a. Les *ganglions pariétaux* situés comme leur nom l'indique sur les parois thoraciques, forment trois groupes : les ganglions diaphragmatiques, les ganglions intercostaux et les ganglions mammaires internes : 1° les *ganglions diaphragmatiques*, au nombre de quatre à six, reposent sur la convexité du muscle diaphragme : on en trouve ordinairement deux ou trois au niveau de la base du péricarde, et un ou deux autour de l'orifice quadrilatère qui donne passage à la veine cave inférieure ; 2° les *ganglions intercostaux* occupent la partie la plus interne des espaces intercostaux ; on en compte deux ou trois pour chaque espace, quelquefois quatre, rarement un plus grand nombre. On en rencontre parfois entre les deux muscles intercostaux interne et externe; mais la plupart d'entre eux s'appliquent contre la paroi latérale des corps vertébraux; 3° les *ganglions mammaires internes*. au nombre de six à dix de chaque côté, s'échelonnent le long de l'artère mammaire interne depuis l'appendice xiphoïde jusqu'au cartilage de la première côte.

b. Les *ganglions viscéraux* se rattachent de même à quatre groupes, les ganglions médiastinaux antérieurs et postérieurs, les ganglions cardiaques et les ganglions bronchiques : 1° les *ganglions médiastinaux antérieurs*, en nombre fort variable, sont logés dans le médiastin antérieur, entre le sternum et le cœur; 2° les *ganglions médiastinaux postérieurs*, dont le nombre et le volume varient également suivant les sujets, occupent le médiastin postérieur entre le cœur et la colonne vertébrale; 3° les *ganglions cardiaques* reposent sur la base du cœur. au-dessous de la crosse aortique; 4° les *ganglions bronchiques*, enfin, toujours fort nombreux, forment une chaîne non interrompue depuis la bifurcation de la trachée jusqu'au hile du poumon; quelques-uns se dissimulent même sous le parenchyme pulmonaire, autour des premières ramifications bronchiques.

Lymphatiques afférents. — *a.* Aux *ganglions diaphragmatiques* aboutissent quelques lymphatiques efférents du foie (voy. *Foie*) et tous les lymphatiques du diaphragme provenant à la fois du centre phrénique et de la portion charnue de ce muscle. Ces lymphatiques ne font que traverser les ganglions diaphragmatiques; ils se jettent, finalement, les antérieurs dans les ganglions mammaires internes, les postérieurs dans les ganglions sus-pancréatiques, auxquels ils arrivent en traversant de haut en bas l'orifice aortique du diaphragme.

b. Les *ganglions mammaires internes* sont le rendez-vous commun des vaisseaux lymphatiques qui proviennent de la portion sus-ombilicale du muscle grand droit et de ceux qui prennent naissance dans la partie antérieure des espaces intercostaux.

c. Les *ganglions intercostaux* reçoivent les vaisseaux lymphatiques des espaces intercostaux. On compte généralement deux vaisseaux lymphatiques dans chaque espace. Nés des muscles intercostaux et de la plèvre, ils suivent de dehors en dedans le trajet de l'artère et de la veine intercostale correspondante et reçoivent comme cette dernière, au niveau du trou de conjugaison, un ou plusieurs affluents lymphatiques, provenant des gouttières vertébrales et du rachis.

d. Enfin, parmi les ganglions que nous avons appelés viscéraux, les *ganglions médiastinaux antérieurs* reçoivent les lymphatiques du thymus, du péricarde et quelques rameaux émanant de la face convexe du foie; les *ganglions médiastinaux postérieurs* reçoivent les lymphatiques de l'œsophage (voy. *Œsophage*); les *ganglions cardiaques*, les lymphatiques du cœur (voy. *Cœur*); les *ganglions bronchiques*, les lymphatiques des bronches et du poumon (voy. *Poumon*).

Lymphatiques efférents. — Les lymphatiques efférents des ganglions intercostaux, à l'exception de ceux qui proviennent des ganglions situés dans les deux ou trois premiers espaces, descendent verticalement vers la base du thorax, en formant de chaque côté de la colonne vertébrale, deux troncs qu'on a comparés non sans raison aux veines azygos, quoique cheminant en sens inverse. Ces deux troncs descendants, résumant, comme on le voit, la circulation lymphatique des huit ou neuf derniers espaces intercostaux, traversent de haut en bas l'orifice aortique du diaphragme, pénètrent dans l'abdomen et se jettent alors dans la citerne de Pecquet.

Tous les autres lymphatiques efférents des ganglions du thorax se dirigent en haut vers l'orifice supérieur de cette cavité. Après s'être anastomosés et s'être réunis ensemble en des troncs de moins en moins nombreux, mais de plus en plus volumineux, ils convergent vers l'espace angulaire que forment de chaque côté la veine jugulaire interne et la veine sous-clavière et s'ouvrent enfin, ceux du côté gauche dans le canal thoracique, ceux du côté droit dans la grande veine lymphatique.

§ VIII. — Ganglions de la tête

Les *ganglions de la tête* sont situés entre celle-ci et le cou ; ils constituent pour ainsi dire, à la limite respective de ces deux importantes régions, un cercle complet. Pour la commodité de l'étude, nous diviserons ces ganglions, à l'exemple de M. Sappey, en cinq groupes, savoir : les *ganglions sous-occipitaux*, les *ganglions mastoïdiens*, les *ganglions parotidiens*, les *ganglions sous-maxillaires* et les *ganglions sus-hyoïdiens*.

a. Les *ganglions sous-occipitaux*, au nombre de deux ou trois seulement, reposent sur le grand complexus, immédiatement au-dessous de la ligne courbe supérieure de l'occipital.

b. Les *ganglions mastoïdiens*, au nombre de quatre ou cinq de chaque côté, sont situés, les uns sur la face externe de l'apophyse mastoïde, les autres un peu au-dessous de cette saillie osseuse ; ces derniers se trouvent recouverts par le muscle sterno-cléido-mastoïdien.

c. Les *ganglions parotidiens* occupent soit la face externe, soit l'épaisseur même de la glande parotide ; mais tous, d'après M. Sappey, sont placés au-dessous de l'aponévrose parotidienne ; les ganglions parotidiens superficiels, décrits par certains anatomistes, n'existent pas. On observe constamment au-dessus du groupe ganglionnaire parotidien, immédiatement en avant du tragus, un ganglion volumineux, le *ganglion préauriculaire*, qui s'engorge parfois dans les affections des paupières ou de la conjonctive.

d. Les *ganglions sous-maxillaires* longent la face interne et le bord inférieur de la mâchoire inférieure ; on en compte de douze à quinze, tous recouverts par le peaucier et par l'aponévrose superficielle du cou.

e. Les *ganglions sus-hyoïdiens* comprennent un, deux ou trois petits ganglions couchés sur la face inférieure du muscle mylo-hyoïdien, entre les ventres antérieurs des deux muscles digastriques.

Lymphatiques afférents. — Les cinq groupes ganglionnaires précités sont le

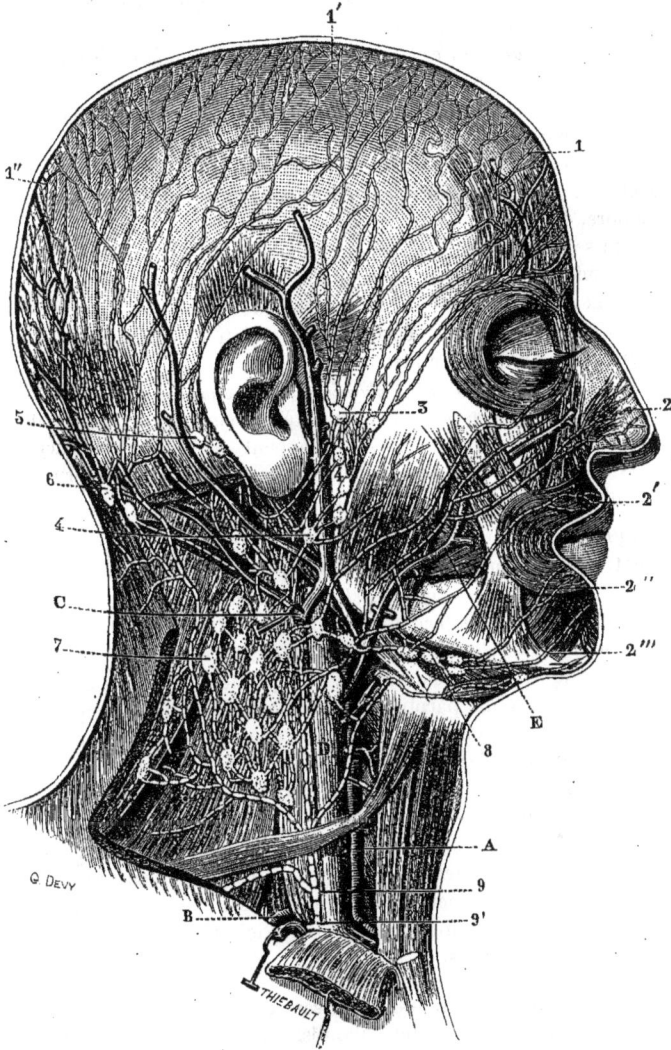

Fig. 598.
Lymphatiques de la tête et du cou.

A, carotide primitive. — B, artère sous-clavière. — C, veine jugulaire externe. — D, veine jugulaire interne. — E, veine faciale. — 1, 1', 1", lymphatiques frontaux, pariétaux et |occipitaux. — 2, lymphatiques du nez. — 2', 2", lymphatiques des lèvres. — 2''', lymphatiques du menton. — 3, ganglions préauriculaires. — 4, ganglions parotidiens. — 5, ganglions mastoïdiens. — 6, ganglions sous-occipitaux. — 7, ganglions cervicaux. — 8, ganglions sous-maxillaires. — 9, grande veine lymphatique se jetant en 9' dans la veine sous-clavière.

rendez-vous commun des lymphatiques du crâne et des lymphatiques de la face.

1° *Lymphatiques du crâne.* — Les vaisseaux lymphatiques du crâne se divisent, d'après leur situation et leur origine, en *lymphatiques extra-crâniens* et *lymphatiques intra-crâniens* :

a. Les *lymphatiques extra-crâniens* prennent naissance dans les parties molles et tout particulièrement dans les téguments qui recouvrent la voûte du crâne. Ils descendent ensuite vers l'origine du cou et se divisent, comme les veines extra-crâniennes, en trois groupes : le *groupe frontal*, le *groupe pariétal* et le *groupe occipital*, dont les noms seuls indiquent nettement leur provenance. — Les *lymphatiques frontaux* se dirigent obliquement en bas et en dehors, descendent au-devant de l'oreille, croisent l'arcade zygomatique et viennent se jeter dans les ganglions parotidiens. — Les *lymphatiques pariétaux* cheminent de haut en bas sur la face latérale du crâne et aboutissent en partie aux ganglions parotidiens, en partie aux ganglions mastoïdiens. — Les *lymphatiques occipitaux* occupent la région postérieure de la tête et se rendent aux ganglions de même nom.

b. Les *lymphatiques intra-crâniens*, provenant des centres nerveux et de leurs enveloppes, seront étudiés ultérieurement (voy. NÉVROLOGIE). Qu'il nous suffise d'indiquer ici qu'ils s'échappent de la cavité crânienne par les mêmes orifices que les veines intra-crâniennes (jugulaire interne, méningée moyenne) et aboutissent aux ganglions du cou.

2° *Lymphatiques de la face.* — Les vaisseaux lymphatiques de la face se divisent, comme ceux du crâne, en *superficiels* et *profonds* :

a. Les *lymphathiques superficiels* proviennent de tous les points des téguments qui recouvrent la face et principalement de la peau des pommettes, du lobule du nez et des lèvres, où ils forment de très riches réseaux. A l'exception des lymphatiques de la pommette et de la partie externe des paupières qui se rendent aux ganglions parotidiens, tous les lymphatiques superficiels de la face descendent vers la région sus-hyoïdienne et se jettent dans les ganglions sous-maxillaires et les ganglions sus-hyoïdiens. Un ou deux gros troncs accompagnent ordinairement la veine faciale, depuis l'angle interne de l'œil jusqu'au bord inférieur du maxillaire.

b. Les *lymphatiques profonds*, que l'on peut encore appeler en raison de leur origine *lymphatiques des sens*, proviennent des parties profondes de la face et tout particulièrement de la région orbitaire, des fosses nasales et de la langue. Nous ne faisons que les mentionner ici, nous réservant de les décrire avec les organes des sens.

Lymphatiques efférents. — Les vaisseaux lymphatiques qui s'échappent du cercle ganglionnaire de la tête aboutissent tous aux ganglions cervicaux, qu'ils traversent, avant de se jeter dans les gros canaux collecteurs de la base du cou.

§ IX. — GANGLIONS DU COU

Tous les *ganglions du cou* se ramassent à la partie antérieure ou prévertébrale de cette région ; la partie postérieure ou postvertébrale, vulgairement connue sous le nom de nuque, en est totalement dépourvue. Les ganglions cervicaux sont excessivement nombreux et aussi très variables par leur situation, leurs rapports, leur volume. Ils forment deux groupes, l'un *superficiel*, l'autre *profond* :

a. Les *ganglions cervicaux superficiels*, au nombre de quatre à six (THEILE), sont disséminés sur la face externe du sterno-cléido-mastoïdien, le long du

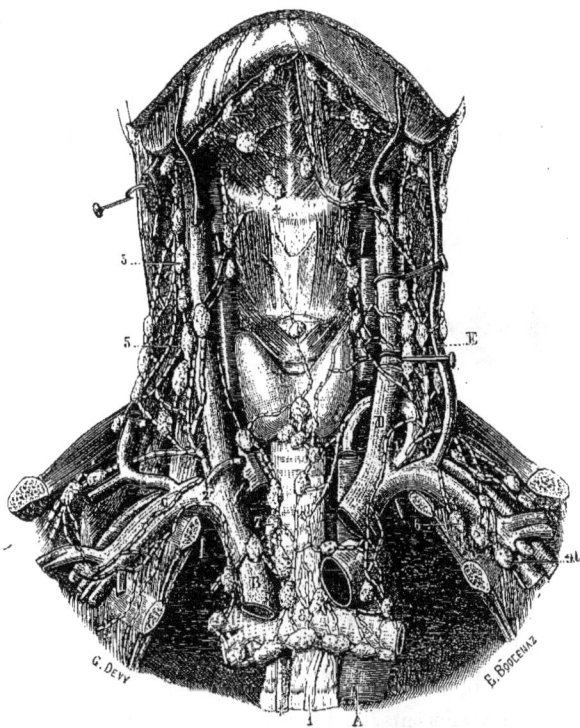

Fig. 599.

Lymphatiques du cou et du thorax, vue antérieure.

A, aorte. — B, veine cave supérieure. — C, veine sous-clavière. — D, jugulaire interne. — E, jugulaire externe. — 1, canal thoracique, avec 1' son abouchement dans la veine sous-clavière gauche. — 2, grande veine lymphatique, avec 2' son abouchement dans la veine sous-clavière droite. — 3, ganglions sous-maxillaires. — 4, ganglions sus-hyoïdiens. — 5, 5, ganglions cervicaux. — 6, ganglions axillaires. — 7, ganglions trachéens. — 8, ganglions bronchiques.

bord postérieur de ce muscle et dans la partie inférieure du triangle sus-claviculaire; ils semblent se grouper autour de la veine jugulaire externe et sont recouverts par l'aponévrose cervicale superficielle et par le peaucier.

b. Les *ganglions cervicaux profonds* sont beaucoup plus nombreux : on en compte ordinairement de vingt à trente (THEILE). Placés au-dessous du muscle sterno-cléido-mastoïdien, sur les faces latérales du pharynx et de l'œsophage, ils forment le long de la jugulaire interne une chaîne non interrompue qui occupe toute la hauteur du cou.

19*

Lymphatiques afférents. — Aux ganglions cervicaux se rendent tout d'abord les lymphatiques efférents des ganglions de la tête que nous avons décrits dans le paragraphe précédent. Ces ganglions reçoivent en outre et à des hauteurs diverses, les lymphatiques du pharynx, de l'œsophage, du larynx, de la trachée, du voile du palais et du corps thyroïde (voy. ces *Organes*).

Lymphatiques efférents. — Tous les vaisseaux lymphatiques tributaires des ganglions cervicaux traversent ces ganglions et se dirigent ensuite de haut en bas vers la base du cou. Dans ce trajet, ils s'anastomosent entre eux, puis se réunissent, à la manière des veines, en troncs de plus en plus importants, mais de moins en moins nombreux. Arrivés dans l'espace angulaire que circonscrivent la jugulaire interne et la sous-clavière, ils ne forment plus que trois ou quatre troncs, qui viennent s'ouvrir, à gauche dans le canal thoracique, à droite dans la grande veine lymphatique. Ces troncs, que l'on peut désigner sous le nom de *troncs jugulaires*, s'anastomosent constamment avant leur terminaison, soit directement soit par leurs rameaux d'origine, avec les lymphatiques sous-claviers qui proviennent du membre supérieur.

§ X. — Ganglions sus-épitrochléens

On désigne sous ce nom un ou deux ganglions, quelquefois trois, situés en avant et un peu au-dessus de l'épitrochlée dans le voisinage de la veine basilique. Ces ganglions sont logés dans le tissu cellulaire sous-cutané, entre la peau et l'aponévrose superficielle.

Lymphatiques afférents. — Aux ganglions sus-épitrochléens aboutissent deux ou trois troncs lymphatiques provenant des deux doigts internes et du bord interne de la main. Ces lymphatiques gagnent l'épitrochlée en longeant le côté antéro-interne de l'avant-bras; ils suivent exactement le même trajet que la veine cubitale superficielle.

Lymphatiques efférents. — Les vaisseaux efférents des ganglions sus-épitrochléens, continuant le trajet des lymphatiques afférents, se dirigent verticalement en haut, en suivant la veine basilique. Avec cette veine, ils perforent l'aponévrose brachiale, un peu au-dessous du bord inférieur du grand pectoral et, cheminant désormais avec les lymphatiques profonds, ils remontent vers le creux de l'aisselle pour se terminer dans les ganglions de cette région.

§ XI. — Ganglions de l'aisselle

Les ganglions de l'aisselle sont excessivement nombreux, très variables en forme et en dimensions. Mais tous sont profondément placés au-dessous des muscles pectoraux et de l'aponévrose du creux axillaire. Les ganglions superficiels ou sous-cutanés décrits par quelques anatomistes, notamment par BLANDIN, n'existent pas chez l'homme, du moins à l'état normal.

Les ganglions du creux de l'aisselle longent pour la plupart les côtés antérieur et interne de l'artère et de la veine axillaires, en formant le long de ces deux vaisseaux un véritable chapelet qui s'étend sans interruption de la base de l'aisselle à son sommet, du bord inférieur du grand pectoral au bord externe de la première côte. Indépendamment de ces ganglions que l'on pourrait appeler *ganglions satellites des vaisseaux axillaires* ou *ganglions externes*, on trouve constamment deux autres groupes, l'un antéro-interne, l'autre postérieur.

Les *ganglions antéro-internes*, au nombre de quatre ou cinq, sont couchés sur la paroi interne ou thoracique du creux de l'aisselle, dans la partie inférieure de l'angle dièdre que forment en se rencontrant le muscle grand dentelé et les deux muscles pectoraux.

Les *ganglions postérieurs*, au nombre de trois ou quatre, sont situés en arrière et en dedans du paquet vasculo-nerveux, dans le voisinage du bord inférieur du grand dorsal et de l'artère scapulaire inférieure. C'est à ces ganglions postérieurs qu'aboutissent les lymphatiques de la nuque et de la région scapulaire postérieure, ainsi que ceux des régions postérieure et latérale du thorax.

Variétés. — On trouve parfois quelques ganglions dans l'interstice qui sépare le grand pectoral du deltoïde : AUBRY (de Rennes) en a compté trois dans un cas ; j'en ai observé moi-même deux sur trois sujets. — J'ai compté dans un cas, quatre ganglions sus-épitrochléens. — MICHEL a signalé l'existence de tout petits ganglions lymphatiques le long des vaisseaux lymphatiques radiaux et cubitaux ; DUBOIS (*Soc. Anat.*, 1850) en a rencontré cinq le long des artères radiale, cubitale et interosseuse. — On observe presque toujours deux ou trois petits ganglions le long de l'artère humérale. — MASCAGNI a rencontré un petit ganglion dans le voisinage de l'ombilic. — Des ganglions superficiels du creux axillaire ont été signalés par THEILE et par BLANDIN.

Au sujet des ganglions de l'aisselle, voy. KIRMISSON, *Bull. Soc. Anat.*, 1884, p. 453 ; POIRIER, *Progrès médical*, 1888, p. 68.

Lymphatiques afférents. — Les ganglions de l'aisselle reçoivent, comme lymphatiques afférents : les lymphatiques efférents des ganglions sus-épitrochléens, les lymphatiques superficiels et les lymphatiques profonds du membre supérieur, les lymphatiques superficiels de la moitié sus-ombilicale du tronc, les lymphatiques superficiels de la nuque, les lymphatiques de la mamelle.

1° Les lymphatiques efférents des ganglions sus-épitrochléens cheminent, ainsi que nous l'avons vu plus haut, sur les côtés de la veine basilique.

2° Les *lymphatiques superficiels du membre supérieur*, analogues à ceux du membre inférieur, prennent naissance par un réseau à mailles très fines sur tous les points des téguments qui recouvrent la main, l'avant-bras et le bras ; mais ces réseaux d'origine sont à la fois beaucoup plus riches et plus faciles à mettre en évidence en deux points : sur les doigts et à la paume de la main.

Sur les doigts eux-mêmes, les réseaux lymphatiques sont beaucoup plus riches à la face palmaire qu'à la face dorsale ; les ramuscules qui en partent convergent les uns vers le côté interne, les autres vers le côté externe du doigt correspondant et forment quatre petits troncs collatéraux (deux de chaque côté) qui se portent de bas en haut en suivant les artères et les veines collatérales (fig. 160). Parvenus à la racine des doigts, ils s'infléchissent légèrement en arrière et, comme les veines, se jettent dans la région dorsale de la main.

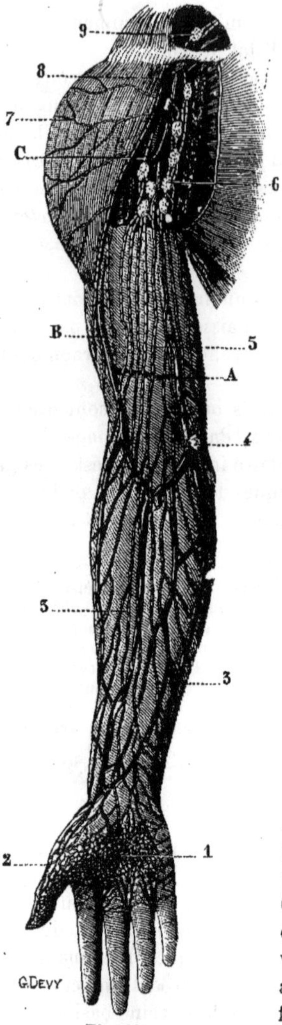

A la *paume de la main*, il existe également un riche réseau occupant toute l'étendue de la région ; ce réseau, dont la figure ci-contre donne une idée très nette, émet sur tout son pourtour une foule de rameaux divergents que nous diviserons, avec M. Sappey, en supérieurs, inférieurs, internes et externes : les *rameaux supérieurs* s'élèvent vers la face antérieure de l'avant-bras et se condensent en trois ou quatre troncs qui accompagnent la veine médiane; les *rameaux inférieurs* se dirigent vers les espaces interdigitaux et les contournent d'avant en arrière pour gagner la région dorsale; les *rameaux internes* contournent le bord interne de la main et viennent rejoindre les troncs lymphatiques qui proviennent de la face dorsale du petit doigt; les *rameaux externes* contournent de même le bord externe de la main, pour venir se jeter dans les troncs lymphatiques qui proviennent du pouce. — Indépendamment de ces quatre ordres de rameaux que nous pouvons appeler rameaux excentriques, le réseau lymphatique palmaire émet un *tronc lymphatique central* parfaitement décrit et figuré par M. Sappey. Ce tronc, généralement volumineux, résulte de la réunion de cinq ou six troncules qui convergent vers le bord interne de la main après avoir traversé l'aponévrose palmaire; ainsi formé, il contourne d'avant en arrière le bord externe du deuxième métacarpien et vient se réunir, sur la face dorsale du premier espace interosseux, aux lymphatiques du pouce et de l'index.

A l'*avant-bras*, les troncs lymphatiques superficiels dont nous venons de voir l'origine se dirigent vers le pli du coude, en se groupant pour la plupart autour des trois veines superficielles de la région, la cubitale, la radiale et la

Fig. 600.

Lymphatiques du membre supérieur, vue antérieure

A, veine basilique. — B, veine céphalique. — C, veine axillaire. — 1, réseau de la paume de la main. — 2, tronc collatéral externe du pouce. — 3, 3, lymphatiques superficiels de la face antérieure de l'avant-bras. — 4, ganglion sus-épitrochléen. — 5, lymphatiques superficiels de la face antérieure du bras. — 6, ganglions de l'aisselle. — 7, lymphatiques de l'épaule. — 8, tronc satellite de la veine céphalique. — 9, ganglions du cou.

G.DEVY

médiane. Arrivés au pli du coude, la plupart des lymphatiques du groupe interne se perdent, ainsi que nous l'avons déjà vu, dans les ganglions sus-épitrochléens. Les autres, poursuivant leur trajet ascendant, cheminent sur le côté antéro-interne du bras, où viennent successivement les rejoindre les lymphatiques de la région brachiale postérieure ; puis, ils s'engagent dans le creux axillaire, au-dessous du bord inférieur du grand pectoral et se ter-minent dans les ganglions de cette région. On voit assez fréquemment un ou deux troncs lymphatiques suivre la veine céphalique dans l'espace delto-pectoral et ne pénétrer dans le creux de l'aisselle, comme la céphalique du reste, qu'à quelques millimètres au-dessous de la clavicule.

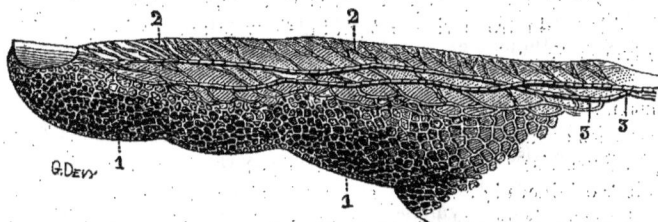

Fig. 601.

Lymphatiques des doigts.

1, 1, réseau lymphatique de la face palmaire. — 2, 2, vaisseaux lymphatiques de la face dorsale. — 3, 3, troncs collecteurs latéraux.

3° Les *lymphatiques profonds du membre supérieur* proviennent des masses musculaires, des os et du périoste. Ils gagnent l'aisselle en suivant le trajet des artères et sont ordinairement au nombre de deux pour chaque artère : c'est ainsi que nous avons des lymphatiques cubitaux, radiaux, inter-osseux antérieurs et postérieurs, etc., etc., satellites des artères cubitale, ra-diale, interosseuse antérieure et interosseuse postérieure, etc., etc.

4° Les *lymphatiques superficiels de la moitié sus-ombilicale du tronc* se divisent, d'après leur provenance, en trois groupes : *antérieurs*, *postérieurs* et *latéraux*.—*a*. Les troncs *lymphatiques antérieurs* se dirigent vers le bord inférieur du grand pectoral, qu'ils contournent pour pénétrer dans le creux de l'aisselle.—*b*. Les troncs *lymphatiques postérieurs* convergent vers la paroi postérieure de l'aisselle et contournent le bord inférieur du grand dorsal avant de se jeter dans les ganglions axillaires. — *c*. Les troncs *lymphatiques latéraux* cheminent verticalement de bas en haut sur la paroi latérale de l'abdomen et du thorax ; ils pénètrent dans le creux de l'aisselle entre les muscles grand pectoral et grand dorsal et, comme les précédents, se perdent dans les ganglions de cette région.

5° Les *lymphatiques superficiels de la nuque*, dont le nom seul indique l'origine, se dirigent obliquement en bas et en dehors vers la face postérieure de l'épaule ; arrivés au niveau du bord inférieur du grand dorsal, ils contour-nent ce muscle d'arrière en avant et disparaissent dans le creux de l'aisselle.

6° Les *lymphatiques de la mamelle* dont nous étudierons plus tard le mode d'origine sur la glande mammaire (voy. *Mamelles*) se mêlent aux lymphatiques antérieurs du thorax ; comme eux, ils gagnent l'aisselle et aboutissent de préférence à ce groupe ganglionnaire que nous avons signalé sur la paroi interne du creux axillaire, dans l'angle de réunion des muscles grand pectoral et grand dentelé.

Lymphatiques efférents. — Les vaisseaux efférents des ganglions axillaires, suivant le trajet de l'artère et de la veine de même nom, passent au-dessous de la clavicule et débouchent dans le triangle sus-claviculaire, où ils se réunissent en deux ou trois troncs, les *troncs sous-claviers*. Après s'être anastomosés avec les lymphatiques cervicaux, ces troncs sous-claviers qui résument la circulation lymphatique du membre supérieur, de la nuque et de la moitié sus-ombilicale du tronc viennent enfin s'ouvrir : à droite dans la grande veine lymphatique, à gauche dans le canal thoracique.

Nous nous arrêterons là dans cette étude essentiellement pratique des ganglions et des canaux lymphatiques. Comme on l'a vu, nous n'avons pris les lymphatiques viscéraux qu'à leur sortie des viscères, sans nous préoccuper ni de leur origine, ni de leur trajet dans l'épaisseur même du parenchyme où ils vont recueillir la lymphe. Nous avons laissé là et à dessein une lacune importante : nous la comblerons ultérieurement, en étudiant les différents organes contenus dans les trois grandes cavités crânienne, thoracique et abdominale. A propos de chacun de ces organes, en effet, nous reprendrons ses vaisseaux lymphatiques et décrirons alors, autant du moins que pourra nous le permettre l'état actuel de la science, leur mode d'origine et leurs rapports avec les éléments histologiques au sein desquels ils naissent et circulent.

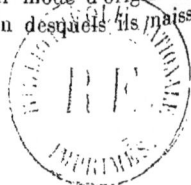

LIVRE V

NÉVROLOGIE

Tous les animaux sont doués de la faculté de sentir, de se mouvoir et de se nourrir. A la sensibilité, à la motilité et à la nutrilité viennent s'ajouter, chez les vertébrés supérieurs, tout un ensemble de facultés nouvelles, qui président aux différents actes psychiques et que l'on comprend sous la dénomination générique de facultés intellectuelles et affectives.

L'ensemble des organes destinés à ces différentes fonctions constitue le *système nerveux*, et l'on désigne sous le nom de *névrologie* cette partie de l'anatomie qui s'occupe de leur description.

Le système nerveux est primitivement fort simple et ce n'est que par une série de transformations successives qu'il arrive à ce degré de complexité qui le caractérise chez l'homme. Chez quelques cœlentérés, comme l'hydre d'eau douce qui est constituée simplement par deux feuillets cellulaires accolés, le système nerveux est représenté par de simples cellules d'origine ectodermique, disséminées dans toute l'étendue de la surface externe du corps et jouant à la fois le rôle de cellules sensitives et d'organes contractiles (*cellules neuro-musculaires* de KLEINENBERG). Chez d'autres animaux du même groupe, certaines méduses par exemple, qui possèdent des organes tactiles, des espèces d'yeux et des poches auditives, les cellules neuro-musculaires, phydiologiquement doubles, se sont décomposées en deux éléments histologiques distincts : des cellules exclusivement musculaires et des cellules essentiellement nerveuses, lesquelles, au lieu de rester disséminées comme tout à l'heure, se trouvent maintenant groupées en une sorte d'anneau. Mais ces cellules nerveuses sont encore situées dans l'ectoderme et en parfaite continuité avec lui.

Si nous nous élevons graduellement dans l'échelle zoologique, nous voyons bientôt l'appareil nerveux, bien que naissant toujours au sein de l'ectoderme, s'isoler peu à peu de ce dernier et s'enfoncer au-dessous du tégument externe comme pour se mettre à l'abri des injures extérieures et protéger ainsi les délicates fonctions qui lui sont dévolues. Ainsi isolé et différencié, le système nerveux constitue de véritables organes internes, d'aspect très variable. Chez les annélides, chez les arthropodes et chez les mollusques, il se compose d'une série de petites masses ou ganglions, reliés les uns aux autres par de petits cordons ou nerfs : ces ganglions forment du côté ventral une chaîne régulière et continue, que couronne en avant le collier œsophagien. Chez les vertébrés, enfin, il se présente sous la forme d'une longue tige de substance nerveuse, plus ou moins renflée du côté de l'extrémité céphalique et logée dans un canal osseux, le canal crânio-rachidien. Il est connu sous le nom d'*axe cérébro-spinal* ou *névraxe*.

Il est difficile d'établir des relations embryogéniques entre le système ganglionnaire des invertébrés et le système cérébro-spinal des vertébrés : la raison en est que la chaîne ganglionnaire des invertébrés est placée sur le côté ventral du tube digestif, tandis que l'axe cérébro-spinal des vertébrés est rejeté tout entier en arrière de ce même tube digestif. Les tuniciers (ascidies) possèdent à l'état larvaire un système nerveux central qui se rapproche beaucoup plus de celui des vertébrés : il consiste en un long cordon primitivement creusé d'une cavité centrale, qui, comme le cordon cérébro-spinal des vertébrés, provient d'une invagination de l'ectoderme et occupe le côté dorsal de l'animal. L'homologie entre les deux formations est ici évidente et il nous paraît rationnel d'admettre, avec GEGENBAUR et BALFOUR, que le système cérébro-spinal des vertébrés dérive du système nerveux des tuniciers.

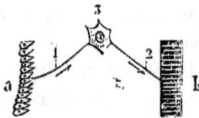

Fig. 602.
Schéma d'un acte réflexe.

a, épithélium sensible. — *b*, fibre musculaire. — 1, nerf centripète. — 2, nerf centrifuge. — 3, cellule nerveuse, centre du réflexe.

De l'organe nerveux central, renfermé dans le canal osseux crânio-rachidien, émanent des cordons nerveux qui s'échappent du canal précité et vont ensuite se ramifier dans les différents appareils de l'économie, appareil locomoteur, appareil sensoriel, appareil vasculaire, etc. Ces cordons, appelés nerfs, sont de deux ordres : les uns, *centripètes*, conduisent aux centres les impressions de toute nature recueillies à la périphérie, au niveau des surfaces dites sensibles ; les autres, *centrifuges*, apportent aux muscles et aux organes glandulaires les incitations, soit volontaires, soit réflexes, qui déterminent la contraction et la sécrétion. Les uns et les autres ne sont, du reste, que de simples conducteurs, incapables d'analyser et de modifier d'une façon quelconque les impressions et les incitations qu'ils transportent d'un point à un autre : ce rôle, plus élevé, est spécialement réservé aux centres.

Le système nerveux, considéré dans son ensemble comprend donc deux ordres d'organes :

1° Des organes centraux, logés dans le canal osseux crânio-rachidien et constituant le *système nerveux central ;*

2° Des organes périphériques, situés en dehors de ce canal et constituant le *système nerveux périphérique.*

PREMIÈRE SECTION

SYSTÈME NERVEUX CENTRAL

ANATOMIE GÉNÉRALE

Le système nerveux central, que l'on désigne encore sous les noms divers de *centres nerveux*, de *myélencéphale*, d'*axe encéphalo-médullaire* ou *cérébro-spinal*, de *névraxe*, peut être défini à un point de vue purement morphologique : cette masse volumineuse de substance nerveuse, à la fois blanche et grise, qui occupe le canal neural de la colonne vertébrale (t. Ier, p. 157) et donne naissance aux nerfs.

Le myélencéphale est, sans conteste, l'un des organes les plus importants du corps, en raison des hautes fonctions qui lui sont dévolues et qui ont fait placer l'homme, à juste titre, au premier rang parmi les primates. C'est malheureusement aussi l'un des plus complexes et des moins connus.

Longtemps on s'est borné, dans l'étude des centres nerveux, à une simple énumération de leurs parties constituantes, à une description banale de ce que l'on voyait, soit à la surface extérieure, soit sur des coupes. Dans ces dernières années, grâce au concours de la physiologie expérimentale, de l'anatomie pathologique et de l'embryologie, on est arrivé à déceler, là où les méthodes purement anatomiques ne pouvaient nous faire voir que de la substance blanche ou de la substance grise, une série de systèmes indépendants, jouissant chacun de fonctions spéciales et parfaitement définies. La morphologie cérébro-spinale s'est ainsi éclairée d'un jour tout nouveau et, s'il existe encore dans son domaine beaucoup de points obscurs, il serait injuste de ne pas reconnaitre qu'il en est un grand nombre aussi de nettement élucidés et définitivement acquis.

Cette importante conquête des localisations fonctionnelles dans l'encéphale et dans la moelle, nous la devons surtout à STILLING, à TURCK, à MEYNERT, à HUGUENIN, à FLECHSIG, en Allemagne ; en Angleterre, à LOCKART-CLARKE ; en France, à GRATIOLET, à BROCA, à M. DUVAL, et à cette brillante école de la Salpétrière représentée par CHARCOT et ses élèves BOUCHARD, LÉPINE, PIERRET,

PITRES, DURET, BALLET, BRISSAUD, FÉRÉ, etc., auxquels la science anatomique est redevable d'une foule de mémoires aussi intéressants qu'originaux. Nous les utiliserons largement dans nos descriptions : nous ne saurions prendre de meilleurs guides dans la tâche difficile qui nous incombe de ramener à des formules simples et compréhensibles pour tous la constitution, parfois si complexe, du système cérébro-spinal.

§ I. — STRUCTURE GÉNÉRALE DES CENTRES NERVEUX

Considérés au point de vue de leur structure générale, les centres nerveux se composent essentiellement de deux substances : une substance blanche et une substance grise. Ces deux substances, fort dissemblables par leur aspect, par leur consistance et par leurs attributions fonctionnelles, diffèrent encore par leur constitution anatomique et il importe, avant de les étudier au point de vue descriptif, de bien se fixer sur leurs caractères histologiques.

La substance grise contient, comme éléments principaux caractéristiques, des *cellules nerveuses ;* la substance blanche est composée de *fibres nerveuses* servant à mettre les cellules nerveuses en rapport avec les organes périphé- riques ou bien à les réunir entre elles. La distinction peut donc être très nettement établie. Ajoutons à cela que l'union des cellules et des fibres s'effectue au sein de la substance grise.

Malgré ces différences bien tranchées, les deux substances possèdent cependant un élément commun : c'est un tissu d'union, un *connectif,* que l'on désigne sous le nom de *névroglie.*

Nous allons décrire tout d'abord les éléments constitutifs des centres ner- veux, c'est-à-dire les *cellules nerveuses des centres,* les *fibres nerveuses des centres* et la *névroglie ;* nous étudierons ensuite le mode de répartition et d'agencement de ces divers éléments dans la substance grise et dans la subs- tance blanche.

A. — CELLULES NERVEUSES DES CENTRES

Dispositions générales. — Les cellules nerveuses des centres sont les élé- ments essentiels et caractéristiques de la substance grise : ce sont elles, en effet, qui donnent à cette dernière sa coloration spéciale. Chargées d'une quantité considérable de pigment, elles donnent au tissu qui les contient, une coloration qui varie d'un gris presque blanc au noir foncé (*locus niger* de SOEMMERING), en passant par le jaune et le rougeâtre (*noyau rouge de la ca- lotte* de STILLING).

Leur dimension est très variable : très volumineuses dans les cornes anté- rieures de la moelle, dans les noyaux d'origine des nerfs moteurs, elles acquièrent, au niveau des zones motrices du cerveau, une dimension telle qu'on les désigne en ces points sous le nom de *cellules géantes.* Elles sont au contraire de faible dimension dans d'autres parties, notamment dans les cornes postérieures de la moelle et dans certains noyaux gris centraux de l'encéphale.

Leur forme est encore éminemment variable. Elles ont toutes, cependant, un caractère commun, c'est d'être constituées par un corps d'où se détachent, en général, plus de deux prolongements : comme ces derniers sont situés au niveau de saillies plus ou moins anguleuses ou *pôles* du corps cellulaire, et comme il en existe plus de deux, on dit que les cellules des centres sont, en général, *multipolaires* : le nom de cellules *unipolaires* et *bipolaires* est réservé aux cellules nerveuses qui ne possèdent qu'un ou deux prolongements, cellules qu'on trouve généralement dans les ganglions nerveux périphériques. Le corps cellulaire est d'ordinaire polyédrique; il est quelquefois piriforme (cellules de Purkinje de l'écorce de cervelet).

Constitution anatomique. — La cellule nerveuse est composée : 1° d'une *masse protoplasmique* contenant un *noyau* avec *nucléole*, 2° de *prolongements.*

1° *Masse protoplasmique.* — Le protoplasma de la cellule nerveuse était considéré autrefois comme formé d'une masse finement granuleuse, dans laquelle pénétraient des faisceaux de fibrilles au niveau de chacun des prolongements : ces fibrilles s'entre-croisaient dans la masse totale et donnaient à la cellule un aspect strié longitudinalement. Ces faits ressortaient des recherches de REMAK, qui, le premier, avait vu ces fibrilles, ainsi que des travaux de LEYDIG, de BEALE, de FROMANN, d'ARNOLD, de KŒLLIKER, de MAX SCHULTZE. Ajoutons de plus que GRANDRY avait déterminé sur ces cellules, par l'emploi du nitrate d'argent, l'apparition d'une striation transversale, analogue à celle que nous verrons exister sur le cylindre-axe des fibres à myéline.

Les recherches modernes, notamment celles de FLEMMING, de RAUBER, de KUPFFER, ont modifié dans une certaine mesure quelques-unes de ces données, sans en changer cependant la valeur générale.

Le protoplasma des cellules nerveuses centrales paraît être constitué, comme celui de beaucoup d'autres éléments cellulaires, par un réseau délicat de fines trabécules, mêlé à une substance intermédiaire homogène. D'après KUPFFER, le réseau, de consistance plus dense, peut être désigné sous le nom de *protoplasma*; la substance intermédiaire, de nature albumineuse, sous le nom de *paraplasma*. Au niveau des nœuds du réseau se trouvent des espèces de renflements : ces renflements sont les éléments qui donnent à la masse cellulaire l'aspect granuleux.

Le réseau protoplasmique prend, dans le voisinage du noyau, une disposition en couches concentriques, fait qui avait été déjà signalé par MAX SCHULTZE chez la torpille, sans que cet auteur ait attribué au protoplasma une apparence réticulée. D'après RAUBER, ces couches concentriques donneraient à la cellule l'apparence de la section d'un tronc d'arbre.

En raison de la forme réticulée du protoplasma, la cellule des centres nerveux diffère de la cellule des ganglions spinaux. Dans cette dernière, en effet, il n'est pas sûr que le protoplasma forme un réticulum complet. Il est constitué plutôt par une série de fragments filamenteux, portant à égale distance des nodosités irrégulières qui se colorent dans une certaine mesure, mais toujours moins que celles que nous allons retrouver dans le réticulum nucléaire.

Comme nous venons de le voir, MAX SCHULTZE et, avec lui, bon nombre d'histologistes ont décrit des faisceaux de fibrilles qui pénètrent dans la cellule au niveau de chaque prolongement, et qui vont se perdre, après s'être entrecroisées, dans la masse cellulaire. On ne connaît pas encore les rapports qui peuvent exister entre ces fibrilles et le protoplasma. Du reste, d'après RAUBER, ces fibrilles ne possèdent pas une netteté et une individualisation aussi complète que SCHULTZE l'avait indiqué. Sur des préparations colorées, elles se présentent sous forme de tractus interrompus, granuleux, à contours rugueux, tranchant par leur coloration sur le fond protoplasmique moins coloré, au lieu de se présenter sous forme de lignes nettes et bien dessinées.

La masse cellulaire contient du pigment. Cette substance se retrouve toujours dans le corps de la cellule à l'exclusion du noyau. Elle n'est pas comprise dans l'intérieur même des filaments du protoplasma, mais elle est plongée dans la substance homogène intermédiaire, dans le paraplasma.

La cellule nerveuse centrale n'est pas entourée d'une membrane nucléée : en cela, elle diffère des cellules multipolaires et autres que nous retrouverons dans les ganglions du grand sympathique, ou dans les ganglions spinaux.

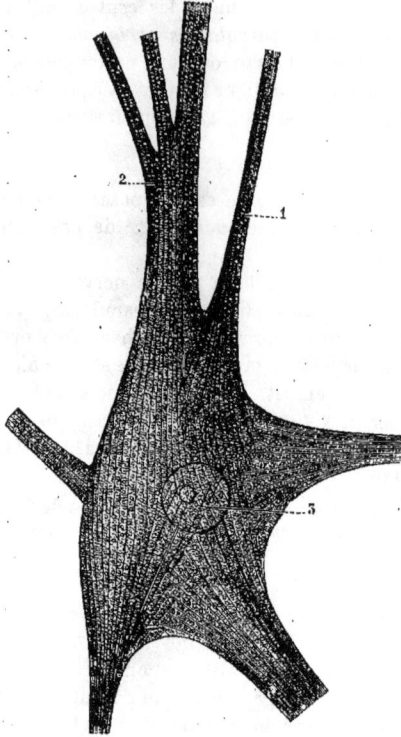

Fig. 603.
Une cellule ganglionnaire des cornes antérieures de la moelle du veau (d'après SCHULTZE).

1, prolongement cylindraxile. — 2, prolongements protoplasmiques. — 3, noyau.

2° *Noyau et nucléole.* — Le noyau des cellules centrales, comme celui des cellules des ganglions spinaux, forme une masse arrondie ou ovoïde plus ou moins bien limitée. Des recherches très récentes effectuées par FLEMMING ont montré qu'au point de vue de sa structure, il ne différait pas des autres éléments homologues. Sous l'influence d'agents fixateurs spéciaux (liqueur de Flemming, liqueur de Fol) et de substances colorantes spéciales (carmin, vert de méthyle, safranine, vésuvine, etc.), on voit apparaître, dans une substance homogène, moins dense, une substance réticulée inégalement répartie, formée de filaments réunis entrecoupés de nœuds. Cette substance réticulée se colore vivement et porte le nom de *chromatine* ou de *substance chroma-tique*, tandis que la substance homogène intermédiaire se colore peu et porte le nom de *substance achromatique* ou *achromatine*. Dans la chromatine, certaines parties se colorent plus vivement que le reste, les nœuds par exemple. Nous retrouvons dans la cellule nerveuse, les particularités qui ont été mises en lumière dans un des derniers travaux de WALDEYER : la chroma-tine est composée d'une substance fondamentale, la *linine* (SCHWARTZ), dans laquelle on trouve des parties plus colorées ou *chromatosomes*.

Le réseau chromatique s'épaissit à la périphérie du noyau pour former une sorte de membrane nucléaire. Il s'é-paissit également autour du nucléole. Ce dernier, arrondi, excentrique, assez bien limité, réfringent, se colore vive-ment. Il est généralement unique ; il en existe cependant quelquefois deux.

3° *Prolongements cellulaires.* — Les cellules des centres sont caractérisées par l'existence d'un certain nombre de *prolongements* : ces prolongements, plus ou moins nombreux et plus ou moins irréguliers, se détachent des sommets cellulaires et font suite aux faisceaux de fibrilles qui, issues de la masse du protoplasma, convergent vers chaque pôle. Les recherches de DEITERS ont montré que ces prolongements ne sont pas tous de même nature : les uns, conservant leur aspect granuleux et se ramifiant un très grand nombre de fois, ont été désignés sous le nom de *prolongements protoplasmiques;* les autres, perdant leur aspect granu-leux, ne se ramifiant pas, et devenant des cylindres-axes, ont été désignés sous le nom de *prolongements cylindres-*

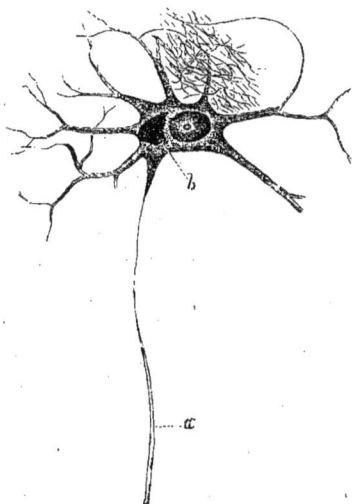

Fig. 604.

Une cellule ganglionnaire de la corne an-térieure de la moelle de l'homme (KLEIN).

a, prolongement cylindraxile. — *b*. pigment.

Le prolongement protoplasmique de la cellule ganglionnaire se résout dans le fin réseau nerveux qui occupe la partie supérieure de la figure.

axes ou *prolongements de Deiters* (fig. 603). Nous ferons remarquer tout de suite qu'il n'existe pour chaque cellule nerveuse qu'un seul prolongement de Deiters, tandis que la même cellule peut posséder plusieurs prolongements protoplasmiques.

Les prolongements protoplasmiques sont en continuité directe avec la cellule et vont en s'effilant par une transition graduelle. Privés de pigment, ils ont l'aspect granuleux et fibrillaire qu'ils ne perdent qu'après un trajet assez long. Leur caractéristique est de se diviser dichotomiquement et de donner lieu, par ce fait, à un grand nombre de rameaux excessivement ténus, qui vont se résoudre en un réseau de mailles d'une finesse extrême, le *réseau de Gerlach* (fig. 604). Ces prolongements ont été étudiés pour la première fois par REMAK, ensuite par HELMHOLTZ, puis par SCHRÖDER VAN DER KOLK et par JACUBOWITZ, qui, se basant sur le rôle physiologique probable des cellules nerveuses, ont pensé que les ramifications de ces prolongements allaient s'anastomoser avec les éléments de même nature issus des cellules voisines. L'existence de ces anastomoses n'est pourtant pas démontrée : DEITERS, MAX SCHULTZE, KÖLLIKER n'ont pu les observer; il en a été de même plus récemment de KRAUSE, GERLACH et BOLL. En dernier lieu, GOLGI (*Archiv. de Biologie ital.*, 1883), a repris ces recherches et n'a pu réussir à mettre en évidence ces anastomoses. Malgré l'existence de certaines particularités décrites par MEYNERT, ARNDT et BESSER, dans lesquelles quelques cellules sont réunies par un pont de protoplasma, faits très rares d'ailleurs, il faut admettre que le réseau terminal issu des prolongements protoplasmiques ne va nullement se réunir aux réseaux analogues issus des cellules voisines. Dans l'étude de la constitution histologique de la substance grise, nous examinerons la destination probable de ces réseaux terminaux.

Le prolongement cylindre-axe ou prolongement de Deiters, que l'on désigne encore parfois sous le nom de *prolongement nerveux*, présente des propriétés physiques bien différentes de celles que nous avons vues exister dans les prolongements protoplasmiques. Plus conique à son origine cellulaire, d'aspect fibrillaire et granuleux en ce point seulement, il devient bientôt homogène, hyalin, lisse ; ses bords, au lieu de s'effiler, restent parallèles ; il se colore beaucoup plus énergiquement que les autres avec le carmin. Il ne paraît pas, d'après la majorité des auteurs, présenter de ramifications.

Il ne naît pas, comme on l'avait prétendu, du noyau ou du nucléole de la cellule nerveuse, mais du protoplasma lui-même par une série de fibrilles primitives, qui se rapprochent et s'accolent de manière à former un véritable cylindre-axe et, par conséquent, un tube nerveux. En effet, lorsqu'on peut suivre le prolongement de Deiters dans une certaine étendue, on le voit s'entourer d'une gaine de myéline et donner lieu ainsi à un véritable tube nerveux des centres.

Ce prolongement n'avait été étudié que dans les cellules motrices : les recherches récentes de LAURA ont démontré son existence dans les cellules des cornes postérieures de la moelle. D'autres auteurs, comme on le verra plus loin, l'ont également retrouvé dans certaines parties de l'encéphale. Il est donc presque complètement établi que toute cellule nerveuse des centres doit donner naissance au moins à un tube nerveux.

Les idées de DEITERS sur le prolongement cylindre-axe étaient acceptées de tous les histologistes, lorsque les recherches de GOLGI (*loc. cit.*) nous ont fait connaître quelques nouvelles propriétés de cet élément. Pour l'anatomiste italien, le prolongement cylindraxile se détache tantôt du protoplasma cellulaire lui-même, tantôt d'un des plus gros prolongements protoplasmiques. Il va en s'amincissant jusqu'à 20 μ ou 30 μ du point d'émergence et ne présente pas jusqu'alors de ramifications : à ce niveau, il décrit une légère sinuosité, puis il se ramifie en envoyant des branches latérales à angle droit et à intervalles égaux : ces prolongements se ramifient à leur tour et donnent lieu à des réseaux terminaux. GOLGI distingue ici deux cas : ou bien le prolongement de DEITERS ne donne qu'un très petit nombre de branches latérales et conserve son individualité pour constituer, après s'être recouvert de myéline, un tube nerveux; ou bien, il envoie tout d'un coup un très grand nombre de ramifications et perd ainsi son individualité. Il existerait dans le système nerveux central deux ordres de cellules correspondant à cette double modalité du prolongement de Deiters, et, comme nous le verrons bientôt, ce fait aurait une importance considérable au point de vue de la structure de la substance grise.

Myélocites. — On trouve dans les centres nerveux, en plus des cellules que nous venons d'étudier, d'autres éléments cellulaires que l'on désigne sous le nom de *myélocites* (ROBIN). Ce nom doit être réservé à de petits éléments de 5 μ à 7 μ de diamètre, que l'on trouve dans la substance grise, notamment dans celle du cervelet ou dans la moelle de certaines espèces animales (poissons). Ils sont constitués par un noyau qui occupe presque la totalité de la cellule et par une simple pellicule protoplasmique. Le noyau, assez bien limité, présente quelques granulations, mais pas de nucléole.

Les myélocites portent généralement, au niveau de deux pôles opposés, des prolongements très ténus, de telle sorte qu'ils peuvent être considérés comme des cellules bipolaires sans membrane d'enveloppe, de dimension très faible. SCHULTZE, cependant, estime qu'il peut exister, dans certains cas, des myélocites unipolaires ou multipolaires.

B. — FIBRES NERVEUSES DES CENTRES

Les fibres nerveuses des centres sont des fibres à myéline ou des fibres nues. Les premières se retrouvent surtout dans la substance blanche ; les autres, représentées par les cylindres-axes et les fibrilles primitives, sont contenues dans la substance grise.

Les fibres à myéline ont un diamètre variable, dépendant surtout de l'épaisseur que possède la gaine myélinique : cette épaisseur est quelquefois si faible que la myéline n'apparaît qu'à l'état cadavérique. Cette substance forme alors des saillies à la surface du tube nerveux et lui donne un aspect moniliforme.

Les tubes à myéline des centres n'ont pas une structure identique à celle que nous verrons exister dans les nerfs périphériques. Ils ne possèdent, en effet, ni gaine de Schwann, ni étranglements annulaires. La gaine de Schwann, d'après RANVIER, est remplacée ici par une couche protoplasmique non différenciée, extrêmement mince, analogue à celle que l'on voit exister dans les nerfs périphériques entre la masse myélinique et la gaine de Schwann. D'après le même auteur, les tubes à myéline des centres possèdent des noyaux, contenus dans cette mince couche enveloppante.

Le mode d'origine centrale des fibres nerveuses est une question fort importante, mais qui malheureusement n'est pas encore complètement élucidée :

Nous avons déjà vu que de chaque cellule naissait un prolongement particulier, le prolongement de Deiters. Ce prolongement, qui n'est autre chose qu'un cylindre-axe, se recouvre bientôt de myéline, et devient alors une véritable fibre nerveuse. C'est là un fait incontestable et incontesté : tout prolongement de Deiters donne lieu à une fibre nerveuse. Mais toutes les fibres nerveuses issues de la substance grise, proviennent-elles d'un prolongement de Deiters ? GERLACH, qui a démontré l'existence du réseau formé par les terminaisons des prolongements protoplasmiques, réseau qui porte son nom, a émis l'opinion que le cylindre-axe de certaines fibres nerveuses résulterait de la réunion de fibrilles primitives prenant leur origine dans ce réseau terminal et contribuant à le former. GOLGI, au contraire repousse formellement un pareil mode d'origine et, pour lui, toutes les fibres nerveuses proviennent des prolongements de Deiters. Cette origine s'effectue cependant suivant des modalités différentes.

Nous avons vu plus haut que GOLGI distinguait deux ordres de prolongements de Deiters : ceux du premier ordre abandonnant quelques rares prolongements latéraux, tout en conservant un prolongement principal, tandis que ceux du second ordre se résolvent en un très grand nombre de rameaux. A ces deux ordres de prolongements correspondent deux ordres de fibres nerveuses : les unes ne sont autre chose que la suite des prolongements de Deiters du premier ordre et correspondent à la modalité ordinaire d'origine des fibres nerveuses ; les autres naissent par un réseau excessivement fin qui se continue, non pas, comme le veut GERLACH, avec le réseau terminal des prolongements protoplasmiques, mais bien avec les ramifications issues des prolongements de Deiters du second ordre ; les fibrilles de ce réseau s'accolent ensuite pour former le cylindre-axe. GOLGI va même plus loin : les fibres du premier ordre et les cellules nerveuses dont elles émanent appartiendraient aux portions motrices des centres ; celles du second ordre, aux parties sensitives.

C. — NÉVROGLIE

Entre les éléments constitutifs principaux des centres nerveux, les fibres et les cellules, il existe, soit dans les portions grises, soit dans les portions blanches, une substance particulière appelée *névroglie*. Désignée encore sous le nom de *tissu connectif des centres* par certains auteurs (GOLGI, RANVIER), elle ne doit pas être confondue avec le tissu conjonctif vrai, que l'on peut trouver dans les centres nerveux sur le trajet des vaisseaux sanguins.

Découverte par KEUFFEL, la névroglie a été étudiée par de nombreux histologistes, notamment par HENLE, par ROBIN, par WIRCHOW, qui lui a attribué le nom qu'elle porte ; puis, plus récemment, par BOLL, DEITERS, GOLGI, GOTTE, LOWE, RENAUT et RANVIER.

Elle se présente tantôt sous forme de filaments très fins, formant des réseaux très serrés, comme dans la substance grise ; tantôt sous forme de lamelles réticulées limitant des aréoles dans lesquelles passent les tubes nerveux, comme dans la substance blanche des cordons médullaires. Dans certains cas, elle constitue des masses presque pures d'aspect variable : gélatineuses autour du canal de l'épendyme (*gelée de Stilling*) et dans le sillon collatéral postérieur (*substance gélatineuse de Rolando*), ces masses peuvent présenter un aspect fibreux, comme on l'observe dans les couches les plus externes de la substance grise du cervelet.

Aux fibres et aux lamelles qui constituent la névroglie, viennent encore s'ajouter des cellules de forme très variable. Ces dernières, quand elles sont placées au niveau d'une lamelle aplatie de névroglie, au contact des éléments nerveux, ont tout à fait l'aspect des cellules plates du tissu conjonctif. Au contraire, lorsqu'elles siègent au confluent d'un certain nombre de lamelles du réseau, elles paraissent posséder un nombre considérable de prolongements. En raison même de cet aspect, les cellules de la névroglie ont été désignées sous le nom caractéristique de *cellules en araignée* (fig. 605) : on les trouve en assez grande abondance dans la substance gélatineuse de Rolando.

Les cellules de la névroglie, sphériques ou polyédriques chez l'embryon (elles conservent quelquefois cette forme à l'état adulte), deviennent plus tard des espèces de lamelles protoplasmiques plus ou moins tourmentées comme forme : le corps cellulaire, présentant de nombreuses crêtes d'empreinte, possède la plupart du temps un seul noyau assez nettement marqué, quelquefois deux et même trois : pour certains auteurs, il serait traversé, dans toutes les directions par les fibres de la névroglie qui concourraient ainsi à la formation des prolongements de la cellule en araignée. D'autres auteurs, au contraire, GOLGI entre autres, admettent que le corps cellulaire donne naissance à tous les prolongements que peut présenter l'une de ces cellules. La masse protoplasmique de la cellule se teint très faiblement sous l'influence des réactifs colorants et présente une translucidité analogue à celle des cellules de l'épiderme kératinisé (RENAUT).

Fig. 605.

Coupe transversale de la substance blanche de la moelle, montrant : 1° les fibres nerveuses à myéline transversalement coupées ; 2° entre elles, la névroglie avec deux cellules de la névroglie ramifiées (KLEIN).

Les prolongements de la cellule en araignée se doublent au bout d'un certain temps d'une sorte d'écorce réfringente. Ils se détachent du corps cellulaire dans tous les plans, vont s'anastomoser avec les prolongements issus des cellules névrogliques voisines et constituent ainsi un réseau excessivement compliqué, qui englobe dans ses mailles les éléments nerveux.

Quelle est la nature de la névroglie ? VIRCHOW l'a toujours considérée comme étant de nature conjonctive. Son opinion a été adoptée par beaucoup d'histologistes. Pour GERLACH, elle était constituée par un fin réseau de fibres et de grains élastiques. Cependant HENLE et ROBIN se sont refusés à admettre la nature conjonctive de la névroglie; car cette dernière et le tissu conjonctif différaient, ce qui est exact, par leurs propriétés chimiques : la potasse, par exemple, gonfle la substance conjonctive, mais détruit la névroglie; l'eau bouillante gonfle la première, mais resserre la seconde. LOWE (1876) admit qu'elle était de nature ectodermique. Les recherches plus récentes de RENAUT et de RANVIER (1882), sur les centres nerveux amyéliniques des cyclostomes pour le premier, sur les centres nerveux des mammifères pour le second, sont venues enfin éclaircir cette question et démontrer, d'une manière péremptoire, que la névroglie doit être considérée comme étant d'origine ectodermique, au même titre que les éléments nerveux proprement dits, et que par conséquent elle n'a rien de commun avec le tissu conjonctif.

RENAUT a montré, en effet, que la névroglie, comme du reste les fibres et les cellules des centres, se développe en dehors de toute pénétration des vaisseaux. Il a vu de plus, chez l'animal adulte, au niveau du ventricule rhomboïdal, que les cellules de l'épendyme, restes de l'épithélium neuro-formatif, envoyaient dans la profondeur de la moelle des prolongements effilés qui vont se mettre en rapport de continuité avec le réseau névro-

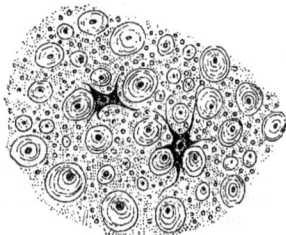

glique. La névroglie est donc d'origine ectodermique, nerveuse même et non d'origine conjonctive.

En vertu de l'agencement des fibres et des cellules névrogliques, en tenant compte de plus de leur origine épithéliale ectodermique, RENAUT compare la formation névroglique au réseau des cellules épithéliales du corps muqueux de Malpighi. On sait, en effet, que ce réseau est constitué par des éléments cellulaires, réunis entre eux par des ponts proto- plasmiques excessivement ténus, véritables fibres d'union qui donnent, après leur rupture, à la cellule épidermique, un aspect crénelé. Dans la névroglie, les cellules en araignée représentent les cellules épidermiques, les fibres sont comparables aux tractus d'union, mais démesurément agrandis. De même que dans le corps muqueux de Malpighi il existe entre les ponts protoplasmiques d'union un système canaliculé où passent les sucs nour- riciers, de même, dans la névroglie, nous retrouvons entre les cellules et les fibres des espaces plus ou moins considérables, dans lesquels non seulement circulent les liquides nourriciers, mais encore entre lesquels sont compris les éléments nerveux proprement dits.

Les faits précédents ont été indiqués également, chez les vertébrés supérieurs, dans les centres nerveux à myéline, par RANVIER. Tout comme chez les cyclostomes, la névroglie y est d'origine ectodermique; mais il est plus difficile de le constater, car l'introduction des vaisseaux et par conséquent l'introduction du tissu conjonctif dans ces centres rend moins perceptibles les rapports du réseau névroglique avec les éléments nerveux.

D'après ce que nous venons de voir, la névroglie pourrait non seulement être regardée comme formant dans le myélencéphale un réseau servant de soutien aux éléments ner- veux, mais encore comme étant de nature nerveuse. Des faits tirés de l'histologie nor- male et de l'anatomie pathologique tendent à confirmer cette manière de voir. GOLGI a montré, en effet, d'une part que les prolongements protoplasmiques des cellules nerveuses centrales n'allaient s'unir dans la substance grise, ni avec les prolongements issus des cellules voisines, ni avec les fibrilles originelles du cylindre-axe, mais bien avec les cellules névrogliques. Le système névroglique servirait donc non seulement à soutenir les éléments nerveux, mais encore dans une certaine mesure, à réunir ces éléments. Il fait donc en réalité partie du grand système constitué par l'assemblage des éléments nerveux. D'autre part, la nature nerveuse du système névroglique paraît être singu- lièrement confirmée par les faits tirés de l'anatomie pathologique. Dans certains cas de gliomes purs, où la trame est formée par la névroglie pure, LANCEREAUX d'abord, puis sur- tout RENAUT ont pu observer la présence de cellules névrogliques ordinaires et de cellules nerveuses vraies possédant des prolongements de Deiters, avec toutes les formes inter- médiaires. Dans ces gliomes *neuro-formatifs*, tous ces éléments faisaient partie du réseau névroglique : ce qui montre bien que les cellules névrogliques et les cellules ner- veuses ne sont que des stades différenciés d'un même élément.

Enfin, on peut admettre, au sujet de l'étendue du système névroglique, une hypothèse qui sera vérifiée ou détruite lorsque l'on connaîtra d'une manière complète le dévelop- pement des filets nerveux. Les éléments formateurs du segment interannulaire (gaîne de myéline, gaîne de Schwann) paraissent se rapprocher, par leurs caractères chimiques, plutôt des substances de nature épithéliale que des substances conjonctives. D'autre part, on sait qu'au niveau de l'origine des nerfs périphériques, la gaîne de Schwann des tubes nerveux les abandonne et va se réunir à la névroglie, tandis que le manchon de myéline continue à accompagner le cylindre-axe (RANVIER). Sans vouloir trop insister sur ces faits ni sur les considérations de même ordre qu'on pourrait présenter au sujet de la structure des fibres de Remak, nous terminerons cette étude de la névroglie, en disant que tous les histologistes sont aujourd'hui d'accord pour admettre la nature ectodermique de la névro- glie.

Voyez KÖLLIKER, *Die Embryonalen Keinblatter*, Zeits. für Wissensch, Zool., 1884; et GOLGI *Rivista. sperim. di fren.*, 1885.

D. — STRUCTURE DE LA SUBSTANCE GRISE

La structure de la substance grise, qui était regardée autrefois comme constituée tout simplement par des cellules nerveuses plongées dans une substance plus ou moins granuleuse, a été élucidée par les travaux des auteurs dont nous avons cité les noms dans les lignes qui précèdent. D'une manière générale, elle est formée : 1° d'éléments cellulaires (cellules nerveuses, cellules de névroglie, cellules conjonctives accompagnant les vaisseaux); 2° d'éléments fibrillaires, représentant les origines et la continuité des cylindres-axes; 3° d'un réseau intermédiaire désigné communément sous le nom de *réseau de Gerlach;* 4° de vaisseaux.

Nous connaissons déjà les propriétés des éléments cellulaires, et les modes d'origine du cylindre-axe; occupons-nous surtout du réseau de Gerlach.

Cette masse intermédiaire, ce réseau n'est pas formé par une sorte de carrefour de tous les systèmes réticulés que nous avons décrits dans les centres nerveux, systèmes qui viendraient s'anastomoser et se réunir entre eux; au contraire, il est formé de réseaux indépendants, qui sont pour ainsi dire juxtaposés et qui conservent leur individualité propre. Le réticulum névroglique, le réticulum des prolongements protoplasmiques et des cylindres-axes (GOLGI), le réticulum des fibrilles primitives des cylindres-axes (GOLGI) entrent dans sa constitution. Les rapports de ces divers réticulums,

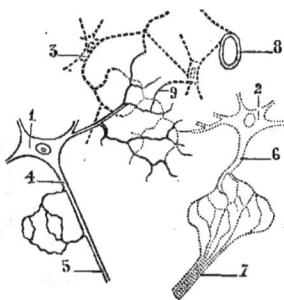

Fig. 606.

Figure schématique montrant la constitution du réseau de la substance grise.

1, 2, cellules nerveuses multipolaires émettant des prolongements protoplasmiques non anastomosés. — 3, cellule névroglique émettant des prolongements à traits entrecoupés indépendants des précédents. — 4, prolongement de Deiters, donnant naissance à un cylindre-axe. — 5, cylindre-axe formé par la réunion de fibrilles primitives réunies aux prolongements protoplasmiques (6 et 7) des cellules 1 et 2.

comme nous l'avons déjà vu, varient suivant les auteurs. Pour GERLACH notamment, les prolongements protoplasmiques viennent constituer un réticulum d'où naissent les fibrilles qui vont constituer les cylindres-axes (fig. 606). GOLGI établit de la manière suivante les rapports de ces réticulums (fig. 607) : le réticulum des prolongements protoplasmiques va rejoindre le réseau névroglique; le réticulum des fibrilles primitives des cylindres-axes va rejoindre le réticulum des prolongements cylindres-axes des cellules nerveuses. Existe-t-il entre ces différents éléments fibrillaires, une substance intermédiaire unissante? D'après RANVIER, cette substance semblerait exister dans le cerveau; mais la question est loin d'être tranchée.

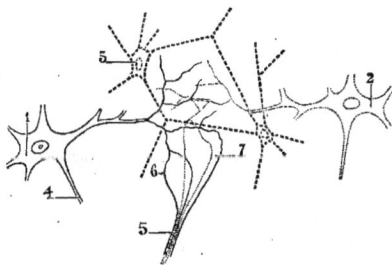

Fig. 607.

Figure schématique représentant la constitution du réseau de la substance grise, conformément aux idées de GOLGI.

1, 2, cellules nerveuses multipolaires émettant des prolongements protoplasmiques ne s'anastomosant pas entre eux. — 3, cellule névroglique envoyant des prolongements réticulés, allant s'anastomoser avec les précédents et allant rejoindre la périphérie du vaisseau 8. — 4, prolongement de Deiters se transformant en cylindre-axe 5, et n'émettant que peu de prolongements latéraux (caractéristique de la cellule du 1er ordre de Golgi). — 6, prolongement de Deiters se ramifiant complètement et donnant lieu par l'intermédiaire de fibrilles primitives à un cylindre-axe 7 (caractéristique de la cellule du 2e ordre de Golgi). — 8, vaisseau avec sa gaine. — 9, ramification protoplasmique allant s'unir à un prolongement névroglique.

20*

Dans la substance grise, on trouve des fibres blanches qui la traversent, surtout dans ses confins.

Quant aux vaisseaux, ils pénètrent dans la substance grise environnés d'une gaine de tissu conjonctif vrai. Quels sont les rapports de ce tissu conjonctif avec la névroglie ? C'est là une question encore fort controversée. Il est à remarquer que la vascularisation de la substance grise est en raison inverse de la quantité de névroglie qu'elle contient. Autour des capillaires disposés sous forme de mailles arrondies, et surtout autour des artérioles et des veinules, on trouve une sorte d'étui dans lequel ces vaisseaux semblent flotter librement. On n'est pas fixé sur la nature de ces gaines, dites *gaines périvasculaires*. Etudiées successivement par Kölliker, Wirchow, Robin, His, Eberth, elles sont considérées par Axel Key et Retzius comme formées de faisceaux délicats de tissu conjonctif et revêtues d'endothélium sur leurs deux faces. Pour Riedel, elles seraient formées seulement de cellules endothéliales juxtaposées. Pour Frommann, il se détacherait de leur face externe de fines trabécules qui rejoindraient la névroglie. Ajoutons enfin que Pouchet et Tourneux, malgré toutes leurs tentatives, n'ont pu mettre en évidence la présence de l'endothélium qui recouvrirait les faces de ces gaines.

On trouve entre le vaisseau et la gaine péri-vasculaire, un espace rempli de liquide où l'on rencontre des cellules lymphatiques, des granulations graisseuses, des grains amorphes d'hémoglobine. On a pensé que ces espaces représentaient des origines de lymphatiques : mais il est à remarquer qu'en y poussant une injection, on n'injecte pas les ganglions voisins. Quelques auteurs ont admis, d'autre part, que ces gaines faisaient partie d'un système lacunaire fermé situé au-dessous de la pie-mère (*espaces épicérébraux et épispinaux* de His). Pouchet et Tourneux estiment qu'elles pourraient représenter simplement le prolongement dans l'intérieur des centres nerveux du tissu conjonctif sous-arachnoïdien (voy. *Méninges*).

E. — STRUCTURE DE LA SUBSTANCE BLANCHE

La substance blanche possède une structure beaucoup plus simple que la substance grise. Elle est constituée par des faisceaux de fibres blanches des centres, séparés les uns des autres par des tractus conjonctifs issus de la pie-mère. Cependant, chaque faisceau et chaque fibre nerveuse du faisceau sont entourés d'une enveloppe lamelleuse plus ou moins épaisse de névroglie avec ses cellules caractéristiques.

On trouve aussi quelquefois, dans la substance blanche, des prolongements cylindres-axes qui y cheminent plus ou moins loin.

Enfin, la substance blanche possède des réseaux vasculaires à mailles longitudinales dont la direction est parallèle à celle des fibres. Tout comme dans la substance grise, ces vaisseaux sont entourés de gaines périvasculaires.

§ II. — DIVISION DES CENTRES NERVEUX

Le système nerveux central, revêtant tout naturellement la même configuration que la cavité osseuse qui le loge et le protège, se présente à nous sous la forme d'une longue tige cylindrique, la *moelle épinière*, couronnée à son extrémité supérieure par un renflement volumineux, *l'encéphale*.

La moelle occupe le canal rachidien; l'encéphale, la cavité crânienne. Ces deux portions extrêmes du névraxe sont unies l'une à l'autre par une portion intermédiaire, le *bulbe rachidien*, lequel traverse le trou occipital et répond à la fois au crâne et au rachis.

C'est dans l'épaisseur des centres nerveux que prennent naissance les nerfs : le mode d'origine des nerfs rachidiens sera étudié à propos de la moelle; nous croyons être utile aux élèves en résumant, dans un chapitre spécial, tout ce qui a trait à l'*origine réelle des nerfs crâniens*.

La moelle, le bulbe et l'encéphale ne sont pas directement en contact avec la cavité osseuse qui les renferme. Ils en sont séparés par une série d'enveloppes membraneuses qui les entourent de toute part et auxquelles on donne le nom de *méninges*. Leur étude est inséparable de celle du système nerveux central.

Nous décrirons donc successivement, dans cinq chapitres distincts :

1° La *moelle épinière* ;
2° Le *bulbe rachidien* ;
3° L'*encéphale* ;
4° Les *origines réelles des nerfs crâniens* ;
5° Les *méninges*.

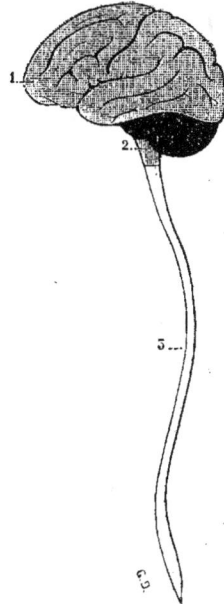

Fig. 608.

Schéma représentant l'ensemble du névraxe.

1, encéphale (*en rouge*).
2, bulbe rachidien (*en jaune orange*).
3, moelle épinière (*en jaune*).

CHAPITRE PREMIER

MOELLE ÉPINIÈRE

La moelle épinière est cette partie du système nerveux central qui occupe la portion rachidienne du canal neural ou plus simplement le canal rachidien. Elle doit ce nom de moelle à l'analogie grossière que présentent sa consistance et sa situation avec celles de la moelle des os longs, qui, comme elle, est molle et contenue dans un canal osseux.

Après quelques *considérations générales* sur la moelle épinière, nous étudierons successivement sa *configuration extérieure*, sa *configuration intérieure*, sa *constitution topographique* ou *systématisation*, sa *structure microscopique* et, enfin, sa *circulation*.

§ I. — CONSIDÉRATIONS GÉNÉRALES

Les considérations anatomiques générales que présente la moelle épinière sont relatives : 1° à sa *forme;* 2° à ses *limites;* 3° à sa *direction;* 4° à ses *rapports généraux* et à ses *moyens de fixité;* 5° à son *poids.*

1° **Forme**. — La moelle épinière affecte la forme d'une longue tige cylindrique qui descend de l'encéphale dans le canal rachidien, d'où le nom de prolongement rachidien de l'encéphale qui lui a été donné, fort improprement du reste, par CHAUSSIER.

La moelle ne représente pourtant pas un cylindre parfait : elle est légèrement aplatie d'avant en arrière, de telle sorte que son diamètre transversal l'emporte constamment, de un millimètre à un millimètre et demi, sur son diamètre antéro-postérieur. Le cylindre médullaire présente, en outre, deux renflements fusiformes fort étendus, occupant, l'un la région cervicale, l'autre la région dorso-lombaire (fig. 611). Le premier, *renflement supérieur* ou *renflement cervical*, s'étend de la troisième vertèbre cervicale à la deuxième dorsale et présente son maximum de développement à la hauteur de la sixième cervicale. Le deuxième, *renflement inférieur* ou *renflement lombaire*, commence au niveau de la neuvième vertèbre dorsale et va en augmentant jusqu'au niveau de la douzième. Au-dessous de ce point, la moelle épinière diminue très rapidement; elle s'effile pour ainsi dire et se termine en formant un cône, le *cône terminal* (fig. 609).

Les deux renflements précités sont la conséquence de l'apparition et du

développement des membres, comme le démontrent surabondamment l'anatomie comparée et
l'embryologie. Ils répondent, le premier à l'origine
des nerfs qui se rendent aux membres supérieurs ;
le second à l'émergence des nerfs qui descendent
dans les membres inférieurs ou abdominaux. De
là les noms de *renflement brachial* et de *renflement abdominal*, sous lesquels les désignent
encore certains auteurs.

En raison de ces deux renflements, les dimensions de la moelle épinière varient, on le conçoit,
suivant le point où on la considère. Sa circonférence est de 38 millimètres pour le renflement cervical, de 33 pour le renflement lombaire, de 27
seulement pour la portion dorsale. Son diamètre transversal, qui présente bien entendu les
mêmes variations, oscille entre 9 et 12 millimètres.

La moelle est *symétrique* dans le sens transversal : elle se compose, par conséquent, de deux
moitiés latérales parfaitement semblables.

2° Limites. — Du côté de l'encéphale, la moelle
se continue directement avec le bulbe et ses limites, sur ce point, sont purement artificielles. Les
anatomistes s'accordent généralement à assigner
à la moelle comme limite supérieure ce que nous
appellerons plus tard (voy. *Bulbe*) l'*entre-croisement* ou *décussation des pyramides*. Cette décussation, constituée par des faisceaux nerveux qui
changent de côté et se croisent sur la ligne médiane, est d'ordinaire assez visible sur la face antérieure du cylindre médullaire.

Du côté opposé, la moelle se termine, ainsi que
nous l'avons dit plus haut, par le cône terminal. Mais
ce cône n'est pas en réalité la limite inférieure
de la moelle épinière : de son sommet s'échappe
un prolongement très mince, très délicat, presque filiforme, qui, sous le nom de *filum terminale*,
descend au milieu des nerfs de la *queue de cheval*[1]
et prolonge la moelle jusqu'à la base du coccyx.

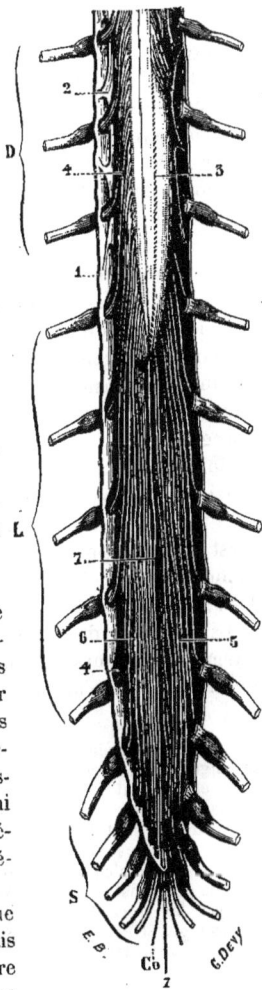

Fig. 609.

Extrémité inférieure de la
moelle épinière et queue de
cheval, vues par leur face
antérieure.

D, les trois dernières paires dorsales. — L, paires lombaires. —
S, paires sacrées. — Co, nerf coccygien. — 1, dure-mère rachidienne.
— 2, ligament dentelé. — 3, sillon
collatéral postérieur. — 4, 4, racines
postérieures des nerfs rachidiens. —
5, racines antérieures du côté gauche,
les racines postérieures ayant été ré-
séquées. — 6, queue de cheval. — 7, 7,
filum terminale.

---

[1] On désigne sous le nom de *queue de cheval (cauda
equina)* l'ensemble des derniers nerfs rachidiens, qui,
partis du renflement lombaire, parcourent un long trajet
vertical pour se rendre de leur point d'émergence à leur
orifice de sortie, rappelant ainsi jusqu'à un certain point
le mode *d'implantation des crins sur la queue d'un cheval.*

Rapportées à son enveloppe osseuse, les limites de la moelle sont les suivantes : du côté du crâne, sa limite supérieure est établie par un plan horizontal qui raserait l'articulation de l'atlas avec les condyles de l'occipital. Du côté du sacrum, le cône terminal correspond chez l'adulte au corps de la deuxième vertèbre lombaire, rarement à celui de la première. Mais sa situation par rapport au rachis varie beaucoup suivant les âges : chez l'enfant naissant, la moelle descend jusqu'à la troisième lombaire et même jusqu'à la quatrième ; au cinquième mois de la vie intra-utérine, elle répond à la base du sacrum ; au troisième mois, enfin, elle occupe toute la longueur du canal sacré et descend ainsi jusqu'à la base du coccyx. La moelle épinière, en parcourant les divers stades de son évolution, remonte donc dans le canal vertébral depuis la base du coccyx jusqu'à la deuxième vertèbre lombaire. Nous ferons remarquer toutefois que ce mouvement ascensionnel n'existe pas réellement. Le mot d'ascension implique, en effet, une idée de raccourcissement : or, la moelle épinière, semblable en cela à sa gaine osseuse, non seulement ne se raccourcit pas, mais continue à s'allonger depuis son apparition jusqu'à l'adolescence. Seulement, elle s'allonge moins que cette dernière et perd ainsi successivement le contact avec un certain nombre de vertèbres qui dépassent peu à peu le cône terminal. Le mouvement d'ascension, signalé ci-dessus, n'est donc qu'apparent : il dépend tout simplement de l'inégalité de développement de la colonne vertébrale et de la moelle, modifiant naturellement les rapports réciproques du contenant et du contenu.

La longueur de la moelle est, en moyenne, de 45 centimètres d'après Sappey. En mesurant la moelle épinière sur huit sujets, quatre hommes et quatre femmes, j'ai obtenu un chiffre moyen un peu moins élevé, 43 centimètres.

Examinée dans la série animale, la moelle épinière nous présente, au point de vue de sa longueur des variations fort étendues. Ces variations paraissent être en rapport avec le développement de la portion caudale du rachis, la moelle descendant très bas chez les animaux qui possèdent une queue longue et puissante, remontant au contraire très haut chez ceux qui sont dépourvus de cet appendice. C'est ainsi que dans un même groupe, les didelphiens, nous voyons le cylindre médullaire (H. Milne-Edwards) s'étendre jusqu'aux vertèbres sacrées chez l'ornithorynque qui a une longue queue, tandis que, chez l'échidné dont la queue est rudimentaire, il ne dépasse pas le milieu de la région dorsale.

Voyez au sujet de la longueur absolue et relative de la moelle épinière : Fest, Th. inaug., St-Pétersbourg, 1874 ; Ravenel, Zeitschr. f. Anat. und Entwickl., 1877 ; Pfitzner, Morph. Jabrb., 1883.

3° **Direction.** — La moelle épinière suit exactement les inflexions de la colonne vertébrale et présente, par conséquent, deux courbures : une courbure cervicale à concavité dirigée en arrière et une courbure dorsale à concavité dirigée en avant. Il est vraisemblable d'admettre que ces courbures se développent parallèlement aux courbures correspondantes de la colonne et constituent comme ces dernières (t. I⁰ʳ, p. 74) des dispositions acquises. Nous savons par un fait de M. Flesch que les inflexions cervicale et dorsale de la moelle épinière sont déjà parfaitement visibles chez un enfant de dix-huit mois.

4° **Rapports généraux et moyens de fixité.** — La moelle épinière occupe le centre du canal rachidien ; mais il s'en faut de beaucoup qu'elle le remplisse entièrement. Le diamètre de la moelle étant à celui du canal comme 3 est à 5, il existe entre elle et la paroi osseuse un espace considérable, comblé à l'état frais par les méninges, le liquide céphalo-rachidien, des plexus veineux et une graisse demi-fluide.

Au milieu de toutes ces parties molles qui constituent pour lui autant de moyens de protection, le cylindre médullaire reste fixe et à peu près immobile. Il doit cette fixité à un ensemble de dispositions anatomiques que nous allons rapidement énumérer :

a. A son extrémité supérieure, tout d'abord, la moelle est fixée par sa continuité même avec le bulbe et, par le bulbe, avec l'encéphale.

b. A son extrémité inférieure, elle est rattachée au squelette par un prolongement de la pie-mère, qui, sous le nom de *ligament coccygien de la moelle*, enveloppe le filum terminal à la manière d'une gaine, descend avec lui dans le canal sacré et vient s'implanter sur la base du coccyx (fig. 610).

c. Enfin, dans toute sa hauteur, depuis l'atlas jusqu'à la première lombaire, la moelle est fixée à la surface interne de la dure-mère (laquelle est fixée elle-même au rachis par les gaines fibreuses qu'elle envoie aux nerfs spéciaux) : 1° par un système de *prolongements filiformes*, qui partent irrégulièrement de ses faces antérieure et postérieure; 2° par un long ruban conjonctif, le *ligament dentelé*, qui se détache de ses parties latérales. Ces prolongements, ainsi que le ligament dentelé, sont des dépendances de la pie-mère et seront décrits avec cette dernière membrane (voy. *Méninges*).

3° Poids. — M. SAPPEY a pris successivement, sur huit sujets du sexe masculin et âgés de 25 à 60 ans, le poids de la moelle, de l'isthme de l'encéphale, du cervelet, du cerveau et de l'encéphale tout entier. Voici quel est, en moyenne, le poids absolu de chacune de ces portions du myélencéphale :

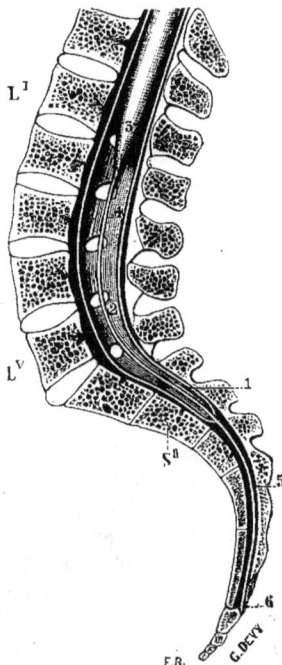

Fig. 610.

Coupe sagittale du canal rachidien pour montrer l'extrémité inférieure de la moelle et le filum terminale.

L¹, L⁵, première et cinquième vertèbres lombaires — S$_{\text{II}}$, deuxième vertèbre sacrée. — 1, dure-mère. — 2, cul-de-sac duro-arachnoïdien.— 3, extrémité inférieure de la moelle. — 4, portion du filum située dans l'intérieur du cul-de-sac. — 5, portion du filum située au-dessous du cul-de-sac. — 6, son attache au coccyx.

Moelle épinière.	27	grammes.
Isthme et bulbe	26	—
Cervelet	140	—
Cerveau	1170	—
Encéphale	1358	—

Si nous comparons entre eux ces divers chiffres, nous voyons que le poids de la moelle épinière est à celui :

De l'isthme et du bulbe	comme	1 : 1
Du cervelet	—	1 : 5
Du cerveau	—	1 : 43
De l'encéphale	—	1 : 48

ce qui revient à dire que la moelle épinière présente le même poids que l'isthme et le bulbe réunis, qu'elle pèse cinq fois moins que le cervelet, quarante-trois fois moins que le cerveau, quarante-huit fois moins que l'encéphale.

§ II. — CONFIGURATION EXTÉRIEURE DE LA MOELLE

Considéré au point de vue de sa configuration extérieure, le cylindre médullaire nous présente quatre faces : une *face antérieure*, une *face postérieure* et deux *faces latérales*.

1° Face antérieure. — La face antérieure nous offre, tout d'abord, un sillon longitudinal et médian, le *sillon médian antérieur*, occupant toute la hauteur de la moelle et intéressant seulement le tiers de son épaisseur. Si on écarte les lèvres de ce sillon, on aperçoit dans le fond une bandelette blanchâtre qui passe transversalement d'un côté à l'autre : c'est la *commissure blanche* de la moelle.

De chaque côté du sillon médian antérieur, nous rencontrons les *racines antérieures* des nerfs rachidiens, que nous décrirons plus tard à propos du système nerveux périphérique. Ces racines se détachent de la moelle d'une façon irrégulière, les unes plus près, les autres plus loin de la ligne médiane, de telle sorte que l'ensemble des points qui représentent leur émergence ne s'échelonnent pas suivant une même ligne verticale, mais occupent une bande de 1 à 2 millimètres de largeur. Le sillon longitudinal qu'on décrit à ce niveau, sous le nom de *sillon collatéral antérieur*, n'existe pas.

Entre le sillon médian antérieur et les racines antérieures des nerfs rachidiens se trouve un cordon longitudinal, d'aspect blanchâtre, le *cordon antérieur* de la moelle.

Le cordon antérieur de la moelle est quelquefois divisé lui-même en deux faisceaux secondaires par un sillon longitudinal peu profond, appelé *sillon intermédiaire antérieur*. Mais ce sillon est bien loin d'être constant. BERTELLI (*Proc.-verb. de la Soc. des Sc. naturelles de Pise*, 1888) qui l'a étudié sur de tout jeunes enfants, l'a rencontré dans une proportion de 9 fois sur 20. Il n'existe, d'ailleurs, qu'à la partie supérieure de la région cervicale. En haut, il fait suite le plus souvent au sillon qui, au bulbe, sépare la pyramide antérieure de l'olive. De là, il descend obliquement en bas et un peu en dedans et vient se terminer, après un parcours variable, sur les bords du sillon médian antérieur.

2° **Face postérieure**. — La face postérieure présente avec la précédente de nombreuses analogies. Nous y constatons d'abord un sillon longitudinal et médian, le *sillon médian postérieur*, beaucoup moins large, mais beaucoup plus profond que le sillon médian antérieur; il intéresse, en effet, la moitié de l'épaisseur de la moelle. Si, comme précédemment, nous écartons les lèvres de ce sillon pour en voir le fond, nous y apercevons une lamelle transversale, de couleur grisâtre : c'est la *commissure grise* de la moelle.

De chaque côté du sillon médian postérieur, se trouvent les *racines postérieures* des nerfs rachidiens. Ces racines se distinguent des racines antérieures, en ce qu'elles naissent régulièrement les unes au-dessous des autres, suivant une même ligne verticale : il existe là, le long de leur ligne d'implantation, un véritable sillon longitudinal à fond grisâtre, le *sillon collatéral postérieur*.

Entre ce dernier sillon et le sillon médian se trouve un nouveau cordon de substance blanche, le *cordon postérieur* de la moelle. Ce cordon est indivis dans la plus grande partie de son étendue. Mais lorsqu'on le considère à la région cervicale, on découvre à sa partie supérieure, entre le sillon médian et le sillon collatéral, un troisième sillon, appelé *sillon intermédiaire postérieur*. Ce dernier sillon va en s'atténuant de haut en bas et disparaît d'ordinaire au niveau de la deuxième ou de la troisième dorsale; en tous cas, là où il existe, il subdivise le cordon postérieur en deux faisceaux secondaires, l'un interne, l'autre externe, que nous étudierons ultérieurement.

3° **Faces latérales**. — Les faces latérales de la moelle nous présentent un troisième cordon, le *cordon latéral*. Ce cordon est exactement limité en avant par l'émergence des racines antérieures,

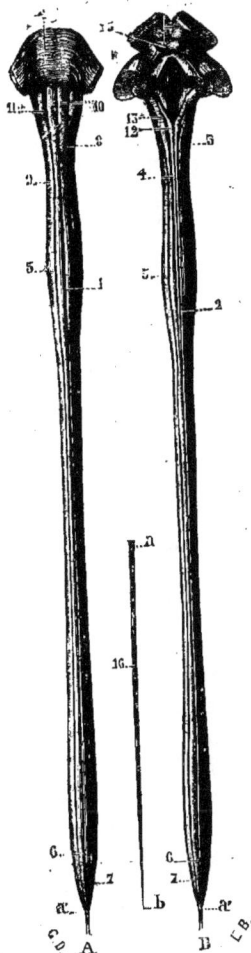

Fig. 611.

Moelle épinière, bulbe et protubérance : *A*, vue antérieure; *B*, vue postérieure.

(Pour ne pas agrandir démesurément les dimensions verticales de ces figures, le filum terminale a été détaché de l'extrémité inférieure de la moelle et placé entre les deux.)

1, sillon médian antérieur. — 2, sillon médian postérieur. — 3, sillon collatéral postérieur. — 4, sillon intermédiaire postérieur. — 5, renflement cervical. — 6, renflement lombaire. — 7, cône terminal. — 8, ligne d'implantation des racines antérieures. — 9, cordon latéral. — 40, pyramide antérieure du bulbe. — 11, olive. — 12, pyramide postérieure. — 13, corps restiforme. — 14, protubérance. — 15, tubercules quadrijumeaux. — 16, filum terminale avec : *a*, son extrémité supérieure répondant à *a'* l'extrémité inférieure de la moelle ; *b*, son extrémité inférieure, répondant au coccyx.

en arrière par l'émergence des racines postérieures ou, ce qui revient au même, par le sillon collatéral postérieur. Sa partie moyenne donne attache, depuis l'atlas jusqu'à la première lombaire, au bord interne du ligament dentelé.

En résumé, la moelle épinière est divisée en deux moitiés latérales par deux sillons médians l'un antérieur, l'autre postérieur. Chacune de ces deux moitiés nous présente, à son tour, trois cordons blanchâtres : 1° un *cordon antérieur*, limité en dedans par le sillon médian antérieur, en dehors, par l'émergence des racines antérieures ; 2° un *cordon latéral*, compris entre les racines antérieures et les racines postérieures ; 3° un *cordon postérieur*, limité en dehors par l'émergence des racines postérieures, en dedans par le sillon médian postérieur.

§ III. — Configuration intérieure de la moelle

Pour prendre une notion exacte de la configuration intérieure de la moelle épinière, il importe d'étudier cet organe sur des coupes transversales pratiquées à différentes hauteurs.

Si nous examinons l'une de ces coupes, celle par exemple qui est représentée dans la figure ci-contre (fig. 612) et qui est pratiquée à la partie moyenne de la région dorsale, nous reconnaissons, tout d'abord, les différents détails que nous a révélés l'étude de la configuration extérieure, savoir : 1° les deux sillons médians antérieur et postérieur, chacun avec ses caractères propres, le premier large et peu profond, le second beaucoup plus profond, mais aussi beaucoup plus étroit ; 2° l'émergence des racines antérieures et des racines postérieures ; 3° enfin, les trois cordons antérieur, postérieur et latéral avec leurs limites respectives. Nous constatons aussi, sur cette même coupe, que la moelle se compose de deux *parties latérales* unies l'une à l'autre par une *partie moyenne* plus étroite, la *commissure*. Nous allons étudier séparément chacune de ces parties.

1° **Parties latérales.** — Ce qui frappe tout d'abord, lorsqu'on considère les parties latérales de la moelle épinière, c'est la présence de deux substances parfaitement distinctes : une *substance grise*, occupant le centre ; une *substance blanche*, occupant la périphérie.

a. *Substance grise.* — Dans chaque moitié de la moelle, la substance grise affecte la forme d'un croissant dont la convexité est dirigée en dedans et dont les deux extrémités, appelées *cornes*, se trouvent placées l'une en avant (*corne antérieure*), l'autre en arrière (*corne postérieure*). La limite séparative des deux cornes, toute conventionnelle du reste, est indiquée par une ligne transversale passant par le canal central de la moelle ou canal de l'épendyme.

La corne antérieure est volumineuse, arrondie et s'arrête en avant à une distance considérable de la surface extérieure de la moelle. La corne postérieure est plus petite, plus mince, comme effilée et s'étend en arrière jusqu'à la surface extérieure; c'est elle que l'on aperçoit dans le fond du sillon collatéral postérieur. De plus, tandis que la corne antérieure est constituée par une substance homogène, la corne postérieure présente à sa partie la plus reculée une substance particulière, d'apparence gélatineuse, et à laquelle on donne le nom de *substance gélatineuse de Rolando* : cette substance affecte, suivant les régions, la forme d'un V ou d'un U à sinus dirigé en avant.

Au point de vue topographique, on distingue ordinairement à la corne antérieure une partie antérieure ou *tête* et une partie postérieure ou *base*. De même, on divise la corne postérieure en trois régions : une région moyenne correspondant à sa partie la plus large et connue sous le nom de *tête (caput)*;

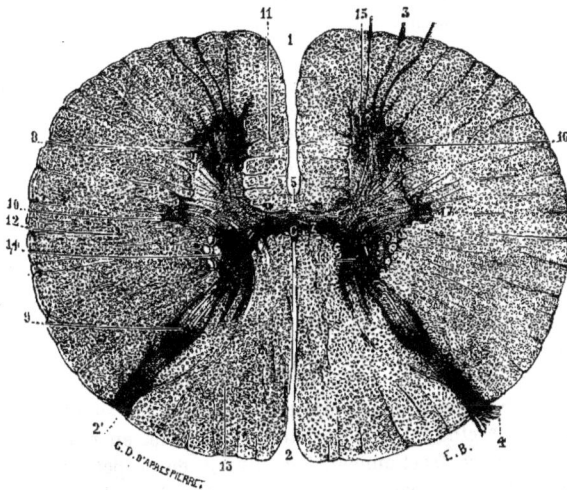

Fig. 612.

Coupe transversale de la moelle épinière de l'homme, pratiquée à la partie moyenne de la région dorsale (d'après PIERRET).

1, sillon médian antérieur. — 2, sillon médian postérieur. — 2', sillon collatéral postérieur. — 3, racinés antérieures ou motrices. — 4, racines postérieures ou sensitives. — 5, commissure blanche. — 6, commissure grise. — 7, canal central ou canal de l'épendyme. — 8, corne antérieure. — 9, corne postérieure. — 10, corne latérale ou tractus intermedio-lateralis. — 11, cordon antérieur. — 12, cordon latéral. — 13, cordon postérieur. — 14, formation réticulaire. — 15, 16, groupes cellulaires antéro-interne et antéro-externe de la corne antérieure. — 17, cellules sympathiques du tractus intermedio-lateralis. — 18, cellules de la colonne vésiculaire de Clarke.

une région antérieure, plus étroite et comme étranglée, le *col (cervix)*; une portion postérieure, enfin, mince et plus ou moins effilée, la *pointe* de la corne *(apex)*. On désigne encore quelquefois sous le nom de *base* de là corne postérieure la portion de cette corne qui répond à la base de la corne antérieure.

Ainsi configurée, la substance grise ressemble assez exactement, dans chacune des moitiés de la moelle, à une grosse virgule (♪) : une virgule dont la tête, dirigée en avant, représente la corne antérieure, dont la queue, dirigée en sens opposé, représente la corne postérieure.

Il nous reste, pour en finir avec la substance grise, à signaler un dernier détail. De la partie postéro-latérale de la corne antérieure, s'échappe un prolongement transversal de forme triangulaire, qui pénètre dans le cordon latéral et s'y termine en une pointe plus ou moins effilée. Ce prolongement est le *tractus intermedio-lateralis* de CLARKE, désigné encore par certains auteurs sous le nom de *corne latérale* ou *corne moyenne*. Il n'est, pour ainsi dire, bien visible qu'à la partie supérieure de la moelle dorsale. Au-dessus et au-dessous de cette région, le tractus intermedio-lateralis s'atténue graduellement ou même disparaît d'une façon complète en tant que prolongement distinct; mais ses éléments histologiques n'en existent pas moins, plus ou moins fusionnés alors avec la partie latérale de la corne antérieure.

b. *Substance blanche*. — La substance blanche se dispose tout autour de la substance grise, en formant les trois cordons que nous avons déjà indiqués. Chacun d'eux affecte la forme d'un triangle, dont la base arrondie répond à la surface extérieure de la moelle et dont le sommet, plus ou moins tronqué, confine à la substance grise centrale. — Au point où elles entrent en contact, la substance blanche et la substance grise ne sont pas seulement contiguës, mais elles se pénètrent l'une l'autre, de façon à rendre leur isolement complètement impossible. Ces relations intimes qui existent entre les deux substances s'observent très nettement sur les coupes transversales pratiquées à la partie supérieure de la région cervicale : on voit, en effet, la partie externe ou concave du croissant de substance grise envoyer dans les cordons latéraux tout un système de prolongements transversaux, lesquels se divisent et s'anastomosent en formant une espèce de réseau, dans les mailles duquel se trouvent emprisonnés de petits îlots de substance blanche (fig. 622, 6). C'est à cet ensemble qu'on a donné le nom de *formation réticulaire* de DEITERS (*processus reticularis*). Cette formation réticulaire, située immédiatement en arrière du tractus intermedio-lateralis, est due, en réalité, à ce que les cordons latéraux se fractionnent, à ce niveau, en de petites colonnettes distinctes qui pénètrent isolément et peu à peu dans l'épaisseur des cornes antérieures; ils finissent même, sur un point un peu plus élevé (voy. *Bulbe*), par les traverser entièrement pour s'entre-croiser sur la ligne médiane avec des colonnettes similaires venues du côté opposé.

2° **Partie moyenne ou commissure.** — Nous désignons sous ce nom de *commissure* la bandelette transversale qui unit l'une à l'autre les deux moitiés latérales de la moelle. Cette bandelette est constituée en avant par de la substance blanche, et, en arrière, par de la substance grise; d'où sa division en deux parties distinctes : l'une antérieure ou *commissure blanche*, l'autre postérieure ou *commissure grise*.

a. La *commissure blanche*, que nous avons déjà aperçue dans le fond du sillon médian antérieur, se continue latéralement, sans ligne de démarcation aucune, avec la masse des cordons antérieurs. Elle est plus mince que la commissure grise sur la portion inférieure de la moelle; on observe une disposition inverse sur la portion cervicale.

b. La *commissure grise*, qui forme le fond du sillon médian postérieur, se continue de même par ses deux extrémités avec la substance grise latérale : elle unit ainsi l'un à l'autre, par leur partie convexe, les deux croissants que nous avons décrits plus haut dans chacune des moitiés de la moelle.

Au centre de la commissure grise, se trouve un canal longitudinal, le *canal de l'épendyme*, encore appelé *ventricule de la moelle*. Ce petit conduit, vestige du large canal que présente la moelle aux premiers stades de son développement embryonnaire, ne possède plus, chez l'adulte, qu'un ou deux dixièmes de millimètres de diamètre. Il s'ouvre en haut dans le quatrième ventricule et s'arrête, en bas, à la partie moyenne du filum terminal. Mais il est bien rare de le voir perméable dans toute son étendue ; le plus souvent, il est oblitéré par places et sur des longueurs parfois considérables. Sa forme est également fort variable : on admet généralement qu'il est ovalaire pour la moelle cervicale, circulaire pour la moelle dorsale, triangulaire ou bien en forme de T pour la moelle lombaire et de nouveau circulaire pour le filum terminal. — Sur les côtés du canal de l'épendyme se voient (fig. 620) deux veines longitudinales, l'une droite, l'autre gauche, que l'on pourrait appeler les *veines de la commissure grise*.

On rencontre fréquemment à l'extrémité inférieure du cône terminal un renflement, quelquefois arrondi, mais le plus souvent ovalaire à grand axe vertical. C'est le *ventricule terminal* de la moelle (W. KRAUSE), résultant d'une dilatation à ce niveau du canal de l'épendyme. Il mesure de 8 à 10 millimètres de hauteur sur une largeur d'un demi-millimètre à 2 millimètres. Sa paroi postérieure est fort mince ; elle est formée tout simplement par la pie-mère, doublée d'une couche non interrompue de cellules épithéliales, appartenant à l'épendyme. Le ventricule terminal est donc fermé de toute part, et l'orifice, décrit par STILLING, qui ferait communiquer à ce niveau le canal épendymaire avec les espaces sous-arachnoïdiens, n'est vraisemblablement qu'un produit artificiel.

3° Variations régionales.

— Les différentes parties que nous venons de décrire, comme entrant dans la constitution fondamentale de la moelle épinière, se retrouvent sur toutes les coupes transversales de cet organe, quelle que soit la hauteur à laquelle elles sont faites. Elles se modifient cependant d'une façon plus ou moins profonde, en passant d'une région à une autre, de telle façon qu'un œil exercé pourra toujours, une coupe transversale de la moelle étant donnée, déterminer la région à laquelle elle appartient.

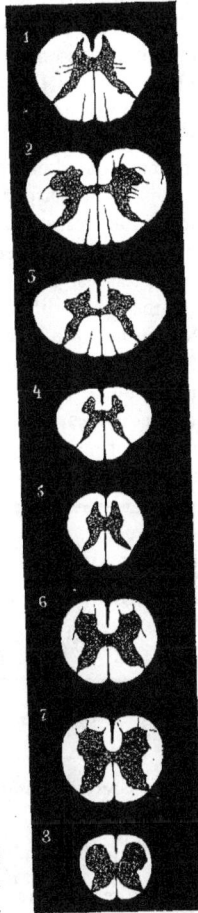

Fig. 613.

Coupe transversale de moelle humaine pratiquées à différentes hauteurs (d'après ERB).

1. à la partie supérieure de la portion cervicale. — 2, 3, au niveau du renflement cervical. — 4, 5, au niveau de la portion dorsale. — 6, 7, au niveau du renflement lombaire. — 8, au niveau du cône terminal.

Ces modifications, dites régionales, sont relatives tout d'abord à la configuration que revêt la substance grise : les cornes antérieures, arrondies à la région lombaire, sont, au contraire, allongées et étroites à la région dorsale; elles s'élargissent de nouveau à la région cervicale et y affectent une forme plus ou moins triangulaire. Pour ce qui est des cornes postérieures, on les voit, au niveau des deux renflements cervical et lombaire, s'élargir considérablement à leur partie moyenne et présenter ainsi une *tête* beaucoup plus volumineuse que dans toutes les autres régions.

Les modifications régionales portent ensuite sur le développement volumétrique respectif de la substance blanche et de la substance grise. Ce dernier point ne peut être éclairci, on le conçoit, que par des mensurations fort précises, prises successivement sur les différentes parties constituantes de la moelle et à différentes hauteurs. Ces mensurations ont été faites, avec tout le soin et toute la compétence que demandait une pareille étude, par STILLING. Nous résumons dans le tableau suivant les résultats de ses patientes recherches sur ce sujet. Les chiffres que renferme ce tableau indiquent en millimètres carrés, pour une moitié de moelle, la superficie des trois cordons et des deux cornes, mesurée sur vingt et une coupes transversales de la moelle épinière dont le niveau se trouve indiqué dans la première colonne.

AU NIVEAU de l'origine des racines de la :	SUBSTANCE BLANCHE				SUBSTANCE GRISE			MOELLE Tout entière.
	cordons antérieurs.	cordons latéraux.	cordons postérieurs.	les trois cordons réunis.	cornes antérieures.	cornes postérieures.	les deux cornes réunies.	
	mil. c.	mil. c.	mil. c.	mil. car.	mil. c	mil. c.	mil. car.	mil. car.
3ᵉ paire cervicale. .	6,13	13,21	13,47	32,81	5,71	5,49	11,20	44,04
4ᵉ	7,57	13,23	13,72	34,52	6,16	6,45	12,61	47,13
5ᵉ et 6ᵉ	11,75	15,70	14,68	42,13	11,40	8,30	19,70	61,83
7ᵉ	10,90	15,17	14,30	40,37	10,75	7,47	18,22	58,59
7ᵉ (fibres inférieures)	9,97	11,98	12,26	34,21	11,29	6,70	17,99	52,20
8ᵉ	11,27	12,79	9,90	33,96	8,07	5,81	13,88	47,84
1ʳᵉ paire dorsale . .	5,71	14,06	8,95	28,72	3,86	3,17	7,03	35,75
2ᵉ à 8ᵉ	4,24	13,55	6,43	24,22	2,73	2,61	5,34	29,56
9ᵉ à 11ᵉ	4,25	13,02	6,59	23,86	1,99	2,61	4,60	28,46
12ᵉ	4,30	11,00	6,64	21,94	2,95	3,52	6,47	28,43
3ᵉ paire lombaire. .	6,01	6,48	8,65	21,14	6,26	7,03	13,29	34,43
4ᵉ	7,51	6,32	8,69	22,52	12,03	8,96	20,99	43,51
5ᵉ	5,68	5,16	6,25	17,09	14,43	10,45	24,88	41,97
1ʳᵉ paire sacrée . .	5,50	4,96	6,61	17,07	14,62	9,11	23,73	40,80
2ᵉ	6,03	5,37	5,95	17,35	14,30	9,03	23,33	41,68
3ᵉ (fibres supérieures)	4,54	3,77	3,67	11,98	12,16	6,97	19,13	31,11
3ᵉ (fibres moyennes).	4,18	3,11	2,83	10,12	11,55	7,20	18,75	28,87
3ᵉ (fibres inférieures)	3,36	2,50	1,73	7,59	8,02	5,74	13,76	21,35
4ᵉ	2,30	2,33	1,51	6,14	5,34	5,43	10,77	16,99
5ᵉ	0,75	0,97	0,44	2,16	2,36	3,62	5,98	8,14
Paire coccygienne. .	0,36	0,45	0,16	0,97	0,97	1,70	2,67	3,64

Traduits en langage graphique, ces différents chiffres nous donnent les trois tableaux ci-contre, où l'on voit d'un simple coup d'œil les fluctuations que présente soit le volume de la moelle prise en totalité, soit le volume de chacune de ses parties constituantes :

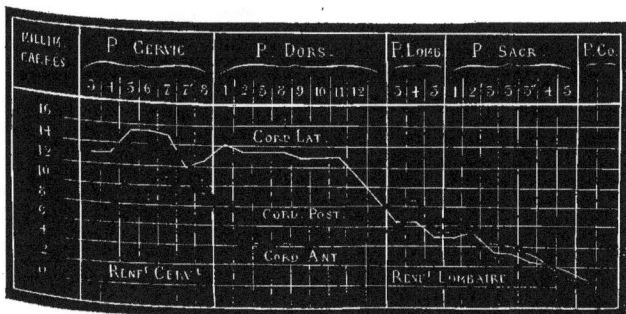

Fig. 614. — Tableau graphique indiquant les volumes respectifs des trois cordons de la moelle

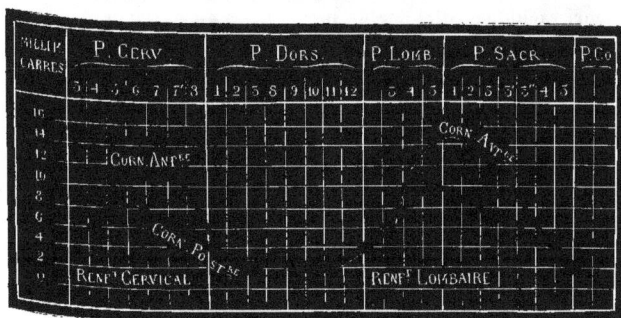

Fig. 615. — Tableau graphique indiquant les volumes respectifs de la corne antérieure et de la corne postérieure.

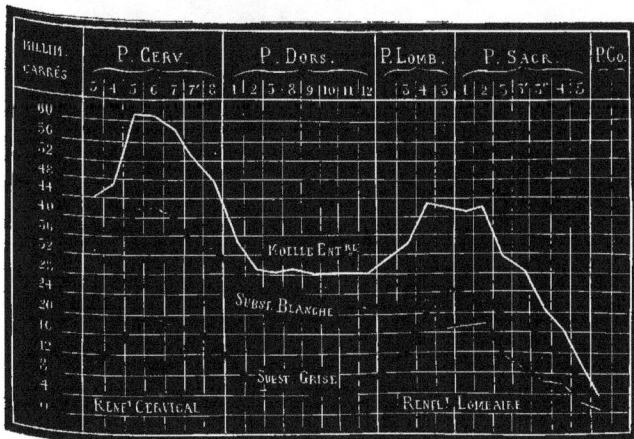

Fig. 616. — Tableau graphique indiquant les volumes respectifs de la substance blanche, de la subtance grise et de la moelle totale.

(Ce tableau, ainsi que les précédents, se rapporte à une moitié de la moelle seulement.)

21*

L'inspection du troisième de ces tableaux nous fixe encore, d'une façon aussi nette que précise, sur le mode de formation des deux renflements cervical et lombaire. Le premier résulte à la fois d'un développement local de la substance grise, qui mesure 20 millimètres carrés, et de la substance blanche, qui atteint 44 millimètres carrés. Le second est presque exclusivement formé par la substance grise qui, de 4 millimètres carrés qu'elle présente à la région dorsale, atteint, à la hauteur de la cinquième paire lombaire, jusqu'à 25 millimètres carrés ; la substance blanche augmente à peine au niveau du renflement lombaire. Ce dernier fait s'explique naturellement par la constitution même des cordons blancs : ces cordons, en effet, abstraction faite des racines nerveuses et des fibres commissurales longitudinales, comprennent des fibres descendantes ou motrices et des fibres ascendantes ou sensitives. Or, le paquet moteur, abandonnant successivement des fibres à chaque nerf rachidien, diminue au fur et à mesure qu'il descend ; de même, le paquet sensitif, recevant des fibres de chaque nerf rachidien, grossit au fur et à mesure qu'il s'élève. Il en résulte, comme le fait remarquer fort judicieusement M. SAPPEY, que ces deux paquets de fibres se trouvent réduits à leur plus petit nombre, au niveau du renflement lombaire, le premier étant presque épuisé et le second ne faisant qu'apparaître.

Si nous cherchons maintenant à résumer en quelques mots les notions que

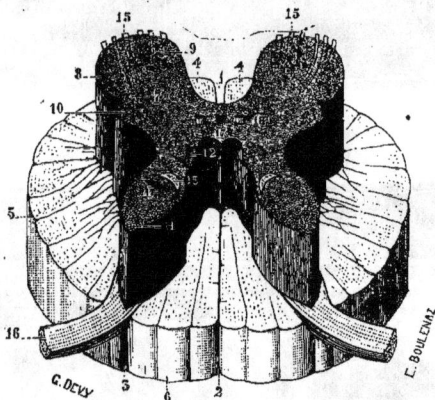

Fig. 617.

La colonne grise centrale dégagée de son manteau médullaire.

1, sillon médian antérieur. — 2, sillon médian postérieur. — 3, sillon collatéral postérieur. — 4, cordon antérieur de la moelle. — 5, cordon latéral. — 6, cordon postérieur. — 7, corne antérieure, avec : 8, son noyau antéro-interne; 9, son noyau antéro-externe; 10, son noyau postéro-externe occupant la corne latérale ou tractus intermedio-lateralis. — 11, corne postérieure, avec : 12, colonne vésiculaire de Clarke; 13, faisceau longitudinal de la corne postérieure; 14, substance gélatineuse de Rolando. — 15, racines antérieures. 16, racines postérieures. — 17, canal de l'épendyme. — 18, veines de la commissure grise.

vient de nous révéler la configuration intérieure de la moelle sur sa constitution intime, nous pouvons établir les trois propositions suivantes (fig. 617) :

a. Le cylindre médullaire se compose essentiellement de deux substances : 1° une *substance grise*, qui occupe le centre et n'atteint la surface extérieure qu'en deux points, dans le fond du sillon médian postérieur et au niveau de l'émergence des racines postérieures (sillon collatéral postérieur); 2° une *substance blanche*, qui entoure la précédente à la manière d'un manteau, d'où l'expression, aussi juste que pittoresque, de *manteau médullaire* que lui donnent quelques auteurs.

b. La substance grise, considérée dans son ensemble, affecte la forme d'une colonne profondément cannelée et présentant à son centre le canal de l'épendyme. Ses cannelures ou gouttières sont au nombre de quatre : une antérieure, une postérieure et deux latérales.

c. Quant à la substance blanche, elle se dispose en cordons longitudinaux au nombre de six, trois de chaque côté : un antérieur, un postérieur et un latéral. Ces trois cordons s'enfoncent dans les cannelures précitées de la façon suivante : 1° les deux cordons antérieurs remplissent la cannelure antérieure ; ils sont séparés en avant par le sillon médian antérieur et unis en arrière par la commissure blanche ; 2° les cordons latéraux, séparés des précédents par des limites purement artificielles, remplissent les cannelures latérales ; 3° les cordons postérieurs, enfin, s'enfoncent dans la cannelure postérieure et sont entièrement séparés des cordons latéraux par le sillon collatéral postérieur ; ils sont, en outre, séparés l'un de l'autre par le sillon médian postérieur qui descend, comme on le sait, jusqu'à la commissure grise.

§ IV. — Systématisation de la moelle épinière

A l'aspect extérieur et sur une moelle normale, la substance grise des cornes antérieures et postérieures nous paraît être parfaitement homogène ; parfaitement homogène aussi est la substance blanche. Et pourtant, la physiologie expérimentale, l'anatomie pathologique et l'embryologie (PIERRET, FLECHSIG) s'accordent merveilleusement pour nous révéler, dans l'une et l'autre substances, des parties nettement distinctes, des *systèmes* entièrement autonomes, soit à l'état physiologique, soit à l'état morbide.

Nous étudierons cette systématisation : 1° dans la substance grise ; 2° dans la substance blanche ; 3° dans les commissures.

1° Substance grise. — La substance grise se divise, ainsi que nous l'avons dit plus haut, en cornes antérieures et cornes postérieures : les premières se rattachant à la motilité, les secondes à la sensibilité. Les unes et les autres sont essentiellement constituées par des cellules nerveuses, baignant dans une atmosphère de névroglie. Ces cellules se disséminent en partie, sans ordre aucun, sur les différents points de la substance grise ; mais le plus grand nombre d'entre elles se disposent par groupes sur des points parfaitement déterminés, formant ainsi autant de systèmes réguliers. Examinés sur des coupes transversales, ces groupes cellulaires ou ganglionnaires se présentent, on le conçoit, sous forme de noyaux ; sur des coupes longitudinales, ils constituent de véritables colonnes.

21**

a. Dans la corne antérieure, nous rencontrons trois groupes de cellules, occupant : l'un, la partie antérieure et interne de la corne (*noyau antéro-interne*); le second, sa partie antérieure et externe (*noyau antéro-externe*); le troisième, sa partie postérieure et externe (*noyau postéro-externe*). Les deux premiers entrent en relation avec les fibres motrices ; le troisième répond exactement au tractus intermedio-lateralis ci-dessus décrit et est considéré par plusieurs auteurs, notamment par Pierret, comme constituant l'origine spinale du grand sympathique.

b. Dans la corne postérieure, nous n'avons qu'un seul groupe de cellules. Il occupe le côté antéro-interne de la corne et affecte, sur les coupes, une configuration assez régulièrement circulaire ; c'est le *noyau de Stilling* ou *colonne vésiculaire de Clarke*. Cette colonne ne s'observe toutefois que sur la portion dorsale de la moelle : elle commence en haut, au tiers inférieur du renflement cervical et se termine, en bas, au tiers supérieur du renflement lombaire. Au-dessous de ce point, elle n'est plus représentée que par quelques cellules, disséminées çà et là dans la substance grise. Quant à la moelle cervicale, elle n'en présente aucune trace.

2° **Substance blanche.** — Nous examinerons successivement, suivant l'ordre déjà adopté, le cordon antérieur, le cordon latéral et le cordon postérieur.

a. *Cordon antérieur.* — Le cordon antérieur nous présente deux faisceaux distincts : le faisceau pyramidal direct et le faisceau restant du cordon antérieur (fig. 618).

Le *faisceau pyramidal direct*, encore appelé *faisceau de Türck*, apparaît sur des coupes transversales sous la forme d'une bandelette aplatie transversalement et limitant, de chaque côté, le sillon médian antérieur. Il est constitué par des fibres longitudinales qui descendent directement de l'écorce cérébrale. Ces fibres occupent primitivement dans la moelle le même côté que dans l'encéphale et dans le bulbe ; mais elles passent peu à peu du côté opposé à travers la commissure et viennent finalement aboutir aux cellules motrices des cornes antérieures. Au point de vue physiologique, le faisceau pyramidal direct a pour but de conduire à ces cellules les incitations volontaires parties du cerveau, d'où les noms de *faisceau moteur*, de *tractus moteur*, de *conducteur des incitations volontaires* que lui donnent indistinctement les auteurs.

Le *faisceau restant du cordon antérieur* occupe tout l'espace compris entre le faisceau précédent et les racines antérieures. Il est constitué en partie par ces racines, en partie par des fibres longitudinales plus ou moins longues, qui unissent entre eux les étages successifs des cornes antérieures et sont appelées pour cette raison *fibres commissurales longitudinales*. Ces fibres commissurales ont donc pour caractère anatomique commun de naître et de se terminer à la fois dans les cornes antérieures, mais à des niveaux différents. Au point de vue fonctionnel, elles associent les deux groupes cellulaires, qui sont reliés par elles : elles jouent ainsi un rôle important dans la propagation unilatérale des mouvements réflexes.

b. *Cordon latéral.* — Le cordon latéral comprend cinq systèmes diffé-

rents, savoir : le faisceau cérébelleux direct, le faisceau pyramidal croisé, le faisceau latéral mixte, le faisceau ascendant antéro-latéral ou faisceau de Gowers
et le faisceau restant du cordon latéral (fig. 618).

Le *faisceau cérébelleux direct* occupe la partie postérieure et superficielle
du cordon latéral. Il apparaît, sur l'écorce de la moelle, sous la forme d'une
bandelette, aplatie transversalement et fort mince. Il s'étend dans le sens

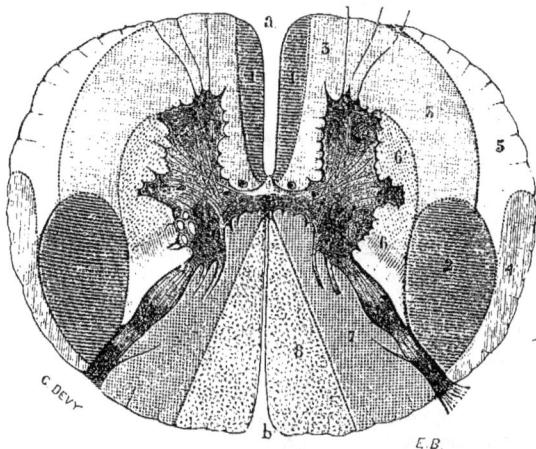

Fig. 618.
Systématisation de la moelle épinière.

a, sillon médian antérieur. — *b*, sillon médian postérieur. — 1, faisceau pyramidal direct (*en rouge strié*). —
2, faisceau pyramidal croisé (*en rouge strié*). — 3, faisceau radiculaire antérieur (*en rouge quadrillé*). — 4, faisceau
cérébelleux direct (*en bleu strié*). — 5, faisceau ascendant de Gowers (*en bleu plein*). — 6, 6', faisceau latéral
mixte, renfermant en 6, des fibres sensitives et en 6', des fibres motrices et vaso-motrices. — 7, faisceau de
Burdach (*en bleu quadrillé*). — 8, faisceau de Goll (*en bleu pointillé*).

antéro-postérieur, depuis le sillon collatéral postérieur jusqu'au voisinage
d'une ligne transversale qui passerait par le canal de l'épendyme. Il est
formé par un ensemble de fibres qui descendent du cervelet et viennent se
terminer successivement dans la colonne vésiculaire de Clarke, en décrivant
à leur extrémité inférieure une courbe à concavité dirigée en haut et en
dedans. Ces fibres dégénèrent de bas en haut, dans les cas de lésion de la
moelle, et se rattachent vraisemblablement à la transmission centripète des
impressions.

Le *faisceau pyramidal croisé*, situé en dedans du précédent, se présente
sur des coupes transversales sous la forme d'un cordon arrondi ou ovalaire,
relativement très volumineux. Comme le faisceau pyramidal direct, avec
lequel il se confond au niveau du bulbe, le faisceau pyramidal croisé est un
conducteur des incitations volontaires et se compose de longues fibres qui
unissent les centres moteurs de l'écorce cérébrale (centres de volition) aux
cellules motrices des cornes antérieures (centre d'exécution). Les deux faisceaux pyramidaux doivent leur nom de *direct* et de *croisé*, à ce que le premier
passe *directement* du bulbe dans la moelle sans changer de côté, tandis que

21***

le second *croise* la ligne médiane à l'extrémité inférieure du bulbe pour venir occuper, dans la moelle, le côté opposé à celui qu'il occupait dans la pyramide bulbaire. Nous reviendrons, bien entendu, sur ce dernier point, en étudiant le bulbe.

En dedans du faisceau pyramidal croisé, et se moulant exactement sur le bord externe de la colonne grise, se trouve un troisième faisceau que nous appellerons le *faisceau latéral mixte* (fig. 618, 6 et 6'). Il renferme à la fois, comme son nom l'indique, des fibres motrices, des fibres sympathiques et des fibres sensitives. Les premières viennent des cornes antérieures; les fibres sympathiques émanent du tractus intermedio-lateralis et sortent très probablement de la moelle en suivant, les unes, les racines antérieures, les autres, les racines postérieures des nerfs rachidiens. Quant aux fibres sensitives, elles proviennent par un chemin plus ou moins direct des colonnes vésiculaires de Clarke et remontent ensuite vers l'encéphale, en effectuant un parcours d'autant plus long qu'elles partent de plus bas. Ces fibres sensitives forment par leur ensemble un volumineux faisceau, véritable faisceau conducteur des impressions de la moelle aux centres encéphaliques : nous l'appellerons désormais le *faisceau sensitif latéral*. C'est lui que nous verrons plus tard, au niveau du bulbe, s'entre-croiser sur la ligne médiane avec son homologue du côté opposé pour venir former le plan moyen ou sensitif de la pyramide, et s'élancer ensuite, à travers la protubérance, le pédoncule et la capsule interne, jusqu'au manteau gris des hémisphères.

Le *faisceau ascendant antéro-latéral*, encore appelé *faisceau de Gowers* du nom de celui qui nous en a fait connaître les dégénérescences, est situé en avant du faisceau pyramidal croisé et du faisceau cérébelleux direct. Il fait pour ainsi dire suite à ce dernier et occupe, en avant de lui, la partie toute superficielle de la moitié antérieure du cordon latéral. Il dépasse même les limites de ce cordon pour empiéter de quelques millimètres sur le cordon antérieur. Dans son ensemble, il affecte la forme d'un croissant à concavité interne, traversé de part en part par les racines antérieures. Les observations anatomo-cliniques nous enseignent que le faisceau de Gowers dégénère de bas en haut et doit, en conséquence, être rattaché à la sensibilité. Comme le faisceau sensitif latéral, que nous venons de voir sur le côté externe de la colonne grise, il renferme des fibres à long parcours qui émanent des colonnes vésiculaires de Clarke et remontent de là vers l'encéphale.

Ce qui reste du cordon latéral (*faisceau restant du cordon latéral*), déduction faite des quatre faisceaux précités, a été désigné par PIERRET sous le nom de *zone radiculaire antérieure* ou *faisceau radiculaire antérieur*. Nous y rencontrons comme éléments constitutifs des fibres appartenant aux racines antérieures des nerfs rachidiens et de nombreuses *fibres commissurales longitudinales* reliant les uns aux autres, comme celles que nous avons déjà rencontrées dans le faisceau restant du cordon antérieur, les différents étages des cornes antérieures.

c. *Cordon postérieur.* — Le cordon postérieur comprend deux faisceaux dont la configuration extérieure de la moelle nous a déjà révélé l'indépendance : l'un interne ou *faisceau de Goll*, l'autre *externe* ou *faisceau de Burdach* (fig. 618).

Le *faisceau de Goll*, encore appelé *faisceau grêle*, forme la limite latérale du sillon médian postérieur ; il est représenté, sur des coupes transversales, par un triangle, dont le sommet dirigé en avant s'étend jusqu'au voisinage de la commissure grise, sans l'atteindre toutefois. Le faisceau de Goll est en rapport avec la sensibilité : il est composé de fibres longitudinales qui, naissant par une de leurs extrémités dans les cornes postérieures, se terminent par l'autre extrémité dans ces mêmes cornes postérieures, après avoir effectué un parcours vertical plus ou moins long. Ce sont là encore des *fibres commissurales longitudinales*, se comportant, par rapport aux cornes postérieures, de la même façon que les fibres commissurales longitudinales des cordons antérieur et latéral par rapport aux cornes antérieures. — Il est à remarquer que les fibres du cordon de Goll sont généralement très longues (*fibres à long parcours*, CHARCOT) et unissent, par conséquent, deux étages de la substance grise séparés l'un de l'autre par une distance toujours très grande.

Le *faisceau de Burdach*, appelé encore *faisceau cunéiforme*, est désigné par PIERRET sous le nom de *zone radiculaire postérieure*. Nous conserverons cette dernière dénomination en substituant au mot de zone celui de faisceau. Le *faisceau radiculaire postérieur* comprend deux sortes de fibres, sur l'existence desquelles l'accord est à peu près parfait : 1° des *fibres radiculaires à trajet fort complexe* qui proviennent des racines postérieures ; 2° des *fibres commissurales longitudinales*, en anse ou en arc, naissant et se terminant dans les cornes postérieures comme les fibres similaires du faisceau de Goll, mais beaucoup plus courtes que ces dernières. — Indépendamment de ces fibres radiculaires et commissurales, le faisceau de Burdach renferme encore un troisième ordre de fibres, des *fibres sensitives*, qui proviennent des colonnes vésiculaires de Clarke et de là remontent jusqu'au cerveau : ces fibres, toutefois, n'effectuent dans les cordons postérieurs qu'un trajet fort court ; la plus grande partie d'entre elles, après avoir suivi quelque temps un trajet vertical, s'infléchissent en dehors, traversent obliquement la corne postérieure et viennent grossir le faisceau sensitif latéral que nous avons décrit plus haut ; les autres, cheminant en sens inverse, s'infléchissent en dedans, franchissent la ligne médiane à travers la commissure grise et aboutissent finalement au faisceau sensitif latéral du côté opposé. Ce passage successif des fibres sensitives dans le faisceau sensitif latéral soit du côté correspondant, soit du côté opposé, s'effectue dans toute la hauteur de la moelle épinière, d'où cette conclusion, toute naturelle, que le faisceau en question s'accroît graduellement au fur et à mesure qu'il s'élève.

Au sujet de la constitution anatomique des cordons postérieurs, voyez KAHLER, *Ueber den Faserverlauf in den Hintersträngen des Rückenmarks*, Berlin. Klinisch. Wochenschrift, 1882 ; BECHTEREW, *Ueber die Bestandtheile der Hinterstrænge des Ruckenmarks*, Neurol. Centralblatt, 1885 ; POPOFF, *Recherches sur la structure des cordons postérieurs de la moelle épinière*, Arch. de Neurologie, 1889.

En résumé, nous rencontrons :

1° Dans le *cordon antérieur*, deux faisceaux : le faisceau pyramidal direct et le faisceau restant du cordon antérieur ;

2° Dans le *cordon latéral*, cinq faisceaux : le faisceau cérébelleux direct, le faisceau pyramidal croisé, le faisceau latéral mixte, le faisceau de Gowers et le faisceau restant du cordon latéral ;

3° Dans le *cordon postérieur*, deux faisceaux : le faisceau de Goll et le faisceau de Burdach ou faisceau radiculaire postérieur.

De même que le cordon antérieur et le cordon latéral ne sont séparés par aucune limite naturelle et doivent, en conséquence, être réunis en un cordon unique, le *cordon antéro-latéral* ; de même, aucune limite ne sépare l'un de l'autre le faisceau restant du cordon antérieur et le faisceau restant du cordon latéral. Ces deux faisceaux, contigus et continus, présentent, en outre, les mêmes relations avec les racines antérieures des nerfs rachidiens. Ils ont enfin la même valeur anatomique, le premier comme le second comprenant à la fois des fibres radiculaires et des fibres commissurales longitudinales. Pour toutes ces raisons, nous croyons devoir réunir ces deux faisceaux en un seul, que nous appellerons le *faisceau radiculaire antérieur* ou le *faisceau commissural longitudinal moteur*.

Nous arrivons ainsi, pour chaque moitié de la moelle, à une systématisation plus simple, que nous résumons dans le diagramme suivant :

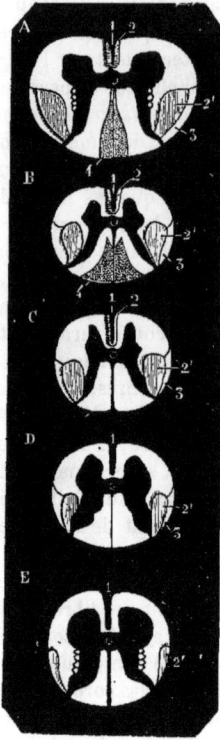

Fig. 619.

Figure schématique représentant cinq coupes transversales de la moelle, pratiquées à différentes hauteurs (d'après FLECHSIG).

A, au niveau de la sixième paire cervicale. — *B*, au niveau de la troisième paire dorsale. — *C*, au niveau de la sixième paire dorsale. — *D*, au niveau de la douzième paire dorsale. — *E*, au niveau de la quatrième paire lombaire, — 1, sillon médian antérieur. — 2, faisceau pyramidal direct. — 2', faisceau pyramidal croisé. — 3, faisceau cérébelleux direct. — 4, faisceau de Goll.

A. CORDON ANTÉRO-LATÉRAL.
- 1° faisceau pyramidal direct ou faisceau de Türck ;
- 2° faisceau radiculaire antérieur ;
- 3° faisceau ascendant antéro-latéral ou faisceau de Gowers ;
- 4° faisceau cérébelleux direct ;
- 5° faisceau pyramidal croisé ;
- 6° faisceau latéral mixte, comprenant le faisceau sensitif.

B). CORDON POSTÉRIEUR . .
- 1° faisceau radiculaire postérieur ou faisceau de Burdach ;
- 2° faisceau de Goll ou faisceau grêle.

Si nous examinons maintenant une série de coupes transversales pratiquées à différentes hauteurs, pour avoir sur les faisceaux sus-indiqués quelques notions complémentaires relatives à leur étendue verticale (fig. 619), nous constatons, tout d'abord, que les deux faisceaux pyramidaux directs s'atténuent graduellement de haut en bas et finissent même par disparaître : le faisceau pyramidal direct vers la partie inférieure de la région dorsale, le faisceau pyramidal croisé dans le voisinage du cône terminal. Il en est de même du faisceau cérébelleux direct, lequel disparaît à la hauteur de la 8ᵉ ou de la 9ᵉ paire dorsale. — Le faisceau de Gowers, qui n'est pas représenté sur les coupes de la figure 619 empruntée à Flechsig, est encore assez mal connu; on sait cependant qu'il s'accroît, lui aussi, de bas en haut et qu'il occupe toute la hauteur de la moelle depuis la protubérance et le bulbe jusqu'à l'extrémité inférieure du renflement lombaire. — Quant aux autres faisceaux, constitués en majeure partie par des fibres commissurales longitudinales, soit motrices, soit sensitives, ils conservent dans toute la hauteur de la moelle un développement à peu près invariable. On les voit cependant s'accroître légèrement de la région cervicale à la région lombaire, et cet accroissement graduel est d'autant plus frappant que les faisceaux voisins décroissent en allant dans le même sens.

3° **Commissures.**— a. La *commissure antérieure* ou *commissure blanche* est constituée par un système de fibres transversales ou plutôt obliques qui

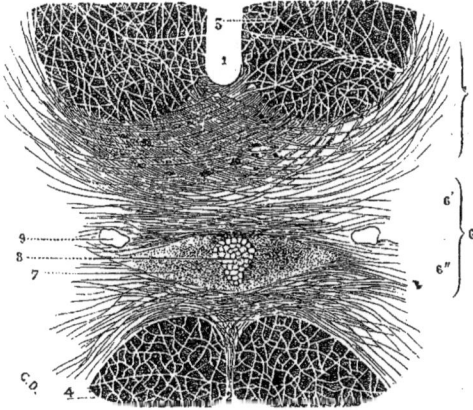

Fig. 620.
Coupe transversale de la moelle pour montrer la région de la commissure
(modifiée d'après Schwalbe).

1, sillon médian antérieur. — 2, sillon médian postérieur. — 3, cordon antérieur. — 4, cordon postérieur. — 5, commissure blanche. — 6, commissure grise avec : 6', sa portion préépendymaire ; 6", sa portion postépendymaire. — 7, substance gélatineuse centrale. — 8, canal de l'épendyme oblitéré. — 9, veines de la commissure grise.

s'entre-croisent sur la ligne médiane avec des fibres similaires venues du côté opposé. Ces fibres proviennent en grande partie du faisceau pyramidal direct : elles se séparent de ce faisceau, passent du côté opposé et se rendent alors soit dans les cellules nerveuses des cornes antérieures, soit dans le faisceau pyramidal croisé. Ce passage d'un côté à l'autre des fibres constitutives du faisceau pyramidal direct, s'effectuant peu à peu dans toute la hauteur de la moelle cervico-dorsale, n'est que la continuation de ce qui se passe au niveau du collet du bulbe (voy. *Bulbe*), où l'on voit la plus grande partie des fibres pyramidales passer d'un seul coup d'un côté à l'autre, pour aller former dans la moelle épinière le faisceau pyramidal croisé.

A ce premier groupe de fibres, admis par tous les anatomistes, s'en ajoute peut-être un second formé par des fibres qui, partant de la corne antérieure, franchiraient la ligne médiane comme les précédentes et viendraient alors grossir les racines antérieures du côté opposé.

b. La *commissure postérieure* ou *commissure grise* comprend, de même, des fibres transversales qui s'entre-croisent, en avant et en arrière du canal de l'épendyme, avec des fibres homologues venues du côté opposé. Ces fibres sont de deux sortes : les unes proviennent des racines postérieures d'un côté et viennent se terminer dans la corne postérieure du côté opposé; les autres tirent leur origine de la corne postérieure et vont, du côté opposé, se mêler aux fibres ascendantes du faisceau sensitif latéral.

La région de la commissure doit probablement renfermer encore un système de fibres transversales, unissant les uns aux autres les noyaux moteurs et sensitifs d'un côté aux noyaux homologues du côté opposé. Bien que ces fibres commissurales, jetées entre noyaux homologues dans toute la hauteur de la moelle, n'aient pas été constatées par les anatomistes, leur existence ne me paraît pas douteuse. On ne saurait expliquer sans elles, d'une part la loi de symétrie dans la propagation de mouvements réflexes, d'autre part l'association intime des noyaux homologues précités dans certains cas de névralgies et de troubles trophiques bilatéraux affectant des régions parfaitement symétriques.

§ IV. — Structure microscopique de la moelle

Nous examinerons successivement au sujet de leur structure : 1° la substance grise de la moelle ; 2° la substance blanche ; 3° la névroglie ; 4° l'épithélium épendymaire.

1° Substance grise. — La substance grise de la moelle ne présente, à un point de vue général, rien qui la différencie de la substance grise des centres nerveux (p. 308) : on y trouve des éléments cellulaires répandus dans une masse réticulée.

Ces éléments cellulaires, dont nous connaissons la topographie et les connexions systématiques, présentent cependant quelques particularités différentielles que nous devons indiquer :

a. Les cellules des groupes interne, moyen et externe de la corne antérieure ou, pour mieux dire, les cellules de la corne antérieure et du tractus intermedio-lateralis sont volumineuses, multipolaires et offrent les caractères typiques de la cellule nerveuse motrice.

b. Les cellules du noyau vésiculaire de Clarke sont moins volumineuses que les précédentes, quoique, dans certains cas, elles puissent les égaler; elles sont multipolaires, mais légèrement fusiformes dans le sens vertical plutôt que polyédriques. Leur protoplasma est moins granuleux que celui des cellules motrices : aussi leur donne-t-on le nom de cellules *vésiculeuses*.

c. Sur les autres points de la corne postérieure, les cellules ne sont pas comparables à celles des autres districts de la moelle ; elles sont de faible dimension, disséminées, ne formant pas de groupes bien distincts, si ce n'est dans les régions cervicale et lombaire où elles forment des amas entre le bord interne du cordon latéral et le bord antérieur de la substance gélatineuse.

d. La masse réticulée n'offre rien de particulier à signaler (voy. p. 309).

2° Substance blanche. — Les cordons blancs de la moelle, abstraction faite des faisceaux qui proviennent des racines, sont composés de fibres nerveuses des centres placées parallèlement. Coupés en travers, ils paraissent formés d'une infinité de cercles tangents qui ne sont autre chose que les sections transversales des fibres nerveuses. Le centre de ces cercles, brillant, vivement teinté par les substances colorantes, représente la section du cylindre-axe de ces tubes nerveux. Ces derniers sont de dimension variable : les plus larges sont contenus dans la portion la plus postérieure du cordon latéral ; les plus fins, dans le cordon latéral, au niveau de la formation réticulaire et dans le cordon postérieur.

Des tractus de tissu conjonctif, issus de la pie-mère, pénètrent dans l'intérieur de la moelle et divisent les cordons en un certain nombre de districts. Ces tractus amènent les vaisseaux. Entre ce tissu conjonctif et les vaisseaux, on trouve une sorte de gaine lamelleuse de névroglie qui va constituer des lamelles plus fines et réticulées entre chaque tube nerveux.

3° Névroglie. — La névroglie se comporte dans la moelle comme nous l'avons déjà indiqué dans notre étude générale des centres nerveux (p. 306). Sur deux points de la moelle, cependant, elle offre des particularités intéressantes : 1° autour du canal de l'épendyme, où elle forme la *gelée de Stilling ;* 2° au niveau du sillon collatéral postérieur, en arrière de la corne postérieure, où elle constitue la *substance gélatineuse de Rolando.*

a. La *gelée de Stilling* entoure l'épithélium qui tapisse le canal de l'épendyme ; elle empiète en avant et en arrière du canal sur la commissure grise et pénètre latéralement dans la substance grise (fig. 620). C'est au niveau du renflement lombaire qu'elle atteint son plus haut degré de développement ; elle est le moins développée dans la région dorsale. Elle est constituée à la manière ordinaire de la névroglie : elle contient des cellules et des fibres réticulées. Fait remarquable et que nous avons déjà signalé, ce réseau est en continuité avec les prolongements périphériques des cellules épendymaires.

b. La *substance gélatineuse de Rolando* est placée en arrière de la corne postérieure, dans le sillon collatéral postérieur : elle est plus développée au niveau du renflement lombaire que du renflement cervical et, à fortiori, que dans la région dorsale où elle atteint son minimum. Colorée fortement par le carmin, la substance gélatineuse paraît constituée par un fin réseau contenant des cellules en araignée typiques. Elle ne paraît pas tout à fait dépourvue de cellules nerveuses : on trouve, en effet, quelques petites cellules multipolaires dans sa portion antéro-interne, surtout dans la région lombaire. Les vaisseaux sanguins y sont peu nombreux et s'y disposent en mailles longitudinales.

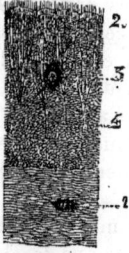

Fig. 621.

l'aroi du canal central de la moelle (d'après GER-LACH).

1, substance gélatineuse centrale avec un élément cellulaire. — 2, couche de cellules épithéliales cylindriques avec leurs cils vibratiles et leur prolongement filiforme. — 3, une cellule à cils vibratiles en voie de développement. — 4, couche de fines granulations comprise entre la substance gélatineuse et la couche épithéliale.

4° **Epithélium épendymaire.** — La structure du canal de l'épendyme nous est indiquée par la figure ci-contre. Ce canal, aussi bien dans la moelle que dans le reste des centres nerveux, est tapissé d'éléments cellulaires particuliers, restes de l'épithélium neuro-formatif, d'origine ectodermique.

Les *cellules de l'épendyme*, considérées ici seulement dans la moelle, mesurent une hauteur de 18 μ à 20 μ. Leur protoplasma, bien étudié chez les cyclostomes par RENAUT, paraît formé d'un pinceau délicat de fibrilles granuleuses noyées dans une masse claire qui les englobe. Leurs noyaux sont allongés et peuvent présenter jusqu'à trois ou quatre corpuscules secondaires.

Ces cellules portent un plateau formant par leur réunion le pourtour du canal de l'épendyme. Sur ce plateau sont implantés des cils grêles et rigides.

La partie profonde de la cellule s'effile en un prolongement brillant, pouvant atteindre jusqu'à 60 μ de longueur (MIERZEJEWSKY): il va finalement se réunir au réseau névroglique de la gelée de Stilling.

§ V. — TRAJET INTRA-MÉDULLAIRE DES RACINES ANTÉRIEURES ET POSTÉRIEURES

(ORIGINES RÉELLES DES NERFS RACHIDIENS)

1° **Racines antérieures.** — Les racines antérieures s'engagent dans l'épaisseur du cordon antéro-latéral et se dirigent vers la corne antérieure, subdivisées le plus souvent en une série de petits faisceaux secondaires. Ces faisceaux radiculaires pénètrent dans la substance grise de la corne et s'y comportent de trois façons différentes :

a. Les uns, et ce sont les plus nombreux, se terminent dans les cellules motrices et sympathiques des trois groupes antéro-interne, antéro-externe et postéro-externe, que nous avons décrits plus haut (p. 326). Le plus grand nombre de ces fibres restent du côté correspondant ; un certain nombre, cependant, paraissent traverser la commissure antérieure pour venir se terminer dans la corne antérieure du côté opposé.

b. D'autres se dirigent vers les cornes postérieures et s'y terminent sans doute, soit dans les cellules nerveuses, soit dans le réticulum de Gerlach. Mais nous ne pouvons pour l'instant rien affirmer à ce sujet.

c. Un troisième groupe, enfin, traverserait les cornes antérieures sans présenter avec ces éléments aucune relation ; puis, s'infléchissant en dehors et en haut, elles viendraient se jeter dans le cordon latéral et remonteraient ensuite directement vers l'encéphale. Ces *fibres encéphaliques directes*, décrites par KÖLLIKER et admises par HUGUENIN, sont purement hypothétiques. Il est très probable que les fibres motrices volontaires qui constituent les deux faisceaux pyramidaux, le faisceau pyramidal croisé comme le faisceau pyramidal direct, se terminent *toutes* dans les cellules des cornes antérieures, et qu'aucune d'elles ne descend directement du cerveau dans les racines.

2° Racines postérieures. — Les racines postérieures pénètrent dans le sillon collatéral postérieur et se partagent immédiatement en deux groupes, l'un externe, l'autre interne :

a. Les *fibres radiculaires externes* (*fibres latérales* de quelques auteurs) traversent d'arrière en avant la substance gélatineuse, en décrivant une courbe à concavité dirigée en dedans et aboutissent, pour la plupart, soit à la colonne vésiculaire de Clarke, soit aux petites cellules qui se trouvent disséminées en avant de la substance gélatineuse. Mais toutes n'arrivent pas directement à leurs cellules d'origine : il en est un certain nombre qui suivent dans la substance gélatineuse un trajet presque rectiligne, et viennent se rendre à un faisceau spécial décrit par CLARKE et par KÖLLIKER entre cette substance gélatineuse et le reste de la corne postérieure (fig. 617). Arrivées à ce niveau, les fibres en question se recourbent soit vers

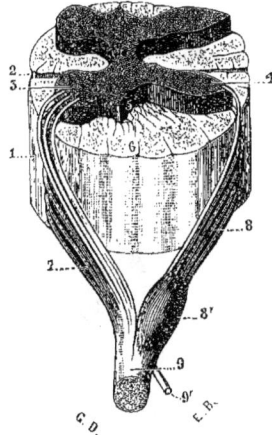

Fig. 622.
Une paire rachidienne avec ses racines antérieures et ses racines postérieures.

1, tronçon de moelle, vu par sa face latérale gauche. — 2, sillon médian antérieur. — 3, corne antérieure. — 4, corne postérieure — 5, corne latérale ou tractus intermedio-lateralis. — 6, formation réticulaire. — 7, racine antérieure. — 8, racine postérieure, avec 8' son ganglion. — 9, nerf rachidien. — 9', sa branche postérieure.

le haut, soit vers le bas, pour grossir ce faisceau vertical, qui est entièrement inclus dans la substance grise et apparaît, sur les coupes transversales de la moelle, sous la forme d'un croissant à concavité dirigée en arrière et un peu en dehors. HUGUENIN, à son tour, admet ce faisceau (*faisceaux blancs longitudinaux de la substance grise* de HUGUENIN) et le considère, mais sans raison bien convaincantes, comme une voie de conduction des impressions douloureuses.

b. Les *fibres radiculaires internes* traversent la substance gélatineuse ou bien la contournent pour se jeter en plein dans le faisceau de Burdach. Elles se subdivisent, au point de vue de leur mode de terminaison en deux groupes : les unes viennent se perdre soit dans la colonne de Clarke, soit dans la substance grise qui est placée en avant de cette colonne ; les autres s'infléchissent en dedans vers la ligne médiane, traversent la commissure en arrière du canal de l'épendyme et viennent se terminer dans la substance grise du côté opposé ; un certain nombre, enfin, dépassant les limites des cornes postérieures, viennent se terminer dans les cornes antérieures (BECHTEREW), soit du côté correspondant, soit du côté opposé. Les fibres de ce dernier groupe appartiennent naturellement à la motilité réflexe.

Les fibres radiculaires postérieures présentent ce caractère remarquable qu'elles ne sont pas toutes horizontales ; qu'un grand nombre d'entre elles, au contraire, une fois arrivées dans les faisceaux postérieurs, s'infléchissent en haut, peut être aussi en bas, et parcourent au sein de ces faisceaux postérieurs un trajet vertical plus ou moins long, avant d'aborder définitivement la région de la substance grise, dans laquelle elles doivent se terminer. Considérées dans leur trajet, ces fibres présentent donc une triple direction : elles

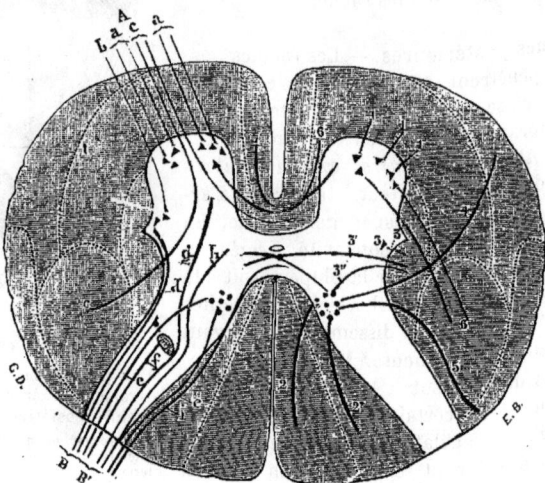

Fig. 623.

Figure schématique représentant les relations de la substance grise de la moelle, d'une part (*côté gauche de la figure*) avec les racines des nerfs rachidiens, d'autre part (*côté droit de la figure*) avec les faisceaux blancs de la moelle.

1° (*côté gauche de la figure*). — A, racines antérieures : *a*, fibres allant aux noyaux moteurs des cornes antérieures ; *b*, fibres allant au noyau sympathique (*tractus intermedio-lateralis*) ; *c*, fibres allant directement au faisceau pyramidal. — B, groupe externe des racines postérieures. — B', groupe interne de ces mêmes racines : *d*, fibres allant au noyau sympathique ; *e*, fibres allant à la colonne de Clarke ; *f*, fibres allant au faisceau longitudinal ; *g*, fibres allant aux cornes antérieures ; *h*, fibres allant en avant de la colonne de Clarke ; *i*, fibres passant du côté opposé à travers la commissure postérieure.

2° (*côté droit de la figure*). — 1, 1, 1, fibres commissurales allant aux faisceaux radiculaires antérieurs ; 2, 2', fibres commissurales allant au faisceau de Goll et au faisceau de Burdach ; 3, 3', 3'', une fibre motrice, une fibre sympathique et une fibre sensitive allant au faisceau latéral mixte ; 4, une fibre sensitive allant au faisceau de Gowers ; 5, une fibre sensitive allant au faisceau cérébelleux direct ; 6, une fibre motrice allant au faisceau pyramidal croisé ; 7, une fibre motrice allant au faisceau pyramidal direct du côté opposé.

(Pour la division systématique de la moelle, indiquée ici en pointillé, se reporter à la figure 618.)

sont horizontales à leur entrée dans la moelle ; elles deviennent ensuite verticalement ascendantes ou descendantes et, de nouveau, suivent un trajet horizontal pour pénétrer dans la substance grise.

Il résulte de la description qui précède que les fibres radiculaires postérieures ou sensitives aboutissent pour la plupart aux colonnes vésiculaires de Clarke, qui deviennent ainsi les véritables *ganglions sensitifs* de la moelle épinière. Comme ces colonnes de Clarke n'existent qu'à la région dorsale, il est tout naturel de se demander ce que deviennent les racines postérieures des nerfs sacro-lombaires et des nerfs cervicaux qui s'implantent sur des segments de moelle dépourvus de colonnes de Clarke ou de formations cellulaires homologues. M. PIERRET a depuis longtemps établi (*C. R. Acad. des Sciences*, 1876) que ces racines ne se comportent pas autrement que les racines postérieures des nerfs dorsaux et qu'elles ne diffèrent de ces dernières que parce qu'elles effectuent dans la moelle un trajet plus long. Les racines sensitives des nerfs sacrés et lombaires, par exemple, remontent dans le renflement dorsal, et viennent se terminer dans la portion inférieure de la colonne de Clarke. Les racines postérieures des nerfs cervicaux remontent de même jusqu'au bulbe, pour venir se terminer dans de petits amas cellulaires dont l'ensemble constitue les noyaux restiformes, lesquels noyaux restiformes sont à ce niveau les homologues de la colonne vésiculaire de Clarke.

D'après BECHTEREW les deux groupes des fibres radiculaires postérieures diffèrent à la fois par leur constitution anatomique et par leurs fonctions. Tandis que les fibres internes sont des *fibres grosses* qui se recouvrent de myéline dès le cinquième mois de la vie intra-utérine, les fibres externes sont des *fibres grêles* qui ne se développent que beaucoup plus tard, peu de temps avant la naissance. Au point de vue physiologique, les fibres externes serviraient pour la plupart à la conduction de la sensibilité cutanée; quant aux fibres internes, elles auraient un double rôle : les unes, celles qui se rendent aux cornes antérieures, se rattacheraient à la motilité réflexe; les autres, celles qui, après être entrées en relation avec leurs noyaux, se rendent aux faisceaux de Goll, joueraient un rôle important dans la fonction de l'équilibre du corps.

Au sujet du trajet des racines postérieures, voyez VON LENHOSSEK, *Ueber Verlauf der Hinterwurzeln im Ruckenmark*, Arch. f. mikr. Anat. 1889, Bd XXXIV, p. 157.

A la suite de nombreuses recherches sur la structure intime de la moelle épinière et sur l'origine réelle des nerfs rachidiens, LAURA (*Arch. ital. de Biologie*, 1882) est arrivé aux conclusions suivantes, relativement aux connexions des différents groupes cellulaires de la substance grise :

1° Les cellules de la corne antérieure envoient leurs prolongements cylindraxiles, dans le plus grand nombre des cas, aux racines antérieures;

2° A la formation de la commissure antérieure concourent des fibres : *a*) des différents points de la corne antérieure; *b*) des différents points de la corne postérieure;

3° Les cellules du *noyau de Stilling* ou *colonne de Clarke* sont munies, elles aussi, d'un prolongement cylindraxile qui se dirige d'abord en dedans; puis, après un long trajet dans cette direction, il se replie en dehors et va constituer un large faisceau, qui se porte dans la corne latérale;

4° Au cordon latéral arrivent des fibres : *a*) des différents points de la corne antérieure; *b*) des différents points de la corne postérieure ;

5° Les cellules de la corne postérieure sont munies du prolongement cylindre-axe, qui se porte dans les directions les plus variées :*a*) dans la commissure antérieure; *b*) directement en avant, aux racines antérieures; *c*) dans le cordon latéral; *d*) dans le cordon postérieur; *e*) à travers la ligne médiane et en arrière du canal central, dans la corne opposée;

6° On trouve fréquemment dans la moelle des cellules adjacentes qui envoient leurs prolongements cylindre-axes dans des directions opposées, ce qui nous démontre qu'elles servent d'intermédiaire au changement de direction des fibres qui y arrivent.

§ VI. — VAISSEAUX DE LA MOELLE

La circulation artérielle et veineuse de la moelle nous est aujourd'hui assez bien connue, grâce aux travaux de DURET (*Progrès médical*, 22 nov. 1873) et d'ADAMKIEWICZ (*Sitz. d. Kais. Akad. d. Wissensch.* in Wien, 1881 et 1882).

Artères. — A l'exemple d'ADAMKIEWICZ, nous étudierons tout d'abord le mode de formation du réseau qui entoure la moelle; nous décrirons ensuite les nombreuses artères qui, de ce réseau, pénètrent dans la moelle elle-même.

1° *Réseau extra-médullaire*. — A la constitution de ce réseau concourent trois ordres d'artères, savoir : les artères *spinales antérieures*, les artères spinales *postérieures*, les artères *spinales latérales*.

a. Les *artères spinales antérieures*, au nombre de deux, l'une droite,

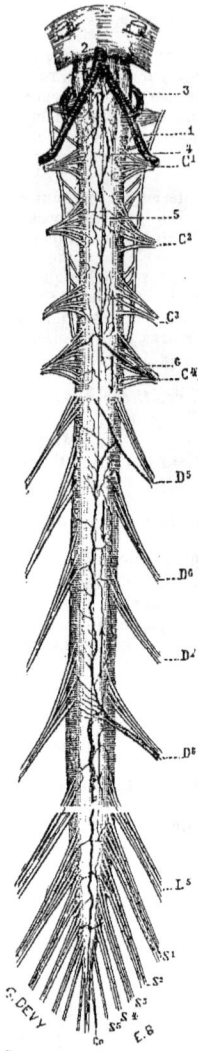

Fig. 624.
Circulation artérielle
de la moelle, face
antérieure (d'après
ADAMKIEWICZ).

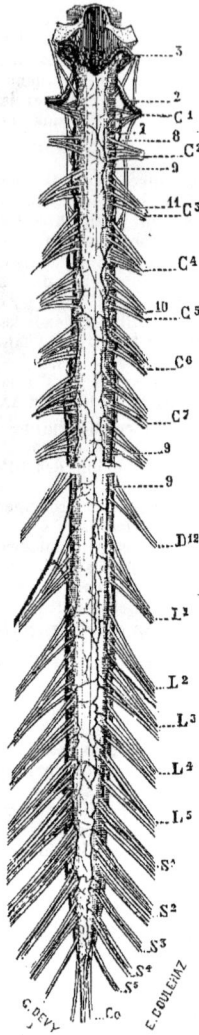

Fig. 625.
Circulation artérielle
de la moelle, face
postérieure (d'après
ADAMKIEWICZ).

l'autre gauche, se détachent des vertébrales un peu en arrière du point où ces artères se réunissent pour former le tronc basilaire. De là, elles se portent au-devant du bulbe et se fusionnent bientôt sur la ligne médiane pour constituer le *tronc spinal antérieur*. Ce tronc longe de haut en bas le sillon médian antérieur et se termine d'ordinaire au niveau de la cinquième paire cervicale. Au-dessous de ce point, le tronc spinal antérieur est continué par les spinales latérales.

b. Les *artères spinales postérieures*, également au nombre de deux, l'une droite, l'autre gauche, naissent des vertébrales un peu en arrière des précédentes et gagnent immédiatement la face postérieure du bulbe et de la moelle, en se plaçant de chaque côté du sillon médian postérieur. Chacune d'elles se divise bientôt en deux branches : l'une, interne, qui chemine sur le faisceau de Burdach en dedans des racines postérieures; l'autre, externe, qui vient se placer en dehors de ces mêmes racines. Ces deux branches se portent verticalement en bas, parallèlement au sillon médian postérieur et s'arrêtent, comme les spinales antérieures, à la partie inférieure de la moelle cervicale. Plus bas, elles sont remplacées par des artères de même calibre et de même direction, fournies par les spinales latérales.

1, artère vertébrale. — 2, tronc basilaire. — 3, artère cérébelleuse postérieure et inférieure. — 4, artère spinale antérieure. — 5, la même, s'anastomosant avec le rameau ascendant de l'artère spinale latérale. 6. 7, artère spinale postérieure, avec 8, sa branche externe, 9, sa branche interne. — 10, 11, deux artères spinales latérales suivant le trajet des racines postérieures.
(Les lettres majuscules C, D, L, S, désignent les paires nerveuses cervicales, dorsales, lombaires et sacrées. Co, paire coccygienne.)

c. Les *artères spinales latérales*, ainsi appelées parce qu'elles abordent la moelle par ses côtés, ont les origines les plus diverses. Elles naissent successivement : au cou, de la vertébrale et de la cervicale ascendante ; au thorax, des artères intercostales ; aux lombes, des artères lombaires ; au bassin, des artères sacrées.

Chacune de ces artères s'engage dans le trou de conjugaison avec le nerf rachidien correspondant et, lorsque celui-ci se partage en ses deux racines, elle se divise, elle aussi, en deux rameaux qui suivent : l'un, les racines antérieures pour aboutir au sillon médian antérieur ; l'autre, les racines postérieures pour gagner le sillon collatéral postérieur. — Arrivées sur la ligne médiane, les premières se bifurquent et fournissent un rameau ascendant et un rameau descendant : un rameau ascendant, qui s'anastomose par inosculation avec le rameau descendant de l'artère similaire située au-dessus ; un rameau descendant, qui s'anastomose également à plein canal avec le rameau ascendant de l'artère similaire située au-dessous.— Les secondes, c'est-à-dire celles qui arrivent à la face postérieure de la moelle en suivant les racines postérieures, se divisent de même, au niveau du sillon collatéral, en deux rameaux ascendants et deux rameaux descendants : deux rameaux ascendants, qui s'anastomosent avec les rameaux descendants de l'artère similaire située au-dessus ; deux rameaux descendants, qui s'unissent aux rameaux ascendants de l'artère similaire située au-dessous.

Comme on le voit par cette description, un peu schématique peut-être, les branches antérieures des artères spinales latérales forment au-devant de la moelle un tronc médian, qui continue le tronc spinal antérieur, déjà épuisé à la région cervicale. Les branches postérieures, à leur tour, remplacent et continuent les artères spinales postérieures.

Les artères spinales latérales sont très variables en nombre, et il s'en faut de beaucoup que chaque racine emporte avec elle un rameau artériel. — D'après les recherches d'ADAMKIEWICZ, il existe *en avant*, sur les racines antérieures, d'un côté ou de l'autre, un rameau seulement toutes les trois ou quatre paires nerveuses. Le nombre total de ces rameaux varie de trois à dix dans toute la hauteur de la moelle : on en rencontre un généralement au niveau de la 10e ou de la 11e paire dorsale, beaucoup plus volumineux que les autres et irriguant la moelle dans une étendue de 14 ou 15 centimètres. — *En arrière*, sur les racines postérieures, ils sont un peu plus nombreux : on en compte en moyenne, deux pour trois paires nerveuses.

Quoi qu'il en soit du nombre et du volume des rameaux anastomotiques fournis par les artères spinales latérales, la moelle est parcourue de haut en bas par cinq colonnes artérielles : une antérieure, qui occupe le sillon médian antérieur ; quatre postérieures, qui, de chaque côté de la ligne médiane, longent le sillon collatéral postérieur. Ces dernières, fréquemment anastomosées entre elles forment, le long des racines postérieures, un véritable réseau, le *réseau radiculaire*. A leur tour, les deux réseaux radiculaires, droit et gauche sont reliés l'un à l'autre par des anastomoses transversales, qui croisent le sillon médian postérieur. En outre, chacun d'eux est mis en relation avec le tronc spinal antérieur par des branches horizontales qui cheminent entre les deux ordres de racines et qu'on désigne pour cette raison sous le nom d'*anasto-moses inter-radiculaires*. Il résulte d'une pareille disposition que, sur une coupe transversale, la moelle est entourée d'un cercle artériel complet (fig. 626). C'est de ce cercle, *cercle périmédullaire*, que partent les nombreuses artères destinées à l'intérieur même de la moelle.

2° *Artères intra-médullaires.* — Avec Duret, nous diviserons les artères intra-médullaires en trois groupes : les artères médianes, les artères radiculaires et les artères périphériques.

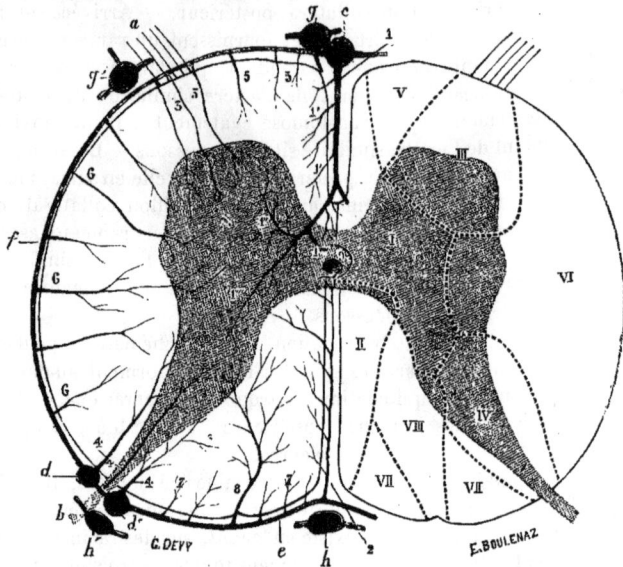

Fig. 626.
Artères intra-médullaires, vues sur une coupe horizontale.

a, racines antérieures. — *b*, racines postérieures. — *c*, artère spinale antérieure. — *d, d'*, les deux branches de l'artère spinale postérieure. — *e*, anastomose transversale entre les spinales postérieures du côté gauche et celles du côté droit. — *f*, anastomose transversale entre les spinales postérieures et la spinale antérieure. — *g, g'*, canaux veineux antérieurs, l'un médian, l'autre latéral. — *h, h'*, canaux veineux postérieurs, l'un médian, l'autre latéral. — 1, artère médiane antérieure, avec : 1', ses rameaux pour le faisceau de Türck ; 1'', son rameau récurrent pour la corne antérieure ; 1''', son rameau postérieur pour la corne postérieure ; 1''', son rameau anastomotique ascendant. — 2, artère médiane postérieure. — 3, 3, artères radiculaires antérieures. — 4, 4, artères radiculaires postérieures. — 5, artères périphériques du cordon antérieur. — 6, artères périphériques du cordon latéral. — 7, artères périphériques du cordon postérieur. — 8, artère interfuniculaire.
Du côté droit de la figure, les lignes en pointillé indiquent les différents territoires vasculaires de la moelle. Les chiffres romains, qui servent à les désigner, indiquent en même temps les artères qui les alimentent et qui sont représentées par des chiffres arabes correspondants sur le côté gauche de la figure. Ainsi le territoire I est alimenté par l'artère 1, le territoire II, par l'artère 2, le territoire III, par l'artère 3, etc.

a. Les *artères médianes*, ainsi appelées parce qu'elles pénètrent dans les sillons médians, se distinguent en antérieures et postérieures. — Les *artères médianes antérieures* parcourent d'avant en arrière le sillon médian anté-rieur, en jetant un certain nombre de rameaux collatéraux dans le faisceau de Türck ; elles pénètrent ensuite dans la moelle et, après avoir abandonné quelques ramuscules à la partie antérieure de sa commissure, elles se terminent en fournissant, pour chaque côté de la moelle, trois ordres de rameaux savoir : un *rameau récurrent*, qui se porte dans la partie interne des cornes antérieures : un *rameau postérieur*, destiné à la base des cornes postérieures et notamment à la colonne de Clarke ; des rameaux verticaux, les uns ascendants, les autres descendants, s'anastomosant avec les rameaux similaires des artères médianes sus- et sous-jacentes (*artères anastomotiques longitudinales centrales*). — Les *artères médianes postérieures* cheminent d'arrière en avant dans le sillon médian postérieur, jettent chemin faisant quelques fins rameaux dans la partie interne des faisceaux de Goll, envoient un ou deux ramuscules à la partie interne de la colonne de Clarke et viennent se terminer dans la commissure grise, en arrière du canal de l'épendyme.

b. Les *artères radiculaires* pénètrent dans la moelle, en suivant, comme leur nom l'indique, le trajet des racines. Elles se divisent, comme ces dernières, en antérieures et postérieures. — Les *artères radiculaires antérieures* se distribuent à la tête de la corne antérieure. — Les *artères radiculaires postérieures* ont un trajet beaucoup plus complexe. Elles fournissent trois groupes de rameaux (Duret) qui sont situés les uns au milieu des faisceaux radiculaires, les autres en dedans, les autres en dehors : les rameaux moyens se distribuent à la substance gélatineuse et à la corne postérieure qui lui fait suite ; les rameaux externes contournent en dehors la substance gélatineuse et s'épuisent en fins ramuscules dans la partie externe de la corne correspondante ; les rameaux internes, enfin, pénètrent en plein dans le faisceau radiculaire postérieur ou faisceau de Burdach et s'y épuisent en grande partie.

c. Sous le nom d'*artères périphériques*, nous désignerons avec Duret, toutes les artères qui pénètrent dans la moelle par des points autres que ceux que nous venons de signaler. Elles sont principalement destinées à la substance blanche. On en compte ordinairement de huit à dix sur une coupe transversale. Il en existe constamment une ou deux dans le sillon qui sépare le faisceau de Goll du faisceau de Burdach : ce sont les *artères interfuniculaires* d'Adamkiewicz.

La disposition des réseaux capillaires dans la moelle varie avec la région examinée : La substance grise présente sur presque tous les points un riche réseau, développé surtout au niveau des groupes cellulaires. C'est ainsi que, dans la corne antérieure, les trois colonnes ganglionnaires décrites plus haut sont entourées d'un réseau à mailles très fines et quadrilatères. La colonne de Clarke possède un réseau plus riche encore : Adamkiewicz, à la suite d'injections heureuses, a pu voir entre les mailles de ce réseau un deuxième réseau beaucoup plus fin auquel il donne le nom de *réseau intercapillaire*. Dans les cornes postérieures, le réseau vasculaire se caractérise par des mailles allongées dans le sens antéro-postérieur.

La commissure grise est relativement pauvre en vaisseaux ; quant à la substance gélatineuse qui entoure le canal de l'épendyme, elle en est totalement dépourvue.

La substance blanche est beaucoup moins vasculaire que la subtance grise ; les vaisseaux qui lui appartiennent en propre affectent les mêmes directions que les faisceaux au milieu desquels ils cheminent.

Veines. — Les veines intra-médullaires, issues des différentes parties de la moelle, se dirigent vers la périphérie de cet organe et aboutissent à six canaux collecteurs, trois antérieurs et trois postérieurs :

a. Des trois *canaux antérieurs*, l'un longe le sillon médian antérieur ; c'est la *veine médiane antérieure*. Les deux autres, plus petits, suivent la ligne d'émergence des racines antérieures; ce sont les *veines latérales antérieures*.

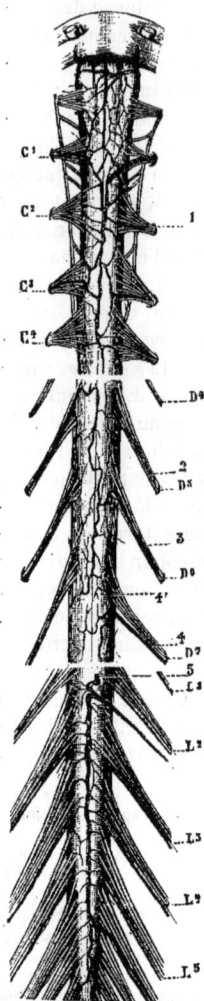

b. Les trois *canaux postérieurs* présentent une disposition analogue : l'un d'eux, *veine médiane postérieure*, occupe la ligne médiane; les deux autres, *veines latérales postérieures*, se disposent le long des racines postérieures.

Des anastomoses fort nombreuses et fort irrégulières unissent entre eux ces différents canaux. Les veines qui en partent se portent vers les trous de conjugaison en suivant les racines tant antérieures que postérieures des nerfs spinaux et, finalement, viennent se déverser dans les plexus veineux extra-rachidiens.

Voies lymphatiques. — Dans la moelle épinière, la lymphe circule, d'après RAUBER, dans un système de vaisseaux, qui forment autour des artères et des veines des réseaux très serrés, assez semblables aux gaines lymphatiques. D'après ROBIN et WIRCHOW, ces vaisseaux sont situés dans la tunique adventice même du vaisseau, de telle sorte qu'on peut les regarder comme les lymphatiques de la tunique adventice.

Fig. 627.

Circulation veineuse de la moelle, face antérieure (d'après ADAMKIEWICZ).

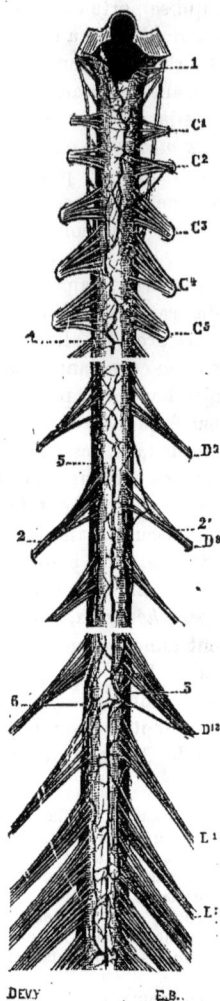

Fig. 628.

Circulation veineuse de la moelle, face postérieure (d'après ADAMKIEWICZ).

Fig. 627. — 1, 2, 3, rameaux radiculaires suivant le trajet des racines antérieures. — 4, autre rameau radiculaire répondant à la 7e dorsale, avec 4', son rameau de bifurcation supérieur. — 5, veine médiane antérieure.

Fig. 628. — 1, veine du bulbe. — 2, 2', veines radiculaires suivant le trajet des racines postérieures. — 3, branche supérieure de bifurcation de la veine radiculaire répondant à la 12e dorsale. — 4, veine médiane postérieure. — 5, 6, veines longitudinales longeant les racines postérieures.

(Les lettres majuscules C, D, L, indiquent les paires nerveuses, cervicales dorsales, et lombaires.)

CHAPITRE II

BULBE RACHIDIEN

Le *bulbe rachidien* fait suite à la moelle épinière d'où le nom de *moelle allongée* que lui donnent encore, après HALLER, quelques anatomistes modernes.

Le bulbe est, sans conteste, l'une des parties les plus intéressantes du névraxe, non pas seulement à cause des importantes fonctions qui lui sont dévolues, mais aussi à cause de sa constitution complexe. C'est une espèce de carrefour où se donnent rendez-vous, pour entrer en relations les uns avec les autres, les éléments constitutifs de la moelle, du cervelet et du cerveau. Plusieurs travaux de date récente sont venus heureusement faire la lumière sur la manière dont se comportent ces divers éléments, de telle sorte que la constitution anatomique du bulbe, qui est restée si longtemps à l'état d'inconnue, nous apparaît aujourd'hui tout aussi nette et tout aussi précise que celle de la moelle épinière.

§ I. — CONSIDÉRATIONS GÉNÉRALES

Limites. — Le bulbe rachidien est limité, en haut par la protubérance annulaire, en bas par l'entre-croisement des pyramides (p. 316 et 345). Ces deux limites, rapportées aux parois du canal crânio-rachidien, correspondent : la supérieure à la partie moyenne de la gouttière basilaire, l'inférieure à la partie moyenne de l'apophyse odontoïde, laquelle s'articule, comme on le sait, avec l'arc postérieur de l'atlas. On désigne sous le nom de *collet du bulbe*, la portion de cet organe qui s'unit à la moelle épinière, expression inexacte et qui doit être rejetée, car le cylindre bulbo-médulaire ne subit à ce niveau aucune espèce de rétrécissement brusque, ainsi que semblerait le faire pressentir la dénomination précitée.

Dimensions. — La *longueur* du bulbe est de vingt-sept à trente millimètres. Son *diamètre antéro-postérieur* ne dépasse guère douze ou treize millimètres ; son *diamètre transversal*, qui est de seize ou dix-sept millimètres au niveau du collet, s'accroît graduellement de bas en haut et atteint successivement vingt, vingt-deux et même vingt-cinq millimètres.

Poids. — Le *poids* du bulbe est de six à sept grammes : il représente le 1/226 environ de la masse encéphalique.

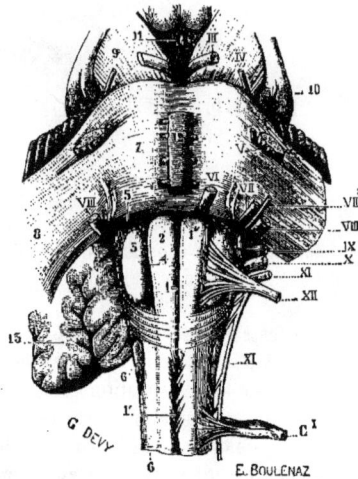

Fig. 629.
Bulbe et protubérance, vus par leur face antérieure.

1, sillon médian antérieur du bulbe, avec 1', entre-croisement des pyramides, 1", trou borgne. — 2, pyramide antérieure. — 3, olive. — 4, sillon préolivaire. — 5, fossette sus-olivaire et fossette latérale. — 6, faisceau latéral, avec 6', corps cendré de Rolando. — 7, protubérance annulaire. — 8, pédoncules cérébelleux moyens. — 9, pédoncules cérébraux. — 10, bandelettes optiques et corps genouillés. — 11, espace interpédonculaire. — 12, tronc basilaire. — 13, cervelet. — III, moteur oculaire commun. — IV, pathétique. — V, trijumeau. — VI, moteur oculaire externe. — VII, facial. — VIIa, intermédiaire de Wrisberg. — VIII, auditif. — IX, glosso-pharyngien. — X, pneumogastrique. — XI, spinal. — XII, hypoglosse. — Cí, première paire cervicale.

Direction. — Le bulbe, suivi de bas en haut, a tout d'abord une *direction* verticale, comme la moelle à laquelle il fait suite ; puis il s'infléchit en avant pour venir se coucher dans la gouttière basilaire de l'occipital. Le bulbe décrit donc dans son ensemble une courbure à concavité dirigée en avant et en bas. L'angle que forment entre elles la portion verticale et la portion oblique est de 135° environ.

Rapports. — Considéré dans ses *rapports généraux*, le bulbe occupe la cavité crânienne par son extrémité supérieure, la cavité rachidienne par son extrémité inférieure. — *En avant*, il est successivement en rapport avec la gouttière basilaire de l'occipital, avec l'apophyse odontoïde de l'axis et avec les ligaments qui descendent de l'occipital sur le sommet de cette apophyse. — *En arrière*, il est recouvert, dans la plus grande partie de son étendue, par le cervelet dont il est séparé par le quatrième ventricule ou ventricule bulbo-cérébelleux. Au-dessous du cervelet et de la cavité crânienne, il répond à l'espace, relativement large, qui sépare le trou occipital de l'arc postérieur de l'atlas : c'est sur ce point qu'il peut être facilement atteint par un instrument pointu ou tranchant, glissant d'arrière en avant le long de l'écaille occipitale.

§ II. — Configuration extérieure

Le bulbe rachidien affecte la forme d'un tronc de cône, légèrement aplati d'avant en arrière, dont la base, dirigée en haut, se continue avec la protubérance et dont le sommet, dirigé en bas, se confond avec la moelle. Nous pouvons, en conséquence, lui considérer quatre faces : une face *antérieure*, une face *postérieure* et deux faces *latérales*.

Face antérieure. — Vu en avant, le bulbe nous présente un sillon longitudinal, *sillon médian antérieur* du bulbe, occupant exactement la même situation que le sillon de même nom de la moelle épinière.

Ce sillon se termine, en haut, par une petite fossette, plus ou moins profonde, le *trou borgne* de Vicq-d'Azyr. En bas, du côté de la moelle, il est interrompu par l'*entre-croisement des pyramides*, c'est-à-dire par une série de faisceaux fort variables en nombre et en volume qui passent obliquement de droite à gauche et de gauche à droite, en s'entre-croisant sur la ligne médiane à angle très aigu. Cet entre-croisement commence d'ordinaire à vingt ou vingt-deux millimètres au-dessous du trou borgne et se poursuit, par conséquent dans une étendue verticale de six à huit millimètres. Si maintenant nous écartons les deux pyramides et entre-bâillons le sillon médian antérieur pour juger de ses dimensions, nous apercevons dans le fond une lame de substance blanche, unissant l'une à l'autre les deux moitiés du bulbe et connue sous le nom de *raphé* (ραφή couture, de ράπτειν qui veut dire coudre).

De chaque côté du sillon médian, se voient deux cordons blancs, longitudinaux et parallèles, les *pyramides antérieures*. Ces pyramides paraissent continuer en haut les cordons antérieurs de la moelle ; mais cette continuité n'est qu'apparente ainsi que nous le verrons plus tard. Assez étroites au niveau du collet, les deux pyramides augmentent graduellement de largeur au fur et à mesure qu'elles s'élèvent. Tout à fait en haut, elles subissent comme une espèce d'étranglement et disparaissent alors sous les fibres transversales de la protubérance annulaire. Du sillon transversal qui sépare la protubérance de la pyramide s'échappe le nerf moteur oculaire externe.

Latéralement, les pyramides sont séparées de la face latérale du bulbe par un sillon vertical, généralement bien marqué : nous lui donnerons le nom de *sillon collatéral antérieur* du bulbe ; on l'appelle encore, en raison de sa situation en avant de l'olive, *sillon préolivaire*. Il répond exactement à la ligne d'émergence des racines antérieures des nerfs rachidiens et donne lui-même naissance à dix ou douze filets radiculaires qui convergent les uns vers les autres et s'unissent bientôt en un tronc unique, qui n'est autre que le nerf grand hypoglosse.

Face postérieure. — Vu en arrière, le bulbe doit être examiné séparément dans sa moitié inférieure et dans sa moitié supérieure :

Dans sa moitié inférieure, il ne diffère pas de la moelle et nous présente, comme cette dernière : 1° un *sillon médian postérieur*, au fond duquel apparaît la commissure grise ; 2° un *sillon collatéral postérieur*, d'où émergent les filets radiculaires du spinal, du pneumo-gastrique et du glosso-pharyngien ; 3° un cor-

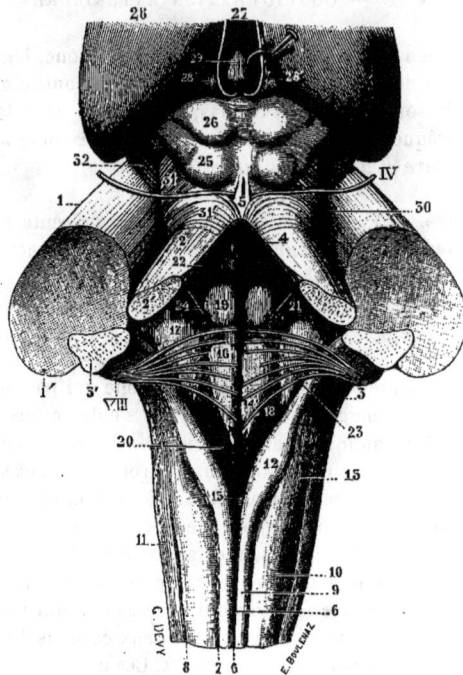

Fig. 630.

Plancher du quatrième ventricule et tubercules quadrijumeaux.

1, pédoncules cérébelleux moyens. — 2, pédoncules cérébelleux supérieurs. — 3, pédoncules cérébelleux inférieurs. — 1', 2', 3', leurs coupes. — 4, coupe de la valvule de Vieussens. — 5, frein de cette valvule. — 6, sillon médian postérieur. — 7, sillon intermédiaire postérieur. — 8, sillon collatéral postérieur. — 9, faisceau de Goll. — 10, faisceau de Burdach. — 11, faisceau latéral. — 12, pyramides postérieures. — 13, corps restiformes. — 14, tige du calamus. — 15, verrou. — 16, aile blanche interne. — 17, aile blanche externe. — 18, aile grise. — 19, eminentia teres.— 20, fovea inferior.— 21, fovea superior. — 22, locus cæruleus. — 23, barbes du calamus ou stries acoustiques. — 24, baguette d'harmonie de Bergmann. — 25, tubercules quadrijumeaux postérieurs (testes). — 26, tubercules quadrijumeaux antérieurs (nates). — 27, ventricule moyen. — 28, couche optique. — 28', triangle de l'habenula. — 29, glande pinéale érigée en avant. — 30, sillon latéral de l'isthme. — 31, ruban de Reil, avec 31', fibres se rendant à la valvule de Vieussens. — 32, pédoncules cérébraux. — IV, nerf pathétique. — VIII, nerf auditif.

don de substance blanche compris entre ces deux sillons et divisé lui-même par le sillon dit *intermédiaire* postérieur en deux faisceaux secondaires, l'un interne, *faisceau de Goll* ou *faisceau grêle*, l'autre externe, *faisceau de Burdach* ou *faisceau cunéiforme*. Tous ces détails nous sont déjà connus (voy. p. 317).

Dans sa moitié supérieure, le bulbe présente un tout autre aspect, dû aux circonstances suivantes : les cordons postérieurs, jusque-là verticalement ascendants, se portent obliquement en dehors, à la manière des deux branches d'un V ; ils s'écartent ainsi de leur similaire du côté opposé et délimitent sur la ligne médiane un espace angulaire à sinus dirigé en haut. Par suite de cet écartement, la partie de la commissure grise qui constitue le fond du sillon médian postérieur s'amincit, se rupture et disparaît ; du même coup, le canal de l'épendyme, ouvert en arrière, perd sa forme tubulaire et, suivant les cordons postérieurs dans leur mouvement de projection en dehors, il s'étale en surface de façon à former la face inférieure ou plancher du *quatrième ventricule*. Le quatrième ventricule n'est, comme on le voit, que le canal de l'épendyme, fortement agrandi, ouvert à sa partie postérieure et étalé en surface. — Cette expression de canal *ouvert* à sa partie postérieure appliquée au quatrième ventricule, expression que l'on trouve à peu près partout dans les classiques, est pourtant inexacte : le quatrième ventricule, après la disparition de la commissure grise, est encore fermé en arrière, comme nous le verrons plus tard lorsque nous en ferons la description, par une couche épithéliale dépendant de l'épendyme.

Nous étudierons ultérieurement le quatrième ventricule ; qu'il nous suffise de dire pour l'instant :

a. Qu'il a la forme d'un losange à grand axe dirigé de bas en haut;

b. Qu'il se continue en bas avec le canal de l'épendyme, en haut avec l'aqueduc de Sylvius ;

c. Que sa moitié inférieure seulement fait partie du bulbe, sa moitié supérieure appartenant à la protubérance ;

d. Qu'on rencontre, enfin, dans cette moitié inférieure ou bulbaire les particularités suivantes. — 1° Sur la ligne médiane, se trouve un sillon longitudinal plus ou moins profond ; ce sillon, désigné sous le nom de tige du *calamus scriptorius*, aboutit en bas au canal de l'épendyme dont il n'est que la continuation ; l'espace angulaire en forme de V qui existe à ce niveau et qui résulte de l'écartement des deux cordons de Goll est appelé *bec du calamus;* il est circonscrit en bas et en arrière par une lame de substance grise, le *verrou*, qui s'étend transversalement d'un cordon de Goll à l'autre, et qui représente l'extrémité supérieure de la commissure grise. — 2° Sur la tige du calamus viennent s'implanter, comme les barbes d'une plume sur leur tige, une série de filaments blanchâtres excessivement ténus ; ces filaments, connus sous le nom de *barbes du calamus* ou de *stries acoustiques*, se dirigent transversalement en dehors, sortent du ventricule en contournant ses bords latéraux et se jettent dans le nerf auditif dont elles constituent ainsi une racine importante, la *racine ventriculaire*. — 3° Enfin, de chaque côté du sillon médian, on observe trois régions oblongues, affectant chacune la forme d'un triangle allongé de bas en haut. Ces trois régions, quelquefois peu distinctes, ont reçu le nom d'ailes et se distinguent en *aile blanche interne, aile grise, aile blanche externe*, en allant de dedans en dehors ; elles sont formées par la substance grise sous-jacente et donnent naissance : l'aile blanche interne, au nerf grand hypoglosse ; l'aile grise, aux deux nerfs mixtes, le glosso-pharyngien et le pneumogastrique ; l'aile blanche externe, au nerf auditif.

La portion bulbaire du quatrième ventricule est limitée latéralement par deux cordons de substance blanche qui paraissent être les prolongements des faisceaux de Goll et de Burdach. Rien ne les différencie, en effet, de ces derniers, à l'extérieur tout au moins. Mais, en passant de la moitié inférieure du bulbe dans sa moitié supérieure, ils changent de nom : les faisceaux de Goll deviennent les *pyramides postérieures ;* les faisceaux de Burdach, les *corps restiformes* (de *restis*, corde, arrondis en forme de corde).

Les pyramides postérieures s'élargissent au niveau du bec du calamus, de façon à présenter un renflement en forme de mamelon, *renflement mamelonné* du bulbe ; puis, elles s'amincissent de nouveau et se terminent en mourant sur le côté interne des corps restiformes. — Ceux-ci, arrondis en forme de colonnes, s'écartent de plus en plus de la ligne médiane et se fusionnent en haut avec les pédoncules cérébelleux inférieurs qui descendent du cervelet vers le bulbe.

En dehors des corps restiformes, existe un sillon longitudinal, le *sillon latéral postérieur du bulbe ;* il fait suite au sillon de même nom de la moelle épinière et laisse échapper successivement trois nerfs, qui sont en allant de bas en haut : le spinal, le pneumogastrique et le glosso-pharyngien. Ce sillon sert de limite à la face postérieure du bulbe ; au delà se trouve sa face latérale.

Face latérale. — Comprise entre la face antérieure et la face postérieure,

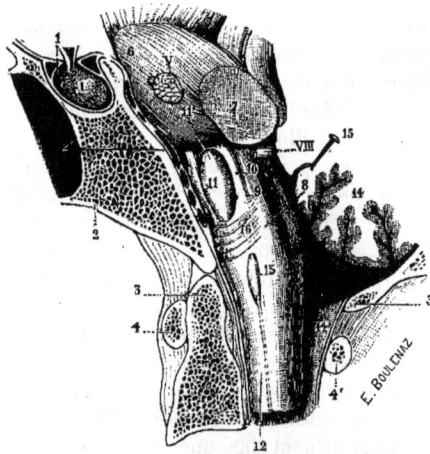

Fig. 631.

Bulbe et la protubérance, vue latérale ; ses rapports avec le canal crânio-rachidien.

1, selle turcique. — 1', corps pituitaire. — 2, coupe de l'apophyse basilaire. — 2', légère saillie en rapport avec le sillon bulbo-protubérantiel. — 3, apophyse odontoïde. — 4, 4', arcs antérieur et postérieur de l'atlas. — 5, rebord postérieur du trou occipital. — 6, protubérance. — 7, coupe des pédoncules cérébelleux moyens. — 8, corps restiforme. — 9, sillon latéral du bulbe. — 10, faisceau latéral du bulbe. — 11, olive. — 11', fossette sus-olivaire. — 12, cordon antérieur de la moelle. — 13, corps cendré de Rolando. — 14, cervelet, avec 14' son amygdale. — 15, quatrième ventricule dont le toit est érigné. — 16, fibres arciformes. — V, trijumeau. — VIII, racine postérieure de l'auditif.

la face latérale du bulbe est constituée par un cordon de substance blanche, le *faisceau latéral* du bulbe. Ce faisceau, qui semble le prolongement direct du cordon latéral de la moelle, est masqué en haut par un organe qui occupe sa partie antérieure et qui appartient en propre au bulbe, l'*olive*. Il nous présente, en outre, un peu au-dessous et en arrière de l'olive, une deuxième saillie, beaucoup plus petite et de couleur grisâtre, le *tubercule cendré de Rolando*.

a. L'*olive* ou *corps olivaire* se présente sous la forme d'une saillie oblongue à grand axe vertical, placée immédiatement en arrière de la pyramide antérieure, dont elle reste séparée par les racines de l'hypoglosse. Sa hauteur varie de douze à seize millimètres, sa largeur de trois à quatre. Son extrémité supérieure n'atteint pas tout à fait la protubérance : elle en est séparée par une dépression plus ou moins profonde, la *fossette sus-olivaire*.

b. Le *tubercule cendré de Rolando* est placé à cinq ou six millimètres au-dessous et en arrière de l'olive, immédiatement en avant du sillon collatéral postérieur ; il n'est pas toujours très visible. Il est constitué, comme nous le verrons plus tard, par l'extrémité postérieure des cornes sensitives de la substance grise, qui se déjette en dehors et vient soulever à ce niveau une couche fort mince et pour ainsi dire transparente de la substance blanche.

Le faisceau latéral du bulbe se trouve réduit, en arrière de l'olive, à une bandelette fort mince. Comme ce dernier organe, il reste séparé de la protubérance, à son extrémité supérieure, par une petite dépression, la *fossette latérale* du bulbe. De la fossette sus-olivaire et de la fossette latérale qui lui fait suite en arrière, émergent trois nerfs : le facial en avant, l'auditif en arrière, et, entre les deux, le nerf intermédiaire de Wrisberg (fig. 629).

Pour en finir avec la configuration extérieure du bulbe, nous devons signaler à sa surface un système de fibres en anse, qui se détachent des corps restiformes et se portent ensuite vers le sillon médian antérieur en décrivant une longue courbe dont la concavité, dirigée en dedans, embrasse successivement le faisceau latéral, l'olive et la pyramide antérieure. Ce sont les *fibres arciformes*, dont l'ensemble constitue le *stratum zonale* de quelques auteurs. Nous aurons à revenir dans le paragraphe suivant sur ce système des fibres arciformes et nous indiquerons alors, avec quelques détails, quels sont leur origine, leur trajet et leur mode de terminaison.

§ III. — CONFIGURATION INTÉRIEURE ET CONSTITUTION ANATOMIQUE

Considéré au point de vue de sa constitution anatomique, le bulbe rachidien, qui est la continuation de la moelle épinière, possède tous les éléments que renferme ce dernier organe. Mais il présente, en outre, des éléments nouveaux qui lui appartiennent en propre et dont on chercherait vainement les analogues dans la moelle.

Nous avons donc à examiner, à propos de la constitution anatomique du bulbe :

1° Les *parties transmises au bulbe par la moelle ;*
2° Les *parties surajoutées* ou *parties propres au bulbe*.

Les éléments constitutifs de la moelle épinière, en passant dans le bulbe, subissent, *avant*, *pendant* et *après* leur passage, des modifications profondes portant sur leur forme extérieure et aussi sur leur situation respective. Ces modifications sont, du reste, fort différentes pour la substance blanche et pour la substance grise et ces deux substances doivent être étudiées séparément.

1° **Substance blanche.** — La substance blanche se répartit dans la moelle, ainsi que nous l'avons vu (p. 326) en huit faisceaux principaux, savoir : *a*, pour le cordon antéro-latéral, le *faisceau pyramidal direct*, le *faisceau pyramidal croisé*, le *faisceau cérébelleux direct*, le *faisceau de Gowers*, le *faisceau sensitif latéral*, le *faisceau radiculaire antérieur* ou *faisceau commissural moteur; b*, pour le cordon postérieur, le *faisceau de Goll* ou *faisceau grêle* et le *faisceau de Burdach*, encore appelé *faisceau cunéiforme* ou *faisceau radiculaire postérieur*.

Ces différents faisceaux, en passant de la moelle dans le bulbe, se comportent de la façon suivante (fig. 632) :

1° *Faisceau pyramidal direct*. — Ce faisceau, dont les fibres se sont déjà entre-croisées à des hauteurs diverses à travers la commissure antérieure, passe directement de la moelle dans le bulbe, sans s'entre-croiser de nouveau ; il vient se placer dans la pyramide antérieure du côté correspondant.

2° *Faisceau pyramidal croisé*. — Au niveau du collet du bulbe, le faisceau pyramidal croisé s'infléchit en avant, en dedans et en haut. Il atteint ainsi la ligne médiane, s'y entre-croise avec celui du côté opposé et vient constituer alors la partie superficielle de la pyramide antérieure. Il y rencontre le faisceau pyramidal direct et se confond avec lui.

Constatons, avant d'aller plus loin, que, pour un côté quelconque du bulbe, le plan antérieur ou superficiel de la pyramide est formé à la fois : 1° par le faisceau pyramidal direct du côté correspondant ; 2° par le faisceau pyramidal croisé du côté opposé qui est venu le rejoindre. Ce plan est naturellement en rapport avec la motilité volontaire, les fibres constitutives du faisceau pyramidal direct et du faisceau pyramidal croisé ayant pour rôle commun, comme nous l'avons déjà dit, de transporter de l'encéphale aux cornes antérieures et de là aux muscles les incitations de la volonté.

Il résulte de la disposition ci-dessus indiquée que, si l'on considère seulement l'extrémité supérieure de la moelle épinière, l'entre-croisement du faisceau pyramidal (nous donnerons désormais ce nom au faisceau volontaire) est seulement *partiel* et que les incitations motrices parties de l'un quelconque des deux hémisphères cérébraux se partagent, à l'extrémité inférieure du bulbe, en deux courants : les unes, qui restent du côté où se trouve l'hémisphère dont elles émanent et suivent le faisceau pyramidal direct ; les autres, qui passent du côté opposé en suivant le faisceau pyramidal croisé. Mais comme les fibres du faisceau pyramidal direct s'entre-croisent, elles aussi, successivement, paquet par paquet, dans toute la hauteur de la moelle épinière avec les fibres similaires du côté opposé (p. 326), nous devons conclure : 1° que, en défi-

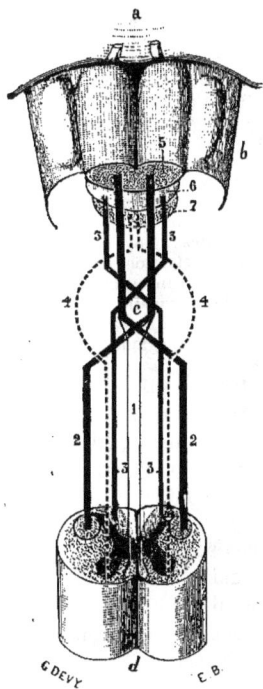

Fig. 632.

Entre-croisement des pyramides : schéma représentant le passage des faisceaux de la moelle dans la pyramide bulbaire.

a, protubérance annulaire. — b, bulbe, vu par sa face antérieure. — c, entre-croisement des pyramides. — d, tronçon de la moelle cervicale. — 1, faisceau pyramidal direct (en rouge). — 2, faisceau pyramidal croisé (en rouge). — 3, faisceau sensitif (en bleu). — 4, faisceau commissural longitudinal (en pointillé noir). — 5, plan antérieur de la pyramide (moteur). — 6, plan moyen (sensitif). — 7, plan postérieur (commissural).

nitive, toutes les fibres du faisceau pyramidal passent de gauche à droite et vice versa, avant de se terminer dans les cornes antérieures ; 2° que l'entre-croisement de ces fibres est réellement *total*, et qu'en conséquence toutes les incitations volontaires, parties de l'un quelconque des hémisphères, aboutissent aux masses musculaires du côté opposé. Les processus anatomo-pathologiques qui intéresseront la continuité du faisceau pyramidal au-dessus du bulbe auront donc pour effet immédiat de déterminer une paralysie motrice du côté opposé à la lésion ou, plus simplement, une *hémiplégie croisée*.

Nous venons de voir que le faisceau pyramidal, en passant du bulbe dans la moelle, se divise en deux parties : l'une, beaucoup plus volumineuse, qui passe, après entre-croisement, dans le cordon latéral du côté opposé (*faisceau pyramidal croisé*); l'autre, toute petite, représentant environ le vingtième de la précédente, qui descend dans le cordon antérieur du côté correspondant (*faisceau pyramidal direct*). C'est là le type classique, c'est-à-dire celui qu'on rencontre le plus souvent. Mais cet entre-croisement des pyramides est sujet à des variations fort nombreuses, qu'il est important de connaître pour se rendre compte d'un certain nombre de faits d'ordre pathologique. Nous pouvons à cet égard admettre les quatre variétés suivantes :

1re *Variété*. — Il y a inversion de volume entre le faisceau croisé et le faisceau direct, celui-ci étant maintenant six, sept et même huit fois plus volumineux que celui-là. Cette variabilité dans le développement respectif des deux faisceaux pyramidaux influe naturellement (PIERRET) sur la configuration extérieure de la moelle, qui prend suivant les cas la forme plate ou la forme ronde : la forme plate, quand le faisceau pyramidal direct est tout petit ou même absent; la forme ronde, quand ce même faisceau direct se trouve grossi aux dépens du faisceau croisé.

2° *Variété*. — Les deux faisceaux pyramidaux s'entre-croisent en totalité au niveau du collet du bulbe: la moelle, dans ce cas, ne possède pas de faisceau direct.

3° *Variété*. — Les deux faisceaux pyramidaux ne s'entre-croisent pas du tout : chacun d'eux occupe dans la moelle le même côté que dans la bulbe et l'encéphale.

4° *Variété*. — L'un des deux faisceaux pyramidaux se partageant comme à l'ordinaire en faisceau croisé et en faisceau direct, le deuxième passe en totalité dans le cordon latéral du côté opposé; la moelle épinière, dans ce cas, ne possède qu'un seul faisceau pyramidal direct. Elle est naturellement alors asymétrique, comme le fait remarquer M. CHARCOT, et il importe d'être bien fixé sur l'origine de cette asymétrie pour ne pas s'exposer, le cas échéant, à la considérer comme pathologique.

3° *Faisceau sensitif latéral*. — Le faisceau sensitif latéral chemine de bas en haut sur le côté externe de la corne postérieure. Arrivé au collet du bulbe, il s'infléchit en avant et en dedans, gagne la commissure, s'y entre-croise avec son homologue du côté opposé, et, se redressant alors, il vient s'appliquer à la face profonde du faisceau pyramidal pour gagner avec lui les hémisphères.

Le faisceau sensitif se comporte donc de tous points, en atteignant le bulbe, comme le faisceau pyramidal croisé : il passe de droite à gauche et vice versa. Dans sa nouvelle situation, il fait partie de la pyramide antérieure du bulbe et y occupe exactement l'espace compris entre le faisceau pyramidal (*faisceau moteur volontaire*) et le faisceau radiculaire antérieur (*faisceau commissural moteur*).

A quel niveau se fait exactement l'entre-croisement sensitif? Pour MM. SAPPEY et DUVAL (*Bull. Acad. des Sciences*, 1876) les faisceaux sensitifs ne commencent à s'entre-croiser que lorsque les faisceaux moteurs ont déjà effectué leur entre-croisement. Plus récemment, MM. DEBOVE et GOMBAULT (*Arch. de Neurologie*, 1881), ayant eu l'occasion d'examiner le bulbe d'un sujet qui avait succombé à une sclérose latérale amyotrophique, ont rencontré des fibres sensitives restées saines au milieu de fibres motrices dégénérées. Ils en ont conclu que les fibres sensitives se mêlaient, en s'entre-croisant, aux fibres motrices et qu'en conséquence l'entre-croisement des deux faisceaux sensitif et moteur n'était pas successif mais simultané. Cette observation mérite d'être enregistrée, mais il convient d'attendre des observations nouvelles pour se prononcer définitivement sur la valeur des conclusions qu'elle renferme.

4° *Faisceau radiculaire antérieur*. — Les deux faisceaux radiculaires antérieurs, celui de droite et celui de gauche, suivent dans la moelle un trajet verticalement ascendant et sont par conséquent parallèles. En atteignant le collet du bulbe, ils s'écartent l'un et l'autre de la ligne médiane pour se porter à la fois en dehors, en arrière et en haut; puis, ils s'infléchissent en dedans et s'accolent de nouveau sur la ligne médiane, mais sans s'entre-croiser : ceux de gauche restent du côté gauche, ceux de droite restent du côté droit. Ce trajet uné fois effectué, les deux faisceaux radiculaires, de superficiels qu'ils étaient, sont devenus profonds. Situés immédiatement en arrière du faisceau sensitif, ils occupent maintenant la partie la plus profonde de la pyramide et conservent cette situation jusque dans la protubérance et dans le pédoncule cérébral.

En changeant ainsi de position et en s'écartant momentanément de la ligne médiane pour gagner de nouveau cette ligne, les deux faisceaux radiculaires forment par leur ensemble une espèce de *boutonnière* : c'est dans cette boutonnière (fig. 632) que passent le faisceau pyramidal croisé et le faisceau sensitif latéral pour se porter l'un et l'autre vers la ligne médiane et s'y entre-croiser avec leurs similaires du côté opposé.

5° Le *faisceau de Gowers*, continuant son trajet ascendant, gagne sans s'entre-croiser le faisceau latéral du bulbe. Il y rencontre un noyau, *noyau latéral du bulbe* de BECHTEREW, qui est une dépendance des cornes postérieures de la moelle. Après s'être interrompu, partiellement ou en totalité, dans les éléments cellulaires de ce noyau, le faisceau de Gowers passe dans la protubérance et y forme la plus grande partie, la partie externe, de la *couche du ruban de Reil*.

6° *Faisceau cérébelleux direct.* — Comme le faisceau de Gowers, le faisceau cérébelleux direct ne subit dans le bulbe aucun entre-croisement. En quittant la moelle, il se jette sur le corps restiforme et gagne avec lui le cervelet : il se termine probablement dans le vermis supérieur (fig. 633). Mais toutes les fibres du faisceau cérébelleux direct ne suivent pas cette voie. Un certain nombre d'entre elles (MONAKOW) pénètrent dans la protubérance en même temps que le faisceau de Gowers et se mêlent momentanément à la *couche du ruban de Reil*. Arrivées au-dessous des tubercules quadrijumeaux, elles se séparent de ce ruban de Reil, contournent le pédoncule cérébelleux supérieur et disparaissent alors dans la valvule de Vieussens; là, elles s'entre-croisent sur la ligne médiane avec leurs homologues du côté opposé et aboutissent finalement, comme les précédentes, au vermis supérieur. Les fibres constitutives du faisceau cérébelleux direct représentent

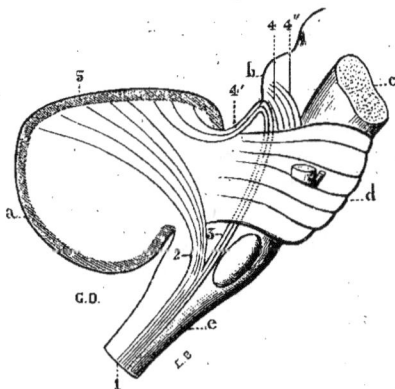

Fig. 633.

Figure schématique montrant le mode de terminaison du faisceau cérébelleux direct.

a, cervelet. — *b* tubercules quadrijumeaux inférieurs. — *c*, pédoncule cérébral. — *d*, protubérance annulaire. — *e*, bulbe rachidien. — 1, faisceau cérébelleux direct (*en bleu*), avec 2 son faisceau inférieur allant directement au cervelet. — 3, son faisceau supérieur passant sous la protubérance, — 4, ruban de Reil, avec 4', ses fibres se rendant à la valvule de Vieussens : 4", ses fibres se rendant aux tubercules quadrijumeaux. — 5, vermis supérieur.

ainsi de longues anastomoses jetées entre le vermis supérieur du cervelet et
les divers étages de la colonne vésiculaire de Clarke.

7° *Faisceau de Burdach.* — Le faisceau de Burdach renferme les éléments
les plus divers : des fibres sensitives issues des colonnes de Clarke, des fibres
radiculaires provenant des racines postérieures et, enfin, des fibres commissurales longitudinales. Les premières, comme nous l'avons déjà vu (p. 329) à
propos de la moelle épinière, abandonnent successivement les cordons postérieurs pour venir constituer, sur le côté externe des cornes postérieures, le faisceau sensitif latéral. Celles qui, au niveau du collet du bulbe, n'ont pas encore
rejoint ce faisceau sensitif, le rejoignent alors en traversant la corne postérieure et s'unissant à lui, elles franchissent la ligne médiane pour aller
prendre part à la constitution du plan moyen de la pyramide du côté opposé :
ce dernier paquet de fibres sensitives qui est indiqué dans la figure 636 par
le chiffre 5 est généralement très volumineux.

Toutes les autres fibres du faisceau de Burdach, fibres radiculaires et
fibres commissurales, se terminent, sans s'entre-croiser, dans les noyaux gris
du bulbe, et tout particulièrement dans ces deux amas de substance grise qui,
sous le nom de *noyau restiforme* et de *noyau postpyramidal* (voy. plus
loin) occupent le centre du corps restiforme et de la pyramide postérieure. De
ces deux noyaux, qui ont la même valeur anatomique que les colonnes de
Clarke, partent ensuite d'autres fibres, lesquelles remontent dans la protubérance et contribuent à former le ruban de Reil.

8° *Faisceau de Goll.* — De même que le précédent, le faisceau de Goll ne
s'entre-croise pas : les fibres qui le constituent aboutissent, de chaque côté,
au noyau post-pyramidal correspondant.

En résumé, des huit faisceaux fondamentaux de la moelle épinière, deux
seulement, en passant de la moelle dans le bulbe, s'entre-croisent sur la ligne
médiane avec les faisceaux homonymes du côté opposé : c'est le faisceau
pyramidal croisé et le faisceau sensitif latéral. — Les autres, le faisceau pyramidal direct, le faisceau cérébelleux direct, le faisceau de Gowers, le faisceau
de Burdach et le faisceau de Goll ne changent nullement de côté. Il en est
de même du faisceau radiculaire antérieur, qui se contente de changer de
place, en formant avec celui du côté opposé une large boutonnière à travers
laquelle cheminent les faisceaux entre-croisés.

Il découle encore des lignes qui précèdent que les pyramides antérieures
du bulbe renferment trois plans de fibres longitudinales dont l'origine et la
valeur anatomique et physiologique se trouvent résumées dans le diagramme
suivant :

Constitution des pyramides bulbaires.

Plan superficiel.	FAISCEAU MOTEUR VOLONTAIRE, formé par . .	{ faisc. pyramidal direct de la moelle du côté cor-resp. et faisc. pyram. croisé du côté opposé.
Plan moyen. . . .	FAISCEAU SENSITIF, formé par	{ faisc. sensitif latér. de la moelle du côté opposé, plus quelques fibres du faisc. de Burdach.
Plan profond. . .	FAISCEAU COMMISSURAL MOTEUR, formé par .	{ faisceau radiculaire antérieur de la moelle du côté correspondant.

2° Substance grise. — La substance grise de la moelle épinière se prolonge aussi dans le bulbe. Mais elle subit, dans ce passage, des transformations tellement profondes qu'il est tout à fait impossible de la retrouver et de la reconnaître d'emblée sur une coupe transversale pratiquée à la partie supérieure ou seulement à la partie moyenne du bulbe. Il faut, pour cela, examiner méthodiquement une série de coupes successives pratiquées de bas en haut et assister pour ainsi dire à chacune des phases de ces transformations. On arrive alors à reconnaître facilement, dans les différentes régions du bulbe, ce qui se rapporte aux cornes antérieures et aux cornes postérieures.

Les conditions anatomiques nouvelles, les éléments perturbateurs (qu'on me permette cette expression) qui viennent ainsi bouleverser la colonne grise centrale de la moelle, peuvent être ramenés à quatre :

L'entre-croisement du faisceau pyramidal croisé ;
Le déplacement des fibres sensitives du faisceau de Burdach ;
La formation du quatrième ventricule ;
L'apparition des fibres arciformes.

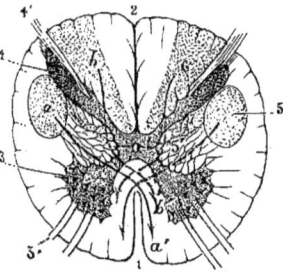 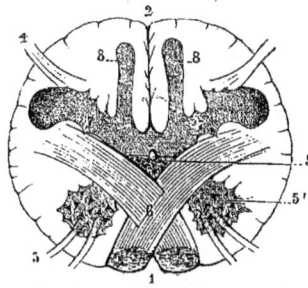

Fig. 634.   Fig. 635.

Fig. 634. — Coupe du bulbe rachidien à la partie inférieure de l'entre-croisement des pyramides.
1, sillon médian antérieur. — 2, sillon médian postérieur. — 3, cornes antérieures (*en rouge*), avec 3' racines antérieures. — 4, cornes postérieures (*en bleu*), avec 4' racines postérieures. — 5, faisceau pyramidal croisé, avec 5' ses faisceaux les plus internes s'inclinant vers la corne antérieure, qu'ils se disposent à franchir et à décapiter. — 6, faisceau de Burdach. — 7, faisceau sensitif latéral.
(La flèche rouge a a' indique le trajet que suivent les fibres du faisceau pyramidal croisé au niveau de l'entre-croisement des pyramides ; la flèche bleue b b' indique, de même, le trajet que suivent les fibres sensitives.)

Fig. 635. — Coupe du bulbe rachidien au niveau de l'entre-croisement des pyramides, partie motrice (d'après M. DUVAL).
1, sillon médian antérieur. — 2, sillon médian postérieur. — 3, racines motrices. — 4, racines sensitives. — 5, base des cornes antérieures, dont la tête 5' a été détachée par le passage du faisceau pyramidal croisé. — 6, entre-croisement des deux faisceaux pyramidaux croisés allant former les pyramides antérieures. — 7, cornes postérieures (*en bleu*). — 8, noyaux postpyramidaux.

1° Le faisceau pyramidal croisé est situé, dans la moelle, à la partie postérieure du cordon antéro-latéral et doit occuper, après entre-croisement, la partie superficielle de la pyramide bulbaire du côté opposé. Pour effectuer le trajet de sa position initiale *a* à sa position nouvelle *a'* (fig. 634), le faisceau en question traverse en plein les cornes antérieures ; il les *décapite*, c'est-à-dire sépare la tête de ces cornes de leur base. Il en résulte que chacune des cornes antérieures apparaîtra désormais sous la forme de deux noyaux ou bien de deux colonnes, suivant qu'on les considère en coupe ou en hauteur : un noyau antérieur représentant la tête, un noyau postérieur représentant la base.

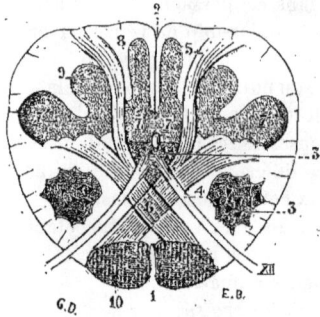

Fig. 636.

Coupe du bulbe rachidien au niveau de la partie supérieure de l'entre-croisement des pyramides, partie sensitive (d'après M. DUVAL).

1, sillon médian antérieur. — 2, sillon médian postérieur. — 3, tête des cornes antérieures. — 3', base de ces mêmes cornes antérieures (noyau de l'hypoglosse). — 4, fibres radiculaires de l'hypoglosse, XII. — 5, fibres sensitives, provenant du faisceau de Burdach et rejoignant le faisceau sensitif latéral pour s'entre-croiser ensuite sur la ligne médiane. — 6, entre-croisement des faisceaux sensitifs. — 7, base des cornes postérieures, dont la tête 7' a été détachée par le passage des faisceaux sensitifs. — 8, noyaux postpyramidaux. — 9, noyaux des corps restiformes. — 10, pyramides antérieures, partie motrice (en rouge).

2° De même, le paquet des fibres sensitives, qui du faisceau de Burdach se porte vers le faisceau sensitif latéral pour le grossir et le suivre ensuite vers la ligne médiane, traverse d'arrière en avant le col des cornes postérieures suivant la flèche indicatrice de la figure 636 : il les décapite et les décompose, comme cela a été déjà fait pour les cornes antérieures, en deux noyaux ou colonnes, qui représentent l'une la tête, l'autre la base des cornes postérieures.

3° Le déplacement des deux faisceaux précités a donc pour effet de diviser chacune des cornes de la moelle en deux parties. Ces parties conservent pendant quelque temps encore leur situation respective. Mais la formation du quatrième ventricule qui n'est, comme nous l'avons vu plus haut (p. 347) que l'étalement en surface du canal de l'épendyme, vient bientôt modifier cette situation. La base de la corne antérieure, qui est située, dans la moelle, en avant et en dehors du canal épendymaire, conserve ses rapports avec la ligne médiane : elle s'étale sur le plancher du quatrième ventricule, immédia-

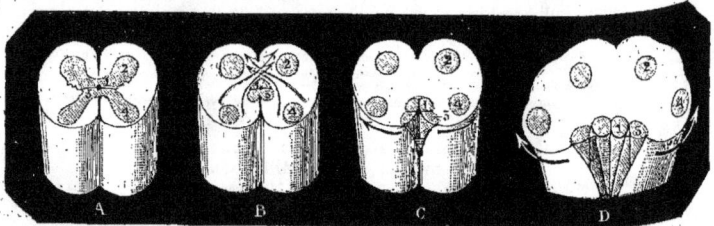

Fig. 637.

Schéma représentant les modifications subies par la colonne grise centrale en passant de la moelle dans le bulbe.

A, la colonne grise au-dessous de l'entre-croisement des pyramides. — B, décapitation des cornes antérieures et des cornes postérieures (d'où quatre colonnes grises). — C, les cordons postérieurs et les deux colonnes sensitives se déjettent en dehors au moment où le canal de l'épendyme va s'élargir et s'étaler pour former le quatrième ventricule. — D, la situation nouvelle qu'occupent les quatre colonnes grises, lorsque la formation ventriculaire est complètement effectuée. — 1, base des cornes antérieures. — 2, tête des cornes antérieures. — 3, base des cornes postérieures. — 4, tête des cornes postérieures.
(La teinte rouge représente les colonnes motrices ; la teinte bleue, les colonnes sensitives).

tement en dehors de la tige du calamus. Sa tête, plus profonde, se trouve rejetée en avant et un peu en dehors. — En ce qui concerne la corne posté-

rieure : sa base qui, sur la moelle, est placée en arrière du canal de l'épendyme, se déjette en dehors, lorsque ce dernier vient à s'ouvrir et que les
cordons postérieurs s'écartent de la ligne médiane pour venir occuper une
position latérale; tout en restant à découvert sur le plancher du quatrième
ventricule, elle vient se placer immédiatement en dehors de la base des
cornes antérieures et sur le même plan qu'elles. Quant à sa tête, suivant elle
aussi le mouvement général par lequel les parties postérieures du bulbe se
portent en dehors, elle se déjette vers les parties latérales du bulbe: c'est elle
qui, sous le nom de *tubercule cendré de Rolando*, vient faire hernie pour
ainsi dire sur le faisceau latéral, un peu au-dessous et en arrière de l'olive.

4° Chaque moitié du bulbe nous présente donc, aux lieu et place de la colonne
grise centrale que nous a offerte la moelle, quatre colonnes distinctes, deux
motrices et deux sensitives, suivant chacune, au point que nous venons d'indiquer, un trajet vertical et parallèle. Alors entrent en scène les fibres arciformes
(voy. plus loin, p. 361), lesquelles descendent en groupes serrés du corps restiforme en se portant vers l'olive et de là vers la ligne médiane. Ces fibres ne
se contentent pas de contourner les colonnes en question : elles les traversent,
les interrompent dans leur continuité et les divisent ainsi en un certain
nombre de tronçons régulièrement superposés dans le sens vertical.

Ces différents tronçons indépendants les uns des autres, deviennent autant
de noyaux d'où émergent les nerfs crâniens et chacun d'eux, en raison même
de sa situation, peut toujours être rattaché à l'une des quatre colonnes précitées, c'est-à-dire : à la tête ou à la base des cornes antérieures, à la tête ou la
base des cornes postérieures.

a. C'est ainsi que la *base de la corne antérieure* (colonne motrice postérieure) forme, sur le plancher du quatrième ventricule et de chaque côté de
la ligne médiane : le *noyau de l'hypoglosse* d'abord (aile blanche interne),
puis le *noyau commun du facial et du moteur oculaire externe* (eminentia
teres); plus haut, au delà des limites du quatrième ventricule et un peu
au-dessous de l'aqueduc de Sylvius, elle forme un nouveau noyau, d'où
émergent à la fois le *pathétique* et le *moteur oculaire commun.*

b. La *tête de la corne antérieure* (colonne motrice antérieure) constitue
tout d'abord le *noyau antéro-latéral* de STILLING, colonne mince et allongée
où prennent successivement naissance le spinal d'abord, puis les fibres motrices
des deux nerfs mixtes pneumogastrique et glosso-pharyngien; elle représente par ses parties les plus internes (DUVAL) un *noyau accessoire pour*
l'hypoglosse, le plus souvent fragmenté par le passage des fibres arciformes.
Au-dessus du noyau antéro-latéral, mais dans la même direction, la tête des
cornes antérieures forme deux autres noyaux: le premier, *noyau inférieur*
du facial, répond au plan de séparation du bulbe et de la protubérance;
le second, *noyau masticateur*, est situé en pleine protubérance, un peu en
arrière du point d'émergence du trijumeau.

c. La *base de la corne postérieure* (colonne sensitive postérieure) forme
tout d'abord l'aile blanche externe et l'aile grise du quatrième ventricule,
véritables noyaux sensitifs où viennent prendre naissance l'auditif et les filets
sensitifs des deux nerfs glosso-pharyngien et pneumogastrique. Plus haut, à

la partie supérieure du ventricule, elle se termine en formant une nappe grisâtre, le *locus cæruleus*, d'où émerge un certain nombre des faisceaux radiculaires du trijumeau.

d. Quant à la *tête* de cette même corne postérieure (colonne sensitive
antérieure), elle constitue une longue colonne qui s'étend depuis l'entre-croisement du faisceau sensitif jusque dans la protubérance. Sur le côté externe

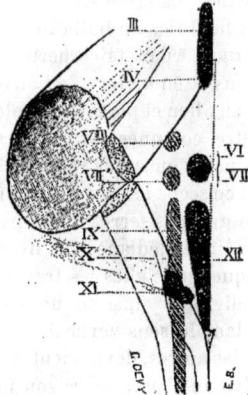

Fig. 638.

Schéma des noyaux d'origine des nerfs
bulbo-protubérantiels (*noyaux moteurs*).

(Les noyaux teintés en rouge plein dérivent de
la base des cornes antérieures ; les noyaux qua-
drillés de la tête de ces mêmes cornes.)

III, nerf moteur oculaire commun. — IV, nerf
pathétique. — VIII, petite racine du trijumeau ou nerf
masticateur. — VI, VII, noyau commun au facial
et au moteur oculaire externe (*eminentia teres*). —
VII', noyau propre du facial. — IX, X, faisceaux moteurs des deux nerfs mixtes glosso-pharyngien et
pneumogastrique. — XI, nerf spinal. — XII, nerf
grand hypoglosse.

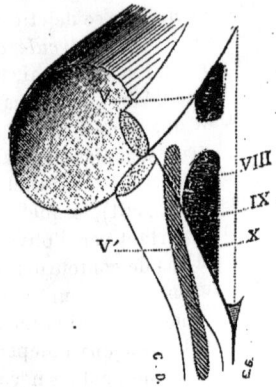

Fig. 639.

Schéma des noyaux d'origine des nerfs
bulbo-protubérantiels (*noyaux sensitifs*).

(Les noyaux teintés en bleu plein dérivent de
la base des cornes postérieures ; les noyaux en
teinte quadrillée dérivent de la tête de ces mêmes
cornes.)

V, racine supérieure ou ventriculaire du trijumeau (*locus cærulus*). — V', racine inférieure ou
bulbaire de ce même nerf. — VIII, nerf auditif. —
IX, X, les nerfs mixtes glosso-pharyngien et pneumogastrique.

de cette colonne naissent successivement un grand nombre de fibres nerveuses,
qui remontent avec elle jusque dans la partie moyenne de la protubérance,
puis s'infléchissent en avant et en dehors pour se jeter dans le trijumeau.
L'ensemble de ces fibres constitue l'une des plus importantes racines de ce
nerf, sa *racine inférieure* ou *bulbaire*.

Examinons maintenant les parties propres au bulbe.

B. — PARTIES PROPRES AU BULBE

Les parties propres au bulbe, celles qui n'ont pas leurs homologues dans la
moelle épinière, parties surajoutées par conséquent, sont : 1° deux noyaux de
substance grise, le *noyau des cordons grêles* et le *noyau restiforme* ; 2° la
formation olivaire ; 3° le *corps restiforme* et les *fibres arciformes*.

1° Noyau des cordons grêles et noyau restiforme. — Le *noyau des cordons grêles* est un amas de substance grise, occupant la partie centrale de chacun des cordons grêles ou pyramides postérieures, d'où le nom de *noyau postpyramidal* que lui donnent encore certains auteurs. Cet amas de substance grise présente sur des coupes transversales la forme d'un noyau et revêt sur des coupes longitudinales l'aspect d'une colonne. Il occupe en hauteur la moitié supérieure environ de la pyramide postérieure.

Le *noyau restiforme* se rencontre, comme l'indique suffisamment son nom, dans l'épaisseur des corps restiformes. Il s'y présente, de chaque côté (SAPPEY), sous la forme d'une traînée grisâtre à contour vague et irrégulier, descendant jusqu'à l'extrémité inférieure des corps restiformes et se prolongeant en haut jusqu'au voisinage du cervelet.

Le noyau des cordons grêles et le noyau restiforme se relient en avant à la partie des cornes postérieures qui avoisine la commissure, à cette partie qui, à la région dorsale, est occupée par la colonne de Clarke. Au lieu de considérer ces deux noyaux comme des formations nouvelles et surajoutées au bulbe, il serait peut-être plus rationnel de ne voir en eux qu'une émanation des cornes postérieures de la moelle, profondément bouleversées à ce niveau par l'entre-croisement du faisceau sensitif. Quoi qu'il en soit, ils entrent en relation d'une part avec les fibres des cordons postérieurs, d'autre part avec l'extrémité inférieure des fibres arciformes qui proviennent du cervelet (voy. plus loin, p. 361).

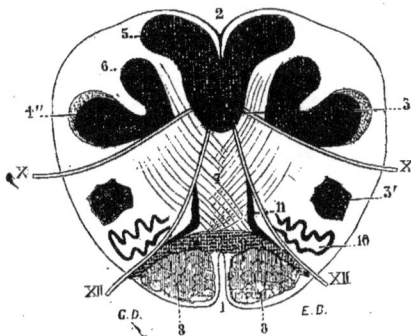

Fig. 640.

Coupe du bulbe rachidien au niveau de l'extrémité inférieure des olives (d'après M. DUVAL).

1, sillon médian antérieur. — 2, sillon médian postérieur. — 3, base des cornes antérieures; 3', leur tête. — 4, base des cornes postérieures; 4', leur tête, avec 4'', racine bulbaire du trijumeau. — 5, noyaux postpyramidaux. — 6, noyaux des corps restiformes. — 7, raphé formé en grande partie par l'entre-croisement des faisceaux sensitifs. — 8, portion motrice des pyramides (*en rouge*). — 9, portion sensitive des pyramides (*en bleu*). — 10, olive. — 11, noyau juxtaolivaire antéro-interne. — X, nerf pneumogastrique (portion sensitive). — XII, nerf grand hypoglosse.

2° Formation olivaire. — L'*olive*, que nous avons déjà vue en saillie en étudiant la configuration extérieure du bulbe, est une petite masse ovoïde à grand axe vertical, légèrement aplatie d'avant en arrière, occupant l'espace compris entre la pyramide et les cornes antérieures. Elle est essentiellement constituée par une mince couche de substance grise, emprisonnant à son centre une certaine quantité de substance blanche. La couche grise n'enveloppe pourtant pas l'olive dans toute son étendue; elle est interrompue en dedans et en bas, en un point appelé *hile* de l'olive.

Examinée sur des coupes transversales, l'olive nous apparaît sous l'aspect d'une lamelle gris jaunâtre et irrégulièrement plissée, formant par conséquent

23*

une série d'angles alternativement saillants et rentrants. L'espace circonscrit par cette lame est comblé par une substance blanche homogène.

La hauteur de l'olive est de 12 à 15 millimètres; sa largeur est de 5 à 7 millimètres; son diamètre antéro-postérieur de 2 à 4 millimètres. L'épaisseur de la membrane grisâtre qui s'étale à sa périphérie mesure environ 0,3 millimètres.

En avant et en arrière de l'olive, se voient deux lames de substance grise, *olives accessoires* de quelques auteurs, auxquelles M. SAPPEY a donné le nom de noyaux juxta-olivaires. Nous conserverons cette dernière dénomination qui indique nettement la situation de ces deux noyaux. Ils se distinguent en antéro-interne et postéro-externe :

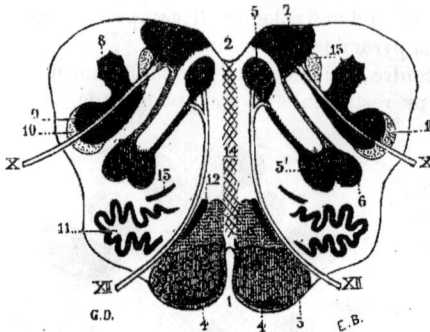

Fig. 641.

Coupe du bulbe rachidien au niveau de la partie moyenne des olives (d'après M. DUVAL).

1, sillon médian antérieur. — 2, plancher du quatrième ventricule. — 3, pyramides antérieures, portion motrice (*en rouge*), avec 3' leur portion sensitive (*en bleu*). — 4, noyaux prépyramidaux. — 5, noyau principal de l'hypoglosse, avec 5' son noyau accessoire. — 6, noyau moteur des nerfs mixtes. — 7, leur noyau sensitif. — 8, noyau restiforme. — 9, tête de la corne postérieure, coiffée par 10, la racine bulbaire du trijumeau. — 11, olive. — 12, noyau juxta-olivaire antéro-interne. — 13, noyau juxta-olivaire postéro-externe. — 14, raphé. — 15, faisceau solitaire. — X, nerf pneumogastrique. — XII, nerf grand hypoglosse.

a. Le *noyau juxta-olivaire antéro-interne* est situé entre l'olive et la pyramide antérieure du bulbe. Si nous l'examinons sur des coupes transversales (fig. 640), il nous apparaît comme formé par deux lamelles grisâtres qui se portent, en s'effilant, l'une en dehors, l'autre en arrière. Ces deux lamelles se réunissent du reste par leur base, en formant par leur ensemble un angle à peu près droit, dans l'ouverture duquel s'avance l'olive.

b. Le *noyau juxta-olivaire postéro-externe*, moins important que le précédent, est situé en arrière de l'olive, entre cette dernière et la substance grise des cornes antérieures. Il se présente, sur des coupes, sous la forme d'une lame grise, légèrement courbe à concavité dirigée en arrière et se terminant en pointe à l'une et à l'autre de ses deux extrémités (fig. 641).

Les connexions des *olives bulbaires* ou *olives inférieures* ne sont pas encore complètement élucidées. Nous verrons tout à l'heure qu'elles sont reliées au cervelet par un système de fibres dites arciformes. Indépendamment de ces connexions, BECHTEREW décrit encore, comme émanant de ces masses grises, un faisceau assez volumineux qu'il désigne sous le nom de *faisceau central de la calotte*. Ce faisceau, qui ne se recouvre de myéline qu'après la naissance, occupe tout d'abord le côté antéro-externe de l'olive. De là, se portant en haut et en dedans, il gagne la région de la calotte pédonculaire, traverse l'entrecroisement des pédoncules cérébelleux supérieurs, passe sur le côté interne du noyau rouge et disparaît définitivement au voisinage de la substance grise du troisième ventricule. Sa signification physiologique nous est totalement inconnue.

3° **Corps restiformes.** — Les corps restiformes sont absolument distincts des faisceaux postérieurs de la moelle. Par contre, ils se continuent directement en haut avec les pédoncules cérébelleux inférieurs : pédoncules cérébelleux inférieurs et corps restiformes ne sont qu'une seule et même colonne qui porte deux noms différents. Les fibres qui la constituent descendent du cervelet vers le bulbe. En atteignant ce dernier organe, elles s'infléchissent en avant et en dedans; en même temps, elles s'écartent les unes des autres en formant un vaste éventail, dont les différents faisceaux se portent tous vers la ligne médiane en décrivant chacun une courbe dont la concavité est dirigée en dedans et en haut : ce sont les *fibres arci-formes*.

4° **Fibres arciformes.** — Les fibres arciformes tirent donc leur origine des pédoncules cérébelleux inférieurs. Pour gagner la ligne médiane, que toutes doivent franchir, les unes suivent la surface extérieure du bulbe, les autres cheminent dans son épaisseur, d'où leur division toute naturelle en deux groupes : les fibres arciformes externes et les fibres arciformes internes.

a. Les *fibres arciformes internes* ou *profondes* se portent vers le raphé médian et s'y entre-croisent avec les fibres similaires venues du côté opposé.

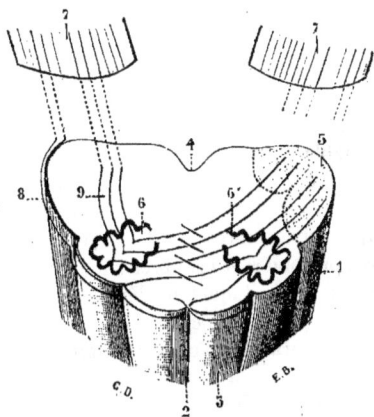

Fig. 642.

Schéma indiquant le trajet des fibres arciformes.

1, bulbe rachidien, vu par sa face antérieure. — 2, sillon médian antérieur. — 3, pyramide antérieure. — 4, plancher du quatrième ventricule. — 5, faisceaux postérieurs de la moelle. — 6, olive du côté droit. — 6', olive du côté gauche. — 7, 7', corps restiformes. — 8, fibres arciformes superficielles. — 9, fibres arciformes profondes.

On les voit, sur de bonnes coupes, suivre les chemins les plus divers et occuper tout l'espace qui sépare les corps restiformes des pyramides antérieures. Elles se divisent et s'entre-croisent d'une façon aussi complexe que variée. Ne respectant rien sur leur passage, elles traversent les unes l'olive et les noyaux juxta-olivaires, les autres les colonnes grises provenant des cornes antérieures ou postérieures, quelques-unes la racine ascendante du triju-meau. Le vaste réseau que forment dans le bulbe les fibres arciformes internes est connu sous le nom de *formation réticulaire :* sur les fibres de ce réseau se disséminent de petits amas de cellules nerveuses, qui ont absolument la même signification que les cellules de la substance grise protubérantielle.

b. Les *fibres arciformes externes* ou *superficielles* naissent principalement de la partie externe et superficielle du corps restiforme. Se portant de là en dehors et en avant, elles passent entre les filets radiculaires des nerfs glosso-pharyngien, pneumogastrique et spinal, contournent successivement le faisceau latéral, l'olive, la pyramide antérieure et arrivent ainsi au sillon médian antérieur. Là, elles s'enfoncent dans ce sillon et disparaissent dans la profondeur du bulbe en s'entre-croisant elles aussi, sur la ligne médiane, avec les fibres similaires du côté opposé. Il n'est pas rare d'en voir un certain nombre s'arrêter au sillon qui sépare la pyramide de l'olive et pénétrer à travers ce sillon dans la profondeur du bulbe. On voit aussi, sur quelques sujets, les fibres arciformes les plus élevées se condenser en un faisceau distinct et former au-devant de la base des pyramides une espèce d'arcade : ce faisceau, qui longe le bord inférieur de la protubérance ou pont de Varole et qui lui est parallèle, est connu sous le nom d'*avant-pont* ou de *ponticule.*

Il existe encore, sur le trajet des fibres arciformes superficielles, de petits amas de substance grise, disséminés toujours d'une façon irrégulière et appelés *noyaux arciformes.* Ces amas sont constants et particulièrement développés sur les côtés antérieur et interne de la pyramide antérieure où ils prennent, en raison de leur situation, le nom de *noyaux prépyramidaux* (fig. 641).

Rien n'est plus variable que le développement des fibres arciformes superficielles : elles forment parfois une couche continue qui recouvre l'olive et descend même à plusieurs millimètres au-dessous de ce dernier organe ; par contre, il est des sujets où ces fibres sont très rares et peu visibles. C'est qu'il existe entre les fibres profondes et les fibres superficielles une sorte de balancement numérique, en vertu duquel le développement de celles-ci est en raison inverse du développement de celles-là.

Du reste, les fibres arciformes, qu'elles soient superficielles ou profondes, appartiennent toutes à un seul et même système. Les unes et les autres ont pour caractères communs : 1° d'être une émanation du corps restiforme correspondant ; 2° de décrire une courbe à concavité interne ; 3° d'aboutir à la ligne médiane et de s'y entre-croiser avec celles du côté opposé.

Pouvons-nous les suivre plus loin et les conduire jusqu'à leur terminaison ? Pour M. SAPPEY, les fibres arciformes, après avoir franchi la ligne médiane, gagneraient le corps restiforme du côté opposé et remonteraient, le long du pédoncule cérébelleux inférieur, jusque dans le cervelet : chacune d'elles, partant du cervelet, retournerait au cervelet, mais du côté opposé, constituant ainsi une longue anastomose en forme d'anse, jetée entre deux régions homologues de ce dernier organe.

Contrairement à cette opinion qui est purement hypothétique, DEITERS, CLARKE, MEYNERT et après eux HUGUENIN assignent aux fibres arciformes un trajet beaucoup plus complexe : les *fibres superficielles,* après avoir pénétré dans l'intérieur du bulbe par le sillon médian antérieur et s'être entre-croisées sur la ligne médiane, entreraient en relation avec l'olive du côté opposé ; puis, elles ressortiraient de l'olive et gagneraient les faisceaux postérieurs de la moelle, soit le cordon grêle, soit le cordon cunéiforme. De même, les *fibres profondes* entreraient tout d'abord dans l'olive du côté correspondant, en ressortiraient bientôt et, après s'être entre-croisées sur la ligne médiane comme les précédentes, viendraient se jeter dans les faisceaux postérieurs de la moelle du côté opposé (fig. 642).

En somme, les fibres arciformes, soit superficielles, soit profondes, entrent en relation avec l'une ou l'autre des deux olives bulbaires, se dirigent alors vers le faisceau grêle et le faisceau cunéiforme du côté opposé et s'y terminent vraisemblablement dans les noyaux de substance grise que renferment ces faisceaux.

§ IV. — STRUCTURE MICROSCOPIQUE DU BULBE

1° La *substance grise des portions dérivées de la moelle*, substance qui constitue les noyaux d'origine des nerfs, ne diffère pas comme structure de celle qu'elle présente dans les districts correspondants de la moelle épinière. C'est ainsi que le noyau de l'hypoglosse est formé de cellules volumineuses, multipolaires, analogues à celles de la corne antérieure de la moelle. Il en est de même du noyau commun du facial et du moteur oculaire externe, du noyau du pathétique et de celui du moteur oculaire commun: cependant, les cellules d'origine de ce dernier nerf seraient moins volumineuses que celles du pathétique. Les noyaux des nerfs dérivés de la tête de la corne antérieure, ont une structure analogue à celle des précédents qui sont, comme on le sait déjà, dérivés de la base de la corne antérieure. Ainsi, le noyau accessoire de l'hypoglosse, le noyau propre ou inférieur du facial, le noyau moteur du trijumeau, le noyau bulbaire du spinal, les noyaux moteurs du pneumogastrique et du glosso-pharyngien, tous ces noyaux, disons-nous, sont formés de cellules volumineuses, multipolaires. Les cellules motrices originelles de ces trois derniers nerfs sont cependant un peu plus petites que celles de l'hypoglosse.

De même que nous avons constaté dans la moelle une différence considérable de volume entre les cellules de la corne antérieure, et celles de la corne postérieure, nous pouvons constater la même différence pour les noyaux moteurs et sensitifs du bulbe au détriment de ces derniers.

Nous trouvons, en effet, des cellules peu volumineuses dans la zone de l'aile grise qui donne naissance aux fibres sensitives du pneumogastrique et du glosso-pharyngien et dans le noyau sensitif du trijumeau. Il est à remarquer, à propos de ce dernier, que les cellules de la *substantia ferruginea* (*locus cæruleus*), larges et fortement pigmentées, ne paraissent pas posséder de prolongements cylindres-axes. Le noyau interne ou principal de l'auditif, siégeant au niveau de l'aile blanche externe, est formé lui aussi de cellules de petite taille contrairement au noyau externe ou supérieur, où les cellules sont très volumineuses et envoient leur prolongement cylindre-axe vers le raphé médian.

2° La *substance grise propre du bulbe* varie suivant les points où on la considère : à la surface des pyramides antérieures, sur le trajet des fibres arciformes, dans le raphé médian, les cellules sont multipolaires ou fusiformes. Dans le noyau de l'olive et dans les noyaux juxta-olivaires, cette substance grise est constituée par de la névroglie contenant de petites cellules nerveuses multipolaires.

3° La *névroglie du bulbe*, pas plus que la *substance blanche*, n'offrent rien de particulier à signaler.

§ V. — ÉTUDE DU BULBE A L'AIDE DE COUPES TRANSVERSALES

Nous venons, dans les pages qui précèdent, d'étudier le bulbe par une méthode que l'on pourrait appeler analytique, en disséquant pour ainsi dire une à une ses parties constituantes. Ces parties nous étant maintenant connues, tant dans leurs formes extérieures que dans leur signification anatomique, nous possédons toutes les notions nécessaires pour examiner fructueusement les coupes transversales du bulbe. Les coupes transversales de cet organe sont ordinairement les seules que l'on utilise dans la pratique, et il est indispensable de bien se familiariser avec elles à l'état normal, si l'on veut plus tard, en anatomie pathologique, reconnaître et interpréter sainement les modifications que pourra leur faire subir le processus morbide.

Nous passerons successivement en revue, en allant de bas en haut, les cinq coupes suivantes : 1° coupe passant par la partie inférieure de l'entre-croisement des pyramides; 2° coupe portant sur la partie moyenne de l'entre-croisement des pyramides (portion motrice) ; 3° coupe passant par la partie supérieure de ce même entre-croisement (portion sensitive); 4° coupe portant sur la partie inférieure des olives ; 5° coupe répondant à la partie moyenne des olives.

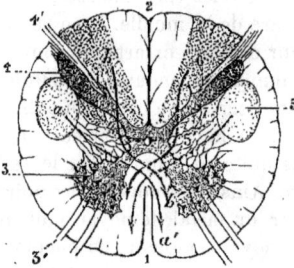

Fig. 643.

Coupe du bulbe rachidien à la partie inférieure de l'entre-croisement des pyramides.

1, sillon médian antérieur. — 2, sillon médian postérieur. — 3, cornes antérieures (*en rouge*), avec 3', racines antérieures. — 4, cornes postérieures (*en bleu*), avec 4', racines postérieures. — 5, faisceau pyramidal croisé, avec 5', ses faisceaux les plus internes s'inclinant vers la corne antérieure qu'ils se disposent à franchir et à décapiter. — 6, faisceau de Burdach. — 7, faisceau sensitif latéral.

(La *flèche rouge a a'* indique le trajet que suivent les fibres du faisceau pyramidal croisé au niveau de l'entre-croisement des pyramides : la *flèche bleue b b'* indique, de même, le trajet que suivront les fibres sensitives.

1° **Coupe passant par la partie inférieure de l'entre-croisement des pyramides** (fig. 643). Cette coupe répond exactement à la limite de la moelle et du bulbe. Les deux sillons médians antérieur et postérieur, ainsi que les trois cordons de la moelle, ne sont pas modifiés. Il en est de même, à peu de chose près, des cornes postérieures. En ce qui concerne les cornes antérieures, leur tête devient plus volumineuse et s'étale principalement en avant et en dehors ; les cornes latérales sont très marquées.

En revanche, la partie de la corne qui rattache la tête à la base s'amincit considérablement par suite d'un empiétement des cordons latéraux sur son côté externe. Cela tient à ce que les fibres du faisceau pyramidal croisé (fig. 643 5 et 5') ont commencé à se porter en dedans et occupent déjà la partie externe de la corne, se disposant à la traverser, ou, pour employer l'expression classique, à la *décapiter*.

2° Coupe portant sur la partie moyenne de l'entre-croisement des pyramides (portion motrice). — Cette deuxième coupe (fig. 644) nous fait assister à l'entre-croisement des deux faisceaux pyramidaux. Nous voyons chacun de ces faisceaux, suivant le trajet de la flèche indicatrice *a a'* de la figure précédente, se porter obliquement en avant et en dedans, s'entre-croiser sur la ligne médiane avec celui du côté opposé, et venir se placer alors sur le côté du sillon médian antérieur, où il constitue ce faisceau ascendant que nous avons appelé la *pyramide antérieure*. En exécutant ce mouvement de translation, le faisceau pyramidal croisé traverse nécessairement la corne antérieure au niveau de son col : il la décapite, c'est-à-dire sépare sa tête de sa base. Cette corne antérieure, jusque-là indivise, se trouve séparée maintenant en deux tronçons : l'un, interne, représentant la base et conservant ses rapports avec le canal central; l'autre, externe, représentant la tête et situé en dehors et un peu en arrière de la pyramide antérieure. Ces deux tronçons ne se réuniront plus désormais : ils formeront, dans toute la hauteur du bulbe et de la protubérance, deux colonnes distinctes, toutes les deux motrices (voy. fig. 638).

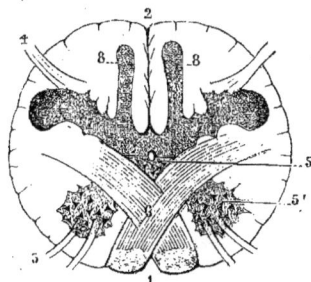

Fig. 644.

Coupe transversale du bulbe rachidien portant sur la partie moyenne de l'entre-croisement des pyramides, portion motrice (d'après M. Duval).

1, sillon médian antérieur. — 2, sillon médian postérieur. — 3, racines motrices. — 4, racines sensitives. — 5, base des cornes antérieures, dont la tête 5' a été détachée par le passage du faisceau pyramidal croisé. — 6, entre-croisement des deux faisceaux pyramidaux croisés allant former les pyramides antérieures. — 7, cornes postérieures (*en bleu*). — 8, noyaux postpyramidaux.

Sur cette même coupe, nous constatons que la corne postérieure s'est légèrement déplacée : elle s'est portée un peu en avant et en dehors, de telle sorte qu'elle affecte maintenant une direction presque transversale. En même temps, de la commissure postérieure s'est détaché un prolongement de substance grise, qui se dirige d'avant en arrière vers les cordons grêles : ce sont les *noyaux des cordons grêles* ou *noyaux postpyramidaux*.

3° Coupe passant par la partie supérieure de l'entre-croisement des pyramides (portion sensitive). — Sur cette coupe (fig. 655), l'entre-croisement moteur est terminé. Toutes les fibres des faisceaux pyramidaux croisés ont passé de droite à gauche ou *vice versa* et se trouvent maintenant dans la pyramide antérieure du côté opposé à celui qu'elles occupaient dans la moelle. Nous reconnaissons nettement les deux colonnes motrices, résultant de la décapitation des cornes antérieures par les faisceaux précités.

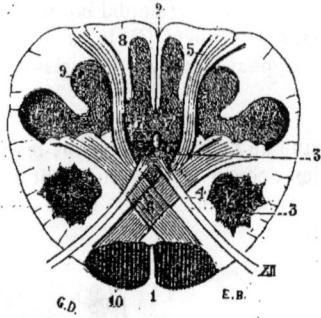

Fig. 645.

Coupe transversale du bulbe passant par la partie supérieure de l'entre-croisement des pyramides, portion sensitive (d'après M. Duval).

1, sillon médian antérieur. — 2, sillon médian postérieur. — 3, tête des cornes antérieures. — 3', base de ces mêmes cornes antérieures (noyau de l'hypoglosse). — 4, fibres radiculaires de l'hypoglosse XII. — 5, fibres sensitives, provenant du faisceau de Burdach et rejoignant le faisceau sensitif latéral pour s'entre-croiser ensuite sur la ligne médiane. — 6, entre-croisement des faisceaux sensitifs. — 7, base des cornes postérieures, dont la tête 7' a été détachée par le passage des faisceaux sensitifs. — 9, noyaux des corps restiformes. — 10, pyramides antérieures, partie motrice (*en rouge*).

Au lieu et place où s'est effectué l'entre-croisement des fibres motrices, nous voyons de nouveaux faisceaux qui s'entre-croisent de la même façon : ce sont des faisceaux sensitifs. Ils proviennent en partie du faisceau de Burdach, en partie du faisceau latéral mixte. Mais quelle que soit leur provenance, ils franchissent tous la ligne médiane ; tous passent du côté opposé à celui qu'ils occupaient dans la moelle et viennent se placer immédiatement en arrière des fibres motrices.

Pour effectuer son entre-croisement, le faisceau sensitif qui provient des cordons postérieurs, suivant le trajet de la flèche indicatrice *b b'* de la figure 655, traverse la partie moyenne des cornes postérieures et les décapite. Désormais, cette corne postérieure sera divisée, comme la corne antérieure, en deux tronçons : l'un, interne, représentant la base ; l'autre, externe, représentant la tête. Ces deux tronçons formeront de même, dans toute la hauteur du bulbe et de la protubérance, deux colonnes distinctes, toutes les deux sensitives et donnant par conséquent naissance à des nerfs sensitifs (voy. fig. 639).

En arrière de la commissure grise, nous retrouvons les noyaux postpyramidaux déjà signalés dans la coupe précédente. Mais, en dehors d'eux, se sont développés deux autres prolongements de même nature ; ceux-ci se rendent dans les cordons restiformes et constituent, comme nous l'avons déjà vu, les *noyaux restiformes*.

4° **Coupe portant sur la partie inférieure des olives** (fig. 646).—Les deux entre-croisements moteur et sensitif sont l'un et l'autre terminés et nous voyons nettement sur cette coupe le mode de constitution des pyramides antérieures : sur le plan superficiel se trouvent les fibres motrices ; en arrière des fibres motrices, se disposent les fibres sensitives ; plus en arrière encore, sont venues se placer, mais sans avoir subi d'entre-croisement, les fibres des faisceaux radiculaires antérieurs de la moelle.

Sur la ligne médiane, tout l'espace compris entre le canal de l'épendyme et les divers faisceaux ascendants des pyramides antérieures est occupé par les fibres du raphé.

En ce qui concerne les colonnes grises centrales, nous reconnaissons facilement les deux colonnes motrices et les deux colonnes sensitives, occupant à peu de chose près la même situation que dans la figure précédente. La tête de la corne postérieure s'est pourtant enrichie d'un élément nouveau : elle se trouve coiffée maintenant par un faisceau de fibres longitudinales qui revêt sur notre coupe la forme d'un croissant. Ces fibres naissent de la corne elle-même et constituent par leur ensemble la racine bulbaire du trijumeau.

Les noyaux postpyramidaux et les noyaux restiformes persistent et sont même plus développés que dans la coupe précédente.

Nous voyons, enfin, sur notre coupe, une formation nouvelle, l'*olive bulbaire*. Elle nous apparaît sous la forme d'une lame de substance grise, irrégulièrement plissée, située dans l'intervalle qui sépare la pyramide de la tête des cornes antérieures. En de-dans d'elle se trouve le *noyau juxta-olivaire antéro-interne*, lame grise en forme d'équerre, dont la partie transversale limite en arrière la portion sensitive de la pyramide.

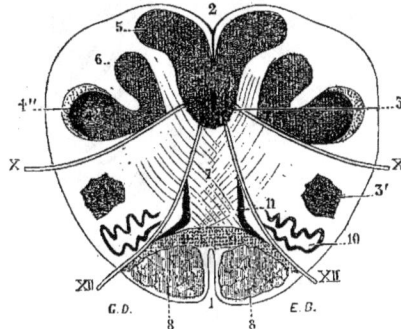

Fig. 646.

Coupe du bulbe rachidien au niveau de l'extrémité inférieure des olives (d'après M. Duval).

1, sillon médian antérieur. — 2, sillon médian postérieur. — 3, base des cornes antérieures ; 3', leur tête. — 4, base des cornes postérieures ; 4', leur tête, avec 4'' racine bulbaire du trijumeau. — 5, noyaux postpyramidaux. — 6, noyaux restiformes. — 7, raphé formé en grande partie par l'entre-croisement des faisceaux sensitifs. — 8, portion motrice des pyramides (*en rouge*). — 9, portion sensitive des pyramides (*en bleu*). — 10, olive. — 11, noyau juxta-olivaire antéro-interne. — XI, nerf pneumogastrique (portion sensitive). — XII, nerf grand hypoglosse.

Des deux nerfs que nous présente la figure 646, et que nous retrouverons dans la coupe suivante, l'un, marqué XII, est le grand hypoglosse ; l'autre, marqué X, est le faisceau sensitif du pneumogastrique. Le premier, nerf moteur, prend naissance dans la colonne grise qui représente la base des cornes antérieures ; le second, nerf sensitif, tire son origine de la colonne grise qui représente la base des cornes postérieures.

5° **Coupe répondant à la partie moyenne des olives** (fig. 647). — La modification la plus importante que nous présente le bulbe à ce niveau est la disparition du canal central qui, en s'élargissant et en rejetant sur les côtés les parties nerveuses qui le fermaient en arrière, est devenu le *quatrième ventricule*.

Sur son plancher se trouvent deux colonnes de substance grise : l'une, motrice, se rattachant morphologiquement à la base des cornes antérieures et longeant de chaque côté la ligne médiane ; l'autre, sensitive, représentant la base des cornes postérieures et située, non plus en arrière, mais en dehors de la précédente.

La tête des cornes antérieures se voit en 5' et en 6 constituant le noyau accessoire de l'hypoglosse et le noyau moteur des nerfs mixtes. La tête des cornes postérieures se voit en 9, coiffée toujours par la racine bulbaire du trijumeau 10.

L'olive, à peine modifiée dans son contour, occupe la situation qu'elle avait dans la coupe précédente. Elle est flanquée maintenant de ses deux noyaux accessoires : le *noyau juxta-olivaire antéro-interne* et le *noyau juxta-olivaire postéro-externe*.

Quant aux pyramides, elles possèdent encore la même situation, la même forme et la même structure que précédemment. Nous devons noter cependant l'apparition sur son côté antérieur et sur son côté interne d'une même couche de substance grise; ce sont les *noyaux prépyramidaux*, disposés sur le trajet des fibres arciformes.

Nous appellerons enfin l'attention du lecteur sur l'apparition d'un faisceau longitudinal, à coupe ovalaire, qui est situé, sur notre figure, immédiatement au-dessous de la colonne sensitive du plancher

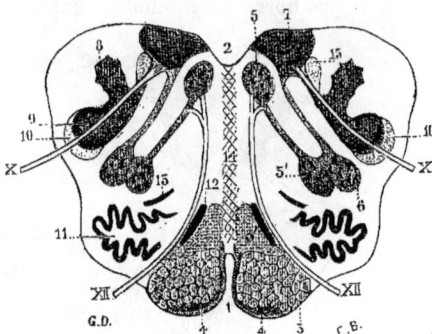

Fig. 647.

Coupe du bulbe rachidien au niveau de la partie moyenne des olives (d'après M. Duval).

1, sillon médian antérieur. — 2, plancher du quatrième ventricule. — 3, pyramides antérieures, portion motrice (*en rouge*), avec 3', leur portion sensitive (*en bleu*). — 4, noyaux prépyramidaux. — 5, noyau principal de l'hypoglosse, avec 5' son noyau accessoire. — 6, noyau moteur des nerfs mixtes. — 7, leur noyau sensitif. — 8, noyau restiforme. — 9, tête de la corne postérieure, coiffée par 10, la racine bulbaire du trijumeau. — 11, olive. — 12, noyau juxta-olivaire antéro-interne. — 13, noyau juxta-olivaire postéro-externe. — 14, raphé. — 15, bandelette solitaire. — X, nerf pneumogastrique. — XII, nerf grand hypoglosse.

ventriculaire, entre cette colonne et le noyau restiforme. C'est le *faisceau solitaire* de STILLING, sur la signification duquel nous aurons à revenir à propos de l'origine réelle des nerfs mixtes.

Si nous examinions des coupes plus élevées en nous rapprochant de plus en plus de la protubérance, nous verrions peu à peu s'élargir le quatrième ventricule, disparaître l'olive et les deux noyaux juxta-olivaires, et en même temps apparaître de nouveaux nerfs, prenant tous naissance dans l'une des quatre colonnes grises ci-dessus indiquées. Du reste, ces quatre colonnes, ainsi que les éléments consécutifs de la pyramide, conservent à peu de chose près la même situation que dans les coupes sous-jacentes.

§ VI. — VAISSEAUX DU BULBE

Artères. — Les artères du bulbe rachidien, parfaitement étudiées par M. DURET (*Artères nourricières du bulbe rachidien, Arch. de Physiol.*, 1873), proviennent toutes de l'artère vertébrale ou de ses branches. Nous les diviserons, comme celles de la moelle, en trois groupes: *artères médianes, artères radiculaires, artères périphériques.*

1° *Artères médianes.* — Elles se distinguent, d'après leur situation, en antérieures et postérieures :

a. Les *artères médianes antérieures* proviennent les unes des vertébrales, les autres (et c'est le plus grand nombre) des artères spinales antérieures. Immédiatement après leur origine, elles disparaissent dans le sillon médian antérieur, pénètrent dans l'épaisseur du bulbe et se portent vers le plancher du quatrième ventricule, en suivant toujours la ligne médiane. Elles ont pour caractère d'être rectilignes et horizontales, formant ainsi dans le plan antéro-postérieur « une échelle à lignes parallèles très remarquable » (DURET). Dans leur trajet, ces artères abandonnent aux parties centrales du bulbe quelques rameaux collatéraux. Arrivées au plancher du ventricule, elles s'épanouissent en de véritables arborisations, que l'on voit surgir du fond du calamus et courir au-dessous de la membrane épendymaire. Leurs divisions terminales se perdent autour des noyaux d'origine des nerfs (*artères des noyaux* de DURET). On en rencontre parfois une ou plusieurs artérioles le long des barbes du calamus. Au nombre des artères médianes antérieures, nous devons ranger trois ou quatre troncules, qui, émanant du tronc basilaire, pénètrent dans le trou borgne (*artères sous-protubérantielles* de DURET) et partagent ensuite la distribution des artères précédentes.

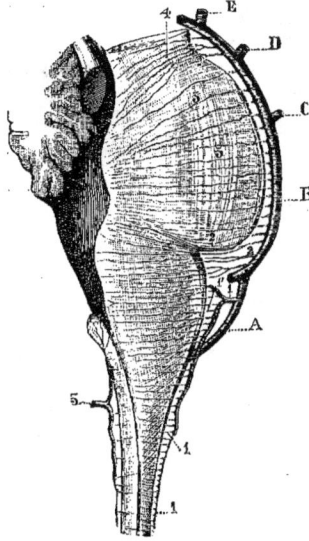

Fig. 648.

Artères médianes du bulbe et de la protubérance (d'après DURET).

A, artère vertébrale gauche. — B, tronc basilaire. — C, cérébelleuse inférieure et antérieure. — D, cérébelleuse supérieure. — E, cérébrale postérieure. — 1, artère spinale antérieure. — 1' 1', ses branches médianes. — 2, artères sous-protubérantielles. — 3, 4, artères médio-protubérantielles. — 5, artère spinale postérieure avec ses branches médianes.

b. Les *artères médianes postérieures*, beaucoup moins importantes que les antérieures, sont fournies par les spinales postérieures. Elles s'engagent dans le sillon médian postérieur et diminuent de volume en allant de bas en haut ; les plus élevées, qui sont aussi les plus grêles, répondent au bec de calamus.

2° *Artères radiculaires.* — Les artères radiculaires, ainsi appelées parce qu'elles se portent vers les racines des nerfs, ont pour caractères communs d'atteindre cette racine à quelques millimètres seulement en dehors de leur émergence et de se diviser immédiatement après en deux rameaux : l'un *externe* ou *descendant*, qui accompagne le nerf vers la périphérie ; l'autre, *interne* ou *ascendant*, qui remonte avec ce nerf jusqu'à son noyau d'origine et se capillarise autour de ce noyau. Il résulte d'une pareille disposition que chaque noyau d'origine reçoit du sang de deux sources différentes : des artères radiculaires et des artères médianes antérieures.

Voici maintenant, sous forme de tableau, quelle est la provenance des artères radiculaires pour chacun des nerfs qui émergent du bulbe :

1° *Moteur oculaire externe*	tronc basilaire.
2° *Facial*	*a.* vertébrale;
3° *Auditif*	*b.* tronc basilaire ou cérébelleuse
4° *Intermédiaire de Wrisberg* . . .	inférieure et antérieure.
5° *Glosso-pharyngien*	
6° *Pneumogastrique*..	vertébrale,
7° *Spinal*	*a. en haut,* vertébrale ;
	b. en bas, cérébelleuse inférieure et postérieure.
8° *Grand hypoglosse*	*a.* spinale antérieure ;
	b. vertébrale.

3° *Artères périphériques.* — Nous désignons sous ce titre, comme nous l'avons fait pour la moelle, toutes les artères qui ne peuvent trouver place dans l'un ou l'autre des deux groupes précédents. Elles sont très grêles et varient beaucoup par leur nombre, leur origine et leurs terminaisons. Elles se distribuent à la pyramide antérieure, à l'olive, au faisceau latéral, au corps restiforme, à la pyramide postérieure et au plancher du quatrième ventricule.

a. Les artères des *pyramides antérieures* et des *olives* proviennent soit de la vertébrale directement, soit des spinales antérieures. En ce qui concerne les olives, on voit généralement (DURET) deux ou trois artérioles suivre les racines de l'hypoglosse et pénétrer dans cet organe par son hile.

b. Le *faisceau latéral,* le *corps restiforme* et la *pyramide postérieure* reçoivent leurs artères en partie de la cérébelleuse inférieure et postérieure, en partie des spinales postérieures.

c. La circulation du *plancher du quatrième ventricule* est un peu plus complexe. Indépendamment des artères médianes qui irriguent la région du calamus et du rameau ascendant de la spinale postérieure qui se porte vers l'angle inférieur, le quatrième ventricule reçoit encore un certain nombre de branches, transversales ou obliques, qui proviennent de la cérébelleuse inférieure et postérieure et qui se distribuent à ses parties latérales. Il est à remarquer que ces dernières branches, avant d'aborder le plancher ventriculaire, cheminent pour la plupart soit dans les plexus choroïdes, soit dans la toile choroïdienne.

Veines. — Les veines issues du bulbe forment autour de cet organe un riche réseau qui se continue en bas avec le réseau veineux de la moelle, et qui communique largement en haut avec les veines du cervelet et de la protubérance.

De ce réseau péribulbaire, s'échappe d'ordinaire une veine assez volumineuse qui, en suivant le trajet de l'hypoglosse, aboutit au confluent condylien antérieur (p. 214), et de là, à la jugulaire interne. On voit encore, sur bien des sujets, des veines analogues suivre l'un ou l'autre des trois nerfs glosso-pharyngien, pneumogastrique et spinal et se jeter, au niveau du trou déchiré postérieur, soit dans le sinus latéral, soit dans le sinus pétreux inférieur ou bien encore dans l'origine du sinus occipital postérieur.

CHAPITRE III

ENCÉPHALE

L'*encéphale* (de ἐν, dans et κεφαλή, tête) peut être défini : cette portion du système nerveux central qui occupe la cavité crânienne.

Considérée à un point de vue purement morphologique, la masse encéphalique se divise en trois portions : une portion volumineuse, occupant à elle seule les neuf dixièmes de la cavité crânienne, le *cerveau* ; une portion plus petite, située au-dessous et en arrière de la précédente, le *cervelet* ; une portion plus petite encore, couchée dans la gouttière basilaire, l'*isthme de l'encéphale*, reliant le cervelet au cerveau et celui-ci au bulbe rachidien.

Le cerveau étant l'aboutissant de la plupart des faisceaux que nous avons vus naître dans la moelle épinière et que nous avons laissés provisoirement à la base du bulbe, c'est par le cerveau que nous devons naturellement terminer l'étude du névraxe. D'autre part, l'isthme de l'encéphale présentant dans sa constitution, à côté des éléments qui proviennent du bulbe, des éléments qui lui sont transmis par le cervelet, nous avons tout avantage, et cela au grand bénéfice de la clarté, à étudier préalablement le cervelet.

Nous décrirons donc les trois parties constituantes de l'encéphale dans l'ordre suivant :

1° Le *cervelet* ;
2° L'*isthme de l'encéphale* ;
3° Le *cerveau*.

ARTICLE I

CERVELET

Le cervelet est cette portion de la masse encéphalique qui occupe la partie postérieure et inférieure de la cavité crânienne. Il existe, mais à des degrés de développement fort variables, chez tous les animaux pourvus de cerveau et de moelle, dans les cinq classes de vertébrés par conséquent.

Après quelques *considérations générales* sur le cervelet, nous étudierons successivement sa *conformation extérieure*, son mode de *segmentation*

24*

périphérique, sa *constitution anatomique* et ses *connexions*, sa *structure microscopique*, et enfin sa *circulation*.

§ I. — Considérations générales

Forme. — Le cervelet a été comparé tour à tour à un ellipsoïde aplati de haut en bas, à un double sphéroïde également aplati, à un cœur de carte à jouer, etc. De ces diverses comparaisons, nous retiendrons la dernière, qui est la plus banale peut-être, mais qui est aussi la plus exacte : le cervelet, vu d'en haut, ressemble donc à un cœur de carte à jouer dont l'échancrure serait

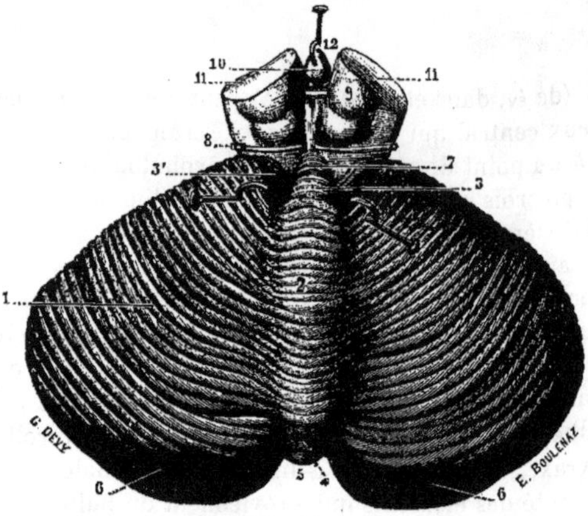

Fig. 649.
Cervelet, face supérieure.

1, face supérieure du cervelet. — 2, vermis supérieur. — 3, lobule central, avec 3', ses ailes latérales. 4, vermis postérieur. — 5, échancrure postérieure du cervelet. — 6, 6, grand sillon circonférentiel de Vicq d'Azyr. — 7, valvule de Vieussens. — 8, nerf pathétique. — 9, tubercules quadrijumeaux. — 10, glande pinéale, érignée en avant. — 11, coupe des pédoncules cérébraux. — 12, glande pinéale.

postérieure et dont le sommet, dirigé en avant, serait fortement tronqué pour recevoir la protubérance et le bulbe rachidien.

Rapports généraux. — Ainsi configuré, le cervelet remplit, à lui tout seul, la plus grande partie de l'étage inférieur de la base du crâne.

a. Par sa face supérieure, il répond au cerveau qui le recouvre entièrement chez l'homme et chez les primates. Il en est séparé par un simple prolongement de la dure-mère, la *tente du cervelet*.

b. Inférieurement et sur les côtés, il se loge dans les fosses occipitales inférieures, qui se moulent exactement sur lui. Sur la ligne médiane, il répond tout d'abord à la crête occipitale interne et à la *faux du cervelet*, autre prolongement de la dure-mère qui s'insère sur cette crête ; plus en avant, il repose sur le bulbe et sur la protubérance annulaire dont il est séparé par le quatrième ventricule.

c. Sur son pourtour, enfin, le cervelet répond successivement : en arrière, à la portion horizontale de la gouttière latérale (t. Iᵉʳ, p. 140) ; en avant, au bord supérieur du rocher ou, ce qui est tout comme, à la gouttière pétreuse supérieure qui est creusée sur ce bord. Les deux vaisseaux veineux qui cheminent dans les gouttières précitées, le sinus latéral et le sinus pétreux supérieur, entourent la circonférence du cervelet et l'encadrent ainsi dans une espèce de cercle veineux, qui est interrompu seulement en avant, au niveau de l'isthme.

Dimensions. — Les dimensions du cervelet sont les suivantes : son diamètre transversal, le plus long des trois, mesure 8 à 10 centimètres ; son diamètre antéro-postérieur, de 5 centimètres et demi à 6 centimètres et demi ; son diamètre vertical ou, autrement dit, son épaisseur mesure en moyenne 5 centimètres.

Poids. — Quant à son poids, il varie de 130 à 150 grammes chez des individus également bien constitués ; ce poids représente environ le 1/8 du poids du cerveau.

Le poids du cervelet ne varie pas seulement suivant les individus ; il varie aussi et dans des proportions encore plus grandes, suivant les âges. Il est universellement admis que, chez les enfants, le cervelet est relativement beaucoup moins développé que chez l'adulte. CHAUSSIER a vu, en effet, le cervelet fœtal représenter seulement la 17ᵉ, la 21ᵉ, la 26ᵉ et même la 33ᵉ partie du poids du cerveau.

Le poids du cervelet varie-t-il aussi suivant les sexes ? GALL et CUVIER ont écrit depuis longtemps que le cervelet est plus volumineux chez la femme que chez l'homme. Mais les recherches de PARCHAPPE seraient plutôt favorables à l'opinion contraire. Reprenant à son tour la question, M. SAPPEY est arrivé aux résultats suivants :

	CHEZ L'HOMME	CHEZ LA FEMME	DIFFÉRENCE AU PROFIT DE L'HOMME
Poids moyen de l'encéphale. .	1358	1256	102
Id. du cerveau. . . .	1187	1093	94
Id. du cervelet . . .	143	137	6

Le poids absolu du cervelet de l'homme l'emporte donc de 6 grammes sur celui de la femme. Mais il est facile de se rendre compte, par une règle arithmétique des plus simples, que si, au lieu de s'arrêter au poids absolu, on considère le poids relatif, on obtient un rapport absolument inverse. En effet, si on représente par 1000 le poids de l'encéphale, le poids du cervelet est de 109 chez la femme et de 105 seulement chez l'homme. Il résulte de la comparaison de ces différents chiffres que l'assertion, énoncée plus haut, de GALL et CUVIER, est exacte si l'on a en vue le poids relatif, erronée au contraire, s'il s'agit du poids absolu.

Consistance. — Lorsqu'on cherche à dépouiller le cervelet de la pie-mère qui le recouvre, on éprouve les plus grandes difficultés en ce sens qu'on enlève presque toujours, avec la membrane celluleuse, des parties de la

24**

substance grise sous-jacente, ramollie et presque diffluente. Ces difficultés ne se rencontrent pas d'ordinaire quand il s'agit du cerveau, où l'enlèvement de la pie-mère est relativement beaucoup plus facile. Cela tient à ce que la substance grise du cervelet est plus molle et plus délicate que celle du cerveau et par suite s'altère plus rapidement après la mort. Il n'en est pas de même de la substance blanche qui est, au contraire, plus consistante dans le cervelet que dans le cerveau.

§ II. — Conformation extérieure

Organe impair et symétrique, le cervelet se compose essentiellement de trois parties : une partie médiane, le *lobe médian* ou *lobe moyen* ; deux parties latérales, les *lobes latéraux*, que l'on désigne le plus communément sous le nom d'*hémisphères cérébelleux*. Le lobe médian existe chez tous les vertébrés ; mais il n'en est pas de même des hémisphères : ceux-ci font défaut chez les poissons, les batraciens, les reptiles et les oiseaux où le cervelet se trouve réduit à sa partie médiane. Les hémisphères font leur première apparition chez les mammifères inférieurs et acquièrent graduellement de l'importance, au fur et à mesure qu'on s'élève dans la série. C'est en effet dans l'ordre des primates et en particulier chez l'homme, qu'ils atteignent leur plus grand développement.

Considéré dans sa conformation extérieure, le cervelet, que nous avons comparé plus haut à un cœur de carte à jouer, nous présente deux faces, l'une *supérieure*, l'autre *inférieure*, et une *circonférence*.

1° **Face supérieure** (fig. 649).— La face supérieure nous offre sur la ligne médiane une éminence ou saillie longitudinale, plus prononcée en avant qu'en arrière et s'étendant depuis l'échancrure postérieure du cervelet, jusqu'aux tubercules quadrijumeaux. Cette saillie se trouve divisée par des sillons transversaux et parallèles en une série de segments ou anneaux, qui l'ont fait comparer à un ver à soie et qui lui ont valu le nom de *vermis supérieur* ou *éminence vermiculaire supérieure*.

De chaque côté du vermis, la face supérieure du cervelet nous présente une surface plane légèrement inclinée de dedans en dehors et de haut en bas.

2° **Face inférieure** (fig. 650). — La face inférieure nous présente, tout d'abord, sur la ligne médiane, un sillon large et profond, la *grande scissure médiane* du cervelet. Au fond de cette scissure, nous apercevons, comme sur la face supérieure, une saillie longitudinale, que des sillons décomposent encore en une série de segments transversaux : c'est le *vermis inférieur*, situé immédiatement au-dessous du vermis supérieur et représentant avec ce dernier, chez l'homme, le lobe médian du cervelet.

De chaque côté de la grande scissure médiane et du vermis inférieur, la face inférieure du cervelet nous présente ses hémisphères. Sur cette face, ils sont convexes et régulièrement arrondis comme les fosses occipitales inférieures sur lesquelles ils reposent.

Revenons maintenant au vermis inférieur que nous n'avons fait qu'indiquer. De chaque côté de cette éminence et à sa partie moyenne, partent deux prolongements à direction transversale qui plongent et disparaissent, chacun dans l'hémisphère correspondant : le vermis inférieur se trouve ainsi constitué par quatre prolongements ou branches disposées en croix, d'où le nom d'*éminence cruciale* que lui avait donné MALACARNE et sous lequel le désignent encore la plupart des auteurs.

La portion antérieure du vermis inférieur a reçu le nom de *luette*. Légèrement aplatie de haut en bas, la luette s'avance librement dans le ventricule

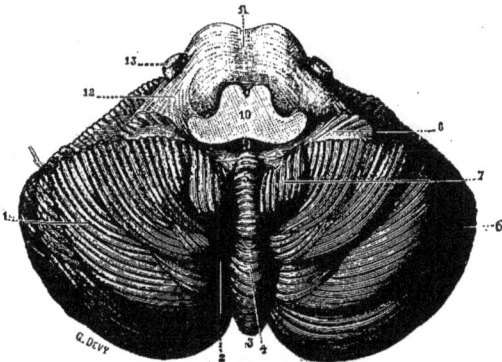

Fig. 650.
Cervelet, face inférieure.

1, face inférieure du cervelet. — 2, 2, grande scissure médiane, logeant le vermis inférieur. — 3, échancrure postérieure. — 4, éminence cruciale de Malacarne. — 5, luette. — 6, grand sillon circonférentiel de Vicq d'Azyr. — 7, amygdale. — 8, lobule du pneumogastrique. — 9, quatrième ventricule. — 10, coupe de l'extrémité supérieure du bulbe. — 11, protubérance annulaire. — 12, pédoncule cérébelleux moyen. — 13, nerf trijumeau avec ses deux racines.

où elle se termine par une extrémité mousse et arrondie. De chaque côté de la luette, se détachent deux minces lamelles de substance blanche, aplaties de haut en bas et se dirigeant horizontalement de dedans en dehors : ce sont les *valvules de Tarin*, appellation inexacte, les lamelles en question ne remplissant en aucune façon le rôle dévolu aux valvules.

Quoi qu'il en soit, les valvules de Tarin, qui seraient mieux dénommées les membranes ou les voiles de Tarin, ne sont bien visibles et ne peuvent être bien étudiées que lorsqu'on a enlevé le lobule cérébelleux qui les recouvre et les dissimule à l'œil. Elles affectent alors (fig. 651) la forme d'un croissant et nous devons, en conséquence, distinguer à chacune d'elles deux bords, deux extrémités et deux faces : — 1° des *deux bords*, le postérieur, convexe, fait corps avec le centre médullaire du cervelet ; l'antérieur, régulièrement concave et fort mince, flotte librement dans la cavité du quatrième ventricule. — 2° Des *deux extrémités*, l'interne se confond avec les côtés de la luette ; l'externe, contournant le corps restiforme, vient se continuer avec le lobule du pneumogastrique que nous étudierons dans un instant. — 3° Les *deux faces*, enfin, sont l'une supérieure, l'autre inférieure : la face inférieure est en rapport dans toute son étendue avec un autre lobule du cervelet, celui-là même que nous avons dû enlever pour bien voir la valvule de Tarin, le lobule rachidien ou amygdale ; la face supérieure fait partie du quatrième ventricule et se trouve naturellement recouverte par l'épithélium épendymaire ; cette dernière face forme avec la valvule de Vieussens, qui est située au-dessus, une espèce de cul-de-sac en forme de nid de pigeons (fig. 678).

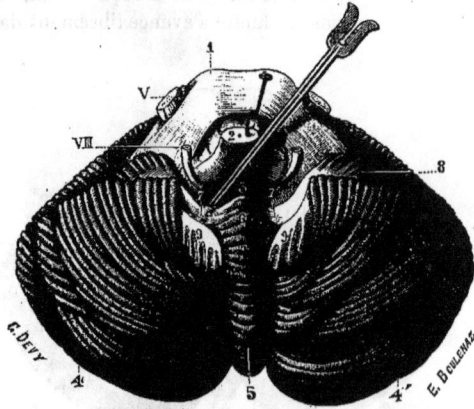

Fig. 651.

Valvules de Tarin, vues par leur face inférieure.

(Cette figure est la même que la précédente, sur laquelle on a enlevé les amygdales.)

1, protubérance annulaire. — 2, bulbe rachidien, fortement érigné en haut. — 3, quatrième ventricule. — 4, 4', hémisphères cérébelleux. — 5, vermis inférieur. — 6, luette. — 7, 7', valvules de Tarin. — 8, lobules du pneumogastrique. — 9, 9', surfaces des deux sections qui ont été pratiquées pour l'ablation des amygdales. — V, racines du trijumeau. — VIII, racine postérieure de l'auditif.

Les anatomistes ont comparé depuis longtemps la luette et les valvules de Tarin, qui lui font suite latéralement, au voile du palais, lequel termine en arrière la paroi supérieure de la bouche et se compose, comme on sait, d'un prolongement médian, la luette, continuée sur les côtés par deux lames membraneuses en forme de croissant. On conviendra qu'une pareille comparaison, ainsi que la terminologie qui en dérive, sont assez bien justifiées par la disposition anatomique elle-même.

3° Circonférence. — La circonférence du cervelet a la même forme que le cervelet lui-même et nous présente, comme nous l'avons dit plus haut, deux échancrures médianes, l'une antérieure, l'autre postérieure :

1° L'*échancrure postérieure* répond au bord antérieur de la faux du cervelet et à la crête occipitale interne. Dans le fond de cette échancrure, irrégulièrement quadrilatère, on aperçoit une saillie arrondie, qui n'est autre que l'extrémité postérieure du lobe moyen, résultant de la réunion à ce niveau des deux vermis. On désigne quelquefois cette saillie médiane sous le nom de *vermis postérieur*.

2º L'*échancrure antérieure*, plus considérable que la précédente, loge la protubérance annulaire et le bulbe. C'est par cette échancrure que s'échappent les pédoncules cérébelleux, destinés à mettre le cervelet en relation anatomique avec les autres portions du névraxe.

§ III. — MODE DE SEGMENTATION PÉRIPHÉRIQUE, TOPOGRAPHIE CÉRÉBELLEUSE

Toute la surface extérieure du cervelet est parcourue par des sillons généralement parallèles et concentriques, qui ont pour effet de décomposer cette surface en une série de segments plus ou moins volumineux.

Ces sillons ont une profondeur très inégale et on peut, à cet effet, les diviser en trois ordres.

1º **Sillons du premier ordre, lobules.** — Les *sillons du premier ordre*, qui sont les plus profonds, descendent jusqu'à la masse blanche centrale dont ils ne sont séparés que par la substance grise de l'écorce. Examinés à la surface des hémisphères, ils décrivent pour la plupart, une courbe régulière à concavité dirigée en avant et en dedans. Les segments qu'ils circonscrivent portent le nom de *lobules*.

On compte en général de 12 à 15 sillons de premier ordre, à la surface du cervelet. Le plus important de tous est le *grand sillon circonférentiel* de VICQ D'AZYR qui occupe, ainsi que son nom l'indique, la moitié postérieure de la circonférence du cervelet et semble diviser cet organe en deux moitiés, l'une supérieure, l'autre inférieure.

Parmi les lobules, on se borne d'ordinaire à en décrire quatre, deux de chaque côté, le *lobule du pneumogastrique* et le *lobule du bulbe rachidien* :

1º Les *lobules du pneumogastrique* se présentent, de chaque côté, sous la forme d'une espèce de touffe proéminente (*flocculus*), parfaitement distincte, couchée sur le bord inférieur du pédoncule cérébelleux moyen, en arrière des nerfs facial et auditif, en avant et au-dessus du pneumogastrique, d'où le nom qui leur a été donné.

2º Les *lobules du bulbe rachidien* ou tout simplement les *lobules rachidiens* sont situés en arrière et sur les côtés du bulbe. On les désigne encore, en raison de leurs rapports avec les valvules de Tarin et la luette (comparées au voile du palais), sous le nom d'*amygdales* ou de *tonsilles*. La face interne des amygdales se moule sur les corps restiformes; leur face externe répond au pourtour du trou occipital qui imprime sur cette face un léger sillon ; leur face supérieure est en rapport avec les valvules de Tarin, qu'elle recouvre dans toute leur étendue : leur extrémité postérieure, arrondie et mousse, se prolonge jusque dans le canal rachidien; leur extrémité antérieure, enfin, s'étend jusqu'au bord libre de la valvule de Tarin et remplit exactement l'espace compris entre la luette qui est en dedans et le lobule du pneumogastrique qui est en dehors.

2° Sillons du second ordre, lames et lamelles. — Moins profonds que les précédents, les *sillons du second et du troisième ordre* ne descendent que jusqu'à la lame blanche qui forme la partie centrale du lobule et décomposent ce dernier en segments plus petits, les *lames* et les *lamelles*.

Les *lames* sont appliquées les unes contre les autres comme les feuillets d'un livre. Elles sont cependant isolées par un mince prolongement de la pie-mère qui descend jusqu'au fond du sillon séparatif. Leur bord libre répond à la surface extérieure du cervelet ; leur bord adhérent se confond avec la substance blanche du lobule.

Quant aux *lamelles*, elles n'apparaissent généralement pas à la surface extérieure du cervelet. Elles occupent, pour la plupart, la profondeur des sillons du premier ordre, qu'il faut entre-bâiller pour prendre une idée exacte de leur disposition : on les voit alors, toujours très variables dans leurs dimensions et dans leur trajet, occuper la surface des lames, s'étendre d'une lame à une lame voisine, ou même unir l'un à l'autre deux lobules conti-gus.

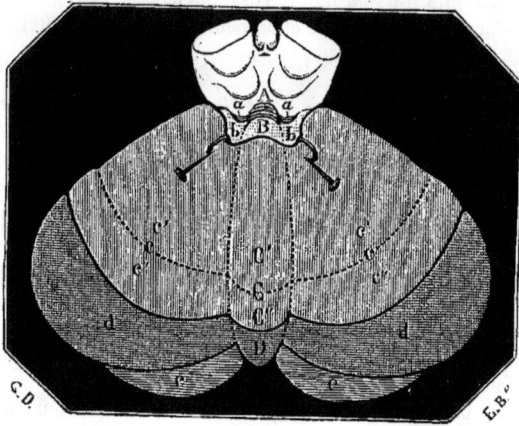

Fig. 652.

Topographie cérébelleuse ; lobules de la face supérieure.

(Se reporter, pour les indications, à la légende de la figure suivante.)

Le lobule du pneu-mogastrique et le lo-bule rachidien ne sont pas les seuls que l'on ren-contre à la surface extérieure du cervelet. En réalité, les sillons du premier ordre divisent la masse cérébelleuse en vingt-six lobules, dont douze appartiennent à la face supérieure, quatorze à la face inférieure. De ces vingt-six lobules, huit sont impairs et médians ; les dix-huit autres sont pairs et symétriquement disposés de chaque côté de la ligne médiane.

a. *Lobules de la face supérieure* (fig. 652). — Le vermis supérieur, tout d'abord, nous pré-sente quatre lobules qui sont, en allant d'avant en arrière : 1° la *lingula*, formée par quatre ou cinq lames transversales qui s'étalent entre les pédoncules cérébelleux supérieurs, en constituant la couche superficielle ou couche grise de la valvule de Vieussens (p. 402) ; 2° le *lobule central*, petite saillie également transversale, située immédiatement en arrière de la lingula ; 3° l'*éminence du vermis supérieur*, comprenant la plus grande partie du vermis et prenant à sa partie antérieure le nom de *culmen*, à sa partie postérieure celui de *déclive* ; 4° le *bourgeon terminal*, enfin, qui représente la partie la plus reculée du vermis.

Sur les lobes latéraux ou hémisphères, nous rencontrons successivement, toujours en procédant d'avant en arrière : 1° le *lobule de la lingula*, qui continue latéralement la lingula et qui repose sur les pédoncules cérébelleux supérieurs ; 2° les *ailes du lobule central*, qui font suite latéralement au lobule de même nom ; 3° le *lobule quadrilatère*, le plus considérable de tous les lobules de la face supérieure, qui se continue de même avec l'éminence du vermis supérieur ; 4° le *lobule semi-lunaire supérieur*, enfin, le plus reculé de tous, qui embrasse par sa concavité le bord postérieur convexe du lobule précédent.

b. *Lobules de la face inférieure* (fig. 653). — Comme le vermis supérieur, le vermis inférieur se décompose en quatre lobules, savoir : 1° le *nodule*, qui n'est autre que l'extrémité antérieure du vermis ; 2° l'*uvula*, qui lui fait suite en arrière ; 3° la *pyramide du vermis*, qui comprend toute la partie centrale et volumineuse du vermis inférieur ; 4° le *tubercule postérieur*, qui forme l'extrémité postérieure du vermis et qui se réunit, dans le fond de l'échancrure postérieure, avec le bourgeon terminal ou dernier lobule du vermis supérieur.

La face inférieure des hémisphères nous présente, à son tour, dix lobules, cinq de chaque côté. Ce sont : 1° le *lobule du pneumogastrique*, que nous avons décrit plus haut et qui est relié au nodule par la valvule de Tarin ; 2° l'*amygdale* ou *tonsille*, déjà décrite, qui se relie à l'uvula par une lame de substance blanche, analogue à la valvule de Tarin ; 3° le *lobule digastrique*, ainsi appelé parce qu'il présente deux saillies, et qui se continue en dedans avec la pyramide du vermis ; 4° le *lobule grêle*, qui s'étend en arrière du précédent ; 5° le *lobule semilunaire inférieur*, enfin, qui s'étend en arrière jusqu'au grand sillon circonférenciel de Vicq d'Azyr. Ces deux derniers lobules correspondent ensemble au tubercule postérieur ou dernier lobule du vermis.

Nous devons reconnaître, en terminant cette énumération, fort longue et fort complexe, mais heureusement peu importante, que les lobules en question présentent des variations individuelles souvent très étendues et que, d'autre part, leurs limites respectives sont loin d'être toujours très précises.

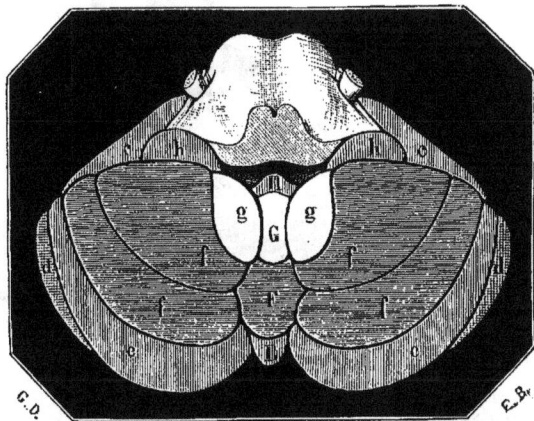

Fig. 653.

Topographie cérébelleuse ; lobules de la face inférieure.

1° *Lobules impairs et médians.* — A. lingula. — B, lobule central. — C. éminence du vermis se décomposant en C', le culmen et C'' le déclive. — D, bourgeon terminal. — E, tubercule postérieur. — F, pyramide. — G, uvula. — H, nodule.

2° *Lobules pairs et latéraux.* — a, lobule de la lingula. — b, ailes du lobule central. — c. lobule quadrilatère. — d, lobule semi-lunaire supérieur. — e. lobule semi-lunaire inférieur. — f.f, lobule grêle et lobule digastrique ou cunéiforme. — g, amygdale. — h, lobule du pneumogastrique.

§ IV. — CONSTITUTION ANATOMIQUE ET CONNEXIONS

Le cervelet se compose de substance blanche et de substance grise. La *substance grise* appartient en propre au cervelet ; quant à la *substance blanche*, elle se prolonge au dehors sous la forme de cordons ou *pédoncules*, qui relient le cervelet aux autres portions de l'axe encéphalo-médullaire.

1° **Substance grise**. — La substance grise qui entre dans la constitution du cervelet se divise en substance grise périphérique et substance grise centrale :

a. *Substance grise périphérique.* — La substance grise périphérique ou corticale s'étale autour du cervelet sous la forme d'une lame fort mince, épaisse seulement de 2 à 3 millimètres, recouvrant régulièrement toutes les saillies et descendant sans s'interrompre dans le fond de tous les sillons. Elle forme donc au cervelet une enveloppe continue, interrompue seulement à la partie antérieure de l'organe pour livrer passage aux pédoncules.

b. *Substance grise centrale*. — La substance grise centrale forme tout d'abord, de chaque côté de la ligne médiane, une lame irrégulièrement plissée dont la disposition générale rappelle de tous points celle des olives bulbaires : ce sont les *noyaux dentelés* du cervelet, encore appelés *corps dentelés*, *corps rhomboïdaux* ou *olives cérébelleuses*. Cette lame, excessivement mince, apparaît sur les coupes sous l'aspect d'une simple ligne fortement sinueuse, irrégulièrement plissée en zigzag et d'une coloration gris

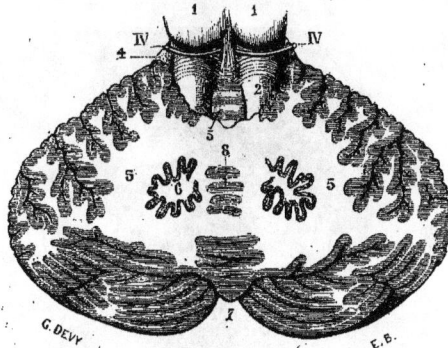

Fig. 654.

Coupe horizontale du cervelet passant par le grand sillon circonférentiel.

(Segment inférieur de la coupe.)

1, tubercules quadrijumeaux inférieurs. — 2, pédoncules cérébelleux supérieurs. — 3, valvule de Vieusseus. — 4, isthme de l'encéphale. — 5, 5, centre médullaire du cervelet. — 6, corps dentelé ouvert à sa partie antéro-interne. — 7, échancrure postérieure. — 8, coupe du vermis inférieur. — IV, nerf pathétique.

jaunâtre. Chacun des deux noyaux dentelés offre dans son ensemble la forme d'un bonnet ou d'une bourse (HUGUENIN), dont le fond est dirigé vers l'écorce et dont l'ouverture ou *hile* est tournée en avant et en dedans vers la ligne médiane. Sa longueur ou axe antéro-postérieur mesure de 25 à 30 millimètres ; sa largeur, plus variable encore, oscille d'ordinaire entre 10 et 20 millimètres ; sa hauteur mesure en moyenne 8 ou 9 millimètres.

Sur le côté interne des noyaux dentelés, se trouvent deux autres noyaux plus petits, connus sous le nom de *noyaux dentelés accessoires*. On les distingue en externe et interne : — L'externe, appelé *bouchon* (*embolus*, *nucleus emboliformis*), est situé immédiatement en dedans du noyau dentelé. Il se présente, sur des coupes horizontales, sous la forme d'une petite colonne de substance grise, qui se dirige d'avant en arrière parallèlement à la ligne médiane. Son extrémité antérieure, la plus volumineuse des deux, est renflée et arrondie ; son extrémité postérieure s'effile, au contraire, en une espèce de pointe plus ou moins aiguë.— L'interne, appelé *noyau sphérique* (*nucleus globosus*), occupe le côté interne du noyau précédent. Comme lui, il affecte une direction antéro-postérieure; comme lui encore, il représente une petite colonne qui s'atténue en allant d'une extrémité à l'autre ; mais, tandis que le bouchon a sa grosse extrémité dirigée en avant, le noyau sphérique a sa grosse extrémité dirigée en arrière. Le noyau sphérique est, en outre, fort irrégulier dans ses contours et il est rare que la coupe l'intéresse dans toute sa longueur : aussi nous apparaît-il le plus souvent, comme dans la figure 655, sous la forme de deux ou trois noyaux entièrement isolés. Cet isolément n'est qu'apparent et leur continuité est toujours établie soit au-dessus, soit au-dessous de la coupe.

Voici quelles sont les dimensions moyennes des deux noyaux dentelés accessoires.

	LONGUEUR	LARGEUR	ÉPAISSEUR
Le bouchon	16 mill.	4 mill.	3 mill.
Le noyau sphérique	13 —	4 —	6 —

Au point de vue fonctionnel, ces noyaux dentelés accessoires sont encore pour nous des organes énigmatiques. Nous ne connaissons, en effet, aucun fait précis relatif à leur rôle ou même à leurs connexions anatomiques.

Enfin STILLING a décrit, sous le nom de *noyaux du toit (nuclei fastigii)*, deux nouvelles masses grises situées en dedans des noyaux dentelés accessoires, de chaque côté de la ligne médiane. Vu sur des coupes horizontales (fig. 655), chacun de ces noyaux se présente sous la forme d'une masse irrégulièrement ovoïde à grand axe antéro-postérieur. En avant, il se termine franchement par une extrémité arrondie ; en arrière, il se résout en une série de pointes irrégulières qui disparaissent peu à peu dans le centre médullaire. — Les deux noyaux du toit ne sont séparés l'un de l'autre que par une lame de substance blanche toujours fort mince. Encore cette lame ne correspond-elle qu'à leur partie antérieure ; à leur extrémité postérieure, en effet, les deux noyaux se trouvent reliés l'un à l'autre par une commissure (HUGUENIN). — Leurs dimensions sont les suivantes : ils mesurent 6 ou 7 millimètres dans le sens antéro-postérieur, 4 ou 5 millimètres dans le sens transversal, 2 millimètres seulement dans le sens vertical. — Aux cellules des noyaux du toit aboutissent, d'une part, les fibres les plus internes du pédoncule cérébelleux inférieur; d'autre part, un faisceau de fibres émanant du noyau externe du nerf auditif.

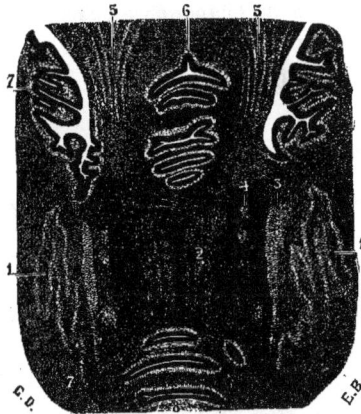

Fig. 655.

Coupe horizontale du cervelet, pour montrer les noyaux dentelés et les noyaux accessoires (d'après STILLING).

1, noyau dentelé. — 2, noyau du toit (*nucleus fastigii*). — 3, noyau emboliforme ou bouchon (*embolus*). — 4, divers fragments du noyau sphérique (*nucleus globosus*). — 5, pédoncules cérébelleux supérieurs. — 6, circonvolutions de la lingula. — 7, centre médullaire. — 8, substance corticale des circonvolutions cérébelleuses.

2° Substance blanche. — La substance blanche forme au centre du cervelet une masse volumineuse, le *centre médullaire*. Elle renferme à sa partie moyenne les différents noyaux de substance grise que nous venons de décrire et laisse échapper par sa périphérie de nombreux prolongements qui se portent, à la manière de rayons divergents, vers la substance grise de l'écorce. Chacun de ces prolongements aboutit à un lobule du cervelet et le pénètre. Là il fournit une série variable de rameaux collatéraux, qui pénètrent, de même, dans les lames; ces prolongements de deuxième ordre se divisent à leur tour en des prolongements plus petits encore, qui viennent constituer la partie centrale des lamelles. Il en résulte que chacun des segments cérébelleux (lobes, lames et lamelles), formé à sa périphérie par une mince couche de la substance grise corticale, possède à sa partie moyenne un prolongement plus ou moins considérable (branche, rameau ou ramuscule) de la substance blanche centrale. Cette disposition *arborescente* du centre médullaire, toute spéciale au cervelet, a reçu des anciens anatomistes le nom d'*arbre de vie*, soit à cause de l'importance qu'ils lui accordaient, soit plutôt à cause de son analogie avec les feuilles du thuya ou arbre de vie.

3° **Les deux substances étudiées sur les coupes.** — Pour prendre une

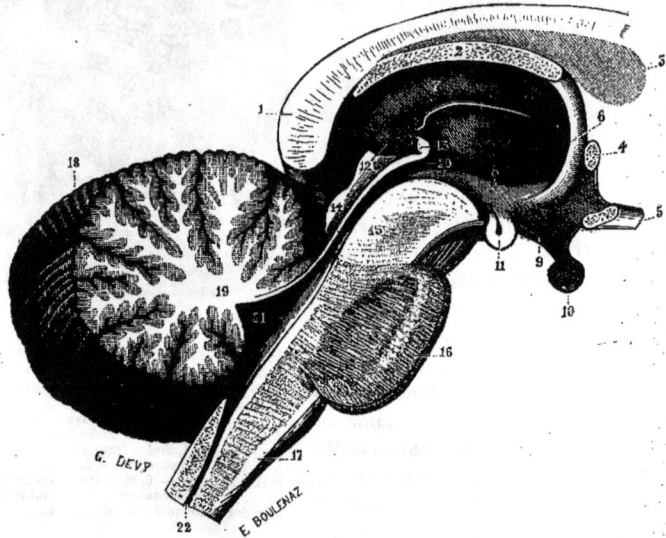

Fig. 656.
Coupe vertico-médiane ou sagittale du cervelet et de l'isthme; la moitié gauche
vue par sa face interne.

1, corps calleux. — 2, trigone cérébral. — 3, septum lucidum. — 4, commissure blanche antérieure. — 5, nerf optique. — 6, trou de Monro. — 7, couche optique. — 8, sillon de Monro. — 9, substance grise ventriculaire. — 10, corps pituitaire. — 11, tubercule mamillaire. — 12, glande pinéale. — 13, commissure blanche postérieure. — 14, tubercules quadrijumeaux. — 15, pédoncule cérébral. — 16, protubérance annulaire. — 17, bulbe rachidien. — 18, cervelet, avec 19, son centre médullaire formant l'arbre de vie du lobe médian. — 20, aqueduc de Sylvius. — 21, quatrième ventricule. — 22, canal de l'épendyme.

notion exacte des rapports respectifs de la substance blanche et de la substance grise du cervelet, trois coupes sont nécessaires : l'une *verticale et médiane*, la deuxième *verticale et latérale*, la troisième *horizontale* :

a. La première de ces coupes, *coupe vertico-médiane* (fig. 656) est pratiquée en plein lobe médian. Elle nous permet de constater : 1° la continuité du vermis supérieur et du vermis inférieur, constituant dans leur ensemble le lobe médian du cervelet ; 2° la disposition plus ou moins ovalaire de la substance blanche centrale, qui est surtout allongée, comme on le voit, dans le sens antéro-postérieur ; 3° les divisions successives en branches, rameaux et ramuscules des prolongements qui s'échappent de ce centre, *arbre de vie du lobe médian ;* 4° la disposition *rotacée* des différents lobules constitutifs du lobe médian, dont les axes convergent vers le centre médullaire à la manière des rayons d'une *roue ;* 5° la constitution anatomique de la valvule de Vieussens qui n'est, comme nous le verrons plus loin (voy. p. 402), qu'un demi-lobule : on constate nettement, en effet, sur cette coupe, la continuité de sa couche profonde ou couche blanche avec le centre médullaire, et de sa couche superficielle ou couche grise avec la substance grise corticale.

b. La *coupe vertico-latérale* (fig. 657) doit être faite parallèlement à la direction du pédoncule cérébelleux moyen. Elle porte non plus sur le lobe moyen, mais bien sur les hémisphères cérébelleux. Cette coupe nous montre : 1° le centre médullaire se continuant en avant avec le pédoncule cérébelleux moyen et envoyant, par tous les autres points de son pourtour, des prolongements ramifiés dont l'ensemble constitue l'*arbre de vie des lobes latéraux* ou *arbre de vie des hémisphères ;* 2° le noyau dentelé, vu dans sa plus grande longueur et baignant en pleine substance blanche ; 3° les dimensions relatives des lobules et leur inclinaison variable sur le centre médullaire. Les lobules postérieurs ou circonférentiels sont les plus longs ; viennent ensuite ceux de la face inférieure et, enfin, ceux de la face supérieure qui sont les plus petits. Au point de vue de leur direction, les lobules postérieurs se rapprochent beaucoup de l'horizontale ; les autres, pour la plupart, tombent obliquement sur le centre médullaire ; un ou deux seulement, répondant à la partie moyenne des hémisphères, affectent une direction sensiblement verticale.

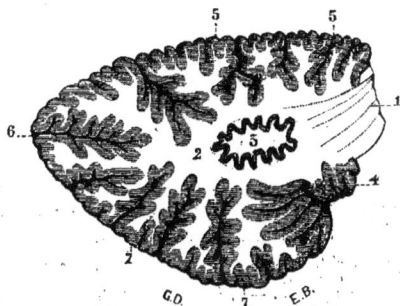

Fig. 657.

Coupe vertico-latérale du cervelet, pour montrer l'arbre de vie des hémisphères (*côté gauche*).

1, pédoncule cérébelleux moyen. — 2, centre médullaire du cervelet. — 3, corps dentelé. — 4, lobule du pneumogastrique. — 5, 5, lobules supérieurs. — 6, lobules postérieurs. — 7, 7, lobules inférieurs.

c. La *coupe horizontale* enfin (fig. 654 et 655), pratiquée parallèlement à la valvule de Vieussens, nous présente les deux corps dentelés avec leurs noyaux accessoires et les noyaux du toit, tels que nous les avons décrits plus haut. Ces derniers noyaux, les noyaux du toit, peuvent encore être mis en évidence au moyen d'une coupe transversale et oblique passant par le tiers antérieur du cervelet et pratiquée parallèlement à l'axe du bulbe. Cette coupe nous montre, d'une part, que les noyaux du toit sont placés en regard du hile des corps dentelés, et que, d'autre part, le nom que leur a donné STILLING est parfaitement justifié par leur situation au-dessus de la paroi supérieure ou toit du quatrième ventricule : un tout petit intervalle seulement les sépare de l'épithélium épendymaire.

4° Connexions du cervelet, ses pédoncules. — Six gros cordons, trois de chaque côté, s'échappent de l'échancrure antérieure du cervelet et, sous le nom de *pédoncules cérébelleux*, relient ce dernier organe aux autres portions du névraxe. On les distingue, en raison même de leur situation, en *supérieurs*, *moyens* et *inférieurs*. Les inférieurs descendent vers le bulbe où ils prennent le nom de corps restiformes : ils nous sont déjà connus (p. 348). Les pédoncules moyens et les pédoncules supérieurs se portent, les premiers vers la protubérance annulaire, les seconds vers les tubercules quadrijumeaux : ils font partie intégrante de l'isthme de l'encéphale et, à ce titre, ils seront décrits dans le chapitre suivant. Nous devons nous borner ici à étudier leurs connexions avec le cervelet lui-même et aussi (car il ne faut pas trop morceler leur étude) à indiquer sommairement, sauf à y revenir plus tard avec quelques détails, leur mode de terminaison.

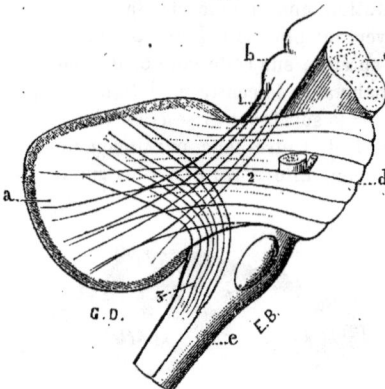

Fig. 658.

Figure demi-schématique représentant les trois pédoncules du cervelet.

a, cervelet. — *b*, tubercules quadrijumeaux. — *c*, pédoncule cérébral. — *d*, protubérance annulaire. — *e*, bulbe rachidien. — 1, pédoncule cérébelleux supérieur (*en bleu*). — 2, pédoncule cérébelleux moyen (*en noir*). — 3, pédoncule cérébelleux inférieur (*en rouge*).

a. *Pédoncules cérébelleux supérieurs.* — Les pédoncules cérébelleux supérieurs s'échappent du noyau dentelé au niveau du hile. Leurs fibres émanent vraisemblablement des cellules nerveuses de la lame grise qui circonscrit ce noyau ; mais il est très probable aussi que ces cellules ne sont que de simples cellules d'interruption et que les fibres en question, après être entrées en relation avec elles, se portent de là vers les cellules de l'écorce, qui deviennent ainsi leurs véritables points d'origine.

Quoi qu'il en soit, le pédoncule cérébelleux supérieur, une fois sorti du noyau dentelé, se dirige vers les tubercules quadrijumeaux, s'entre-croise au-dessous de ces tubercules avec celui du côté opposé et vient se placer alors dans l'étage supérieur du pédoncule cérébral.

Arrivé à l'extrémité antérieure du pédoncule, il se jette dans le *noyau rouge* de la calotte (voy. plus loin), qui n'est autre que le pédoncule cérébelleux lui-même grossi à ce niveau par l'apparition de cellules nerveuses à son intérieur (Huguenin). Puis, il contourne de bas en haut la partie postérieure de la couche optique et vient se terminer en un point encore indéterminé de l'écorce cérébrale.

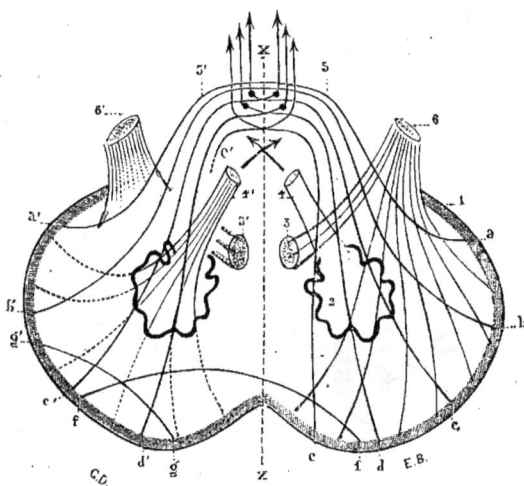

Fig. 659.

Schéma représentant, sur une coupe horizontale, les différents groupes de fibres cérébelleuses.

1, écorce cérébelleuse. — 2, noyaux dentelés. — 3, 3', noyaux du toit. — 4, 4'. pédoncules cérébelleux supérieurs. — 5, 5', pédoncules cérébelleux moyens. — 6, 6', pédoncules cérébelleux inférieurs. — a a', b b', deux fibres en anse ou commissurales interhémisphériques. — c c', d d', deux fibres protubérantielles. — e e', deux fibres cérébrales. — f f, une fibre commissurale intrinsèque longue. — g g', une fibre commissurale intrinsèque courte. — XX, ligne médiane.

b. *Pédoncules cérébelleux moyens*. — Le pédoncule cérébelleux moyen naît en totalité des cellules de l'écorce cérébelleuse : il ne présente aucune relation directe avec les noyaux centraux. Après avoir contourné en dehors les noyaux dentelés, les fibres qui le constituent sortent du cervelet et entrent bientôt après dans la protubérance annulaire (voy. *Protubérance*), où elles se divisent en trois groupes : les unes, *fibres en anse*, remontent vers l'hémisphère cérébelleux du côté opposé et constituent ainsi de longues commissures, unissant l'une à l'autre deux régions symétriques du même organe ; les autres, *fibres protubérantielles*, s'arrêtent dans la substance grise soit de la protubérance, soit du pédoncule cérébral ; d'autres enfin, *fibres cérébrales*, remontent, après entre-croisement, jusque dans le cerveau.

c. *Pédoncules cérébelleux inférieurs*. — Le pédoncule cérébelleux inférieur se porte obliquement en bas et en arrière, vers le bulbe rachidien, où il prend le nom de corps restiforme. Les fibres qui le constituent proviennent en grande partie de l'écorce cérébelleuse. Issues des points les plus divers de cette écorce, elles convergent vers l'échancrure antérieure du cervelet et s'y condensent pour y former le cordon pédonculaire. On ne peut dire, pour l'instant, si elles se rendent directement de l'écorce au pédoncule ou si elles s'interrompent préalablement dans les cellules des noyaux dentelés. Dans son trajet, le pédoncule cérébelleux inférieur se grossit d'un nouveau faisceau qui descend du noyau du toit et qui prend très probablement naissance dans le vermis inférieur, le noyau du toit devenant ainsi, non un noyau d'origine, mais un simple noyau d'interruption.

Arrivé dans le bulbe, le pédoncule cérébelleux inférieur s'y résout en une multitude de faisceaux divergents, les *fibres arciformes*, que nous avons suffisamment décrites (p. 361) pour ne pas avoir besoin d'y revenir ici. Qu'il nous suffise de rappeler que ces fibres s'entre-croisent toutes sur la ligne médiane avec leurs homologues du côté opposé et gagnent ensuite les amas de cellules nerveuses qui occupent la partie centrale du faisceau cunéiforme et du faisceau grêle.

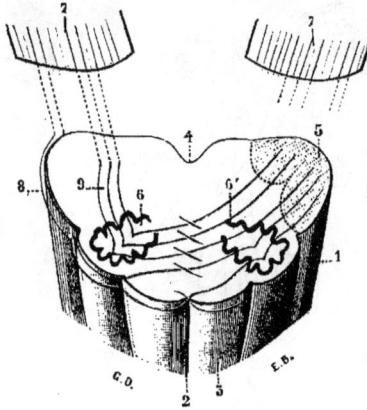

Fig. 660.

Pédoncules cérébelleux inférieurs, leur terminaison dans le bulbe.

1, bulbe rachidien vu par sa face antérieure. — 2, sillon médian antérieur. — 3, pyramide antérieure. — 4, plancher du quatrième ventricule. — 5, faisceaux postérieurs de la moelle. — 6, olive du côté droit. — 6', olive du côté gauche. — 7, 7', corps restiformes. — 8, fibres arciformes superficielles. — 9, fibres arciformes profondes.

5° **Autres fibres du centre médullaire.** — Indépendamment des faisceaux destinés aux pédoncules, le centre médullaire du cervelet renferme un système de fibres qui, émanant de l'écorce, descendent après entre-croisement, sur les côtés du bulbe et de là dans les cordons latéraux de la moelle où elles constituent ce faisceau mince que nous avons appelé *faisceau cérébelleux direct* (p. 327). — Il possède, en outre, quelques faisceaux de fibres qui se rendent aux nerfs auditif et trijumeau. — Il renferme, enfin, des *fibres commissurales intrinsèques*, c'est-à-dire des fibres qui se terminent dans l'écorce cérébelleuse par l'une et l'autre de leurs extrémités. De ces fibres commissurales, les unes, *fibres commissurales courtes*, réunissent, dans une même moitié du cervelet, deux points de l'écorce peu éloignés l'un de l'autre; les autres, *fibres commissurales longues*, partent d'une région quelconque de l'écorce, traversent la ligne médiane et viennent se terminer dans la région homologue du côté opposé (fig. 659). L'ensemble de ces dernières fibres joue, par rapport aux deux moitiés du cervelet, le même rôle que remplit le corps calleux par rapport aux deux hémisphères cérébraux.

§ V. — Structure microscopique du cervelet

Il convient d'examiner séparément à ce point de vue : 1° la substance grise corticale; 2° la substance grise des noyaux centraux; 3° le centre médullaire et ses diverses ramifications.

1° **Substance grise corticale.** — Examinée à l'œil nu, cette substance grise paraît formée de deux zones : l'une externe, gris clair; l'autre interne, plus rouge, plus foncée. Vues au microscope, la zone externe semble constituée de molécules très fines, la zone interne de grains. De là, la distinction de deux couches dans l'écorce cérébelleuse : la couche externe ou zone moléculaire, la couche interne ou zone granuleuse.

Entre ces deux couches se trouve une zone de grosses cellules nerveuses désignées sous le nom de cellules de PURKINJE. Etudions, en allant de dedans en dehors, la couche granuleuse, les cellules de Purkinje et la couche moléculaire :

a. *Couche interne ou granuleuse.* — La couche granuleuse paraît formée de *grains* qui correspondent chacun à un élément cellulaire. De ces grains, les uns répondent à de véritables cellules nerveuses, les autres ne sont que des cellules névrogliques.

On rencontre en outre, dans la couche granuleuse, un riche plexus nerveux à la constitution duquel concourent très probablement : 1° les prolongements des grains eux-mêmes; 2° des fibrilles provenant des fibres à myéline du centre médullaire; 3° des filaments issus des ramifications du prolongement nerveux des cellules de Purkinje (GOLGI). Cette couche granuleuse est traversée, enfin, par des faisceaux de fibres à myéline qui se dirigent vers la zone moléculaire ou qui vont se continuer avec le prolongement nerveux des cellules de Purkinje.

b. *Cellules de Purkinje.* — Situées à la limite des deux zones moléculaire et granuleuse, les cellules de Purkinje sont relativement très volumineuses. Elles ont la forme d'un utricule ou d'une courge à grand axe perpendiculaire à la surface des circonvolutions. Leur prolongement nerveux se détache de l'extrémité inférieure

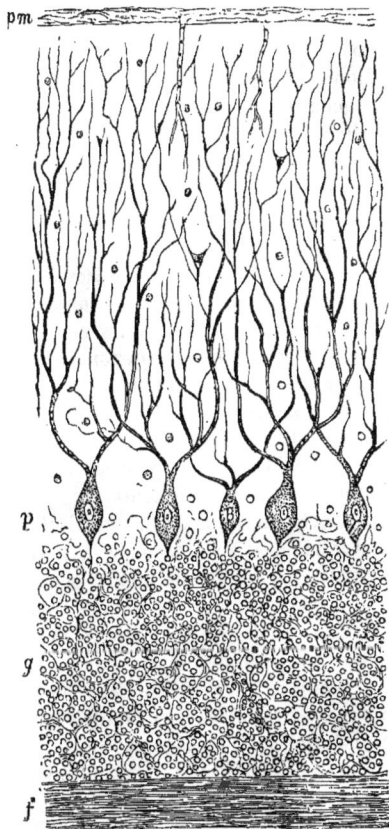

Fig. 661.

Coupe verticale de la substance grise du cervelet (KLEIN).

pm, pie-mère cérébelleuse. — p, cellules de Purkinje. — g, couche interne ou granuleuse. — f, fibres nerveuses du centre médullaire.

25*

renflée, se rend dans la couche granuleuse, la traverse et, après s'être recouvert de myéline, se termine dans la substance blanche. Pour GOLGI cependant,
la disposition de ce prolongement nerveux serait toute différente : après
avoir traversé la couche granuleuse dans un trajet plus ou moins tortueux et
avoir abandonné un certain nombre de rameaux dans cette couche, il
retournerait dans la couche moléculaire pour s'y confondre avec le plexus
compliqué qu'on y observe. Les prolongements protoplasmiques des cellules
de Purkinje naissent par un ou deux gros troncs principaux de l'extrémité
externe effilée. Ils se dirigent, dès leur origine, très obliquement, presque
parallèlement à la surface des circonvolutions, et s'entremêlent avec les prolongements de même nature issus des cellules voisines, sans toutefois s'anastomoser avec eux. De ces troncs principaux partent des faisceaux secondaires
dirigés dans le sens radial vers la surface des circonvolutions; de ces derniers partent des faisceaux obliques et ainsi de suite (fig. 661) : tous ces
faisceaux constituent en se dichotomisant des ramifications qui, comme nous
l'avons vu dans les généralités, prennent part à la formation du lacis de la
substance grise.

c. *Couche externe ou moléculaire.*—La couche moléculaire est principalement constituée par les prolongements issus des cellules de Purkinje. On y
rencontre aussi des cellules nerveuses disséminées dans toute l'épaisseur de
cette couche (STANKEY, GOLGI). Ces cellules, d'après GOLGI, envoient leurs prolongements protoplasmiques vers la surface des circonvolutions où ils vont
s'anastomoser, comme les prolongements des cellules de Purkinje, avec les
ramifications des cellules névrogliques. Quant à leur prolongement nerveux,
il se ramifierait et se perdrait dans le réseau diffus qui constitue le substratum de la couche moléculaire.

Ce réseau diffus paraît constitué par des mailles excessivement irrégulières
et intriquées au niveau de la partie supérieure de la couche moléculaire,
tandis que ces mêmes mailles sont formées par des fibres à angle droit dans
la partie profonde de la même couche (FUSARI).

Dans la partie profonde de la couche moléculaire, immédiatement au-
dessus des cellules de Purkinje, on rencontre une couche très mince de fibres
à myéline. Il n'en existe pas à la surface des circonvolutions. Ces fibres sont
issues de la substance médullaire et viennent former au niveau indiqué, après
un trajet oblique dans la zone granuleuse, un véritable plexus résultant de
leurs ramifications. Ce dernier plexus vient prendre part au réticulum de
la substance moléculaire.

Le lacis nerveux que l'on rencontre dans la couche moléculaire est, comme
on le voit, fort compliqué. Pour les uns (RANVIER), il est constitué par les
prolongements protoplasmiques des cellules de Purkinje, par les prolongements externes des cellules ganglionnaires de la couche granuleuse, par
les ramifications des fibres nerveuses qui ne se perdent pas dans les cellules nerveuses de cette couche. Pour les autres (GOLGI), il renferme : 1° les
prolongements protoplasmiques et nerveux des cellules de Purkinje; 2° les
prolongements protoplasmiques et nerveux des cellules nerveuses autres que
les précédentes; 3° les ramifications issues des plexus de la couche granuleuse

et 4° les fibrilles issues des cylindres-axes de la substance médullaire qui se rendent dans la couche moléculaire.

Dans la couche moléculaire enfin, il existe un système névroglique, sur lequel nous devons attirer l'attention. Le stroma névroglique est très abondant quoiqu'il renferme relativement peu de cellules névrogliques. Les fibres qui le constituent proviennent d'éléments cellulaires placés à la surface du cervelet et pénètrent à travers la couche moléculaire jusque dans la couche granuleuse. On y trouve aussi des fibres de même nature issues de la couche granuleuse et allant en sens inverse des précédentes jusqu'à la surface du cervelet. Ces différents faisceaux sont dirigés dans le sens radial.

Quelques-uns de ces faisceaux (faisceaux de Bergmann), semblent s'évaser au niveau de la surface et constituer une membrane appliquée à la surface du cervelet, membrane analogue à la membrane limitante interne de la rétine. Cette membrane qui avait été regardée comme appartenant à la pie-mère est, en réalité, formée de tissu névroglique (GOLGI, Riv. di frenatria, 1885, loc. cit.), et représente la couche superficielle névroglique de la zone moléculaire. Comme sous l'influence de certains réactifs cette membrane peut paraître isolée du reste de la substance grise, on avait pensé (HENLE, MERKEL, OBER-STEINER) qu'il existait entre elle et la substance grise un espace lymphatique. GOLGI s'élève avec raison contre cette manière de voir. Du reste, en injectant les gaines périvasculaires des vaisseaux cérébelleux, cet auteur n'a jamais vu la matière à injection pénétrer dans ces prétendus espaces.

2° **Substance grise des noyaux centraux.** — La substance grise des corps rhomboïdaux, comme celle de l'embolus, ressemble à la substance grise des olives. Les noyaux du toit et les noyaux globuleux diffèrent des noyaux précédents en ce que leurs cellules nerveuses sont plus larges et paraissent semblables, d'après MEYNERT, à celles que l'on rencontre dans le noyau externe de l'auditif.

3° **Centre médullaire et ses ramifications.** — La substance blanche cérébelleuse est constituée, au point de vue histologique, comme la substance blanche de tout le système nerveux central. Ses fibres se dirigent en éventail vers la couche granuleuse de la substance grise, les unes pour s'y perdre en se fibrillisant et en se mêlant au plexus que l'on trouve dans cette zone, les autres pour se continuer avec le prolongement nerveux des cellules de Purkinje. Un autre groupe de fibres médullaires traverse cette couche granuleuse pour entrer dans la zone moléculaire : elles y deviennent très obliques et participent au lacis de cette même zone.

§ VI. — VAISSEAUX DU CERVELET

Artères. — Les réseaux vasculaires du cervelet sont alimentés par six branches artérielles, trois de chaque côté : la *cérébelleuse inférieure et postérieure*, provenant de la vertébrale ; la *cérébelleuse inférieure et antérieure* et la *cérébelleuse supérieure*, fournies toutes les deux par le tronc basilaire. Ces artères, extrêmement flexueuses, couvrent de leurs ramifications la surface externe du cervelet. Contrairement à ce que nous observerons plus

25**

tard sur le cerveau, elles cheminent de préférence à la surface de l'organe et non dans la profondeur des sillons.

Les six artères cérébelleuses s'anastomosent fréquemment entre elles et forment dans la pie-mère un seul et unique réseau que l'on remplit par une seule injection poussée dans l'une quelconque des artères précitées. Le réseau cérébelleux communique en outre, d'une part avec le réseau des quatrième ventricule et du bulbe, d'autre part avec les ramifications des artères cérébrales postérieures. De ce réseau s'échappe une multitude de fines artérioles, qui pénètrent dans l'épaisseur du cervelet et se distribuent aux différents éléments anatomiques de cet organe.

Veines. — Les veines du cervelet sont indépendantes des artères et beaucoup moins flexueuses que ces dernières. Elles se divisent, d'après leur situation, en médianes et latérales :

a. Les *veines cérébelleuses médianes* ou *vermiennes* sont au nombre de deux, l'une supérieure, l'autre inférieure. — La *vermienne supérieure* chemine d'arrière en avant sur le vermis supérieur, recueille, chemin faisant, de nombreuses veinules, issues du vermis, de la valvule de Vieussens de la partie interne des hémisphères cérébelleux et vient se jeter dans la veine de Galien. Elle est souvent double et communique ordinairement à son origine avec les veines de la face inférieure du cervelet. — La *vermienne inférieure* tire son origine du vermis inférieur et des parties avoisinantes. Cheminant en sens inverse de la précédente, elle se porte en arrière et se jette dans l'un des sinus qui s'ouvrent dans le pressoir d'Hérophile, le plus souvent dans le sinus droit ou l'un des deux sinus latéraux.

b. Les *veines cérébelleuses latérales* se distinguent, de même, en supérieures et inférieures, les premières occupant la face supérieure du cervelet, les secondes cheminant sur sa face inférieure. Les unes et les autres se portent en dehors vers la circonférence du cervelet et se jettent en grande partie dans le sinus latéral. Quelques-unes cependant aboutissent au sinus pétreux supérieur.

ARTICLE II

ISTHME DE L'ENCÉPHALE

On donne le nom d'*isthme de l'encéphale* à cette portion de la masse encéphalique qui unit entre eux le cerveau, le cervelet et le bulbe. Il repose sur la gouttière basilaire de l'occipital au-dessous du cerveau, en avant du cervelet, au-dessus du bulbe rachidien.

Considéré par sa face inférieure, l'isthme de l'encéphale nous apparaît sous la forme d'une masse blanche volumineuse, la *protubérance annulaire*, de laquelle s'échappent quatre prolongements : deux prolongement latéraux, les *pédoncules cérébelleux moyens* ; deux prolongements antérieurs, les *pédoncules cérébraux*.

Si nous l'examinons, au contraire, par sa face supérieure ou dorsale, nous le voyons constitué : en arrière par deux autres prolongements du cervelet, les *pédoncules cérébelleux supérieurs*, unis l'un à l'autre par une mince lame de substance nerveuse, la *valvule de Vieussens;* en avant, par quatre éminences arrondies, les *tubercules quadrijumeaux.* Au-dessous de ces tubercules, se trouve un canal, à direction antéro-supérieure, l'*aqueduc de Sylvius*, mettant en relation le ventricule bulbo-cérébelleux avec le ventricule moyen du cerveau.

Sur les côtés, l'isthme de l'encéphale nous présente un sillon antéro-postérieur, le *sillon latéral de l'isthme*, qui divise cet organe, superficiellement du moins, en deux plans ou étages, l'un inférieur, l'autre supérieur. Enfin, du fond de ce sillon émane une lame de substance blanche, de forme triangulaire, laquelle se dirige ensuite en haut et disparaît au-dessous des tubercules quadrijumeaux, c'est le *faisceau triangulaire de l'isthme* ou *ruban de Reil*.

Nous avons donc à étudier successivement :

1° La *protubérance annulaire ;*
2° Les *pédoncules cérébelleux moyens ;*
3° Les *pédoncules cérébelleux supérieurs ;*
4° La *valvule de Vieussens ;*
5° Les *tubercules quadrijumeaux ;*
6° Le *ruban de Reil;*
7° L'*aqueduc de Sylvius ;*
8° Les *pédoncules cérébraux.*

Nous consacrerons un dernier paragraphe à l'étude synthétique du *quatrième ventricule*, que nous n'avons fait qu'indiquer, pour ainsi dire, à propos du bulbe et à propos du cervelet.

§ I. — PROTUBÉRANCE ANNULAIRE

Description morphologique. — La protubérance annulaire, encore appelée *mésocéphale* ou *pont de Varole*, est un renflement cuboïde occupant le centre du plan inférieur de l'isthme. Nous lui considérerons, comme à tout organe cubique, six faces : une face inférieure, une face supérieure, une face antérieure, une face postérieure et deux faces latérales.

a. *Face inférieure* (fig. 662). — La face inférieure repose sur la partie antérieure de la gouttière basilaire. Inclinée comme elle de haut en bas et d'avant en arrière, cette face est fortement convexe et nous présente : 1° sur la ligne médiane, un sillon longitudinal qui répond le plus souvent au tronc basilaire, mais qui n'est nullement déterminé par la présence de ce vaisseau ; on voit fréquemment, en effet, le tronc basilaire se dévier latéralement à droite ou à gauche, sans que le sillon en question cesse d'être antéro-postérieur et médian ; 2° de chaque côté du sillon, une saillie également longitudinale, déterminée par le relief de la pyramide du bulbe, qui traverse la protubérance pour rejoindre le pédoncule cérébral ; 3° plus en dehors, l'émergence du trijumeau ;

25***

cette émergence se fait par deux racines : une grosse racine ou racine sensitive, formée par quarante à soixante faisceaux ; une petite racine ou racine
motrice, placée en avant et en dedans de la précédente et constituée par six
ou sept faisceaux seulement.

La face inférieure de la protubérance est formée, dans toute son étendue, par
un système de faisceaux blancs qui se portent transversalement d'un pédoncule cérébelleux à l'autre et que l'on peut, avec ROLANDO, diviser en trois
groupes plus ou moins distincts. Les faisceaux antérieurs suivent tout d'abord
une direction nettement transversale ; puis, s'infléchissant en arrière, ils

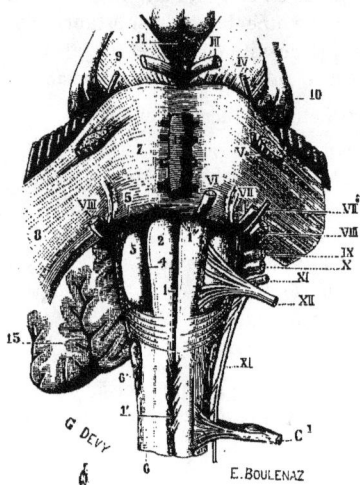

Fig. 662.

Protubérance et bulbe rachidien, vus par leur face antéro-inférieure.

1, sillon médian antérieur du bulbe, avec 1', entre-croisement des pyramides, 1", trou borgne. — 2, pyramide antérieure. — 3, olive. — 4, sillon préolivaire. — 5, fossette sus-olivaire et fossette latérale. — 6, faisceau latéral, avec 6', corps cendré de Rolando. — 7, protubérance annulaire. — 8, pédoncules cérébelleux
moyens. — 9, pédoncules cérébraux. — 10, bandelettes optiques et corps genouillés. — 11, espace interpédonculaire. — 12, tronc basilaire. — 13, cervelet. — III, moteur oculaire commun. — IV, pathétique. — V, trijumeau. — VI, moteur oculaire externe. — VII, facial. — VIIa, intermédiaire de Wrisberg. — VIII, auditif. —
IX, glosso-pharyngien. — X, pneumogastrique. — XI, spinal. — XII, hypoglosse. — C₁, première paire cervicale.

passent en dehors du trijumeau et viennent former la partie externe des pédoncules cérébelleux moyens. — Les faisceaux postérieurs se dirigent transversalement en dehors et viennent constituer la partie centrale ou moyenne de ces
mêmes pédoncules. — Les faisceaux moyens, enfin, décrivent une courbe à
court rayon et à concavité dirigée en arrière et en dedans ; ils passent sur le
côté interne du trijumeau, recouvrent les faisceaux précédents en les croisant
obliquement et, finalement, viennent former la partie postérieure et interne
des pédoncules.

b. *Face supérieure* (fig. 630). — Elle fait partie du plancher du quatrième
ventricule, dont elle représente la partie antérieure (*triangle protubérantiel du
quatrième ventricule*). Nous y remarquons, tout d'abord, un sillon médian qui

prolonge en haut la tige du calamus déjà décrite à propos du bulbe et aboutit, au-dessous des tubercules quadijumeaux, à l'acqueduc de Sylvius. De chaque côté de ce sillon, nous rencontrons : 1° tout à fait en arrière, sur la limite du bulbe, une saillie arrondie, l'*eminentia teres*, qui occupe la partie moyenne du ventricule et que nous avons déjà mentionnée en étudiant le bulbe rachidien ; 2° un peu en dehors de cette saillie, une dépression ou fossette, la *fovea superior*; 3° en avant de cette fossette, une tache d'un bleu grisâtre et à contours mal définis, le *locus cæruleus*, d'où émerge une partie des fibres du trijumeau.

c. *Face postérieure.* — La face postérieure répond à la base du bulbe. — Elle en est nettement séparée, *en bas*, par le sillon bulbo-protubérantiel que constituent successivement, en allant de dedans en dehors : le trou borgne, l'étranglement que nous avons constaté sur l'extrémité supérieure de la pyramide, la fossette sus-olivaire et la fossette latérale. — *En haut*, au contraire, du côté du ventricule, le bulbe et la protubérance sont en continuité intime : la limite, toute conventionnelle, qui les sépare est représentée par une ligne transversale qui réunirait l'un à l'autre les deux angles latéraux du quatrième ventricule.

d. *Face antérieure.* — Elle répond aux pédoncules cérébraux et se continue avec eux, comme la face postérieure se continue avec le bulbe. Du côté de la face supérieure de la protubérance, en effet, aucune ligne de démarcation ne sépare les deux organes. Du côté de la face inférieure, au contraire, la protubérance se distingue nettement des pédoncules cérébraux par la direction transversale de ses fibres, qui forment, au-dessous de ces derniers, un bourrelet plus ou moins saillant (fig. 662).

e. *Faces latérales.* — Sur les côtés, la protubérance se confond intimement avec les pédoncules cérébelleux moyens. Ses faces latérales n'existent donc pas en réalité : elles sont déterminées artificiellement par une section verticale et antéro-postérieure qui raserait le côté externe du trijumeau.

Le volume de la protubérance est en rapport avec le développement des lobes latéraux du cervelet. Aussi est-ce chez l'homme, où ces lobes sont particulièrement développés, que la protubérance acquiert ses plus grandes dimensions. Elle est très considérablement réduite chez les rongeurs et disparaît complètement chez les oiseaux, les reptiles et les poissons dont le cervelet ne possède pas de lobes latéraux.

Constitution anatomique et systématisation. — La protubérance annulaire, comme le cervelet, la moelle et le bulbe, se compose à la fois de substance blanche et de substance grise.

1° *Substance blanche.* — La substance blanche comprend trois ordres de fibres : des fibres longitudinales qui lui viennent du bulbe ; des fibres transversales qui émanent des pédoncules cérébelleux moyens ; les fibres arciformes de la formation réticulaire.

a. Les *fibres longitudinales* ou *bulbaires* proviennent, en majeure partie, de la pyramide antérieure du bulbe, qui, tout entière, traverse la protubérance pour se rendre dans le pédoncule cérébral correspondant. Nous retrouvons donc dans la protubérance les trois plans de fibres que nous avons reconnus dans la pyramide, savoir : un plan inférieur ou moteur, un plan moyen ou sensitif, un plan postérieur formé par des fibres motrices commissurales. Seulement ici, ces trois plans, au lieu d'être confondus comme dans le bulbe, se trouvent isolés les uns des autres et forment en réalité trois faisceaux plus ou moins distincts. Ces trois faisceaux ont, du reste, la même valeur fonctionnelle

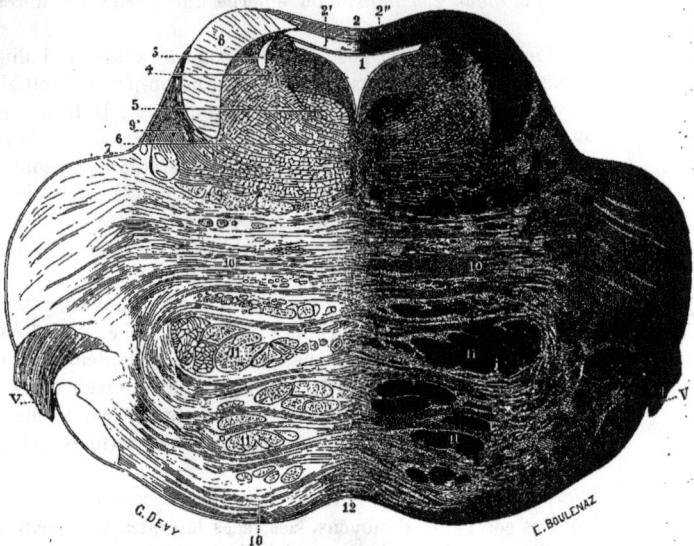

Fig. 663.
Coupe vertico-transversale de la protubérance au niveau de sa partie supérieure
(d'après STILLING).

1, quatrième ventricule. — 1', son épendyme (en jaune). — 2, valvule de Vieussens, avec 2', sa couche blanche (velum medullare anticum), 2'', sa couche grise (lingula). — 3, racine supérieure du trijumeau. — 4, cellules nerveuses qui accompagnent cette racine (locus cæruleus). — 5, bandelette longitudinale postérieure. — 6, formation réticulaire. — 7, sillon latéral de l'isthme. — 8, coupe des pédoncules cérébelleux supérieurs. — 9, couche du ruban de Reil. — 9', sa partie extérieure (ruban de Reil proprement dit). — 10, 10, fibres transversales de la protubérance. — 11, 11, ses fibres longitudinales. — 12, raphé. — V, trijumeau.

que dans la pyramide bulbaire. Ils présentent aussi les mêmes rapports respectifs. C'est ainsi que nous rencontrons successivement en allant de bas en haut : 1° le faisceau moteur volontaire, plus connu sous le nom de faisceau pyramidal ; 2° le faisceau sensitif ; 3° le faisceau commissural moteur. Ce dernier, toutefois, est profondément dissocié et se trouve comme perdu au milieu de la formation réticulaire.

Le long du faisceau pyramidal, qui se rend, comme on le sait, aux cornes antérieures de la moelle épinière et qui tient ainsi sous sa dépendance la motilité volontaire de tous les muscles innervés par les nerfs rachidiens, chemine un petit paquet de fibres longitudinales que l'on peut suivre, à travers le pédoncule, la capsule interne et le centre ovale, jusqu'au pied de la quatrième circonvolution frontale. Ce faisceau nouveau, non représenté dans la moelle, est situé sur le côté postéro-interne du faisceau pyramidal : on le désigne ordinairement sous le nom de *faisceau géniculé*, parce qu'il occupe, dans la capsule interne, cette portion de la capsule appelée le *genou*. C'est encore là un faisceau moteur volontaire : mais, au lieu de descendre dans la moelle comme le faisceau pyramidal, il s'arrête au bulbe et se termine dans les noyaux d'origine des nerfs masticateur, facial inférieur et grand hypoglosse ; il tient donc sous sa dépendance la motilité de la langue et d'une partie de la face.

Indépendamment des faisceaux de fibres longitudinales que nous venons de décrire, nous rencontrons encore dans la protubérance deux autres faisceaux. — Le *premier* est situé immédiatement au-dessous de la formation réticulaire. Aplati de haut en bas, ce faisceau occupe en largeur toute l'étendue transversale de la protubérance : il constitue la *couche du ruban de Reil* que nous étudierons plus loin (p. 405). — Le *second*, plus petit que le précédent, est situé de chaque côté de la ligne médiane, immédiatement au-dessous du plancher du quatrième ventricule et de l'aqueduc de Sylvius : c'est la *bandelette longitudinale postérieure* (*hinteres längsbündel* des anatomistes allemands). Plus épaisse en dedans qu'en dehors, elle apparaît sur les coupes transversales sous la forme d'une poire dont la grosse extrémité serait dirigée en dedans (fig. 663, 5 et 670, 4). Les deux bandelettes sont très rapprochées l'une de l'autre sur la ligne médiane et arrivent même au contact sur certains points. On peut les suivre sans interruption depuis la partie moyenne du bulbe jusqu'au niveau de la commissure postérieure, mais sans pouvoir se fixer d'une façon précise sur ses connexions soit inférieures, soit supérieures. Du côté de la moelle, son origine nous est complètement inconnue et il en est à peu près de même de sa terminaison du côté du cerveau : en effet, tandis que, pour FOREL, les fibres de la bandelette longitudinale ne dépassent pas la commissure postérieure du cerveau, nous voyons MEYNERT prolonger ces fibres jusqu'à la face inférieure du noyau lenticulaire et même plus loin encore jusqu'à l'écorce des hémisphères.

La signification anatomique de la bandelette postérieure est donc encore fort obscure et nous devons attendre sur ce point de nouvelles recherches. Pour l'instant, l'opinion qui nous paraît la plus probable est que la bandelette longitudinale postérieure relie les uns aux autres les différents noyaux moteurs du bulbe et de la protubérance et joue, par rapport à ces masses grises, le même rôle que le faisceau radiculaire antérieur de la moelle par rapport aux divers étages des cornes antérieures. Il continue en haut le faisceau radiculaire et devient son homologue. Il convient d'ajouter, cependant, que toutes les fibres de la bandelette longitudinale ne peuvent être rattachées à ce système commissural. Un certain nombre d'entre elles, issues comme les précédentes d'un noyau de substance grise, se rendent directement à un nerf moteur et acquièrent alors toute la valeur de fibres nerveuses périphériques encore plongées dans l'épaisseur du névraxe : c'est ainsi que ses faisceaux les plus internes partent du noyau d'origine du moteur oculaire externe, s'entre-croisent sur la ligne médiane et finalement émergent de la protubérance avec le moteur oculaire commun du côté opposé. Ces faisceaux internes de la bandelette longitudinale postérieure constituent donc, pour ce dernier nerf, de véritables filets radiculaires et nous aurons à y revenir à propos des origines réelles des nerfs moteurs de l'œil.

Un peu au-dessus du bord postérieur de la protubérance, les fibres du faisceau géniculé, destinées aux nerfs masticateur, facial et hypoglosse, s'entre-croisent sur la ligne,

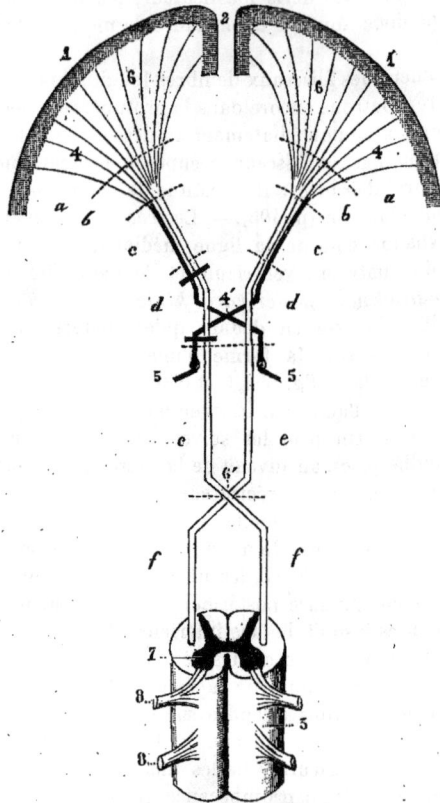

Fig. 664.

Trajet comparé des fibres motrices bulbaires et des fibres motrices rachidiennes.

1, écorce cérébrale (zone motrice). — 2, grande scissure interhémisphérique. — 3, un tronçon de moelle épinière, vue par sa face antérieure. — 4, fibres motrices bulbaires. — 4', leur entre-croisement à la partie inférieure de la protubérance.— 5, un noyau bulbaire avec le nerf qui en émane. — 6, fibres motrices rachidiennes constituant le faisceau pyramidal. — 6', leur entre-croisement à la partie inférieure du bulbe (décussation des pyramides). — 7, cornes antérieures de la moelle. — 8, 8, deux nerfs rachidiens. — a, centre ovale. — b, capsule interne. — c, pédoncule cérébral. — d, protubérance. — e, bulbe. — f, moelle épinière.
Du côté droit (côté gauche de la figure) les deux traits noirs transversaux représentent deux lésions destructives : 1° la lésion la plus élevée, intéressant le faisceau bulbaire et le faisceau rachidien avant leur entre-croisement, détermine une hémiplégie croisée ; 2° la lésion inférieure, intéressant le faisceau rachidien avant son entre-croisement et le faisceau bulbaire déjà entre-croisé, produit une paralysie directe pour la face et croisée pour le reste du corps (paralysie alterne).

médiane avec leurs homologues du côté opposé et viennent ensuite se perdre dans leurs noyaux d'origine, les noyaux du nerf masticateur, du facial inférieur et de l'hypoglosse. Ce fait anatomique, en apparence insignifiant, acquiert une importance considérable dans la séméiologie de quelques affections protubérantielles. Il nous explique nettement comment il se fait : qu'une lésion, un caillot hémorrhagique par exemple, siégeant à la partie antérieure de la protubérance, amène une *hémiplégie croisée*, portant à la fois sur les membres et sur la face ; tandis que cette même lésion, si elle siège à la partie postérieure détermine une hémiplégie croisée pour les membres et directe pour la face (*hémiplégie alterne*). Dans le premier cas, en effet, comme on peut le voir par le schéma ci-contre (fig. 664), la lésion destructive des conducteurs kinésodiques a intéressé à la fois les fibres destinées aux membres et celles destinées à la face avant leur entre-croisement, d'où hémiplégie croisée à la fois pour les membres et pour la face. Dans le second cas, au contraire, elle a intéressé : 1° les fibres destinées aux membres, avant leur entre-croisement, d'où *hémiplégie croisée* pour les membres ; 2° les fibres destinées à la face, déjà entre-croisées, d'où *hémiplégie directe* pour la face.

b. Les *fibres transversales* ou *cérébelleuses* occupent presque toute la hauteur de la protubérance. Ce sont elles qui, en se rendant du pédoncule à la ligne médiane, séparent les uns des autres les différents faisceaux longitudinaux issus de la pyramide. Elles se divisent, d'après leur situation, en superficielles et profondes : les premières forment la face inférieure de la protubérance ; les autres, visibles seulement sur des coupes, se disposent en couches plus ou moins épaisses, cheminant entre les différents paquets de fibres longitudinales et les coupant à angle droit (fig. 663, 11).

Considérées au point de vue de leur terminaison, les fibres transversales de la protubérance forment vraisemblablement trois groupes. Les unes, arrivées à la ligne médiane, franchissent cette ligne médiane et remontent vers le cervelet à travers le pédoncule du côté opposé ; elles constituent ainsi de longues anastomoses en forme d'anses, mettant en relation deux régions homologues des hémisphères cérébelleux. — Les autres, après s'être entre-croisées de même sur la ligne médiane avec celles du côté opposé, se terminent dans la substance grise protubérantielle. — Enfin, il en est un certain nombre qui, s'infléchissant en haut et suivant à partir de ce point une direction longitudinale, remontent jusque dans les hémisphères cérébraux.

c. La *formation réticulaire* de la protubérance est la continuation de la formation réticulaire du bulbe rachidien. Elle occupe l'étage supérieur de la protubérance remplissant tout l'espace compris entre le plancher du quatrième ventricule et les faisceaux longitudinaux du ruban de Reil. Limitée en dehors par le pédoncule cérébelleux supérieur, elle répond en dedans à la ligne médiane (fig. 663, 6).

Comme dans le bulbe, la formation réticulaire est formée ici par un système de fibres arciformes qui se dirigent transversalement de dehors en dedans, gagnent la ligne médiane et s'y entre-croisent en formant le raphé. Les connexions de ces fibres sont encore mal connues. Le plus grand nombre d'entre elles proviennent vraisemblablement des pédoncules cérébelleux ; quelques-unes, cependant, semblent être une dépendance du ruban de Reil.

2° *Substance grise.* — La substance grise de la protubérance forme tout d'abord une série de colonnes ou noyaux, d'où émergent les filets radiculaires d'un certain nombre de nerfs crâniens. Ces noyaux sont au nombre de six, savoir : 1° le *noyau commun du facial et du moteur oculaire externe*, sous-jacent à l'*eminentia teres* ; 2° le *noyau propre du facial*, placé plus profondément, au-dessous et un peu en arrière du précédent ; 3° plus haut et placé immédiatement au-dessous de l'épendyme, la nappe irrégulière du *locus cœruleus*, à laquelle aboutissent quelques fibres du trijumeau ; 4° plus haut encore, au-dessous de l'aqueduc de Sylvius, le *noyau du pathétique* et le *noyau du moteur oculaire commun ;* 5° le *noyau masticateur*, d'où émane la racine motrice du trijumeau et qui est placé au centre de la protubérance, un peu en arrière et en dedans de l'émergence du nerf ; 6° nous retrouvons encore dans la protubérance la partie la plus élevée de cette colonne grise, que

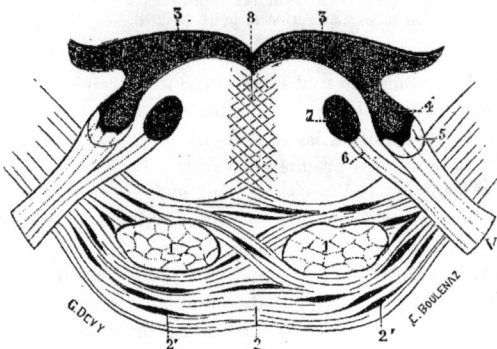

Fig. 665.

Schéma d'une coupe vertico-transversale de la protubérance pratiquée au niveau de l'émergence de la cinquième paire (d'après M. Duval).

V, nerf trijumeau à son émergence. — 1, 1, faisceaux longitudinaux provenant des pyramides antérieures. — 2, fibres transversales de la protubérance avec stratifications irrégulières de la substance grise, 3', — 3, substance grise du plancher du quatrième ventricule (*locus cœruleus*). — 4, substance gélatineuse de Rolando (tête de la corne postérieure). — 5, racine inférieure ou bulbaire du trijumeau, se recourbant pour émerger de la protubérance. — 6, petite racine du trijumeau ou nerf masticateur. — 7, son noyau d'origine (en rouge). — 8, raphé.

nous avons déjà rencontrée dans les parties latérales du bulbe et qui donne naissance à la racine inférieure du trijumeau.

Indépendamment de ces noyaux d'origine qui se rattachent manifestement, ainsi que nous l'avons dit plus haut (p. 536) aux formations grises des cornes antérieures et postérieures de la moelle, la protubérance nous présente de la substance grise qui lui appartient en propre : c'est l'olive supérieure et la substance grise protubérantielle.

a. On donne le nom d'*olive supérieure* à une petite lame de substance grise qui se contourne et se plisse irrégulièrement comme l'olive bulbaire. Elle est située en pleine protubérance, un peu en avant et en dedans du noyau propre du facial. Très peu développée chez l'homme, elle est très évidente chez les animaux, notamment chez le chat et le mouton (Duval). Les olives supérieures paraissent entrer en connexion avec le cervelet, notamment avec le noyau du toit (p. 381) ; elles sont, en outre, reliées par deux faisceaux distincts, d'une part au noyau du moteur oculaire externe, d'autre part au noyau antérieur de l'auditif.

b. Quant à la *substance grise protubérantielle* proprement dite, elle est disséminée un peu partout dans la protubérance. On la voit sur des coupes transversales former des traînées plus ou moins épaisses, mais toujours fort irrégulières, entre les différents faisceaux des fibres transversales qui se dirigent du pédoncule cérébelleux moyen vers la ligne médiane. Les cellules de la substance grise protubérantielle entrent en relations d'une part avec les fibres cérébelleuses, d'autre part avec les fibres motrices spinales. On les voit dégénérer, en effet, dans le cas d'atrophie du cervelet (PIERRET). Elles dégénèrent aussi, mais d'une façon moins accentuée, lorsque le faisceau pyramidal s'atrophie en conséquence d'une lésion cérébrale.

§ II. — PÉDONCULES CÉRÉBELLEUX MOYENS

Les pédoncules cérébelleux moyens se présentent à nous sous la forme de deux cordons blancs, occupant les parties latérales de l'isthme de l'encéphale. En dedans, ils se continuent, comme nous venons de le voir, avec la protubérance; en dehors, ils s'irradient dans les hémisphères du cervelet. Ce sont les plus considérables des trois pédoncules cérébelleux. En partant de la protubérance, ils se dirigent obliquement en dehors et en arrière; de plus, ils sont fortement aplatis de haut en bas et nous présentent par conséquent deux faces, l'une inférieure, l'autre supérieure :

a. La *face inférieure*, convexe et libre dans la plus grande partie de son étendue, répond au rocher. Elle est recouverte en arrière par de nombreuses lamelles du cervelet et notamment par le lobule du pneumogastrique qu'il faut écarter pour mettre le pédoncule à découvert.

b. La face postérieure est fort courte : le pédoncule à ce niveau se confond en effet, presque immédiatement à sa sortie de la protubérance, avec la substance blanche des hémisphères cérébelleux.

Considérés au point de vue de leur constitution anatomique, les pédoncules cérébelleux moyens se composent exclusivement de fibres nerveuses qui, du cervelet, descendent vers la protubérance. Nous avons déjà indiqué plus haut : 1° leur mode d'origine dans le cervelet (p. 385) ; 2° leurs différents modes de terminaison dans la protubérance (p. 397). Nous ne saurions y revenir ici sans tomber dans des redites inutiles.

§ III. — PÉDONCULES CÉRÉBELLEUX SUPÉRIEURS

Les pédoncules cérébelleux supérieurs sont ces deux cordons blancs qui occupent le plan supérieur de l'isthme et relient l'un à l'autre le cervelet et le cerveau. Ils se dirigent obliquement d'arrière en avant et un peu de dehors en dedans, de l'échancrure antérieure du cervelet aux tubercules quadrijumeaux postérieurs, au-dessous desquels ils disparaissent. Tous les deux sont fortement aplatis de haut en bas; on leur considère, en conséquence, deux faces, l'une supérieure, l'autre inférieure et deux bords, l'un externe, l'autre interne.

a. La *face supérieure* du pédoncule cérébelleux supérieur, convexe et lisse, est entièrement recouverte par le cervelet; mais un double feuillet de la pie-mère sépare l'un de l'autre les deux organes, de telle sorte qu'il suffit de soulever et de récliner les lamelles cérébelleuses pour dégager le pédoncule et mettre à découvert sa face supérieure. A sa partie antérieure, cette face est croisée par les faisceaux ascendants du ruban de Reil qui lui adhèrent inti-mement (fig. 664); elle est croisée aussi, en arrière de ces derniers faisceaux, par quelques fibres du faisceau cérébelleux direct qui s'infléchissent en arrière pour gagner la valvule de Vieussens, et, de là, le vermis supérieur (fig. 633).

b. La *face inférieure* se confond par sa partie externe avec la formation réticulaire de la protubérance. Sa partie interne, libre et légèrement concave, concourt à former la paroi supérieure ou voûte du quatrième ventricule.

c. Le *bord externe*, arrondi et mousse, répond au sillon latéral de l'isthme et se fusionne à ce niveau avec la protubérance.

d. Le *bord interne*, aminci et presque tranchant, donne attache à la val-vule de Vieussens qui le relie au pédoncule cérébelleux supérieur du côté opposé.

Quelles sont les connexions des pédoncules cérébelleux supérieurs?

Nous savons déjà qu'ils prennent naissance *en arrière*, dans le centre mé-dullaire du cervelet, où ils semblent sortir du corps dentelé (p. 384). En *avant*, ils s'engagent au-dessous des tubercules quadrijumeaux et échappent

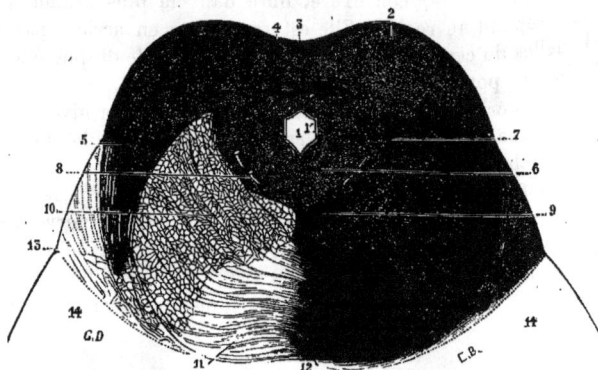

Fig. 666.

Coupe vertico-transversale de la calotte passant au niveau des tubercules quadrijumeaux postérieurs (d'après Schwalbe).

1, aqueduc de Sylvius, avec 1', son épendyme. — 2, tubercules quadrijumeaux postérieurs. — 3, entre-croi-sement de leurs fibres superficielles. — 4, entre-croisement de leurs fibres profondes. — 5, ruban de Reil; 6, substance grise entourant l'aqueduc. — 7, coupe des faisceaux qui constituent la racine supérieure du trijumeau. — 8, coupe des faisceaux appartenant au nerf pathétique. — 9, bandelette longitudinale. — 10, for-mation réticulaire. — 11, pédoncules cérébelleux supérieurs, s'entre-croisant sur la ligne médiane, en 12. — 13, sillon latéral de l'isthme. — 14, protubérance annulaire. — Le trait jaune représente l'épendyme.

alors à nos regards. Si nous essayons de les suivre dans ce trajet intra-protubérantiel, sur une série de coupes transversales régulièrement étagées, nous les voyons se rapprocher graduellement l'un de l'autre, entrer en contact sur la ligne médiane, se pénétrer mutuellement et finalement s'entre-croiser d'une façon telle que le pédoncule cérébelleux du côté gauche passe à droite et, vice versa, toutes les fibres du pédoncule droit passent du côté gauche. Cet entre-croisement effectué, les deux pédoncules cérébelleux supérieurs cheminent dans l'étage supérieur du pédoncule cérébral où nous les retrouverons bientôt (voy. *Pédoncules cérébraux*).

Au point de vue de leur constitution anatomique, les pédoncules cérébelleux supérieurs sont exclusivement formés de substance blanche : ils renferment des fibres nerveuses longitudinales qui se dirigent d'arrière en avant parallèlement à l'axe même du pédoncule.

§ IV. — VALVULE DE VIEUSSENS

La valvule de Vieussens est une membrane nerveuse, à la fois blanche et grise, située entre les deux pédoncules cérébelleux supérieurs qu'elle unit l'un à l'autre. Sa longueur varie de 10 à 15 millimètres, sa largeur de 5 à 7 millimètres.

Description morphologique. — Comme l'espace qu'elle est destinée à combler, la valvule de Vieussens a une forme triangulaire et nous présente, par conséquent : deux *faces*, l'une supérieure, l'autre inférieure ; deux *bords latéraux*, l'un droit, l'autre gauche ; une *base* et un *sommet*.

a. La *face supérieure*, légèrement inclinée en arrière, est recouverte dans toute son étendue par le vermis supérieur ou lobe moyen du cervelet. Entre les deux s'interpose un double feuillet de la pie-mère, de telle sorte qu'il suffit de soulever le vermis pour mettre cette face à découvert. On constate alors qu'elle présente une coloration blanche dans son quart antérieur, une coloration grise dans ses trois quarts postérieurs.

b. La *face inférieure*, contribue à former la voûte du quatrième ventricule ; elle repose, en arrière, sur la luette ou extrémité antérieure du vermis inférieur.

c. Les *bords latéraux*, obliques en haut et en avant, répondent aux pédoncules cérébelleux supérieurs et s'unissent intimement à eux.

d. La *base* se confond, de même, d'une façon intime avec le lobe moyen du cervelet.

e. Le *sommet*, dirigé en avant, est fortement arrondi. Il donne naissance à un prolongement fasciculé, souvent bifide, qui vient s'implanter d'autre part dans l'espace angulaire que forment, en s'écartant l'un de l'autre, les deux tubercules quadrijumeaux postérieurs. Ce prolongement est connu sous le nom de *frein* de la valvule de Vieussens. De chaque côté du frein, émergent deux cordons nerveux très grêles, les *nerfs pathétiques* ou *nerfs de la quatrième paire*. On voit enfin, dans certains cas, une toute petite bandelette transversale, placée au-dessous du frein, unir l'un à l'autre les points d'émergence de ces deux nerfs.

Constitution anatomique. — La valvule de Vieussens se compose essentiellement de deux lames de substance nerveuse superposées, une lame de substance blanche et une lame de substance grise :

La *lame de substance blanche* répond à la face inférieure, où elle constitue une nappe uniforme : c'est le *voile médullaire antérieur* des anatomistes anglais et allemands.

La *lame de substance grise* s'étale au-dessus de la précédente ; mais elle n'occupe, ainsi que nous l'avons dit plus haut, que les trois quarts postérieurs de la valvule, le quart antérieur étant exclusivement formé de substance blanche. Cette substance grise se dispose en une série de plis transversaux qui rappellent exactement, par leur aspect extérieur, la disposition des lamelles cérébelleuses. L'analogie existe encore quand on examine la configuration intérieure de ces plis : chacun d'eux, en effet, est constitué par une lame de substance grise, au sein de laquelle s'insinue de bas en haut un mince prolongement de la substance blanche sous-jacente. Cette disposition s'observe très nettement sur des coupes verticales et antéro-postérieures de la valvule de Vieussens.

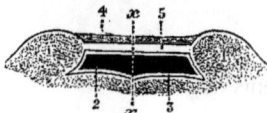

Fig. 667.

Coupe vertico-transversale du quatrième ventricule, pratiquée au niveau de la valvule de Vieussens.

1, 1, pédoncules cérébelleux supérieurs. — 2, cavité du quatrième ventricule. — 3, son plancher. — 4, lame grise et 5, lame blanche de la valvule de Vieussens. — *x, x,* ligne médiane. (Le trait jaune représente l'épendyme.)

Au point de vue de leur structure intime, la lame grise est formée par des cellules qui rappellent exactement celles de la substance grise du cervelet ; la lame blanche, par des fibres nerveuses qui émanent du cervelet, mais dont le trajet ultérieur est encore très hypothétique. Un grand nombre d'entre elles, s'unissant au ruban de Reil, descendent avec lui dans la moelle épinière, où elles contribuent à former le faisceau cérébelleux direct : elles constituent ainsi de longues voies commissurales mettant en relation le vermis supérieur du cervelet avec les cordons antéro-latéraux et les cornes postérieures de la moelle épinière.

A tout prendre, la valvule de Vieussens, considérée au point de vue de sa signification anatomique, est une simple dépendance du lobe moyen du cervelet et équivaut à un lobule qui, au lieu d'être arrondi comme les lobules ordinaires, s'est étalé en surface. Ce lobule n'est autre que le lobule le plus antérieur du vermis supérieur ou *lingula* (p. 378).

§ V. — TUBERCULES QUADRIJUMEAUX

On donne le nom de *tubercules quadrijumeaux* (*lame quadrijumelle* de quelques anatomistes) à quatre saillies en forme de mamelons, situées à la partie supérieure de la protubérance et des pédoncules cérébraux. Ils sont régulièrement disposés deux par deux de chaque côté de la ligne médiane, en avant de la valvule de Vieussens, en arrière du ventricule moyen, au-dessous de la toile choroïdienne et du corps calleux. Leur développement dans la série animale varie en raison inverse de celui du cervelet : ils sont donc rudimentaires chez l'homme où le cervelet atteint ses plus grandes dimensions.

Configuration extérieure — Les tubercules quadrijumeaux se divisent en antérieurs et postérieurs. Un sillon transversal, légèrement courbe à concavité dirigée en avant, sépare nettement les tubercules antérieurs des tubercules postérieurs; un deuxième sillon, antéro-postérieur et médian, isole de même ceux du côté droit de ceux du côté gauche. Ces deux sillons, se croisant à angle droit, forment naturellement par leur ensemble une espèce de croix dont les quatre branches ont une longueur à peu près égale.

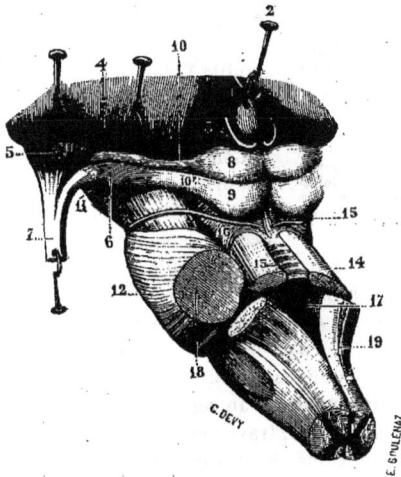

Fig. 668.

L'isthme de l'encéphale, vu par en haut et à gauche, pour montrer les relations des tubercules quadrijumeaux et leurs relations avec les corps genouillés.

1, ventricule moyen. — 2, glande pinéale. — 3, triangle de l'habenula. — 4, l'extrémité postérieure de la couche optique soulevée pour laisser voir : 5, le corps genouillé externe; 6, le corps genouillé interne; 7, la bandelette optique avec ses deux racines. — 8, tubercule quadrijumeau antérieur. — 9, tubercule quadrijumeau postérieur. — 10, bras antérieur et 10' bras postérieur des tubercules quadrijumeaux. — 11, pédoncule cérébral. — 12, protubérance. — 13, valvule de Vieussens. — 14, pédoncules cérébelleux supérieurs. — 15, nerf pathétique. — 16, ruban de Reil. — 17, quatrième ventricule. — 18, pédoncule cérébelleux moyen. — 19, pédoncule cérébelleux inférieur.

a. Les *tubercules quadrijumeaux antérieurs*, plus connus sous le nom de *nates*, sont plus volumineux que les postérieurs. Ils ont une couleur grisâtre et présentent chacun la forme d'un ovoïde à grand axe dirigé en avant et en dehors. Leur extrémité externe donne naissance à un prolongement ou bras, *bras antérieur* des tubercules quadrijumeaux : c'est un petit cordon blanchâtre qui se porte transversalement en dehors vers le corps genouillé externe de la couche optique. Entre les deux tubercules quadrijumeaux antérieurs existe une petite dépression triangulaire, dans laquelle vient prendre place le conarium ou glande pinéale.

26*

b. Les *tubercules quadrijumeaux postérieurs*, encore appelés *testes*, sont moins volumineux que les précédents; par contre, ils sont plus saillants, plus arrondis, presque hémisphériques. Leur coloration est, en même temps, d'un gris plus clair. Comme les nates, les testes donnent naissance par leur extrémité externe à un prolongement ou bras, *bras postérieur* des tubercules quadrijumeaux, qui se dirige obliquement en avant et en dehors vers le corps genouillé interne de la couche optique.

Comme moyen mnémotechnique des rapports respectifs des tubercules quadrijumeaux avec les corps genouillés, l'élève pourra retenir les quatre majuscules **AEPI**, que l'on devra lire : tubercule **A**ntérieur, relié au corps genouillé **E**xterne; tubercule **P**ostérieur, relié au corps genouillé **I**nterne.

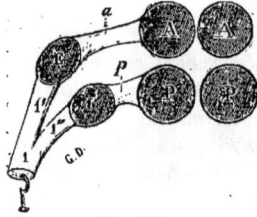

Fig. 669.

Schéma représentant les rapports de la bandelette optique avec les corps genouillés et les tubercules quadrijumeaux.

A, tubercules antérieurs (testes). — P, tubercules postérieurs (nates). — E, corps genouillés externes. — I, corps genouillés internes. — a, bras des tubercules antérieurs. — b, bras des tubercules postérieurs. — 1, bandelette optique avec 1', sa racine externe ; 1'', sa racine interne.

Constitution anatomique. — Les tubercules quadrijumeaux se composent de substance grise et de substance blanche. — La *substance grise* occupe le centre de chaque tubercule (*stratum cinereum*) et comprend dans sa masse des amas de cellules nerveuses, traversés par des fibres à direction variable ; elle se continue à sa partie inférieure avec la substance grise qui entoure l'aqueduc de Sylvius. — La *substance blanche*, constituée par des fibres, se dispose à la périphérie sous la forme d'une couche fort mince et pour ainsi dire transparente (*stratum zonale* des tubercules quadrijumeaux); un certain nombre de fibres, cependant, suivant un trajet plus profond, traversent la substance grise centrale. Au point de vue de leurs connexions, les fibres qui entrent dans la constitution des tubercules quadrijumeaux sont de deux ordres : les unes se rattachent à l'appareil optique (voy. *Origine réelle du nerf optique*); les autres sont une dépendance du ruban de Reil que nous allons décrire dans le paragraphe suivant.

La structure intime des tubercules quadrijumeaux diffère cependant suivant qu'on examine les antérieurs ou les postérieurs. — Pour les *postérieurs*, le *stratum zonale* et la substance blanche centrale sont constitués par des fibres à myéline. La substance grise renferme les éléments ordinaires de la substance grise en général : des cellules et des fibres. Les cellules nerveuses de petites dimensions y sont surtout très abondantes; les grosses cellules y sont beaucoup plus rares. — Les *antérieurs* ont une structure plus compliquée. Ils possèdent comme les postérieurs un *stratum zonale*, épais de 38 à 40 μ, constitué par des fibres à myéline. Au-dessous de lui, nous trouvons une couche de substance grise, une sorte de capsule, le *stratum cinereum*, riche en névroglie, et renfermant de petites cellules nerveuses, très nombreuses surtout à la partie la plus proéminente du tubercule. Plus profondément, se trouve une nouvelle couche, le *stratum opticum*, composé de fibres à myéline mêlées à de la substance grise. Ces fibres à myéline passent dans le bras antérieur, et de là, dans la bandelette optique. La substance grise qui, à la périphérie se continue avec celle de la zone précédente est constituée par des cellules étoilées de 12 μ de diamètre. Enfin, formant la base du tubercule, entre la couche des fibres optiques et la substance grise de l'aqueduc, se trouve une bandelette blanche, dérivée de la couche du ruban de Reil.

Voyez, au sujet de la structure des tubercules quadrijumeaux, TARTUFERI, *Archiv. ital. per le malattie nervose*, 1885.

§ VI. — Ruban de Reil

Description morphologique. — Le ruban de Reil est une bandelette de substance blanche située sur les parties latérales de l'isthme, où elle forme un relief tantôt considérable, tantôt peu marqué. De forme triangulaire, elle émerge par sa base du sillon latéral de l'isthme ; puis, se portant en haut et un peu en avant, elle contourne successivement le bord externe et la face supérieure du pédoncule cérébelleux supérieur et atteint bientôt le tubercule quadrijumeau postérieur, au-dessous duquel elle disparaît. Ses fibres postérieures, cependant, suivent une autre voie : après avoir contourné le pédoncule, elles s'infléchissent en arrière et se perdent dans la couche blanche de la valvule de Vieussens.

Mais cette bandelette triangulaire n'est qu'une portion du ruban de Reil, sa portion extérieure, sa portion visible à la surface de l'isthme. Elle ne renferme

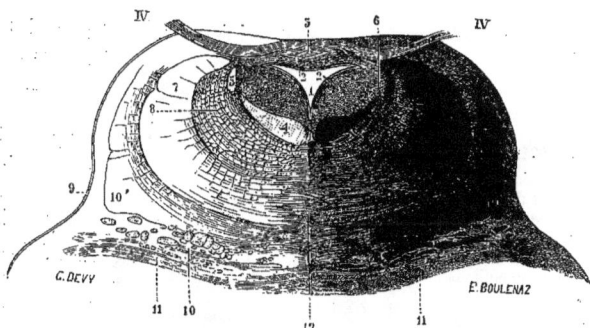

Fig. 670.

Coupe vertico-transversale de la protubérance, passant par le point d'entre-croisement des nerfs pathétiques (d'après Stilling).

1, aqueduc de Sylvius. — 2, sa substance grise. — 3, entre-croisement des pathétiques. — 4, bandelette longitudinale postérieure. — 5, racine supérieure du trijumeau. — 6, cellules sensitives accompagnant cette racine. — 7, pédoncules cérébelleux supérieurs. — 8, formation réticulaire. — 9, sillon latéral de l'isthme. — 10, couche du ruban de Reil. — 10', sa partie externe formant le ruban de Reil proprement dit. — 11, 11, fibres transversales de la protubérance. — 12, raphé. — Le trait jaune représente l'épendyme.

même qu'une partie des fibres de cette formation nerveuse et pour voir celle-ci dans son entier, il faut l'examiner sur une coupe transversale de la protubérance, pratiquée à la partie antérieure de la valvule de Vieussens (fig. 670, 10). Elle nous apparaît alors sous la forme d'un large faisceau de fibres longitudinales, aplati de haut en bas et s'étendant en largeur depuis le sillon latéral de l'isthme jusqu'à la ligne médiane. Il repose en bas sur le plan inférieur de la protubérance et se trouve recouvert, en haut, par la formation réticulaire.

Ce faisceau aplati, aussi large que la protubérance elle-même, est désigné par les anatomistes allemands sous le nom de *couche du ruban de Reil*.

26**

(*Schleifenschicht*). Il est continu et absolument indivis. Nous devons cependant au point de vue de ses connexions, soit supérieures, soit inférieures, lui distinguer trois portions : une portion interne, une portion moyenne et une portion externe.

Connexions inférieures. — Suivies du côté de la moelle, les trois portions de la couche du ruban de Reil descendent sur les parties latérales du bulbe rachidien, et aboutissent ensuite, sans subir d'entrecroisement : la portion interne, au cordon antérieur de moelle ; la portion moyenne, au cordon latéral ; la portion externe, également au cordon latéral. La plus grande partie des fibres constitutives de ces trois portions forment vraisemblablement dans la moelle ce faisceau superficiel, aplati et de forme semilunaire, que nous avons décrit plus haut (p. 328) sous le nom de faisceau ascendant antéro-latéral ou faisceau de Gowers.

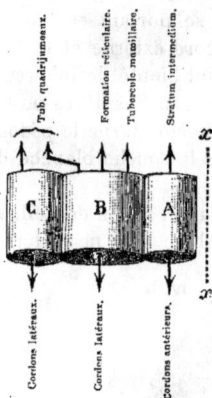

Fig. 671.

Schéma représentant les trois portions de la couche du ruban de Reil avec leurs connexions, en haut du côté du cerveau, en bas du côté de la moelle.

A, portion interne de la couche du ruban de Reil. — B, sa portion moyenne. — C, sa portion interne. — La ligne ponctuée *x*, *x*, représente la ligne médiane.

Connexions supérieures. — Si nous les suivons maintenant du côté de l'encéphale, nous voyons ces trois portions de la couche du ruban de Reil présenter les trajets les plus divers :

1° *Portion interne.* — La portion interne traverse de haut en bas la substance grise du locus niger pour aboutir à la couche la plus élevée du pied du pédoncule, à cette couche qui limite la face inférieure du locus niger et qu'on appelle le *stratum intermedium* (Meynert).

2° *Portion moyenne.* — La portion moyenne renferme deux sortes de fibres : les unes, et ce sont les plus nombreuses, se perdent dans la formation réticulaire du pédoncule cérébral et se rendent probablement de là à la couche optique ; les autres ont été suivies par Gudden et par Forel jusqu'aux tubercules mamillaires.

3° *Portion externe.* — La portion externe est la plus considérable de toutes. Les fibres qui la constituent s'infléchissent en dehors et cessent ainsi d'être longitudinales pour devenir transversales et arciformes. Elles sortent alors de la protubérance au niveau du sillon latéral de l'isthme et ce sont ces fibres, libres et extérieures maintenant, qui constituent par leur ensemble cette bandelette triangulaire décrite plus haut et que l'on pourrait appeler le ruban de Reil proprement dit. Cette bandelette disparaît, comme nous l'avons vu, au-dessous des tubercules quadrijumeaux et il nous reste à la suivre jusqu'à sa terminaison.

En atteignant les tubercules quadrijumeaux, le ruban de Reil, abstraction faite du petit paquet de fibres qui se dirige en arrière vers la valvule de Vieussens, se partage en deux faisceaux distincts : l'un antérieur, l'autre postérieur. — Le *faisceau antérieur* se porte obliquement vers la ligne médiane, s'y entre-croise avec le faisceau homologue du côté opposé et atteint alors le tubercule quadrijumeau antérieur. Là, quelques-unes de ses fibres passent au-dessus de ce tubercule en formant sa couche blanche (*stratum*

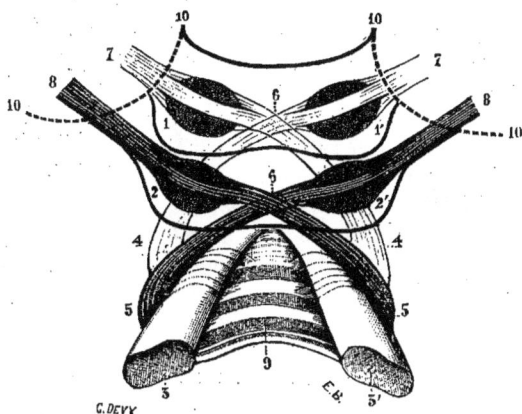

Fig. 672.

Schéma indiquant les rapports du ruban de Reil avec les tubercules quadrijumeaux
(modifié d'après HUGUENIN).

1, 1', tubercules quadrijumeaux antérieurs. — 2, 2', tubercules quadrijumeaux postérieurs. — 3, 3', pédoncule-cérébelleux supérieurs. — 4, faisceau antérieur et 5, faisceau postérieur du ruban de Reil. — 6, leur entre-croisement sur la ligne médiane. — 7, bras antérieur et 8, bras postérieur des tubercules quadrijumeaux. — 9, valvule de Vieussens. — La ligne ponctuée, marquée du chiffre 10, indique le contour de la partie postérieure ou pulvinar de la couche optique.

zonale); les autres pénètrent dans la masse grise elle-même et en ressortent au pôle opposé. Les unes et les autres se reconstituent au delà du tubercule en un faisceau unique qui constitue en partie le *bras antérieur des tubercules quadrijumeaux*. — Le *faisceau postérieur* s'entrecroise de même sur la ligne médiane et arrive au tubercule quadrijumeau postérieur du côté opposé. Il se comporte alors, à l'égard de ce tubercule, de la même façon que le faisceau précédent à l'égard du tubercule quadrijumeau antérieur : ses fibres en partie le traversent, en partie passent par-dessus et se jettent ensuite dans le bras de ce tubercule, le *bras postérieur des tubercules quadrijumeaux*.

Au total, les fibres du ruban de Reil proprement dit (portion externe de la

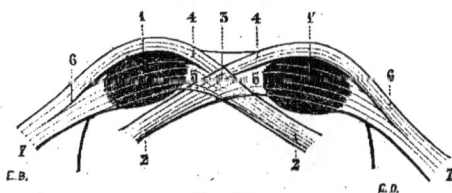

Fig. 673.

Schéma indiquant sur une coupe vertico-transversale les rapports du ruban de Reil avec les tubercules quadrijumeaux.

1, 1', tubercules quadrijumeaux. — 2, 2', ruban de Reil. — 3, son entre-croisement sur la ligne médiane avec celui du côté opposé. — 4, ses faisceaux superficiels passant au-dessus des tubercules quadrijumeaux. — 5, ses faisceaux profonds traversant ces tubercules. — 6, réunion de ces deux ordres de faisceaux en dehors des tubercules. — 7, 7, bras des tubercules quadrijumeaux.

couche du ruban de Reil), après s'être entre-croisées sur la ligne médiane et
s'être mises en relation avec les deux tubercules quadrijumeaux du côté
opposé, viennent se jeter dans les bras de ces tubercules. Ces bras se dirigent,
comme on le sait (p. 403), vers les corps genouillés de la couche optique : le
bras antérieur vers le corps genouillé externe, le bras postérieur vers le corps
genouillé interne. Mais les fibres du ruban de Reil ne font que frôler les corps
genouillés : elles ne s'y arrêtent pas. Elles vont plus loin et, contournant la
partie postérieure de la couche optique, elles viennent se jeter, d'après
MEYNERT, dans la couronne rayonnante. Elles se mêlent là aux autres
faisceaux de la couronne et leur intrication est telle qu'il est absolument
impossible de les poursuivre plus loin et, par conséquent, de déterminer
d'une façon précise la région de l'écorce à laquelle elles aboutissent.
Tout ce qu'on peut dire, c'est que le ruban de Reil, se rattachant à la sensibilité, doit partager le mode de terminaison de tous les faisceaux sensitifs et
se rendre, comme tel, aux régions moyenne et postérieure des hémisphères.

§ VII. — AQUEDUC DE SYLVIUS

L'aqueduc de Sylvius est un canal longitudinal qui fait communiquer le
quatrième ventricule avec le ventricule moyen du cerveau ou troisième
ventricule. Il est situé sur la ligne médiane, au-dessous des tubercules

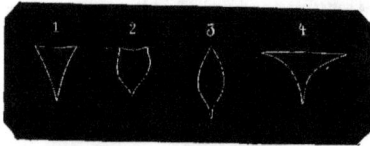

Fig. 674.

Coupe transversale de l'aqueduc de Sylvius,
pratiquée à différents niveaux (d'après
GERLACH).

1, au voisinage de la commissure postérieure. —
2, à la partie moyenne des tubercules quadrijumeaux
antérieurs. — 3, à la partie antérieure des tubercules
quadrijumeaux postérieurs. — 4, au niveau du sommet
de la valvule de Vieussens.

quadrijumeaux, et suit un trajet légèrement oblique d'arrière en avant
et de bas en haut.

L'aqueduc de Sylvius est plus large
à ses deux extrémités qu'à sa partie
moyenne, où il n'est représenté bien
souvent que par une simple fente
verticale. Il prend naissance, en
arrière, dans l'angle antérieur du
quatrième ventricule, au-dessous du
sommet de la valvule de Vieussens.
Il vient s'ouvrir, en avant, à la partie
postérieure du ventricule moyen par
un orifice évasé en forme de cupule, connu sous le nom d'*anus*.

Examiné sur des coupes transversales, ce canal affecte généralement la
forme d'un triangle dont la base, située en haut, est curviligne à concavité
dirigée vers la lumière du canal. Son sommet, dirigé en bas, représente une
gouttière fort étroite qui n'est que la continuation du sillon longitudinal du
quatrième ventricule ou tige du calamus.

Au point de vue de sa constitution anatomique, l'aqueduc de Sylvius est
tapissé dans toute son étendue par la membrane épendymaire. Il est entouré,
en outre, sur tout son pourtour, par une mince couche de substance grise, la
substance grise de l'aqueduc, qui se continue en arrière avec la substance

grise du plancher du quatrième ventricule. Ce manchon de substance grise est indépendant des noyaux d'origine dont nous avons déjà indiqué la présence dans le voisinage de l'aqueduc (le *noyau du pathétique*, le *noyau du moteur oculaire commun*) et que nous étudierons plus loin (voy. *Origines réelles des nerfs crâniens.*)

§ VIII. — Ventricule bulbo-cérébelleux ou quatrième ventricule

Le ventricule bulbo-cérébelleux ou quatrième ventricule est une cavité losangique, intermédiaire d'une part au cervelet qui forme en grande partie sa paroi supérieure, d'autre part au bulbe et à la protubérance qui constituent sa paroi inférieure. Il est situé sur le prolongement du canal central de la moelle, avec lequel il communique librement à sa partie inférieure ; on peut même le considérer comme étant l'extrémité de ce canal qui se serait agrandie et étalée dans le sens transversal. A sa partie supérieure, le ventricule bulbo-cérébelleux communique avec les ventricules cérébraux au moyen de l'aqueduc de Sylvius, décrit dans le paragraphe précédent.

Le quatrième ventricule, avons-nous dit, affecte la forme d'un losange à grand axe antéro-postérieur. Nous pouvons donc lui considérer, en nous plaçant à un point de vue purement descriptif : deux *parois*, l'une inférieure, l'autre supérieure ; quatre *bords* et quatre *angles*.

1° **Paroi inférieure**. — La *paroi inférieure* ou *plancher* a naturellement la forme d'un losange comme la cavité elle-même. Son grand axe, dirigé d'arrière en avant, est marqué par un sillon longitudinal, connu sous le nom de *tige du calamus scriptorius*. Une ligne transversale, réunissant l'un à l'autre ses deux angles latéraux, constitue son petit axe et divise notre plancher ventriculaire en deux triangles : l'un, postérieur, appartenant au bulbe, l'autre, antérieur, appartenant à la protubérance.

a. *Triangle postérieur*. — Le triangle postérieur ou bulbaire nous présente tout d'abord la *tige du calamus*, occupant la ligne médiane et se continuant en bas par le canal de l'épendyme ; le petit espace triangulaire que l'on voit à ce niveau et qui résulte de l'écartement angulaire des deux cordons de Goll, a reçu le nom de *bec du calamus*. Nous savons déjà que la commissure grise de la moelle forme là, au-dessus du bec, une petite lamelle transversale et concave en avant qui va d'un cordon de Goll à l'autre : c'est le *verrou* ou *obex*. Mais cette membrane que l'on décrit d'ordinaire à propos du plancher du quatrième ventricule se trouve, en réalité, au-dessus du bec et fait partie de la paroi supérieure ou voûte.

A droite et à gauche de la tige du calamus, on voit partir une série de tractus blanchâtres, à direction transversale : ce sont les *barbes du calamus* ou *stries acoustiques*. Ces tractus, fort variables en nombre, se portent de dedans en dehors, contournent les corps restiformes (p. 348) et aboutissent en définitive au nerf auditif, dont ils constituent l'une des racines, la racine ventriculaire. Toutes les barbes du calamus ne suivent pourtant pas ce trajet : on en voit ordinairement quelques-unes se diriger obliquement en haut et en dehors vers le cervelet. L'une d'elles, parfois très apparente, a reçu le nom de *baguette d'harmonie de Bergmann* ; elle est oblique d'arrière en avant et

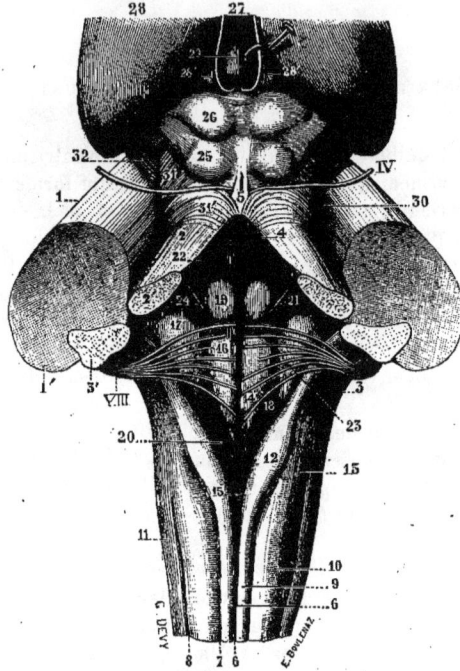

Fig. 675.
Plancher du quatrième ventricule.

1, pédoncules cérébelleux moyens. — 2, pédoncules cérébelleux supérieurs. — 3, pédoncules cérébelleux inférieurs. — 1', 2', 3', leurs coupes. — 4, coupe de la valvule de Vieussens. — 5, frein de cette valvule. — 6, sillon médian postérieur. — 7, sillon intermédiaire postérieur. — 8, sillon collatéral postérieur. — 9, faisceau de Goll. — 10, faisceau de Burdach. — 11, cordon latéral. — 12, pyramides postérieures. — 13, corps restiformes. — 14, tige du calamus. — 15, verrou. — 16, aile blanche interne. — 17, aile blanche externe. — 18, aile grise. — 19, eminentia teres. — 20, fovea inferior. — 21, fovea superior. — 22, locus cœruleus. — 23, barbes du calamus ou stries acoustiques. — 24, baguette d'harmonie de Bergmann. — 25, tubercules quadrijumeaux postérieurs (testes). — 26, tubercules quadrijumeaux antérieurs (nates). — 27, ventricule moyen. — 28, couche optique. — 28', triangle de l'habenula. — 29, glande pinéale érigée en avant. — 30, sillon latéral de l'isthme. — 31, ruban de Reil, avec 31', fibres se rendant à la valvule de Vieussens. — 32, pédoncules cérébraux. — IV, nerf pathétique. — VIII, nerf auditif.

de dedans en dehors et chemine généralement entre l'*eminentia teres* et la base de l'aile blanche externe.

La portion bulbaire du ventricule n'est pas régulièrement plane, mais, au contraire, fortement accidentée. On y aperçoit, de chaque côté de la ligne médiane, trois triangles de substance grise, désignés sous le nom d'*ailes* et qui sont, en allant de dedans en dehors : 1° l'*aile blanche interne*, saillie triangulaire à base antérieure, constituant le noyau d'origine du grand hypoglosse ; 2° l'*aile grise*, également triangulaire, mais orientée en sens inverse, c'est-à-dire ayant sa base en arrière ; cette aile grise présente, comme son nom l'indique, une coloration foncée et constitùe le noyau sensitif des nerfs mixtes (glosso-pharyngien et pneumogastrique) ; 3° l'*aile blanche externe*, enfin, autre saillie triangulaire à base antérieure, constituant l'un des noyaux d'origine du nerf auditif.

D'ordinaire, les deux ailes blanches forment un relief plus ou moins considérable : il en résulte l'existence d'une petite dépression intermédiaire, correspondant à l'aile grise, c'est la *fovea posterior* ou *fossette postérieure*.

b. *Triangle antérieur*. — Si nous passons maintenant dans le triangle antérieur ou protubérantiel, nous rencontrons successivement : 1° sur la ligne médiane, la continuation de la tige du calamus ; 2° de chaque côté de la ligne médiane et un peu en avant de l'aile blanche interne, une petite saillie ovoïde, l'*eminentia teres*, correspondant au deuxième coude du facial et au noyau d'origine commun à ce dernier nerf et au moteur oculaire externe ; 3° un peu en dehors de l'*eminentia teres*, une dépression ou fossette peu profonde, la *fovea anterior* ou *fossette antérieure ;* 4° enfin, dans la partie antéro-latérale du triangle, une petite surface d'un gris ardoisé et à contour indécis, le *locus cœruleus*, d'où émerge l'une des racines du trijumeau.

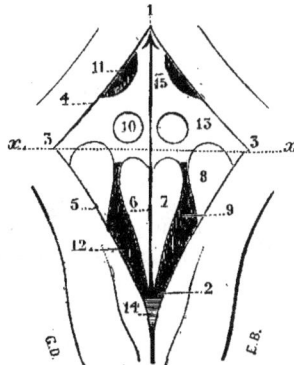

Fig. 676.

Schéma représentant le plancher du quatrième ventricule.

x, x, limites séparatives du triangle bulbaire et du triangle protubérantiel. — 1, angle antérieur. — 2, angle postérieur. — 3, 3, angles latéraux. — 4, bords antérieurs. 5, bords postérieurs. — 6, tige du calamus. — 7, aile blanche interne. — 8, aile blanche externe. — 9, aile grise. — 10, eminentia teres. — 11, locus cœruleus. — 12, fovea inferior. — 13, fovea superior. — 14, verrou. — 15, flèche dirigée vers l'aqueduc de Sylvius.

2° **Paroi supérieure.** — La face supérieure, plus connue sous le nom de voûte ou de *toit* du quatrième ventricule, comprend deux parties bien distinctes, l'une antérieure, l'autre postérieure :

a. *Partie antérieure*. — A la partie antérieure, la voûte du quatrième ventricule est formée à la fois par la face inférieure des pédoncules cérébelleux supérieurs et par la valvule de Vieussens, qui s'étend d'un pédoncule à l'autre. Nous avons déjà longuement décrit ces deux éléments anatomiques ; il est tout à fait inutile d'y revenir ici.

b. *Partie postérieure*. — On considère ordinairement comme constituant la partie postérieure du toit : 1° l'extrémité antérieure du vermis inférieur ou luette ; 2° l'extrémité antérieure des amygdales ; 3° la face

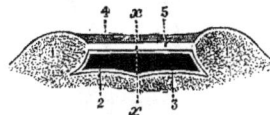

Fig. 677.

Coupe vertico-transversale du quatrième ventricule, pratiquée au niveau de la valvule de Vieussens.

1, 1, pédoncules cérébelleux supérieurs. — 2, cavité du quatrième ventricule. — 3, son plancher. — 4. lame grise et 5, lame blanche de la valvule de Vieussens. — *x, x*, ligne médiane. — (Le trait jaune représente l'épendyme.)

inférieure des valvules de Tarin. Une pareille description est inexacte : ces éléments anatomiques ne font pas plus partie du quatrième ventricule, que le trigone cérébral ne fait partie du ventricule moyen. Ils sont, en effet, entièrement séparés de la cavité ventriculaire par un prolongement de la pie-mère, la *toile choroïdienne du quatrième ventricule*, qui leur est sous-jacente et qui est tapissée elle-même sur sa face inférieure ou ventriculaire par une conche épithéliale.

Cette couche épithéliale (*membrana tectoria* ou *obturatoria*), qui représente à elle seule la membrane épendymaire réduite à sa plus simple expression, constitue en réalité la voûte du ventricule. Elle fait suite, en haut, au bord antérieur concave des valvules de Tarin ; puis, se dirigeant en bas et en arrière, Elle recouvre exactement le triangle bulbaire du ventricule et vient s'implanter latéralement sur les bords latéraux de ce triangle, en se continuant à ce niveau avec la membrane épendymaire du plancher. L'embryologie nous apprend que la *membrana tectoria* dérive tout entière de l'arrière-cerveau, dont la couche épithéliale seule a persisté. Nous devons signaler cependant, sur les côtés de cette membrane et la renforçant, l'existence fréquente d'une languette de substance blanche (*tænia* ou *ligula*), qui se détache de la partie inférieure de la pyramide postérieure et s'étend en haut jusqu'au point d'émergence du glosso-pharyngien et du pneumogastrique.

Le mode de constitution de la voûte du quatrième ventricule nous est nettement indiqué par les deux coupes schématiques suivantes (fig. 679 et 680).

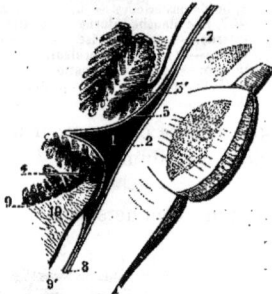

Fig. 678.
Coupe vertico-médiane du quatrième ventricule pour montrer la constitution de sa paroi supérieure.

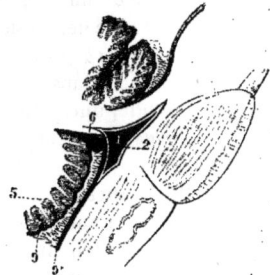

Fig. 679.
Coupe vertico-latérale du même, pratiquée un peu en dehors de la ligne médiane.

1, quatrième ventricule. — 2, son plancher. — 3, valvule de Vieussens avec 3' lingula. — 4, luette. 5, amygdale. — 6, valvule de Tarin. — 7, aqueduc de Sylvius. — 8, canal de l'épendyme. — 9, 9', feuillet supérieur et feuillet inférieur de la toile choroïdienne. — 10, espace sous-arachnoïdien, communiquant avec le quatrième ventricule par le trou de Magendie.

(La ligne jaune indique l'épendyme ; les traits rouges, la pie-mère et ses dépendances.)

— La première de ces coupes est verticale et médiane : nous y voyons la membrana tectoria partir du sommet de la luette et se diriger obliquement en bas et en arrière vers le bec du calamus ; là, elle s'interrompt pour former un orifice que nous étudierons tout à l'heure. — La deuxième coupe, verticale et latérale, est pratiquée à la partie moyenne des valvules de Tarin. Elle nous montre tout d'abord la dépression en forme de cul-de-sac ou nid de pigeon que forment, d'une part, la valvule de Vieussens qui est au-dessus, d'autre part, la valvule de Tarin qui est au-dessous ; nous retrouvons, ensuite, notre membrana tectoria partant, en haut, du bord libre de la valvule de Tarin et venant s'implanter, en bas, sur la pyramide postérieure du bulbe. Nous constatons, enfin, que l'amygdale est placée entièrement en dehors de la cavité ventriculaire et qu'en conséquence, elle ne prend aucune part à la constitution de la voûte.

Dans l'une et dans l'autre coupes, nous voyons la face supérieure de la membrana tectoria former avec la face inférieure du cervelet un espace angulaire à sinus postérieur. C'est dans cet espace que nous allons voir tout à l'heure s'introduire la toile choroïdienne et les plexus choroïdes. Mais nous devons auparavant décrire les autres éléments du quatrième ventricule.

3° **Bords.** — Les bords, au nombre de quatre, se distinguent en antérieurs et postérieurs : a. les *bords antérieurs* correspondent à la ligne d'union des pédoncules cérébelleux supérieurs avec la protubérance annulaire. — b. Les *bords postérieurs* répondent à la ligne d'implantation de la membrana tectoria sur les parties latérales du bulbe, ou, plus exactement, à la ligne suivant laquelle cette membrane se réfléchit en dedans pour se continuer avec la couche épithéliale qui revêt le plancher. Cette ligne correspond au bord interne des pyramides postérieures.

4° **Angles.** — Au nombre de quatre également, les angles du quatrième ventricule se distinguent, d'après leur situation, en antérieur, postérieur et latéraux. — a. L'*angle antérieur* répond à l'orifice postérieur de l'aqueduc de Sylvius (p. 408). — b. L'*angle postérieur* se continue, au-dessous du verrou, avec le canal de l'épendyme. — c. Les *angles latéraux* sont situés au point de réunion des trois pédoncules cérébelleux ; ils se prolongent latéralement jusqu'à l'origine du glosso-pharyngien et du pneumogastrique (*recessus laterales* de REICHERT).

5° **Toile choroïdienne et plexus choroïdes.** — Dans l'espace angulaire que forment le cervelet et la membrana tectoria (fig. 678) s'insinue un prolongement membraneux de la pie-mère, auquel on donne le nom de *toile choroïdienne inférieure*, pour la distinguer de la *toile choroïdienne supérieure* qui recouvre le ventricule moyen du cerveau.

Se modelant exactement sur l'espace qu'elle est destinée à recouvrir, la toile choroïdienne inférieure prend la forme d'une membrane triangulaire dont la base dirigée en avant répond au bord libre des valvules de Tarin, le sommet au bec du calamus, les côtés aux parties latérales du bulbe. — On la décrit généralement comme ne possédant qu'un seul feuillet. Mais, en réalité, elle en a deux : l'un supérieur, qui tapisse la face inférieure du vermis et des amygdales ; l'autre inférieur, qui recouvre exactement la membrana tectoria. La couche épithéliale qui constitue cette dernière membrane adhère intimement à la toile choroïdienne, de telle sorte, qu'on ne peut enlever celle-ci sans enlever en même temps celle-là et, du même coup, ouvrir la cavité ventriculaire.

Les deux feuillets précités de la toile choroïdienne sont reliés l'un à l'autre par de fines trabécules conjonctives, à direction verticale ou plus ou moins oblique. En outre, ils se continuent directement l'un avec l'autre à leur partie antérieure, au niveau du bord libre de la valvule de Tarin. Il existe là, suivant la ligne de jonction des deux feuillets, une série de houppes vasculaires dont l'ensemble forme un petit cordon transversal qui s'étend, à droite et à gauche, jusqu'au lobule du pneumogastrique. De la partie moyenne de ce cordon partent deux prolongements longitudinaux qui occupent le feuillet inférieur de la toile choroïdienne et se portent en arrière, en suivant la ligne médiane, jusqu'au voisinage de l'angle postérieur des ventricules. Ces traînées de houppes ou de pelotons vasculaires constituent ce qu'on appelle les *plexus choroïdes du quatrième ventricule*. On peut les diviser, d'après leur direction, en *plexus transverses* et *plexus médians ;* leur configuration générale, comme le fait remarquer Schwalbe avec beaucoup de raison, rappelle assez bien la forme d'un T majuscule dont la barre verticale serait double (fig. 680).

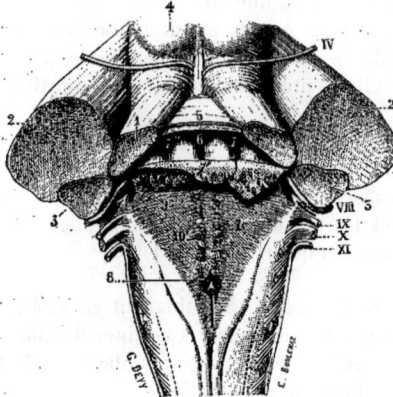

Fig. 680.
Toile choroïdienne du quatrième ventricule.

1, pédoncule cérébelleux supérieur. — 2, pédoncule cérébelleux moyen. — 3, pédoncule cérébelleux inférieur. — 4, tubercules quadrijumeaux postérieurs. — 5, valvule de Vieussens. — 6, plancher du quatrième ventricule. — 7, toile choroïdienne du quatrième ventricule, avec 7', partie moyenne de son bord supérieur répondant à la luette ; 7″, 7″, partie latérale de ce même bord répondant aux valvules de Tarin. — 8, trou de Magendie. — 9, trou de Luschka. — 10, portion transversale et 10', portion longitudinale des plexus choroïdes. — IV, pathétique. — VIII, auditif. — IX, glossopharyngien. — X, pneumogastrique. — XI, spinal.

6° **Trou de Magendie et trous de Luschka.** — Il résulte de la description qui précède, que le quatrième ventricule est une cavité close de toutes parts, abstraction faite, bien entendu, de l'aqueduc de Sylvius qui le relie aux ventricules cérébraux et de sa libre communication avec le canal de l'épendyme ou ventricule de la moelle. Il n'en est rien cependant : lorsqu'on soulève la partie postérieure du cervelet pour découvrir la toile choroïdienne, on aperçoit constamment, au niveau du bec du calamus, un orifice, arrondi ou ovalaire, à bords irréguliers et comme déchiquetés. Cet orifice, signalé pour la première fois par Magendie en 1842, a conservé depuis lors le nom de l'illustre physiologiste : c'est le *trou de Magendie*. Il est situé sur la ligne médiane et mesure 7 à 8 millimètres de longueur sur 5 à 6 millimètres de largeur. Il intéresse à la fois la toile choroïdienne et la *membrana tectoria* et établit, par conséquent, une communication directe entre le quatrième ventricule et la cavité sous-arachnoïdienne. Il en résulte que le liquide céphalorachidien peut passer librement de la cavité ventriculaire dans la cavité sous-arachnoïdienne ou, vice versa, de la cavité sous-arachnoïdienne dans le ventricule.

Indépendamment du trou de Magendie, le quatrième ventricule présente deux orifices latéraux qui le mettent encore en communication avec les espaces sous-arachnoïdiens : ils répondent, comme l'indique leur nom, aux angles latéraux du ventricule et sont exactement situés entre les lobules du pneumogastrique et les racines des nerfs mixtes. Ces deux orifices, signalés depuis déjà longtemps par LUSCHKA (*trous de Luschka*), ainsi que par KEY et RETZIUS, ont été décrits à nouveau, dans ces dernières années, par M. SÉE et par C. HESS.

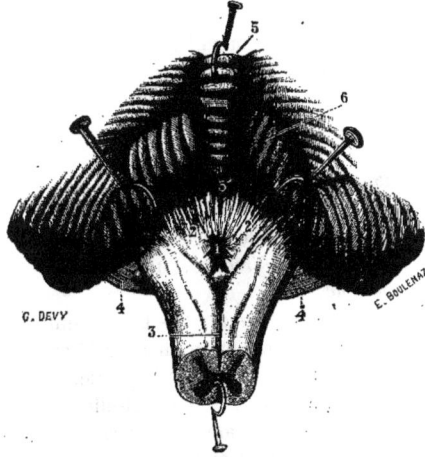

Fig. 681.
Trou de Magendie.

(Le bulbe est vu par sa face postérieure, le vermis étant fortement érigné en haut et les hémisphères cérébelleux en dehors.)

1, trou de Magendie. — 2, toile choroïdienne du quatrième ventricule. — 3, sillon médian postérieur du bulbe. — 4, 4, protubérance. — 5, vermis inférieur avec 5', la luette. — 6, amygdale.

L'existence du *trou de Magendie* a été longtemps controversée et l'accord n'est pas encore parfait sur cette question. A côté des anatomistes qui, comme LUSCHKA, KEY et RETZIUS, SAPPEY, SCHWALBE, considèrent son existence comme constante et normale, il en est d'autres pour lesquels cet orifice est purement accidentel et n'est que le résultat des manœuvres auxquelles on a eu recours pour le mettre en évidence. De ce nombre sont CRUVEILHIER, REICHERT et KÖLLIKER.

MARC SÉE, en 1878 (*Revue mensuelle*), a repris la question et, s'adressant à la voie expérimentale, il a enlevé la calotte crânienne, dénudé le cerveau et mis à découvert par une série de coupes appropriées, le troisième ventricule. Poussant alors dans l'espace sous-arachnoïdien de la moelle, au niveau de la région lombaire, un liquide tenant en suspension du bleu de Prusse non dissous, il a vu ressortir ce liquide par le ventricule précité. Il en a conclu que le trou de Magendie existait réellement et que c'est grâce à lui que le liquide injecté pénétrait des espaces sous-arachnoïdiens dans le quatrième ventricule et de là dans les ventricules cérébraux. Voici maintenant la description, fort exacte, du reste, qu'il nous donne de cet orifice : « Quand on a déchiré le feuillet arachnoïdien qui va du cervelet au bulbe, on trouve d'abord, au-dessous de l'arachnoïde, une foule de trabécules conjonctives qui s'étendent irrégulièrement entre les deux organes; puis, plus profondément, une lamelle mince de forme triangulaire et d'apparence celluleuse qui des bords du quatrième ventricule va jusqu'aux lobules amygdaliens du cervelet. Cette lamelle, généralement assez résistante à son insertion cérébelleuse, devient de plus en plus ténue à mesure qu'on s'approche du bec du calamus, où se voit d'ordinaire un orifice de dimensions fort variables et ne paraissant être qu'une des lacunes que laissent entre eux les faisceaux conjonctifs de la lamelle. Les bords de cet orifice n'ont rien de régulier et, quand on les examine à la loupe, on reconnaît que fréquemment ils se continuent avec de petits trabécules ou de petits vaisseaux sanguins, ce qui donne lieu aux différences de forme signalées par les auteurs. » — C. HESS (*Morpholog. Jahrbuch*, 1885), utilisant la méthode des coupes sur des cervelets durcis, est arrivé à des conclusions à peu près semblables. Pour lui, le trou de Magendie est constant et s'observe même de bonne heure chez l'embryon.

§ IX. — Pédoncules cérébraux

Description morphologique (fig. 688 et 689). — Les pédoncules cérébraux occupent la partie la plus avancée de l'isthme de l'encéphale. Vus à l'extérieur, ils se présentent sous la forme de deux colonnes blanches qui s'échappent de la face antérieure de la protubérance, se portent obliquement en avant et en dehors en s'écartant progressivement l'un de l'autre et, finalement, pénètrent dans le cerveau au-dessous des noyaux opto-striés.

Leur longueur varie de 15 à 18 millimètres.

Les pédoncules cérébraux présentent, comme la protubérance, quatre faces : une *face inférieure*, une *face supérieure*, une *face externe* et une *face interne*.

1° *Face inférieure.* — La face inférieure est tout entière visible à la base de l'encéphale, lorsqu'on a écarté en dehors la circonvolution de l'hippocampe qui la recouvre en grande partie. Au sortir de la protubérance, elle est comme étranglée ; mais à peine s'est-elle dégagée de ce dernier organe qu'on la voit s'épanouir et s'étaler transversalement de façon à augmenter graduellement de largeur au fur et à mesure qu'elle se rapproche du cerveau.

Cette face, fortement convexe de dehors en dedans, nous présente une série de petits sillons longitudinaux, indices manifestes de la constitution fasciculée du pédoncule cérébral.

Les sillons en question sont généralement parallèles à l'axe même du pédoncule et les faisceaux qu'ils limitent présentent naturellement la même direction. Dans certains cas, cependant, au lieu de se diriger parallèlement au pédoncule, les faisceaux nerveux obliquent en masse d'avant en arrière et de dehors en dedans, comme si le pédoncule s'était tordu sur son axe. Il n'est même pas rare de voir une partie des faisceaux externes abandonner brusquement leur situation primitive, croiser obliquement à la manière d'une écharpe la face inférieure du pédoncule et venir occuper son côté interne.

La face inférieure du pédoncule cérébral est croisée en outre, à son extrémité antérieure, par la bandelette optique qui se porte du chiasma vers les corps genouillés.

2° *Face supérieure.* — La face supérieure sert de base aux tubercules quadrijumeaux et fait corps avec eux. Elle est donc purement artificielle et répond assez exactement à un plan horizontal passant par l'aqueduc de Sylvius.

3° *Face externe.* — La face externe, que certains anatomistes considèrent à tort comme un simple bord, mesure en hauteur 18 ou 20 millimètres. Elle est masquée, comme la face inférieure, par la circonvolution de l'hippocampe et concourt à former avec cette dernière la partie latérale de la fente cérébrale de Bichat, que nous décrirons plus loin à propos du cerveau. En parcourant cette face de bas en haut, on observe tout d'abord une partie convexe ; on rencontre ensuite la partie antérieure du sillon latéral de l'isthme et, enfin, la partie extérieure du ruban de Reil, formant au-dessous des tubercules quadrijumeaux un relief triangulaire plus ou moins prononcé suivant les sujets.

4° *Face interne*. — La face interne répond au raphé médian dans la plus grande partie de son étendue. Ce n'est qu'à sa partie tout inférieure qu'elle devient libre et est alors visible à la base de l'encéphale. Cette partie libre est relativement petite, d'où le nom de bord interne du pédoncule que lui donnent certains auteurs : nous y remarquons un sillon longitudinal, le *sillon de l'oculo-moteur commun*, du fond duquel émergent un certain nombre de filets radiculaires qui ne tardent pas à se réunir pour former le tronc du nerf moteur oculaire commun.

Il résulte de l'écartement réciproque des deux pédoncules cérébraux que ces deux organes sont séparés l'un de l'autre sur la ligne médiane par un espace triangulaire dont le sommet, dirigé en arrière, répond à la protubérance. Cet espace, appelé *interpédonculaire*, appartient au cerveau et sera décrit plus tard. Disons seulement ici qu'il est comblé par une lame de substance grise, à direction transversale, qui fait partie du troisième ventricule et de laquelle se détachent, sous la forme de deux saillies blanches régulièrement sphériques, les tubercules mamillaires.

Constitution anatomique et systématisation. — Lorsqu'on pratique sur la partie moyenne du pédoncule cérébral une coupe verticale et transversale et qu'on examine alors la surface de section, on aperçoit tout d'abord une trainée de substance noirâtre, le *locus niger* de Sœmmering. Cette trainée noirâtre, toujours très visible, s'étend d'une face à l'autre du pédoncule et divise ce dernier en deux portions ou étages : un *étage supérieur* ou *calotte*, un *étage inférieur* ou *pied*, situés le premier au-dessus du locus niger le second au-dessous.

Nous décrirons successivement, en allant de haut en bas : 1° la *calotte* ; 2° le *locus niger* ; 3° le *pied* ou *pédoncule proprement dit*.

1° *Calotte*. — Abstraction faite des fibres transversales de la formation *réticulaire* qui se poursuit dans l'étage supérieur du pédoncule cérébral et y présente les mêmes caractères que dans le bulbe et la protubérance, la calotte renferme surtout des fibres longitudinales qui se groupent en trois systèmes principaux, savoir : les fibres commissurales longitudinales, le faisceau externe ou pédonculaire, la couche du ruban de Reil.

a. Les *fibres commissurales longitudinales* sont la continuation de ces fibres commissurales que nous avons vues occuper, dans le bulbe (p. 354), le plan postérieur de la pyramide et, plus haut, la partie postérieure de la protubérance. Comme dans ce dernier organe, ces fibres ne constituent pas ici un faisceau compact : mais elles sont disséminées en de tout petits fascicules dans l'épaisseur de la formation réticulaire. — A ce système com-

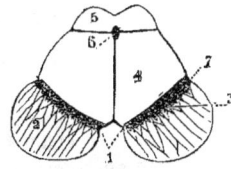

Fig. 682.

Coupe transversale du pédoncule cérébral (schématique).

1, espace interpédonculaire. — 2, pied du pédoncule. — 3, locus niger. — 4, calotte. — 5, tubercules quadrijumeaux. — 6, aqueduc de Sylvius. — 7, sillon latéral de l'isthme.

missural se rattache la *bandelette longitudinale postérieure* que nous avons déjà décrite à propos de la protubérance (p. 396). Cette bandelette a conservé ses caractères morphologiques et sa situation ; ici, comme dans la protubé-rance, elle est triangulaire ou piriforme et se trouve située de chaque côté de la ligne médiane, immédiatement au-dessus de la formation réticulaire, un peu au-dessous de l'aqueduc de Sylvius (fig. 683 et 684).

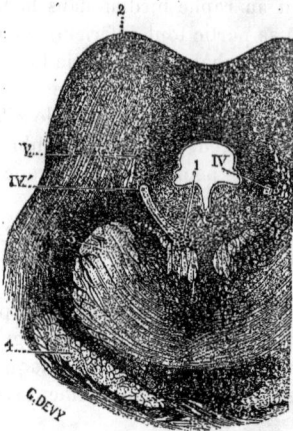

Fig. 683.

Coupe vertico-transversale de l'isthme, passant par le noyau d'origine du pathétique (d'après M. DUVAL).

1, noyau d'origine du pathétique. — 2, tubercules quadrijumeaux postérieurs. — 3, pédoncules cérébelleux supérieurs. — 4, couche du ruban de Reil. — 5, bandelette longitudinale postérieure. — IV, IV', nerf pathétique. — V, racine supérieure du trijumeau.

b. Le *faisceau externe* ou *pédonculaire*, situé en dehors de la formation réticulaire, n'est autre que le pédoncule cérébelleux supérieur qui s'est entre-croisé sur la ligne médiane avec celui du côté opposé et s'est reconstitué après cet entre-croisement. A la hauteur des tubercules quadrijumeaux anté-rieurs, ce faisceau pédonculaire rencontre sur son trajet un volumineux amas de cellules nerveuses multipolaires dont l'ensemble se révèle, sur des coupes transversales (fig. 685), sous la forme d'un noyau sphérique, d'une co-loration gris rougeâtre : c'est le *noyau rouge de la calotte*, bien décrit par STILLING. Le pédoncule cérébelleux supérieur s'interrompt selon toutes probabilités, dans les cellules nerveuses du noyau rouge. Mais cette opinion n'est pourtant pas admise par tous les ana-tomistes. Pour FOREL notamment, les fibres du pédoncule cérébelleux n'entreraient nullement en relations intimes avec le noyau en question : elles ne feraient que le traverser et en recevraient, à leur sortie, un certain nombre de fibres additionnelles. Quoi qu'il en soit, le pédon-cule, une fois dégagé du noyau rouge, continue son trajet ascendant et se porte au-dessous de la couche optique où nous le retrouverons plus tard. Nous devons ajouter que le noyau rouge de la calotte est traversé de haut en bas par les filets radiculaires du moteur oculaire commun (fig. 684).

Consultez, au sujet des trousseaux de fibres longitudinales qui occupent la formation réticulaire du bulbe et de la protubérance, BECHTEREW, *Neurol. Centralblatt*, 1885, p. 337.

c. La *couche du ruban de Reil* a été décrite plus haut (voy. p. 405).

2° *Locus niger de Sœmmering.* — On désigne sous ce nom une traînée de substance grise (*substantia nigra*), intermédiaire aux deux étages du pédon-cule et s'étendant dans le sens longitudinal depuis la partie antérieure de la protubérance jusqu'au niveau des tubercules mamillaires.

Sur des coupes vertico-transversales du pédoncule cérébral, le locus niger se présente à l'œil sous la forme d'un arc ou d'un croissant à concavité dirigée en haut et en dedans. Il est généralement plus épais à son extrémité externe qu'à son extrémité interne. En dehors, il s'étend jusqu'au voisinage du sillon latéral de l'isthme, sans toutefois l'atteindre ; en dedans, au contraire, il se prolonge jusqu'à la superficie du pédoncule et vient faire saillie dans le sillon de l'oculo-moteur commun.

Considérée au point de vue histologique, la substance grise qui forme le locus niger se compose principalement de cellules nerveuses multipolaires fortement chargées d'un pigment noir. Dans le prolongement que cette subs-

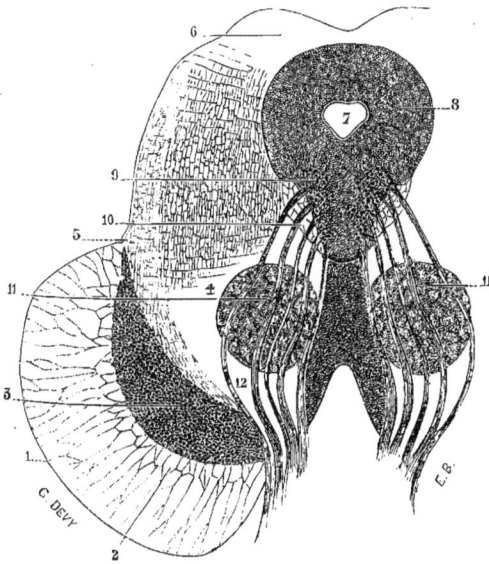

Fig. 684.

Coupe vertico-transversale du pédoncule cérébral, pratiquée au niveau des tubercules quadrijumeaux antérieurs (schématisée d'après STILLING).

1, pied du pédoncule. — 2, stratum intermedium. — 3, locus niger. — 4, région de la calotte. — 5, sillon latéral de l'isthme. — 6, tubercules quadrijumeaux antérieurs. — 7, aqueduc de Sylvius. — 8, substance grise de l'aqueduc. — 9, noyau du moteur oculaire commun. — 10, bandelette longitudinale postérieure. — 11, noyau rouge de la calotte. — 12, filets radiculaires du moteur oculaire commun.
(Le trait jaune indique l'épendyme.)

tance envoie dans le stratum intermedium (voir plus bas), ces cellules sont à la fois moins nombreuses et moins volumineuses.

La signification anatomique du locus niger est encore fort obscure et il en est de même de ses connexions. MEYNERT en fait partir un faisceau de fibres blanches qui remonteraient de là vers le cerveau et se perdraient dans la couronne rayonnante.

Voyez, au sujet de la structure du locus niger, MINGAZZINI, *Memoria della R. Accademia dei Lincei*, 1888.

3° *Pied ou pédoncule proprement dit.* — Le pied comprend toute la portion du pédoncule qui est située au-dessous du locus niger. Sur des coupes vertico-transversales (fig. 685), il affecte la forme d'un croissant dont la concavité est

27*

dirigée en haut et en dedans. Il est essentiellement constitué par un système de faisceaux longitudinaux, aplatis de dehors en dedans et adossés les uns aux autres comme les feuillets d'un livre. Des deux bords de ces faisceaux, l'un est inférieur et répond à la face inférieure du pédoncule cérébral ; l'autre, supérieur, regarde le locus niger.

Au voisinage du locus niger, les faisceaux pédonculaires, tout en conservant leur direction longitudinale, deviennent plus petits et reçoivent dans leurs interstices comme des infiltrations irrégulières de la substance grise sus-jacente. Ils forment là une couche mince d'un aspect tout spécial, connue sous le nom de *stratum intermedium*. Nous avons déjà vu aboutir à cette formation les fibres internes de la couche du ruban de Reil. Malgré ce fait, la signification anatomique du stratum intermedium nous est encore inconnue.

Il n'en est pas de même heureusement des fibres sous-jacentes, qui constituent la partie la plus volumineuse et la plus importante du pied du pédoncule. Ces fibres, parfaitement étudiées par M. Brissaud (*Thèse inaug.*, Paris 1880) forment trois segments ou faisceaux que nous distinguerons, d'après leur situation, en *externe, moyen* et *interne* :

a. Le *faisceau externe* est un *faisceau sensitif*. Il n'est que la continuation du plan moyen de la pyramide bulbaire, que nous avons vu, dans la protubérance, occuper l'intervalle compris entre le faisceau moteur volontaire qui est au-dessous et le faisceau commissural moteur qui est au-dessus. Le faisceau sensitif est situé ici, comme son nom l'indique, sur le côté externe du pédoncule.

b. Le *faisceau interne* longe le côté interne du croissant pédonculaire. Il tire son origine, comme nous le verrons plus tard de la partie antérieure du cerveau et descend très probablement jusqu'aux noyaux bulbo-protubérantiels; mais jusqu'ici on n'a pu le suivre au delà du pédoncule. Ses dégénérations ont paru toujours coïncider avec des troubles purs et simples de l'intelligence, sans aucune manifestation paralytique, soit du côté des membres, soit du côté du visage ou de la langue (Brissaud). Aussi lui donne-t-on indistinctement les noms de *faisceau psychique* ou de *faisceau intellectuel*.

c. Le *faisceau moyen* est constitué par des fibres motrices qui descendent de l'écorce cérébrale vers les noyaux d'origine des nerfs moteurs protubérantiels, bulbaires et rachidiens. C'est le *faisceau moteur volontaire*, chargé de transporter aux muscles de la vie animale les incitations voulues par le cerveau. Ici, comme dans la protubérance, ce faisceau doit être subdivisé en deux faisceaux secondaires : 1° un faisceau externe, plus volumineux, le *faisceau pyramidal*, qui se rend aux cornes antérieures de la moelle et de là, par l'intermédiaire des nerfs rachidiens, aux muscles du cou, du tronc et des membres ; 2° un faisceau interne, beaucoup plus petit, le *faisceau géniculé*, qui s'arrête au bulbe dans les noyaux du nerf masticateur, du facial inférieur et de l'hypoglosse et tient ainsi sous sa dépendance la motilité volontaire des muscles de la langue et d'une grande partie de la face.

Entre le faisceau psychique et le faisceau géniculé, MM. Raymond et Artaud (*Arch. de Neurologie*, t. VII) ont décrit, sous le nom de *faisceau de l'aphasie*, un nouveau faisceau qui prendrait naissance en haut dans le pied de la troisième circonvolution frontale gauche et serait entièrement distinct du faisceau géniculé. Tandis que celui-ci apporterait au noyau de l'hypoglosse des fibres motrices destinées à l'innervation banale des muscles de la langue, le faisceau de l'aphasie, beaucoup plus élevé au point de vue physiologique, se rattache-

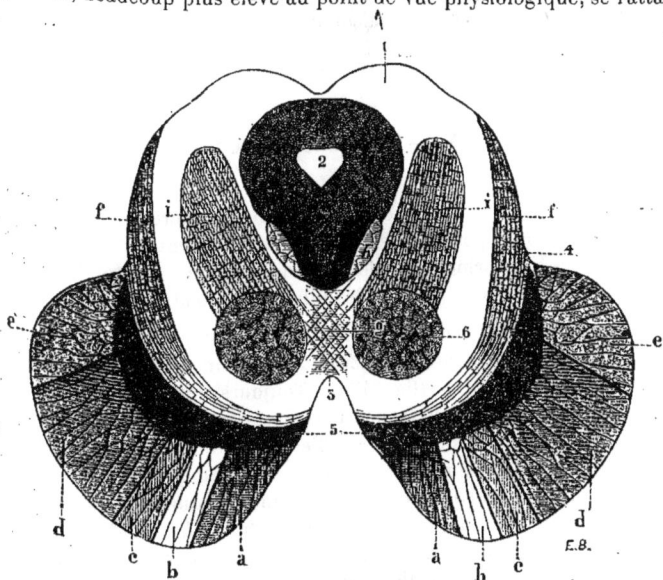

Fig. 685.

Systématisation du pédoncule latéral, représentée sur une coupe vertico-transversale.
1, tubercules quadrijumeaux. — 2, aqueduc de Sylvius. — 3, espace interpédonculaire.— 4, sillon latéral de l'isthme.— 5, locus niger. — 6, noyau rouge de Stilling. — a, faisceau psychique (*en violet*). — b, faisceau de l'aphasie (*en jaune*). — c, faisceau sensitif (*en bleu*). — c, faisceau géniculé (*en vert*). — d, faisceau pyramidal (*en rouge*). — e, faisceau sensitif (*en jaune*). — f, couche du ruban de Reil, partie externe (*en bleu*). — g, raphé. — h, bandelette longitudinale postérieure (*en rose*). — i, pédoncule cérébelleux supérieur (*en orange*).

rait à la fonction essentiellement humaine du langage articulé : ce serait le faisceau conducteur de la parole.

Au total, le pédoncule cérébral amène au cerveau de nombreux faisceaux de fibres qui occupent soit la région de la calotte, soit la région du pied. — La calotte renferme trois faisceaux principaux : le faisceau commissural moteur plus ou moins dissocié et disséminé dans la formation réticulaire ; la couche du ruban de Reil, formée en grande partie par des fibres sensitives, et, enfin, le pédoncule cérébelleux supérieur, grossi par les fibres efférentes du noyau rouge. — Le *pied du pédoncule*, à son tour, nous présente cinq faisceaux, physiologiquement distincts, qui sont en allant de dehors en dedans : 1° le faisceau sensitif ; 2° le faisceau pyramidal ; 3° le faisceau géniculé ; 4° le faisceau de l'aphasie ; 5° le faisceau intellectuel ou psychique.

Telle est la systématisation du pédoncule cérébral, telle que nous l'ont fait connaître les recherches anatomo-pathologiques les plus récentes. Nous lais-

27**

serons là pour l'instant les nombreux faisceaux que nous venons d'énumérer,
pour passer à l'étude du cerveau. Quand ce dernier organe nous sera connu
dans ses parties constituantes, nous reprendrons un à un ces différents faisceaux et nous les suivrons alors, à travers la capsule interne et la couronne
rayonnante, jusqu'à leur terminaison ultime, soit dans les noyaux opto-striés,
soit dans la substance corticale.

§ X. — Vaisseaux de l'isthme

Artères. — L'isthme de l'encéphale reçoit ses artères du tronc basilaire et
des deux cérébrales postérieures. Ces artères doivent être examinées séparément sur les trois principaux éléments de l'isthme : la protubérance annulaire, les pédoncules cérébraux et les tubercules quadrijumeaux.

a. Les *artères de la protubérance* se distinguent en médianes et latérales.
— Les *artères protubérantielles médianes* continuent la série des artères médianes antérieures du bulbe (fig. 648). — Toujours très nombreuses, elles naissent de la face supérieure du tronc basilaire et pénètrent immédiatement après
dans l'épaisseur de la protubérance. Elles se portent verticalement de bas en
haut, en suivant la ligne médiane, jettent à droite et à gauche un certain
nombre de ramuscules collatéraux et viennent s'épanouir en de fines ramifications sur le plancher du quatrième ventricule. — Les *artères protubérantielles latérales* proviennent du tronc basilaire ou des deux principales collatérales de ce tronc, la cérébelleuse inférieure et antérieure et la cérébelleuse
supérieure. Elles pénètrent dans la protubérance sur les points les plus divers
et se perdent dans l'épaisseur de cet organe. L'une d'elles, sous le nom d'*artère du trijumeau* (Duret), se dirige transversalement vers l'émergence de ce
nerf et se comporte alors de la même façon que les artères radiculaires du
bulbe, c'est-à-dire qu'elle se divise en deux rameaux : un *rameau descendant*
qui suit le trijumeau vers le ganglion de Gasser ; un *rameau ascendant* qui
disparaît dans la protubérance avec le nerf lui-même et l'accompagne très
probablement jusqu'à ses noyaux d'origine.

b. Les *pédoncules cérébraux* reçoivent un grand nombre d'artérioles qui
les pénètrent presque immédiatement après leur origine ou bien après avoir
effectué à leur surface un trajet plus ou moins long. Ces artérioles proviennent
à la fois de la cérébrale postérieure et de la communicante latérale, soit directement, soit par l'intermédiaire des branches collatérales de ces dernières artères.

c. Les *tubercules quadrijumeaux* possèdent six artères, trois de chaque
côté, savoir : 1° une *artère quadrijumelle antérieure*, qui provient de la cérébrale postérieure et se distribue, comme son nom l'indique, au tubercule quadrijumeau antérieur ; 2° une *artère quadrijumelle moyenne*, qui émane également de la cérébrale postérieure et qui se termine par un pinceau de fines
ramifications dans l'intervalle des deux tubercules quadrijumeaux (Duret);
3° une *artère quadrijumelle postérieure*, qui provient de l'artère cérébelleuse

inférieure et antérieure et se perd en ramuscules très fins sur le tubercule quadrijumeau postérieur. — Ces six artères s'anastomosent entre elles de façon à constituer à la face supérieure de l'isthme un riche réseau, qui communique à sa périphérie d'une part avec la circulation de la toile choroïdienne, d'autre part avec le réseau du cervelet. C'est grâce à ces anastomoses qu'une injection, poussée par l'une des cérébrales postérieures, passe dans les artères cérébelleuses et revient par récurrence dans le tronc basilaire.

Veines. — *a.* Les *veinules issues de la protubérance* constituent à la face inférieure de cet organe un riche réseau à mailles fort irrégulières. Ce réseau communique largement en arrière avec le réseau veineux du bulbe; en avant, il fournit un certain nombre de petites veines qui se jettent dans la veine communicante postérieure, c'est-à-dire dans cette veine transversale (voy. *Veines du cerveau*) qui, au niveau du bord antérieur de la protubérance, unit l'une à l'autre les deux veines basilaires. Latéralement, enfin, le réseau veineux sous-protubérantiel fournit encore trois ou quatre troncules qui déversent leur contenu soit dans les sinus pétreux, soit dans les veines cérébelleuses.

b. Les *veines du pédoncule cérébral*, toutes petites et fort irrégulières, s'abouchent en partie dans les veines basilaires, en partie dans la veine communicante postérieure.

c. Les *veines latérales* et les *veines supérieures de l'isthme* se jettent en grande partie dans les veines basilaires. Quelques-unes aboutissent aux veines du cervelet. D'autres enfin, celles notamment qui proviennent des tubercules quadrijumeaux, s'ouvrent directement, après un trajet naturellement fort court, dans les veines de Galien.

ARTICLE III

CERVEAU

Le cerveau constitue la partie antérieure et supérieure de l'encéphale. Des différents segments qui contribuent à former le névraxe, c'est à la fois le plus volumineux, le plus important, le plus noble : c'est à lui qu'arrivent en définitive toutes les impressions, dites conscientes, recueillies à la périphérie par les nerfs sensitifs ; c'est de lui que partent toutes les incitations motrices volontaires, apportées ensuite aux appareils musculaires par les nerfs moteurs ; le cerveau est enfin le siège des facultés intellectuelles avec lesquelles il présente des relations intimes qui, pour être encore mal connues, n'en sont pas moins indéniables.

Adoptant pour l'étude du cerveau la même méthode que celle que nous avons déjà suivie pour la moelle, pour le bulbe et pour le cervelet, nous examinerons tout d'abord, dans quelques *considérations générales*, sa forme, sa situation, son volume, son poids, sa densité. Nous décrirons ensuite sa *conformation*

27***

extérieure et son mode de *segmentation périphérique* ou ses *circonvolutions*. Nous étudierons, enfin, sous le titre de *conformation intérieure*, les différentes parties qui le constituent, en faisant connaître à la fois, pour chacune d'elles, sa morphologie et sa structure microscopique. Nous consacrerons un dernier paragraphe à la *circulation du cerveau*, qui a acquis dans ces derniers temps une importance toute particulière.

§ I. — CONSIDÉRATIONS GÉNÉRALES

Forme. — Considéré dans son ensemble, le cerveau a la *forme* d'un ovoïde dont le grand axe serait antéro-postérieur et dont la grosse extrémité serait dirigée en arrière. Sa face supérieure est manifestement convexe; sa face inférieure, fortement aplatie, a reçu le nom de base du cerveau.

La forme de l'ovoïde cérébral varie naturellement avec celle de la cavité crânienne qui le renferme : plus long et moins large chez les dolichocéphales, il est plus large et moins long chez les brachycéphales.

D'après les mensurations de CALORI, dans le groupe brachycéphale, le diamètre antéro-postérieur moyen du cerveau serait de 166^{mill}, le diamètre transverse moyen de 146^{mill}. Dans le groupe dolichocéphale, ces mêmes diamètres seraient de 174^{mill} et de 132^{mill}. Comparant ensuite les deux indices crânien et cérébral (t. Ier, p. 218), le même auteur est arrivé à conclure que :

1° Chez les brachycéphales, un cerveau dont l'indice est 87 répond à un crâne qui a un indice de 85;

2° Chez les dolichocéphales, un indice cérébral de 76 répond à un indice crânien de 74.

L'indice du crâne, quelle que soit la forme de celui-ci, est donc toujours un peu moins élevé que l'indice du cerveau qu'il renferme.

Situation. — Le cerveau occupe la presque totalité de la boîte crânienne. Par sa face supérieure, il est en rapport avec la calotte osseuse qui se moule exactement sur ses dépressions et ses saillies. Par sa face inférieure, il repose en avant sur l'étage antérieur de la base du crâne; sa partie moyenne descend, sous le nom de corne sphénoïdale, dans l'étage moyen ; sa partie postérieure enfin, s'étale sur le double plan incliné de la tente du cervelet qui la sépare de ce dernier organe. Un bloc de plâtre, coulé dans la cavité crânienne et remplissant toute cette cavité à l'exception des fosses occipitales inférieures et de la gouttière basilaire, représente assez fidèlement le moule du cerveau.

Volume et poids. — L'homme est de tous les mammifères celui où le cerveau atteint son plus haut degré de développement et l'on a pu dire avec raison que le volume considérable du cerveau est un des traits les plus caractéristiques de l'organisation de l'homme.

Le poids moyen du cerveau serait, d'après les recherches de SAPPEY, de 1182 grammes chez l'homme et de 1093 grammes chez la femme. BROCA, qui a pesé dans les dernières années de sa vie un nombre très considérable de cerveaux est arrivé à des chiffres un peu moindres : 1157 grammes pour le cerveau de l'homme et 995 seulement pour celui de la femme. Un tel écart dans les résultats obtenus par ces deux anatomistes s'explique vraisemblablement par la différence des procédés employés.

BROCA ne s'est pas contenté de peser des cerveaux entiers. Sur un grand nombre de sujets de différents âges (242 hommes et 116 femmes), il a isolé les uns des autres les différents lobes et il les a pesés séparément, s'appliquant toujours, avec l'esprit de méthode qui le caractérisait, à employer constamment le même procédé, condition indispensable pour obtenir des résultats comparables entre eux. Ces résultats sont résumés dans le tableau suivant :

Poids absolu des lobes cérébraux.

		Frontal	Occipital	Temporo-pariétal	TOTAL
HOMMES	De 25 à 45 ans	502	111	552	1165
	De 70 à 90 ans	429	112	458	999
	Différence	− 73	+ 1	− 94	− 166
FEMMES	De 25 à 45 ans	429	100	482	1011
	De 70 à 90 ans	392	91	416	899
	Différence	− 37	− 9	− 66	− 112

Ce tableau nous enseigne :

1° Que le lobe frontal l'emporte toujours et de beaucoup sur le lobe occipital et que, par contre, il est un peu moindre que les deux autres lobes temporal et pariétal réunis ;

2° Que chacun des lobes est toujours plus faible chez la femme que chez l'homme ;

3° Que le poids du cerveau diminue de l'âge adulte à l'âge sénile ; cette déperdition est de 160 grammes chez l'homme, de 112 grammes chez la femme.

Comparant ensuite l'hémisphère gauche à l'hémisphère droit, BROCA a établi que ce dernier l'emporte sur l'autre de 2 grammes chez l'homme et de quelques centigrammes seulement chez la femme. Cette différence en faveur de l'hémisphère droit porte sur ses lobes pariétal, temporal et occipital ; or, si on compare entre eux les deux lobes frontaux, on constate que le lobe frontal gauche l'emporte de 2 grammes à 2^{gr},50 sur le lobe frontal du côté opposé. Il en résulte que si nous sommes gauchers du cerveau, nous sommes gauchers non de l'hémisphère tout entier, ce qui est inexact, mais bien du lobe frontal qui renferme, comme on le sait, la circonvolution du langage articulé.

Densité. — La densité du cerveau est en chiffres ronds de 1,030. DANILEWSKY (*Centr. f. d. med. Wiss.*, 1880), qui l'a étudiée comparativement pour la substance blanche et pour la substance grise, donne les chiffres suivants :

	HOMME	CHIEN
Densité de la substance blanche	1,04334	1,03502
Densité de la substance grise	1,03854	1,02891
Densité totale du cerveau	1,04154	1,03196

D'après le même auteur, les rapports pondéraux de la substance blanche et de la substance grise seraient les suivants, le cerveau étant 100 :

	HOMME	CHIEN
Substance blanche	61	43,3
Substance grise . . . . :	39	56,7

La densité du cerveau diminue, comme son poids, en passant de l'âge adulte à l'âge sénile. Elle doit varier aussi vraisemblablement dans les différents processus morbides qui frappent dans sa constitution anatomique la substance nerveuse ; mais ces dernières variations, qui peuvent fournir en pathologie des renseignements intéressants, sont encore à déterminer.

Au sujet du développement du cerveau, lisez les deux importants mémoires de MANOUVRIER : *Sur le développement quantitatif comparé de l'encéphale et de diverses parties du squelette*, Paris, 1882 ; *Sur l'interprétation de la quantité dans l'encéphale et dans le cerveau en particulier*, Paris, 1885.

§ II. — CONFORMATION EXTÉRIEURE DU CERVEAU

Le mode de configuration extérieure du cerveau nous permet de considérer à cet organe deux régions :

1° Une *région supérieure* ou *convexité* ;
2° Une *région inférieure* ou *base*.

A. — RÉGION SUPÉRIEURE OU CONVEXITÉ DU CERVEAU

Scissure interhémisphérique. — La *région supérieure du cerveau*, que l'on désigne le plus souvent sous le nom de *convexité*, nous présente tout d'abord, sur la ligne médiane, une scissure profonde à direction antéro-postérieure ; c'est la *grande scissure interhémisphérique*. Elle divise le cerveau en deux moitiés latérales appelées *hémisphères*. On désigne quelquefois les deux hémisphères sous le nom de *hémi-cerveau gauche* et *hémi-cerveau droit*, ou, plus simplement, sous celui de *cerveau gauche* et de *cerveau droit*.

Les deux hémisphères cérébraux, bien que constitués sur un même type, ne sont pas exactement semblables. Nous avons déjà vu, à propos du poids, que le droit l'emportait habituellement sur le gauche de 1 ou 2 grammes. Les mensurations comparatives des deux hémisphères nous démontrent, d'autre part, que le gauche est un peu plus long que le droit.

En ce qui concerne leur configuration extérieure, les hémisphères cérébraux possèdent l'un et l'autre les mêmes éléments anatomiques, c'est-à-dire que les scissures et les circonvolutions sont, des deux côtés, égales en nombre et semblablement disposées. Cette symétrie, toutefois, n'existe que dans les grandes lignes. Lorsqu'on descend aux détails, aux sillons et aux plis de second ordre, on voit la disposition anatomique différer sensiblement à droite et à gauche et il s'en faut de beaucoup que le décalque des circonvolutions pris sur l'un des hémisphères s'applique exactement sur celui du côté opposé. Cette asymétrie morphologique des deux moitiés du cerveau est généralement considérée comme un caractère de supériorité : elle paraît, en effet, s'exagérer chez les intellectuels ; elle s'atténue, au contraire, chez les faibles d'esprit et chez les idiots, dont les hémisphères sont moins richement incisés et sont par cela même plus semblables.

Si maintenant nous écartons l'un de l'autre les deux hémisphères, pour juger de la profondeur de la scissure qui les sépare, nous constatons que cette

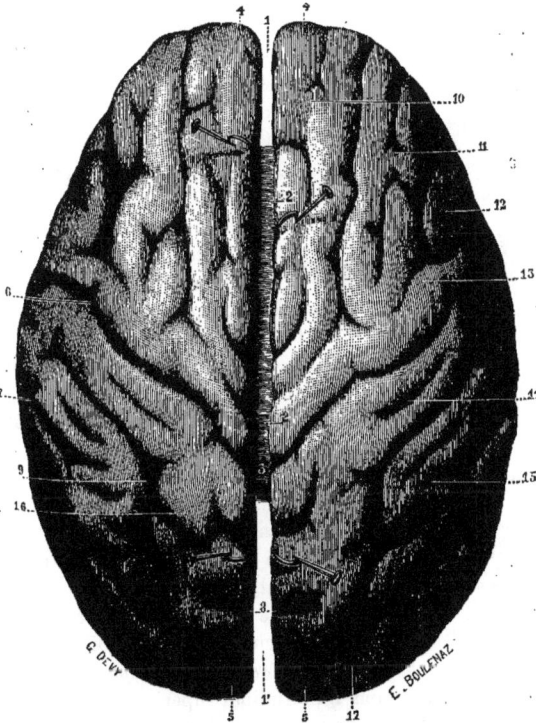

Fig. 686.

Cerveau, vu par sa face supérieure ou convexe.

1, extrémité antérieure de la scissure interhémisphérique.— 1', son extrémité postérieure.— 2, 2, bord supérieur des hémisphères. — 3, corps calleux. — 4, 4, extrémité antérieure ou frontale des hémisphères. — 5, 5, leur extrémité postérieure ou occipitale. — 6, scissure de Rolando. — 7, scissure de Sylvius. — 8, scissure perpendiculaire externe. — 9, sillon interpariétal. — 10, 11, 12, première, deuxième, troisième circonvolutions frontales. — 13, frontale ascendante. — 14, pariétale ascendante. — 15, pariétale inférieure. — 16, pariétale supérieure. — 17, circonvolutions occipitales.

scissure descend, en avant et en arrière, jusqu'à la base du cerveau ; dans sa partie moyenne, au contraire, elle est limitée par une lame horizontale de substance blanche, le *corps calleux*, large commissure qui unit l'une à l'autre les deux moitiés du cerveau.

La scissure interhémisphérique est occupée par un prolongement important de la dure-mère crânienne, la *faux du cerveau* (fig. 687).

Hémisphères. — Au point de vue de leur configuration extérieure, les hémisphères peuvent être comparés à des prismes triangulaires dont les axes seraient parallèles à la ligne médiane. Chacun d'eux présente, par conséquent, deux extrémités et trois faces :

1° *Extrémités*. — Les extrémités des hémisphères cérébraux, arrondies et mousses, se distinguent naturellement en antérieure et postérieure : l'*extrémité antérieure* répond à la fosse frontale ; l'*extrémité postérieure* vient se loger dans la fosse supérieure de l'occipital. On désigne encore ces deux extrémités, dans le langage anatomique, sous les noms de *corne frontale* et de *corne occipitale*.

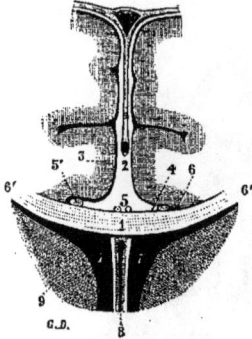

Fig. 687.

Coupe vertico-transversale du cerveau, pour montrer les rapports de sa face interne avec la faux du cerveau.

1, corps calleux. — 2, scissure interhémisphérique et faux du cerveau; 2', sinus longitudinal supérieur. — 3, circonvolution du corps calleux. — 4, sinus du corps calleux. — 5, tractus médians de Lancisi. — 5', tractus latéraux (*tæniæ tectæ*). — 6, limites latérales de la face supérieure du corps calleux. — 6', limites latérales de la face inférieure. — 7, ventricules latéraux. — 8, septum lucidum et sa cavité centrale. —9, noyau caudé.

2° *Faces*. — Les trois faces des hémisphères se distinguent en interne, externe et inférieure :

a. La *face interne*, plane et verticale, limite de chaque côté la scissure interhémisphérique et se trouve séparée de celle du côté opposé, dans la plus grande partie de son étendue, par la faux du cerveau. Comme, d'autre part, la faux du cerveau ne descend pas exactement jusqu'au corps calleux, il existe un espace, peu étendu du reste, où les deux hémisphères entrent en contact et ne sont plus séparés l'un de l'autre que par des tractus conjonctifs et quelques vaisseaux (voy. *Méninges*).

b. La *face externe*, fortement convexe, tant dans le sens antéro-postérieur que dans le sens vertical, répond à la calotte crânienne. Elle est séparée de la face précédente par un bord demi-circulaire, arrondi et mousse, le *bord supérieur de l'hémisphère*, lequel répond dans toute son étendue au sinus longitudinal supérieur. C'est le long de ce bord que l'on voit se développer de préférence les *granulations méningiennes* de PACCHIONI (voy. *Méninges*).

c. La *face inférieure*, enfin, est limitée en dedans et en dehors par ce qu'on est convenu d'appeler le *bord interne* et le *bord externe* des hémisphères, l'un et l'autre fort irréguliers. Fort irrégulière elle-même, cette face fait partie de la région suivante ou base du cerveau.

B. — RÉGION INFÉRIEURE OU BASE DU CERVEAU

La *région inférieure* ou *base du cerveau* est, en effet, constituée par la face inférieure des deux hémisphères cérébraux réunis ensemble sur la ligne médiane par des portions blanches et des portions grises, qui s'étendent transversalement de l'un à l'autre, à la manière d'une large commissure. La base du cerveau est très accidentée. Pour apporter un peu de méthode dans sa description, nous l'étudierons successivement : 1° *sur la ligne médiane*; 2° *sur les côtés*. Nous terminerons sa description par une définition de la *fente cérébrale de Bichat*, qui appartient à la fois, comme nous le verrons, à la partie médiane et aux parties latérales.

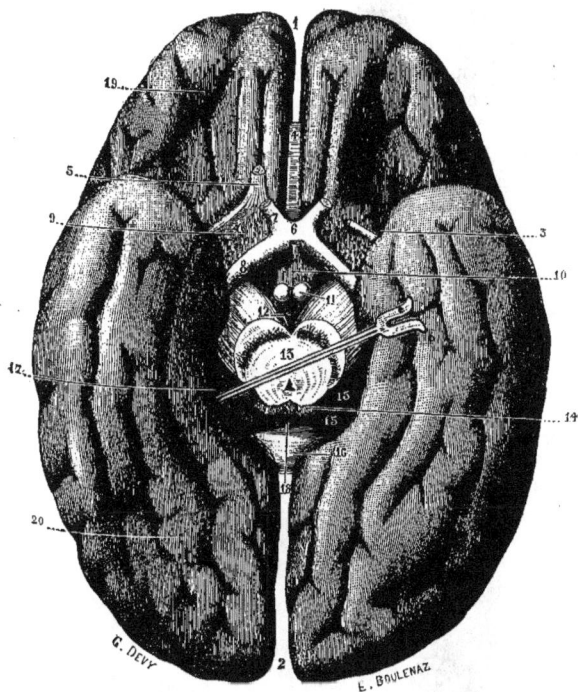

Fig. 688.

Face inférieure du cerveau. — Le cervelet et la protubérance ont été enlevés par une coupe portant sur la partie postérieure des pédoncules cérébraux.

1, extrémité antérieure et 2, extrémité postérieure de la scissure interhémisphérique. — 3, scissure de Sylvius. — 4, genou du corps calleux. — 5, bandelette olfactive et ses deux racines blanches. — 6, chiasma des nerfs optiques. — 7, nerfs optiques. — 8, bandelette optique. — 9, espace perforé antérieur. — 10, tuber cinereum et tige pituitaire. — 11, tubercules mamillaires. — 12, espace perforé postérieur. — 13, coupe des pédoncules cérébraux et de l'aqueduc de Sylvius. — 14, tubercules quadrijumeaux postérieurs. — 15, corps genouillés de la couche optique. — 16, bourrelet du corps calleux, contourné par le fasciola cinerea. — 17, portion latérale et 18, portion moyenne de la fente cérébrale de Bichat. — 19, lobe orbitaire et ses circonvolutions. — 20, lobe temporo-occipital et ses circonvolutions.

A. Parties médianes. — La base du cerveau étant dépouillée de ses enveloppes et reposant sur sa face convexe nous présente successivement en allant d'avant en arrière: 1° l'extrémité antérieure de la scissure interhémisphérique; 2° l'extrémité antérieure du corps calleux; 3° le chiasma des nerfs optiques; 4° le losange opto-pédonculaire et son contenu; 5° la coupe des pédoncules cérébraux ; 6° l'extrémité postérieure du corps calleux ; 7° l'extrémité postérieure de la scissure interhémisphérique.

1° *Extrémité antérieure de la scissure interhémisphérique.* — Elle répond à l'apophyse *crista galli* et au sommet de la faux du cerveau, qui s'insère sur cette apophyse. Elle mesure de 2^{cent},5 à 3^{cent},5 et sépare à ce niveau les cornes frontales des deux hémisphères.

2° *Extrémité antérieure du corps calleux.* — Cette portion de la grande commissure blanche interhémisphérique n'est visible qu'à la condition d'écarter préalablement les deux hémisphères. Elle répond à la portion réfléchie du corps calleux, le *genou* et le *bec* (voy. plus loin). Du bec du corps calleux, nous voyons se détacher deux prolongements rubanés, appelés les *pédoncules du corps calleux.* Ces pédoncules, d'abord parallèles et adossés l'un à l'autre sur la ligne médiane, s'écartent ensuite pour se porter obliquement en dehors et en arrière vers l'extrémité interne de la scissure de Sylvius où ils disparaissent.

3° *Chiasma des nerfs optiques.* — Le chiasma des nerfs optiques se pré-

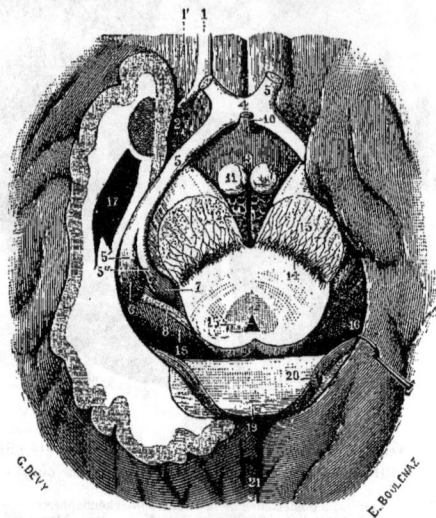

Fig. 689.

Face inférieure du cerveau, région médiane. — La circonvolution de l'hippocampe a été écartée à gauche et réséquée à droite pour laisser voir le mode de terminaison de la bandelette optique.

1, bandelette olfactive, avec 1', sa racine blanche externe. — 2, espace perforé antérieur. — 3, nerf optique; — 4, chiasma. — 5, bandelette optique, avec 5', sa racine externe, 5'', sa racine interne. — 6, corps genouillé externe. — 7, corps genouillé interne. — 8, bras antérieur des tubercules quadrijumeaux. — 9, tuber cinereum; 10, tige du corps pituitaire. — 11, tubercules mamillaires. — 12, espace perforé postérieur. — 13, coupe du pédoncule cérébral. — 14, locus niger de Sœmmering. — 15, aqueduc de Sylvius. — 16, fente de Bichat. — 17, ventricule latéral. — 18, couche optique. — 19, bourrelet du corps calleux. — 20, fasciola cinerea. — 21, scissure interhémisphérique.

sente sous la forme d'une petite lamelle blanche quadrilatère, allongée dans le sens transversal. Sa largeur varie, chez l'homme, de 12 à 14 millimètres :

son diamètre antéro-postérieur de 5 à 6 millimètres. De ses deux angles antérieurs partent en divergeant deux cordons arrondis, les *nerfs optiques;* ses angles postérieurs donnent naissance à deux autres faisceaux de fibres blanches, également divergentes, les *bandelettes optiques.* Ces bandelettes, aplaties de haut en bas, se dirigent obliquement en arrière et en dehors, croisent la face inférieure du pédoncule cérébral et aboutissent finalement, après s'être bifurquées, aux corps genouillés de la couche optique : *la branche de bifurcation externe* au corps genouillé externe, la *branche de bifurcation interne* au corps genouillé interne (fig. 689, 5).

La face inférieure du chiasma est libre et repose sur la gouttière optique. Si on renverse en arrière le chiasma pour avoir sous les yeux sa face supérieure, on constate que cette dernière est reliée à la base du cerveau par une lame de substance grise que l'on désigne indistinctement sous le nom de *racine grise des nerfs optiques* ou sous celui de *lame sus-optique*.

Cette lame, de forme triangulaire, est exactement comprise dans l'écartement des deux pédoncules du corps calleux. Elle se compose, en réalité, de deux lamelles latérales, séparées l'une de l'autre, sur la ligne médiane, par une portion plus mince et presque transparente qui ferme à ce niveau le troisième ventricule.

4° Losange opto-pédonculaire. — Nous désignons, sous ce nom, une région de forme losangique qui se trouve limitée : en avant, par les deux bandelettes optiques et par le chiasma ; en arrière, par le bord interne des deux pédoncules cérébraux. La moitié antérieure de ce losange est occupée par le *tuber cinereum*, la *tige pituitaire*, le *corps pituitaire;* dans sa moitié postérieure, nous rencontrons les *tubercules mamillaires* et *l'espace perforé postérieur.*

a. Le *tuber cinereum* ou *corps cendré* est une lame grise occupant tout l'espace compris entre le chiasma, les bandelettes optiques et les tubercules mamillaires. Vue par sa face inférieure, cette lame est convexe et se présente sous la forme d'une saillie conoïde, ce qui lui a valu son nom de *tuber,* mot latin qui signifie une saillie arrondie. Vue par sa face supérieure, au contraire, elle est concave et fait partie du ventricule moyen.

b. La *tige pituitaire* (fig. 691) est encore une petite colonne de substance grise longue de 4 à 6 millimètres, qui fait suite au tuber cinereum et prolonge en bas sa portion la plus saillante. Elle a la forme d'un cylindre ou plutôt d'un cône très allongé, se dirigeant obliquement en bas et en avant. Large à son extrémité supérieure ou base, elle se rétrécit graduellement au fur et à mesure qu'elle descend et vient s'implanter, par son extrémité inférieure ou sommet, sur le corps pituaire, avec lequel elle se continue. Sa moitié inférieure est pleine ; sa moitié supérieure est creusée à son centre d'une cavité en forme d'entonnoir qui continue la cavité du troisième ventricule et en constitue la partie la plus déclive.

Au point de vue de leur constitution histologique, le tuber cinereum et la tige pituitaire appartiennent l'un et l'autre à la formation de substance grise qui ferme le troisième ventricule à sa partie inférieure.

c. Le *corps pituitaire,* encore appelé *hypophyse,* se présente sous la forme d'une masse ellipsoïde appendue à l'extrémité inférieure de la tige pituitaire, dont il parait être, au premier abord, un simple renflement. Il est logé dans la selle turcique qu'il remplit entièrement : en avant et en arrière, il est en rapport avec les parois antérieure et postérieure de cette dépression osseuse ; latéralement, il arrive au contact de la paroi interne du sinus caverneux, qui le sépare de la carotide interne ; sa face supérieure, enfin, tantôt convexe, tantôt plane ou même déprimée, répond à cette lame fibreuse, dépendance de la dure-mère, que l'on nomme le diaphragme de l'hypophyse et qui s'étend horizontalement au-dessus de la selle turcique.

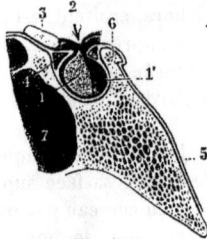

Fig. 690.

Rapports du corps pituitaire avec la selle turcique.

1, lobe antérieur et 1', lobe postérieur du corps pituitaire. — 2, infundibulum et tige du corps pituitaire. — 3, chiasma optique. — 4, sinus coronaire. — 5, gouttière basilaire de l'occipital. — 6, lame quadrilatère du sphénoïde. — 7, sinus sphénoïdal. — (La ligne jaune représente la dure-mère.)

Le corps pituitaire, avons-nous dit plus haut, a la forme d'un ellipsoïde, aplati d'avant en arrière et à grand axe transversal. Ses diamètres sont les suivants : le diamètre antéro-postérieur mesure 8 millimètres ; le diamètre vertical, 6 millimètres ; le diamètre transversal, le plus long de tous, de 12 à 15 millimètres.

Le poids du corps pituitaire varie de 35 à 45 centigrammes.

Considéré au point de vue de sa constitution anatomique, l'hypophyse se compose de deux portions ou lobes, un lobe antérieur et un lobe postérieur. Le *lobe antérieur* présente une coloration rougeâtre ; le *lobe postérieur*, beaucoup plus petit que le précédent, est d'un gris jaunâtre. La ligne de démarcation de ces deux lobes,

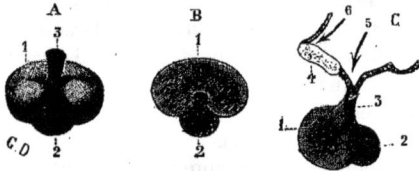

Fig. 691.

Corps pituitaire : A, vu par sa face postérieure ; B, vu en coupe horizontale ; C, vu en coupe sagittale.

1, lobe antérieur du corps pituitaire. — 2, son lobe postérieur. — 3, tige du corps pituitaire. — 4, coupe du chiasma optique. — 5, infundibulum. — 6, recessus opticus.

peu apparente à la surface extérieure de l'organe, est très visible, au contraire, sur des coupes soit vertico-médianes, soit horizontales (fig. 691). Sur des coupes horizontales, nous voyons le lobe antérieur revêtir la forme d'un rein, dont le bord concave, dirigé en arrière, embrasse la moitié antérieure du lobe postérieur. Les coupes verticales nous montrent à leur tour : 1° que la tige pituitaire vient s'implanter exclusivement sur le lobe postérieur ; 2° qu'une portion du lobe antérieur s'applique en avant de cette tige pituitaire sous la forme d'une languette fort mince, qui s'étend parfois jusqu'au voisinage du chiasma optique.

La signification anatomique des deux lobes de l'hypophyse nous est nettement indiquée par leur développement. — Le *lobe postérieur*, comme nous le verrons plus tard (voy. EMBRYOLOGIE), dérive du cerveau : il est une dépendance du ventricule moyen et présente, chez le fœtus, une cavité centrale qui n'est autre que la partie la plus inférieure de ce ventricule. Cette cavité disparaît de bonne heure et fait défaut, à l'état adulte, chez tous les mammifères. Elle persiste, cependant, çhez un grand nombre de vertébrés inférieurs, notamment chez les poissons, où le corps pituitaire est beaucoup plus développé que chez l'homme. — Le *lobe antérieur* ou *hypophyse proprement dite* a une signification toute différente : c'est une portion du pharynx primitif qui, dans les premiers stades de la vie embryonnaire, a émigré dans la cavité crânienne et est venue s'adosser à la face antérieure du lobe précédent. Nous verrons ultérieurement (voy. EMBRYOLOGIE) que cette portion du pharynx, véritable colonie du feuillet ectodermique, revêt successivement la forme : 1° d'un simple *cul-de-sac* largement ouvert dans la cavité pharyngienne ; 2° d'une *poche semi-sphérique* communiquant encore avec la cavité précitée au moyen d'un pédicule (fig. 693) qui peu à peu s'oblitère et disparaît ; 3° d'une *vésicule indépendante*, d'abord creuse, comblée ensuite par un système de tubes épithéliaux, provenant par voie de prolifération de la couche de cellules qui constitue sa paroi antérieure.

Au point de vue de leur structure, le lobe postérieur et le lobe antérieur du corps pituitaire ne sont pas moins diffé-

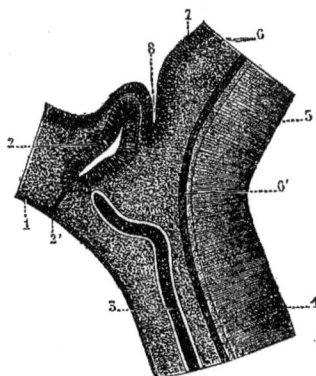

Fig. 692.

Coupe vertico-médiane d'un embryon de lapin de 12 millimètres de longueur (d'après MIHALKOVICS).

1, épiderme. — 2, invagination hypophysaire avec 2', son pédicule épithélial. — 3, corde dorsale. — 4, plancher du cerveau postérieur. — 5, plancher du cerveau moyen. — 6, mésoderme de la base du crâne. — 6', artère basilaire. — 7, plancher du cerveau intermédiaire. — 8, infundibulum.

rents. — Le premier, organe rudimentaire dérivé du névraxe, nous présente un stroma conjonctif au sein duquel se trouvent des cellules arrondies, des cellules fusiformes et des cellules ramifiées, ces dernières appartenant très probablement au système nerveux. — Le lobe antérieur, plein et compact à sa partie antérieure, est, à sa partie postérieure, plus mou et pour ainsi dire poreux ; on y remarque même parfois, au voisinage de la cloison séparative des deux lobes, de toutes petites cavités ou aréoles remplies d'une matière colloïde. Ce lobe est essentiellement constitué par un système de cylindres épithéliaux, pleins ou creux, simples ou bifurqués, baignant dans un lacis de vaisseaux qui ont la valeur de simples capillaires. Les cellules qui entrent dans la constitution de ces cylindres sont vraisemblablement de deux ordres : car certaines d'entre elles possèdent, contrairement aux autres, une affinité toute spéciale pour les matières colorantes (*cellules chromophiles*). Ce qui donne de l'importance à cette particularité, c'est que ces cellules présentent les mêmes réactions que la matière colloïde elle-même et qu'il est tout naturel de penser que les cellules en question ne sont pas étrangères à la sécrétion de cette substance (LOTHRINGER). Ce fait nous permet peut-être de distraire l'hypophyse du groupe des organes rudimentaires, pour l'élever en dignité et lui accorder un rôle essentiellement actif. Mais il ne nous fixe nullement sur ses fonctions et, à ce point de vue, l'hypophyse nous est tout aussi inconnue que certains organes encore énigmatiques, le corps thyroïde et le thymus par exemple.

Voyez au sujet de l'hypophyse, LANDZERT, *Petersburger med. Zeitschrift*, 1868 ; ROMITI, *Atti della Soc. tosc. di Scienze naturali*, Pisa, vol. VII, 1888 ; LOTHRINGER, *Arch. für Mikr. Anatomie*, Bd. XXVIII, 1886.

d. Les *tubercules* mamillaires, au nombre de deux, l'un droit, l'autre gauche, sont deux saillies blanches régulièrement hémisphériques, situées sur le côté interne des pédoncules cérébraux, en arrière du tuber cinereum et en avant de l'espace perforé postérieur. Un léger sillon les sépare l'une de l'autre sur la ligne médiane. — Si nous sectionnons ces tubercules nous voyons, à la simple inspection de la surface de coupe, qu'ils sont constitués à leur centre par de la substance grise et à leur périphérie par de la substance blanche. La *substance grise centrale* se continue en haut avec celle qui forme le fond du ventricule moyen et paraît en être une simple dépendance. La *substance blanche périphérique* provient en grande partie, sinon en totalité, des piliers antérieurs du trigone, qui, comme nous le verrons plus tard, enveloppent la masse grise centrale en décrivant une anse et remontent de là dans la couche optique, en constituant le faisceau de Vicq d'Azyr (voy. *Trigone cérébral*).

Rappelons en passant que la substance grise des tubercules mamillaires es encore l'aboutissant d'un petit faisceau de fibres longitudinales qui proviennent du ruban de Reil (p. 406).

D'après GUDDEN, chaque tubercule mamillaire renfermerait à son centre deux ordres de cellules et formerait ainsi deux noyaux distincts, l'un interne, l'autre externe : le noyau externe serait seul en rapport avec le trigone cérébral ; d'une part, il recevrait le pilier antérieur de cet organe et, de l'autre, donnerait naissance au faisceau de Vicq d'Azyr. Le noyau interne, à son tour, émettrait, sous le nom de *pédoncule du tubercule mamillaire*, un faisceau descendant qui gagne la région de la calotte et se mêle bientôt après à la couche du ruban de Reil.

e. L'*espace perforé postérieur*, encore appelé *espace interpédonculaire*, a la forme d'un petit triangle isocèle dont la base est adossée aux deux tubercules mamillaires et dont le sommet, dirigé en arrière, répond à l'angle de séparation des deux pédoncules cérébraux. Latéralement, cet espace est limité par le bord interne des pédoncules, d'où l'on voit émerger le nerf moteur oculaire commun. — L'espace perforé postérieur est constitué par une lame de substance grise criblée de petits orifices auxquels il doit son nom et à travers lesquels passent de nombreux vaisseaux, destinés pour la plupart aux couches optiques. GUDDEN et FOREL ont décrit dans cet espace un petit amas de cellules nerveuses, constituant en dedans des pédoncules un petit ganglion impair et médian, le *ganglion interpédonculaire*.

5° *Coupe des pédoncules cérébraux.* — Elle répond au plan de séparation

du cerveau avec l'isthme de l'encéphale. On y observe, à sa partie postérieure, l'aqueduc de Sylvius. Nous avons déjà étudié (p. 417) cette coupe et
les différents éléments qu'elle présente, nous ne saurions y revenir ici sans
tomber dans des redites.

6° *Extrémité postérieure du corps calleux.* — Elle porte le nom de *bourrelet du corps calleux.* On la voit sous la forme d'un cordon très épais et régulièrement arrondi, se porter transversalement d'un hémisphère à l'autre.

7° *Extrémité postérieure de la scissure interhémisphérique.* — En arrière
du bourrelet du corps calleux, nous retrouvons la grande scissure interhémisphérique. Cette extrémité postérieure de la scissure, beaucoup plus
étendue que l'extrémité antérieure, répond à la base de la faux du cerveau et
sépare complètement à ce niveau les parties correspondantes des deux
hémisphères.

B. **Parties latérales.** — De chaque côté de la ligne médiane, la base du cerveau nous offre successivement, en procédant toujours d'avant en arrière : 1° les
bandelettes olfactives : 2° l'espace perforé antérieur ; 3° la scissure de Sylvius

1° *Bandelettes olfactives.* — Les nerfs olfactifs, que nous étudierons plus
tard dans leur distribution périphérique, se présentent ici sous la forme de

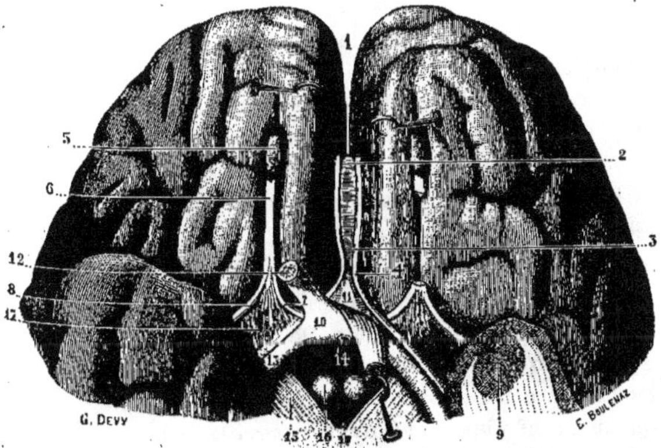

Fig. 693.

Extrémité antérieure du corps calleux, nerf olfactif et nerf optique.

1, extrémité antérieure de la scissure interhémisphérique. — 2, genou du corps calleux. — 3, bec du corps
calleux. — 4, pédoncules du corps calleux. — 5, bulbe olfactif. — 6, bandelette olfactive. — 7, racine blanche
interne. — 8, racine blanche externe. — 9, noyau amygdalien. — 10, chiasma des nerfs optiques. — 11, lame
sus-optique. — 12, nerf optique. — 13, bandelette optique. — 14, tuber cinereum et tige pituitaire. — 15, pédoncules cérébraux. — 16, tubercules mamillaires. — 17, espace perforé antérieur. — 18, espace perforé postérieur.

deux bandelettes longitudinales, les *bandelettes olfactives*, cheminant de
chaque côté de la scissure interhémisphérique, entre les deux circonvolutions
dites olfactives.

En avant, la bandelette olfactive présente un petit renflement de forme
olivaire et d'aspect gris rosé, le *bulbe olfactif.* Le bulbe repose immédiatement

28*

sur la lame criblée de l'ethmoïde et donne naissance par sa face inférieure aux nerfs olfactifs proprement dits.

En arrière, la bandelette olfactive se divise en deux faisceaux ou racines blanches : l'une externe, la *racine blanche externe*, se dirige obliquement en avant et en arrière, vers l'extrémité antérieure de la scissure de Sylvius; l'autre interne, *la racine blanche interne*, se dirige obliquement vers la ligne

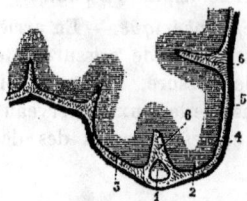

Fig. 694.

Coupe transversale de la bandelette et des circonvolutions olfactives.

1, bandelette olfactive. — 2, 3, circonvolutions olfactives interne et externe. —
4, pie-mère (en rouge). — 5, arachnoïde
(en bleu). — 6, espaces sous-arachnoïdiens (en rouge).

médiane. Lorsqu'on renverse en arrière la bandelette olfactive, on constate que sa base est
reliée à la partie postérieure du sillon olfactif
par une lame de substance grise de forme
triangulaire, que l'on appelle la *racine grise
des nerfs olfactifs*. On constate en même temps
que la face supérieure de cette bandelette n'est
pas plane, mais qu'elle se soulève en son milieu
en une arête longitudinale et qu'elle revêt ainsi
la forme anguleuse du sillon olfactif dans lequel
elle se loge.

2° *Espace perforé antérieur*. — On désigne
sous ce nom une région de forme quadrilatère,
située de chaque côté du chiasma. Cette région
est nettement limitée : en avant et en dehors,
par la racine blanche externe du nerf olfactif;
en avant et en dedans, par le nerf optique; en arrière et en dedans, par les bandelettes optiques; en arrière et en dehors, par le bord interne de l'hémisphère.

L'espace perforé antérieur présente, comme l'espace perforé postérieur, un
grand nombre de trous vasculaires, disposés irrégulièrement et donnant passage aux artères et aux veines du corps strié.

3° *Scissure de Sylvius*. — La scissure de Sylvius, encore appelée *vallée
sylvienne*, est assurément la plus importante des anfractuosités qui se trouvent
creusées à la surface des hémisphères. Elle prend naissance à la partie
externe de l'espace perforé antérieur. De là, elle se porte d'abord en avant et
en dehors; puis, s'infléchissant sur elle-même, elle se dirige obliquement en
dehors et en arrière et remonte alors sur la face externe de l'hémisphère où
nous la retrouverons plus tard (voy. *Circonvolutions*).

La scissure de Sylvius décrit donc dans son ensemble, à la face inférieure
du cerveau, une courbe très prononcée à concavité dirigée en arrière. Elle
répond sur le squelette au bord postérieur des petites ailes du sphénoïde et
loge dans sa profondeur l'artère cérébrale moyenne et ses premières branches.

En avant de la scissure sylvienne, l'hémisphère cérébral nous présente une
surface légèrement concave, qui repose sur la voûte orbitaire et se moule
exactement sur elle. En arrière de la scissure, il forme une saillie volumineuse
qui descend dans l'étage moyen de la base du crâne : on donne ordinairement
à cette saillie le nom de *corne sphénoïdale* du cerveau.

C. Fente cérébrale de Bichat. — On désigne, depuis BICHAT, sous la dénomination de *grande fente cérébrale*, un espace linéaire qui est situé à la base

du cerveau et le long duquel la pie-mère s'insinue dans l'intérieur de la masse hémisphérique, pour y constituer les plexus choroïdes et la toile choroïdienne (*pie-mère interne* de quelques auteurs).

Considéré dans son ensemble, cet espace a la forme d'une courbe, ou, si l'on veut, d'un fer à cheval dont la concavité serait dirigée en avant : sa partie moyenne est située au-dessous du bourrelet du corps calleux; ses deux extrémités répondent, de chaque côté, à l'origine de la scissure de Sylvius. Bien que la fente de Bichat soit partout continue, on lui distingue d'ordinaire, pour faciliter la description, une portion moyenne et deux portions latérales. Chacune de ces portions présente naturellement, comme toute fente, deux bords ou lèvres.

a La *portion moyenne* est située sur la ligne médiane et affecte une direction transversale. La fente de Bichat a ici pour lèvre supérieure le corps calleux, pour lèvre inférieure les tubercules quadrijumeaux. Elle est occupée par la toile choroïdienne du ventricule moyen.

b. Les *portions latérales*, faisant suite à la portion moyenne, se dirigent d'avant en arrière en décrivant une courbe à concavité interne. La lèvre supérieure y est constituée par le pédoncule cérébral, doublé de la bandelette optique; la lèvre inférieure, par le bord interne de l'hémisphère cérébral ou plus exactement par la circonvolution qui forme ce bord interne et qui porte le nom de circonvolution de l'hippocampe. C'est le long des parties latérales de la fente cérébrale de Bichat que se pelotonne la pie-mère pour donner naissance à deux cordons cellulo-vasculaires, les *plexus choroïdes*, qui pénètrent dans les ventricules latéraux.

Il n'est pourtant pas exact de dire que les plexus-choroïdes pénètrent dans le ventricule et que la fente cérébrale de Bichat établit une communication entre l'extérieur du cerveau et les cavités ventriculaires. Nous verrons plus tard que ces plexus choroïdes sont, en réalité, séparés de la cavité ventriculaire par une couche épithéliale. Nous verrons aussi qu'au niveau de la fente cérébrale les ventricules cérébraux, tant le ventricule moyen que les ventricules latéraux, sont fermés non pas seulement par la pie-mère, mais aussi par leur membrane propre, l'épendyme, et qu'en conséquence ils ne sont nullement en communication avec les espaces sous-arachnoïdiens de la base du cerveau.

§ III. — Circonvolutions et anfractuosités cérébrales

L'écorce cérébrale (*cortex*), que l'on désigne encore sous le nom pittoresque de *pallium* ou *manteau des hémisphères*, est entièrement lisse chez un grand nombre d'animaux inférieurs, d'où le nom de *lissencéphales* qui a été donné à ces derniers par R. Owen. Chez les animaux supérieurs ou *gyrencéphales*, au contraire, elle présente de nombreuses saillies, que circonscrivent des dépressions plus ou moins profondes et plus ou moins anfractueuses.

Ces saillies portent le nom de *circonvolutions* ou *plis*, et on appelle *scissures* ou *sillons* les anfractuosités qui les séparent et les limitent.

L'apparition des plis sur le bloc cérébral, primitivement lisse et uni, témoigne d'un développement considérable de la substance grise qui constitue l'écorce et résulte de l'inégalité numérique qui existe entre la surface de cette écorce et la surface de la paroi osseuse contre laquelle elle doit s'appliquer. La comparaison suivante fera comprendre toute ma pensée : si sur une surface fixe, une planchette par exemple, mesurant 50 centimètres carrés, nous cherchons à appliquer une lame d'étoffe de même configuration et mesurant également 50 centimètres carrés, les deux surfaces s'appliqueront exactement l'une contre l'autre sans former le moindre pli. Mais, si au lieu de prendre une lame d'étoffe de 50 centimètres carrés, nous en prenons une de 100 centi-mètres carrés, celle-ci, ayant à s'étaler sur un plan d'une surface moitié moindre sans en dépasser les limites, devra nécessairement se plisser et se contourner sur elle-même. Or, c'est exactement ce qui se passe pour les gyren-céphales, dont le cerveau a une superficie beaucoup plus grande que la boîte osseuse qui le contient. L'harmonie entre les deux surfaces ne peut se rétablir qu'à la condition que l'une d'elles, celle qui est la plus étendue, la surface cérébrale par conséquent, se plisse et se contourne comme le faisait tout à l'heure notre lame d'étoffe. On a comparé bien souvent l'ensemble des circon-volutions cérébrales à la figure que l'on obtiendrait en introduisant dans le crâne, par le trou occipital, une vessie à parois très épaisses et dont la capacité serait beaucoup plus grande que celle de la cavité crânienne. La comparaison est peut-être un peu grossière, mais elle donne une idée suffisamment exacte de la signification morphologique des plis cérébraux chez les vertébrés supérieurs.

L'homme est de tous les mammifères gyrencéphales celui qui présente les plis cérébraux à un plus haut degré de développement. Leur découverte, aussi vieille que l'observation elle-même, date certainement du jour où, pour la première fois, un anatomiste fit sauter une calotte crânienne et mit à nu l'en-céphale. Mais jusqu'à ces dernières années, on se contentait de les mentionner; toute tentative pour les classer et les décrire venant échouer devant leur dis-position, considérée alors comme essentiellement complexe et irrégulière.

A GRATIOLET revient incontestablement l'honneur d'avoir débrouillé ce chaos apparent des plis cérébraux et d'avoir démontré que ces plis, loin d'être irré-guliers, se développent au contraire suivant un type à la fois simple et constant. Sans doute, le mode de segmentation périphérique de l'écorce céré-brale présente, suivant les individus et peut-être aussi suivant les races, des différences notables. Mais ces différences, quelque profondes qu'elles soient, n'arrivent jamais à détruire le plan fondamental qui préside à cette segmen-tation : on peut les comparer, comme le dit fort justement POZZI, à de simples variations sur un thème identique, à de simples oscillations autour d'une position d'équilibre qui reste, en définitive, toujours la même dans l'espèce.

C'est en étudiant comparativement le cerveau des animaux inférieurs et notamment le cerveau des primates que l'illustre naturaliste est arrivé à dégager le type fondamental des circonvolutions de l'homme. Le cerveau des singes, en effet, tout en présentant dans ses traits essentiels le même mode de segmentation que le cerveau humain, est beaucoup moins incisé, beaucoup moins riche en détails que ce dernier : il en est l'expression plus simple et pour ainsi dire schématique.

Les recherches de GRATIOLET ont été complétées après lui par BROCA, BISCHOFF, ECKER, PANSCH, TURNER, GIACOMINI, etc., et nous possédons aujourd'hui, relativement aux circonvolutions cérébrales, une nomenclature à la fois très nette et très complète. Elle est adoptée, du reste, dans son ensemble et dans le plus grand nombre de ses détails, par la plupart des anatomistes.

Avant de l'exposer, il est indispensable de bien se fixer sur la valeur de certains termes et de donner quelques définitions :

a. Nous désignerons sous le nom de *lobes* les divisions primaires des hémisphères cérébraux et appellerons *circonvolutions* les saillies plus ou moins flexueuses qui entrent dans la constitution des lobes. Parmi ces différentes circonvolutions, les unes sont constantes et à peu près fixes. A côté d'elles, nous rencontrerons des plis essentiellement mobiles et par cela même moins importants : nous les appellerons *plis de complications*, quand ils viendront grossir, dans une région donnée, le nombre des circonvolutions ordinaires ou fondamentales; *plis de passage* ou *anastomotiques*, quand ils relieront l'un à l'autre deux plis normaux ou même deux lobes.

b. En ce qui concerne les anfractuosités, nous appellerons : 1° *scissures lobaires* ou tout simplement *scissures*, les anfractuosités qui séparent les lobes entre eux; 2° *scissures gyraires* (de *gyrus* pli) ou *sillons*, celles qui, dans un même lobe, séparent les circonvolutions les unes des autres.

Ceci posé, nous pouvons aborder l'étude des circonvolutions et des anfractuosités cérébrales. Chaque hémisphère pouvant être considéré comme un prisme triangulaire avec trois faces, interne, externe et inférieure, nous décrirons successivement ces circonvolutions et ces anfractuosités :

1° Sur la *face externe* des hémisphères ;
2° Sur leur *face interne ;*
3° Sur leur *face inférieure.*

Nous terminerons cette description des circonvolutions cérébrales par l'étude de leur *structure* et de leur *développement.*

A. — CIRCONVOLUTIONS DE LA FACE EXTERNE DES HÉMISPHÈRES

La face externe de l'hémisphère nous présente trois scissures de premier ordre : la *scissure de Sylvius*, la *scissure de Rolando*, la *scissure perpendiculaire externe.*

La *scissure de Sylvius*, encore appelée en raison de ses grandes dimensions la *vallée sylvienne* [1], prend naissance, comme nous l'avons déjà vu (p. 436)

[1] BROCA, dans sa description du cerveau schématique, distingue la vallée sylvienne de la scissure de Sylvius. Pour lui, la *vallée sylvienne* n'est que la portion de la scissure qui répond à la base du cerveau : née de la partie externe de l'espace perforé, elle s'arrête en dehors au niveau d'une saillie antéro-postérieure qui unit la pointe du lobe temporal à la partie externe du lobe orbitaire et qu'il appelle le *pli falciforme;* ce pli falciforme, rudimentaire chez l'homme, mais très volumineux chez les animaux à odorat très développé, répond à la racine externe du nerf olfactif. Quant à la *scissure de Sylvius proprement dite,* elle serait formée par toute la portion de la scissure qui se trouve placée en arrière du pli falciforme. Un telle distinction n'a pas sa raison d'être, du moins en anatomie humaine, et, dans notre description, nous considérerons la dénomination de vallée sylvienne comme un simple synonyme de scissure de Sylvius.

28***

sur la partie inférieure de l'hémisphère, à la partie externe de l'espace quadrilatère perforé. De là, elle se dirige en dehors en décrivant une courbe à concavité postérieure, contourne le bord de l'hémisphère et remonte sur sa face externe; changeant alors de direction, elle se porte en arrière et un peu en haut et se termine après avoir effectué sur la face externe de l'hémisphère cérébral un parcours de 8 à 10 centimètres. En arrivant sur la face externe de l'hémisphère, la scissure de Sylvius envoie en haut et en avant, dans le lobe frontal, deux prolongements, l'un et l'autre très courts. On les distingue, d'après leur situation, en antérieur et postérieur : le *prolongement antérieur* ou *horizontal* se porte directement en avant dans l'épaisseur de la troisième circonvolution frontale; il mesure 2 ou 3 centimètres de long. Le *prolongement postérieur* ou *ascendant*, situé un peu en arrière du précédent, se dirige en haut et un peu en avant; il présente, lui aussi, une longueur de 2 ou 3 centimètres. Ces deux prolongements divergents, interceptent entre eux un espace angulaire que vient combler une portion de la troisième circonvolution frontale. Ils présentent du reste, suivant les sujets, quelques variations qu'il est important de noter : tantôt ils s'implantent l'un et l'autre sur un pied commun à la manière des deux branches d'un **Y**; tantôt ils partent isolément de la scissure de Sylvius, affectant alors soit la forme d'un **V**, soit la forme d'un **U**.

La *scissure de Rolando* commence dans l'angle que forment la scissure précédente et son prolongement ascendant. De là, elle se dirige obliquement en haut et en arrière vers la grande scissure interhémisphérique. On la voit, sur quelques sujets, s'arrêter à quelques millimètres au-dessous du bord supérieur de l'hémisphère; mais, le plus souvent, elle atteint ce bord et s'y termine en formant une encoche plus ou moins profonde qui empiète légèrement sur la face interne de l'hémisphère. La situation, et le degré d'obliquité de la scissure de Rolando nous sont indiqués par les chiffres suivants que j'emprunte à Cu. FÉRÉ :

			MOYENNES	VARIATIONS
Distance de son extrémité supérieure à. .	{	1° l'extrémité antérieure de l'hémisphère.	111 mil.	95 à 125
		2° l'extrémité postérieure de l'hémisphère. . . .	49 —	35 à 60
Distance de son extrémité inférieure à. .	{	1° l'extrémité antérieure de l'hémisphère	71 —	64 à 82
		2° l'extrémité postérieure de l'hémisphère. . . .	89 —	74 à 100
Distance en projection horizontale parcourue par la scissure.			40	

Les mensurations de PASSET (*Arch. f. Anthropologie*, 1882) et de GIACOMINI (*Guida allo studio della circonvoluzioni cerebrali*, 1884) ont conduit leurs auteurs à des résultats qui concordent parfaitement avec les données précédentes : d'après PASSET, la scissure de Rolando est séparée de l'extrémité antérieure du lobe frontal par une distance de 115 millimètres pour son extrémité supérieure, de 87 millimètres seulement pour son extrémité inférieure. GIACOMINI, à son tour, est arrivé, pour ces mêmes distances, aux chiffres de 111 et de 71 millimètres.

Tantôt rectiligne, tantôt plus ou moins sinueuse, la scissure de Rolando mesure en moyenne 118 millimètres de longueur chez l'homme, 113 chez la femme.

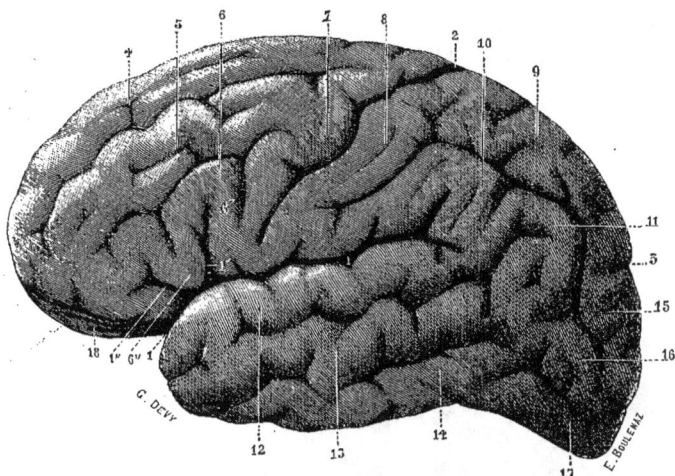

Fig. 695.

Face externe de l'hémisphère gauche.

1, scissure de Sylvius, avec 1' sa branche ascendante et 1" sa branche horizontale. — 2, scissure de Rolando. — 3, scissure perpendiculaire externe. — 4, première frontale. — 5, deuxième frontale, — 6, troisième frontale, avec 6' son pied, 6" le cap. — 7, circonvolution frontale ascendante. — 8, circonvolution pariétale ascendante, — 9, pariétale supérieure. — 10, pariétale inférieure ou lobule du pli courbe. — 11, pli courbe. — 12, première temporale. — 13, deuxième temporale. — 14, troisième temporale. — 15, première occipitale. — 16, deuxième occipitale. — 17, troisième occipitale. — 18, lobe orbitaire.

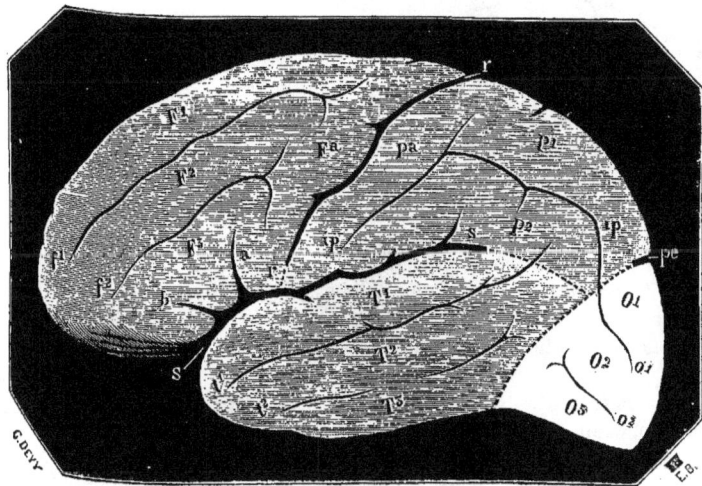

Fig. 696.

La même, avec ses différentes divisions (schéma).

(Le lobe frontal est en bleu ; le lobe pariétal, en vert ; le lobe occipital, en jaune ; le lobe temporal, en rouge.) — 1, scissure de Sylvius : a, sa branche ascendante, b, sa branche horizontale. — r, scissure de Rolando. — p, scissure perpendiculaire externe. — f, sillon frontal supérieur. — f', sillon frontal inférieur. — ip, sillon interpariétal. — t', sillon temporal supérieur. — t², sillon temporal inférieur. — o', sillon occipital supérieur. — o², sillon occipital inférieur. — F¹, première frontale. — F², deuxième frontale. — F³, troisième frontale. — Fᵃ, frontale ascendante. — Pᵃ, pariétale ascendante. — P¹, pariétale supérieure. — P², pariétale inférieure. — O¹, première occipitale. — O², deuxième occipitale. — O³, troisième occipitale. — T¹, première temporale. — T², deuxième temporale. — T³, troisième temporale.

La *scissure perpendiculaire externe* ou *occipito-pariétale* occupe la partie postérieure du cerveau. Elle se détache du bord supérieur de l'hémisphère sur lequel elle tombe perpendiculairement, du moins chez les singes (d'où le nom qui lui a été donné), et se dirige ensuite obliquement en bas et en avant. Cette scissure, très visible chez les singes, surtout chez les singes inférieurs, est masquée chez l'homme par des plis surajoutés (*plis de passage* de GRATIOLET), qui se portent transversalement du lobe occipital externe aux lobes temporal et pariétal. La scissure perpendiculaire se trouve ainsi réduite, dans la plupart des cas, à une simple encoche située sur le bord supérieur de l'hémisphère. Pour la retracer à nouveau sur notre face externe, il suffira de prolonger en bas et en avant l'encoche en question, en suivant, sur les plis de passage précités, un trajet exactement parallèle à la scissure perpendiculaire interne, scissure que nous étudierons

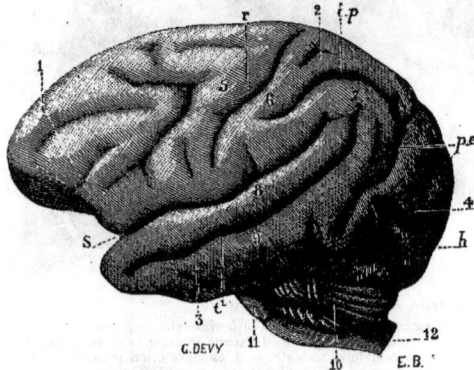

Fig. 697.
Cerveau d'un cynocéphale, vu par sa face latérale gauche.

S, scissure de Sylvius. — r, scissure de Rolando. — p e, scissure perpendiculaire externe. — i p, sillon interpariétal. — h, sillon de l'hippocampe. — 1, lobe frontal. — 2, lobe pariétal. — 3, lobe temporal. — 4, lobe occipital. — 5, frontale ascendante. — 6, pariétale ascendante. — 7, pli courbe. — 8, première temporale. — 9, deuxième temporale. — 10, cervelet. — 11, protubérance. — 12, bulbe rachidien.

plus tard (p. 454) sur la face interne de l'hémisphère et qui est remarquable, celle-là, par sa constance et sa netteté.

Les trois scissures que nous venons de décrire nous permettent de diviser la face externe de l'hémisphère en quatre grandes régions ou lobes : en avant le *lobe frontal*; en arrière, le *lobe occipital*; en bas, le *lobe temporal*; en haut, le *lobe pariétal*. A ces quatre lobes, toujours très visibles, sans préparation aucune, nous en ajouterons un cinquième, le *lobe de l'insula*, qui est profondément situé dans la vallée de Sylvius.

1° **Lobe frontal.** — Le lobe frontal occupe la partie antérieure de l'hémisphère et comprend toute la portion de la face externe qui est située en avant de la scissure de Rolando; ses limites sont donc très précises. Nous y remarquons, tout d'abord, deux sillons antéro-postérieurs ou longitudinaux, le *sillon frontal supérieur* et le *sillon frontal inférieur*, parallèles l'un et l'autre au bord supérieur de l'hémisphère; ils prennent naissance un peu en avant de la scissure de Rolando et, de là, se dirigent d'arrière en avant vers l'extrémité antérieure de l'hémisphère. Ces deux sillons décomposent le lobe frontal en quatre circonvolutions, savoir : une circonvolution verticale, la *frontale ascendante*; trois circonvolutions longitudinales, connues sous le nom de *première, deuxième* et *troisième frontales*, en allant de haut en bas.

a. La *circonvolution frontale ascendante*, appelée encore quelquefois *quatrième circonvolution frontale*, borde en avant la scissure de Rolando et présente par conséquent la même inclinaison et la même longueur que cette scissure. Nettement limitée en arrière, la frontale ascendante est en relation, en avant, avec la partie postérieure ou pied des trois autres circonvolutions frontales qui s'implantent sur elles. Sur certains sujets, cependant, nous rencontrons au-devant de la frontale ascendante un sillon vertical parallèle à la scissure de Rolando. Ce sillon, plus ou moins interrompu dans son trajet, a reçu en raison même de sa situation le nom de *sillon prérolandique*.

b. La *première circonvolution frontale* répond au bord supérieur de l'hémisphère cérébral qu'elle longe dans toute son étendue. En arrière, elle se détache de l'extrémité supérieure de la frontale ascendante, généralement par deux racines. En avant, elle contourne l'extrémité antérieure du cerveau et se continue avec les circonvolutions du lobe orbitaire.

c. La *deuxième circonvolution frontale*, située au-dessous de la précédente, est comprise entre le sillon frontal supérieur et le sillon frontal inférieur. Elle commence, en arrière, sur la partie moyenne de la frontale ascendante et se termine en avant, comme la première frontale, en se continuant avec les circonvolutions de la base du cerveau.

En 1879, le professeur BENEDIKT (de Vienne) concluait de l'examen de 12 cerveaux de criminels que les lobes frontaux offrent le plus souvent chez eux quatre circonvolutions longitudinales, par suite du dédoublement de la première frontale. Quelque temps après, HANOT (*Gaz. méd.*, 1880, p. 47) constatait, lui aussi, sur un certain nombre de récidivistes, décédés à l'infirmerie centrale des prisons de la Seine, la présence de quatre circonvolutions frontales ; mais, contrairement à BENEDIKT, il considérait ce type quaternaire comme résultant d'un dédoublement non pas de la première frontale, mais bien de la seconde.

Dans un nouveau mémoire, publié en 1880 (*Med. Centralblatt*, p. 849), BENEDIKT nous fait connaître les résultats de ses recherches sur 87 hémisphères de criminels. Ces résultats sont les suivants : 42 fois, il rencontre le type classique à trois circonvolutions ; 40 fois, il constate le type quaternaire, complet sur 27 hémisphères, incomplet sur les 13 autres ; enfin, sur 5 hémisphères, il compte cinq circonvolutions. Il constate aussi, comme l'avait fait HANOT, que le type quaternaire est créé le plus souvent (2 fois sur 3) par le dédoublement de la deuxième circonvolution frontale. Cherchant alors à interpréter l'anomalie par lui décrite, le savant professeur de Vienne n'hésite pas à considérer les quatre circonvolutions frontales du criminel comme les homologues des quatre circonvolutions qui caractérisent le cerveau des grands carnassiers ; et, dès lors, l'anomalie en question prend place naturellement parmi les anomalies dites *réversives*.

Dans une communication faite à la *Société d'Anthropologie de Bordeaux*, en 1886, M. BOUCHARD, après avoir constaté le type quaternaire sur trois cerveaux d'assassins, se range à l'opinion de BENEDIKT et il conclut avec une grande netteté d'expression que, « dans un grand nombre de cas, les criminels ne sont assassins qu'en raison de la forme et de la disposition de leurs circonvolutions frontales ».

La question, comme on le voit, est fort grave : elle ne tend à rien moins qu'à faire considérer les criminels qui possèdent une quatrième circonvolution frontale comme fatalement voués au crime par une disposition anatomique qu'ils apportent en naissant et, conséquemment, comme irresponsables.

Les études comparatives portant d'une part sur les cerveaux de criminels, d'autre part sur les cerveaux des sujets qui meurent dans les hôpitaux et viennent échouer dans les salles de dissection, ne sont nullement favorables à cette théorie d'une perversité originelle et à peu près irrémédiable. Contrairement à M. BOUCHARD, qui n'aurait rencontré qu'une seule fois le type quaternaire dans les salles de dissection, CH. FÉRÉ, CORRE, FALOT nous déclarent que cette disposition est loin d'être rare. Je crois devoir ajouter, après examen de plusieurs centaines d'hémisphères, qu'elle est même très fréquente et je suis heureux de pouvoir rapporter ici, en faveur de cette opinion, les statistiques d'un anatomiste dont on ne saurait contester la compétence en matière de circonvolutions cérébrales, le professeur GIACOMINI: sur 104 individus normaux, il a constaté le type quaternaire 24 fois, soit 14 p. 100; d'autre part, sur 56 criminels, il ne l'a rencontré que 5 fois, soit 8 p. 100.

La conclusion s'impose : le dédoublement de l'une des deux premières circonvolutions frontales, créant chez l'homme le type quaternaire, paraît être tout aussi fréquent chez lés individus normaux que chez les criminels. Dès lors, la valeur que lui attribue BENEDIKT, en anthropologie criminelle, est purement hypothétique. Le caractère anatomique du criminel existe peut-être ; mais son existence est encore à démontrer.

d. La *troisième circonvolution frontale* occupe la partie inférieure et externe du lobe frontal; elle est limitée en haut par le sillon frontal inférieur, en bas par la scissure de Sylvius d'abord et puis par le bord externe de

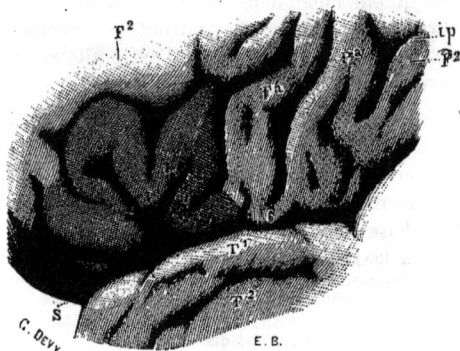

Fig. 698.

Troisième circonvolution frontale ou circonvolution de Broca.

Fₐ, frontale ascendante. — Pₐ, pariétale ascendante. — Fʹ, deuxième frontale. — Tʹ, première temporale. — S, scissure de Sylvius — r, scissure de Rolando. — *i p*, sillon interpariétal. Pʹ, lobule pariétal inférieur. — *1*, branche ascendante de la scissure de Sylvius. — *2*, branche horizontale de la scissure de Sylvius. — *3*, cap. — *4*, pied de la troisième frontale. — *5*, sa fusion avec le pied de la frontale ascendante. — *6*, fusion du pied de la frontale ascendante avec le pied de la pariétale ascendante.

(La circonvolution de Broca est teintée en rose.)

l'hémisphère. Elle prend naissance, en arrière, sur l'extrémité inférieure ou pied de la circonvolution frontale ascendante. De là, elle se porte en avant, contourne successivement les deux prolongements antérieurs de la scissure de Sylvius et arrive à l'extrémité antérieure de l'hémisphère ; là, elle se continue, comme les deux circonvolutions précédentes, avec les circonvolutions du lobe orbitaire. La partie moyenne de la troisième circonvolution frontale comprise entre le prolongement ascendant et le prolongement horizontal de la scissure de Sylvius est connue sous le nom de *cap de la troisième frontale* : le cap affecte naturellement, comme l'espace angulaire qui le renferme, la forme d'un coin dont la base est dirigée en haut et dont le sommet, plus ou moins libre et plus ou moins arrondi, répond à la scissure de Sylvius. La partie de la troisième frontale située en arrière du cap constitue le *pied* de cette circonvolution. C'est dans la troisième circonvolution frontale et plus spécialement dans son extrémité postérieure ou pied que Broca a localisé depuis déjà longtemps l'importante fonction du langage articulé : aussi, dans le langage physiologique ou clinique, donne-t-on souvent à cette circonvolution, et cela à juste titre, le nom de *circonvolution de Broca*.

Voyez, au sujet de la circonvolution de Broca, GIACOMINI, *Guida allo studio della circonvol. cerebrali*, 2ᵉ édit., Turin, 1884 ; RÜDINGER, *Ein Beitrag z. Anatomie des Sprachcentrums*, Stuttgart, 1882 ; M. DUVAL, *L'aphasie depuis Broca*, Paris, 1887 ; HERVÉ, *La circonvolution de Broca*, Th., Paris, 1888. — Dans sa monographie, HERVÉ a cru devoir rattacher à la circonvolution de Broca, non pas seulement la partie externe du lobe orbitaire, mais encore toute la partie postérieure de ce lobe depuis le sillon cruciforme jusqu'à la vallée de Sylvius ; pour lui, sa limite interne répondrait à l'extrémité postérieure du sillon olfactif. D'autre part, contrairement à l'opinion classique, et d'accord en cela avec les conclusions de MEYNERT et de RÜDINGER, HERVÉ admet qu'il n'existe ni chez les cébiens, ni chez les pithéciens de formation comparable à la circonvolution de Broca. Cette circonvolution fait sa première apparition chez les anthropoïdes ; encore n'y existe-t-elle qu'à l'état rudimentaire. Ce n'est que chez l'homme qu'elle acquiert brusquement le développement considérable qui la caractérise. En ce qui concerne son développement chez le fœtus humain, la circonvolution de Broca fait complètement défaut jusqu'au cinquième mois ; elle se développe ensuite lentement, graduellement ; et, sur ce point comme sur tant d'autres, le développement individuel reproduit exactement les phases successives du développement dans la série. Le lecteur trouvera, en outre, dans le mémoire d'HERVÉ de nombreuses et remarquables observations, sur les variations morphologiques que présente le centre du langage articulé chez les inférieurs (idiots, microcéphales, sourds-muets, races sauvages) et chez les intellectuels : plus ou moins rudimentaire chez les premiers,

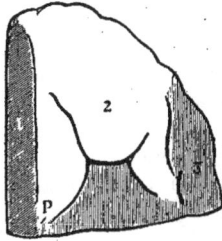

Fig. 699.

Schéma représentant, d'après HERVÉ, le mode de terminaison de la troisième circonvolution frontale sur le lobe orbitaire.

1, circonvolution olfactive interne, continuant la première frontale. — 2, partie antérieure du lobe orbitaire continuant la deuxième frontale. — 3, troisième circonvolution frontale (teintée en rouge), contournant l'extrémité postérieure du sillon orbitaire externe, se plaçant ensuite dans l'écartement des deux branches postérieures du sillon cruciforme et s'étendant jusqu'à l'extrémité postérieure du sillon olfactif. — P, point de convergence des trois circonvolutions qui leur font suite (*pile frontal* d'HERVÉ).

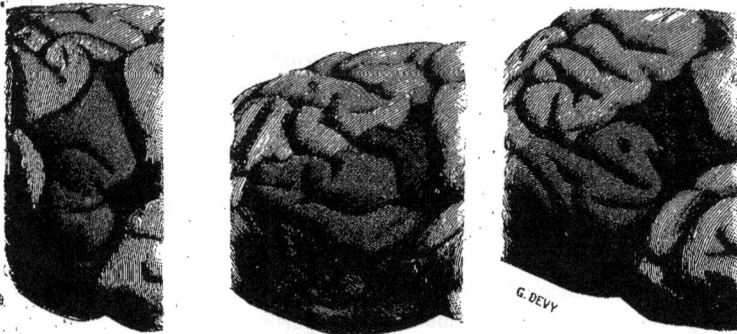

Fig. 700.

Variations du pied de la troisième frontale chez l'homme (d'après HERVÉ).

Troisième frontale : A, chez un Esquimau ; B, chez un nègre d'Égypte ; C, sur l'hémisphère gauche de Gambetta.

ce centre présente chez les seconds une complexité qui est, d'une façon générale, corrélative à la puissance de la fonction.

2° **Lobe occipital**. — Le lobe occipital est situé à la partie la plus reculée de l'hémisphère. Chez les singes, ce lobe est nettement délimité en avant par la scissure perpendiculaire externe et coiffe le lobe pariétal à la manière d'une *calotte*. Mais il n'en est pas de même chez l'homme où la scissure perpendiculaire externe est constamment masquée par des plis de passage longitudinaux, souvent très complexes. La limite antérieure du lobe occipital, toute conventionnelle, est donc représentée par une ligne fictive, qui suit le trajet de la scissure disparue. Cette ligne devant être parallèle à la scissure perpendiculaire interne, il sera toujours facile de la tracer : car cette dernière scissure est toujours très nettement marquée sur la face interne de l'hémisphère. Sur tout le reste de son pourtour, le lobe occipital est circonscrit par le bord même de l'hémisphère.

Au point de vue de son mode de segmentation, le lobe occipital nous présente trois circonvolutions, affectant toutes les trois une direction plus ou moins antéro-postérieure. On les distingue en *première occipitale, deuxième occipitale, troisième occipitale*, en allant de haut en bas.

Deux sillons longitudinaux, le *sillon occipital supérieur* et le *sillon occipital inférieur* séparent les unes des autres les trois circonvolutions précitées. Ces sillons sont à la fois incomplets et peu profonds; il en résulte que les circonvolutions occipitales se trouvent toujours reliées entre elles par un certain nombre de plis anastomotiques et sont par cela même peu distinctes.

3° **Lobe temporal**. — Le lobe temporal occupe la partie inférieure de l'hémisphère. Il est limité : en arrière, du côté du lobe occipital, par la ligne fictive qui représente la scissure perpendiculaire externe, disparue chez l'homme; en bas, par le bord inférieur de l'hémisphère; en haut, par la scissure de Sylvius qui le sépare nettement du lobe pariétal.

Le lobe temporal se compose de trois circonvolutions, toutes les trois parallèles à la scissure de Sylvius. On les désigne sous les noms de *première, deuxième* et *troisième circonvolutions temporales*, en allant de haut en bas.

a. La *première circonvolution temporale* borde en bas la scissure sylvienne et entre en relation, à l'extrémité postérieure de cette scissure, avec le lobe pariétal. Elle est très développée, peu flexueuse et par cela même très facile à reconnaître.

b. La *deuxième circonvolution temporale* est située immédiatement au-dessous de la précédente. Elle suit la même direction et présente à peu près la même longueur. Elle s'unit, en arrière, avec une circonvolution importante du lobe pariétal que nous décrirons tout à l'heure, le *pli courbe*.

c. La *troisième circonvolution temporale* répond au bord inférieur de l'hémisphère et empiète même en grande partie sur sa face inférieure.

Deux sillons contribuent à délimiter les trois circonvolutions temporales. Le premier est le *sillon temporal supérieur* ou *sillon parallèle* : ce sillon, ainsi appelé parce qu'il se dirige *parallèlement* à la scissure de Sylvius, sépare la première temporale de la seconde; il est très profond et n'est que rarement interrompu par des plis de passage. Le second, appelé *sillon temporal infé rieur*, sépare la deuxième temporale de la troisième. Contrairement au précédent, ce dernier sillon est beaucoup plus superficiel et presque toujours incomplet. Il en résulte que si la première circonvolution temporale est nettement isolée, les deux autres sont plus ou moins fusionnées ensemble.

4° **Lobe pariétal.** — Compris entre les trois lobes précédents, le lobe pariétal occupe la région moyenne et supérieure de l'hémisphère. Il est circonscrit : en haut, par le bord supérieur de l'hémisphère; en bas, par la scissure de Sylvius qui le sépare du lobe temporal ; en avant, par la scissure de Rolando qui le sépare du lobe frontal; en arrière, par la scissure perpendiculaire externe, au delà de laquelle se trouve le lobe occipital.

Le lobe pariétal est parcouru dans toute son étendue par un sillon profond, le *sillon interpariétal*. Ce sillon commence dans l'angle que forment en s'écartant l'une de l'autre la scissure de Rolando et la scissure de Sylvius. De là, il se porte d'abord en haut et en arrière, puis directement en arrière jusqu'à la scissure perpendiculaire externe ou même jusque dans le lobe occipital. Il décrit ainsi, en plein lobe pariétal, une longue courbe dont la concavité regarde en arrière et en bas. Au moment où il change de direction, le sillon interpariétal abandonne un prolongement ascendant qui se dirige vers le bord supérieur de l'hémisphère parallèlement à la scissure de Rolando; ce prolongement est le plus souvent interrompu à son origine par un pli de passage transversal.

Le sillon interpariétal et son prolongement ascendant décomposent le lobe pariétal en trois circonvolutions, savoir : la *pariétale ascendante*, la *pariétale supérieure* et la *pariétale inférieure*.

a. La *circonvolution pariétale ascendante* borde, en arrière, la scissure de Rolando, qui lui forme une ligne de démarcation très nette. Elle est limitée, d'autre part, à sa partie postérieure, par la portion ascendante du sillon interpariétal et par le prolongement qu'émet ce dernier sillon au moment où il change de direction pour devenir horizontal. A l'extrémité supérieure de la scissure de Rolando, la pariétale ascendante s'infléchit en avant et se continue avec l'extrémité supérieure de la frontale ascendante, déjà décrite; il en est de même à l'extrémité opposée de la scissure de Rolando où les deux circonvolutions précitées se fusionnent ensemble. Il résulte d'une pareille disposition que la pariétale ascendante et la frontale ascendante décrivent dans leur ensemble un immense ovale dont la partie centrale, excavée en forme de sillon linéaire, n'est autre que la scissure de Rolando.

b. La *circonvolution pariétale supérieure* est comprise entre le bord supérieur de l'hémisphère et le sillon interpariétal dont elle constitue la lèvre supérieure. En avant, elle confine à la pariétale ascendante, sur laquelle elle s'implante par une ou deux racines. En arrière, elle se relie au lobe occipital par les plis de passage, qui interrompent la continuité de la scissure perpendiculaire externe. La circonvolution pariétale supérieure nous présente toujours plusieurs sillons superficiels qui la divisent en un certain nombre de plis secondaires plus ou moins flexueux.

c. La *circonvolution pariétale inférieure*, encore appelée *lobule du pli courbe*, comprend toute la portion du lobe temporal, qui est située au-dessous du sillon interpariétal. Elle borde en haut la scissure de Sylvius et se continue, à l'extrémité postérieure de cette scissure, avec la première circonvolution temporale. Du point où se fait cette union, s'échappe une circonvolution fort importante, connue sous le nom de *pli courbe*. Cette circonvolution se dirige d'abord en arrière et en haut; puis elle s'infléchit en bas et en avant, en contournant l'extrémité postérieure du sillon parallèle, et se continue finalement avec la deuxième temporale. En somme, le pli courbe affecte la forme d'un U renversé dont la concavité dirigée en avant et en bas (⊃) coifferait l'extrémité postérieure du sillon parallèle : sa branche supérieure prend naissance au point de jonction des deux circonvolutions margi-nales de la scissure sylvienne ; sa branche inférieure se fusionne avec la deuxième tem-porale; quant à sa partie moyenne ou con-vexe, elle laisse échapper en arrière un pro-longement plus ou moins sinueux qui vient se perdre dans le lobe occipital.

Un moyen pratique de reconnaître le pli courbe consiste à introduire l'index dans le sillon parallèle et à suivre cette scissure en allant d'avant en arrière; la première cir-convolution qui arrête le doigt, au voisinage de l'extrémité postérieure de la scissure de Sylvius, n'est autre que le pli en question.

Au point de vue de ses connexions, le pli courbe relie les lobes occipital et temporal à la circonvolution pariétale inférieure, d'où le nom de lobule du pli courbe donné à cette dernière.

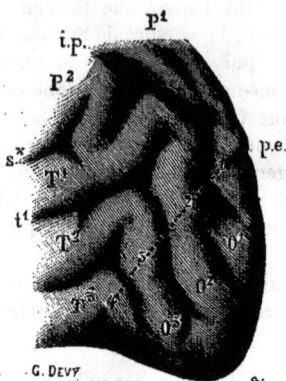

G. DEVY

Fig. 701.
Plis de passage de la scissure
perpendiculaire externe.

p. e. scissure perpendiculaire externe. — *i. p.* scissure interpariétale. — S, scissure de Sylvius. — *t'*, scissure parallèle. — T¹, pre-mière temporale. — T², deuxième temporale. — T³, troisième temporale. — P¹, pariétale supérieure. — P², pariétale inférieure. — O¹, première occipitale. — O², deuxième oc-cipitale. — O³, troisième occipitale. — (La ligne pointillée indique le trajet de la scis-sure perpendiculaire externe interrompue par : 1 et 2, premier et deuxième plis de passage pariéto-occipitaux ; 3 et 4, premier et deuxième plis de passage temporo-occipi-taux.)

Plis de passage temporo-occipitaux. — Maintenant que les trois lobes postérieurs du cerveau nous sont connus, nous pouvons étudier les *plis de passage*, qui mettent le lobe occipital en continuité avec les deux autres. Ces plis de passage, bien décrits par GRATIOLET, sont au nombre de quatre : les deux premiers, en allant de haut en bas, unissent le lobe pariétal au lobe occipital (*plis pariéto-occipitaux*) ; les deux autres s'étendent du lobe temporal au lobe occipital (*plis temporo-occipitaux*).

Les deux plis de passage temporo-occipitaux existent chez tous les primates, assez minces chez les singes inférieurs, plus développés chez les anthro-poïdes, plus développés encore et beaucoup plus flexueux chez l'homme. Ils n'ont, au point de vue morphologique, qu'une valeur secondaire.

Les plis pariéto-occipitaux ont plus d'importance : le premier répond au bord supérieur de l'hémisphère et réunit la pariétale supérieure à la première occipitale. Le second s'étend du pli courbe à la deuxième occipitale. Sur le cerveau humain, ces deux plis sont l'un et l'autre très développés et *superficiels*; ils masquent presque entièrement la scissure perpendiculaire externe qui se trouve réduite, le plus souvent, à une simple encoche creusée sur le bord supérieur de l'hémisphère. On les retrouve encore sur un grand nombre d'anthropoïdes. Mais l'un d'eux seulement est superficiel; l'autre est profondément situé dans la scissure perpendiculaire externe, qui devient ainsi plus apparente parce qu'elle est plus étendue.

L'existence de deux plis de passage superficiels entre le lobe occipital et le lobe pariétal est donc une disposition morphologique spéciale à l'homme : c'est là, il faut bien le reconnaître, un caractère distinctif entre le cerveau de l'homme et celui des singes. Mais il ne faudrait pourtant pas en exagérer la valeur; car, comme le dit fort judicieusement BROCA, si « la présence ou l'absence d'un pli est un fait digne d'attention, la position plus ou moins superficielle de ce pli n'est qu'un fait secondaire, si ses connexions et sa structure restent les mêmes ». Du reste, il est un groupe de singes, les atèles, chez lesquels nous rencontrons, comme chez l'homme, deux plis pariéto-occipitaux, l'un et l'autre superficiels. D'autre part, il n'est pas extrêmement rare, chez l'homme, de voir l'un de ces plis ou même tous les deux s'amincir, abandonner la région superficielle et se dissimuler alors dans le fond d'une scissure perpendiculaire externe considérablement agrandie. Ici encore la distance qui existe entre les singes est minime et ne saurait porter atteinte à la nomenclature, aujourd'hui classique, qui réunit hommes et singes dans un même groupe zoologique, l'*ordre des Primates*.

5° Lobe de l'insula. — Lorsqu'on écarte l'une de l'autre les deux lèvres de la scissure de Sylvius, on voit surgir du fond de cette scissure ou vallée un nouveau groupe de circonvolutions dont l'ensemble, complètement isolé à la manière d'une île, est désigné depuis REIL sous le nom d'*insula*.

L'*insula de Reil* est encore appelée *lobe* ou *lobule de l'insula*, *lobule central*, *lobule du corps strié*.

Le lobe de l'insula n'occupe pas toute l'étendue de la scissure de Sylvius. Au-dessous de lui, se trouve la portion initiale de cette scissure ou *région préinsulaire*. De même, au delà des dernières circonvolutions de l'insula, s'étend la portion postérieure de la scissure ou *région rétro-insulaire*. Nous procéderons par ordre et décrirons successivement :

1° La région préinsulaire :

2° Le lobe de l'insula proprement dit ;

3° La région rétro-insulaire.

a. Région préinsulaire. — Si, sur un cerveau reposant sur sa face convexe, nous soulevons l'extrémité antérieure du lobe temporal pour avoir sous les yeux le fond de la scissure de Sylvius, nous constatons, au niveau du point où cette scissure passe de la face inférieure de l'hémisphère à la face externe, nous constatons, dis-je, la présence d'un pli à la fois très court et très profond, qui unit l'extrémité antéro-externe de la circonvolution de l'hippocampe (p. 460) à la partie externe du lobe frontal. C'est le *pli falciforme* de BROCA, rudimentaire chez l'homme, très volumineux au contraire chez les animaux qui ont l'odorat développé. Sur lui, chemine la racine externe du nerf olfactif.

Ce pli, doublement incliné à la manière d'un toit (EBERSTALLER), nous présente en conséquence deux versants : un versant interne, qui se dirige en dedans et se confond graduellement avec l'origine de la scissure sylvienne; un versant externe, qui regarde la face externe de l'hémisphère et qui sert pour ainsi dire de base aux circonvolutions de l'insula.

Notre région préinsulaire est encore appelée le *limen* ou *seuil* de l'insula, dénomination parfaitement exacte.

b. *Lobe de l'insula proprement dit.* — Examiné sur une coupe vertico-transversale de l'hémisphère cérébral, le lobe de l'insula revêt l'aspect d'une saillie conoïde dont la large base fait corps avec l'hémisphère et dont le sommet se dirige en dehors vers l'ouverture extérieure de la scissure de Sylvius, mais sans toutefois atteindre cette ouverture : elle en est séparée, chez l'homme, par un intervalle de 20 à 25 millimètres. Les deux lèvres de la scissure s'étalent, comme on le voit (fig. 702), sur la formation insulaire pour la recouvrir entièrement, jouant ainsi, par rapport à elle, le rôle de véritables *opercules*. On distingue naturellement deux opercules, l'un supérieur, l'autre inférieur : l'*opercule supérieur* est formé par le bord inférieur des deux lobes frontal et pariétal ; l'*opercule inférieur* est constitué tout entier par la première circonvolution temporale.

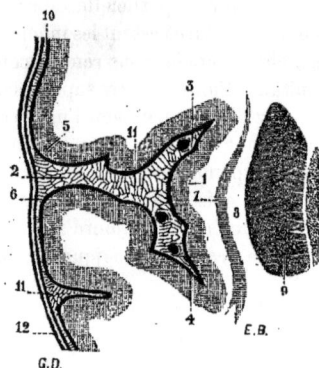

Fig. 702.
Coupe vertico-transversale passant par l'insula de Reil.
(Hémisphère gauche.)

1, substance grise des circonvolutions insulaires. — 2, scissure de Sylvius. — 3, rigole supérieure. — 4, rigole postéro-inférieure. — 5, opercule supérieur. — 6, opercule inférieur. — 7, avant-mur. — 8, capsule externe. — 9, noyau lenticulaire. — 10, pie-mère (*en rouge*). — 11, espace sous-arachnoïdien (*en rouge*). — 12, les deux feuillets de l'arachnoïde (*en bleu*).

Si nous considérons maintenant le lobe de l'insula par sa face externe, après l'avoir dégagé de ses deux opercules (fig. 703), ce lobe se présente à nous sous la forme d'une saillie triangulaire dont la base, située en haut, répond aux deux lobes frontal et pariétal et dont le sommet, dirigé en bas et en dedans, surplombe le pli falciforme de la région préinsulaire. Le lobe de l'insula est assez nettement délimité sur son pourtour par des sillons ou rigoles qui sont au nombre de trois et que l'on distingue en antérieure, supérieure et postéro-inférieure. — 1° La *rigole antérieure*, toujours très profonde, sépare le bord antérieur de l'insula de la portion antérieure de la troisième circonvolution frontale. — 2° La *rigole supérieure* sépare la base de l'insula de l'opercule supérieur. Elle répond successivement, en allant d'avant en arrière : au cap de la troisième frontale, au pied de cette même circonvolution, au pied de la frontale ascendante, et, enfin à la boucle qui ferme en bas la scissure de Rolando et qui résulte de l'union à ce niveau des deux circonvolutions frontale ascendante et pariétale ascendante. — 3° la *rigole postéro-inférieure*, fortement oblique en bas et en avant, sépare le lobe de l'insula de la région rétro-insulaire d'abord, et puis de la première circonvolution temporale.

Les rigoles périinsulaires que nous venons de décrire n'entourent pourtant pas sur tout son pourtour le lobe de l'insula. Au voisinage du pli falciforme,

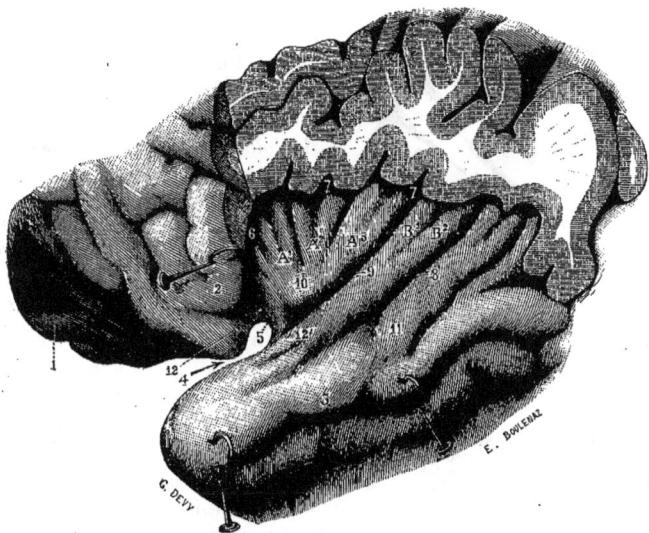

Fig. 703.

Le lobe de l'insula et la région rétro-insulaire.

(L'opercule inférieur a été fortement érigné en bas, la plus grande partie de l'opercule supérieur a été réséquée et le cap érigné en avant.)

1, lobe orbitaire. — 2, cap de la troisième frontale. — 3, première temporale. — 4, scissure de Sylvius. — 5, pli falciforme. — 6, rigole antérieure. — 7, rigole supérieure. — 8, rigole postéro-inférieure. — 9, grand sillon de l'insula. — 10, pôle de l'insula. — A¹ A² A³, première, deuxième et troisième circonvolutions du lobule antérieur de l'insula. — B¹ B², les deux circonvolutions du lobule postérieur. — 11, pli de passage temporo-pariétal. — 12, 12′, points où les rigoles sont interrompues et où les circonvolutions insulaires se confondent avec celles des opercules.

on voit assez constamment deux circonvolutions de passage unir le sommet de l'insula, d'une part à la troisième frontale, d'autre part à la première temporale et empêcher ainsi la rigole postéro-inférieure de se continuer avec la rigole antérieure. Il en résulte que notre lobe de l'insula n'est pas en réalité une île, mais une *presqu'île* ou *péninsule*, reliée par son sommet aux circonvolutions superficielles de l'hémisphère.

En ce qui concerne sa constitution anatomique, le lobe de l'insula est formé par un ensemble de circonvolutions disposées en rayons ou en éventail et s'étendant du sommet à la base. Mais ces circonvolutions présentent des variations individuelles fort étendues et il est bien difficile d'en dégager un type fondamental répondant à tous les cas. Voici, après examen d'un grand nombre de cerveaux, la disposition qui me paraît être la plus fréquente : ce

29*

qui frappe tout d'abord quand on regarde l'insula par sa face externe, c'est la présence d'un sillon, beaucoup plus long que tous les autres, qui part de la rigole supérieure et qui, suivant à partir de ce point un trajet fortement oblique, descend en avant jusqu'au pli falciforme. Ce sillon, qu'il sera toujours facile de reconnaître parce qu'aucun autre ne descend ordinairement aussi bas que lui, a été parfaitement décrit par HEFTLER et, après lui, par GUDLBERG et par EBERSTALLER ; nous l'appellerons le *grand sillon de l'insula*. Il divise notre lobe insulaire en deux parties nettement distinctes : l'une antérieure ou *lobule antérieur* de l'insula, l'autre postérieure ou *lobule postérieur* de l'insula.

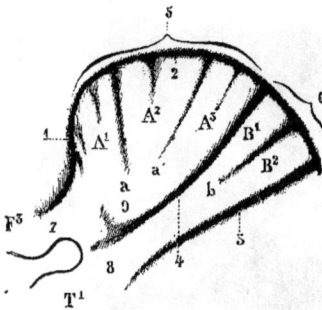

Fig. 704.

Schéma indiquant le mode de constitution du lobe de l'insula.

1, rigole antérieure. — 2, rigole supérieure. — 3, rigole postéro-inférieure. — 4, grand sillon de l'insula. — 5, lobule antérieur avec : a, a', ses deux sillons; A¹, A², A³, ses trois circonvolutions. — 6, lobule postérieur, avec b, son sillon unique; B¹, B², ses deux circonvolutions. — 7, point où l'insula antérieur se confond avec la troisième frontale F³. — 8, point où le lobule postérieur se continue avec la première temporale T¹. — 9, pôle de l'insula.

Le *lobule antérieur* de l'insula se compose de trois circonvolutions qui naissent en bas d'un point commun, espèce de mamelon irrégulièrement arrondi appelé *pôle de l'insula*. On les distingue, d'après leur situation, en antérieure, moyenne et postérieure : 1° la *circonvolution antérieure* borde en arrière la rigole de même nom; oblique en haut et en avant, elle se dirige du pôle vers le cap de la troisième circonvolution frontale; il n'est pas rare de la voir bifurquée à son extrémité supérieure; 2° la *circonvolution moyenne*, la plus petite des trois, suit un trajet presque vertical; comme la précédente dont elle est séparée par un sillon habituellement peu profond, elle s'échappe du pôle et répond par son autre extrémité au pied de la troisième frontale; 3° la *circonvolution postérieure* naît, elle aussi, sur le pôle insulaire par une extrémité en forme de pointe; de là, elle se porte obliquement en haut et en arrière, en longeant le grand sillon de l'insula et en formant la lèvre antérieure de ce sillon ; elle aboutit en haut, par une extrémité généralement bifurquée ou même trifurquée, au pied de la circonvolution frontale ascendante. — Indépendamment de ces trois circonvolutions, circonvolutions principales du lobule antérieur, nous rencontrons le plus souvent, au-devant du pôle et de la circonvolution antérieure, un ou deux plis accessoires, généralement profonds et très courts, qui unissent le lobule en question à la partie antérieure de la troisième circonvolution frontale.

Le *lobule postérieur de l'insula* est nettement délimité, en avant par le grand sillon de l'insula, en arrière par la rigole postéro-inférieure. Il comprend deux circonvolutions fortement obliques : l'une antérieure, en rapport avec le grand sillon; l'autre postérieure, répondant à la région rétro-insulaire. Ces deux circonvolutions, parfois peu distinctes l'une de l'autre, naissent en bas par une pointe commune qui se continue avec la première circonvolution temporale ; en haut, elles se bifurquent et forment constamment trois quatre plis secondaires qui se réunissent à l'opercule supérieur au niveau du pied de la circonvolution pariétale ascendante.

c. *Région rétro-insulaire.* — On désigne sous ce nom toute la portion de la scissure de Sylvius qui se trouve placée en arrière de l'insula, ou plus exactement en arrière de la rigole postéro-inférieure. C'est une anfractuosité profonde où cheminent les dernières branches de l'artère cérébrale moyenne. On y rencontre une circonvolution de passage, souvent très développée, quelquefois même superficielle, qui se dirige obliquement de bas en haut et d'avant en arrière : c'est la *circonvolution temporale transverse* de HESCHL, le *pli de passage temporo-pariétal* de BROCA. La circonvolution en question n'est, en effet, qu'une forte anastomose jetée entre la première temporale et la circonvolution pariétale inférieure. Elle est généralement simple à son origine ; mais elle se divise presque toujours, dans son trajet, en deux ou trois plis secondaires qui viennent s'engréner, en haut, avec des prolongements similaires issus du lobe pariétal et se dirigeant en sens contraire.

Qu'il soit simple ou complexe, le pli de passage temporo-pariétal ne fait pas partie de l'insula ; il est nettement séparé de cette saillie par la rigole postéro-inférieure. Nous ajouterons un dernier détail : c'est qu'une coupe transversale passant par ce sillon laisse en avant d'elle tout le noyau lenticulaire du corps strié. En conséquence, ce noyau répond exclusivement à l'insula et n'a aucun rapport avec la région rétro-insulaire.

Voyez, au sujet de l'insula, HEFTLER, *Die Windungen des Gehirnes beim Menschen u. ihre Beziehungen zur Hirnschale*, Milit. Journal, 1873 ; Ch. FÉRÉ, *Note sur la région sylvienne*, Bull. Soc. anat., 1884, p. 279 ; GUDLBERG, *Zur Morphologie der Insula Reilii*, Anatom. Anzeiger, 1887, p. 659 ; EBERSTALLER, *Zur Anatomie und Morphologie der Insula Reilii*, ibid., 1887, p. 739 et 1888, p. 382.

B. — CIRCONVOLUTIONS DE LA FACE INTERNE DES HÉMISPHÈRES

La face interne de l'hémisphère cérébral est assez régulièrement plane. Si nous la séparons de l'hémisphère du côté opposé par une section vertico-médiane, nous apercevons tout d'abord la coupe du corps calleux, libre en arrière où il forme le *bourrelet*, s'incurvant en avant pour former le *genou* et le *bec*. La face interne proprement dite de notre hémisphère s'étale autour du corps calleux à la manière d'un large éventail. Il convient de faire remarquer que la face supérieure du corps calleux se trouve séparée de la portion contiguë de l'hémisphère par un sillon, peu profond, connu sous le nom de *sinus* ou *sillon du corps calleux.*

Procédant ici comme nous l'avons déjà fait pour la face précédente, nous décrirons tout d'abord les scissures, puis les lobes et les circonvolutions que délimitent ces scissures.

La face interne de l'hémisphère cérébral nous présente trois scissures de premier ordre : la scissure *calloso-marginale* ; la scissure *calcarine*, la scissure *perpendiculaire interne.*

La *scissure calloso-marginale* commence par une extrémité effilée au-dessous du genou du corps calleux, et contourne ensuite successivement le

29**

genou et la face supérieure de cet organe. Au moment d'atteindre le bourrelet, elle s'infléchit brusquement en haut et vient se terminer sur le bord supérieur de l'hémisphère, en y formant une encoche généralement très visible sur la face externe. Cette encoche est située un peu en arrière de l'encoche terminale de la scissure de Rolando. Ainsi comprise, la scissure calloso-marginale, deux fois contournée sur elle-même, a exactement la forme d'un *S*; elle est fortement sinueuse surtout à sa partie antérieure où on la voit décrire une série nombreuse de festons qui lui ont fait donner par Pozzi le nom de *scissure festonnée*. — Tout à fait en arrière, au niveau du point où elle s'infléchit pour gagner le bord supérieur de l'hémisphère, la scissure calloso-marginale abandonne un prolongement postérieur qui continue sa direction primitive, mais qui est ordinairement interrompu par un ou deux plis de passage verticaux.

La *scissure calcarine*, située à la partie la plus reculée de la face interne (fig. 706, *c*) s'étend horizontalement de l'extrémité postérieure de l'hémisphère vers le bourrelet du corps calleux. Elle est ainsi appelée du mot latin *calcar* qui signifie ergot, parce que c'est elle qui détermine dans la portion occipitale du ventricule latéral cette saillie connue sous le nom d'*ergot de Morand*. On la désigne encore quelquefois, depuis GRATIOLET, sous le nom de *scissure des hippocampes*. Au premier abord, et sur un cerveau encore recouvert de ses membranes, la scissure calcarine paraît se prolonger jusqu'à la fente cérébrale de Bichat. Mais c'est là une apparence trompeuse : elle est séparée de la fente cérébrale par un pli de passage qui unit la circonvolution du corps calleux à la circonvolution de l'hippocampe. C'est le pli de passage *temporo-limbique* de BROCA : son développement est fort variable; mais son existence est constante chez l'homme et chez la plupart des primates.

La *scissure perpendiculaire interne* est exactement parallèle à la scissure perpendiculaire externe que nous avons déjà étudiée (p. 442) et dont elle n'est, du reste, que la continuation sur la face interne de l'hémisphère. S'échappant du bord supérieur de l'hémisphère sous un angle qui se rapproche beaucoup de l'angle droit, elle se dirige obliquement en bas et en avant et vient se terminer un peu au-dessous du bourrelet du corps calleux en se jetant dans la scissure précédente. Cette scissure est constante : elle est remarquable à la fois par sa direction rectiligne, sa netteté et sa profondeur.

Comme le fait remarquer BROCA, la scissure calcarine et la scissure perpendiculaire interne dessinent dans leur ensemble une figure comparable à un Y couché (⊱) : la branche supérieure répond à la scissure perpendiculaire interne; la queue et la branche inférieure représentent la scissure calcarine.

Cette dernière scissure se compose donc de deux portions : une portion antérieure, longue de 2 centimètres qui s'étend depuis le pli temporo-limbique jusqu'à l'origine de la scissure perpendiculaire interne; une portion postérieure, beaucoup plus longue, qui comprend tout le reste de la scissure. De ces deux portions, la première est légèrement ascendante : la scissure calcarine n'est donc pas exactement rectiligne, mais décrit dans son ensemble une légère courbe à concavité dirigée en bas.

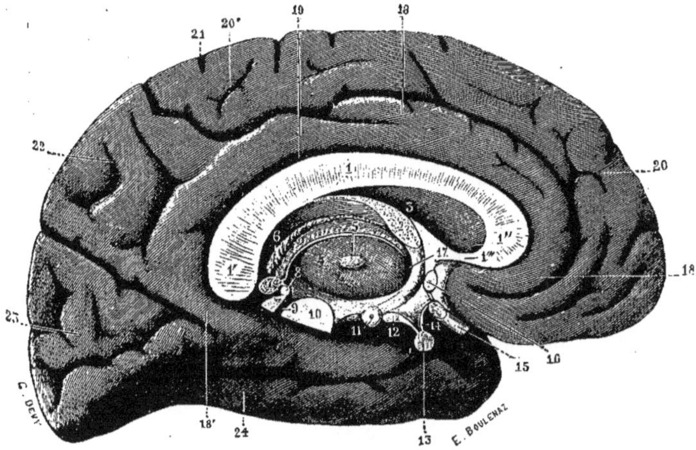

Fig. 705.

Face interne de l'hémisphère gauche.

(Les deux hémisphères ont été séparés l'un de l'autre par une section vertico-médiane.)

1, corps calleux, avec 1', son bourrelet, 1'', son genou, 1''', son bec. — 2, coupe du trigone. — 3, septum lucidum. — 4, couche optique. — 5, coupe de la commissure grise. — 6, plexus choroïdes des ventricules latéraux. — 7, glande pinéale et ses pédoncules. — 8, commissure blanche postérieure. — 9, aqueduc de Sylvius. — 10, coupe de la protubérance. — 11, tubercule mamillaire. — 12, tuber cinereum. — 13, corps pituitaire. — 14, tige pituitaire. — 15, nerf optique. — 16, coupe de la commissure blanche antérieure. — 17, trou de Monro. — 18, circonvolution du corps calleux, 18', sa continuation avec la circonvolution de l'hippocampe. — 19, sinus du corps calleux. — 20, circonvolution frontale interne. — 20', lobule paracentral. — 21, terminaison en encoche de la scissure de Rolando. — 22, lobule quadrilatère ou avant-coin. — 23, coin. — 24, lobe temporo-occipital.

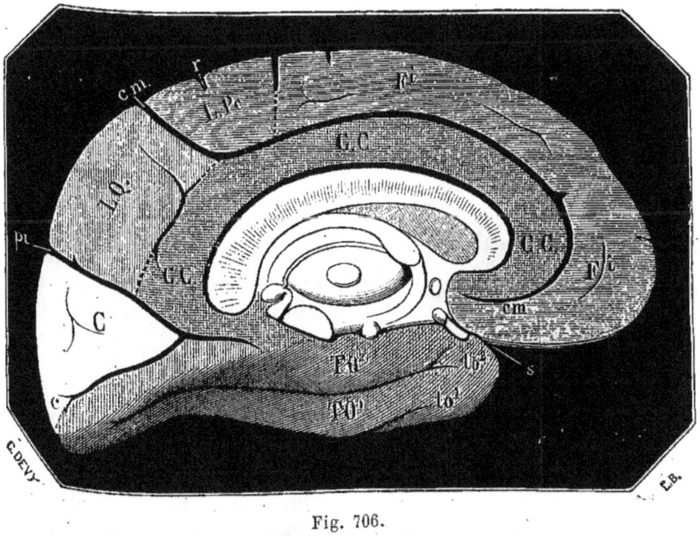

Fig. 706.

La même, avec ses différentes divisions (schéma).

S., scissure de Sylvius. — c m, scissure calloso-marginale. — p i, scissure perpendiculaire interne. — c, scissure calcarine. — r, terminaison de la scissure de Rolando. — t o', sillon temporo-occipital interne. — t o', sillon temporo-occipital externe. — Fi, circonvolution frontale interne. — L. Pc., lobule paracentral. — L. Q., lobule quadrilatère. — C, coin. — C. C., circonvolution du corps calleux. — TO', première circonvolution temporo-occipitale. — TO², deuxième circonvolution temporo-occipitale.

Les trois scissures que nous venons de décrire décomposent notre face interne en deux circonvolutions et deux lobules, savoir : la *circonvolution frontale interne*, la *circonvolution du corps calleux*, le *coin*, le *lobule quadrilatère*.

1° Circonvolution frontale interne. — La circonvolution frontale interne n'est autre que la partie interne de la première frontale que nous avons déjà étudiée sur la face externe de l'hémisphère. Elle est cependant un peu plus étendue que cette dernière ; elle est exactement comprise entre le bord supérieur de l'hémisphère et la scissure calloso-marginale. Elle est très flexueuse et présente constamment à sa surface quelques sillons plus ou moins étendus et plus ou moins profonds qui la décomposent en un certain nombre de plis secondaires.

La partie postérieure de la circonvolution frontale interne est séparée du reste de la circonvolution par un petit sillon vertical, qui descend du bord supérieur de l'hémisphère vers la scissure calloso-marginale. La partie ainsi isolée est connue sous le nom de *lobule paracentral*. Il est facile de se rendre compte que c'est dans le lobule paracentral que se termine la scissure de Rolando et que s'établit, par conséquent, la fusion des deux circonvolutions frontale ascendante et pariétale ascendante.

2° Circonvolution du corps calleux. — Cette circonvolution est ainsi appelée parce qu'elle surmonte le corps calleux et en suit exactement le contour. Elle prend naissance, en avant, par une extrémité fort mince qui se cache au-dessous du genou du corps calleux. En arrière, elle atteint le bourrelet et se continue, à ce niveau, avec la circonvolution de l'hippocampe que nous décrirons dans un instant sur la face inférieure de l'hémisphère.

La circonvolution du corps calleux est plus ou moins flexueuse suivant les sujets : elle présente sur son bord supérieur une série de découpures résultant des sinuosités ou festons, déjà signalés, de la scissure calloso-marginale. En raison de sa disposition générale, en raison aussi de ces derniers détails, ROLANDO l'avait comparée à la *crête* d'un coq, d'où le nom de *circonvolution crétée* que lui donnent encore certains anatomistes.

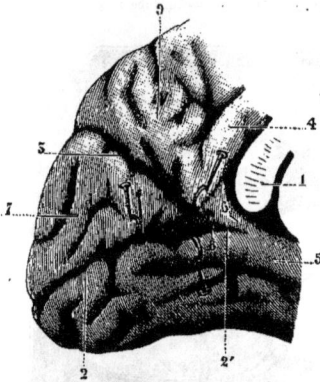

Fig. 707.

Région du cunéus, pour montrer les plis de passage cunéo-limbique et temporo-limbique.

1, bourrelet du corps calleux. — 2, 2'. scissure calcarine. — 3, scissure perpendiculaire interne. — 4, circonvolution du corps calleux. — 5, circonvolution de l'hippocampe. — 6, pli de passage temporo-limbique. — 7, cunéus. — 8, pli de passage cunéo-limbique. — 9, lobule quadrilatère.

3° Coin. — On désigne sous le nom de *coin* ou *cuneus* le petit lobule triangulaire compris entre la scissure perpendiculaire interne et la scissure calcarine. Il correspond assez exactement au lobe occipital de la face externe de l'hémisphère.

Sa surface est habituellement segmentée par un petit nombre de sillons à direction irrégulière et toujours très superficiels.

Nous avons dit plus haut que la scissure perpendiculaire interne venait se jeter dans la scissure calcarine. Cette continuité des deux scissures existe, en effet; mais elle est simplement superficielle. Lorsqu'on entre-bâille les deux scissures au point où elles semblent se réunir, on voit se détacher du sommet du cunéus un pli de passage profond qui se dirige d'arrière en avant et vient se confondre avec la partie postérieure de la circonvolution du corps calleux. C'est le *pli de passage cunéo-limbique* de Broca (fig. 707,8): il sert comme de pédicule au cunéus, et en formant à ce niveau la lèvre supérieure de la scissure calcarine, il forme une barrière entre cette dernière scissure et la scissure perpendiculaire interne.

Quoique très marqué, le pli de passage cunéo-limbique est toujours profond chez l'homme. Le gibbon, parmi les primates nous présente une disposition analogue. Chez tous les autres primates, ainsi que chez les lémuriens, le pli cunéo-limbique est superficiel et la scissure perpendiculaire interne est, dans ce cas, tout à fait indépendante de la scissure calcarine (Broca).

4° Lobule quadrilatère. — Le lobule quadrilatère, dont le nom indique suffisamment la forme, est situé entre le lobule paracentral qui est en avant et le coin qui est en arrière; on le désigne encore, en raison de sa situation, sous le nom d'*avant-coin* ou de *præcuneus*. Il répond à la circonvolution pariétale supérieure de la face externe.

Limité en haut par le bord de l'hémisphère, le lobule quadrilatère est limité en bas par le prolongement postérieur de la scissure calloso-marginale, qui le sépare de la circonvolution du corps calleux. Il est à remarquer, cependant, que ce sillon est presque toujours interrompu par deux plis de passage verticaux, l'un antérieur, l'autre postérieur. Ces deux plis de passage comblent à ses deux extrémités le sillon en question et unissent en même temps notre lobule quadrilatère à la circonvolution sous-jacente.

C — CIRCONVOLUTIONS DE LA FACE INFÉRIEURE DES HÉMISPHÈRES

Des trois faces de l'hémisphère, celle-ci est la plus simple. La scissure de Sylvius que nous avons déjà vue (p. 436) s'échapper de l'espace quadrilatère perforé et gagner la face externe de l'hémisphère en décrivant une courbe à concavité postérieure, partage cette face en deux parties bien distinctes : une partie située en avant de la scissure, c'est le *lobule* ou *lobe orbitaire ;* une partie située en arrière, c'est le *lobe temporo-occipital* ou *occipito-temporal.*

1° Lobe orbitaire. — Le lobe orbitaire se présente à nous sous la forme d'une région triangulaire à base postérieure. Il repose sur les bosses orbitaires et se trouve par conséquent légèrement excavé à son centre. Nous y remarquons tout d'abord, à sa partie interne, deux circonvolutions longitudinales et parallèles : ce sont les deux *circonvolutions olfactives*, que l'on distingue en interne et externe. — L'*interne*, simple et remarquablement rectiligne, a

reçu, pour cette raison, le nom de *gyrus rectus*; elle borde la partie antérieure de la grande scissure interhémisphérique. — L'*externe*, longitudinale
comme la précédente, est nettement délimitée sur son côté interne; sur son
côté externe, au contraire, elle se confond plus ou moins avec les autres
circonvolutions du lobe orbitaire. — Les deux circonvolutions olfactives sont
séparées l'une de l'autre par un sillon également longitudinal, le *sillon olfactif*,
dans lequel vient se loger la bandelette olfactive (p. 435).

En dehors des circonvolutions olfactives, le lobe orbitaire nous présente une
fossette plus ou moins profonde d'où s'échappent en divergeant trois ou

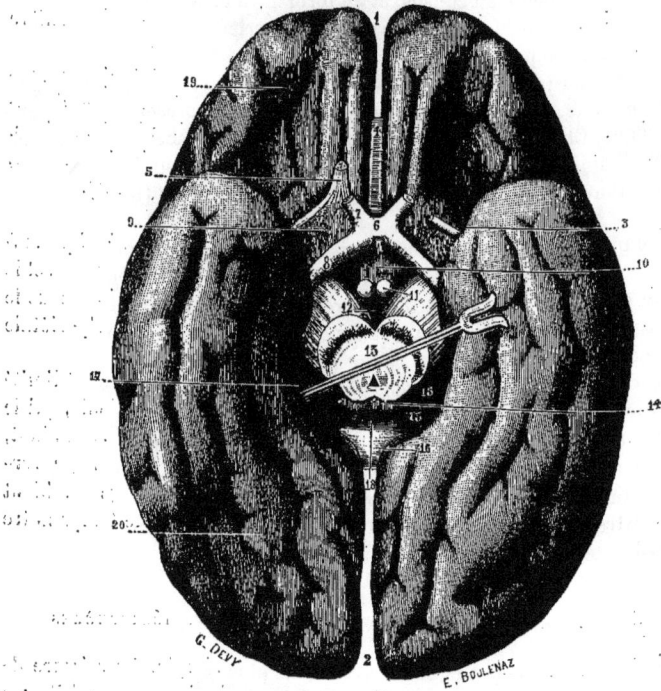

Fig. 708.
Face inférieure du cerveau.

1, extrémité antérieure et 2, extrémité postérieure de la scissure interhémisphérique. — 3, scissure de Sylvius.
— 4, genou du corps calleux. — 5, bandelette olfactive et ses deux racines blanches. — 6, chiasma des nerfs optiques
— 7, nerfs optiques. — 8, bandelette optique. — 9, espace perforé antérieur. — 10, tuber cinereum et tige pituitaire. — 11, tubercules mamillaires. — 12, espace perforé postérieur. — 13, coupe des pédoncules cérébraux et
de l'aqueduc de Sylvius. — 14, tubercules quadrijumeaux postérieurs. — 15, corps genouillés de la couche
optique. — 16, bourrelet du corps calleux, contourné par le fasciola cinerea. — 17, portion latérale et 18,
portion moyenne de la fente cérébrale de Bichat. — 19, lobe orbitaire et ses circonvolutions. — 20, lobe temporo-
occipital et ses circonvolutions.

quatre sillons fort irréguliers. Leur ensemble, affectant tantôt la forme d'un X,
tantôt la forme d'un H, quelquefois celle d'un K, est connu sous le nom de
sillon cruciforme. Les prolongements du sillon cruciforme divisent cette partie
du lobe orbitaire en un petit nombre de circonvolutions irrégulières et sans nom.

Le lobe orbitaire n'est en réalité, que la partie inférieure du lobe frontal que nous avons décrit sur la face externe de l'hémisphère, et l'on voit nettement les trois premières circonvolutions frontales venir se continuer successivement sur la partie antéro-externe de ce lobule. Sans vouloir poser à cet égard des règles absolues, on peut dire que : 1° la *première circonvolution frontale* se continue, à l'extrémité antérieure du cerveau, avec le *gyrus rectus* ; 2° la *deuxième frontale* se bifurque et vient se souder à la fois avec la circonvolution olfactive externe et avec les circonvolutions innominées qui s'étalent en avant du sillon cruciforme ; 3° la *troisième frontale* se fusionne,

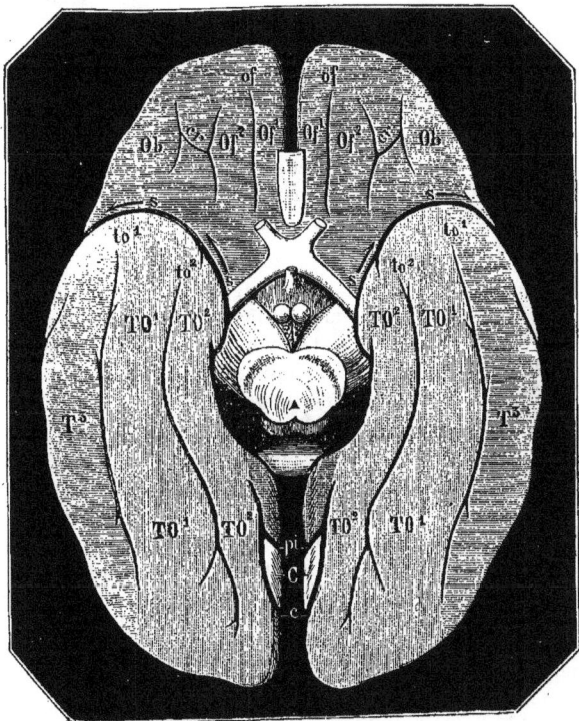

Fig. 709.
La même, avec ses divisions (schéma).

S, scissure de Sylvius. — *of*, sillon olfactif. — *cr*, sillon cruciforme, — *to*', sillon temporo-occipital externe. — *to*², sillon temporo-occipital interne. — *c*, scissure calcarine. — *p i*, scissure perpendiculaire interne. — O*f*', circonvolution olfactive interne. — O*f*², circonvolution olfactive externe. — O*b*, circonvolutions orbitaires. — TO¹, première circonvolution temporo-occipitale. — TO², deuxième circonvolution temporo-occipitale. — T¹, troisième temporale. — C, coin.

à son tour, avec la partie la plus externe du lobe ; elle empiète même sur sa partie postérieure et nous avons déjà vu que l'on devrait, d'après HERVÉ, rattacher à la circonvolution de Broca toute la portion du lobe orbitaire qui est située en arrière du sillon cruciforme (fig. 699).

2° Lobe temporo-occipital. — Le lobe temporo-occipital s'étend de la scissure de Sylvius à l'extrémité postérieure du cerveau et répond, par conséquent, au lobe temporal et au lobe occipital de la face externe de l'hémisphère. Sa partie la plus antérieure, celle qui se loge dans l'étage moyen de la base du crâne, est désignée quelquefois sous le nom de *lobe sphénoïdal*.

En examinant la base d'un cerveau qui repose sur un plan horizontal par sa face convexe, on aperçoit sur la partie la plus externe du lobe temporo-occipital une portion de la troisième circonvolution temporale déjà décrite à propos du lobe temporal (p. 446). En dedans de cette circonvolution se trouvent deux sillons longitudinaux, qui s'étendent d'une extrémité à l'autre du lobe temporo-occipital. Ces deux sillons, dits *sillons temporo-occipitaux*, découpent dans le bloc cérébral deux circonvolutions à direction antéro-postérieure. Ce sont les circonvolutions temporo-occipitales que l'on distingue en *première* et *deuxième* en allant de dehors en dedans.

a. La *première circonvolution temporo-occipitale*, encore appelée *lobule fusiforme*, est fortement sinueuse et s'unit constamment aux deux circonvolutions voisines à l'aide de plusieurs plis anastomotiques, qui interrompent naturellement dans leur continuité les deux sillons temporo-occipitaux.

b. La *deuxième circonvolution temporo-occipitale*, que l'on désigne encore sous le nom de *lobule lingual*, longe le bord interne du lobe temporo-occipital et constitue en même temps la limite interne de l'hémisphère. Dans sa moitié postérieure, elle forme la lèvre inférieure de la scissure calcarine. Dans sa moitié antérieure, elle s'applique contre le pédoncule cérébral, ménageant avec ce dernier une longue fente qui n'est autre que la partie latérale de la *grande fente cérébrale de Bichat* (p. 436); cette portion antérieure de la deuxième circonvolution temporo-occipitale est le plus souvent décrite à part par les anatomistes sous le nom de *circonvolution de l'hippocampe*.

En avant, cette circonvolution de l'hippocampe se recourbe en haut et en arrière en formant une espèce de crochet toujours très marqué : c'est le *crochet* ou *uncus de l'hippocampe*. En arrière, au niveau du bourrelet du corps calleux, elle se continue, à l'aide d'un pli de passage plus ou moins développé mais généralement très mince (*pli temporo-limbique*), avec l'extrémité postérieure de la circonvolution du corps calleux. Il en résulte que l'importante région par laquelle l'hémisphère cérébral entre en relation, d'une part avec l'hémisphère du côté opposé, d'autre part avec le pédoncule cérébral et que l'on peut appeler le *hile de l'hémisphère*, que cette importante région, dis-je, se trouve circonscrite par une circonvolution semi-annulaire, qui en suit exactement tout le pourtour, excepté en avant où elle est interrompue par la scissure de Sylvius. C'est à cette circonvolution semi-annulaire résultant comme nous venons de le voir, de la réunion de la circonvolution du corps calleux avec celle de l'hippocampe que Broca a donné le nom de *grand lobe limbique*.

. Le grand lobe limbique, rudimentaire chez l'homme, acquiert une importance morphologique exceptionnelle chez les animaux qui ont le sens de l'odorat très développé (*animaux osmatiques* de Broca). Il occupe chez eux, comme on peut le voir sur la figure ci-contre représentant le cerveau de la loutre (fig. 710), la plus grande partie de la face interne des hémisphères et se compose essentiellement de deux arcs : l'un supérieur, surmontant le corps calleux ; l'autre inférieur, passant au-dessous du pédoncule. Ces deux arcs, qui sont bien évidemment les homologues de nos deux circonvolutions ci-dessus indiquées, la circonvolution du corps calleux et la circonvolution de l'hippocampe, se réunissent et se confondent à leur partie postérieure en formant une courbe dont la concavité embrasse le bourrelet du corps calleux. À leur extrémité antérieure, ils se rejoignent encore et se prolongent ensuite en avant sous la forme d'un cordon unique, qui n'est autre que le pédoncule olfactif. Tout cet ensemble ressemble assez bien, comme le fait remarquer Broca, à une raquette dont le limbe entoure le hile de l'hémisphère et dont le manche, dirigé en avant, est constitué par la racine même du nerf olfactif (fig. 710, O').

Voyez pour plus de détails, Broca, *Le grand lobe limbique et la scissure limbique dans la série des mammifères*, Revue d'Anthropologie, 1878, p. 385.

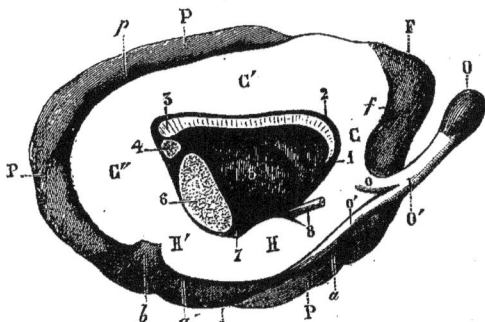

Fig. 710.

Schéma représentant la face inféro-interne de l'hémisphère gauche de la loutre (d'après Broca).

1, bec du corps calleux. — 2, son genou. — 3, son bourrelet. — 4, pilier postérieur du trigone. — 5, face interne de la couche optique. — 6, coupe du pédoncule cérébral, séparé du grand lobe limbique par la grande fente de Bichat. — 7, 8, bandelette optique. — O, lobe olfactif. — O', son pédoncule. — o. o', ses racines interne et externe. — C., C', C'', lobe du corps calleux. — H, H', lobe de l'hippocampe. — F, lobe frontal. — P, P, lobe pariétal. — f, sillon sous-frontal. — p, sillon sous-pariétal. — a, a', arc inférieur de la scissure limbique. — b, pli de passage rétro-limbique. — s, scissure de Sylvius.

D. — Synonymie des circonvolutions cérébrales

Il n'est certainement pas de région dans l'organisme où l'on trouve autant de dénominations pour désigner un même élément anatomique. Il y a des circonvolutions qui ont jusqu'à huit et dix noms. Un tel luxe de synonymes n'a malheureusement d'autres résultats que de jeter la confusion dans les descriptions les plus simples et de rendre ainsi fort difficiles à lire les mémoires d'ordre anatomique, physiologique ou pathologique, qui se rapportent aux scissures et aux circonvolutions cérébrales. Nous croyons être utile au lecteur en plaçant ici, sous forme de tableau synoptique, à côté des dénominations que nous avons cru devoir adopter, celles qui ont été employées par les autres anatomistes.

1° — Face externe des hémisphères

A. — Scissures et sillons.

1° Scissure de Sylvius..... Vallée sylvienne, grande scissure interlobaire (Chaussier), *fissura lateralis* (Henle), *fissura sive fossa Sylvii* (Ecker).

2° Scissure de Rolando.... *Sulcus centralis* (Ecker), *fissura transversa anterior* (Pansch), *postero-pariétal sulcus* (Huxley).

3° Scissure perpendiculaire externe......... Sillon occipital transverse (Broca), *occipito-pariétal fissure* (Huxley), *parieto-occipital fissure* (Turner), *pars superior sive lateralis fissuræ parieto-occipitalis* (Ecker).

4° *Sillon frontal supérieur* . . { Scissure frontale supérieure (Pozzi), premier sillon frontal (Broca), *supero-frontal sulcus* (Huxley).

5° *Sillon frontal inférieur*. . . { Scissure frontale inférieure ou sourcilière (Pozzi), deuxième sillon frontal (Broca), sillon inféro-frontal (Huxley), sillon frontal primaire (Pansch).

6° *Sillon prérolandique*. . . . { Scissure parallèle frontale (Pozzi), sillon antéro-pariétal (Huxley), *sulcus præ-centralis* (Ecker), rameau descendant du sillon frontal moyen (Pansch).

7° *Sillon interpariétal*. . . . { Sillon pariétal (Broca, Pansch), *intraparietal fissure* (Turner), *sulcus occipito-parietalis* (Schwalbe). — Son rameau vertical est désigné par Ecker sous le nom de *sulcus post-centralis*, par Pansch sous le nom de *ramus ascendens*.

8° *Sillon parallèle*. . . . . . { Premier sillon temporal, sillon temporal supérieur (Ecker), *sulcus temporalis* (Pansch), *antero-temporalis sulcus* (Huxley).

9° *Sillon temporal inférieur*. . { Deuxième sillon temporal, *sulcus temporalis-medius* (Ecker), *postero-temporalis sulcus* (Huxley).

B. — Circonvolutions.

1° *Première circonvolution frontale* . . . . { *Gyrus frontalis superior* (Ecker), *gyrus supero-frontal* (Huxley), étage frontal supérieur (Gratiolet), première frontale externe, troisième frontale (Meynert).

2° *Deuxième circonvolution frontale*. . . . . { *Gyrus frontalis medius* (Ecker), *medio-frontalis gyrus* (Huxley), étage frontal moyen (Gratiolet), deuxième frontale externe.

3° *Troisième circonvolution frontale*. . . . . { Pli sourcilier (Gratiolet), étage frontal inférieur (Gratiolet), *infero-frontal gyrus* (Huxley), *inferior frontal gyrus* (Turner), première frontale (Meynert), circonvolution de Broca.

4° *Circonvolution frontale ascendante*. . . . . { Quatrième frontale, premier pli ascendant (Gratiolet), *antero-parietal gyrus* (Huxley), *gyrus centralis anterior* (Ecker, Henle), *gyrus antecentralis* ou *antero-centralis*, ou *præ-centralis*, circonvolution prærolandique (Broca), *gyrus rolandicus anterior* (Pansch), circonvolution verticale antérieure.

5° *Circonvolution pariétale ascendante*. . . . . { Première pariétale, deuxième pli ascendant (Gratiolet), *postero-parietal gyrus* (Huxley), *gyrus centralis posterior* (Ecker), *gyrus post-centralis*, ou *postero-centralis* ou *retro-centralis*, *gyrus rolandicus posterior* (Pansch), circonvolution postrolandique (Broca).

6° *Circonvolution pariétale supérieure*. . . . . { Première circonvolution pariétale (Broca), lobule pariétal supérieur (Ecker), lobule du deuxième pli ascendant (Gratiolet), *postero-parietal lobule* (Huxley, Turner).

7° *Circonvolution pariétale inférieure*. . . . . { Lobule pariétal inférieur (Ecker), lobule du pli courbe (Gromier), *lobus tuberis* (Huschke, Henle), troisième pariétale, deuxième pariétale, première pariétale. — Sa partie antérieure, en rapport avec la scissure de Sylvius est encore appelée *lobulus supra-marginalis*, sa partie postérieure ou pli courbe, *gyrus angularis*.

8° *Première circonvolution occipitale*. . . . . { *Gyrus parieto-occipitalis medius* (Ecker), circonvolution occipitale supérieure (Wagner), pli de passage supérieur externe (Gratiolet), premier pli de passage (Gromier).

9° Deuxième circonvolution oc-cipitale. . . . .
> *Gyrus parieto-occipitalis lateralis* (ECKER), deuxième pli de passage externe (GROMIER), circonvolution occipitale moyenne (WAGNER), deuxième pli de passage externe (GRATIOLET).

10° Troisième circonvolution oc-cipitale. . . . .
> *Gyrus temporo-occipitalis* (ECKER), *gyrus occipitalis inferior* (WAGNER), pli de passage externe (GRATIOLET).

11° Première circonvolution temporale . . . .
> Temporale supérieure (ECKER), pli marginal postérieur et inférieur (GRATIOLET), *gyrus inframarginalis* (HUSCHKE), *antero-temporal gyrus* (HUXLEY), *superior temporo-sphenoidal convolution* (TURNER), pli marginal inférieur (GROMIER).

12° Deuxième circonvolution temporale . . . .
> Temporale moyenne (ECKER), pli temporal moyen ou partie descendante du pli courbe (GRATIOLET), *medio-temporal gyrus* (HUXLEY), pli temporo-sphénoïdal moyen (GROMIER), *middle temporo-sphenoidal convolution* (TURNER).

13° Troisième circonvolution temporale . . . .
> Temporale inférieure (ECKER), pli temporal inférieur (GRATIOLET), *inferior temporo-sphenoidal convolution* (TURNER), pli temporo-sphénoïdal inférieur (GROMIER).

2° — FACE INTERNE DES HÉMISPHÈRES

A. — Scissures.

1° Scissure calloso-marginale .
> Scissure festonnée (POZZI), grand sillon du lobe fronto-pariétal (GRATIOLET), sillon du corps calleux (GROMIER), scissure sous-frontale (BROCA).

2° Scissure perpendiculaire interne.
> *Occipito-parietal fissure* (HUXLEY), *pars medialis sive verticalis fissuræ parieto-occipitalis* (ECKER), scissure occipitale (BROCA), *fissura occipitalis* (PANSCH), *fissura posterior* (BURDACH), *fissura occipitalis perpendicularis interna* (BISCHOFF).

3° Scissure calcarine . . . .
> Scissure des hippocampes (GROMIER), partie postérieure de la scissure des hippocampes (GRATIOLET), *fissura occipitalis horizontalis* (HENLE), *fissura posterior* (HUSCHKE).

B. — Circonvolutions. . . . . .

1° Circonvolution frontale interne.
> *Gyrus marginalis* (HENLE), *gyrus medialis fronto-parietalis* (PANSCH), *marginal convolution* (TURNER), second pli ou pli de la zone externe du lobe fronto-pariétal (GRATIOLET), première circonvolution frontale interne (POZZI).

2° Lobule paracentral . . . .
> Lobule ovalaire (POZZI, BROCA), lobule para-rolandique (GIACOMINI).

3° Circonvolution du corps calleux . . . .
> Pli du corps calleux (GROMIER), pli de la zone interne (GRATIOLET), deuxième circonvolution frontale interne (POZZI), *cingula* ou *gyrus cinguli* (BURDACH, BISCHOFF, PANSCH), *gyrus fornicatus* (ECKER), *fornix periphericus* (ARNOLD), circonvolution de l'ourlet (FOVILLE), circonvolution crêtée (ROLANDO), *callosal gyrus* (HUXLEY).

4° Lobule quadrilatère . . . . .
> Lobule pariétal interne, partie interne du lobe pariétal (GIACOMINI), *præ-cuneus* (ECKER), lobule pariétal interne (POZZI).

5° *Coin* . . . . { *Cuneus* (ECKER), lobule triangulaire (BROCA), partie interne du lobe occipital (GIACOMINI), lobule occipital interne (GRATIOLET), occipital lobule (TURNER), *gyrus medialis occipitalis* (PANSCH), *lobulus interparietalis superior* (HUSCHKE).

3° — FACE INFÉRIEURE DES HÉMISPHÈRES

A. — Sillons.

1° *Sillon olfactif* . . . . . . { *Sulcus olfactorius* (ECKER), scissure olfactive (GIACOMINI), sillon droit ou premier sillon orbitaire (BROCA).

2° *Sillon cruciforme* . . . { *Sulcus orbitalis* (ECKER), scissure orbitaire (GIACOMINI), deuxième sillon orbitaire (BROCA), *triradiate sulcus* (TURNER). — Les deux branches antéro-postérieures sont appelées par WEISBACH : l'interne, *sulcus longitudinalis medius;* l'externe, *sulcus longitudinalis externus.* La branche transversale est désignée par le même auteur sous le nom de *sulcus transversus.*

3° *Sillon temporo-occipital externe.* . . . . { Premier sillon temporo-occipital, *sulcus temporo-occipitalis* (ECKER).

4° *Sillon temporo-occipital interne.* . . . . { Deuxième sillon temporo-occipital, *sulcus longitudinalis inferior* (HUSCHKE), *sulcus occipito-temporalis* (PANSCH), *fissura collateralis* (HUXLEY), *fissura collateralis sive temporalis inferior* (BISCHOFF), *sulcus occipito-temporalis inferior* (ECKER).

B. — Circonvolutions.

1° *Circonvolution olfactive interne.* . . . . { Première circonvolution olfactive, *gyrus rectus,* première circonvolution orbitaire (BROCA), *internal gyrus* du lobule orbitaire (TURNER).

2° *Circonvolution olfactive externe.* . . . . { Deuxième circonvolution olfactive, deuxième circonvolution orbitaire (BROCA).

3° *Circonvolutions orbitaires externes* . . . . { Troisième circonvolution orbitaire (BROCA), *gyrus orbitalis lateralis* (PANSCH).

4° *Première circonvolution temporo-occipitale* . . . . . { *Gyrus occipito-temporalis lateralis* (PANSCH), circonvolution occipito-temporale externe (GIACOMINI), quatrième circonvolution temporale (BROCA), *middle internal temporal gyrus* (HUXLEY), lobule fusiforme (HUSCHKE).

5° *Deuxième circonvolution temporo-occipitale* . . . . . . { *Gyrus occipito-temporalis medialis* (PANSCH), circonvolution occipito-temporale interne (GIACOMINI), cinquième circonvolution temporale (BROCA), *inferior internal temporal gyrus* (HUXLEY), lobule lingual (HUSCHKE). — La partie antérieure de cette circonvolution, en rapport avec la fente cérébrale de Bichat, est désignée sous les noms de : circonvolution de l'hippocampe, *gyrus hippocampi* (ECKER), *gyrus uncinatus, uncinate gyrus* (HUXLEY), pli temporal moyen interne (GRATIOLET).

E. — ETENDUE DE L'ÉCORCE DES CIRCONVOLUTIONS

L'étendue de la substance grise qui constitue l'écorce des circonvolutions ou écorce cérébrale doit être examinée : 1° en surface ; 2° en profondeur.

1° Étendue en surface. — L'évaluation, en millimètres carrés, de la surface des hémisphères cérébraux présente des difficultés à peu près insurmontables, en raison même des irrégularités de cette surface, si profondément tourmentée par le creusement des scissures et le soulèvement des circonvolutions. Quelque complexe que soit le problème, de nombreux observateurs, notamment WAGNER, BAILLARGER, C. VOGT, JENSEN, CALORI ont essayé de le résoudre en employant divers procédés qu'il serait trop long de décrire ici. Tous ces procédés, pour être fort ingénieux, n'en sont pas moins passibles d'objections sérieuses, et, alors même qu'ils sont mis au service d'une patience à toute épreuve, ils ne peuvent nous fournir que des résultats approximatifs.

Voici quels sont, à ce sujet, les résultats obtenus par CALORI pour les cerveaux des brachycéphales et des dolichocéphales :

Cerveaux de brachycéphales . . {	Hommes	243,773 millim. carrés.
	Femmes.	211,701 —
Cerveaux de dolichocéphales. . {	Hommes	230,212 — —
	Femmes.	198,210 — —

Nous voyons par ces chiffres que le développement superficiel de l'écorce cérébrale est plus considérable chez les brachycéphales que chez les dolichocéphales, plus considérable aussi chez l'homme que chez la femme. Ces résultats s'expliquent vraisemblablement par la prédominance volumétrique que prend le cerveau de l'homme et du brachycéphale sur celui de la femme et du dolichocéphale.

Les chiffres précités représentent ce que l'on pourrait appeler la *superficie totale* de l'écorce. Cette superficie totale se décompose naturellement en deux parties, savoir : la superficie de la portion libre de l'écorce ; la superficie de la portion cachée. La première répond à la face externe des circonvolutions ; la seconde à leurs faces latérales, à ces faces qui ne sont visibles qu'à la condition d'écarter préalablement les sillons et les scissures. Les rapports respectifs de ces deux facteurs ont été examinés par H. WAGNER sur le cerveau de quatre sujets. Voici les résultats de ses recherches :

	SURFACE LIBRE	SURFACE CACHÉE	SURFACE TOTALE
1ᵉʳ sujet : Gauss (mathématicien). . .	72,650 mill. q.	146,938 mill. q.	219,588 mill. q.
2ᵉ — Fuchs (médecin)	72,100 —	148,905 —	221,005 —
3ᵉ — Une femme de 29 ans. . . .	68,900 —	135,215 —	204,115 —
4ᵉ — Un manœuvre	62,750 —	124,922 —	187,672 —

La comparaison de ces différents chiffres nous amène aux conclusions suivantes : 1° la surface cachée de l'écorce cérébrale est plus considérable que sa surface libre ; 2° la première est à la seconde comme le chiffre 2 est au chiffre 1. En d'autres termes, la surface cachée de l'écorce représente les deux tiers de la surface totale ; la surface libre en représente le tiers seulement.

Voyez au sujet de l'étendue superficielle de l'écorce cérébrale et des différents procédés qui ont servi à l'évaluer : WAGNER (R. et H.) *Vorstudien zu einer Wissensch. Morphologie u. Physiologie des menschl. Gehirns als Seelenorgan*, Göttingen, 1860 ; avec appendice, Göttingen, 1864 ; C. VOGT, *Mémoire sur les microcéphales*, Genève, 1867 ; BAILLARGER, *Recherches sur l'anatomie, la physiologie et la pathologie du système nerveux*, Paris, 1872 ; JENSEN, *Untersuch. über die Beziehungen zwischen Grosshirn u. Geistesstörung an sechs*

Gehirnen Geisteskranker Individuen, Arch. f. Psychiatrie, 1875; CALORI, *Del cervello nei due tipi brachicephalo e dolicocefalo italiani*, Bologna, 1875; GIACOMINI, *Guida allo studio delle circonvol. cerebrali dell' uomo*, Torino, 1884.

2° Etendue en profondeur. — L'étendue en profondeur de l'écorce cérébrale constitue ce qu'on appelle son épaisseur. Cette épaisseur est loin d'être uniforme : elle varie non seulement suivant les sujets et suivant les âges; mais elle varie aussi, sur un même sujet, suivant les points que l'on examine et dans des proportions souvent considérables. Ces variations, que l'on pourrait appeler régionales, ont été soigneusement étudiées en 1884, sous la direction du professeur GIACOMINI, par l'un de ses élèves, A. CONTI. Voici ses principales conclusions :

1° L'épaisseur de la substance grise augmente graduellement depuis l'extrémité frontale de l'hémisphère jusqu'à la circonvolution frontale ascendante; elle oscille, dans cette région, entre un minimum de 22 millimètres et un maximum de 33 millimètres;

2° Elle diminue graduellement depuis la pariétale ascendante jusqu'à l'extrémité occipitale de l'hémisphère, avec un minimum de 16 millimètres et un maximum de 33 millimètres;

3° Le chiffre le plus faible s'est rencontré sur un vieillard de 73 ans, le plus élevé sur un enfant de 3 ans;

4° L'épaisseur de l'écorce décroît sensiblement au fur et à mesure qu'on avance en âge;

5° Sur une circonvolution donnée, l'épaisseur maximum se rencontre sur son point culminant, l'épaisseur minimum vers le fond de la scissure;

6° L'épaisseur minimum de la substance grise de l'écorce s'observe constamment dans le fond des scissures;

7° La frontale ascendante présente à peu près constamment un minimum d'épaisseur dans son tiers inférieur, au voisinage de sa pointe;

8° Pour la pariétale ascendante, on constate toujours que l'épaisseur de l'écorce est moindre sur la partie qui répond à la scissure de Rolando que sur celle qui répond au lobe pariétal;

9° Sur le lobe pariétal, l'épaisseur de l'écorce est plus considérable à sa partie interne qu'à sa partie externe chez les jeunes sujets; c'est le contraire chez l'adulte et chez les vieillards;

10° Ce n'est qu'au voisinage de la corne frontale qu'on observe une épaisseur égale sur la face interne et sur la face externe de l'hémisphère;

11° A la face inférieure, sur une même coupe transversale, l'épaisseur de l'écorce n'est jamais plus grande que sur les faces interne et externe.

12° Dans le lobe frontal, on observe une diminution de l'épaisseur de l'écorce au point d'union de la face externe et de la face inférieure, dans une étendue de 2 à 3 centimètres;

13° Au niveau du point où les trois circonvolutions frontales longitudinales s'implantent sur la frontale ascendante, il se produit une augmentation brusque de l'épaisseur de l'écorce dans une étendue de 2 ou 3 centimètres environ;

14° Pour la frontale ascendante, la substance grise de l'écorce est plus

épaisse sur la partie qui regarde la scissure de Rolando que sur celle qui
répond aux circonvolutions frontales longitudinales;

15° C'est sur le lobe occipital que l'écorce cérébrale présente le moins
d'épaisseur.

Lisez à ce sujet GIACOMINI (*loc. cit.*); A. CONTI, *Dello spessore della corteccia cerebrale
nell' uomo*, Giorn. della R. Accad. 1884.

F. — STRUCTURE DES CIRCONVOLUTIONS CÉRÉBRALES

Examinée sur une coupe vertico-transversale, chaque circonvolution nous
présente deux parties bien distinctes : une partie centrale, formée par de la
substance blanche ; une partie périphérique, constituée par de la substance
grise. La substance blanche ou médullaire est une dépendance du centre ovale et
est formée, comme ce dernier, par des fibres à myéline; nous étudierons ultérieurement (voy. *Centre ovale*) leur origine, leur trajet et leur terminaison. La
substance grise revêt méthodiquement toute la surface libre de la circonvolution et constitue par son ensemble ce qu'on est convenu d'appeler l'*écorce* ou
le *manteau des hémisphères*. Cette substance grise corticale se dispose suivant un type général que l'on
retrouve sur toutes les circonvolutions; sur certaines d'entre
elles, cependant, elle subit
des modifications suffisamment
profondes pour mériter une
description à part. Nous décrirons donc successivement :

1° La structure générale de
l'écorce cérébrale ;

2° La structure spéciale à
quelques circonvolutions.

A. Structure générale de
l'écorce cérébrale. — Nous devons reconnaître tout d'abord
que cette couche grise n'est
pas homogène, mais présente
une série de zones concentriques qui ont été nettement indiquées depuis longtemps déjà

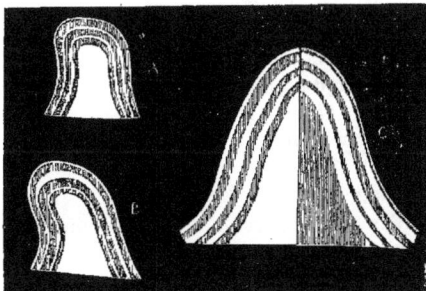

Fig. 711.
Structure des circonvolutions cérébrales
(d'après BAILLARGER).

A, circonvolution du cerveau de l'homme, avec ses six couches
alternativement grises et blanches. — B, circonvolution des
lobes postérieurs, montrant l'inégale épaisseur des trois couches
blanches : la ligne blanche moyenne (quatrième couche) est plus
épaisse que les deux autres. — C, figure grossie de la coupe
d'une circonvolution; la moitié gauche est vue à la lumière
réfléchie; la moitié droite est vue par transparence; les couches
blanches, ne laissant pas passer la lumière, sont teintées en noir;
les couches grises, la laissant passer, sont teintées en blanc.

par BAILLARGER. Ces zones, au nombre de six, en général, se succèdent dans
l'ordre suivant, en allant de dehors en dedans : 1° une couche très fine de
substance blanche dont l'épaisseur varie sur une même circonvolution et
dans les différents districts du cerveau, très peu marquée sur les circonvolutions de la partie convexe du cerveau, sur les circonvolutions de sa base et
sur celles qui avoisinent le corps calleux, bien développée au contraire sur le

36*

lobe temporo-sphénoïdal ; 2° une couche de substance grise ; 3° une couche linéaire de substance blanche (*ligne de Vicq d'Azyr*) ; 4° une couche grise; 5° une couche blanche (*ligne interne de Baillarger*) ; 6° une couche grise qui sert de limite entre la substance grise et la substance blanche de la circonvolution. Le nombre des zones que l'on peut ainsi apercevoir à l'œil nu est loin d'être constant. Sur les circonvolutions qui bordent la scissure calcarine, par exemple, on n'en distingue plus que trois : deux zones grises séparées par une zone blanche intermédiaire.

La substance grise est formée dans les circonvolutions cérébrales, comme nous l'avons indiqué d'une manière générale, de cellules nerveuses, de fibres nerveuses, de névroglie et de vaisseaux accompagnés d'éléments conjonctifs. Tous ces éléments seraient unis, d'après RANVIER, par une substance intermédiaire assez solide pour empêcher les injections interstitielles de les séparer. Cette substance intermédiaire pourrait, d'après cet anatomiste, être rattachée à la névroglie.

1° *Cellules nerveuses.* — Les cellules nerveuses des circonvolutions cérébrales possèdent une forme spéciale : elles sont, en général, *pyramidales* à grand axe vertical; leur base regarde le centre des hémisphères, leur sommet la périphérie. Elles portent à leurs angles des prolongements protoplasmiques qui se comportent comme ceux des cellules nerveuses de la moelle; du centre de la base se détache le prolongement de DEITERS, dirigé généralement vers la substance blanche de la circonvolution. Leur protoplasma paraît strié longitudinalement. Chacune d'elles possède un noyau arrondi et contient des grains pigmentaires. Elles présentent quelquefois un aspect vacuolaire, qui pourrait faire croire à l'absence de la cellule; cependant le noyau persiste. La cellule dans ce cas existe réellement, mais elle s'est creusée d'une vacuole pour ainsi dire totale.

Ces cellules pyramidales ont des dimensions très variables : on en rencontre d'excessivement petites et d'autres, au contraire tellement volumineuses qu'on les a désignées sous le nom de *cellules géantes.* D'après les recherches de BETZ, ces dernières appartiendraient à des zones particulières du cerveau, notamment aux zones psycho-motrices; mais d'après les travaux de GOLGI (*Archives ital. de Biol.*, 1883), on retrouverait des éléments cellulaires analogues, et en non moins grand nombre, dans des portions de l'écorce cérébrale qui paraissent en rapport avec des fonctions sensitives, notamment dans le lobe occipital. D'après cela, la spécialisation des cellules géantes ne saurait être maintenue.

On trouve dans les circonvolutions des cellules dont la forme diffère de celle que nous venons d'indiquer, notamment des cellules *fusiformes* et des *cellules globuleuses* ou *polyédriques.* Ces derniers éléments possèdent, comme les cellules pyramidales, des prolongements protoplasmiques et des prolongements nerveux.

Quoique disposées d'une façon assez irrégulière dans l'écorce cérébrale, les cellules de l'écorce peuvent se rapporter comme situation générale au schéma classique qui a été tracé par MEYNERT. Cet auteur distingue dans l'écorce, cinq couches régulièrement stratifiées dans lesquelles les cellules varient en nombre et en forme (fig. 712). Nous les étudierons de dehors en dedans :

a. Dans la *première couche* ou *couche granuleuse*, formée de névroglie et contenant des fibres à myéline, on trouve quelques petites cellules avec de fins prolongements. D'après BEVAN-LEWIS et CLARKE, ces cellules ne seraient pas de nature nerveuse.

b. La *seconde couche* ou *couche des petites cellules pyramidales*, contient un très grand nombre de petits éléments cellulaires de forme pyramidale à prolongements ramifiés.

c. La *troisième couche* ou *couche des grandes cellules pyramidales* contient des cellules pyramidales de différentes dimensions. Elles sont plus larges et plus longues dans la partie profonde de cette couche. Les éléments cellulaires y sont divisés en groupes par des faisceaux de fibres nerveuses à direction radiale.

d. La *quatrième couche* ou *couche des petites cellules irrégulières* est formée par de petites cellules irrégulières, rondes, polyédriques ou bien globuleuses.

e. La *cinquième couche* ou *couche des cellules fusiformes* est formée de cellules dont la forme et la direction sont déterminées par la situation qu'elles occupent entre les fibres : leur axe est vertical au sommet des circonvolutions, horizontal au niveau des sillons.

D'après GOLGI, le nombre de ces couches pourrait être de beaucoup restreint et réduit à trois : 1° une couche superficielle, dans laquelle on trouve de petites cellules pyramidales ; 2° une couche moyenne, dans laquelle on trouve des cellules pyramidales moyennes et grandes, ces dernières étant situées dans la profondeur de la couche ; 3° une couche profonde, où les cellules varient de forme, et dans laquelle on rencontre des cellules globuleuses, des cellules pyramidales moyennes et petites et surtout des cellules fusiformes.

2° *Fibres* — Les fibres que l'on trouve dans l'écorce cérébrale sont des fibrilles nerveuses primitives, des cylindres-axes et des fibres à myéline des centres. Ces dernières se retrouvent surtout dans les parties profondes et présentent des directions variables : cependant la plupart sont dirigées radialement et ne dépassent guère la couche des grosses cellules pyramidales.

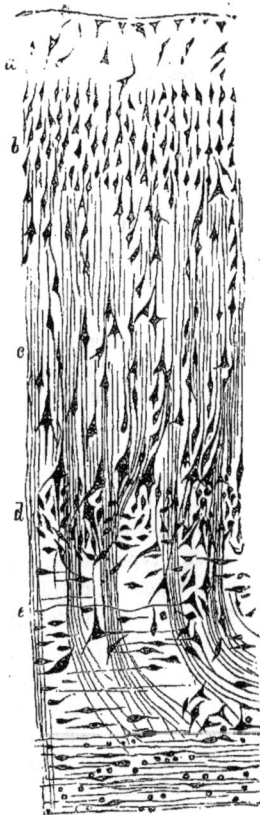

Fig. 712.

Coupe verticale de la substance grise d'une circonvolution cérébrale (d'après MEYNERT).

a, couche superficielle. — *b*, couche des petites cellules pyramidales. — *c*, couche de grandes cellules pyramidales. — *d*, couche de petites cellules irrégulières. — *e*, couche des cellules fusiformes.

Les fibres à myéline forment en outre, comme nous l'avons déjà indiqué, un réseau plus ou moins serré à la surface des circonvolutions : ces fibres sont très fines et peuvent être mises en évidence sur des préparations à l'acide osmique, surtout si l'on vient, à l'exemple d'Exner, à les traiter successivement par l'ammoniaque et par les vapeurs d'acide osmique.

3° *Névroglie.*—La névroglie des circonvolutions ne diffère guère de l'aspect qu'elle présente dans la substance grise en général. Elle paraît toutefois être plus résistante et forme, dans la partie superficielle des circonvolutions, des couches plus ou moins épaisses.

4° *Vaisseaux.*— Les vaisseaux de l'écorce sont disposés suivant un ordre spécial qui sera indiqué à propos de la circulation cérébrale.

B. **Structure spéciale à certaines circonvolutions.** — Certaines circonvolutions présentent une structure qui diffère plus ou moins du plan général ci-dessus décrit et peuvent ainsi constituer des types plus ou moins nettement définis.

1° *Zone motrice.*— Dans les centres moteurs (*type de la zone motrice*), on trouve d'après Betz (*Ueber die feinere Struckture der menslichen Gehirnrinde*, Centralblatt fur med. Wiss., 1881) au niveau de la quatrième couche de Meynert, des cellules pyramidales géantes, ce qui différencierait cette zone de l'écorce de la circonvolution occipitale supérieure où l'on ne trouverait que des petites cellules et qui pourrait constituer un type particulier, le *type de la pointe occipitale*. Nous avons déjà indiqué les faits contraires observés par Golgi. Nous ajouterons que, pour ce dernier auteur, la différenciation entre ces deux types de circonvolutions n'est pas établie par l'absence des cellules géantes dans la région occipitale, mais bien par la présence dans cette même région d'une quantité beaucoup plus considérable de petites cellules.

2° *Région ammonienne.* — D'autres régions de l'écorce cérébrale méritent d'attirer notre attention, notamment la paroi inférieure du prolongement inférieur ou sphénoïdal du ventricule latéral, où nous trouvons la corne d'Ammon, le corps bordant, le corps godronné, et, en dehors de celui-ci, la circonvolution de l'hippocampe. Nous n'avons pas ici à nous expliquer sur le mode de formation de ces parties du cerveau ni sur les théories diverses qui ont été émises à ce sujet. Nous verrons plus tard (p. 499) que l'on doit admettre ici deux circonvolutions distinctes, toutes les deux plus ou moins rudimentaires chez l'homme : la circonvolution de [l'hippocampe et la circonvolution godronnée.

Les recherches sur la structure de cette région du cerveau ont subi des variations correspondant aux diverses interprétations émises au sujet de la formation ammonienne : en effet, les auteurs qui regardent la corne d'Ammon comme résultant de l'introversion de l'hippocampe, lui décrivent un très grand nombre de couches : Kupffer en admet sept, Meynert neuf Krause dix. A l'exemple de Golgi, nous distinguerons quatre couches bien distinctes : 1° le revêtement médullaire du côté des ventricules latéraux (*alveus*); 2° la couche grise représentant la circonvolution de l'hippocampe ou circonvolution unciforme (*stratum convolutum*); 3° une couche blanche intermédiaire (*lamina medullaris circonvoluta*); 4° une couche grise profonde, qui n'est autre chose que le corps godronné ou *fascia dentata*.

a. L'*alveus*, qui se continue avec la voûte à trois piliers par le corps bordant et avec la substance blanche de la circonvolution de l'hippocampe, a la signification de la couche médullaire de toute circonvolution. Elle est formée de fibres à myéline minces qui proviennent des prolongements de Deiters issus des cellules nerveuses de la deuxième couche. On y trouverait encore quelques cellules isolées, ovales, polygonales ou fusiformes. Du côté du ventricule, cette couche est recouverte par les cellules de l'épendyme.

b. Le *stratum convolutum* se continue avec la substance grise de l'hippocampe. Les cellules nerveuses, au lieu d'être disposées en plusieurs couches

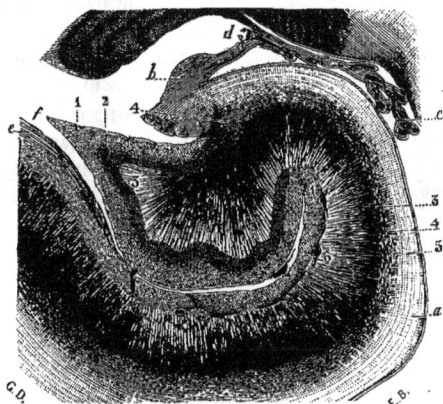

Fig. 713.
Coupe transversale de la corne d'Ammon, chez l'homme, pratiquée au niveau des corps genouillés (d'après M. Duval).

a, saillie blanche intra-ventriculaire de la corne d'Ammon. — *b*, corps bordant. — *c*, plexus choroïdes s'enfonçant vers la cavité du ventricule en refoulant l'épendyme. — *d*, entrée de la pie-mère dans le repli mésentériforme que forme l'épendyme. — *e*, subiculum. — *f*, entrée du sillon qui sépare la circonvolution de l'hippocampe de la circonvolution godronnée. — 1, couche de substance amorphe. — 2, stratum granulosum. — 3, stratum radiatum. — 4, couche des cellules nerveuses étoilées. — 5, couche de substance blanche médullaire. — 6, vaisseaux.

assez irrégulières comme dans les circonvolutions ordinaires, arrivent à se tasser en deux ou trois rangées ; chez l'homme, toutefois, cet aspect est moins net que chez d'autres mammifères. De plus, ces cellules s'allongent et, leur base restant près de l'alvéus, il en résulte pour la partie moyenne de cette couche un aspect strié qui lui a fait donner le nom de *stratum radiatum*. Dans ces éléments, le prolongement de Deiters naît de la base qui regarde l'alvéus ; les prolongements protoplasmiques naissent près de la fissure dentée au sommet des cellules, et, par leur réunion, ils donnent lieu à un aspect rameux qui a fait donner à cette partie profonde de la seconde couche le nom de *stratum laciniosum*. Dans cette même partie, on distingue de nombreux vaisseaux et une quantité considérable de névroglie. La partie extrême

30**

de cette couche, qui forme comme une sorte de coin s'enfonçant dans la concavité présentée par la circonvolution godronnée, contient un très grand nombre de cellules dont l'amas paraît inextricable à première vue : ce sont des cellules pyramidales.

c. La troisième couche (*lamina medullaris circonvoluta*) est constituée par les fibres nerveuses superficielles que l'on trouve dans toutes les circonvolutions. Ces fibres ont leur origine dans la substance grise avec laquelle elles sont en rapport direct, c'est-à-dire avec la substance grise des circonvolutions de l'hippocampe et de l'uncus qui lui fait suite. Elles proviennent du réseau formé par les prolongements nerveux des cellules de ces circonvolutions.

d. Le *corps godronné* est constitué par des éléments cellulaires bien différents de ceux que l'on rencontre dans les autres circonvolutions. Ces cellules, au lieu d'être pyramidales, sont globuleuses ou ovales. Les corps cellulaires sont disposés régulièrement et souvent en plusieurs séries. Les prolongements protoplasmiques se détachent et se ramifient du côté de la circonvolution unciforme ; le prolongement de Deiters au contraire se détache du pôle opposé, ce qui donne à ces éléments une certaine ressemblance avec les cellules de Purkinje du cervelet (GOLGI). Les prolongements nerveux vont se perdre dans les fibres du corps bordant ou de l'alvéus.

3° *Autres régions de l'écorce* — Quelques autres points de l'écorce cérébrale mériteraient encore une mention spéciale. C'est ainsi que dans la scissure de Sylvius les cellules fusiformes sont plus abondantes que partout ailleurs. Elles sont aussi très abondantes dans le noyau amygdalien. Dans le voisinage de la scissure calcarine on trouve une quantité tellement considérable de petites cellules qu'elles constituent, dans cette région, une couche visible à l'œil nu.

Nous laisserons de côté le *lobe olfactif*, qui sera étudié plus tard à propos des nerfs olfactifs.

G. — DÉVELOPPEMENT DES CIRCONVOLUTIONS CÉRÉBRALES

Les anfractuosités et les circonvolutions que nous avons décrites à la surface extérieure des hémisphères n'apparaissent pas simultanément sur le cerveau de l'embryon. Elles s'y montrent, au contraire, d'une façon successive et suivant un ordre régulier qui a été parfaitement établi par des observations nombreuses, parmi lesquelles il convient de rappeler celles de KÖLLIKER, celles d'ECKER, celles de MIHALKOWICS.

Sillons primitifs et sillons secondaires. — KÖLLIKER, depuis longtemps déjà, a distingué sur le cerveau de l'embryon deux groupes de sillons, les uns primitifs, les autres secondaires. — Les *sillons primitifs* apparaissent dès le troisième mois, peut-être même vers la fin du deuxième : ils résultent d'un plissement de la paroi hémisphérique, encore fort mince et fort délicate. Ces sillons présentent leur maximum de développement au quatrième mois ; puis, ils disparaissent au cinquième, de telle sorte que le cerveau, momentanément plissé, redevient lisse. Tous ces sillons, pourtant, ne sont pas voués à une existence simplement temporaire. Un certain nombre d'entre eux sont persistants et font partie intégrante du type cérébral définitif : telles sont la *scissure perpendiculaire interne*, la *scissure calcarine* et la dépression latérale qui deviendra plus tard la *scissure de Sylvius*. — Les *sillons secondaires*, qui viennent s'ajouter à ces derniers et créer à la surface hémisphérique le type spécifique définitif, ne font leur apparition que vers la fin du cinquième mois ou le commencement du sixième. Les circonvolutions qu'ils délimitent résultent, toujours d'après KÖLLIKER, d'une prolifération partielle des couches superficielles des hémisphères, à laquelle participent à la fois la substance blanche et la substance grise : elles ne sont que de simples épaississements, partiels et systématiques, de l'écorce cérébrale.

Ceci posé, nous allons indiquer en quelques mots quel est le mode d'évolution des scissures et des sillons principaux.

Ordre d'apparition des scissures et des sillons. — La première en date est la *scissure de Sylvius*, plus communément désignée dans ses premiers

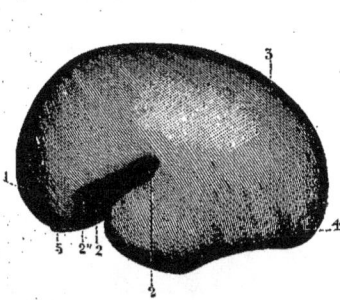

Fig. 714.

Cerveau d'un fœtus humain dans la première moitié du cinquième mois, face externe de l'hémisphère gauche (MIHALKOWICS).

1, lobe frontal. — 2, fosse de Sylvius, avec 2, sa branche postérieure ; 2", sa branche antérieure. — 3, lobe pariétal. — 4, lobe occipital. — 5, lobe olfactif.

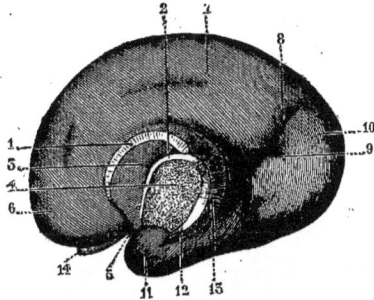

Fig. 715.

Le même, face interne de l'hémisphère droit (MIHALKOWICS).

1, corps calleux. — 2, trigone. — 3, septum lucidum. — 4, coupe du pédoncule cérébral. — 5, fosse de Sylvius. — 6, lobe frontal. — 7, première circonvolution frontale interne. — 8, scissure perpendiculaire interne. — 9, scissure calcarine. — 10, cunéus. — 11, circonvolution de l'hippocampe. — 12, corps bordant. — 13, corps godronné. — 14, lobe olfactif.

stades, et cela avec raison, sous le nom de *fossette de Sylvius*. Elle apparaît à la fin du deuxième mois sous la forme d'une légère dépression située à la face inférieure de l'hémisphère. Au troisième mois, cette dépression se transforme en une véritable gouttière, qui gagne peu à peu la face externe du cerveau et prend sur cette face une direction oblique en haut et en arrière. Au cinquième mois, la fosse de Sylvius s'accentue et se limite par des bords plus nets ; en même temps, apparaît sur sa lèvre antérieure une légère inflexion qui est le rudiment de son prolongement antérieur. Aux sixième et septième mois, ce prolongement antérieur, d'abord peu visible, gagne peu à peu en étendue et en profondeur. De leur côté, les deux lèvres de la fossette sylvienne s'accroissent et se portent en dehors pour constituer les opercules.

A la simple fossette des premiers stades, large et béante, se substitue peu à peu cette scissure, profonde mais étroitement fermée, que nous présente le cerveau du nouveau-né et de l'adulte.

A la même époque que la fossette de Sylvius ou peu de temps après, au début du troisième mois par conséquent, apparaît la *scissure perpendiculaire interne*, qui isole le lobe occipital et dont la *scissure calcarine* n'est pour ainsi dire qu'un simple prolongement. Au quatrième et au cinquième mois, cette scissure s'accentue et se creuse. Mais, quel que soit le stade évolutif où on la considère, la scissure perpendiculaire interne n'occupe jamais que la face interne et le bord supérieur de l'hémisphère : la scissure perpendiculaire externe, qui se montre si nettement sur le cerveau des anthropoïdes et des singes inférieurs, ne paraît exister à aucune époque chez l'homme, si ce n'est par anomalie. Il en résulte que les plis de passage transversaux que nous avons décrits à ce niveau (p. 448) sur le cerveau de l'homme adulte et qu'on désigne quelquefois sous le nom de plis de perfectionnement, sont des dispositions acquises par l'espèce et non par l'individu.

La *scissure de Rolando*, la plus précoce des scissures secondaires, se montre vers la fin du cinquième mois ou au commencement du sixième. Elle se présente tout d'abord sous la forme d'une simple fossette, occupant la partie moyenne de l'hémisphère. Peu à peu elle se creuse et s'étend de proche en proche, gouttière de plus en plus longue, d'une part vers la scissure interhémisphérique, d'autre part vers la scissure de Sylvius.

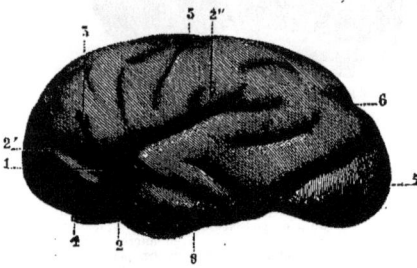

Fig. 716.

Cerveau d'un fœtus humain au commencement du huitième mois, face externe de l'hémisphère gauche (MIHALKOVICS).

1, insula de Reil. — 2, scissure de Sylvius, avec 2', sa branche antérieure et 2'', sa branche postérieure. — 3, opercule supérieur. — 4, lobe olfactif. — 5, scissure de Rolando. — 6, scissure perpendiculaire externe. — 7, lobe occipital. — 8, lobe temporal.

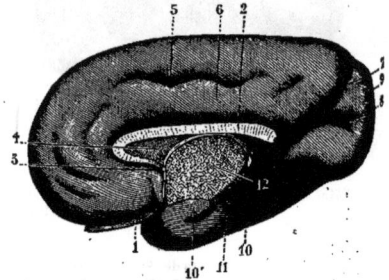

Fig. 717.

Le même, face interne de l'hémisphère droit (MIHALKOVICS).

1, lobe olfactif. — 2, corps calleux. — 3, commissure blanche antérieure. — 4, septum lucidum. 5, scissure calloso-marginale. — 6, circonvolution du corps calleux. — 7, scissure perpendiculaire interne. — 8, scissure calcarine. — 9, cunéus. — 10, circonvolution de l'hippocampe, avec 10', son crochet. — 11, corps bordant. — 12, coupe du pédoncule.

Apparaissent ensuite, au début du sixième mois, le sillon *prérolandique* et le *sillon frontal inférieur ;* puis le *sillon interpariétal*, avec son prolongement ascendant qui délimite en arrière la circonvolution pariétale ascendante, avec son prolongement postérieur qui se confond avec le *sillon occipital supérieur*.

Au cours du sixième mois, nous voyons apparaître encore : 1° sur la face interne de l'hémisphère, la *scissure calloso-marginale*, qui circonscrit en haut la circonvolution du corps calleux ; 2° à la même époque ou à peu près, le *sillon parallèle* et le premier *sillon temporo-occipital*, l'un sur la face externe de l'hémisphère, l'autre sur sa face inférieure.

Un peu plus tard, au septième et au huitième mois, apparaissent les autres sillons principaux, savoir : le *sillon frontal supérieur*, le *sillon olfactif*, le *sillon cruciforme*, le *deuxième sillon temporal*, le *deuxième sillon temporo-occipital*, et, enfin, le *sillon occipital inférieur*. A ce moment, le cerveau humain possède, en fait de sillons et de circonvolutions, tous ses éléments caractéristiques : il est complet, quoique fort simple encore ; il est l'image, fidèle mais schématique, du cerveau de l'adulte.

Durant le neuvième mois de la vie fœtale, le cerveau se complique par l'apparition de sillons additionnels, créant à la surface des circonvolutions précitées des *plis accessoires*. Ces plis accessoires toujours fort variables, non seulement d'individu à individu, mais chez le même sujet d'un côté à l'autre, se développent sans lois connues. Ils masquent plus ou moins le type simple embryonnaire et complètent ainsi dans ses détails la morphologie de l'écorce cérébrale, qui ne subira plus désormais, chez l'enfant et chez l'adolescent, que des remaniements de peu d'importance et à peine appréciables. Avant l'apparition des plis accessoires, le cerveau était le cerveau de l'espèce ; avec eux, il devient le cerveau de l'individu.

Conditions immédiates du plissement cérébral. — Les conditions immédiates du plissement des hémisphères et de la régularité quasi mathématique suivant laquelle il s'effectue nous échappent entièrement et ici, comme sur bien d'autres points, nous en sommes encore réduits à de simples hypothèses.

On a invoqué tout d'abord, pour expliquer les creux et les reliefs de la surface cérébrale, l'influence des causes extérieures et on a fait intervenir tour à tour l'enveloppe osseuse et les vaisseaux, exerçant leur action, action toute mécanique, sur une surface molle et facilement dépressible.

L'opinion qui attribue à l'enveloppe osseuse le plissement systématique du cerveau ne saurait être soutenue : nous savons, en effet, que la paroi crânienne, aux divers stades de son développement, se modèle sans cesse sur les hémisphères et subit leur influence au lieu d'exercer la sienne sur eux. Du reste, l'opinion précitée a contre elle un argument décisif : c'est l'existence de scissures et de sillons sur les hémisphères des monstres notencéphales, qui ont leur cerveau en dehors de la boîte crânienne.

En ce qui concerne les vaisseaux, leur influence n'est pas plus admissible. Il suffit, en effet, de jeter un simple coup d'œil sur un hémisphère bien injecté pour constater nettement l'absence de parallélisme entre la direction des sillons et le trajet des vaisseaux, soit veineux, soit artériels. Les grosses veines, on le sait, occupent de préférence non pas le fond des scissures, mais la face superficielle des circonvolutions. Quant aux artères, on les voit descendre dans une scissure, non pas pour la suivre dans toute son étendue, mais pour en sortir un peu plus loin ; nous les voyons en outre, au cours de leur trajet, contourner une ou plusieurs circonvolutions, sans laisser sur elles d'autres traces de leur passage que de faibles sillons d'empreinte, le plus souvent peu visibles.

L'influence mécanique des causes extérieures devant être mise hors de cause, quelques anatomistes, à la suite de Kölliker, ont pensé que les circonvolutions et les sillons qui les délimitent pourraient bien devoir leur origine a un accroissement inégal de l'écorce cérébrale : cet accroissement se faisant avec une grande intensité dans certaines régions, s'effectuant avec une intensité moindre sur d'autres régions fonctionnellement différentes. Les premières de ces régions, se développant plus rapidement, s'élèveraient en saillie et deviendraient les circonvolutions ; les secondes, se développant moins vite, resteraient naturellement en creux et formeraient les scissures. Outre qu'une pareille théorie est tout hypothétique, elle me parait peu compatible avec ce fait que deux circonvolutions voisines et fonctionnellement équivalentes sont séparées l'une de l'autre par une scissure profonde. Comment comprendre en effet, pour ne citer qu'un exemple, que les circonvolutions frontale ascendante et pariétale ascendante, qui toutes les deux sont le point de départ des excitations motrices volontaires et ne sont pas séparables chez l'adulte au point de vue fonctionnel, soient séparées chez l'embryon par une région de l'écorce qui répond à la scissure de Rolando et qui, elle, ne se développe pas, tandis que les deux régions voisines sont le siège d'un développement rapide et considérable.

Tout récemment, M. Flesch (*Correspondenz-Blatt f. schweizer Aerzte*, 1888) invoque encore comme facteur morphogénique du plissement cérébral l'inégalité d'accroissement des différentes parties de l'hémisphère, portant, non plus comme tout à l'heure sur les régions de l'écorce, mais bien sur les faisceaux du centre ovale. Comme précédemment, les faisceaux à accroissement considérable et rapide répondraient aux circonvolutions ; les faisceaux à développement plus faible répondraient aux scissures. Cette théorie, on le conçoit, n'est qu'une variante de la précédente : les mêmes objections lui sont applicables.

Somme toute, en fait d'explication morphogénique du plissement de l'écorce cérébrale, nous en sommes réduits à cette formule banale que les hémisphères, en parcourant les divers stades de leur développement, obéissent à ce *quid ignotum*, appelé l'hérédité, qui imprime à chacun de nos organes le cachet spécifique. Le lecteur voudra bien reconnaître avec nous que cette explication n'en est pas une et que la formule en question ne pourra que difficilement satisfaire un esprit positif qui désire, non pas des mots, mais des solutions nettes et précises.

§ IV. — Conformation intérieure et structure du cerveau

Pour prendre une notion exacte de la conformation intérieure du cerveau, la meilleure méthode est celle qui consiste à pratiquer sur cet organe une série de coupes successives, en allant de la convexité vers la base.

La première de ces coupes est une coupe horizontale, passant par un point quelconque de la face interne des hémisphères. Cette coupe nous présente, sur chacune des moitiés du cerveau, une masse blanche centrale, le *centre ovale de Vieussens*, circonscrite par une bordure fortement sinueuse et nulle part interrompue, qui constitue la substance grise de l'écorce ou manteau.

Si, au lieu de pratiquer notre coupe sur un point quelconque de la face interne des hémisphères, nous conduisons le couteau suivant un plan tangent à la face supérieure du corps calleux (coupe de Vieussens), nous retrouvons encore sur chaque hémisphère notre masse blanche centrale. Mais la bordure grise qui la circonscrivait tout à l'heure sur tout son pourtour, se trouve interrompue maintenant à sa partie interne, pour livrer passage au *corps calleux* : le corps calleux devient ainsi une large commissure jetée entre le centre ovale d'un hémisphère et le centre ovale de l'hémisphère opposé (fig. 718).

Si nous enlevons le corps calleux (fig. 722), nous rencontrons : 1° sur la ligne médiane, une lame de substance blanche placée horizontalement et de forme triangulaire ; elle est appelée *trigone cérébral* ou *voûte à quatre piliers ;* 2° de chaque côté de la ligne médiane, deux cavités larges et anfractueuses, qui s'étendent du lobe frontal au lobe occipital ; ce sont les *ventricules latéraux*, tapissés dans toute leur étendue par une membrane propre, la *membrane épendymaire* ou *épendyme*.

Le trigone cérébral est complètement fusionné en arrière avec le corps calleux ; mais il s'en sépare bientôt pour se porter en bas et en avant, le corps calleux suivant encore quelque temps sa direction horizontale. Dans l'angle dièdre résultant de l'écartement progressif de ces deux organes, vient s'interposer une lame nerveuse fort mince, placée de champ et occupant exactement la ligne médiane ; c'est le *septum lucidum* ou *cloison transparente* (fig. 726).

Au-dessous du trigone (fig. 748), s'étale une lame cellulo-vasculaire, la *toile choroïdienne*, dans la partie postérieure de laquelle se loge une petite masse conoïde, la *glande pinéale* ou *épiphyse*. Au-dessous de la toile choroïdienne, enfin, nous rencontrons une nouvelle cavité (fig. 755, 15), celle-là impaire et médiane, le *ventricule moyen* ou *troisième ventricule*.

Si nous nous reportons de nouveau dans les ventricules latéraux (fig. 755), nous voyons, sur la partie antérieure de leur plancher, apparaître en saillie deux noyaux de substance grise : la *couche optique* en dedans et en arrière ; le *corps strié* en dehors et en avant. Ce sont les *noyaux opto-striés* ou *noyaux centraux* des hémisphères. La région qu'occupent les noyaux centraux est traversée de bas en haut par une lame de substance blanche fort importante : c'est la *capsule interne*, se continuant, d'une part avec le pédoncule cérébral, d'autre part avec le centre ovale.

Telles sont, sommairement énumérées et au fur et à mesure qu'elles se sont présentées à nous, les diverses parties constituantes du cerveau. Nous les étudierons dans l'ordre suivant :

1° *Corps calleux ;*

2° *Trigone cérébral* ou *voûte à quatre piliers ;*

3° *Septum lucidum* ou *cloison transparente;*

4° *Ventricules latéraux ;*

5° *Ventricule moyen* ou *troisième ventricule ;*

6° *Ependyme* et *liquide ventriculaire ;*

7° *Plexus choroïdes* et *toile choroïdienne ;*

8° *Glande pinéale* ou *épiphyse ;*

9° *Noyaux centraux ;*

10° *Capsule interne* et *région sous-thalamique ;*

11° *Centre ovale.*

A. — CORPS CALLEUX

Après avoir enlevé, comme il a été dit plus haut, la partie supérieure des hémisphères cérébraux, le corps calleux se présente à nous sous l'aspect d'une lame quadrilatère, plus longue que large, unissant entre elles les parties blanches des hémisphères (fig. 718).

La longueur du corps calleux est de 8 à 10 centimètres ; sa largeur mesure 18 à 20 millimètres en arrière, quelques millimètres de moins en avant ; son épaisseur, qu'il est facile d'évaluer sur des coupes vertico-médianes, atteint son maximum à son extrémité postérieure, où elle mesure de 7 à 9 millimètres ; de là, elle décroît progressivement et ne présente plus, à son extrémité antérieure, que 3 ou 4 millimètres.

Conformation extérieure. — On considère au corps calleux une face supérieure, une face inférieure, deux bords, deux extrémités et quatre angles :

1° *Face supérieure.* — La face supérieure est convexe d'avant en arrière, plane ou légèrement concave dans le sens transversal. Cette face nous présente d'abord, sur la ligne médiane, un sillon longitudinal plus marqué en arrière qu'en avant et improprement appelé *raphé.* De chaque côté de ce sillon, on remarque deux petits cordons longitudinaux connus sous le nom de *tractus* ou *nerfs de Lancisi.* Ces tractus blanchâtres, très variables dans leur volume, ne sont unis au corps calleux que par un tissu conjonctif lâche ; ils se laissent enlever facilement, dans la plupart des cas, et jouissent par conséquent d'une indépendance relative. Nous indiquerons tout à l'heure quelle est l'origine et la terminaison des fibres nerveuses qui les constituent. En dehors de ces tractus, appelés quelquefois *tractus médians* à cause de leurs rapports avec la ligne médiane, on en rencontre quelquefois deux autres, appelés *tractus latéraux* ou *tractus gris.* Ces derniers revêtent là forme de deux petits cordons aplatis et de coloration grisâtre, qui répondent aux bords latéraux du corps calleux. Ce sont les *tæniæ tectæ* ou les *striæ oblectæ* des anatomistes allemands. Ils sont entièrement recouverts, en effet, par la circonvolution du corps calleux et, si l'on veut les apercevoir, il faut soulever et renverser en dehors cette dernière circonvolution : on les voit alors se continuer en arrière avec le corps godronné du ventricule latéral, puis se porter d'arrière en avant, diminuer graduellement de volume et se terminer en pointe sur la face inférieure de la circonvolution sus-jacente. Du reste, les tractus latéraux sont encore plus variables dans leur développement que les tractus médians : ils ne dépassent pas ordinairement la partie moyenne du corps calleux. Je les ai vus cependant, sur plusieurs sujets, se prolonger jusqu'à la région du genou.

Abstraction faite des tractus médians et des tractus latéraux, la face supé-

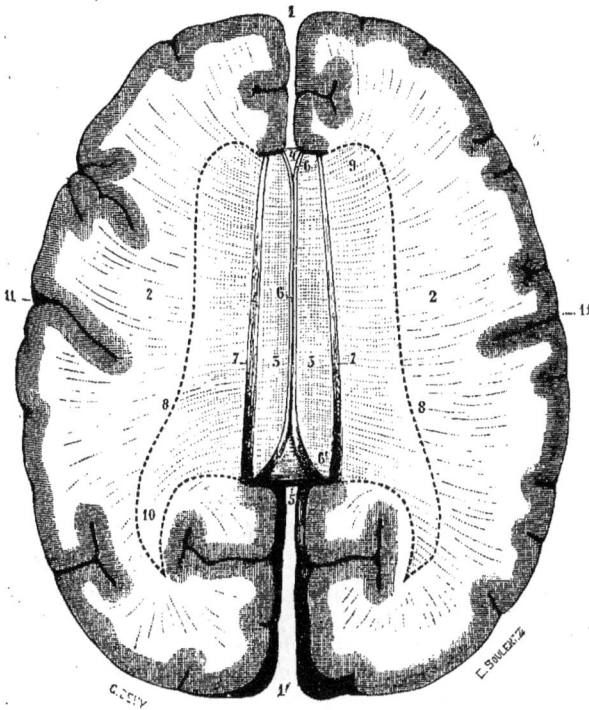

Fig. 718.

Coupe horizontale des deux hémisphères, passant par la face supérieure du corps calleux.
(Coupe de Vieussens.)

1, 1', extrémités antérieure et postérieure de la scissure interhémisphérique. — 2, 2, centre ovale de Vieussens, ou bourrelet. — 3, 3, face supérieure et postérieure du corps calleux. — 4, son extrémité antérieure ou *genou.* — 5, son extrémité postérieure formant la limite latérale superficielle du corps calleux. — 6, tractus médians de Lancisi. — 6', fasciola cinerea. — 7, 7, tractus latéraux (*tæniæ tectæ*). — 8, ligne ponctuée indiquant à la fois les limites du ventricule latéral et la limite profonde du corps calleux. — 9, prolongement antérieur ou frontal du corps calleux. — 10, son prolongement postérieur ou occipital (*forceps major*). — 11, 11, scissure de Sylvius.

rieure du corps calleux nous présente dans toute son étendue des stries transversales, indice manifeste de sa constitution fasciculée et de la direction transversale de ses faisceaux.

Au point de vue de ses rapports, cette face supérieure répond, sur la ligne médiane à la grande scissure interhémisphérique et, par conséquent, au bord concave de la faux du cerveau, à l'arachnoïde et à l'artère frontale interne et postérieure, branche de la cérébrale antérieure. De chaque côté de la ligne médiane, elle est en rapport avec l'importante circonvolution du corps calleux, dont la sépare une anfractuosité profonde de 10 à 15 millimètres, que nous avons déjà désignée (p. 453) sous le nom de *sinus du corps calleux* (fig. 719, 4).

2° *Face inférieure*. — La face inférieure est concave et fasciculée transversalement, comme la face supérieure. Sa portion médiane répond en arrière au trigone cérébral et, en avant, au bord supérieur du septum lucidum qui s'unit à elle. Ses parties latérales s'étalent au-dessus des ventricules latéraux et constituent ainsi la face supérieure ou voûte de ces ventricules.

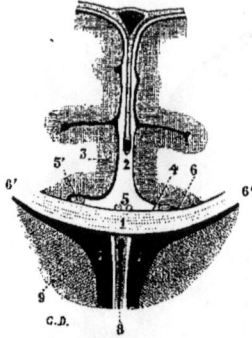

Fig. 719.

Coupe vertico-transversale du corps calleux à sa partie antérieure, pour montrer ses rapports d'une part avec les circonvolutions, d'autre part avec le ventricule latéral.

1, corps calleux. — 2, scissure interhémisphérique et faux du cerveau ; 2', sinus longitudinal supérieur. — 3, circonvolution du corps calleux. — 4, sinus du corps calleux. — 5, tractus médians de Lancisi. — 5', tractus latéraux (*tæniæ tectæ*). — 6, limites latérales de la face supérieure du corps calleux. — 6', les limites latérales de sa face inférieure. — 7, ventricules latéraux. — 8, septum lucidum et sa cavité centrale. — 9, noyau caudé.

3° *Bords*. — Les bords sont purement conventionnels, le corps calleux se fusionnant réellement sur les côtés avec la substance blanche du centre ovale. On admet d'ordinaire que ces bords répondent : du côté de la face supérieure, à la partie la plus profonde du sinus du corps calleux ; du côté de la face inférieure, à la partie externe de la cavité ventriculaire.

4° *Extrémités*. — On les distingue en antérieure et postérieure (fig. 705) :

L'*extrémité postérieure*, mousse et arrondie, porte le nom de *bourrelet du corps calleux*. Elle est séparée de l'extrémité postérieure du cerveau par une distance de 6 à 7 centimètres. Examinée par la partie postérieure de la grande scissure interhémisphérique, elle nous apparaît sous la forme d'un gros cordon transversal, se rendant d'un hémisphère à l'autre. Nous avons déjà vu que le bourrelet du corps calleux formait, à ce niveau, la lèvre supérieure de la fente cérébrale de Bichat ; il repose sur les tubercules quadrijumeaux qui constituent la lèvre inférieure de cette même fente.

L'*extrémité antérieure*, beaucoup plus mince que la précédente, n'est séparée de l'extrémité antérieure du cerveau que par une distance moyenne de 3 centimètres. Elle se recourbe en bas et en arrière en formant ce qu'on appelle le *genou* du corps calleux. Cette portion réfléchie du corps calleux se termine, un peu en avant du chiasma du nerf optique, par une extrémité à la fois étroite et mince, appelée *bec*. Du bec partent deux petits prolongements rubanés, les *pédoncules du corps calleux*, qui se dirigent de là en divergeant vers l'extrémité antérieure du lobe temporal. — Par sa face antéro-inférieure ou convexe, le genou du corps calleux répond à la base du cerveau ; par sa face postéro-supérieure ou concave, il contourne le septum lucidum et ferme, en avant, les ventricules latéraux.

5° *Angles*. — Ils sont au nombre de quatre, deux antérieurs et deux postérieurs :

Les *angles antérieurs* s'étalent en avant et en dehors sous la forme de prolongements curvilignes, appelés *cornes frontales du corps calleux (forceps minor* de quelques auteurs) ; ces prolongements recouvrent la portion la plus antérieure des ventricules latéraux.

Les *angles postérieurs* forment à leur tour deux prolongements similaires, lesquels se subdivisent immédiatement après leur origine en deux portions, l'une postérieure, l'autre inférieure et externe : la portion postérieure, *corne occipitale* ou *forceps major*, s'étale au-dessus du prolongement occipital du ventricule latéral et forme la voûte de ce prolongement; la portion inférieure, *corne sphénoïdale* ou *tapetum*, située en dehors de la précédente, recouvre de même, en haut et en dehors, le prolongement sphé-noïdal de ce même ventricule.

Constitution anatomique et con-nexions. — Le corps calleux se compose essentiellement de fibres nerveuses à di-rection transversale. On admet générale-ment aujourd'hui que ces fibres, en pas-sant du corps calleux dans le centre ovale des hémisphères, rayonnent dans tous les sens pour aller se terminer dans la sub-stance grise de l'écorce cérébrale. Il est encore admis que chacune d'elles se ter-mine, à droite et à gauche, dans des points symétriques. Les deux figures ci-contre (fig. 720 et 721), représentant la première une coupe horizontale, la se-conde une coupe vertico-transversale du cerveau, indiquent nettement le chemin parcouru par les fibres du corps calleux : on voit qu'elles décrivent pour la plupart des anses régulières dont la concavité se dirige en avant pour les fibres antérieures, en arrière pour les fibres postérieures, en haut pour les fibres supérieures, en bas pour les fibres inférieures.

Il résulte d'une pareille disposition que chaque fibre du corps calleux, prise à part, relie l'une à l'autre deux régions homologues du manteau cérébral et que le corps calleux, dans son ensemble, doit être considéré comme une vaste commis-sure jetée entre les deux hémisphères et destinée vraisemblablement à les associer dans leur fonctionnement, soit phy-siologique, soit morbide.

Les *tractus latéraux* ou *tractus gris* renferment de la substance grise à leur surface et de la substance blanche dans leur profondeur ; comme le corps

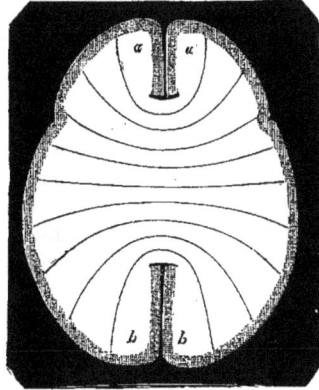

Fig. 720.

Schéma indiquant, sur une coupe hori-zontale, la direction des fibres du corps calleux.

a, a, extrémité antérieure du cerveau. — *b, b,* extrémité postérieure.

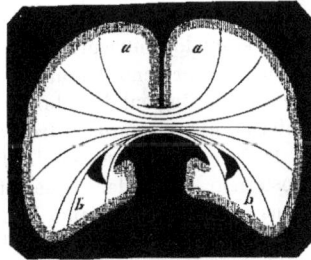

Fig. 721.

Schéma indiquant, sur une coupe ver-tico-transversale, la direction des fibres du corps calleux.

a, a, convexité du cerveau. — *b, b,* région de la base.

godronné auquel ils font suite, ils représentent une circonvolution à l'état rudimentaire. Quant aux *tractus médians* ou *tractus blancs*, ils sont formés par des fibres antéro-postérieures ou longitudinales. Tous les anatomistes sont d'accord sur ce point. Mais les divergences commencent quand il s'agit d'établir les connexions antérieures et postérieures de ces fibres. D'après Luys, les tractus de Lancisi feraient suite en arrière aux corps godronnés (voy. plus loin *Ventricules latéraux*) et viendraient se perdre en avant dans l'amas de substance grise qui occupe la partie inférieure du septum lucidum. Pour Meynert et Huguenin, ils partiraient de la substance blanche qui recouvre la circonvolution de l'hippocampe et aboutiraient d'autre part à la partie antérieure de l'écorce de la circonvolution du corps calleux : les tractus de Lancisi ne seraient ainsi qu'une longue anastomose, reliant cette dernière circonvolution au système de la corne d'Ammon. Giacomini, qui a bien étudié les connexions des tractus de Lancisi, les fait dériver en arrière, comme les tractus latéraux, de l'extrémité supérieure du corps godronné et les fait terminer en avant dans les pédoncules du corps calleux. Je me range pour ma part à cette manière de voir et, avec le professeur de Turin, je considère le corps godronné, les tractus de Lancisi et les pédoncules du corps calleux comme constituant un seul et même système, dont nous établirons plus tard la signification morphologique (voy. *Ventricules latéraux*, p. 499.)

B. — Trigone ou voûte a quatre piliers

Conformation extérieure. — Situé au-dessous du corps calleux, le trigone cérébral est une lame de substance blanche, reposant sur les couches optiques et sur le ventricule moyen dont il constitue la voûte. Placé horizontalement, il se présente à nous sous la forme d'un triangle isocèle à base dirigée en arrière. On peut donc lui considérer deux faces : l'une supérieure et l'autre inférieure ; trois bords et trois angles.

1° *Face supérieure.* — La face supérieure, convexe dans le sens antéro-postérieur, plane dans le sens transversal, s'unit intimement au corps calleux dans son tiers postérieur. Dans ses deux tiers antérieurs, elle donne insertion, sur la ligne médiane, au bord inférieur du septum lucidum ; de chaque côté de la ligne médiane, elle est libre et concourt alors à former le plancher du ventricule latéral.

2° *Face inférieure.* — La face inférieure repose dans toute son étendue sur la toile choroïdienne qui la sépare à la fois des couches optiques et du ventricule moyen. Cette face adhère, mais faiblement, à la toile choroïdienne sous-jacente, grâce à un tissu conjonctif lâche et à quelques vaisseaux qui vont de l'un à l'autre de ces deux organes.

3° *Bords.* — Au nombre de trois, ils se distinguent en bord postérieur et bords latéraux. — Le *bord postérieur* se confond avec l'extrémité postérieure du corps calleux et entre, par conséquent, dans la constitution du bourrelet. — Les deux *bords latéraux*, minces et tranchants, sont longés par les plexus choroïdes des ventricules latéraux et se placent exactement dans l'angle dièdre que forment ces plexus choroïdes avec la toile choroïdienne.

Abstraction faite de la toile choroïdienne, les bords latéraux du trigone reposent dans toute leur étendue sur la face supérieure de la couche optique. A la partie la plus antérieure, cependant, ils se soulèvent en arc et perdent

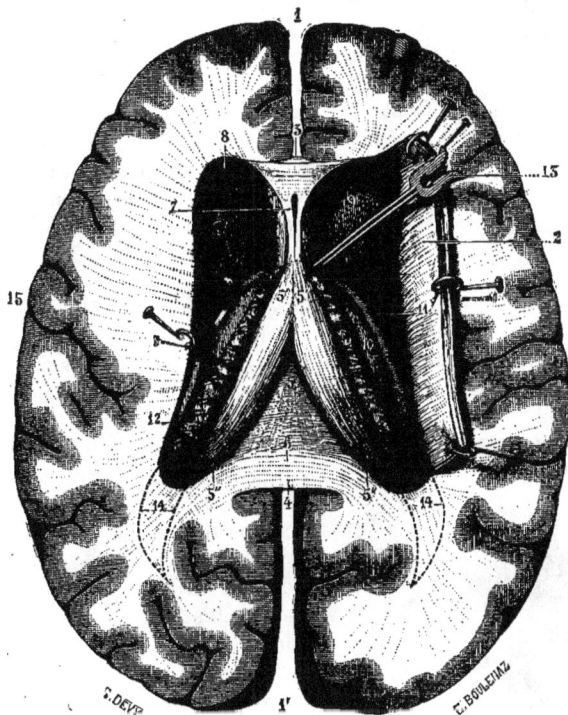

Fig. 722.

Coupe horizontale des deux hémisphères, passant par la face supérieure du corps calleux; celui-ci a été enlevé dans presque toute son étendue, pour montrer les ventricules latéraux et le trigone cérébral.

1, 1', extrémités antérieure et postérieure de la scissure interhémisphérique. — 2, portion droite du corps calleux, érignée en haut et en dehors. — 3, genou du corps calleux. — 4, son bourrelet. — 5, trigone cérébral, avec 5', 5', ses piliers antérieurs ; 5'', 5'', ses piliers postérieurs. — 6, fusion du trigone avec le bourrelet du corps calleux. — 7, septum lucidum et sa cavité centrale. — 8, ventricule latéral — 9, noyau caudé. — 10, couche optique. — 11, sillon opto-strié. — 12, plexus choroïdes des ventricules latéraux du côté droit. — 13, trou de Monro, dans lequel on a introduit la pointe d'une sonde cannelée. — 15, scissure de Sylvius (Les deux lignes ponctuées 14 et 14 indiquent les limites du prolongement occipital du ventricule latéral, qui est sous-jacent à la coupe.)

momentanément le contact avec la couche optique. Il en résulte, à ce niveau, la formation d'un petit orifice qui fait communiquer le ventricule latéral avec le ventricule moyen : c'est le *trou de Monro* et l'on voit, par les lignes qui précèdent, que cet orifice est formé en bas par la couche optique, en haut par le bord latéral du trigone soulevé et disposé en arc (fig. 723).

31*

C'est par le trou de Monro que passent les plexus choroïdes pour venir se continuer avec la toile choroïdienne.

4° *Angles.* — Ils sont au nombre de trois : l'un antérieur, les deux autres postérieurs. — Les deux *angles postérieurs*, plus connus sous le nom de *piliers postérieurs* du trigone, se prolongent en bas et en dehors sous la forme de deux bandelettes qui descendent dans la portion sphénoïdale des ventricules latéraux. — *L'angle antérieur*, examiné par en haut et lorsque le trigone est en place, nous paraît être la terminaison antérieure de cet organe Il n'en est rien cependant : lorsqu'on soulève le trigone par sa base, pour prendre une idée exacte de la manière dont se comporte cet angle antérieur, on le voit se bifurquer et donner naissance à deux bandelettes divergentes qui se dirigent obliquement en bas, en dehors et en arrière; ce sont les *piliers antérieurs* du trigone.

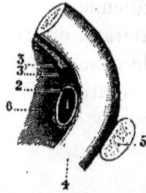

Fig. 723.

Schéma représentant le trou de Monro.

1, trou de Monro. — 2, membrane épendymaire (*en jaune*). — 3, toile choroïdienne, avec 3' la veine du corps strié. — 4, pilier antérieur du trigone. — 5, commissure blanche antérieure. — 6, couche optique.

Le trigone possède donc deux piliers en avant comme en arrière et mérite bien la dénomination de voûte à quatre piliers, de préférence à celle de voûte à trois piliers que lui donnent encore la plupart des anatomistes. Voyons maintenant comment se terminent ces différents piliers :

a. Les *piliers postérieurs* se dirigent obliquement en bas, en dehors et en arrière et se partagent, dès leur origine, en deux bandelettes secondaires l'une externe, l'autre interne : la bandelette externe se jette sur la *corne d'Ammon* (voy. *Ventricules latéraux*, p. 495) et se continue avec la substance blanche de cette saillie. La bandelette interne se confond avec le *corps bordant* (p. 496) et se prolonge ainsi jusqu'au crochet de la circonvolution de l'hippocampe.

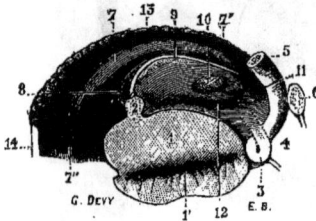

Fig. 724.

Face interne de la couche optique avec les piliers antérieurs du trigone.

1, pédoncule cérébral, avec 1', locus niger. — 2, commissure blanche postérieure. — 3, tubercule mamillaire. — 4, infundibulum. — 5, pilier antérieur du trigone. — 6, commissure blanche antérieure. — 7, couche optique, avec 7' son tubercule antérieur; 7'', région du pulvinar. — 8, triangle de l'habenula. — 9, pédoncule antérieur de la glande pinéale (*habena*). — 10, commissure grise. — 11, trou de Monro. — 12, sillon de Monro. — 13, plexus choroïdes. — 14, tænia semi-circularis.

b. Les *piliers antérieurs* ont un trajet beaucoup plus complexe : contournant de haut en bas l'extrémité antérieure de la couche optique, ils passent en arrière de la commissure blanche antérieure, s'engagent dans la substance grise du plancher du troisième ventricule et atteignent les tubercules mamillaires que nous avons déjà vus, à la base du cerveau, se juxtaposer au côté interne des pédoncules cérébraux. Ils enveloppent alors ces tubercules d'une couche blanche. Puis, se tordant et se réfléchissant sur eux-mêmes à la manière d'un huit de chiffre, ils remontent vers la face interne de la couche optique, pénètrent dans l'épaisseur de cet organe et viennent se perdre finalement dans son tubercule antérieur. — Les piliers antérieurs du trigone se composent donc de deux portions ou anses, l'une descendante et l'autre ascendante. Cette dernière, appelée *faisceau de Vicq d'Azyr*, chémine dans la plus grande partie de son étendue en pleine couche optique et décrit dans son ensemble une forte courbe à concavité dirigée en avant. — Contrairement à l'opinion classique qui considère l'anse descendante et l'anse ascendante des piliers antérieurs du trigone comme étant en continuité directe et ne formant qu'un seul et même faisceau, GUDDEN (*Arch. f. Psych. u. Nervenkrank.* Bd. XI, 1882), en se basant surtout sur des faits d'ordre expérimental, admet que les deux faisceaux en question sont entièrement indépendants et se terminent l'un et l'autre dans la substance grise centrale des tubercules mamillaires, qui jouent ainsi à leur égard le rôle d'un noyau interrupteur.

Constitution anatomique et connexions. — Il suffit de jeter un simple coup d'œil sur le trigone et principalement sur sa face inférieure, pour constater dans cet organe l'existence de deux ordres de fibres, les unes longitudinales, les autres transversales.

Les premières, de beaucoup les plus nombreuses et les plus importantes, constituent deux bandelettes occupant les parties latérales. En suivant ces bandelettes d'arrière en avant, on constate tout d'abord qu'elles font suite aux piliers postérieurs ; on les voit ensuite se diriger obliquement l'une vers l'autre, se rapprocher progressivement et finalement s'accoler sur la ligne médiane, jusqu'à l'angle antérieur du trigone. Nous les voyons alors se séparer de nouveau au delà de cet angle et, sous le nom de piliers antérieurs, descendre vers les tubercules mamillaires. Ces deux bandelettes rappellent donc dans leurs rapports respectifs la lettre *x* : elles représentent, en effet, deux courbes ou croissants adossés par leur partie moyenne et séparés au contraire, au niveau de leurs extrémités, par deux espaces angulaires, l'un antérieur, l'autre postérieur. C'est dans cet espace angulaire postérieur que se trouvent les fibres transversales du trigone. Ces fibres, très visibles quand on regarde le trigone par sa face inférieure, s'étendent régulièrement d'une bandelette à l'autre, formant le plus souvent dans leur ensemble une disposition élégante que l'on a comparée à une lyre, et qu'on a désignée pour cela sous le nom de *lyre, psalterium, corpus psalloïdes*.

Considérées maintenant au point de vue de leur origine et de leur terminaison, les *fibres longitudinales* du trigone prennent naissance, d'une part, ainsi que nous l'avons dit plus haut, en partie dans la corne d'Ammon, en partie dans le corps bordant ; elles aboutissent, d'autre part, aux tubercules mamillaires et, par l'intermédiaire de ces tubercules, à la partie antérieure de la couche optique. Elles rentrent par conséquent dans le groupe des commis-

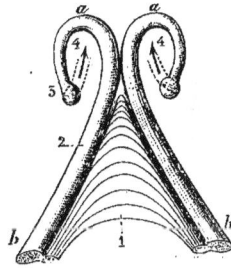

Fig. 725.

Schéma de la constitution anatomique du trigone.

1, fibres en anse. — 2, fibres longitudinales allant à 3, le tubercule mamillaire. — 4, faisceau ascendant de Vicq d'Azyr, se rendant au tubercule antérieur de la couche optique, — *a*, *a'*, piliers antérieurs. — *b*, *b'*, piliers postérieurs.

31 **

sures unilatérales qui, dans un même hémisphère, unissent la région de l'écorce aux noyaux centraux. — Quant aux *fibres transversales*, elles s'infléchissent en arrière par leurs deux extrémités et, se réunissant aux piliers postérieurs qu'elles contribuent à former, elles descendent avec eux dans le prolongement sphénoïdal des ventricules latéraux. Nous les considérons, avec HUGUENIN, comme une commissure transversale jetée entre les deux cornes d'Ammon.

C. — SEPTUM LUCIDUM OU CLOISON TRANSPARENTE

Conformation extérieure. — Nous venons de voir que le trigone cérébral, fusionné avec le corps calleux à sa partie postérieure, se sépare bientôt de cet organe en se portant en bas et en avant. Il en résulte que le corps calleux

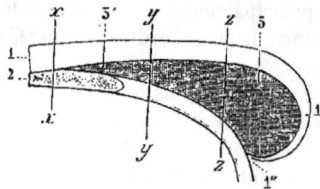

Fig. 726.

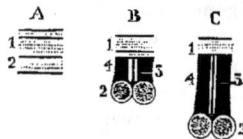

Fig. 727.

Fig. 726. — Schéma représentant le septum lucidum sur une coupe vertico-médiane.

1, corps calleux, avec 1', son genou, 1'', son bec. — 2, trigone cérébral. — 3, septum lucidum. — 3', queue du septum.— *xx*, *yy*, *zz*, plans suivant lesquels on été faites les trois coupes vertico-transversales de la figure suivante.

Fig. 727. — Trois coupes vertico-transversales du corps calleux et du trigone.

A, coupe faite suivant le plan *xx*, de la figure précédente. — B, coupe faite suivant le plan *yy*. — C, coupe faite suivant le plan *zz*. — 1, corps calleux. — 2, trigone cérébral. — 3, septum lucidum. — 4, portion frontale du ventricule latéral.

et le trigone sont séparés l'un de l'autre par un angle dièdre à ouverture antérieure. Dans cet angle dièdre s'insinue une lame nerveuse, verticale et médiane : c'est le *septum lucidum* ou *cloison transparente*, ainsi appelée à cause de sa minceur qui permet aux rayons lumineux de la traverser.

Comme l'espace qu'il est destiné à combler, le *septum lucidum* affecte la forme d'un triangle curviligne et nous présente, par conséquent, deux *faces* et trois *bords* (fig. 726) :

a. Les deux *faces*, l'une droite, l'autre gauche, constituent la paroi interne des ventricules latéraux. Elles sont planes, lisses et d'un aspect grisâtre.

b. Les *bords* se distinguent en supérieur, antérieur et inférieur. — Le *bord supérieur*, convexe, s'unit à la face inférieure du corps calleux. — Le *bord antérieur*, également convexe, répond à la portion réfléchie ou genou de ce même corps calleux. — Le *bord inférieur* ou mieux *inféro-postérieur*, concave, s'unit à la face supérieure du trigone. L'angle postérieur qui résulte de l'union des bords supérieur et inférieur est très aigu ; il s'insinue et s'effile entre le corps calleux et le trigone, et, sous le nom de *queue du septum*, se prolonge en arrière jusqu'au point où ces deux derniers organes arrivent au contact et se confondent.

Signification anatomique. — Si on incise le *septum lucidum* soit horizontalement, soit verticalement, on constate à son centre l'existence d'une petite cavité, désignée à tort sous le nom de *cinquième ventricule* ou *ventricule de la cloison*.

La cloison transparente se compose donc, en réalité de deux lames, l'une droite, l'autre gauche. Ces deux lames fusionnées sur leur pourtour, sont simplement juxtaposées par leur portion centrale, d'où la formation de la cavité en question.

Le ventricule de la cloison mesure en moyenne 3 centimètres de longueur, sur 12 millimètres de hauteur. Il contient, d'ordinaire, une toute petite quantité d'un liquide clair qui n'est vraisemblablement que de la lymphe.

On a agité pendant longtemps la question de savoir si la cavité du septum était isolée ou communiquait avec les autres cavités ventriculaires, notamment avec le ventricule

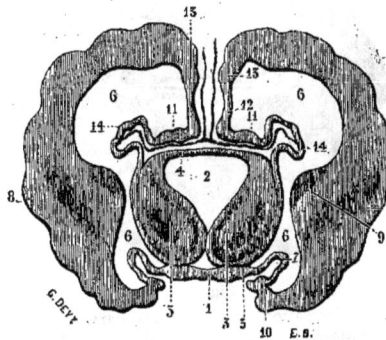

Fig. 728.
Coupe schématique d'un embryon du troisième mois (M. Duval).

1, paroi inférieure de la vésicule des couches optiques. — 2, vésicule des couches optiques. — 3, ses parois latérales. — 4, sa paroi supérieure. — 5, fente de Monro. — 6, cavité des vésicules des hémisphères. — 7, refoulement de la paroi cérébrale à la partie interne de la future corne sphénoïdale. — 8, paroi cérébrale. — 9, son épaississement pour la formation des corps striés. — 10, formation de la corne d'Ammon. — 11, région du trigone. — 12, région de la cloison transparente. — 13, région du corps calleux. — 14, refoulement de la paroi cérébrale par la pie-mère (plexus choroïdes) en dehors du trigone.

moyen. L'opinion qui tend à en faire une cavité complètement isolée a fini par prévaloir et l'on ne cite plus aujourd'hui que pour mémoire la fameuse fente décrite par TARIN entre la partie postérieure du cinquième ventricule et la partie antérieure (vulve) du ventricule moyen. L'embryologie, du reste, a depuis quelque temps déjà fermé l'ère des discussions en démontrant que la cavité du septum n'a aucun rapport avec la cavité centrale du névraxe embryonnaire et n'est purement et simplement qu'une portion de la grande scissure hémisphérique, qui s'est isolée en cavité distincte dans le cours du développement. Les deux figures schématiques suivantes (fig. 728 et 729) nous font assister, pour ainsi dire, à son mode de formation.

La figure 728 nous représente la coupe transversale du cerveau d'un embryon

31 ***

humain à la fin du troisième mois. Elle nous montre la pie-mère descendant dans la scissure interhémisphérique et s'étalant au-dessus du ventricule moyen et des couches optiques en une lame horizontale, qui deviendra plus tard la toile choroïdienne. A ce stade de son évolution, la toile choroïdienne est, comme on le voit, en continuité directe avec la pie-mère qui tapisse la face interne des hémisphères. Mais bientôt, la partie de l'hémisphère qui recouvre le ventricule moyen se soude sur la ligne médiane avec celle du côté opposé et donne aussi naissance à une lame nerveuse, impaire et médiane, qui est le trigone cérébral. La toile choroïdienne se trouve, de ce fait, séparée de la pie-mère interhémisphérique. D'autre part, au-dessus du trigone, la partie moyenne de la face interne des hémisphères s'épaissit, s'avance sur la ligne médiane, y rejoint la partie correspondante de l'hémisphère opposé et se fusionne avec elle. De cette fusion résulte la formation d'une nouvelle lame transversale jetée entre les deux hémisphères : c'est le corps calleux.

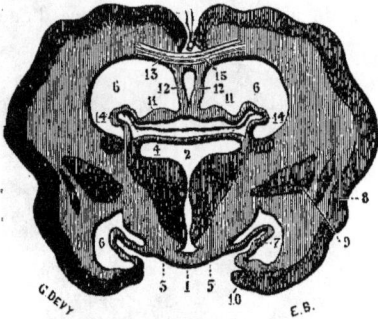

Fig. 729.

Transformation définitive des parties représentées dans la figure précédente (M. Duval).

1, paroi inférieure de la vésicule des couches optiques. — 2, vésicule des couches optiques. — 3, ses parois latérales. — 4, sa paroi supérieure. — 5, fente de Monro. — 6, cavité des vésicules des hémisphères. — 7, refoulement de la paroi cérébrale à la partie interne de la future corne sphénoïdale. — 8, paroi cérébrale. — 9, son épaississement pour la formation des corps striés. — 10, formation de la corne d'Ammon. — 11, région du trigone. — 12, région de la cloison transparente. — 13, région du corps calleux — 14, refoulement de la paroi cérébrale par la pie-mère (plexus choroïdes) en dehors du trigone.

La figure 729 nous montre ces deux formations complètement effectuées : en 11 se voit le trigone, en 13 le corps calleux. Cette figure nous montre nettement que la scissure interhémisphérique, qui descendait primitivement jusqu'à la toile choroïdienne, puis jusqu'au trigone, s'arrête maintenant au corps calleux et se décompose en deux portions parfaitement distinctes : 1° une portion supérieure, qui est la scissure interhémisphérique de l'adulte; 2° une portion inférieure ou profonde, enclavée entre les deux formations nouvelles précitées et complètement isolées maintenant de la surface des hémisphères. Cette deuxième partie n'est autre que la cavité centrale de notre *septum lucidum*, et les parois fort minces qui la limitent latéralement et qui représentent en réalité une portion de la paroi cérébrale, constituent ce que nous avons appelé plus haut les *lamelles du septum*.

Constitution anatomique. — Ces quelques notions embryologiques, en nous faisant connaître la signification morphologique du *septum lucidum* et de sa cavité centrale, nous indiquent en même temps d'une façon très nette quelle est sa structure.

Le *septum lucidum* se compose de deux lames latérales absolument identiques, et, comme nous venons de le voir, chacune de ces lames n'est autre chose qu'une portion de l'hémisphère. L'une et l'autre de ces lames nous présentent par conséquent deux couches : une couche interne formée par de la substance grise, une couche externe formée par de la substance blanche. La première de ces couches est une dépendance du manteau des hémisphères ; la seconde se rattache au centre ovale. En outre, chaque lamelle possède un double revêtement : en dedans, du côté de la cavité centrale, un revêtement conjonctif qui est l'homologue de la pie-mère ; en dehors, du côté du ventricule latéral, un revêtement épithélial qui n'est autre que la membrane épendymaire.

Au total, chacune des deux lamelles du *septum lucidum* se compose de quatre couches qui sont, en allant de dedans en dehors : 1° un revêtement conjonctif; 2° une couche de substance grise; 3° une couche de substance blanche; 4° la membrane épendymaire des ventricules latéraux.

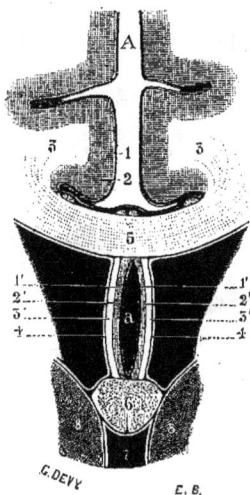

Fig. 730.

Coupe vertico-transversale du septum lucidum, pour montrer son mode de constitution.

A, scissure interhémisphérique. — *a*, cavité du septum. — 1, pie-mère cérébrale (*en rouge*). — 2, substance grise corticale. — 3, substance blanche du centre ovale. — 1', 2', 3', première, deuxième et troisième couches de chacune des lamelles du septum. — 4, épendyme du ventricule latéral formant leur revêtement externe. — 5, corps calleux. — 6. trigone cérébral. — 7, ventricule moyen. — 8, couche optique.

D. — Ventricules latéraux

Au nombre de deux, l'un droit, l'autre gauche, les ventricules latéraux sont des cavités anfractueuses, situées de chaque côté de la ligne médiane et s'étendant, en longueur, du lobe frontal au lobe occipital. Ils représentent, au point de vue du développement, les cavités centrales des vésicules hémisphériques de l'embryon.

Les ventricules latéraux sont complètement séparés l'un de l'autre. Mais chacun d'eux communique individuellement avec le ventricule moyen par le trou de Monro, de telle sorte qu'une injection poussée par l'un quelconque des deux ventricules latéraux pénètre également dans le ventricule opposé par l'intermédiaire du ventricule moyen.

Du lobe frontal, où il prend naissance, le ventricule latéral se dirige d'abord en arrière, jusqu'à l'extrémité postérieure de la couche optique (fig. 731). Là, changeant brusquement de direction, il se porte en bas, puis en avant, et vient se terminer dans l'extrémité antérieure du lobe temporo-sphénoïdal. Dans cette dernière partie de son trajet, le ventricule latéral contourne successivement l'extrémité postérieure de la couche optique et la face inférieure du pédoncule, d'où le nom de *canal circumpédonculaire* sous lequel on le désigne quelquefois. Enfin, au niveau du point où il change de direction, le ventricule envoie vers l'extrémité postérieure du cerveau un diverticulum horizontal et curviligne qui semble prolonger en arrière sa première direction.

Nous pouvons donc, pour faciliter la description, diviser le ventricule latéral en trois portions, savoir : 1° une *portion antérieure* ou *frontale*, qui s'étend de l'extrémité antérieure du ventricule jusqu'à la partie posté-rieure de la couche optique; 2° une *portion postérieure* ou *occipitale*, qui, de la partie postérieure de la couche opti-que, se dirige vers le lobe occi-pital; 3° une *portion infé-rieure* ou *sphénoïdale*, qui comprend la portion réfléchie ou descendante de la cavité ventriculaire. Ces différentes portions, nettement isolées les unes des autres dans la plus grande partie de leur étendue, se réunissent toutes les trois à la partie postérieure de la couche optique. Nous donne-rons à cette région commune le nom de *carrefour ventri-*

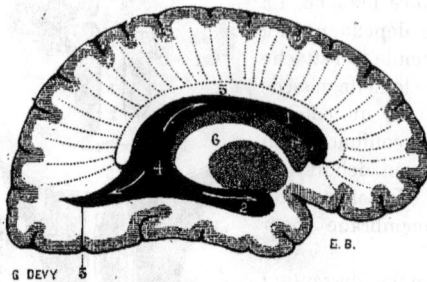

G DEVY

Fig. 731.

Coupe sagittale de l'hémisphère cérébral gauche, pratiquée un peu en dehors de la ligne médiane, pour montrer les trois prolongements du ventri-cule latéral.

1, prolongement frontal du ventricule latéral. — 2, son pro-longement sphénoïdal. — 3, son prolongement occipital. — 4, carrefour ventriculaire. — 5, corps calleux. — 6, coupe des noyaux opto-striés et de la capsule interne.

culaire : c'est une région schématiquement triangulaire, aux trois angles de laquelle aboutissent les trois portions précitées (fig. 731).

1° Portion antérieure ou frontale. — La portion antérieure ou frontale du ventricule latéral se dirige d'avant en arrière, en décrivant une légère courbe à concavité externe. Elle mesure en moyenne 7 centimètres de longueur; elle est horizontale et beaucoup plus large en avant qu'en arrière. On lui considère deux parois, l'une supérieure, l'autre inférieure; deux bords, l'un externe, l'autre interne; et, enfin, deux extrémités.

a. *Paroi supérieure.* — La *paroi supérieure* ou *voûte*, légèrement concave, est formée par la face inférieure du corps calleux.

b. *Paroi inférieure.* — La *paroi inférieure* ou *plancher* est beaucoup plus complexe. Elle est formée tout d'abord, à sa partie externe, par une masse grise, légèrement saillante, le *noyau caudé du corps strié*. Le noyau caudé représente assez bien une virgule dont la grosse extrémité ou tête est dirigée en avant, dont la petite extrémité ou queue s'effile et se prolonge en arrière jusqu'au carrefour ventriculaire. La queue va même plus loin : elle dépasse, en s'effilant toujours, la région du carrefour ventriculaire pour prendre part à la constitution de la voûte de la portion sphénoïdale (fig. 734).

En dedans du noyau caudé, se trouve la *couche optique*, autre noyau de substance grise, contrastant par sa blancheur relative avec la teinte grise et presque rougeâtre du noyau précédent. La couche optique n'entre dans la constitution du ventricule latéral que par la moitié externe de sa face supérieure.

En dedans de la couche optique, le plancher ventriculaire est formé par la face supérieure du *trigone cérébral*. Le bord latéral du trigone est longé dans toute son étendue par deux tractus rougeâtres, les *plexus choroïdes*

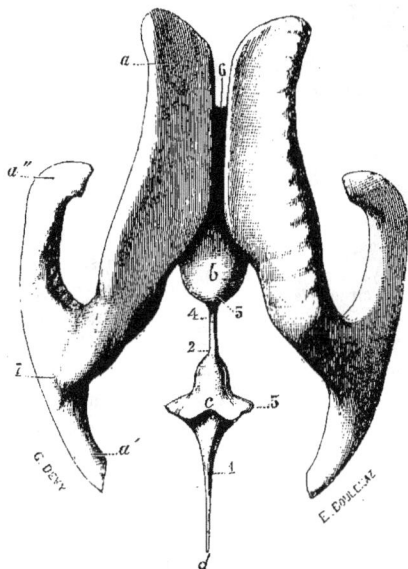

Fig. 732.

Moule en plâtre des cavités ventriculaires, vu d'en haut.

a, a', a'', les trois prolongements frontal, occipital et sphénoïdal du ventricule latéral gauche. — *b*, ventricule moyen ou troisième ventricule. — *c*, quatrième ventricule. — *d*, canal de l'épendyme. — 1, angle inférieur du quatrième ventricule. — 2, son angle supérieur. — 3, recessus latéraux. — 4, aqueduc de Sylvius. — 5, cul-de-sac sus-pinéal. — 6, vulve. — 7, carrefour ventriculaire.

des ventricules latéraux, sur lesquels nous aurons à revenir dans l'un des paragraphes suivants.

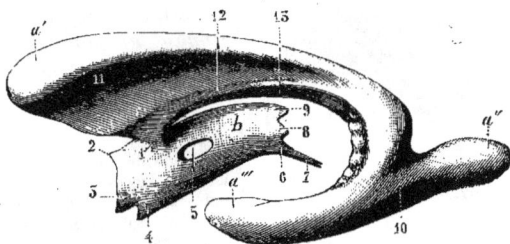

Fig. 733.

Le même, vu par sa face latérale gauche.

a', a'', a''', prolongements frontal, occipital et sphénoïdal du ventricule latéral gauche. — *b*, troisième ventricule. — 1, trou de Monro. — 2, vulve. — 3, cul-de-sac sus-optique. — 4, infundibulum. — 5, commissure grise. — 6, anus. — 7, aqueduc de Sylvius. — 8, cul-de-sac pinéal. — 9, cul-de-sac sus-pinéal. — 10, carrefour ventriculaire. — 11, empreinte du noyau caudé. — 12, sillon opto-strié. — 13, empreinte de la couche optique.

Enfin, entre la couche optique et le noyau caudé, existe un sillon que nous désignerons sous le nom de *sillon opto-strié*. Ce sillon oblique en avant et en dedans, décrit une courbe à concavité dirigée en dedans et en arrière. Il nous présente successivement, en allant de haut en bas, la lame cornée, la veine du corps strié, le tænia semi-circularis. — 1° La *lame cornée* est une lamelle blanchâtre, large de deux à trois millimètres, occupant toute l'étendue du sillon opto-strié. On la considère généralement comme une simple dépendance de la membrane épendymaire qui se serait épaissie à ce niveau; elle est constituée, en réalité, par un petit paquet de fibres nerveuses longitudinales recouvert en haut par l'épithélium de l'épendyme et dépendant du tænia semi-circularis. — 2° La *veine du corps strié* chemine d'arrière en avant au-dessous de la

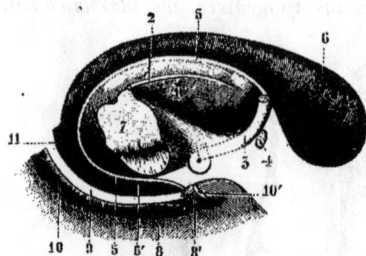

Fig. 734.

Vue d'ensemble des noyaux opto-striés et du tænia semi-circularis.

1, couche optique. — 2, habena. — 3, pilier antérieur du trigone. — 4, commissure blanche antérieure. — 5, 5, tænia semi-circularis. — 6, noyau caudé, avec 6' sa portion réfléchie. — 7, coupe du pédoncule cérébral. — 8, circonvolution de l'hippocampe, avec 8', son crochet. — 9, corps bordant. — 10, corps godronné, avec 10' bandelette de Giacomini. — 11, prolongement sphénoïdal du ventricule latéral.

lame cornée, recueille dans son trajet de nombreux affluents provenant du corps strié et, finalement, traverse le trou de Monro pour aboutir aux veines de Galien. — 3° Le *tænia semi-circularis* ou *bandelette demi-circulaire* est un petit ruban de fibres nerveuses situé au-dessous de la veine du corps strié. Parti de l'extrémité antérieure de la couche optique où il prend naissance, ce ruban parcourt le sillon opto-strié dans toute son étendue. Puis, se recourbant en bas et en avant, il se porte vers l'extrémité antérieure de la portion sphénoïdale du ventricule. Il embrasse ainsi à la manière d'un lien l'espèce de gerbe qui, du pédoncule cérébral et de la couche optique, rayonne vers les hémisphères. Finalement, le tænia aboutit à un noyau de substance grise, le *noyau amygdalien*, qui occupe l'extrémité antérieure de la circonvolution de l'hippocampe.

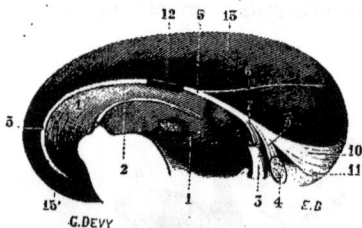

G. DEVY

Fig. 735.

Origines du tænia semi-circularis.

1, couche optique. — 2, pédoncule antérieur de la glande pinéale. — 3, pilier antérieur du trigone, sectionné en haut. — 4, coupe de la commissure blanche antérieure. — 5, tænia semi-circularis. — 6, un faisceau aberrant de cette bandelette. — 7, étalement du tænia à l'extrémité antérieure du sillon opto-strié. — 8, fibres se rendant au trigone. — 9, fibres paraissant aller à la commissure. — 10, fibres se perdant sur le plancher ventriculaire 11. — 12, veine du corps strié, réséquée sur presque toute sa longueur pour laisser voir le tænia semi-circularis. — 13, noyau caudé, avec 13', sa portion réfléchie.

Rien n'est moins élucidé que le mode d'origine des fibres du tænia semi-circularis à l'extrémité antérieure du sillon opto-strié. A côté des anatomistes qui les font naître de la couche optique, il y en a d'autres, comme MEYNERT, qui les font dériver du noyau caudé. FOVILLE considérait le tænia comme un faisceau semi-circulaire dont les deux extrémités répondaient l'une et l'autre à l'espace perforé antérieur. LONGET admettait à son tour une division du tænia en deux faisceaux, dont l'un pénétrait dans la couche optique,

l'autre s'unissait au pilier antérieur du trigone. Plus récemment, SCHWALBE décrit la bandelette en question comme provenant à la fois : 1° des piliers antérieurs du trigone; 2° du fond de la portion frontale du ventricule, en avant de la commissure blanche antérieure. Je me range entièrement à cette dernière opinion. Tout récemment, sur un sujet où le tænia semi-circularis était beaucoup plus développé et surtout beaucoup plus superficiel que d'habitude, j'ai vu nettement le faisceau se diviser, au niveau du trou de Monro, en deux faisceaux secondaires : l'un, le *faisceau interne*, se jetait dans le pilier antérieur du trigone et faisait corps avec lui ; l'autre, le *faisceau externe*, s'éparpillait en forme d'éventail en avant de la commissure antérieure et disparaissait dans la substance grise qui se trouve entre le septum lucidum et la tête du noyau caudé ; quelques-unes de ses fibres cheminaient à la surface même du noyau caudé et pénétraient probablement dans l'épaisseur de cet organe.

c. Bord externe. — Le bord externe de la portion frontale du ventricule latéral est formé par la rencontre du corps calleux avec la partie externe du noyau caudé.

d. Bord interne. — Le bord interne est constitué tout d'abord, à sa partie postérieure, par la ligne d'union du corps calleux avec le trigone. Puis, lorsque ces deux organes se séparent pour suivre une direction différente, il est formé par le septum lucidum, qui isole l'un de l'autre, comme nous l'avons déjà vu (p. 486), les deux ventricules latéraux. Mais, à partir de ce point, le bord interne du ventricule acquiert les proportions d'une véritable face et, comme la hauteur du septum s'accroît graduellement d'arrière en avant, cette face est d'autant plus élevée qu'on se rapproche davantage de l'extrémité antérieure du ventricule.

e. Extrémités. — Elles sont au nombre de deux, l'une antérieure, l'autre postérieure : l'*extrémité antérieure* est formée par le genou du corps calleux; elle est distante en moyenne de 30 millimètres de l'extrémité antérieure du lobe frontal. L'*extrémité postérieure* aboutit au carrefour ventriculaire.

2° Portion postérieure ou occipitale.

— La portion postérieure du ventricule latéral, appelée encore quelquefois *cavité digitale* ou *ancyroïde*, se détache du carrefour et se porte horizontalement en arrière en décrivant une courbe à concavité interne. Cette portion se rétrécit graduellement au fur et à mesure qu'elle s'éloigne du carrefour et se termine en pointe à 25 millimètres environ de l'extrémité postérieure du cerveau. Son développement paraît être en rapport avec celui du lobe occipital. Elle présente à ce sujet, du reste, de nombreuses variations suivant les individus et aussi suivant le côté où on l'examine : celle du côté droit est généralement plus étendue que celle du côté gauche.

La cavité digitale possède deux parois et deux bords : la *paroi supérieure* ou *voûte* est formée par le prolongement postérieur du corps calleux ou forceps major. La *paroi inférieure* ou *plancher* répond à la substance blanche du lobe occipital. Quant aux deux *bords*, ils se distinguent en *interne* et *externe* et résultent l'un et l'autre de l'union du plancher avec la voûte.

Ergot de Morand. — Du plancher de la cavité digitale, au niveau du point où le plancher se confond avec le bord interne, on voit surgir une saillie conoïde de coloration blanche, ayant à peu près la même direction et la même forme que la cavité qui la contient. Cette saillie a été bien décrite au siècle dernier (1744) par MORAND, qui l'a comparée à un *ergot*, d'où le nom d'*ergot de Morand* que lui donnent aujourd'hui la plupart des anatomistes. On l'appelle encore *petit hippocampe*, par opposition à une saillie similaire, le *grand hippocampe*, que nous rencontrerons tout à l'heure dans la portion sphénoïdale du ventricule latéral.

On distingue à l'ergot de Morand : une *face supérieure*, convexe et arrondie, faisant saillie dans le ventricule ; une *face inférieure*, qui se confond avec le plancher de la cavité digitale ; un *sommet*, dirigé en arrière, légèrement arrondi dans la plupart des cas ; une *base* enfin, correspondant au carrefour et s'y continuant à la fois avec le corps calleux et avec la corne d'Ammon ou grand hippocampe.

Au point de vue de sa signification morphologique, l'ergot de Morand que l'on considère improprement comme étant une circonvolution retournée, n'est autre chose qu'une portion de la paroi hémisphérique qui a été refoulée vers le ventricule par le creusement de la scissure calcarine. Ce fait nous est nettement démontré par les coupes vertico-transversales de l'hémisphère qui passent par la portion occipitale du ventricule : on constate en effet sur ces coupes, que la scissure calcarine s'étend jusqu'à la partie centrale de l'ergot de Morand et on constate aussi, en examinant un certain nombre de cerveaux, que cette saillie est d'autant plus prononcée que la scissure calcarine s'avance davantage du côté de la cavité ventriculaire. L'ergot de Morand n'est donc autre chose que l'*expression ventriculaire de la scissure calcarine*, et cela est si vrai, que si l'on enlève soigneusement la pie-mère dans le fond de la scissure calcarine et qu'on frictionne alors avec le doigt l'ergot de Morand en cherchant à le repousser en dedans, on voit peu à peu s'affaisser la saillie en même temps que se comble la scissure.

L'ergot de Morand a été regardé bien longtemps par OWEN comme une disposition caractéristique de l'espèce humaine. HUXLEY a démontré péremptoirement avec pièces à l'appui que l'ergot de Morand existe aussi, quoique atténué, dans plusieurs espèces simiennes. L'observation nous démontre à son tour qu'il fait défaut chez l'homme dans une proportion de 5 p. 100.

3° Portion inférieure ou sphénoïdale.

— La portion inférieure ou sphénoïdale du ventricule latéral, aplatie de bas en haut, se porte obliquement en bas, en avant et en dedans. Elle décrit dans son ensemble une longue courbe dont la concavité, dirigée en haut et en avant, embrasse le pédoncule cérébral et la couche optique. Son extrémité postérieure se confond naturellement avec le carrefour ventriculaire ; quant à son extrémité antérieure, elle répond à la pointe du lobe temporal, dont elle n'est séparée que par une distance de 15 à 20 millimètres. Nous décrirons à la portion sphénoïdale du ventricule : 1° deux parois, l'une supérieure, l'autre inférieure ; 2° deux bords, l'un externe l'autre interne.

a. *Paroi supérieure*. — La paroi supérieure ou voûte est convexe. On y rencontre successivement en allant de dehors en dedans : le prolongement latéral du corps calleux connue sous le nom de tapetum, la portion réfléchie de la queue du noyau caudé, la portion inférieure du tænia semi-circularis, la face inférieure de la couche optique doublée du pédoncule cérébral et de la bandelette optique.

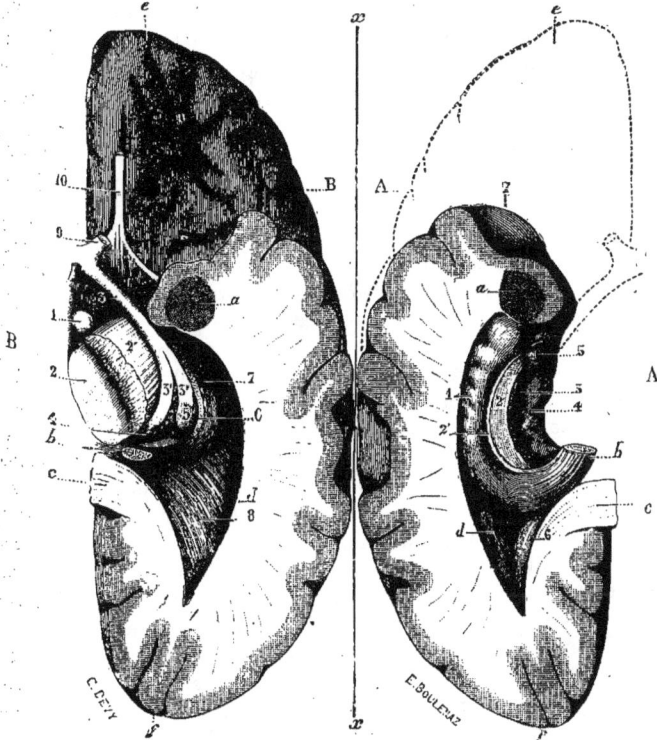

Fig. 736.

La voûte et le plancher des deux prolongements sphénoïdal et occipital du ventricule latéral (*hémisphère gauche*).

(La voûte a été séparée du plancher par une coupe horizontale intéressant la totalité de l'hémisphère : la partie B de la figure, en rapport avec la voûte, a été renversée en dehors en tournant autour de l'axe *x x*, faisant charnière.)

A, *partie droite de la figure* (plancher) : *a*, noyau amygdalien. — *b*, pilier postérieur du trigone. — *c*, corps calleux. — *d*, tapetum. — *e*, extrémité antérieure et *f*, extrémité postérieure de l'hémisphère. — 1, corne d'Ammon. — 2, corps bordant, avec 2' sa crête épendymaire. — 3, corps godronné, avec 3' la bandelette de Giacomini. — 4, circonvolution de l'hippocampe. — 5, son crochet. — 6, ergot de Morand. — 7, pointe du lobe temporal. — La ligne ponctuée indique le contour de la partie gauche de la figure, quand elle était en place.
B, *partie gauche de la figure* (voûte) : *a, b, c, d, e, f*, comme pour le plancher. — 1, tubercule mamillaire. — 2, coupe du pédoncule cérébral, avec 2' sa face inférieure. — 3, bandelette optique, avec 3' et 3'' sa racine interne et sa racine externe. — 4, corps genouillé interne. — 5, corps genouillé externe. — 6, partie réfléchie du tænia semi-circularis. — 7, partie réfléchie du noyau caudé. — 8, voûte du prolongement occipital du ventricule. — 9, nerf optique. — 10, bandelette olfactive.

b. *Paroi inférieure.* — La paroi inférieure, concave, nous présente trois saillies longitudinales, curvilignes et concentriques les unes aux autres. Ce sont, en allant de dehors en dedans : la *corne d'Ammon*, le *corps bordant*, le *corps godronné*.

La *corne d'Ammon*, appelée encore *grand hippocampe* ou *pied d'hippo-

campe, nous apparaît sous la forme d'une saillie cylindroïde de coloration blanche, plus volumineuse en avant qu'en arrière, qui s'étend depuis le carrefour jusqu'au sommet de la portion sphénoïdale du ventricule. Elle mesure de 45 à 50 millimètres de longueur et décrit, dans son ensemble, une forte courbe à concavité interne : sa *face supérieure*, convexe et libre, fait dans la cavité ventriculaire une forte saillie, que l'on désigne quelquefois sous le nom d'*alveus ;* on y distingue à sa partie antérieure quatre ou cinq bosselures irrégulières, circonscrites par des sillons transversaux ou obliques, toujours peu profonds. — Sa *face inférieure*, adhérente, repose sur la circonvolution de l'hippocampe, dont la partie correspondante a reçu, pour cette raison, le nom de *lit* ou *subiculum* de la corne d'Ammon. — Son *bord externe*, convexe, répond au bord externe de la cavité elle-même ; on observe quelquefois, le long de ce bord, une saillie surnuméraire qui porte le nom d'*hippocampe accessoire (cuissart, éminence collatérale* de quelques anatomistes). — Son *bord interne*, concave, donne attache au corps bordant. — Quant aux deux extrémités de la corne d'Ammon, l'*extrémité antérieure*, arrondie et globuleuse, se confond avec le crochet de la circonvolution de l'hippocampe ; l'*extrémité postérieure* répond à la région du carrefour où elle s'unit à la fois au corps calleux, au pilier postérieur du trigone et à la base de l'ergot de Morand.

Le *corps bordant (fimbria, corps frangé, bandelette* ou *tænia de l'hippocampe)* est une bandelette de substance blanche, aplatie de haut en bas, qui longe le côté interne de la corne d'Ammon.— Son *bord externe* se confond avec cette dernière saillie. — Son *bord interne*, entièrement libre, répond à la partie latérale de la fente cérébrale de Bichat. — Sa *face inférieure* recouvre le corps godronné.—Sa *face supérieure* nous présente dans toute sa longueur et dans le voisinage du bord externe une crête souvent très accusée que nous appellerons *crête épendymaire*, parce que c'est à son niveau que la membrane épendymaire, qui revêt le plancher du ventricule, se réfléchit de bas en haut pour aller tapisser la voûte. — En arrière, le corps bordant fait suite au pilier postérieur du trigone ; en avant, il se confond, comme la corne d'Ammon elle-même, avec le crochet de la circonvolution de l'hippocampe.

Le *corps godronné (corps denté, fascia dentata)* est un petit cordon de substance grise, disposé comme le corps bordant le long du bord concave de la corne d'Ammon. Il se dissimule en grande partie dans l'angle dièdre que forment d'une part le corps bordant, d'autre part la circonvolution de l'hippocampe. Il suffit pour le mettre à découvert de soulever légèrement le corps bordant. Il nous apparaît alors sous la forme d'un cordon grisâtre, qui suit exactement la concavité de la corne d'Ammon et qui est solidement fixé à cette saillie par sa partie externe. Sa partie interne, libre, nous présente de douze à vingt échancrures verticales, qui fragmentent sa masse en autant de petites saillies ou bosselures et lui donnent, dans son ensemble, l'aspect d'une collerette irrégulièrement plissée. En haut, le corps godronné est recouvert en grande partie, comme nous l'avons vu, par le corps bordant ; en bas, il est séparé de la circonvolution de l'hippocampe par un sillon très étroit, mais très profond, le *sillon de l'hippocampe*.

Les connexions antérieures et postérieures du corps godronné ont été soigneusement étudiées, en 1884, par GIACOMINI. J'ai contrôlé sur un grand nombre de cerveaux les recherches du professeur italien; elles sont exactes.

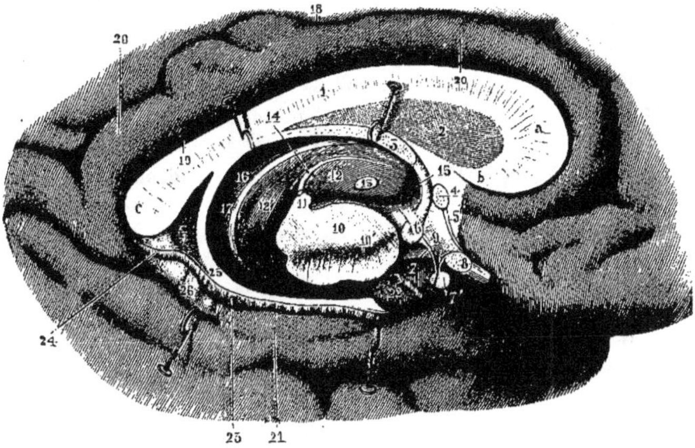

Fig. 737.

Le hile de l'hémisphère et son contenu (côté gauche) pour montrer les connexions du corps bordant et du corps godronné.

1, corps calleux avec *a*, son genou, *b*, son bec, *c*. son bourrelet. — 2, septum lucidum. — 3, trigone. — 4, commissure blanche antérieure. — 5, lamelle sus-optique. — 6, tubercule mamillaire. — 7, tuber cinereum et 7', corps pituitaire. — 8, coupe du chiasma. — 9, infundibulum. — 10, coupe du pédoncule cérébral, avec 10', locus niger. — 11, commissure blanche postérieure. — 12, couche optique, avec 12', pulvinar. — 13, commissure grise. — 14, habena. — 15, trou de Monro. — 16, noyau caudé. — 17, sillon opto-strié et tænia semicircularis. — 18, scissure calloso-marginale. — 19, sinus du corps calleux. — 20, circonvolution du corps calleux. — 21, circonvolution de l'hippocampe, avec 22, son crochet et la bandelette de Giacomini. — 23, corps godronné. — 24, fasciola cinerea. — 25, corps bordant. — 26, circonvolutions rudimentaires.

— En avant, le corps godronné s'engage dans l'étroit sillon qui sépare la circonvolution de l'hippocampe de son crochet et il se prolonge jusqu'à

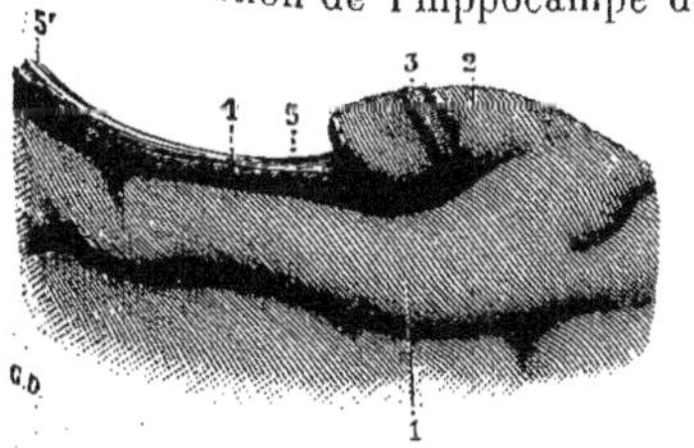

Fig. 738.

Corps godronné et bandelette de Giacomini, dans ses rapports avec la circonvolution de l'hippocampe (hémisphère gauche, vu par son côté interne).

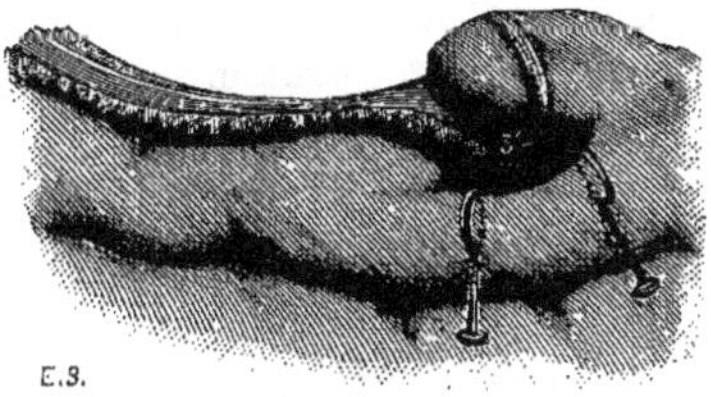

1, circonvolution de l'hippocampe. — 2, son crochet ou uncus. — 3, bandelette de Giacomini. — 3', sa continuité avec 4, le corps godronné. — 5, corps bordant, avec 5', sa crête épendymaire.

Fig. 739.

La même, la circonvolution de l'hippocampe ayant été érigée en bas pour montrer l'origine de la bandelette de Giacomini.

la partie la plus antérieure de ce sillon. Arrivé là, il s'infléchit en dedans, sort du sillon et devient de nouveau visible à l'extérieur; il contourne alors de bas en haut la face interne du crochet de l'hippocampe et disparaît, en s'atténuant de plus en plus, sur la face ventriculaire de ce crochet. Cette extrémité antérieure du corps godronné nous apparaît nettement, dans la plupart des cas, sous la forme d'une petite bandelette d'aspect gélatineux, d'une couleur cendréc, large d'un millimètre à un millimètre et demi. Nous l'appellerons, du nom de l'anatomiste qui l'a à la fois découverte et bien décrite, la *bandelette de Giacomini*. — Voici maintenant comment se comporte le corps godronné à son extrémité postérieure (fig. 737) : au moment où le corps bordant se redresse pour contourner la couche optique et se continuer avec l'angle postérieur du trigone, le corps godronné change d'aspect : de bosselé qu'il était, il devient lisse et uni ; il change aussi de nom et devient le *fasciola cinerea*. Sous ce nouvel aspect et sous ce nouveau nom, il se porte obliquement en haut et en dedans vers le bourrelet du corps calleux, le contourne de bas en haut, arrive sur sa face supérieure et se continue là, comme nous l'avons déjà vu, avec les tractus longitudinaux de Lancisi, soit avec les tractus médians, soit avec les tractus latéraux. Le *fasciola cinerea* n'est donc que la portion postérieure du corps godronné : c'est un petit cordon de 1 à 2 millimètres de largeur, légèrement contourné en *S* italique, ordinairement très pâle, mais se détachant assez nettement cependant, grâce à sa coloration grise, sur les parties blanches sous-jacentes. Tandis que le corps godronné présentait avec le corps bordant des rapports immédiats, le fasciola cinerea est séparé maintenant de cette dernière formation par un espace triangulaire à sinus dirigé en arrière. Il est séparé aussi, en dedans, de la circonvolution de l'hippocampe par un nouvel espace d'un centimètre de largeur où l'on observe assez fréquemment trois ou quatre petites saillies irrégulières : ces saillies, déjà signalées par ZUCKERKANDL et par RETZIUS et étudiées à nouveau par GIACOMINI, paraissent être les homologues rudimentaires des circonvolutions sous-calleuses qui sont si développées chez certains animaux.

En résumé, le corps godronné, examiné à un point de vue purement descriptif, comprend trois portions : 1° une portion moyenne répondant au corps bordant ; c'est sa portion principale, le *corps godronné proprement dit* ; 2° une portion antérieure, la *bandelette de Giacomini*, qui se perd sur le crochet de l'hippocampe ; 3° enfin, une portion postérieure, le *fasciola cinerea*, qui se continue avec les tractus de Lancisi.

c. *Bord externe.* — Le bord externe du prolongement sphénoïdal du ventricule latéral résulte de la réunion de sa voûte avec son plancher. Il est concave en dedans et décrit un trajet sensiblement parallèle à celui de la scissure de Sylvius.

d. *Bord interne.* — Le bord interne répond à la partie latérale de la fente cérébrale de Bichat. Mais il s'en faut de beaucoup que les limites qu'on assigne d'ordinaire à cette fente soient les mêmes que celles du ventricule. Nous avons dit plus haut (p. 437) que, sur les côtés, la fente cérébrale de Bichat avait pour lèvre supérieure le pédoncule cérébral et pour lèvre inférieure la circonvolution de l'hippocampe. Or, la cavité ventriculaire ne dépasse pas en dedans les limites de la *crête épendymaire*, que nous avons décrite sur la face supérieure du corps bordant. L'épithélium épendymaire, en effet, après avoir recouvert la corne d'Ammon, se réfléchit en haut au niveau de cette crête, pour aller tapisser la voûte du ventricule. Il en résulte que le corps bordant, le corps godronné et la circonvolution de l'hippocampe, contrairement à ce que l'on a enseigné longtemps, se trouvent complètement en dehors de la cavité ventriculaire. En conséquence, la description que nous avons nous-même donnée plus haut de ces formations anatomiques, en suivant en cela l'exemple des auteurs classiques, est manifestement déplacée : cette description appartient, en réalité, on le comprend maintenant, à l'histoire des circonvolutions.

Pour se rendre un compte exact des rapports respectifs des trois saillies que nous venons de décrire, *corne d'Ammon, corps bordant* et *corps godronné*, il importe de pratiquer sur ces saillies une coupe vertico-transversale, perpendiculaire à leur direction. Cette coupe, représentée dans la figure ci-contre (fig. 740), nous montre : 1° que la corne d'Ammon, formée sur sa face libre ou ventriculaire par de la substance blanche (*alveus*), est constituée à son centre par de la substance grise ; 2° que le corps bordant n'est qu'une dépendance de la couche blanche de la corne d'Ammon ; 3° que le corps godronné n'est, à son tour, qu'une dépendance de la substance grise de cette même corne d'Ammon ; 4° que la circonvolution de l'hippocampe est tapissée, à sa partie supérieure, par une mince couche de substance blanche (*subiculum*), qui s'atténue graduellement de dedans en dehors et finit par disparaître dans la couche grise de la corne d'Ammon ; 5° que le sillon de l'hippocampe, intermédiaire à la circonvolution de l'hippocampe et au corps godronné, se prolonge jusque dans la substance grise de la corne d'Ammon ; 6° que la couche blanche de la corne d'Ammon et du corps bordant se continue avec la substance blanche du centre ovale ; 7° que la substance grise du corps godronné, de la corne d'Ammon et de la circonvolution de l'hippocampe forme une seule et même couche qui se rattache bien évidemment à la substance grise de l'écorce cérébrale.

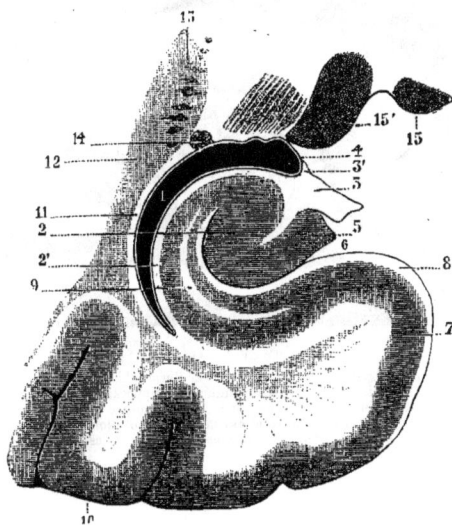

Fig. 740.

Coupe transversale du prolongement sphénoïdal du ventricule pratiquée au niveau des corps genouillés, pour montrer les relations de la circonvolution de l'hippocampe avec la corne d'Ammon, le corps bordant et la crête épendymaire.

1, cavité ventriculaire, avec son revêtement épendymaire. — 2, corne d'Ammon avec 2' sa couche blanche ou *alveus*. — 3, corps bordant, avec 3' sa crête épendymaire. — 4, membrane épendymaire fermant le ventricule du côté de la fente cérébrale de Bichat. — 5, corps godronné. — 6, sillon de l'hippocampe, séparant le corps godronné de la circonvolution de l'hippocampe 7. — 8, couche blanche revêtant cette circonvolution (*subiculum*). — 9, lame blanche centrale de la substance grise de l'écorce. — 10, circonvolutions temporo-occipitales. — 11, tapetum. — 12, faisceau longitudinal, coupé en travers (probablement sensitif). — 13, terminaison postérieure du noyau lenticulaire. — 14, queue du noyau caudé. — 15, corps genouillés interne et externe.

Du même coup, apparaît la signification morphologique de la formation ammonienne et de la disposition en apparence si complexe de cette région. Avec M. DUVAL nous devons admettre ici deux circonvolutions distinctes : l'une inférieure, la *circonvolution de l'hippocampe;* l'autre supérieure, la *circonvolution godronnée*, cette dernière très rudimentaire, tant à sa partie moyenne qu'à ses deux extrémités. Un sillon profond, le *sillon de l'hippocampe*, sépare ici comme ailleurs les deux circonvolutions voisines, et c'est ce sillon qui, en refoulant la paroi cérébrale vers la cavité ventriculaire, détermine la saillie de la corne d'Ammon. Celle-ci acquiert ainsi la même signification que l'ergot de Morand : elle

32*

n'est autre chose que *l'expression ventriculaire d'un sillon périphérique*, le sillon de l'hippocampe.

Les formations ammonienne et godronnée se rattachent donc l'une et l'autre au type des circonvolutions de l'écorce et si, dans cette région, la disposition anatomique nous paraît irrégulière et par cela même d'une interprétation difficile, il faut chercher la raison de ces particularités dans la situation toute spéciale de la circonvolution de l'hippocampe et de la circonvolution godronnée, lesquelles forment, à la face interne de l'hémisphère, la limite extrême du manteau et qui doivent fatalement se ressentir du voisinage du hile et du pédoncule qui s'y engage. L'écorce cérébrale paraît être gênée à ce niveau dans sa libre expansion : de là la réflexion en arrière de la circonvolution de l'hippocampe et la formation de son crochet ; de là aussi les dimensions si profondément rudimentaires de la circonvolution godronnée ; de là, enfin, l'étroitesse et l'oblitération apparente du sillon qui sépare l'une de l'autre ces deux circonvolutions.

Une dernière conclusion découle des descriptions qui précèdent : c'est que la *grande circonvolution limbique* de Broca (circonvolution du corps calleux et circonvolution de l'hippocampe réunies, p. 460) ne circonscrit pas directement le hile de l'hémisphère. Incluse dans cette circonvolution, se trouve une circonvolution nouvelle, moins développée sans doute, mais également semi-annulaire : c'est la *circonvolution godronnée*, très nette au-dessous du corps calleux et représentée au-dessus de cet organe par les tractus longitudinaux de Lancisi, que continuent en avant les pédoncules du corps calleux. Toute rudimentaire qu'elle est, cette dernière circonvolution forme réellement le pourtour du hile de l'hémisphère et c'est pour elle, plutôt que pour les deux circonvolutions précitées, qu'on devrait, ce me semble, réserver le nom de circonvolution limbique.

Voyez au sujet de la portion sphénoïdale du ventricule latéral et plus particulièrement au point de vue des formations

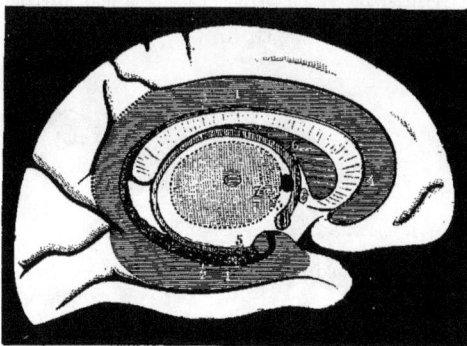

Fig. 741.

Figure schématique de la face interne de l'hémisphère gauche montrant 1° la continuité de la circonvolution de l'hippocampe avec la circonvolution du corps calleux (*grand lobe limbique* de Broca); 2° en dedans de cette circonvolution, une circonvolution incluse formée par le corps godronné, les tractus de Lancisi et les pédoncules du corps calleux.

1. grand lobe limbique. — 2, corps godronné. — 3, tractus de Lancisi. — 4, origine des pédoncules du corps calleux. — 5, corps bordant. — 6, trigone. — 7, faisceau ascendant de Vicq-d'Azyr.

ammonienne et godronnée : ZUCKERKANDL, *Beitrag zur Morphologie des Gehirnes*, Zeitschr. f. Anatomie, 1877 ; RETZIUS, *Notiz über die Windungen an der unteren Fläche des Splenium Corporis callosi beim Menschen u. bei Thieren*, Arch. f. Anatomie, 1877 ; M. DUVAL, *La corne d'Ammon, morphologie et embryologie*, Arch. de Neurologie, 1882 ; GIACOMINI, *Giornale derella dell' uncus dell' hippocampo nel cervello umano e di alcuni animali*, Giornale della R. Accademia di Torino, 1883 ; DU MÊME, *Fascia dentata del grande hippocampo nel cervello umano*, ibid., 1883.

E. — VENTRICULE MOYEN

Le *ventricule moyen* ou *troisième ventricule* est une cavité impaire et médiane, située au-dessous du trigone et de la toile choroïdienne qui le séparent des ventricules latéraux. Au point de vue embryologique, il représente la cavité centrale de la première vésicule encéphalique qui s'est considérablement rétrécie par le fait du développement, sur ses parties latérales, des deux couches optiques. Le troisième ventricule communique avec le quatrième par l'intermédiaire de l'aqueduc de Sylvius; il est relié, d'autre part, aux ventricules latéraux par les trous de Monro, d'où le nom de *cavité commune aux ventricules* que lui avait donné VÉSALE (fig. 742).

Considéré à un point de vue purement morphologique, le ventricule moyen affecte la forme d'un entonnoir qu'on aurait aplati dans le sens transversal et dont la portion évasée, ou base, serait dirigée en haut. On peut donc lui considérer deux *parois latérales*, l'une droite, l'autre gauche; deux *bords*, l'un antérieur, l'autre postérieur; une *base* et un *sommet*.

Parois latérales. — Au nombre de deux, l'une droite, l'autre gauche,

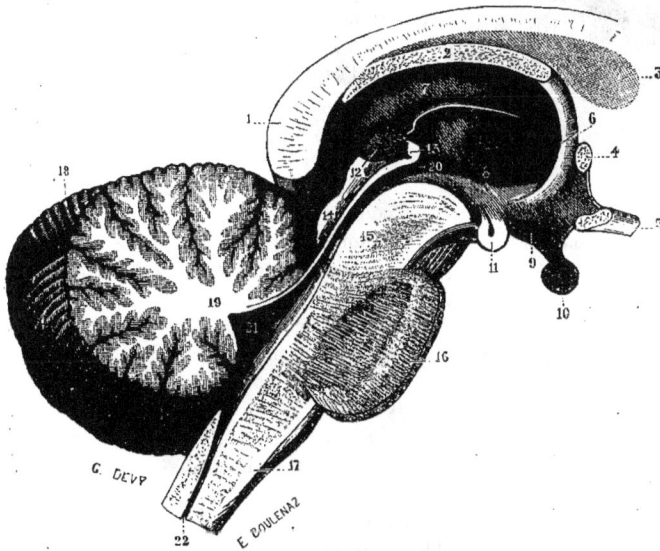

Fig. 742.

Coupe vertico-médiane du cerveau et du cervelet pour montrer la paroi latérale du ventricule moyen.

1, corps calleux. — 2, trigone cérébral. — 3, septum lucidum. — 4, commissure blanche antérieure. — 5, nerf optique. — 6, trou de Monro. — 7, couche optique. — 8, sillon de Monro. — 9, substance grise ventriculaire. — 10, corps pituitaire. — 11, tubercule mamillaire. — 12, glande pinéale. — 13, commissure blanche postérieure. — 14, tubercules quadrijumeaux. — 15, pédoncule cérébral. — 16, protubérance annulaire. — 17, bulbe rachidien. — 18, cervelet, avec 19, son centre médullaire formant l'arbre de vie du lobe médian. — 20, aqueduc de Sylvius. — 21, quatrième ventricule. — 22, canal de l'épendyme.

les parois latérales du ventricule moyen sont verticales et de forme triangulaire. Un sillon longitudinal, *sillon de Monro*, se rendant du trou de Monro à l'aqueduc de Sylvius, divise chacune de ces parois en deux parties, l'une supérieure, l'autre inférieure : la partie supérieure n'est autre que la face interne des couches optiques; la partie inférieure est formée par ce vaste amas de substance grise que nous avons déjà rencontrée à la base du cerveau, entre le bec du corps calleux et la protubérance, et que nous appelle-

32**

rons la *substance grise du troisième ventricule.* Nous allons retrouver cette substance grise sur les bords antérieur et postérieur, à la constitution desquels elle prend une large part.

Bord postérieur (fig. 743). — Le bord postérieur se dirige obliquement en bas et en avant. Il nous présente successivement, en allant de haut en bas : 1° la base de la glande pinéale ; 2° la *commissure blanche postérieure*, espèce de cordon blanc dirigé transversalement et disparaissant, à droite et à gauche, dans les couches optiques ; 3° une dépression ou fossette circulaire, l'*anus,* au fond de laquelle vient s'ouvrir l'aqueduc de Sylvius ; 4° une partie blanche appartenant à la protubérance annulaire ; 5° une lame grise qui n'est autre que la substance grise de l'espace perforé postérieur ; 6° enfin, une nouvelle lame grise, qui fait suite à la précédente et qui appartient au tuber cinereum déjà décrit (p. 417) à propos de la base de cerveau.

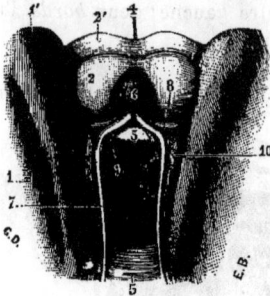

Fig. 743.
Bord postérieur du ventricule moyen.

1, couche optique, avec 1', le pulvinar. — 2, tubercules quadrijumeaux antérieurs. — 2', tubercules quadrijumeaux postérieurs. — 3, commissure blanche postérieure. — 4, aqueduc de Sylvius. — 5, commissure grise. — 6, glande pinéale. — 7, ses prolongements antérieurs ou habenæ. — 8, ses prolongements inférieurs. — 10, triangle de l'habenula.

Commissure blanche postérieure. — Les connexions et la signification anatomique de la commissure blanche postérieure ne sont pas encore nettement élucidées. Il paraît acquis cependant que, contrairement à l'opinion ancienne, le cordon blanc qui porte ce nom n'est nullement une commissure transversale unissant l'un à l'autre les deux hémisphères cérébraux.

Déjà, en 1874, PAULOWSKY (*Zeitschr. f. wissensch. Zoologie,* p. 284) a cherché à établir que le faisceau en question était constitué essentiellement par des fibres qui, partant d'un hémisphère, s'entrecroisent sur la ligne médiane avec les fibres homologues du côté opposé et descendent ensuite dans la calotte du pédoncule cérébral (p. 417). Du côté de l'hémisphère, ces fibres proviendraient des points les plus divers : du lobe frontal, du lobe temporal, de l'insula, de la couche optique et même de la glande pinéale. Du côté du pédoncule, elles viendraient se mêler aux fibres du ruban de Reil.

Tout récemment, un élève de FLECHSIG, L. DARKSCHEWITSCH (*Neurolog. Centralblatt,* 1885), a repris la question et, utilisant à ce sujet la coloration d'encéphales de fœtus d'un certain âge à l'aide de la méthode de Weigert, il a été amené à conclure, lui aussi, que les fibres de la commissure postérieure pénètrent dans la calotte. Pour lui, la plupart de ces fibres se jettent, non pas dans le ruban de Reil, comme l'admet PAULOWSKY, mais bien dans la bandelette longitudinale postérieure (p. 418) : elles entrent, par conséquent, en relations intimes avec les nerfs moteurs de l'œil et tout particulièrement avec le nerf oculo-moteur commun. Quelques-unes d'entre elles iraient même se terminer dans deux petits amas de cellules ganglionnaires qui sont situés de chaque

côté de l'aqueduc de Sylvius et qui forment là, au-dessus du noyau classique de l'oculo-moteur commun, un petit ganglion accessoire de ce dernier
nerf, le *ganglion de Darkschewitsch.*

M. BECHTEREW, à son tour, a été amené par des recherches analogues à
diviser la commissure postérieure en deux faisceaux distincts, l'un supérieur
ou dorsal, l'autre inférieur ou ventral : le *faisceau supérieur*, qui se développe le premier et qui possède déjà sa myéline sur des fœtus de 28 centimètres, tire son origine, en partie du ganglion de l'habenula, en partie de la
glande pinéale et vient réellement se terminer, comme l'a établi DARKS-
CHEWITSCH, dans les noyaux du moteur oculaire commun, principalement dans
le noyau supérieur. Quant au *faisceau inférieur*, qui ne fait son apparition
que beaucoup plus tard, il proviendrait des segments postérieurs de la couche
optique et se disperserait ensuite à la manière d'un éventail dans la formation
réticulaire du pédoncule.

Bord antérieur (fig. 744). — Le bord antérieur se dirige également en bas et
en avant, mais en se rapprochant sensiblement de la verticale. Il est beaucoup

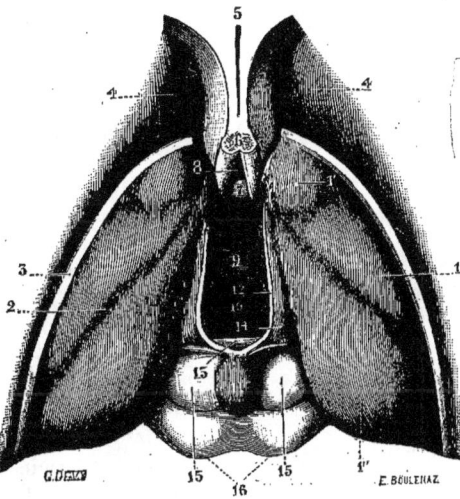

Fig. 744.

Les deux couches optiques, vues par leur face supérieure.

1, couche optique, avec 1', son tubercule antérieur, 1", son tubercule postérieur ou *pulvinar*. — 2, sillon des plexus choroïdes. — 3, sillon opto-strié. — 4, tête du noyau caudé. — 5, septum lucidum et sa cavité cen-trale. — 6, piliers antérieurs du trigone. — 7, commissure blanche antérieure. — 8, vulve. — 9, commissure grise. — 10, troisième ventricule. — 11, glande pinéale. — 12, ses pédoncules antérieurs ou *habenæ*. — 13, com-missure blanche postérieure. — 14, triangle de l'habenula. — 15, tubercules quadrijumeaux antérieurs (*testes*); 16, tubercules quadrijumeaux postérieurs (*nates*).

plus irrégulier que le précédent, comme on peut le voir sur la figure 742,
qui représente une coupe verticale et médiane de notre ventricule.

Si nous le suivons de haut en bas, nous le voyons formé tout d'abord par
les piliers antérieurs du trigone qui s'écartent l'un de l'autre en interceptant
un espace angulaire à sinus dirigé en bas. En avant de ces piliers et un peu

32***

au-dessous du point où commence leur écartement, nous rencontrons un cordon blanc, la *commissure blanche antérieure*, se dirigeant transversalement
d'un côté à l'autre. — La commissure blanche antérieure et les deux piliers
de trigone circonscrivent une petite fossette triangulaire, la *vulve;* c'est dans
le fond de cette fossette que venait s'ouvrir, pour les anciens anatomistes, le
prétendu canal chargé de mettre en communication la cavité centrale de la
cloison et le ventricule moyen. Nous avons déjà dit, en nous basant sur les
données embryologiques, que ce canal, non seulement n'existait pas, mais
ne pouvait pas exister. — Au-dessous de la vulve, le bord antérieur est successivement constitué : d'abord, par la lame sus-optique; puis, par le chiasma
des nerfs optiques qui forme, avec la lame précédente, un petit cul-de-sac
ouvert en haut, le *recessus opticus* (fig. 691, C); et enfin, par la partie antérieure du tuber cinereum.

Commissure blanche antérieure. — Parmi ces différents éléments, la commissure blanche antérieure mérite de nous arrêter quelques instants : c'est
un faisceau blanc très apparent, assez
régulièrement cylindrique, situé au-
devant des piliers antérieurs du trigone. Vu sur la ligne médiane, ce faisceau affecte une direction nettement
transversale. Mais, en s'écartant du
trigone pour se porter en dehors, il
s'infléchit graduellement en arrière et
en bas : il traverse d'abord la tête du
noyau caudé; il s'engage ensuite au-
dessous du noyau lenticulaire et se
creuse à la face inférieure de ce dernier organe une gouttière plus ou moins
profonde, que GRATIOLET a signalée depuis longtemps déjà sous le nom de
canal de la commissure antérieure;
finalement, il s'épanouit en éventail et
gagne les circonvolutions du lobe temporal où il se termine (fig. 745).

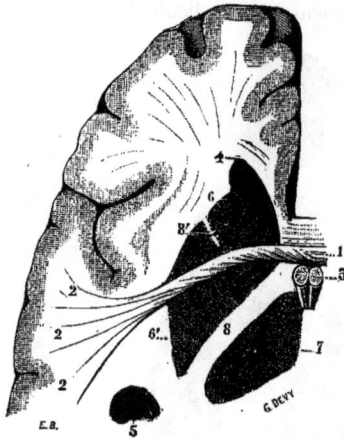

Fig. 745.

Coupe horizontale de l'hémisphère gauche,
passant par la commissure blanche antérieure.

1, commissure blanche antérieure. — 2, 2, 2, ses
irradiations dans le lobe temporal. — 3, coupe du
trigone. — 4, extrémité antérieure du ventricule latéral. — 5, portion sphénoïdale de ce même ventricule. — 6, 6', noyau caudé et noyau lenticulaire.
— 7, couche optique. — 8, capsule interne. —
8'. la partie la plus inférieure de son segment antérieur.

La commissure blanche antérieure
représente donc dans son ensemble un
long fer à cheval, dont la convexité
serait dirigée en avant : un fer à cheval dont la portion moyenne, la seule
libre, est située sur le bord antérieur
du troisième ventricule et dont les deux
extrémités, étalées en forme d'éventail, répondent aux circonvolutions temporales. Les fibres qui la constituent jouent, par rapport à ces circonvolutions, un rôle analogue à celui que remplit le corps calleux pour les circonvolutions supérieures des hémisphères : elles relient celles du côté droit à
celles du côté gauche et les associent ainsi dans leur fonctionnement.

Indépendamment de ces fibres commissurales transversales admises par tous les anatomistes, il existerait encore dans la commissure antérieure, d'après MEYNERT, un nouveau système de fibres provenant des lobes olfactifs. Ces fibres devraient elles-mêmes se diviser en deux groupes : les unes, *fibres transversales*, réunissant l'un à l'autre les deux lobes olfactifs ; les autres, *fibres entre-croisées*, se rendant d'un lobe olfactif au lobe temporal du côté opposé. Nous aurons naturellement l'occasion de revenir sur cette disposition anatomique, à propos de l'origine réelle des nerfs olfactifs.

Sommet. — Le sommet du troisième ventricule, encore appelé *infundibulum*, résulte de la réunion des deux bords antérieur et postérieur. Il se dirige en bas et en avant et se termine par une extrémité plus ou moins effilée dans la moitié supérieure de la tige pituitaire (fig. 691, C). Ce n'est que dans des cas très rares qu'on le voit occuper toute la hauteur de cette tige et descendre alors jusque sur la glande pituitaire.

Base. — La base du ventricule moyen, fortement allongée dans le sens antéro-postérieur, se trouve circonscrite : *en avant*, par l'angle antérieur du trigone cérébral ; *en arrière*, par la glande pinéale ; *latéralement*, par les pédoncules antérieurs de cette glande (*habenæ*), que l'on voit cheminer sur la couche optique suivant la ligne d'union de sa face supérieure avec sa face interne.

On lit dans la plupart des traités classiques que la toile choroïdienne ferme le ventricule au niveau de sa base. Une pareille description n'est pas exacte.

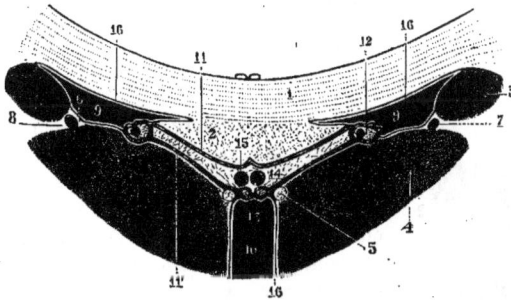

Fig. 746.

Coupe vertico-transversale des ventricules moyen et latéraux (schématique).

1, corps calleux. — 2, trigone. — 3, noyau caudé. — 4, couche optique. — 5, pédoncules antérieurs de la glande pinéale. — 6, lame cornée. — 7, veine du corps strié. — 8, tænia semi-circularis. — 9, 9, ventricules latéraux. — 10, ventricule moyen. — 11, feuillet supérieur de la toile choroïdienne. — 11', son feuillet inférieur. — 12, plexus choroïdes des ventricules latéraux. — 13, plexus choroïdes du ventricule moyen. — 14, espace sous-arachnoïdien. — 15, veines de Galien. — 16, épendyme (*en jaune*).

En réalité, la voûte du ventricule moyen est constituée par la membrane épendymaire qui s'étend horizontalement d'une couche optique à l'autre. Ajoutons que cette partie de l'épendyme, véritable *membrana tectoria* du troisième ventricule, est réduite dans la plus grande partie de son étendue à sa couche épithéliale et qu'elle est intimement unie à la face inférieure de la toile choroïdienne. Nous ne pouvons nous dispenser de faire remarquer, en passant, l'analogie qui existe entre cette disposition et celle que nous avons déjà constatée (p. 413) au niveau du quatrième ventricule, où l'on voit de même la toilé choroïdienne postérieure s'étaler sur une couche épithéliale, la *mem-brana tectoria*, et ne présenter, par conséquent, que des rapports médiats avec la cavité ventriculaire.

Commissure grise. — On désigne sous ce nom une lame nerveuse de coloration grisâtre, qui s'étend, en pleine cavité ventriculaire, de la face interne d'une couche optique à la face similaire de la couche optique du côté opposé.

Son diamètre transversal mesure en moyenne 5 ou 6 millimètres, son diamètre antéro-postérieur 10 à 12 millimètres, son épaisseur 3 ou 4 millimètres seulement. Elle est généralement quadrilatère, avec une face supérieure, une face inférieure, deux extrémités latérales fusionnées avec la couche optique et deux bords, l'un antérieur, l'autre postérieur, tous les deux concaves.

La commissure grise présente dans sa configuration et même dans son existence des variations individuelles fort nombreuses : elle peut être lamelleuse, prismatique triangulaire, cylindroïde, etc., etc. Il n'est pas extrêmement rare de la voir double et, d'autre part, elle fait défaut dans une proportion de 15 à 20 p. 100. Tenchini (*Ateneo medico parmense*, 1887) qui a soigneusement étudié la commissure grise sur 100 sujets, 50 hommes et 50 femmes, est arrivé aux résultats suivants :

		CHEZ L'HOMME.	CHEZ LA FEMME.
1°	Poids moyen de l'encéphale.	1,365 gr.	1,223 gr.
2°	Absence de la commissure grise.	15 fois.	7 fois.
	Poids moyen de l'encéphale	1,390 gr.	1,295 gr.
3°	Duplicité de la commissure grise.	5 fois.	11 fois.
	Poids moyen de l'encéphale	1,282 gr.	1,104 gr.

On voit par ces chiffres que la commissure grise fait plus souvent défaut

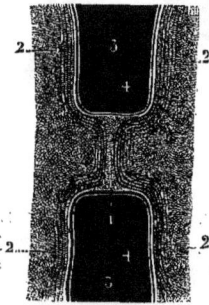

Fig. 747.

Structure de la commissure grise, vue sur une coupe horizontale (Viller).

1, commissure grise. — 2, couche optique. — 3, ventricule moyen. — 4, épendyme.

chez l'homme que chez la femme et que, par contre, sa duplicité s'observe de préférence dans le sexe féminin. On voit aussi, et c'est en cela que les recherches de Tenchini sont intéressantes, que, dans l'un et l'autre sexe, l'absence de la commissure grise coexiste avec une masse encéphalique bien supérieure à la moyenne, tandis que l'existence d'une commissure double correspond à un abaissement du poids moyen de l'encéphale.

Constitution anatomique. — Considérée au point de vue de sa structure, la commissure grise comprend dans sa masse deux groupes d'éléments : des cellules et des fibres. Les cellules appartiennent toutes à la névroglie. Quant aux fibres, elles paraissent être, au premier abord, de nature nerveuse; mais, d'après les recherches récentes de M. Viller (*Th. Nancy*, 1887), ces fibres ne s'étendraient pas d'une couche optique à l'autre, comme on l'a enseigné jusqu'ici et comme le fait présumer, du reste, le nom de commissure donné à l'organe qui nous occupe. En sortant d'une couche optique, les fibres en question se dirigent transversalement vers la ligne médiane ; puis, elles se réfléchissent sur elles-mêmes en formant une anse et, revenant sur leurs pas, elles pénètrent de nouveau dans la couche optique. La disposition étant la même des deux côtés, on voit que les fibres de la commissure représentent, dans leur ensemble, deux ∪ couchés qui se regarderaient par leur partie moyenne (⊃⊂).

La commissure grise possède de nombreux vaisseaux et est enveloppée dans toute son étendue par une couche épithéliale dépendant de l'épendyme ventriculaire.

F. — Épendyme et liquide ventriculaire

Épendyme ou membrane ventriculaire. — Les ventricules cérébraux, de même que le quatrième ventricule et le canal central de la moelle, sont tapissés par une membrane extrêmement mince et délicate, à laquelle on donne le nom d'*épendyme* (de ἐπενδύω, revêtir).

Si nous suivons cette membrane d'avant en arrière, nous la voyons tapisser tout d'abord les trois portions ou prolongements des ventricules latéraux, pénétrer alors par le trou de Monro et revêtir les différentes parois du ventricule moyen. Elle s'engage enfin dans l'aqueduc de Sylvius pour se confondre, au delà de ce conduit, avec la membrane similaire qui tapisse le quatrième ventricule et, au delà de ce ventricule, le canal central de la moelle.

La membrane épendymaire présente ainsi deux surfaces : une surface adhérente, reposant sur les éléments nerveux, et une surface libre répondant à la cavité du ventricule. Cette dernière est régulièrement lisse et constamment humide, baignée qu'elle est par le liquide intra-ventriculaire.

L'épendyme, considéré dans son ensemble, forme un revêtement continu et la cavité centrale du névraxe est close de toutes parts. Il existe un point, cependant, au niveau duquel cette cavité est ouverte : c'est l'extrémité inférieure du quatrième ventricule, où l'on voit un orifice elliptique, le trou de *Magendie*, interrompre la continuité de l'épithélium épendymaire et faire communiquer cette cavité avec les espaces sous-arachnoïdiens. Nous avons déjà décrit cet orifice et nous avons fait remarquer, à ce sujet, que les angles latéraux de ce même ventricule présentaient chacun un orifice analogue, mais beaucoup plus petit, les *trous de Luschka*.

Liquide ventriculaire. — Les cavités ventriculaires renferment constamment (Magendie) un liquide séreux et transparent, le *liquide ventriculaire*. Mais la quantité de ce liquide est toujours très faible, du moins à l'état normal, car on la voit dans quelques états pathologiques, notamment dans l'hydrocéphalie, atteindre des proportions considérables.

Le liquide ventriculaire se confond, tant par sa composition chimique que par ses caractères extérieurs, avec le liquide céphalo-rachidien, que nous étudierons plus tard à propos des méninges.

G. — Plexus choroïdes et toile choroïdienne

La pie-mère s'insinue dans l'intérieur du cerveau sous la forme de trois prolongements : deux prolongements pairs et latéraux, affectant la forme de cordons, ce sont les *plexus choroïdes* ; un prolongement impair et médian, affectant la forme de membrane, c'est la *toile choroïdienne*. Les plexus choroïdes et la toile choroïdienne, qui constituent ce qu'on est convenu d'appeler la *pie-mère interne*, complètent au même titre l'étude des cavités ventriculaires ; ils sont, du reste, entièrement connexes chez l'embryon plus encore que chez l'adulte et nous avons tout avantage à les réunir dans une même description.

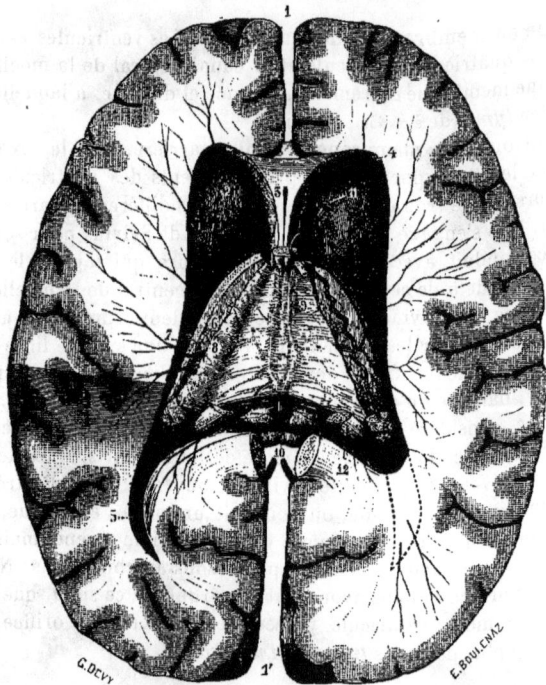

Fig. 748.

Plexus choroïdes et toile choroïdienne.

(Cette préparation est la même que celle représentée dans la figure 722, sur laquelle on a enlevé le trigone cérébral après section de ses piliers antérieurs et postérieurs.)

1, 1', scissure interhémisphérique. — 2, noyau caudé. — 3, septum lucidum et sa cavité centrale. — 4, portion antérieure du ventricule latéral. — 5, portion postérieure de ce même ventricule. — 6, couche optique. — 7, sillon opto-strié. — 8, plexus choroïdes des ventricules latéraux. — 9, toile choroïdienne. — 10, tubercule quadrijumeau. — 11, piliers antérieurs du trigone érigés en avant. — 12, ses piliers postérieurs.

1° Plexus choroïdes. — Les plexus choroïdes sont deux cordons rougeâtres et granuleux, occupant successivement les deux portions sphénoïdale et frontale des ventricules latéraux. Partis de l'extrémité antérieure de la fente de Bichat où ils se continuent avec la pie-mère externe, ils pénètrent dans le ventricule, cheminent d'avant en arrière sur la face supérieure de la corne d'Ammon qu'ils recouvrent en grande partie, et arrivent ainsi à la région du carrefour. Là, ils contournent de bas en haut l'extrémité postérieure de la couche optique, longent ensuite les bords latéraux du trigone et finalement s'engagent dans les trous de Monro pour se continuer, en dedans de cet orifice, avec la toile choroïdienne et ses plexus.

Les plexus choroïdes affectent donc dans leur ensemble la forme d'un **U** ou d'un fer à cheval, dont la partie moyenne embrasse par sa concavité l'extré- mité postérieure de la couche optique et dont les deux branches sont situées : l'inférieure dans la portion sphénoïdale du ventricule latéral, la supérieure dans la portion frontale de ce même ventricule (fig. 749). Ils sont, d'ordi- naire, beaucoup plus développés à leur origine qu'à leur terminaison.

Constitution anatomique. — Au point de vue de leur structure, les plexus choroïdes sont essentiellement constitués par des artérioles, des veinules et des lacis de capillaires de différents calibres irrégulièrement pelotonnés sur eux-mêmes. Leur stroma se compose de quelques fibres de tissu conjonctif et d'une substance homogène interposée, séparant les capillaires par des espaces égaux à une ou deux fois leur diamètre (Pouchet et Tourneux).

Rapports avec l'épendyme. — Il est important de faire remarquer que la face libre des plexus choroïdes, celle qui regarde la cavité ventriculaire, est revêtue d'une couche continue de cellules épithéliales dépendant de l'épendyme. Il en résulte que les plexus ne sont pas réellement contenus dans les ventricules, mais cheminent constamment en dehors d'eux. L'expression dont nous nous som- mes servis plus haut, en disant que les plexus *pénètrent* dans le ventricule laté- ral, expression que l'on retrouve, du reste, dans tous les traités didactiques, est impropre et consacrerait une erreur, si elle était prise au pied de la lettre. Pour la même raison, il n'est pas exact de dire que les plexus choroïdes *passent par les trous de Monro ;* ils passent à côté, séparés qu'ils sont de ces orifices par l'épithélium épendymaire.

L'embryologie, du reste, en nous fai- sant assister au développement des plexus choroïdes, nous montre la pie-mère refoulant devant elle l'épendyme, mais ne perforant jamais cette membrane et restant toujours, par conséquent, en dehors de la cavité ventriculaire.

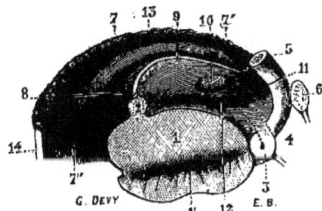

Fig. 749.

Les plexus choroïdes, vus par leur côté interne.

1, pédoncule cérébral, avec 1', locus niger. — 2, commissure blanche postérieure. — 3, tuber- cule mamillaire — 4, infundibulum. — 5, pilier antérieur du trigone. — 6, commissure blanche antérieure. — 7, couche optique, avec 7', son tubercule antérieur ; 7'', région du pulvinar. — 8, triangle de l'habenula. — 9, pédoncule anté- rieur de la glande pinéale (*habenæ*). — 10, com- missure grise. — 11, trou de Monro. — 12, sillon de Monro. — 13, plexus choroïdes. — 14, tænia semi-circularis.

2° **Toile choroïdienne.** — La toile choroïdienne du ventricule moyen se présente à nous sous la forme d'une membrane triangulaire, mince et transparente, placée horizontalement au-dessous du trigone cérébral (fig. 748). On peut lui considérer, comme au trigone : deux *faces*, l'une supérieure, l'autre inférieure ; deux *bords* latéraux ; une *base* et un *sommet*.

La *face supérieure*, convexe d'avant en arrière, répond dans toute son étendue au trigone cérébral, auquel elle est unie par des tractus conjonctifs et par quelques vaisseaux.

La *face inférieure* repose, par ses parties latérales, sur la face supérieure des couches optiques ; par sa partie moyenne, elle recouvre le troisième ventricule dont elle est séparée cependant par la membrane épendymaire, réduite ici à sa couche épithéliale. La toile choroïdienne, comme les plexus choroïdes, est donc située en dehors des cavités ventriculaires. — Sur cette face inférieure, on remarque deux traînées longitudinales de granulations rougeâtres : ce sont les *plexus choroïdes des ventricules moyens*. Ces plexus se dirigent d'arrière en avant en longeant la ligne médiane. Arrivés au sommet de la toile choroïdienne, ils s'infléchissent en dehors et se confondent, au niveau des trous de Monro, avec les plexus choroïdes des ventricules latéraux. Les deux plexus choroïdes du ventricule moyen sont fréquemment fusionnés sur la ligne médiane en un cordon unique.

Les *bords latéraux* de la toile choroïdienne se confondent avec les plexus des ventricules latéraux qui leur forment ainsi une bordure saillante et qui ne sont, du reste, qu'une dépendance de la toile, comme le démontre le développement.

La *base* occupe la partie moyenne de la fente cérébrale de Bichat ; elle se continue, à ce niveau, avec la pie-mère externe.

Le *sommet* répond à l'angle antérieur du trigone et, plus particulièrement, au point de bifurcation de ses piliers antérieurs. La toile, à ce niveau, se bifurque en deux moitiés latérales : chacune de ces divisions est arrondie et s'encadre exactement dans la courbe que forment, en s'unissant l'un à l'autre, le plexus du ventricule latéral et le plexus correspondant du ventricule moyen.

Constitution anatomique. — Comme la toile choroïdienne du quatrième ventricule, la toile choroïdienne du ventricule moyen se compose de deux feuillets superposés : un feuillet supérieur tapissant le trigone, un feuillet inférieur recouvrant la lame épithéliale qui constitue le vrai plafond du ventricule moyen. Ces deux feuillets se fusionnent à leur extrémité antérieure. Ils s'écartent, au contraire, à leur extrémité postérieure, pour se continuer, le feuillet supérieur avec la pie-mère cérébrale, le feuillet inférieur avec la pie-mère de l'isthme et, par cette dernière, avec la pie-mère cérébelleuse.

Entre les deux feuillets de la toile choroïdienne s'insinue, comme nous le montre la figure 750, le tissu conjonctif des espaces sous-arachnoïdiens, au sein duquel cheminent de nombreux vaisseaux artériels et veineux :

a. Les *artères*, toujours très petites et fortement flexueuses, proviennent de trois sources : des cérébelleuses supérieures, des cérébrales postérieures et des artères choroïdiennes. Elles affectent pour la plupart une direction antéro-postérieure.

b. Les *veines*, beaucoup plus importantes, se résument en deux troncs principaux, l'un droit, l'autre gauche : ce sont les *veines de Galien.* Ces veines, auxquelles aboutissent de nombreux affluents, seront décrites plus tard (voy. § VI, *Circulation du cerveau*).

La toile choroïdienne, étant une simple invagination de la pie-mère, présente la même structure que cette dernière membrane.

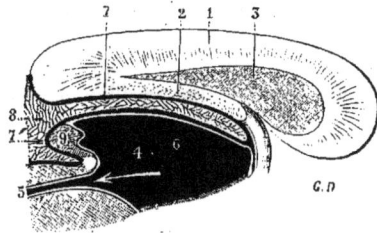

Fig. 750.

Coupe sagittale du cerveau pour montrer le mode de constitution de la toile choroïdienne.

1, corps calleux. — 2, trigone. — 3, septum lucidum. — 4, ventricule moyen. — 5, aqueduc de Sylvius. — 6, épendyme (*en jaune*). — 7, feuillet supérieur de la toile choroïdienne (*en rouge*). — 7', son feuillet inférieur. — 8, espace sous-arachnoïdien. — 9, glande pinéale.

Au sujet de la toile choroïdienne, lisez le mémoire de Lacm, *La tela choroïdea superiore e i ventricoli cerebrali dell' uomo*, Pisa, 1888.

H. — Glande pinéale ou épiphyse

La *glande pinéale* ou *épiphyse* est un petit corps grisâtre, impair et médian, situé à la partie postérieure du ventricule moyen, entre les deux tubercules quadrijumeaux antérieurs qui lui forment une espèce de gouttière, le *lit de la glande pinéale.*

Conformation extérieure. — On l'a comparée tour à tour à une pomme de pin, à un cône à base dirigée en avant : d'où les noms divers de *glande pinéale, corps pinéal, conarium,* sous lesquels on l'a désignée. Son volume, chez l'homme, est celui d'un pois ordinaire; elle mesure en moyenne de 7 à 8 millimètres de longueur, sur 4 à 6 millimètres de largeur.

Nous considérerons à la glande pinéale une portion moyenne ou *corps*, une extrémité antérieure ou *base*, une extrémité postérieure ou *sommet* :

1° *Corps.* — Il est en rapport : en haut, avec les veines de Galien et le bourrelet du corps calleux ; en bas, avec le sillon

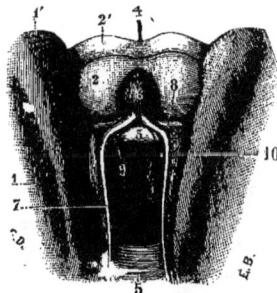

Fig. 751.

La glande pinéale et ses pédoncules, vus par la partie antérieure et supérieure.

1, couche optique, avec 1', le pulvinar. — 2, tubercules quadrijumeaux antérieurs. — 2', tubercules quadrijumeaux postérieurs. — 3, commissure blanche postérieure. — 4, aqueduc de Sylvius. — 5, commissure grise. — 6, glande pinéale. — 7, ses prolongements antérieurs ou habenæ. — 8, ses prolongements inférieurs. — 10, triangle de l'habenula.

longitudinal qui sépare l'un de l'autre les deux tubercules quadrijumeaux antérieurs; sur les côtés, avec les plexus choroïdes du ventricule moyen qui lui sont unis par de nombreux tractus, soit conjonctifs, soit vasculaires.

2° *Base.* — La base, dirigée en avant, se dédouble en deux lamelles transversales, l'une supérieure, l'autre inférieure. Ces deux lamelles sont séparées l'une de l'autre par un sillon ou espace plus ou moins profond, le *cul-de-sac pinéal*, qui n'est qu'un simple diverticulum du ventricule moyen (fig. 752).

3° *Sommet.* — Le sommet, dirigé en arrière et en bas, est tantôt pointu, tantôt arrondi et mousse. Il flotte librement au-dessus des tubercules quadrijumeaux.

Rapports avec la toile choroïdienne.

— La glande pinéale répond au feuillet inférieur de la toile choroïdienne. Si nous suivons ce feuillet d'avant en arrière, nous le voyons s'insérer sur la face supérieure de la glande, recouvrir ensuite ses parties latérales, son sommet et sa face inférieure, et, enfin, se réfléchir en arrière pour s'étaler au-dessus des tubercules quadrijumeaux.

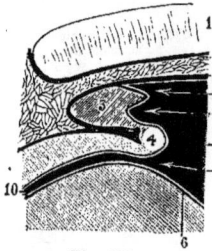

Fig. 752.

Coupe sagittale de la glande pinéale pour montrer ses rapports avec la toile choroïdienne et avec l'épendyme.

1, corps calleux. — 2, 2', feuillets supérieur et inférieur de la toile choroïdienne (*en rouge*). — 3, glande pinéale. — 4, commissure blanche postérieure. — 5, ventricule moyen. — 6, épendyme (*en jaune*). — 7, cul-de-sac sus-pinéal. — 8, cul-de-sac pinéal. — 9, anus. — 10, aqueduc de Sylvius.

L'insertion de la toile choroïdienne à la face supérieure de la glande pinéale se fait sur le milieu ou sur le tiers postérieur de cette face (fig. 752), de telle sorte qu'il existe au-dessus de la glande pinéale, entre elle et la toile choroïdienne, un nouveau diverticulum du ventricule moyen, affectant encore la forme d'un cul-de-sac, le *cul-de-sac sus-pinéal*. Ce cul-de-sac est tapissé, tout naturellement, par l'épithélium épendymaire.

Connexions.

— La glande pinéale est reliée au cerveau par un ensemble de faisceaux nerveux qui naissent de sa base. Ces faisceaux appelés *pédoncules* sont au nombre de six, trois de chaque côté. Ils se distinguent en supérieurs, moyens et inférieurs :

a. Les *pédoncules supérieurs* (*rênes* ou *habenæ*) se séparent, ainsi que les suivants, de la lamelle supérieure de la base. Ils se dirigent d'abord en dehors; puis, s'infléchissant en avant en formant une anse, ils viennent se placer sur la couche optique où on peut facilement les suivre, grâce à leur relief et à leur couleur blanche et brillante. Ils occupent exactement, sur les couches optiques, l'angle de réunion de leur face supérieure avec leur face interne et limitent par conséquent, sur ce point, la cavité ventriculaire. Arrivés à l'extrémité antérieure de la couche optique, ils se jettent dans les piliers antérieurs du trigone.

b. Les *pédoncules moyens*, légèrement aplatis d'avant en arrière, se portent transversalement en dehors, en suivant le bord supérieur de la commissure blanche postérieure; ils disparaissent peu après dans l'épaisseur de la couche optique.

c. Les *pédoncules inférieurs*, généralement très grêles, se détachent de la lamelle inférieure. Ils descendent tout d'abord au-devant de la commissure blanche postérieure; puis ils se recourbent en dehors et pénètrent, comme les précédents, dans la couche optique où ils se perdent.

Structure microscopique. — Au point de vue de sa structure, la glande pinéale nous présente à considérer une enveloppe conjonctive et vasculaire dépendant de la pie-mère et une masse propre. De la face profonde de l'enveloppe conjonctive partent une série de cloisons qui divisent la glande en un grand nombre de petites loges, rondes ou ovales sur les coupes, et communiquant plus ou moins largement les unes avec les autres.

Dans ces loges se trouvent des amas de cellules à prolongements fins qui ont reçu des histologistes les interprétations les plus diverses. Les recherches les plus récentes (Cionini, *Rivista sperimentale di Freniatria*, 1886) montrent que ces cellules sont de véritables cellules de la névroglie, c'est-à-dire appartiennent au tissu de soutien des centres nerveux. Contrairement aux vues des anciens auteurs, il n'existe dans la glande pinéale ni fibres, ni cellules nerveuses qui lui soient propres (Cionini): les quelques fibres nerveuses que l'on a pu y déceler doivent être rapportées aux vaisseaux.

On trouve enfin dans les loges précitées de la glande pinéale, non seulement chez les vieillards, mais encore chez les adultes et même chez les enfants, des concrétions de carbonate de chaux et de phosphate de magnésie. Ces concrétions, de volume fort variable, sont formées de couches concentriques et présentent une surface irrégulièrement mamelonnée (sable du cerveau).

L'absence de véritables éléments nerveux et aussi l'apparition de concrétions calcaires dans le tissu propre de la glande pinéale nous indiquent nettement que cet organe est un organe dégénéré, un organe à fonctions rudimentaires ou même nulles.

Signification anatomique. — La glande pinéale est restée pendant longtemps un organe énigmatique. Sans nous arrêter à l'idée étrange de Descartes qui en avait fait le siège de l'âme, et à l'hypothèse non moins fantaisiste de Magendie qui en avait fait une espèce de tampon destiné à interrompre la communication entre le ventricule moyen et l'aqueduc de Sylvius et à régler ainsi la circulation du liquide intra-ventriculaire, nous voyons la glande pinéale comparée tour à tour à un ganglion nerveux, à une glande vasculaire sanguine, à un ganglion lymphatique. L'histologie qui paraît avoir servi de base à chacune de ces déterminations ne leur est nullement favorable. Elle nous montre en effet, dans la glande pinéale, comme nous venons de le voir, une dégradation structurale incompatible avec une fonction réellement active, quelle que soit cette fonction.

Dans ces dernières années, on a eu recours, enfin, à la seule méthode qui pût jeter de la lumière sur une question jusque-là si obscure. On s'est adressé à l'anatomie comparée, et l'anatomie comparée, toujours féconde dans ses enseignements, est venue la résoudre d'une façon aussi nette qu'inattendue.

Chez quelques groupes de vertébrés inférieurs, notamment chez les lacer-tiens, nous voyons l'épiphyse se développer en une longue tige, laquelle se dirige en haut et en avant, sort du crâne par un trou percé dans les pariétaux et se termine au-dessous de l'épiderme par un renflement vésiculaire légèrement aplati sur sa face libre ou face terminale (fig. 753). Or, l'exa-men histologique nous révèle dans cette vésicule sous-épidermique tous les éléments essentiels d'un œil (œil pinéal) : 1° en avant, un cristallin (fig. 754); 2° en arrière du cristallin, une cavité centrale remplie de liquide, homologue du corps vitré des mammifères supérieurs; 3° tout autour de cette cavité, une rétine avec des bâtonnets; et enfin, 4° autour de cette rétine, des traînées de

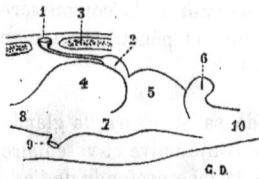

Fig. 753.

Encéphale de la *Lacerta agi-lis*, vu de profil (PEYTOU-REAU).

1, vésicule optique. — 2, épiphyse. — 3, pariétaux. — 4, hémisphères cérébraux. — 5, lobe optique. — 6, cervelet. — 7, infundibulum. — 8, lobe olfactif. — 9, nerf optique. — 10, moelle.

pigment représentant les rudiments d'une choroïde. L'histologie nous révèle, d'autre part, dans le pédicule non interrompu qui relie l'œil pinéal à l'encéphale, tous les éléments d'un nerf, le *nerf pinéal*.

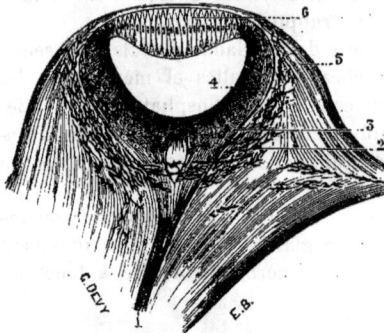

Fig. 754.

Œil pinéal de la *Lacerta ocellata*.

1, nerf pinéal. — 2, cellules pigmentaires (choroïde). — 3, couches de cellules à gros noyaux. — 4, rétine. — 5, dure-mère. — 6, cristallin.

L'épiphyse de l'homme et des vertébrés supérieurs, improprement appelée glande pinéale, est donc au point de vue mor-phologique le représentant consi-dérablement atrophié de l'œil pinéal des lacertiens. Il rentre ainsi dans le groupe des organes rudimentaires et il en a toute la signification. Il y a loin, comme on le voit, de cette interpré-tation éminemment scientifique aux hypothèses, aujourd'hui ri-dicules, de DESCARTES et de MA-GENDIE !

Consultez, au sujet de l'œil pinéal: SPENCER, *The parietal eye of Hatteria*, Nature, 1886 et Quarterly journal of microsc. Sc., London, 1886 ; JULIN, *De la signif. morph. de l'épiphyse des vertébrés*, Bull. Sc. du Nord, 1887 ; PEYTOUREAU, *La glande pinéale et le troisième œil des vertébrés*, Th. Bordeaux, 1887 ; M. DUVAL, Leçons faites sur ce sujet à l'école d'Anthro-pologie et publiées dans le *Journal de Micrographie* de 1888.

§ I. — NOYAUX CENTRAUX DES HÉMISPHÈRES

Les hémisphères cérébraux ont été comparés très ingénieusement par GRATIOLET à deux bourses de substance grise, ouvertes seulement à leur partie inférieure et interne. C'est par cette ouverture, appelée *hile*, que s'engage le pédoncule cérébral, amenant au cerveau les fibres nerveuses de la moelle, du bulbe, du cervelet et de l'isthme.

De ces fibres, les unes, *fibres directes*, se portent directement vers la substance grise de l'écorce; les autres, *fibres ganglionnaires*, se jettent préalablement dans des noyaux ou ganglions de substance grise qui sont situés au voisinage du hile, sur le trajet même du pédoncule. Ces masses

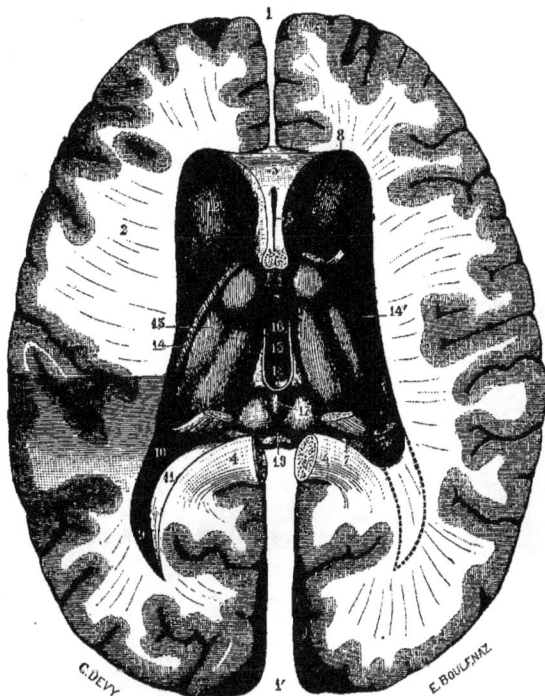

Fig. 755.

Les noyaux opto-striés, vus par leur face supérieure.

(Cette figure représente la préparation de la figure 748, dans laquelle on a enlevé le trigone cérébral et la toile choroïdienne ; en outre, on a pratiqué sur la partie postérieure de l'hémisphère gauche une nouvelle coupe horizontale pour mettre à découvert le prolongement occipital du ventricule latéral.)
1, 1', extrémités antérieure et postérieure de la scissure interhémisphérique. — 2, centre ovale de Vieussens. — 3, genou du corps calleux. — 4, 4', son bourrelet sectionné sur la ligne médiane. — 5, septum lucidum et sa cavité centrale. — 6, piliers antérieurs du trigone. — 7, ses piliers postérieurs devenant les corps bordants. — 8, prolongement antérieur ou frontal du ventricule latéral. — 9, son prolongement postérieur ou occipital. — 10, carrefour ventriculaire. — 11, ergot de Moraud. — 12, noyau caudé. — 13, couche optique. — 14, sillon opto-strié ; 14', veine du corps strié. — 15, ventricule moyen. — 16, commissure grise. — 17, glande pinéale. — 18, commissure blanche postérieure. — 19, tubercules quadrijumeaux.

grises, qui jouent à l'égard de ces dernières fibres, le rôle de noyaux d'interruption, sont désignées sous le nom collectif de *noyaux centraux des hémisphères*.

Les deux principaux sont la *couche optique* et le *corps strié*. — Un faisceau de fibres blanches, constitué en grande partie par le pédoncule lui-même, la *capsule interne*, divise le corps strié en deux portions : l'une faisant saillie

33*

dans le ventricule latéral, *portion intra-ventriculaire* ou *noyau caudé*; l'autre, située en dehors du ventricule, *portion extra-ventriculaire* ou *noyau lenticulaire*. — A la couche optique et aux deux noyaux du corps strié, il convient d'ajouter deux autres formations de substance grise, l'*avant-mur* et le *noyau amygdalien*.

Nous décrirons donc successivement : 1° la couche optique ou thalamus; 2° le noyau caudé; 3° le noyau lenticulaire, 4° l'avant-mur; 5° le noyau amygdalien.

1° Couche optique ou thalamus. — Les deux couches optiques sont deux noyaux volumineux de substance grise, situés de chaque côté du ventricule moyen, sur le trajet des pédoncules cérébraux dont elles occupent le côté supérieur et interne. Chacune d'elles affecte la forme d'un ovoïde dont la grosse extrémité regarderait en arrière et dont le grand axe se dirigerait obliquement d'arrière en avant et de dehors en dedans. Leur lóngueur mesure de 35 à 40 millimètres; leur largeur de 18 à 22; leur hauteur de 20 à 25.

Description morphologique. — Nous pouvons considérer à chacune des couches optiques quatre faces et deux extrémités :

a. La *face supérieure*, convexe; nous présente tout d'abord un sillon longitudinal, plus ou moins marqué suivant les

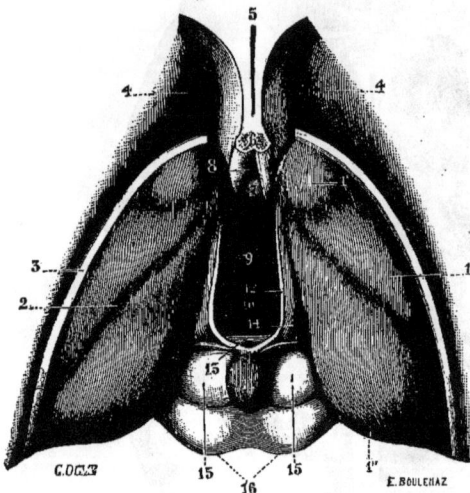

Fig. 756.

Les deux couches optiques, vues par leur face supérieure.

1, couche optique, avec 1', son tubercule antérieur, 1'', son tubercule postérieur ou *pulvinar*. — 2, sillon des plexus choroïdes. — 3, sillon opto-strié. — 4, tête du noyau caudé. — 5, septum lucidum et sa cavité centrale. — 6, piliers antérieurs du trigone. — 7, commissure blanche antérieure. — 8, vulve. — 9, commissure grise. — 10, troisième ventricule. — 11, glande pinéale. — 12, ses pédoncules antérieurs ou *habenæ*. — 13, commissure blanche postérieure. — 14, triangle de l'habenula. — 15, tubercules quadrijumeaux antérieurs (*testes*). — 16, tubercules quadrijumeaux postérieurs (*nates*).

sujets : c'est le *sillon choroïdien*, ainsi appelé parce qu'il répond aux plexus choroïdes. Ce sillon, oblique d'arrière en avant et de dehors en dedans, divise notre face supérieure en deux parties : une partie externe, qui contribue à former le plancher du ventricule latéral et qui naturellement est tapissée par l'épendyme; une partie interne, qui est située en dehors du ventricule et sur laquelle reposent la toile choroïdienne et le trigone.

La face supérieure de la couche optique nous présente encore : 1°, en avant, tout près du trou de Mónro, une saillie mamelonnée, toujours très marquée; c'est le *tubercule antérieur* de la couche optique (*corpus album subrotundum* de VIEUSSENS); 2° en arrière, une nouvelle saillie, généralement plus volumineuse que la précédente; c'est le *tubercule postérieur* de la couche optique ou *pulvinar;* 3° sur la partie de la couche optique qui répond à la glande pinéale, entre le pédoncule antérieur de cette glande et le pulvinar, un petit espace déprimé et de forme triangulaire : c'est le *triangle de l'habenula,* ainsi appelé du mot *habena* (rène), qui est le nom latin du pédoncule antérieur de la glande pinéale, tout voisin du triangle en question.

b. La *face inférieure* repose sur le pédoncule cérébral et plus spécialement sur l'étage supérieur de ce pédoncule ou calotte. Elle forme avec le pédoncule cérébral, ainsi que nous l'avons déjà vu, la plus grande partie de la voûte de la portion sphénoïdale du ventricule latéral.

c. La *face interne* se fusionne, en arrière, avec cette portion de l'isthme qui répond aux tubercules quadrijumeaux. En avant, elle devient libre et contribue alors à former la paroi latérale du ventricule moyen. Elle est limitée en bas par le sillon de Monro (p. 501), en haut par le pédoncule antérieur de la glande pinéale. C'est de cette face, on s'en souvient, que se détache la *commissure grise* (p. 506), qui unit l'une à l'autre les deux couches optiques.

La face interne de la couche optique est tapissée par l'épendyme, lequel est doublé, à ce niveau, par une mince couche de substance grise dépendant de la substance grise intra-ventriculaire.

d. La *face externe* répond successivement au noyau caudé, au tænia semicircularis (p. 492) et à la capsule interne.

e. L'*extrémité antérieure* se loge en grande partie dans la concavité que lui offre la tête du noyau caudé. Elle est contournée de haut en bas par les piliers antérieurs du trigone, qui se portent vers les tubercules mamillaires. Elle est, en outre, croisée transversalement par la commissure blanche antérieure qui se rend de l'un à l'autre des deux noyaux caudés.

f. L'*extrémité postérieure*, plus volumineuse que l'antérieure, regarde en arrière et en dehors. Elle fait saillie dans le carrefour ventriculaire et se trouve croisée obliquement, comme nous l'avons déjà vu, par les plexus choroïdes et par les piliers postérieurs du trigone qui descendent dans la portion sphénoïdale du ventricule latéral.

Au niveau du point où l'extrémité postérieure de la couche optique se continue avec la face inférieure, on remarque deux saillies semi-ovoïdes, que l'on désigne sous le nom de *corps genouillés*. Ils se distinguent, d'après leur situation respective, en interne et externe. — 1° le *corps genouillé interne,* le plus petit des deux, est directement en rapport avec la partie latérale de l'isthme de l'encéphale. Par son côté antérieur, il donne naissance à la racine interne de la bandelette optique. De sa partie postérieure, se détache un petit cordon médullaire qui l'unit au tubercule quadrijumeau postérieur (*bras postérieur des tubercules quadrijumeaux*).— 2° Le *corps genouillé externe,* beaucoup plus volumineux que l'interne, est situé au-dessous du pulvinar. Comme le précédent, il donne naissance à deux prolongements : un prolongement antérieur, qui n'est autre que la racine externe de la bandelette optique ; un prolongement postérieur, qui l'unit au tubercule quadrijumeau antérieur (*bras antérieur des tubercules quadrijumeaux*).

Constitution anatomique. — Les couches optiques sont essentiellement constituées par de la substance grise, paraissant former au premier abord une masse compacte et homogène. M. LUYS, cependant, a cru devoir diviser cette masse en quatre noyaux ou centres, savoir : 1° un *centre antérieur* ou *olfactif,* qui recevrait les fibres du nerf olfactif par l'intermédiaire du tænia semi-circularis ; 2° un *centre moyen* ou *optique,* en rapport avec la réception des impressions visuelles ; 3° un *centre postérieur* ou *auditif,* en rapport avec les impressions auditives ; 4° un *centre médian* ou *sensitif,* situé en dehors du centre moyen, auquel viendraient aboutir toutes les impressions se rattachant à la sensibilité générale. Une pareille systémati-

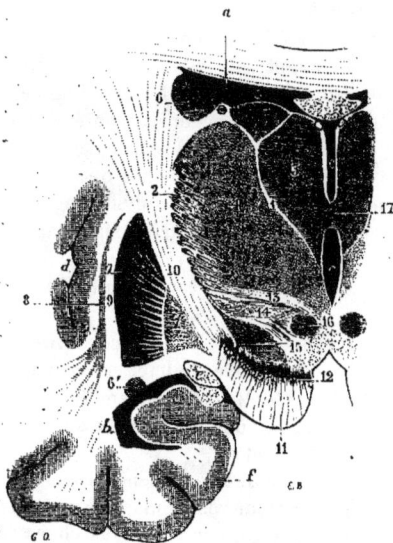

Fig. 757.

Coupe vertico-transversale des noyaux opto-striés passant par la commissure grise

a, portion frontale du ventricule latéral. — *b,* sa portion sphénoïdale. — *c,* ventricule moyen. — *d,* scissure de Sylvius. — *e,* bandelette optique. — *f,* circonvolution de l'hippocampe. — 1, lame médullaire interne de la couche optique. — 2, lame médullaire externe et couche grillagée.— 3, noyau interne de la couche optique. — 4, son noyau externe. — 5, son noyau supérieur. — 6, noyau caudé, avec 6', sa portion réfléchie. — 7, 7', noyau lenticulaire (*putamen* et *globus pallidus*). — 8, avant-mur. — 9, capsule externe. — 10, capsule interne. — 11, pied du pédoncule. — 12, locus niger. — 13, couche dorsale de la région sous-thalamique. — 14, zona incerta. — 15, corps de Luys. — 16, extrémité antérieure du noyau rouge de la calotte. — 17, commissure grise.

sation de la couche optique est malheureusement tout hypothétique, tant au point de vue anatomique qu'au point de vue physiologique. Il n'existe en effet, entre les divers centres précités, aucune ligne de démarcation visible à l'œil nu ou au microscope.

En réalité, voici ce que l'on constate quand on examine attentivement une coupe verticale et transversale passant par la partie antérieure de la couche optique (fig. 757). Tout d'abord, on voit sur la face supérieure une mince couche de substance blanche, connue sous le nom de *stratum zonale ;* c'est grâce à ce mince revêtement de substance blanche que la couche optique nous apparaît avec une coloration plus pâle que celle du noyau caudé. On constate ensuite la présence de deux lames de substance blanche, dirigées verticalement de la face supérieure à la face inférieure ; ces deux lames médullaires se distinguent en externe et interne :

a. La *lame médullaire externe* limite la couche optique en dehors. Du côté de la capsule interne, elle se confond avec elle sans ligne de démarcation aucune. Du côté de la couche optique, elle se résout en un système de tractus transversaux et obliques qui s'entre-croisent dans tous les sens et disparaissent graduellement dans la substance grise. L'ensemble de ces tractus blanchâtres diversement entre-croisés forme là, à la partie externe de la couche optique (fig. 757, 2), une zone d'un aspect tout spécial, connue sous le nom de *couche grillagée* ou *couche réticulée* (*gitter-schicht* des anatomistes allemands).

b. La *lame médullaire interne*, située en pleine couche optique, s'élève obliquement de la face inférieure à la face supérieure, en se contournant deux fois sur elle-même à la manière d'un *S* italique. Cette lame divise nettement la masse grise qui constitue la couche optique en deux noyaux, l'un externe, l'autre interne. Mais ce n'est pas tout : au moment où elle s'infléchit en dehors pour gagner la face supérieure de la couche optique, la lame médullaire interne laisse échapper en dedans un prolongement à peu près transversal, qui se dirige vers le ventricule moyen et qui isole ainsi la partie supérieure du noyau interne en un petit noyau spécial.

Au total, la couche optique se divise en trois noyaux : un *noyau interne*, qui répond au ventricule moyen ; un *noyau externe* qui répond à la capsule interne ; et, enfin, un *noyau antérieur* ou *supérieur*, qui répond au tubercule antérieur de la couche optique et qui s'enfonce à la manière d'un coin entre les deux précédents. C'est dans ce dernier noyau que vient se perdre le faisceau de Vicq d'Azyr ou portion ascendante des piliers antérieurs du trigone.

Connexions. — Considérée au point de vue de ses connexions, la couche optique est reliée par de nombreux faisceaux, d'une part au pédoncule cérébral, d'autre part à la substance grise de l'écorce.

Les fibres destinées au pédoncule, *fibres ganglio-pédonculaires*, sortent de la couche optique par ses faces inférieure et externe et s'engagent immédiatement après dans l'étage supérieur du pédoncule ou région de la calotte.

Les fibres destinées à l'écorce cérébrale, *fibres ganglio-corticales*, s'échappent également par la face inféro-externe et gagnent en rayonnant les différentes régions de l'écorce. La plupart d'entre elles se mêlent à la capsule interne et forment deux faisceaux principaux : un faisceau antérieur qui se jette dans le segment antérieur de la capsule et gagne ensuite le lobe frontal ; un faisceau postérieur, qui provient en grande partie du pulvinar, se mêle au segment postérieur de la capsule et va s'irradier dans le lobe occipital. Ces deux faisceaux sont désignés quelquefois sous les noms de *pédoncule antérieur* et le *pédoncule postérieur* de la couche optique.

La couche optique est encore reliée à l'écorce de la région sylvienne par un troisième faisceau qui constitue son *pédoncule inférieur :* ce dernier faisceau contribue à former une bandelette nerveuse spéciale, dont nous n'avons pas encore parlé, l'*anse pédonculaire* de Gratiolet. Nous décrirons tout à l'heure cette formation nerveuse ; nous devons auparavant indiquer en quelques mots quelle est la structure intime de la couche optique.

Structure microscopique. — La structure microscopique de la couche optique n'est pas encore nettement élucidée. Pour Huguenin, il n'existe dans ce volumineux noyau qu'une seule forme de cellules de 20 à 30 μ de longueur et de 8 à 10 μ de largeur, cellules généralement fusiformes dont le nombre et la disposition des prolongements sont inconnus. Meynert nous enseigne, à son tour, que les cellules de la couche optique, comme celles que l'on trouve dans le corps strié, ont une forme régulière et que leur grand axe est parallèle aux fibres.

Le travail récent de MARCHI (*Struttura dei corpi striati e talami ottici*, Rivista sper. di fren. 1887), exécuté sous la direction du professeur GOLGI, nous fournit des renseignements plus précis sur la structure de cette portion des centres nerveux. Cet histologiste a trouvé des cellules grandes et petites, à forme irrégulière variant du polyèdre au tétraèdre, non pas disposées en groupes isolés, mais dispersées irrégulièrement dans la substance nerveuse. Les grandes cellules dont le diamètre ne dépasse pas 60 μ et varie légèrement suivant les espèces animales, sont munies des deux ordres ordinaires de prolongements. Leurs prolongements protoplasmiques, au nombre de 4 à 6, sont plus gros, plus longs et plus rigides que les prolongements correspondants des cellules du corps strié. Quant au prolongement nerveux, il appartient au premier type indiqué par GOLGI (voy. p. 309) : il conserve par conséquent son individualité tout en donnant quelques rameaux latéraux et va constituer une fibre nerveuse.

Les prolongements nerveux, issus des éléments cellulaires indiqués précédemment, suivent différentes directions : les uns se portent d'abord vers la partie convexe de la couche optique qui fait saillie dans le ventricule latéral, puis se recourbent à angle droit en rasant cette surface; les autres prennent directement le chemin des pédoncules cérébraux; quelques-uns prennent la direction de la couronne rayonnante de Reil, mais l'auteur ne peut affirmer s'ils continuent dans cette direction ou bien s'ils rétrogradent.

MARCHI a étudié, en outre, la disposition de la névroglie et celle de l'épendyme. La disposition de la névroglie est semblable à celle que nous avons déjà indiquée (p. 306) pour cette substance, d'après GOLGI. Quant à l'épendyme, MARCHI décrit les cellules épendymaires coniques, serrées les unes contre les autres, émettant un prolongement profond qui, après un certain trajet, se ramifie; les ramifications ultimes arrivent dans le voisinage des vaisseaux et s'attachent par une large expansion à leur paroi : il fait remarquer que cette disposition rappelle celle de la névroglie. En tous cas, elle se rapproche de celle que nous avons déjà indiquée pour l'épendyme médullaire.

En ce qui concerne la structure des corps genouillés, le *corps genouillé externe* paraît formé de lamelles alternativement blanches et grises : dans ces dernières on trouve des cellules multipolaires volumineuses fortement pigmentées. Le *corps genouillé interne* contient surtout des cellules fusiformes probablement enclavées dans les fibres qui lui arrivent de la bandelette optique.

Anse pédonculaire ou substance innominée. — Si nous enlevons la bandelette optique à la base de l'encéphale (fig. 758), nous rencontrons immédiatement au-dessous d'elle, sur le point où le pédoncule cérébral va pénétrer dans l'hémisphère, un nouveau cordon transversal qui, comme la bandelette optique elle-même, se dirige d'un côté à l'autre du pédoncule cérébral. Ce nouveau cordon, entièrement dissimulé au-dessous de la bandelette optique, est l'*anse pédonculaire* de GRATIOLET, la *substance innominée* des anatomistes allemands.

La constitution anatomique de l'anse pédonculaire est fort complexe. MEYNERT lui décrit quatre couches distinctes et régulièrement étagées : il les désigne sous les noms de première, deuxième, troisième et quatrième couches, en allant de haut en bas, c'est-à-dire des régions profondes vers les régions superficielles. Ces quatre couches sont nettement indiquées sur la figure 759, qui représente une coupe vertico-transversale des noyaux opto-striés.

a. La *première couche*, connue sous le nom d'*anse lenticulaire*, est formée par un faisceau de fibres, qui proviennent des lames médullaires du noyau lenticulaire (voy. plus loin). Ces fibres, une fois dégagées de ce dernier noyau, cheminent transversalement de dehors en dedans jusqu'au côté interne du pédoncule. Là, elles s'infléchissent en bas et se jettent alors dans le pied du pédoncule, en se mêlant aux faisceaux qui cheminent sur son bord interne.

b. La *deuxième couche* est formée par un amas de cellules nerveuses, d'où émanent des fibres à direction primitivement transversale. Ces fibres se portent d'abord en dedans vers la substance grise intra-ventriculaire. Arrivées là, elles s'infléchissent en bas, comme les fibres de la couche précédente et descendent alors dans le pédoncule, non plus dans le région du pied, mais dans la calotte. Ces fibres constituent par leur ensemble le faisceau longitudinal de la calotte que nous avons décrit sous le nom de *bandelette longitudinale postérieure*. En conséquence, la deuxième couche de l'anse pédonculaire devient pour Meynert l'une des origines supérieures de cette bande-

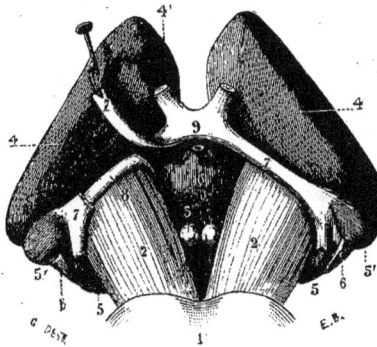

Fig. 758.

Anse pédonculaire, vue par sa face inférieure.

1, protubérance annulaire. — 2, pédoncules cérébraux. — 3, tubercules mamillaires. — 4, face inférieure du noyau lenticulaire, se fusionnant en 4', avec la tête du noyau caudé. — 5 et 5', corps genouillés interne et externe. — 6, bras antérieur des tubercules quadrijumeaux. — 7, bandelette optique, coupée et réclinée du côté droit pour laisser voir 8, l'anse pédonculaire. — 9, chiasma. — 10, tuber cinereum.

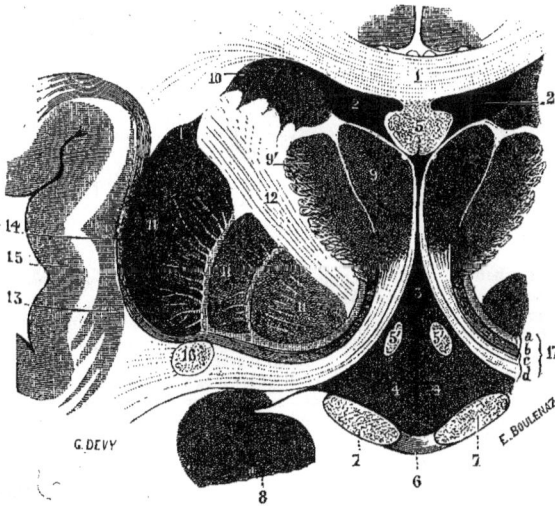

Fig. 759.

Coupe vertico-transversale des noyaux opto-striés, pour montrer le mode de constitution de l'anse pédonculaire.

1, corps calleux. — 2, ventricule latéral. — 3, ventricule moyen. — 4, substance grise intraventriculaire. — 5, trigone cérébral avec b', ses piliers antérieurs sectionnés transversalement. — 6, chiasma. — 7, bandelette optique. — 8, circonvolution de l'hippocampe et noyau amygdalien. — 9, 9', couche optique avec ses deux noyaux interne et externe. — 10, noyau caudé; 11, 11, 11, les trois segments du noyau lenticulaire. — 12, capsule interne. — 13, avant-mur. — 14, capsule externe. — 15, circonvolutions de l'insula. — 16, coupe de la commissure blanche antérieure. — 17, anse pédonculaire avec ses quatre couches : a, première couche (en bleu), ou anse lenticulaire; b, deuxième couche (en rouge) ; c, d, troisième et quatrième couches (en jaune), constituant le pédoncule inférieur de la couche optique.

lette. Nous devons ajouter, toutefois, que cette origine n'est pas la seule : la bandelette longitudinale postérieure reçoit, en effet, de la substance grise du tuber cinereum quelques fibres additionnelles parfaitement décrites par Schnophagen. Nous devons rappeler encore que, pour Meynert lui-même, un certain nombre de fibres de la bandelette longitudinale remonteraient jusqu'à l'écorce cérébrale.

c. Les *troisième* et *quatrième couches* sont primitivement formées par un seul et même faisceau que l'on désigne sous le nom de *pédoncule inférieur de la couche optique*. Les fibres qui constituent ce faisceau proviennent de l'écorce de la région sylvienne, principalement du lobe temporal. Elles croisent de dehors en dedans la face inférieure du pédoncule cérébral et arrivent ainsi à son côté interne. Là, elles se redressent en haut vers la couche optique et se divisent alors en deux plans, l'un externe, l'autre interne : le *plan externe* (*troisième couche* de l'anse pédonculaire) pénètre dans le noyau interne de la couche optique et se perd vraisemblablement dans la substance grise de ce noyau ; le *plan interne* (*quatrième couche* de l'anse pédonculaire) remonte le long de la face interne de la couche optique (fig. 760) et se confond, en atteignant sa face supérieure, avec le stratum zonale qui revêt cette dernière face ; ce faisceau, comme nous le montre la figure précitée passe en dehors du pilier antérieur du trigone et en dedans du faisceau de Vicq d'Azyr.

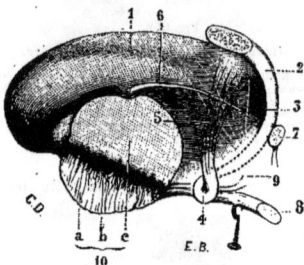

Fig. 760.

Face interne de la couche optique
pour montrer son pédoncule antérieur.

1, couche optique. — 2, pilier antérieur du trigone. — 3, trou de Monro. — 4, tubercule mamillaire. — 5, faisceau ascendant de Vicq d'Azyr. — 6, pédoncule antérieur de la glande pinéale. — 7, commissure antérieure. — 8, nerf optique sectionné et légèrement érigé en bas pour laisser voir : 9, le pédoncule inférieur de la couche optique (*en fauve*). — 10, coupe du pédoncule cérébral, avec ses trois couches : *a*, pied, *b*, locus niger, *c*, calotte.

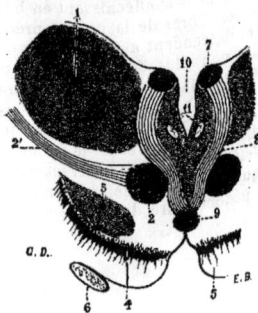

Fig. 761.

Coupe vertico-transversale de la couche optique au niveau du triangle de l'habenula, pour montrer le faisceau de Meynert.

1, couche optique. — 2, noyau rouge de la calotte, avec 2' ses faisceaux efférents. — 3, corps de Luys. — 4, locus niger. — 5, pied du pédoncule. — 6, bandelette optique. — 7, ganglion de l'habenula. — 8, faisceau descendant de Meynert. — 9, ganglion interpédonculaire. — 10, ventricule moyen. — 11, faisceau longitudinal, l'une des origines de la bandelette longitudinale postérieure.

Triangle de l'habenula. — Le triangle de l'habenula, dont nous avons décrit plus haut la situation et les limites, est occupé par un petit amas de substance grise, connu sous le nom de *ganglion de l'habenula*. De ce ganglion de l'habenula part un faisceau de fibres qui se portent en bas vers la base de l'encéphale. Le mode de terminaison de ce faisceau n'est pas encore nettement élucidé : pour Meynert, il se jetterait dans la région de la calotte ; pour Gudden et Forel, au contraire, il descendrait jusque dans l'espace interpédonculaire et se terminerait là, après s'être entre-croisé sur la ligne médiane avec celui du côté opposé, dans un amas de substance grise plus ou moins bien délimité, le *ganglion interpédonculaire* (fig. 761, 7).

2° Noyau caudé. — Le *noyau caudé* ou *noyau intra-ventriculaire* du corps strié fait saillie dans la portion frontale du ventricule latéral et il suffit, pour le mettre à découvert, de faire la coupe de Vieussens et d'enlever la portion antérieure du corps calleux (fig. 748).

Description morphologique. — Il nous apparaît alors sous la forme d'une virgule (**9**) dont la grosse extrémité ou tête est dirigée en avant et en dedans, la petite extrémité ou queue en arrière et en dehors. Sa longueur mesure de

65 à 70 millimètres. Il est aplati de haut en bas et beaucoup plus épais à sa partie antérieure qu'à sa partie postérieure. On lui considère deux *faces* deux *bords* et deux *extrémités* :

a. La *face supérieure*, convexe, contribue à former le plancher de la portion frontale du ventricule latéral ; elle présente une coloration gris rougeâtre.

b. La *face inférieure*, concave dans le sens antéro-postérieur, répond dans toute son étendue à la capsule interne, qui la sépare du noyau lenticulaire.

c. Le *bord externe*, à peu près rectiligne, limite en dehors la cavité ventriculaire et répond au corps calleux, au moment où ce dernier, perdant son individualité anatomique, se confond avec le centre ovale.

d. Le *bord interne*, fortement concave, embrasse la couche optique, dont il est séparé cependant par le sillon opto-strié (p. 492) et par les trois éléments anatomiques que renferme ce sillon : la lame cornée, la veine du corps strié et le tænia semi-circularis.

e. L'*extrémité antérieure* ou *tête*, régulièrement arrondie, repose à la fois sur la masse blanche du lobe frontal et sur la substance grise de l'espace perforé avec laquelle elle se continue. Elle s'étend jusqu'à l'extrême limite du ventricule latéral, et se trouve contournée à ce niveau, par le genou du corps calleux. La tête du noyau caudé est très rapprochée de la ligne médiane, très rapprochée par conséquent de celle du côté opposé : elle n'en est séparée que par le septum lucidum et par la mince couche de substance grise qui est située au-dessous du septum.

f. L'*extrémité postérieure* ou *queue* s'effile graduellement en gagnant la région du carrefour ventriculaire (p. 726, 6'). Arrivée là, elle s'infléchit en bas et en avant et descend alors dans la portion sphénoïdale du ventricule en contournant le pédoncule cérébral. La queue du noyau caudé prend part à la constitution de la voûte de cette portion du ventricule, entre le tænia qui est en dedans et le tapetum qui est en dehors ; on peut la suivre, dans la plupart des cas, jusqu'à l'extrémité même de la cavité ventriculaire.

Constitution anatomique et connexions. — Étudié sur des coupes, soit verticales, soit horizontales, le noyau caudé nous présente une coloration grise uniforme, indice manifeste d'une structure présentant sur tous les points de la masse des caractères identiques.

Au point de vue de ses connexions, il est relié à la fois au pédoncule cérébral par des fibres descendantes, et, par des fibres ascendantes, à la substance grise de l'écorce.

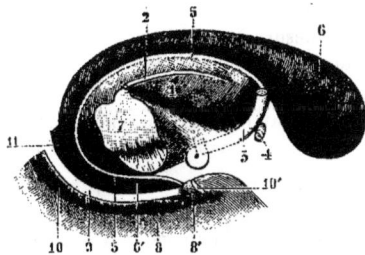

Fig. 762.

Le noyau caudé, vu par son côté interne.

1, couche optique. — 2, habena. — 3, pilier antérieur du trigone. — 4, commissure blanche antérieure. — 5, 5, tænia semi-circularis. — 6, noyau caudé, avec 6' sa portion réfléchie. — 7, coupe du pédoncule cérébral. — 8, circonvolution de l'hippocampe, avec 8', son crochet. — 9, corps bordant. — 10, corps godronné, avec 10' bandelette de Giacomini. — 11, prolongement sphénoïdal du ventricule latéral.

Structure microscopique. — D'après Marchi (*loc. cit.*) qui a étudié la structure du noyau caudé par la méthode de Golgi, les cellules que l'on rencontre dans le noyau caudé sont de formes très variées, globuleuses, fusiformes ou tétraédriques. Leurs dimensions varient de 20 à 40 μ. Elles possèdent un noyau et un nucléole. Leur protoplasma est granuleux et pigmenté surtout chez les individus adultes. Elles émettent des prolongements protoplasmiques au nombre de 4 à 8, et un seul prolongement nerveux. On trouve dans le noyau caudé des cellules émettant un prolongement nerveux conservant son individualité, cellules du premier type de Golgi, et des cellules émettant un prolongement nerveux complètement ramifié ou cellules du deuxième type de Golgi. Il est à remarquer que ces dernières sont beaucoup plus nombreuses que les premières, ce qui donne un résultat contraire à l'idée que l'on se faisait sur la nature des cellules nerveuses du noyau caudé et sur leur rôle physiologique. On sait, en effet, que le noyau caudé est regardé actuellement comme servant surtout à l'exercice des fonctions motrices ; or, si l'on se rappelle que pour Golgi les cellules à prolongement nerveux ramifié se rattachent aux fonctions sensitives, on voit que le noyau caudé devrait surtout servir à la sensibilité : c'est, du reste, un fait que Marchi fait ressortir dans son travail.

Quoi qu'il en soit, la direction affectée par ces prolongements nerveux est encore peu connue : dans le noyau caudé, cependant, les uns se portent par un long trajet vers la surface ventriculaire pour rétrograder et gagner la capsule interne ; d'autres se dirigent vers la tête ou vers la queue du même noyau (Marchi).

3° Noyau lenticulaire. — Le *noyau lenticulaire* ou *noyau extra-ventriculaire* du corps strié, est un amas de substance grise situé au-dessous et en dehors du précédent. Comme lui, il est allongé d'avant en arrière et plus volumineux à son extrémité antérieure qu'à son extrémité postérieure.

Il mesure 5 centimètres de longueur, 2 centimètres de moins que le noyau caudé, qui le déborde à la fois à sa partie antérieure et à sa partie postérieure.

Le noyau lenticulaire répond assez exactement par sa situation et ses dimensions antéro-postérieures au lobe de l'insula.

Description morphologique. — Examiné sur des coupes vertico-transversales passant par sa partie moyenne (fig. 763), le noyau lenticulaire nous apparaît sous la forme d'un triangle à base externe, à sommet dirigé en bas et en dedans. Nous pouvons donc lui considérer trois *faces* et deux *extrémités* :

a. La *face inférieure*, horizontale, repose dans la plus grande partie de son étendue sur le centre ovale du lobe temporo-occipital. Tout à fait en avant, il s'unit, comme le noyau caudé, avec la substance grise de l'espace perforé antérieur. — La *face interne* ou mieux *supéro-interne* répond à la capsule interne dans toute son étendue. — La *face externe*, légèrement convexe en dehors, est entourée par une lame de substance blanche, qui a reçu le nom de *capsule externe* et qui la sépare de l'avant-mur. La capsule externe n'est reliée au noyau lenticulaire par aucun élément anatomique ; elle lui est tout simplement accolée et s'en sépare assez facilement par la dissection. Pour cette raison tout anatomique, on voit assez fréquemment, dans les hémorrhagies de cette région, le sang se collecter entre la capsule externe et le noyau lenticulaire, comme s'il existait à ce niveau une véritable cavité. La capsule

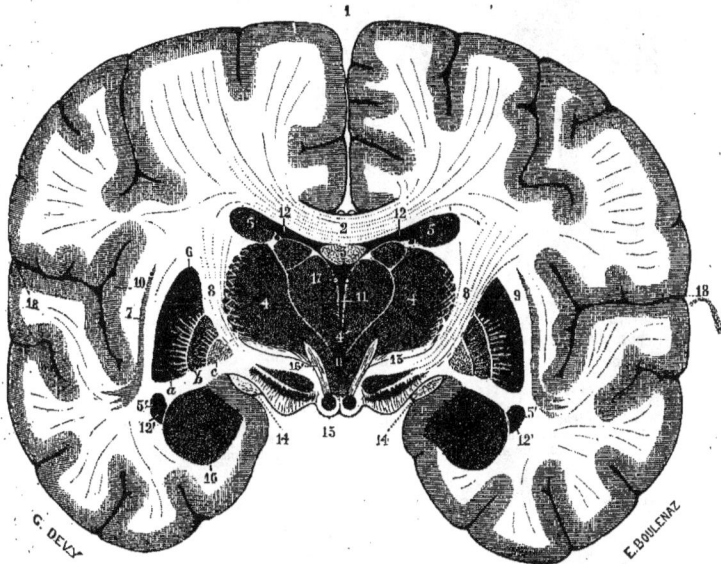

Fig. 763.

Coupe vertico-transversale ou frontale du cerveau passant par les tubercules mamillaires.

1, grande scissure hémisphérique. — 2, corps calleux. — 3, trigone. — 4, couche optique, avec 4' commissure grise. — 5, 5', noyau caudé. — 6, noyau lenticulaire avec a, b, c, ses trois segments externe, moyen et interne. — 7, avant-mur. — 8, 8, capsule interne. — 9, capsule externe. — 10, lobe de l'insula. — 11, ventricule moyen. — 12, ventricule latéral, avec 12', son prolongement sphénoïdal. — 13, région sous-optique. — 14, bandelette optique. — 15, tubercule mamillaire, avec 15' le faisceau ascendant de Vicq d'Azyr. — 16, noyau amygdalien. — 17, pédoncules antérieurs de la glande pinéale. — 18, 18, scissure de Sylvius.

externe est constituée par des faisceaux de fibres, qui proviennent des circonvolutions cérébrales et contournent les faces externe et inférieure du noyau lenticulaire pour aboutir à la couche optique.

b. L'*extrémité postérieure*, très amincie, ne dépasse pas, sur l'axe antéropostérieur du cerveau, le point correspondant à la circonvolution postérieure de l'insula. On voit nettement sur des coupes vertico-transversales que cette extrémité postérieure, au lieu de rester compacte, se dissocie en un certain nombre de prolongements longitudinaux, régulièrement superposés dans le sens vertical (fig. 740, 13). Ces prolongements s'effilent progressivement et se terminent en pointe dans le centre ovale. — L'*extrémité antérieure*, irrégulièrement arrondie, se fusionne graduellement avec l'extrémité correspondante du noyau caudé.

Pour se rendre un compte exact des rapports respectifs des deux noyaux du corps strié, il importe d'examiner méthodiquement une série régulière de coupes vertico-transversales, portant sur les différents points de cet organe :

si nous examinons ces coupes en allant d'arrière en avant, nous voyons tout

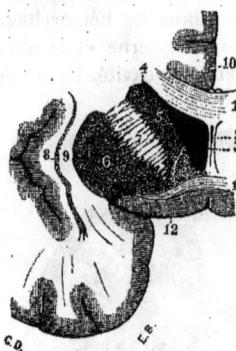

Fig. 764.

Coupe vertico-transversale de l'hémisphère gauche, passant par la commissure antérieure.

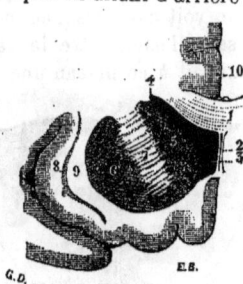

Fig. 765.

Coupe vertico-transversale du même hémisphère, passant à 15 millimètres en avant de la précédente.

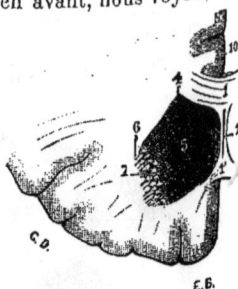

Fig. 766.

Coupe vertico-transversale du même hémisphère, passant à 15 millimètres en avant de la précédente.

1, corps calleux, avec 1', son bec. — 2, septum lucidum et sa cavité centrale. — 3, extrémité antérieure du ventricule latéral. — 4, son bord externe. — 5, noyau caudé. — 6, noyau lenticulaire. — 7, capsule interne : on voit, dans la figure 766, les faisceaux les plus antérieurs de cette capsule s'appliquer contre le côté externe du noyau caudé; quelques-uns sont même emprisonnés dans la substance propre de ce noyau. — 8, avant-mur. — 9, capsule externe. — 10, circonvolution du corps calleux. — 11, commissure blanche antérieure. — 12, espace perforé antérieur.

d'abord les deux noyaux caudé et lenticulaire complètement isolés l'un de l'autre par la capsule interne. Plus loin, un peu en avant de leur partie moyenne, nous voyons les deux noyaux se fusionner par leur partie inférieure, et diriger en même temps l'un vers l'autre une série de prolongements triangulaires qui donnent à leurs bords un aspect dentelé. Plus loin encore, ces dentelures s'unissent par leur pointe aux dentelures opposées, constituant ainsi de véritables traînées anastomotiques entre le noyau lenticulaire et le noyau caudé. Ces traînées de substance grise traversent la capsule interne qui se trouve nécessairement fragmentée, à ce niveau, en une série de faisceaux superposés, plus ou moins volumineux. Si nous examinons des coupes plus antérieures encore, nous voyons le noyau lenticulaire s'atténuer graduellement en hauteur et en largeur et finalement disparaître d'une façon complète : les faisceaux capsulaires se trouvent alors appliqués sur le côté externe du noyau caudé (fig. 766, 7), qui reste seul et qui persiste quelque temps encore.

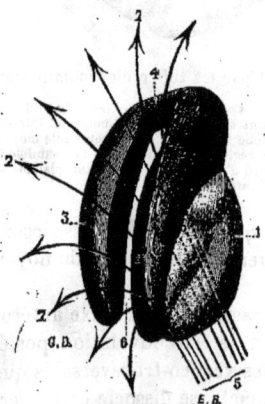

Fig. 767.

Figure schématique représentant les noyaux opto-striés et la capsule interne du côté gauche.

1, couche optique, vue par sa face supérieure. — 2, noyau caudé. — 2', sa queue, avec 2'', sa portion réfléchie. — 3, noyau lenticulaire. — 4, sa fusion avec la tête du noyau caudé. — 5, pédoncule cérébral. — 6, capsule interne. — 7, 7, 7, ses irradiations dans le centre ovale.

Les notions acquises dans cet examen nous

autorisent à considérer le corps strié, dans son ensemble, comme ayant la forme d'un fer à cheval ou d'un U majuscule dont la concavité serait tournée en arrière : sa branche inférieure représenterait le noyau lenticulaire ; sa branche supérieure, le noyau caudé; sa portion moyenne, dirigée en avant, répondrait à l'union des deux noyaux ; entre ses deux branches, enfin, s'engageraient les faisceaux de la capsule interne (fig. 767).

Constitution anatomique et connexions. — Le noyau lenticulaire est loin d'être homogène, comme son congénère, le noyau caudé. On constate, tout d'abord, la présence, dans son intérieur, de deux lames de substance blanche à direction verticale (*lames médullaires* interne et externe), divisant la masse grise en trois segments : un *segment externe*, un *segment moyen* et un *segment interne*. — Ces trois segments, nettement délimités par les lames en question, se distinguent encore les uns des autres par leur coloration, qui est relativement foncée pour le segment externe, plus pâle pour le segment moyen et plus claire encore pour le segment interne. — Le segment externe a reçu de BURDACH le nom de *putamen;* les deux autres segments ensemble, celui de *globus pallidus.*

Les différences de coloration des trois segments constitutifs du noyau lenticulaire ont pour origine la présence de tractus blanchâtres, à direction transversale, qui rayonnent du sommet vers la base et dont le nombre diminue au fur et à mesure qu'on s'éloigne du sommet. Les fibres nerveuses qui forment ces tractus proviennent de la capsule interne et, se portant transversalement en dehors, elles viennent se terminer pour la plupart dans les cellules même du noyau lenticulaire. Les autres pénètrent dans les lames médullaires qui séparent les trois segments entre eux et, se redressant alors pour devenir verticales et ascendantes comme les lames elles-mêmes, elles sortent du noyau lenticulaire et gagnent l'écorce cérébrale.

Structure microscopique. — Au point de vue histologique, le noyau lenticulaire possède les mêmes éléments que le noyau caudé : seulement, les cellules du second type de GOLGI y sont proportionnellement moins abondantes que dans le noyau caudé. De plus, les prolongements nerveux s'y font remarquer par une irrégularité plus grande de leur trajet.

4° Avant-mur. — On désigne sous le nom d'*avant-mur* (*claustrum*) une mince lame de substance grise, placée de champ entre la face externe du noyau lenticulaire et le lobe de l'insula (fig. 757 et 763).

Légèrement convexe en dehors, cette lame est séparée du noyau lenticulaire par la capsule externe; elle est séparée, de même, des circonvolutions de l'insula par une deuxième bandelette de substance blanche qui n'a pas reçu de nom et qui se continue avec le centre ovale.

MEYNERT considère l'avant-mur, et cela avec raison, comme une dépendance, non pas des noyaux centraux, mais de la substance grise corticale. On voit, en effet, les deux extrémités antérieure et postérieure de cette formation grise se recourber en crochet et se fusionner peu à peu avec l'écorce des circonvolutions qui avoisinent la scissure de Sylvius.

Au point de vue histolologique, l'avant-mur se distingue par la grande abondance des cellules fusiformes qu'il contient. Ces cellules se disposent parallèlement à la surface de l'hémisphère et sont en tout semblables à celles qu'on rencontre dans la couche profonde de l'écorce. L'avant-mur n'est très probablement que cette partie profonde de la couche des cellules fusiformes de l'écorce cérébrale, qui a été ici, on ne sait trop pourquoi, isolée des parties plus superficielles par un large paquet de fibres blanches appartenant au système d'association.

5° **Noyau amygdalien**. — Le *noyau amygdalien* (*ganglion olfactif* de Luys) est un amas de substance grise, de la grosseur d'une amande, situé à la partie la plus inférieure du lobe sphénoïdal, un peu au-dessous de la tête du noyau lenticulaire. Il répond exactement à l'extrémité antérieure de la circonvolution de l'hippocampe (fig. 763, 16).

On le voit, d'ordinaire, repousser l'épendyme dans la portion sphénoïdale du ventricule et y faire une légère saillie, au-devant de la tête de la corne d'Ammon (fig. 736, a).

Le noyau amygdalien, comme l'avant-mur, prend contact avec la substance grise qui revêt la pointe du lobe temporo-occipital et se continue avec elle : il n'est vraisemblablement, lui aussi, qu'une dépendance de l'écorce. Toutefois, sa coloration rougeâtre, tranche assez nettement (Luys) sur celle de la substance corticale, pour que les deux formations puissent facilement être distinguées l'une de l'autre.

Considéré au point de vue de ses connexions, le noyau amygdalien paraît être l'aboutissant du *tænia semi-circularis* (p. 492). Pour certains anatomistes, notamment pour Luys, il recevrait encore à sa partie antérieure la racine blanche externe de la bandelette olfactive, d'où le nom de *ganglion olfactif*, qu'on lui donne dans quelques traités classiques. Ces dernières connexions qui feraient du noyau amygdalien un des éléments de l'appareil de l'olfaction, sont malheureusement tout hypothétiques.

J. — CAPSULE INTERNE ET RÉGION SOUS-THALAMIQUE

Description morphologique. — On donne, depuis Burdach, le nom de capsule interne à cette bandelette de substance blanche qui se trouve comprise entre le noyau lenticulaire d'une part, le noyau caudé et la couche optique d'autre part. On la voit nettement sur les coupes vertico-transversales (fig. 763, 8) suivre, entre les noyaux précités, un trajet oblique de bas en haut et de dedans en dehors.

À son extrémité inférieure, la capsule interne se continue avec le pédoncule cérébral qui lui fournit la plus grande partie de ses éléments. À son extrémité opposée, elle se confond avec la substance blanche du centre ovale. À ce niveau, les fibres qui la constituent, jusque-là enserrées dans l'étroit passage que leur ménagent les noyaux centraux, se déploient en un vaste éventail et divergent alors dans tous les sens pour se porter vers la substance corticale, où elles se terminent. C'est la *couronne rayonnante* de REIL, et nous pouvons la définir : l'ensemble des fibres de la capsule interne dégagées des noyaux centraux et rayonnant, en plein centre ovale, vers le manteau des hémisphères. On donne quelquefois le nom de *pied de la couronne rayonnante* à la partie toute supérieure de la capsule interne, au moment où elle se continue avec la couronne.

Pour prendre une idée exacte du mode de conformation et des rapports de la capsule interne, il convient de l'étudier sur une coupe horizontale (*coupe de Flechsig*) passant un peu au-dessus de la scissure de Sylvius [1]. On constate alors (fig. 768) que la lame en question, au lieu de s'étaler suivant un même plan, comme on pourrait le croire par la seule inspection de la coupe précédente, s'infléchit sur elle-même, de façon à se développer suivant deux plans différents et à former ainsi dans son ensemble un angle dièdre ouvert en dehors. Cet espace angulaire est comblé par le noyau lenticulaire qui s'avance vers la capsule à la manière d'un coin. Ainsi disposée, la capsule interne comprend deux segments : un *segment antérieur*, oblique en dehors et en avant; un *segment postérieur*, oblique en dehors et en arrière. Ces deux segments se rencontrent et se confondent en un point qui correspond au sommet de l'angle précité et que l'on appelle le *genou* de la capsule interne.

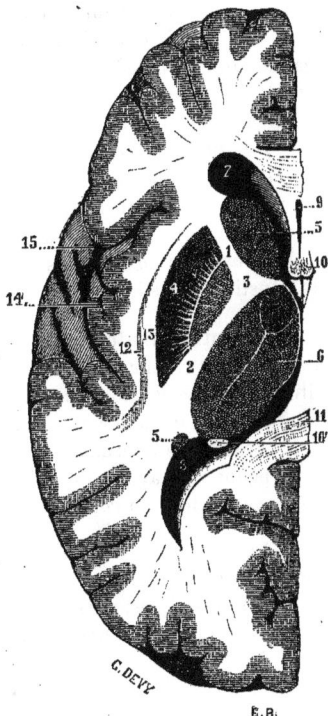

Fig. 768.
Coupe horizontale de Flechsig
(hémisphère gauche).

1, segment antérieur de la capsule interne. — 2, son segment postérieur. — 3, son genou. — 4, noyau lenticulaire. — 5, 5, noyau caudé. — 6, couche optique. — 7, prolongement antérieur du ventricule latéral. — 8, son prolongement postérieur ou occipital. — 9, septum lucidum et sa cavité centrale. — 10, piliers antérieurs et 10', pilier postérieur du trigone. — 11, corps calleux. — 12, avant-mur. — 13, capsule externe. — 14, lobe de l'insula. — 15, scissure de Sylvius.

[1] M. BRISSAUD a modifié légèrement la coupe de Flechsig. Tandis que cette dernière coupe est horizontale et se pratique de la face externe de l'hémisphère vers sa face interne, M. BRISSAUD propose de porter directement le couteau sur la face interne et de le diriger suivant un plan oblique en bas et en arrière, qui passerait à la fois par le milieu de la tête du noyau caudé et par le point de réunion du tiers supérieur de la couche optique avec ses deux tiers inférieurs. La décortication du cerveau étant susceptible de modifier les rapports qui existent normalement entre la scissure de Sylvius et les noyaux opto-striés, on risque avec le procédé de FLECHSIG, surtout quand il s'agit d'encéphales ramollis, de faire passer la section soit au-dessus, soit au-dessous du point qui est le plus favorable pour l'étude des lésions de la capsule interne. Avec le procédé de BRISSAUD, qui intéresse immédiatement la couche optique et le corps strié, on est toujours certain de tomber sur le point sus-indiqué, sur ce qu'on pourrait appeler la région utile.

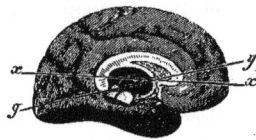

Fig. 769.
Face interne de l'hémisphère gauche.
x x, coupe de Flechsig. — *y y*, coupe de Brissaud.

Le segment antérieur, comme nous le montre nettement la coupe de Flech-sig, est compris entre le noyau lenticulaire qui est en dehors et le noyau caudé qui est en dedans : on l'appelle pour cette raison, la *portion lenticulo-striée* de la capsule interne (fig. 768, 1). Le segment postérieur, compris entre ce même noyau lenticulaire et la couche optique, devient la *portion lenticulo-optique* (fig, 768, 2); elle est plus étendue que la précédente. Quant au *genou* de la capsule interne, il répond exactement, sur la coupe de Flechsig, d'une part au sommet du noyau lenticulaire, d'autre part au sillon qui sépare la couche optique du noyau caudé (fig. 768, 3).

Voyons maintenant quels sont les éléments anatomiques qui entrent dans la constitution de la capsule interne.

Constitution anatomique. — La capsule interne se continuant en bas avec le pédoncule cérébral et recevant de ce dernier la plus grande partie de ses fibres, nous ne saurions mieux faire, pour nous fixer sur sa constitution ana-tomique, que d'étudier préalablement la manière dont se comporte le pédon-cule cérébral en abordant le hile de l'hémisphère.

Le pédoncule, avons-nous dit plus haut (p. 417), se compose de deux étages : l'étage supérieur ou *calotte* et l'étage inférieur ou *pied du pédoncule*.

1° *Terminaison de la calotte*. — La calotte à son tour, abstraction faite de la couche du ruban de Reil dont nous avons déjà indiqué le mode de terminaison, est formée de fibres longitudinales qui se groupent en deux faisceaux principaux : le faisceau commissural longitudinal, prove-nant de la moelle et disséminé ici dans la formation réticulaire; le faisceau pédonculaire qui n'est autre que le pédoncule cérébelleux supérieur. Ces deux faisceaux se terminent de la façon suivante :

a. Le *faisceau commissural*, arrivé à la partie inférieure de la couche optique, s'infléchit en haut et pénètre dans l'épaisseur de ce dernier organe; c'est aux fibres de ce faisceau que sont dues en grande partie les lames médullaires verticales et la couche grillagée que nous a présentées la couche optique.

b. Le *pédoncule cérébelleux supérieur*, à sa sortie du noyau rouge de la calotte (p. 418), s'infléchit en haut et en dehors, gagne la capsule interne et la couronne rayonnante et, finalement, vient aboutir à la substance grise des circonvolutions. On n'a pu arriver encore à déterminer d'une façon précise la région de l'écorce où il se termine : BECHTEREW, en se basant surtout sur des données d'ordre physiologique, incline à penser qu'il se jette dans les circonvolutions pariétales supérieures, au voisinage de la zone motrice.

Région sous-thalamique. — Au-dessous de la couche optique, la calotte pédonculaire, sensiblement amoindrie par la perte successive d'un grand nombre de ses faisceaux, forme une toute petite région appelée *région sous-thalamique* ou *sous-optique*. FOREL, qui a soigneusement étudié cette région (*Arch. f. Psychiatrie*, 1877), lui distingue trois couches qui se superposent de haut en bas dans l'ordre suivant : la couche dorsale, la zona incerta, le corps sous-thalamique ou corps de Luys.

a. La *couche dorsale* (fig. 770, 13) est directement appliquée contre la face inférieure de la couche optique. Elle renferme, comme éléments anatomiques des fibres longitudinales très fines qui se dirigent d'arrière en avant, mais dont la provenance est encore incertaine. Tandis que MEYNERT les considère comme une dépendance de la bandelette longitudinale postérieure, FOREL les rattache aux faisceaux efférents du noyau rouge de la calotte, au pédoncule cérébelleux supérieur par conséquent. Il me paraît naturel de considérer ces fibres comme appartenant au système du faisceau commissural longitudinal; qui, de la moelle, remonte à la couche optique. On les voit, en effet, pénétrer dans la couche optique en se confondant graduellement avec la lame médullaire externe et avec la couche grillagée.

b. La *zona incerta* de FOREL (14), située au-dessous de la couche dorsale, s'étend en travers depuis la substance grise intra-ventriculaire jusqu'au côté interne de la capsule interne. Elle est la continuation de la formation réticulaire de la calotte et elle est constituée, comme elle, par des fibres nerveuses diversement entre-croisées et par de la substance grise irrégulièrement éparse. En avant, la zona incerta se perd dans la substance innominée (p. 520).

c. Le *corps sous-thalamique* ou *corps de Luys*, du nom de l'anatomiste qui l'a découvert et décrit dès 1865, se présente en coupe sous la forme d'une lentille de coloration gris jaunâtre, disposée horizontalement au-dessous de la zona incerta (15). Il mesure de 10 à 12 millimètres de largeur, sur 3 ou 4 millimètres d'épaisseur. — De ses deux faces, la supérieure, convexe, répond à la zona incerta; l'inférieure, également convexe, est bordée par un liséré de substance noire qui n'est autre que l'extrémité antérieure du locus niger. — De ses deux extrémités, l'une, l'interne, regarde le ventricule moyen; l'autre, l'externe, arrive au contact de la capsule interne. Chacune d'elles laisse échapper un petit faisceau de fibres

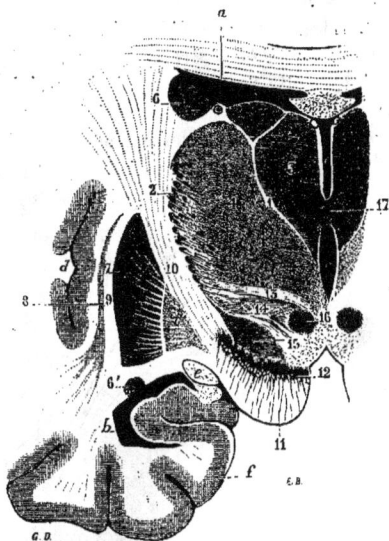

Fig. 770.

Coupe vertico-transversale de la couche optique pour montrer la région sous-thalamique.

a, portion frontale du ventricule latéral. — *b*, sa portion sphénoïdale. — *c*, ventricule moyen. — *d*. scissure de Sylvius. — *e*. bandelette optique. — *f*, circonvolution de l'hippocampe. — 1, lame médullaire interne de la couche optique. — 2, lame médullaire externe et couche grillagée. — 3, noyau interne de la couche optique. — 4, son noyau externe. — 5. son noyad supérieur. — 6, noyau caudé. avec 6' sa portion réfléchie. — 7, 7', noyau lenticulaire (*putamen* et *globus pallidus*). — 8, avant-mur. — 9, capsule externe. — 10, capsule interne. — 11, pied du pédoncule. — 12, locus niger. — 13, couche dorsale de la région sous-thalamique. — 14, zona incerta. — 15, corps de Luys. — 16, extrémité antérieure du noyau rouge de la calotte. — 17, commissure grise.

blanches dont les connexions ne sont pas encore nettement établies: les unes paraissent se rendre à la partie interne du noyau lenticulaire ou globus pallidus; les autres se dirigent en dedans vers la substance grise de la base du cerveau et forment, selon toutes probabilités, la *commissure de Meynert*, que nous décrirons plus tard à propos des origines réelles du nerf optique.

Quant à sa constitution anatomique, le corps de Luys est formé par un réticulum de névroglie très dense et très compact, emprisonnant dans ses mailles des amas de cellules nerveuses. Ces cellules sont petites, de forme nucléaire, et donnent naissance à un réticulum très fin, qui constitue avec celui des cellules voisines un réseau inextricable (Luys).

La signification anatomique du corps de Luys est encore fort obscure. Cette formation paraît appartenir exclusivement à l'ordre des primates. Chez le chien, chez le lapin, ainsi que chez d'autres mammifères, FOREL n'a rencontré à sa place que de simples traînées de cellules nerveuses à contours irréguliers et indécis.

2° Terminaison du pied du pédoncule. — Les fibres nerveuses qui entrent dans la constitution du pied du pédoncule pénètrent dans la capsule et se partagent, au point de vue de leur trajet ultérieur, en deux groupes:

34*

les unes, *fibres ganglionnaires*, se perdent dans les noyaux ou ganglions de la base; les autres, *fibres corticales* ou *directes*, passent entre ces noyaux sans s'y interrompre et viennent se terminer directement dans la substance corticale.

a. Les *fibres ganglionnaires* se portent exclusivement dans les deux noyaux du corps strié, le noyau caudé et le noyau lenticulaire; la couche optique qui présente des relations si intimes avec la calotte du pédoncule ne reçoit aucune fibre de la région du pied. — Les fibres destinées au noyau caudé pénètrent ce dernier par sa face inférieure. — Les fibres destinées au noyau lenticulaire abordent ce noyau par son sommet et rayonnent de là vers sa base. Ces fibres constituent les tractus transversaux que nous avons déjà

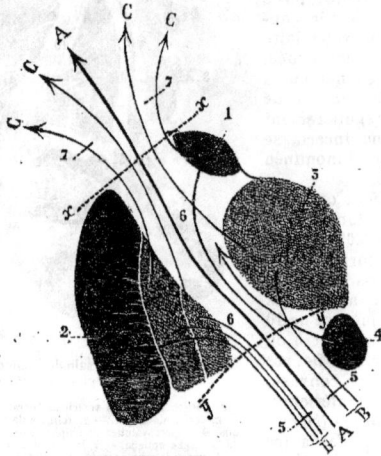

Fig. 771.

Schéma indiquant le mode de constitution de la capsule interne.

1, noyau caudé. — 2, noyau lenticulaire avec ses trois segments. — 3, couche optique. — 4, noyau rouge de la calotte. — 5, 5, pédoncule cérébral. — 6, 6, capsule interne. — 7, 7, couronne rayonnante. — A, fibres directes (*en noir*). — B, B, fibres ganglio-pédonculaires (*en bleu*). — C, C, C, C, fibres cortico-ganglionnaires (*en rouge*).

La ligne ponctuée *y, y,* indique la limite séparative du pédoncule et de la capsule interne; la ligne ponctuée *z z,* la limite séparative de la capsule interne et de la couronne rayonnante (*pied de la couronne rayonnante*).

décrits dans le noyau lenticulaire et c'est à l'inégale répartition de ces tractus blanchâtres qu'est due la différence de coloration de ses trois segments constitutifs : on conçoit facilement en effet que ces tractus, allant du sommet à la base et s'arrêtant en route après un trajet plus ou moins long, soient moins nombreux dans le segment moyen que dans le segment interne, moins nombreux encore dans le segment externe ou putamen que dans le segment moyen.

b. Les *fibres directes* ou *corticales*, longtemps hypothétiques ou même méconnues, ont une existence aujourd'hui certaine, basée à la fois sur les données de l'anatomie pathologique et sur l'expérimentation. Elles ne sont plus contestées, du reste, par personne et l'étude anatomique des dégénérescences

secondaires nous autorise à admettre que ces fibres occupent indistinctement toutes les régions de la capsule interne, le segment antérieur, le
genou et le segment postérieur.

Indépendamment des fibres que nous venons de décrire et qui émanent
du pédoncule, la capsule interne renferme encore des fibres qui relient
les trois noyaux centraux à la substance corticale. Ce nouveau système
de fibres capsulaires se décompose naturellement en trois groupes : fibres
émanant du noyau caudé, fibres émanant du noyau lenticulaire, fibres
émanant de la couche optique. — Les premières, ou *fibres cortico-striées*,
s'échappent du noyau caudé le long de son bord externe ; elles forment un
large éventail qui se confond immédiatement après son origine avec la
couronne rayonnante. — Les fibres *cortico-lenticulaires* émanent de la face
interne et du bord supérieur du noyau lenticulaire et occupent, après leur
sortie du noyau, le côté externe de la capsule. — Les fibres *cortico-optiques*
naissent de la face externe de la couche optique et plus particulièrement de
la partie la plus élevée de cette face. Abstraction faite du faisceau qui chemine transversalement au-dessous du noyau lenticulaire (*pédoncule inférieur
de la couche* optique), ces fibres cortico-optiques occupent le côté interne de
la capsule et forment, comme nous l'avons déjà vu (p. 519), deux faisceaux
principaux, le *pédoncule antérieur* et le *pédoncule postérieur*, qui se dirigent l'un vers le lobe frontal, l'autre vers le lobe occipital.

Au total, la capsule interne se compose de trois ordres de fibres, comprenant
chacun plusieurs groupes secondaires. Son mode de constitution anatomique est résumé dans le tableau suivant :

Fibres nerveuses contenues dans la capsule interne :

1° FIBRES CORTICO-PÉDONCULAIRES OU DIRECTES.	Allant du pédoncule à l'écorce.
2° FIBRES GANGLIO-PÉDONCULAIRES.	*a.* Allant de la couche optique à la calotte. *b.* Allant du noyau caudé au pied. *c.* Allant du noyau lenticulaire au pied.
3° FIBRES CORTICO-GANGLIONNAIRES. . . .	*a.* Allant de l'écorce au noyau caudé (*f. cortico-striées*). *b.* Allant de l'écorce au noyau lenticu-laire (*f. cortico-lenticulaires*). *c.* Allant de l'écorce à la couche op-tique (*f. cortico-optiques*).

A ces fibres, il convient d'ajouter, comme nous l'avons déjà vu, les fibres du
pédoncule cérébelleux supérieur et ce petit faisceau, encore peu connu, qui
a été décrit par MEYNERT entre la substance grise du locus niger et la couronne rayonnante.

Systématisation. — La capsule interne examinée soit sur des coupes verticales, soit sur des coupes transversales, nous présente partout une coloration
blanche parfaitement homogène : l'œil, armé ou non d'un microscope, est im-

34**

puissant à y découvrir des caractères distinctifs sur lesquels on puisse baser une division systématique quelconque de cette masse de substance blanche. Mais ici, comme pour les autres portions du névraxe, l'anatomie pathologique et le développement, l'une par l'étude des dégénérences secondaires, l'autre par le mode d'apparition de la myéline dans les faisceaux nerveux, viennent en aide au scalpel et au microscope et nous révèlent dans la lame nerveuse en question un certain nombre de départements distincts et parfaitement autonomes, tant au point de vue physiologique qu'au point de vue morbide.

La capsule interne est donc susceptible de systématisation et nous retrouvons dans sa masse les cinq faisceaux fondamentaux que renferme le pied du pédoncule et que nous avons déjà décrits à propos de ce dernier (p. 420) savoir : 1° le faisceau sensitif, 2° le faisceau pyramidal, 3° le faisceau géniculé, 4° le faisceau de l'aphasie, 5° le faisceau psychique.

Il nous reste à indiquer quelle est, dans la capsule interne, la situation respective de ces différents faisceaux (fig. 772) :

a. Le *faisceau sensitif*, qui longe le côté externe du pédoncule, occupe, dans la capsule interne, le tiers postérieur de son segment postérieur (*c*).

b. Le *faisceau pyramidal* ou *faisceau volontaire pour les membres* fait suite au précédent et occupe les deux tiers antérieurs de ce même segment (*d*).

c. Le *faisceau volontaire pour les muscles de la face et de la langue* occupe la région du genou d'où son nom de *faisceau géniculé*, que nous lui avons déjà donné au niveau du pédoncule (*c*).

d. Le *faisceau de l'aphasie*, conducteur de la parole et spécial à l'homme, qui seul de tous les animaux possède le langage articulé, occupe la partie postérieure du segment antérieur. Il est juxtaposé au côté antérieur du faisceau géniculé et n'existe vraisemblablement, comme la fonction à laquelle il se rapporte, que dans l'hémisphère gauche (*b*).

e. Le *faisceau psychique*, enfin, qui est situé sur le côté interne du pédoncule, comprend ici la plus grande partie du segment antérieur, toute la portion de ce segment qui n'est pas occupée par le faisceau de l'aphasie (*a*).

Ces cinq faisceaux, on le voit, conservent dans la capsule interne, les uns par rapport aux autres, la même situation que dans le pédoncule. En quittant

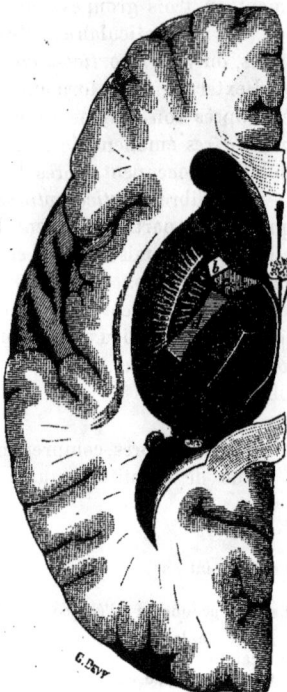

Fig. 772.

Systématisation de la capsule interne représentée sur une coupe horizontale de Flechsig.

a, faisceau psychique (*en violet*). — *b*, faisceau de l'aphasie (*en jaune*). — *c*, faisceau géniculé (*en vert*). — *d*, faisceau pyramidal (*en rouge*). — *e*, faisceau sensitif (*en bleu*). — (Pour les autres indications, se reporter à la figure 768.)

la capsule interne, ils passent dans la couronne rayonnante, à propos de laquelle nous les retrouverons. Nous aurons alors à les suivre, à travers le centre ovale, jusqu'à leur terminaison dans la substance grise de l'écorce.

K. — Substance blanche des hémisphères ou centre ovale

Les noyaux opto-striés et la capsule interne qui les traverse n'occupent qu'une partie relativement restreinte de la bourse hémisphérique. Le reste est occupé par une masse blanche dont l'ensemble constitue le *centre ovale*. Nous comprendrons donc sous le nom de centre ovale toute la masse de substance blanche qui forme le centre des hémisphères cérébraux et qui sépare les noyaux centraux des circonvolutions.

Le centre ovale est entièrement dépourvu de cellules nerveuses. Il est essentiellement constitué par des fibres à myéline; mais ces fibres diffèrent beaucoup les unes des autres, comme nous allons le voir, par leur direction, par leur provenance et par leur signification anatomique.

1° Agencement et signification anatomique des fibres du centre ovale. — Le centre ovale reçoit tout d'abord, sous le nom de *couronne rayonnante*, les fibres de la capsule interne. Mais ces faisceaux, de provenance capsulaire, ne représentent qu'une minime partie des fibres qui entrent dans la constitution de la masse blanche centrale. Les autres, jouant le rôle de commissures, sont destinées à relier l'un à l'autre les deux hémisphères cérébraux, ou, dans un même hémisphère, deux points de la substance corticale plus ou moins éloignés l'un de l'autre. Leur ensemble forme ce que certains anatomistes appellent le *système d'association.*

Il existe donc dans le centre ovale trois ordres de fibres, savoir :

1° Des fibres appartenant à la couronne rayonnante ;

2° Des fibres commissurales interhémisphériques ;

3° Des fibres commissurales intrahémisphériques.

1° Fibres de la couronne rayonnante. — Nous avons vu précédemment que la couronne rayonnante n'était que l'ensemble des fibres de la capsule interne dégagées des noyaux centraux et rayonnant à la manière d'un large éventail vers la substance corticale où elles se terminent. Ce système, appelé encore *système d'irradiation, système des fibres radiées*, comprend par conséquent : 1° des *fibres directes*, qui passent entre les noyaux opto-striés sans s'y interrompre, et établissent ainsi des relations directes entre l'écorce des hémisphères et la substance grise du bulbe et de la moelle. — 2° Des *fibres cortico-striées, cortico-lenticulaires* et *cortico-optiques*, qui relient la substance grise corticale au noyau caudé, au noyau lenticulaire et à la couche optique : leur ensemble constitue le système des *fibres cortico-ganglionnaires*. Il n'est pas inutile de faire remarquer que tous les faisceaux qui rayonnent des noyaux centraux vers les circonvolutions ne passent pas dans la capsule interne. Il en est quelques-uns qui cheminent manifestement en dehors d'elle ; tels sont : le *faisceau inférieur du noyau len-*

ticulaire, qui, de la base de ce noyau, descend en éventail dans le lobe sphénoïdal ; le pédoncule inférieur de la couche optique, qui, partant de l'écorce du lobe temporal et contournant le pédoncule cérébral de dehors en dedans, vient se terminer à la face inférieure de la couche optique, en constituant la troisième et la quatrième couches de l'anse pédonculaire (fig. 759, *c* et *d*) ; tels sont encore les faisceaux de fibres qui unissent le noyau amygdalien et les corps genouillés aux circonvolutions. Les fibres longitudinales du trigone pourraient elles-mêmes, jusqu'à un certain point, être considérées comme se rattachant au système cortico-ganglionnaire, puisque, d'une part, elles prennent naissance dans la circonvolution de l'hippocampe et que, d'autre part, elles aboutissent aux tubercules mamillaires et de là, par le faisceau de Vicq d'Azyr, à la partie antérieure de la couche optique. — Aux deux ordres de fibres précitées, fibres directes et fibres cortico-ganglionnaires, s'ajoutent encore pour former la couronne rayonnante : 3° des *fibres cortico-cérébelleuses* provenant du pédoncule cérébelleux supérieur et reliant la substance corticale du cerveau au cervelet ; — 4° les *fibres du ruban de Reil ;* — 5° enfin, ce faisceau de fibres, qui, d'après MEYNERT, réunirait le locus niger de Sœmmering à la couronne rayonnante.

Nous avons vu, d'autre part, que la capsule interne comprenait cinq faisceaux fonctionnellement distincts qui sont, en allant d'avant en arrière : le *faisceau psychique*, le *faisceau de l'aphasie*, le *faisceau géniculé*, le *faisceau pyramidal*, le *faisceau sensitif*. Ces divers faisceaux conservent leur autonomie dans le centre ovale et nous pouvons, en nous basant sur un certain nombre de faits anatomiques et anatomo-cliniques, leur assigner le trajet suivant :

a. Le *faisceau psychique*, en débouchant de la capsule interne dans le centre ovale, s'infléchit en avant et vient se terminer dans la partie antérieure du lobe frontal, notamment dans la première et dans la deuxième circonvolutions frontales, ainsi que dans les deux tiers antérieurs de la troisième.

b. Le *faisceau de l'aphasie*, s'inclinant en dehors, suit un trajet presque horizontal et vient aboutir à la partie postérieure ou pied de la troisième circonvolution frontale.

c. Le *faisceau géniculé* (faisceau moteur volontaire pour la face et la langue) suit le même trajet que le faisceau précédent, en arrière duquel il est situé ; il vient se terminer dans la partie postérieure ou pied de la circonvolution frontale ascendante.

d. Le *faisceau pyramidal* (faisceau volontaire pour le tronc et les membres) se porte en dehors et en haut en s'irradiant surtout dans le sens vertical. Il vient se terminer, tout autour de la scissure de Rolando, dans les deux tiers supérieurs de la frontale ascendante, dans la pariétale ascendante et dans le lobule paracentral. Les centres corticaux du faisceau géniculé et du faisceau pyramidal constituent, dans leur ensemble, la *zone motrice de l'écorce*, encore appelée en raison de ses réactions physiologiques et morbides *zone excitable* ou *zone épileptogène*. — La zone motrice de l'écorce cérébrale se subdivisant en plusieurs centres distincts, centre moteur des membres supérieurs, centre moteur des membres inférieurs, etc., il est

rationnel de penser que cette subdivision se poursuit dans le faisceau volontaire du centre ovale et de la capsule et que, en conséquence, ce faisceau volontaire comprend, lui aussi, une série de faisceaux fonctionnellement distincts,
reliant chacun des centres corticaux à un groupe de muscles déterminés.
Des observations cliniques, encore peu nombreuses, mais très précises, nous
démontrent en effet (PITRES, *Thèse de Paris*, 1877) que « les lésions isolées des
différents faisceaux de fibres médullaires qui entrent dans la région fronto-
pariétale du cerveau paraissent donner lieu à des troubles variables suivant
le siège qu'elles occupent » et nous pouvons considérer comme très probable
que « les altérations destructives limitées de ces faisceaux détermineront des
symptômes identiques à ceux que provoquent les lésions destructives des
parties correspondantes des circonvolutions ».

e. Le *faisceau sensitif*, signalé pour la première fois par MEYNERT, a été
particulièrement bien étudié, à une époque plus récente, par M. BALLET (*Thèse
de Paris*, 1881) qui, en employant la méthode des coupes successives, a pu le

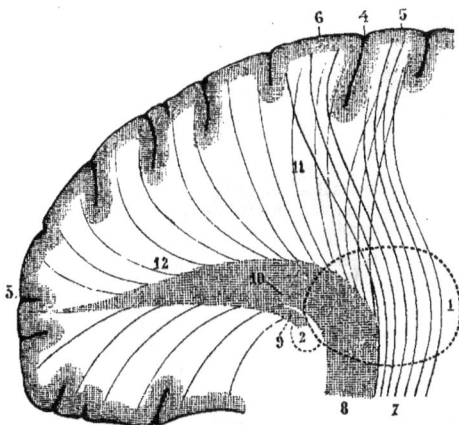

Fig. 773.

Schéma représentant, sur une coupe vertico-latérale de l'hémisphère gauche, le faisceau
sensitif et ses irradiations vers l'écorce.

1, couche optique. — 2, corps genouillé. — 3, extrémité postérieure de l'hémisphère. — 4, scissure de Rolando.
— 5, frontale ascendante. — 6, pariétale ascendante. — 7, faisceau pyramidal (*en rouge*) allant à la zone motrice.
— 8, faisceau sensitif (*en bleu*). — 9, faisceau optique. — 10, carrefour sensitif. — 11, fibres sensitives verticales
allant à la zone motrice. — 12, fibres sensitives horizontales allant aux trois lobes pariétal, temporal et occipital.

suivre pas à pas depuis son émergence de la capsule jusqu'à sa terminaison.
— Ce faisceau suit dans la capsule un trajet à peu près vertical. Il ne comprend
encore dans sa masse que les conducteurs de la sensibilité générale et les
fibres sensorielles de l'ouïe, du goût et de l'olfaction. Mais bientôt, à sa
partie postérieure, il reçoit un faisceau additionnel provenant de la couche
optique et des corps genouillés et représentant les fibres intra-cérébrales des
nerfs optiques. Le point où se fait cette union entre le faisceau sensitif et le
faisceau des fibres optiques est placé, en réalité, en dehors de la capsule
interne ; il a reçu de M. CHARCOT le nom de *carrefour sensitif*. — Ainsi renforcé

et complété, le faisceau sensitif, qui renferme maintenant toutes les fibres de la sensibilité générale ou spéciale, s'élargit d'avant en arrière, en même temps que ses fibres, s'écartant les unes des autres, divergent à la manière d'un éventail pour gagner les circonvolutions cérébrales.

Ces fibres rayonnantes du faisceau sensitif forment deux groupes : les unes s'élèvent *verticalement* vers les circonvolutions fronto-pariétales de la zone

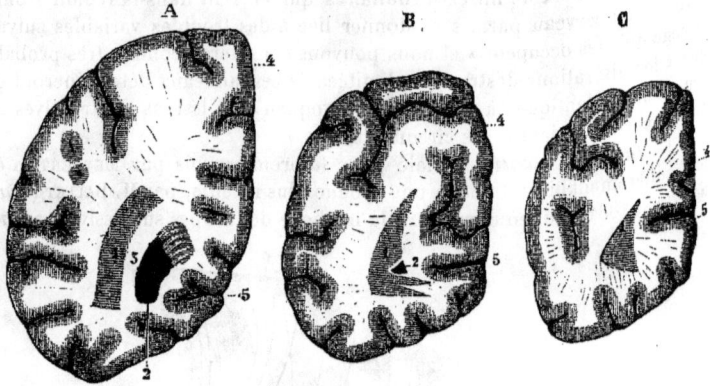

Fig. 774.

Trois coupes vertico-transversales de l'hémisphère gauche, pour montrer le faisceau sensitif : A, un peu en arrière du corps calleux ; B, à l'extrémité postérieure du prolongement occipital du ventricule ; C, en arrière du ventricule.

1, faisceau sensitif. — 2, prolongement occipital du ventricule latéral. — 3, tapetum. — 4, face interne de l'hémisphère. — 5, scissure calcarine.

motrice où elles s'entremêlent avec les fibres du faisceau pyramidal. Les autres, et c'est le plus grand nombre, s'infléchissent en arrière et se portent *horizontalement* vers le lobe occipital, en constituant un volumineux faisceau, qui occupe dans toute son étendue le côté externe de la portion occipitale du ventricule latéral. Ce faisceau, d'abord plus haut que large, diminue graduellement de hauteur au fur et à mesure qu'on s'éloigne de la capsule interne : au delà du ventricule, il n'est plus représenté que par un tout petit faisceau de forme triangulaire qui se perd dans la pointe du lobe occipital. Cette diminution graduelle du faisceau sensitif s'explique naturellement par ce fait, qu'il abandonne chemin faisant et sur tout son pourtour des fibres aux circonvolutions voisines : ces fibres vont aboutir, d'autre part, aux circonvolutions pariétales, occipitales, temporales et temporo-occipitales.

2° *Fibres commissurales inter-hémisphériques.* — Ces fibres à trajet variable, horizontales ou arciformes, ont pour caractère commun de traverser la ligne médiane et de se terminer par l'une et l'autre de leurs extrémités dans des régions homologues de l'écorce des deux hémisphères. Elles associent ces régions homologues dans un fonctionnement synergique et nous permettent de comprendre comment ces régions homologues peuvent se suppléer mutuellement dans les cas de lésions localisées à un seul hémisphère.

A ce système commissural appartiennent le *corps calleux*, la *commissure blanche antérieure*, les *fibres de la lyre*. Ces différentes commissures ont été précédemment décrites ; nous ne saurions y revenir ici sans tomber dans des redites inutiles.

Quant à la commissure postérieure qui semble constituée au premier abord par des fibres transversales unissant l'un à l'autre les deux hémisphères, elle ne renferme, comme nous l'avons déjà vu (p. 502), que des fibres entre-croisées qui, de la couche optique, descendent dans la calotte pédonculaire du côté opposé. Elle ne saurait, par conséquent, être rattachée au système commissural interhémisphérique.

3° Fibres commissurales intrahémisphériques. — Les fibres commissurales qui relient dans un même hémisphère deux régions de l'écorce plus ou moins éloignées (*fibres d'association* de certains auteurs) comprennent les fibres arquées, le faisceau sous-jacent à la circonvolution limbique, le faisceau longitudinal supérieur, le faisceau longitudinal inférieur et le faisceau unciforme.

a. Les *fibres arquées* ou *arciformes* prennent naissance au sommet d'une circonvolution et vont se terminer, d'autre part, au sommet de la circonvolution voisine, après avoir contourné la scissure intermédiaire. Ce sont là les fibres arciformes les plus courtes ; mais il n'est pas rare de voir ces fibres sauter une, deux, trois scissures ou même un plus grand nombre et unir deux circonvolutions, qui peuvent être dans ce cas très éloignées l'une de l'autre. On rencontre les fibres arciformes dans toute l'étendue de l'écorce, mais avec une abondance qui varie avec les régions. C'est dans l'insula de Reil qu'on les voit atteindre (Hu-GUENIN) leur plus grand développement.

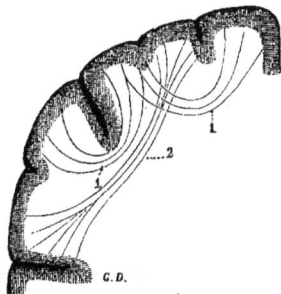

Fig. 775.
Schéma des fibres arquées
ou arciformes.

1, 1, fibres arciformes courtes, allant d'une circonvolution à la circonvolution voisine. — 2, fibres arciformes longues, allant d'une circonvolution à une circonvolution plus éloignée.

b. Le *faisceau longitudinal sous-jacent à la circonvolution limbique* que l'on désigne encore sous le nom de *faisceau de l'ourlet* ou de *cingulum*, occupe, comme son nom l'indique, la partie blanche de la grande circonvolution limbique (p. 460), c'est-à-dire la circonvolution du corps calleux en haut et, en bas, la circonvolution de l'hippocampe. Ce faisceau renferme, au milieu d'un grand nombre de fibres arciformes, des fibres à long parcours allant du lobe frontal à la partie antérieure du lobe temporo-occipital. Au moment où il contourne le bourrelet du corps calleux, il reçoit un faisceau de renforcement provenant du lobe occipital (fig. 776, 2).

c. Le *faisceau longitudinal supérieur*, remarquable par son volume, naît de l'écorce du lobe frontal, se porte horizontalement en arrière et vient se terminer, après avoir traversé tout le centre ovale, dans l'écorce du lobe occipital (fig. 776, 2).

d. Le *faisceau longitudinal inférieur* (fig. 776, 3) se rend du lobe occipital à la pointe du lobe temporal. Il est constitué à la fois par de longues fibres directes qui s'étendent sans interruption d'une extrémité à l'autre du

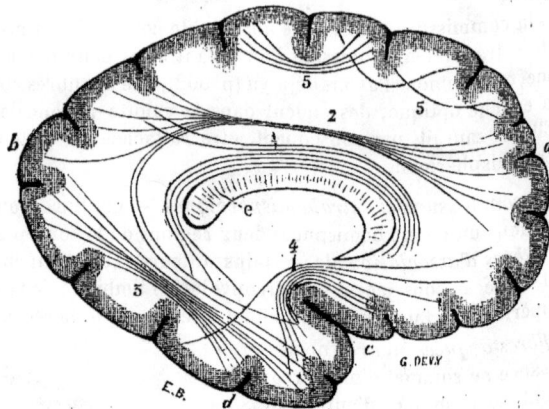

Fig. 776.

Schéma des fibres commissurales intrahémisphériques (d'après MEYNERT).

a, extrémité antérieure de l'hémisphère gauche. — *b*, son extrémité postérieure. — *c*, scissure de Sylvius. — *d*, lobe temporal. — *e*, bourrelet du corps calleux. — 1, faisceau longitudinal de la circonvolution limbique (*cingulum*). — 2, faisceau longitudinal supérieur (*fasciculus arcuatus*). — 3, faisceau longitudinal inférieur. — 4, faisceau unciforme. — 5, 5, fibres arquées ou arciformes.

faisceau et par des fibres plus courtes qui viennent à lui des parties avoisinantes et le quittent de nouveau après un trajet variable (HUGUENIN).

e. Le *faisceau unciforme*, enfin, prend naissance dans le lobule orbitaire et plus spécialement dans la troisième circonvolution frontale. De là, il se dirige d'abord en arrière vers la base de l'insula; puis il se recourbe en bas et en avant, traverse la partie inférieure de l'avant-mur et vient se terminer dans le lobe temporal au voisinage du noyau amygdalien (fig. 776, 4).

2° **Topographie et nomenclature des différentes régions du centre ovale.** — Le centre ovale étant composé de fibres *fonctionnellement distinctes* et les lésions destructives de cette portion du névraxe amenant des symptômes variables suivant le point qu'elles occupent, il y a un grand intérêt, pour le clinicien plus encore que pour le physiologiste, à diviser méthodiquement la masse blanche des hémisphères en régions anatomiquement distinctes, afin de pouvoir, le cas échéant, bien préciser le siège d'une lésion diagnostiquée sur le vivant ou constatée à l'autopsie.

A cet effet, M. PITRES, auquel nous devons la première étude vraiment scientifique du centre ovale (*Thèse de Paris*, 1877), pratique sur les hémisphères une première coupe transversale parallèle à la scissure de Rolando et passant à 5 centimètres en avant de cette scissure, *coupe préfrontale.* Il pratique ensuite une deuxième coupe parallèle à la première et passant à

1 centimètre en avant de la scissure perpendiculaire interne, *coupe occipitale*. Ces deux coupes partagent notre hémisphère en trois portions : une *portion antérieure* ou *préfrontale*, une *portion moyenne* ou *fronto-pariétale*, une *portion postérieure* ou *occipitale*.

La première et la troisième portions correspondent à la partie inexcitable du cerveau ; elles peuvent être lésées sans que la lésion détermine des troubles du côté de la motilité. Mais il n'en est pas de même de la portion fronto-pariétale : celle-ci renferme à la fois la zone motrice corticale, les noyaux opto-striés et la capsule interne y compris le carrefour sensitif. Une lésion ne peut

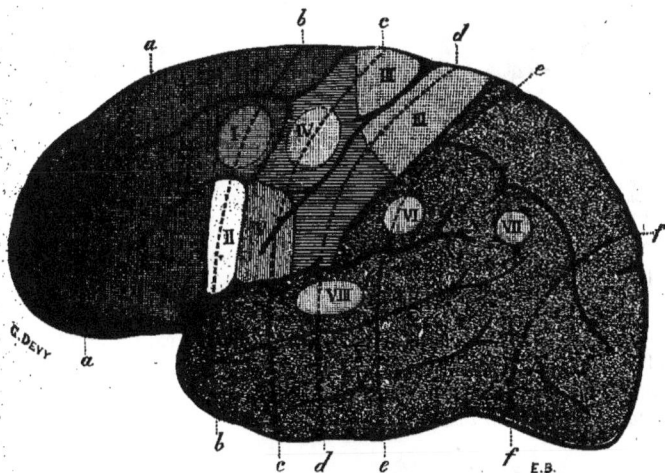

Fig. 777.

Face externe de l'hémisphère gauche, avec les localisations corticales et l'indication des coupes de Pitres.

a a, coupe préfrontale. — *b b*, coupe pédiculo-frontale. — *c c*, coupe frontale. — *d d*, coupe pariétale. — *e e*, coupe pédiculo-pariétale. — *f f*, coupe occipitale.
La teinte violette indique la zone psychique ; la teinte bleue, la zone sensitive ; la teinte rouge, la zone motrice ; la teinte verte, le centre cortical du faisceau géniculé ; la teinte jaune, le centre cortical du faisceau de l'aphasie.
I, centre de l'agraphie. — II, centre de l'aphasie. — III, centre du membre inférieur. — IV, centre du membre supérieur. — V, centre moteur de la face. — VI, centre de la cécité verbale. — VII, centre de l'hémianopsie. — VIII, centre de la surdité verbale.

s'y produire sans frapper dans ses manifestations extérieures la motilité volontaire ou la sensibilité. Cette région présente donc une importance tout exceptionnelle et mérite une description détaillée.

En conséquence, M. PITRES propose de lui faire subir quatre coupes successives, toujours parallèles à la scissure de Rolando et passant : la première sur le pied des trois circonvolutions frontales (*coupe pédiculo-frontale*) ; la deuxième, sur la circonvolution frontale ascendante (*coupe frontale*) ; la troisième, sur la circonvolution pariétale ascendante (*coupe pariétale*) ; la quatrième, sur la partie postérieure ou pied des circonvolutions pariétale supérieure et pariétale inférieure (*coupe pédiculo-pariétale*).

En résumé, M. PITRES pratique sur chaque hémisphère (fig. 777) six coupes obliquo-transversales, parallèles à la scissure de Rolando et passant par des points parfaitement déterminés.

Voici la description succincte de chacune de ces coupes :

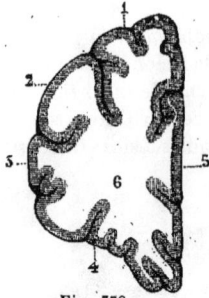

Fig. 778.
Coupe préfrontale, suivant *a a*.

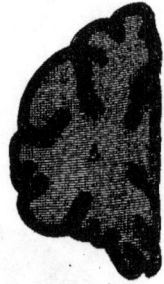

Fig. 779.
La même, avec systématisation.

1, 2, 3, première, deuxième et troisième circonvolutions frontales. — 4, circonvolutions orbitaires. — 5, circonvolutions de la face interne du lobe frontal. — 6, centre ovale, faisceaux préfrontaux. — A, faisceau psychique (*en violet*).

a. *Coupe préfrontale* (*aa*, fig. 777). — La coupe préfrontale est représentée dans la figure ci-dessus. On y voit le centre ovale entouré de tous côtés par le liseré continu que forme à sa périphérie la substance grise de l'écorce. Comme il n'existe, pour le moment du moins, aucune raison de supposer que les différents faisceaux blancs qui entrent dans la composition de cette région jouissent de fonctions différentes, M. Pitres les désigne en masse sous le nom de *faisceaux préfrontaux* du centre ovale.

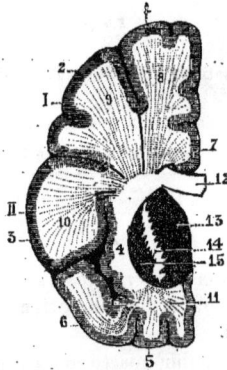

Fig. 780.
Coupe pédiculo-frontale, suivant *b b*.

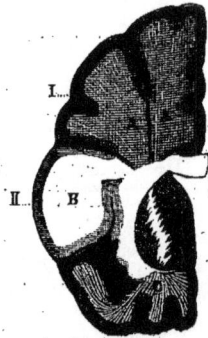

Fig. 781.
La même, avec systématisation.

1, 2, 3, première, deuxième et troisième circonvolutions frontales. — 4, lobe de l'insula. — 5, circonvolutions orbitaires. — 6, extrémité antérieure des circonvolutions temporales. — 7, circonvolution du corps calleux. — 8, faisceau pédiculo-frontal supérieur. — 9, faisceau pédiculo-frontal moyen. — 10, faisceau pédiculo-frontal inférieur. — 11, faisceau orbitaire. — 12, corps calleux. — 13, noyau caudé. — 15, noyau lenticulaire. — 1, centre de l'agraphie. — II, centre de l'aphasie. — A, A, faisceau psychique (*en violet*). B, faisceau de l'aphasie (*en jaune*). — C, faisceau sensitif (*en bleu*).

b. *Coupe pédiculo-frontale* (*bb*, fig. 777). — Cette coupe, représentée dans la figure 780, nous montre le plan de section des trois circonvolutions frontales (1, 2, 3), de la partie antérieure du lobe de l'insula (4) et de l'extrémité postérieure des circonvolutions orbitaires (5). On y aperçoit aussi les deux noyaux du corps striés (13 et 15), ayant à peu près le même volume et séparés l'un de l'autre par la partie antérieure de la capsule interne (14). Deux lignes conventionnelles, partant du fond des sillons frontal supérieur et frontal inférieur et se dirigeant de là vers la capsule interne, divisent le centre blanc de cette région en trois triangles : ces triangles, adossés l'un à l'autre, ont leur base en rapport avec les circonvolutions, tandis que leur sommet répond à la capsule interne, dont ils prolongent les irradiations. Chacun d'eux renferme le faisceau de fibres rayonnantes qui unit le pied de la circonvolution frontale correspondante aux régions centrales du cerveau et à la moelle. Et, comme il est utile pour la commodité des descriptions de donner un nom à chaque partie anatomiquement distincte, nous appellerons, avec M. PITRES : *faisceau pédiculo-frontal supérieur* (8), le faisceau de fibres qui de la capsule interne se porte vers le pied de la première circonvolution frontale ; *faisceau pédiculo-frontal moyen* (9), celui qui se rend au pied de la deuxième circonvolution frontale ; *faisceau pédiculo-frontal inférieur* (10), celui qui aboutit au pied de la troisième circonvolution frontale.

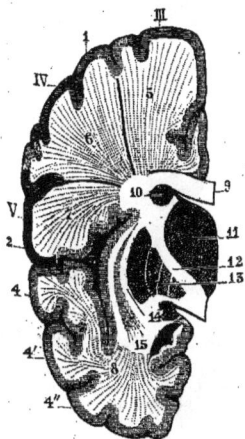

Fig. 782.
Coupe frontale, suivant *c c*.

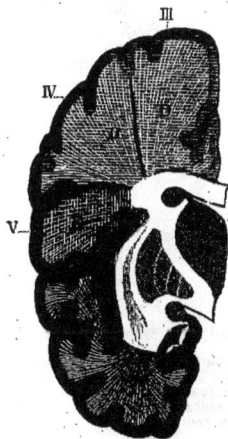

Fig. 783.
La même, avec systématisation.

1, circonvolution frontale ascendante. — 2, pied de la pariétale ascendante. — 3, circonvolutions de l'insula.— 4, 4', 4", première, deuxième et troisième circonvolutions temporales.— 5, faisceau frontal supérieur.— 6, faisceau frontal moyen. — 7, faisceau frontal inférieur. — 8, faisceau sphénoïdal. — 9, corps calleux. — 10, noyau caudé. — 11, couche optique. — 12, capsule interne. — 13, noyau lenticulaire. — 14, capsule externe. — 15, avant-mur. — III, centre moteur du membre inférieur. — IV, centre moteur du membre supérieur. — V, centre moteur de la face. — D, faisceau moteur (*en rouge*). — C, faisceau sensitif (*en bleu*). — E, faisceau géniculé (*en vert*).

c. Coupe frontale (*cc*, fig. 777). — La coupe frontale, représentée dans la figure 782, nous montre le plan de section de la circonvolution frontale ascendante dans toute sa hauteur (1), le plan de section de l'insula (3) et, plus bas, celui des circonvolutions temporales et temporo-occipitales (4, 4', 4").

On voit que le noyau caudé (10) est beaucoup moins volumineux que dans la coupe précédente. Par contre, le noyau lenticulaire (13) est beaucoup plus développé; il se présente sous la forme d'un triangle à sommet dirigé en dedans avec ses trois segments parfaitement délimités. En dehors de lui, se trouve l'avant-mur (15); en dedans, la capsule interne (12) et la couche optique (11). — Les portions du centre ovale que nous présente la coupe frontale se divisent en quatre faisceaux : les trois premiers sous-jacents à la circonvolution frontale ascendante répondent aux tiers supérieur, moyen et inférieur de cette circonvolution et se distinguent, d'après leur situation, en *faisceau frontal supérieur* (5), *faisceau frontal moyen* (6) et *faisceau frontal inférieur* (7). Le quatrième, situé au-dessous de la scissure de Silvius et des noyaux opto-striés, répond au lobe sphénoïdal et prend naturellement le nom de *faisceau sphénoïdal* (8).

d. *Coupe pariétale* (*dd*, fig. 777). — La coupe pariétale (fig. 784) ressemble beaucoup à la précédente par son aspect général; elle en diffère

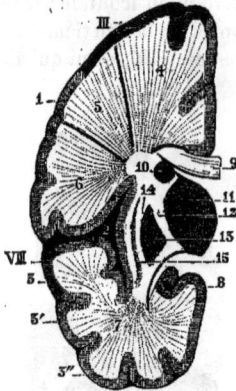

Fig. 784.
Coupe pariétale, suivant *dd*.

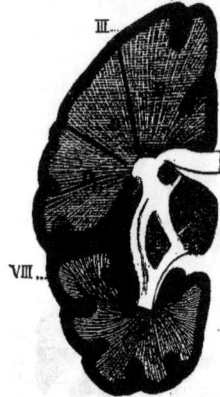

Fig. 785.
La même, avec systématisation.

1, circonvolution pariétale ascendante. — 2, circonvolutions de l'insula. — 3, 3', 3", première, deuxième et troisième circonvolutions temporales. — 4, faisceau pariétal supérieur. — 5, faisceau pariétal moyen. — 6, faisceau pariétal inférieur. — 7, faisceau sphénoïdal. — 8, circonvolutions de l'hippocampe. — 10, 11, 12, 13, 14, 15, comme à la coupe précédente. — III, centre moteur du membre inférieur. — VIII, centre de la surdité verbale. — C, faisceau sensitif (*en bleu*). — D, faisceau moteur (*en rouge*).

cependant en ce que le noyau lenticulaire et l'avant-mur y sont beaucoup moins développés. Le centre ovale s'y divise, comme précédemment, en quatre faisceaux disposés dans le même ordre, savoir : au-dessus des noyaux opto-striés, le *faisceau pariétal supérieur* (4), le *faisceau pariétal moyen* (5), le *faisceau pariétal inférieur* (6); au-dessous des noyaux opto-striés, le *faisceau temporo-sphénoïdal* (7).

e. *Coupe pédiculo-pariétale* (*ee*, fig. 777). — Cette coupe est représentée dans la figure 786. Elle atteint la couche optique à son extrémité postérieure et la couronne rayonnante au niveau du carrefour sensitif. Le noyau lenticulaire et l'avant-mur ont disparu. Ici, le centre ovale se divise en trois faisceaux seulement qui sont en allant de haut en bas : le *faisceau pédiculo-pariétal supérieur* (4), répondant à la circonvolution pariétale supérieure ; le *faisceau pédiculo-pariétal inférieur* (5), répondant à la circonvolution pariétale inférieure et séparé du précédent par le sillon interpariétal ; le *faisceau*

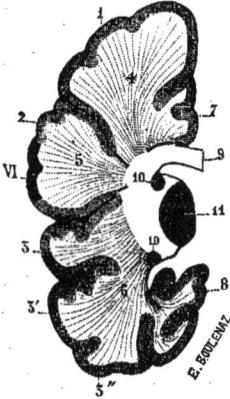

Fig. 786.
Coupe pédiculo-pariétale, suivant *e e*.

Fig. 787.
La même, avec systématisation.

1, lobule pariétal supérieur. — 2, lobule pariétal inférieur. — 3, 3', 3", circonvolutions temporales. — 4, faisceau pédiculo-pariétal supérieur. — 5, faisceau pédiculo-pariétal inférieur. — 6, faisceau temporo-sphénoïdal.—7, circonvolution du corps calleux.—8, circonvolution de l'hippocampe.—9, 10, 11, comme sur la coupe précédente. — VI, centre de la cécité verbale. — C, faisceau sensitif (*en bleu*).

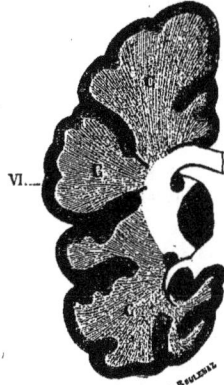

temporo-sphénoïdal enfin (6), occupant la portion de la coupe située au-dessous des noyaux opto-striés.

f. *Coupe occipitale* (*ff* fig. 777). — La coupe occipitale, représentée dans la figure ci-dessous, ressemble beaucoup à la coupe préfrontale. Comme elle,

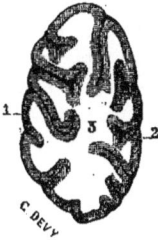

Fig. 788.
Coupe occipitale, suivant *f f*.

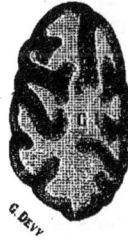

Fig. 789.
La même, avec systématisation.

1, circonvolutions occipitales. — 2, circonvolutions de la face interne du lobe occipital. — 3, faisceaux occipitaux.
C, faisceau sensitif (*en bleu*).

elle est exclusivement formée à son centre par la masse blanche du centre ovale qu'entoure de toutes parts la substance grise de l'écorce. Ici encore, aucun fait, soit physiologique, soit clinique, ne nous autorise actuellement à distinguer dans cette région des faisceaux jouissant de fonctions distinctes.

Aussi, n'établirons-nous aucune subdivision et réunirons-nous tous les faisceaux blancs sous la dénomination commune de *faisceaux occipitaux*.

Telle est, d'après M. PITRES, la topographie du centre ovale. Il devient facile maintenant, grâce à une nomenclature aussi détaillée, de préciser les descriptions anatomiques et pathologiques qui se rapportent à la substance blanche des hémisphères. On sera peut-être tenté au premier abord de trouver cette nomenclature compliquée, surchargée de détails et, par suite, de dénominations. Je la trouve, pour ma part, aussi simple que méthodique et je me plais à lui reconnaître un mérite, à la fois bien précieux et bien rare dans les classifications de ce genre, celui d'établir ses divisions et ses subdivisions suivant des points de repère précis, presque mathématiques, et d'exclure ainsi l'arbitraire.

3° Les faisceaux fondamentaux de la capsule interne étudiés sur les coupes de Pitres. — Il nous reste maintenant, pour terminer cette étude topographique du centre ovale, à reprendre les différentes coupes ci-dessus décrites et à indiquer, sur chacune d'elles, le trajet que suivent les faisceaux fondamentaux de la capsule interne :

1° La *première coupe* ou coupe préfrontale isole la partie antérieure du lobe frontal du reste de l'hémisphère. Cette portion du cerveau, portion préfrontale, ne renferme dans toute son étendue qu'un seul groupe de fibres capsulaires, les fibres du faisceau psychique (fig. 779, A).

2° La *deuxième coupe* ou coupe pédiculo-frontale renferme deux ordres de fibres : des fibres du faisceau psychique et les fibres du faisceau de l'aphasie. Les premières répondent aux deux faisceaux pédiculo-frontal supérieur et pédiculo-frontal inférieur (fig. 781, A) ; les autres occupent le faisceau pédiculo-frontal inférieur (fig. 781, B).

3° La *troisième coupe* ou coupe frontale nous présente de même deux ordres de fibres : *a.* des fibres du faisceau pyramidal, occupant les deux faisceaux frontal supérieur et frontal moyen (fig. 783, D); *b.* le faisceau géniculé, répondant au faisceau frontal inférieur (fig. 783, E).

4° La *quatrième coupe* ou coupe pariétale ne comprend qu'un seul des faisceaux capsulaires : c'est le faisceau pyramidal, dont les fibres s'irradient à la fois dans les trois faisceaux pariétal supérieur, pariétal moyen et pariétal inférieur (fig. 785, D).

5° Enfin, sur les *deux coupes suivantes*, coupe pédiculo-pariétale et coupe occipitale, nous ne rencontrons de même que les irradiations d'un seul faisceau capsulaire, le faisceau sensitif (fig. 787 et 789, C).

§ V. — ÉTUDE SYNTHÉTIQUE DES FAISCEAUX FONDAMENTAUX
CORTICO-MÉDULLAIRES

Dans les pages qui précèdent, nous avons suivi méthodiquement de bas en haut les différents faisceaux de fibres nerveuses qui, de la moelle, du bulbe et de l'isthme, remontent vers l'écorce cérébrale. Ces faisceaux étant continus, nous aurions dû, ce semble, respecter cette continuité et les accompagner directement depuis leur extrémité inférieure jusqu'à leur extrémité supérieure. Les exigences des descriptions classiques ne nous l'ont pas permis : il nous a fallu les morceler comme le névraxe lui-même et étudier isolément chacun de ces segments artificiels, au fur et à mesure qu'ils se sont offerts à nous dans la moelle, dans le bulbe, dans la protubérance, dans le pédoncule, dans la capsule interne et dans le centre ovale. Nous croyons être utile au lecteur en rapprochant ici toutes ces descriptions éparses et en étudiant les plus importants de ces faisceaux d'une façon synthétique, c'est-à-dire en les suivant sans interruption d'une extrémité à l'autre. Nous serons, du reste, aussi bref que possible, les descriptions précédentes nous dispensant d'entrer dans les détails. En outre, pour rendre cette étude synthétique plus profitable, nous procéderons en sens inverse et suivrons maintenant nos faisceaux cortico-médullaires de haut en bas, depuis leur origine dans le manteau hémisphérique jusqu'à leur terminaison dans les parties sous-jacentes du névraxe.

Nous prions le lecteur de vouloir bien se reporter, pour la systématisation de l'écorce cérébrale, à la figure 777 (p. 541); pour la systématisation du centre ovale aux figures 779, 781, 783, 785, 787 et 789; pour la systématisation de la capsule interne à la figure 790 (p. 548); pour la systématisation du pédoncule à la figure 685 (p. 421); pour la systématisation de la moelle épinière à la figure 618 (p. 327). Dans toutes ces figures, les mêmes teintes désignent des faisceaux de même valeur.

1° **Faisceau intellectuel ou psychique** (teinte violette). — a. Le faisceau intellectuel occupe sur l'*écorce cérébrale* la plus grande partie du lobe frontal. Il répond plus spécialement à la première circonvolution frontale tout entière, aux deux tiers antérieurs de la deuxième et de la troisième. La partie postérieure ou pied de la deuxième frontale nous présente un centre cortical distinct, le *centre de l'agraphie*, affection caractérisée par ce fait que les malades, qui en sont atteints, ne peuvent écrire, tout en lisant l'écriture : ils ont perdu la mémoire des mouvements des doigts pour le langage écrit.

b. Dans le *centre ovale*, le faisceau intellectuel constitue les faisceaux préfrontaux de la première coupe de Pitres et, sur la deuxième coupe, les deux faisceaux supérieurs, c'est-à-dire le faisceau pédiculo-frontal supérieur et le faisceau pédiculo-frontal inférieur (fig. 779 et 781, A).

c. Dans la *capsule interne* (fig. 534, a), il occupe les deux tiers antérieurs du segment lenticulo-strié.

d. Dans le *pédoncule* (fig. 685, a), il constitue la partie la plus interne de l'étage inférieur ou pied.

Le faisceau intellectuel dépasse bien certainement les limites du pédoncule. Il doit, selon toutes probabilités, descendre, comme le faisceau pyramidal lui-même, jusqu'aux noyaux d'origine bulbo-médullaires. Mais les faits actuellement connus ne nous permettent pas de le suivre plus bas : son trajet dans la protubérance, dans le bulbe, et dans la moelle nous est encore inconnu.

35*

2° Faisceau de l'aphasie (teinte jaune). — *a*. Sur l'*écorce cérébrale* (fig. 777, n), le faisceau de l'aphasie occupe l'extrémité postérieure de la troisième circonvolution frontale ou circonvolution de Broca, plus spécialement la partie de cette circonvolution comprise entre la circonvolution frontale ascendante et le prolongement ascendant de la scissure de Sylvius (*pied* de la troisième frontale). Le centre cortical de l'aphasie s'étend très probablement en bas et en arrière jusque sur l'insula de Reil.

b. Dans le *centre ovale*, le faisceau de l'aphasie se rencontre sur la deuxième coupe de Pitres (fig. 781, B), où il constitue le faisceau pédiculo-frontal inférieur. Cette même coupe nous présente, dans le faisceau pédiculo-frontal moyen, les fibres qui répondent au centre cortical de l'agraphie. Le trajet que suivent ces dernières fibres ne nous est pas connu au delà du centre ovale.

c. Dans la *capsule interne*, le faisceau de l'aphasie occupe le tiers postérieur du segment lenticulo-strié (fig. 790, *b*), immédiatement en arrière du faisceau intellectuel.

d. Dans le *pédoncule* (fig. 685, *b*), nous le retrouvons dans la région du pied, entre le faisceau intellectuel qui est en dedans et le faisceau géniculé qui est en dehors.

Le faisceau conducteur du langage articulé descend bien certainement, lui aussi, jusqu'au bulbe. Mais, comme pour le faisceau intellectuel, nous ne sommes nullement fixés sur son trajet ultérieur.

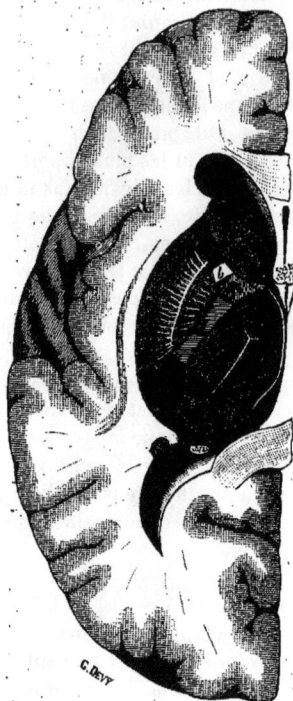

Fig. 790.
Systématisation de la capsule interne, représentée sur une coupe horizontale de Flechsig.

a, faisceau psychique. — *b*, faisceau de l'aphasie. — *c*, faisceau géniculé. — *d*, faisceau pyramidal. — *e*, faisceau sensitif. — (Pour les autres indications, voyez la figure 772.)

3° Faisceau géniculé (teinte verte). — Le faisceau géniculé est, comme nous l'avons vu, un paquet de fibres motrices, chargé de conduire les incitations volontaires aux noyaux des trois nerfs masticateur, grand hypoglosse et facial inférieur.

a. Son *origine corticale* est située sur le pied de la frontale ascendante, ainsi que sur le pli de passage qui unit cette dernière circonvolution à la pariétale ascendante, immédiatement au-dessous de la scissure de Rolando (fig. 777, v.)

b. Dans le *centre ovale* (fig. 783, E), nous le retrouvons sur la troisième coupe de Pitres, où il constitue le faisceau frontal inférieur.

c. Dans la *capsule interne* (fig. 790, *c*), il occupe, comme l'indique son nom, la région du genou, c'est-à-dire le point saillant en dedans, où se réunissent le segment lenticulo-strié et le segment lenticulo-optique.

d. Dans le *pédoncule* (fig. 685, *c*), il longe le côté externe du faisceau de l'aphasie.

e. Dans la *protubérance*, il occupe le côté postérieur et interne du faisceau pyramidal.

Le faisceau géniculé, jusque-là compact, se divise en trois faisceaux secondaires : le *faisceau masticateur*, le *faisceau facial inférieur* et le *faisceau grand hypoglosse*. Ces trois faisceaux s'entre-croisent sur la ligne médiane avec les faisceaux homologues du côté opposé et viennent aboutir : le premier au noyau masticateur du trijumeau, le second au noyau inférieur du facial, le troisième au noyau principal et au noyau accessoire de l'hypoglosse. — Les fibres constitutives de ces trois faisceaux entrent en relation avec les cellules motrices des noyaux précités et s'échappent ensuite du névraxe par des points qui nous sont bien connus : 1° les fibres du faisceau masticateur, devenant le nerf masticateur ou racine motrice du trijumeau, émergent sur la face inférieure de la protubérance ; 2° les fibres du faisceau facial inférieur constituent la plus grande partie du nerf facial et sortent du bulbe au niveau de la fossette latérale ; 3° les fibres du faisceau hypoglosse, enfin, deviennent les filets radiculaires du nerf grand hypoglosse et s'échappent du bulbe au niveau du sillon qui sépare l'olive de la pyramide antérieure.

4° **Faisceau pyramidal** (teinte rouge). — Le faisceau pyramidal est, comme le faisceau géniculé, un faisceau moteur volontaire. Il est destiné aux muscles du tronc et des membres.

a. Sur l'*écorce cérébrale* (fig. 777) il répond : 1° aux deux tiers supérieurs de la frontale ascendante ; 2° à la pariétale ascendante dans toute son étendue ; 3° au lobule paracentral. Son centre cortical, réuni au centre cortical du faisceau géniculé, constitue une région importante entre toutes, connue sous le nom de *zone motrice corticale* ou *zone épileptogène*. Elle répond, comme on le voit, aux deux circonvolutions rolandiques réunies l'une à l'autre, en bas par le pli du passage sus-sylvien, en haut par le lobule paracentral.

Les faits anatomo-cliniques nous permettent d'établir dans la zone motrice au moins deux centres particuliers : le premier en rapport avec les mouvements du membre supérieur, le second en rapport avec les mouvements du membre inférieur. — Le *centre cortical des mouvements du membre supérieur* (fig. 777, IV) répond à la partie moyenne de la frontale ascendante ; il est situé, par conséquent, immédiatement en arrière du pied de la deuxième frontale, qui renferme le centre de l'agraphie. — Le *centre cortical des mouvements du membre inférieur* (fig. 777, III) serait limité, d'après CHARCOT et PITRES, au lobule paracentral. Mais un grand nombre de cliniciens trouvent ces limites un peu trop restreintes. HALLOPEAU et GIRODEAU, notamment, admettent comme constituant ce centre : le lobule paracentral d'abord, puis le tiers supérieur de la pariétale ascendante, l'extrémité toute supérieure de la frontale ascendante et même la portion la plus antérieure de la pariétale supérieure.

b. Suivies dans leur trajet descendant, les fibres constitutives du faisceau pyramidal se rencontrent à la fois sur la troisième et sur la quatrième

35**

coupes de Pitres : sur la troisième, elles constituent les deux faisceaux frontal supérieur et frontal moyen (fig. 783, D, D) ; sur la quatrième, elles forment les trois faisceaux pariétaux (fig. 785, D, D, D).

Les fibres destinées aux membres supérieurs et dont la destruction aura

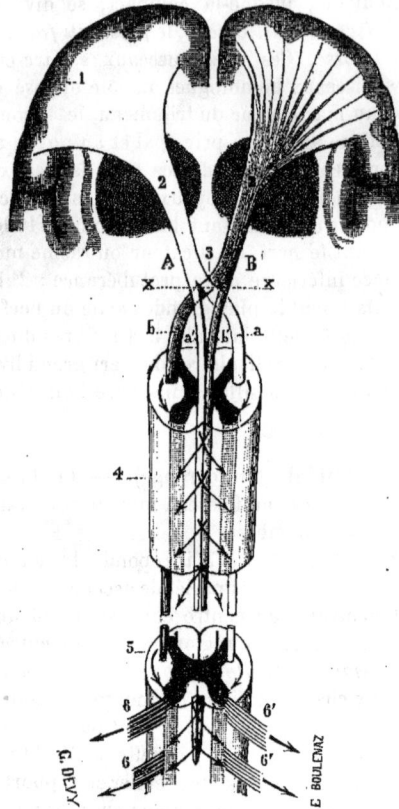

Fig. 791.
Schéma représentant le faisceau pyramidal depuis l'écorce cérébrale jusqu'à la moelle et aux racines antérieures.

A, faisceau pyramidal du côté droit (*en jaune*). — B, faisceau pyramidal du côté gauche (*en rouge*). — a, a', faisceau pyramidal croisé et faisceau pyramidal direct du côté droit. — b, b', faisceau pyramidal croisé et faisceau pyramidal direct du côté gauche. — 1, zone motrice de l'écorce. — 2, capsule interne.— 3, entre-croisement des pyramides, répondant à l'axe XX. — 4, un tronçon de la moelle cervicale, vu par sa face antérieure. — 5, partie inférieure de la moelle dorsale.— 6, 6, racines antérieures du côté droit ; 6', 6', racines antérieures du côté gauche.

(On voit par ce schéma que, d'un côté comme de l'autre : 1° le *faisceau pyramidal croisé*, s'entre-croise en totalité au niveau de la décussation des pyramides ; 2° le *faisceau pyramidal direct*, s'entre-croise paquets par paquets dans toute la hauteur de la moelle épinière.— En définitive, toutes les fibres motrices issues d'un hémisphère, qu'elles suivent le trajet du faisceau croisé ou du faisceau direct, aboutissent aux racines antérieures du côté opposé.)

pour conséquence une paralysie motrice du membre supérieur du côté opposé (*monoplégie brachiale*), occupent naturellement sur la troisième coupe de Pitres le faisceau frontal moyen. Celles qui se rendent aux membres inférieurs, et dont la destruction déterminera une *monoplégie de la jambe* du côté opposé, occupent à la fois le faisceau frontal supérieur sur la troisième coupe de Pitres et le faisceau pariétal supérieur sur la quatrième coupe.

c. Dans la *capsule interne* (fig. 790, *d*), le faisceau pyramidal répond aux deux tiers antérieurs du segment lenticulo-optique ; il est situé entre le faisceau géniculé qui est en avant et le faisceau sensitif qui est en arrière.

d. Dans le *pédoncule* (fig. 685, *d*), le faisceau pyramidal occupe la partie moyenne de la région du pied. Il remplit l'intervalle compris entre le faisceau géniculé qui est en dedans et le faisceau sensitif qui est en dehors.

f. Dans la *protubérance* (fig. 665, 1), il est constitué par le plan le plus inférieur des fibres longitudinales. Mais, tandis que dans le pédoncule il était tout à fait superficiel, il est séparé ici de la face inférieure de la protubérance par un volumineux paquet de fibres transversales, issues du pédoncule cérébelleux moyen.

g. Dans le *bulbe*, le faisceau pyramidal, redevenant superficiel, forme le plan antérieur de la pyramide antérieure et occupe cette situation jusqu'au niveau de la décussation des pyramides. Là, ses fibres se partagent en deux paquets nettement distincts (fig. 791) : 1° l'un, plus petit (*a'*, *b'*), descend directement dans le cordon antérieur de la moelle du côté correspondant ; c'est le *faisceau pyramidal direct* ou *faisceau de Türck*, situé, comme nous l'avons vu, sur le côté du sillon médian antérieur ; 2° l'autre, beaucoup plus important (*a*, *b*), s'entre-croise sur la ligne médiane avec celui du côté opposé ; puis s'infléchissant en dehors et en arrière, il décapite les cornes antérieures et, sous le nom de *faisceau pyramidal croisé*, vient se placer à la partie postérieure du cordon latéral de la moelle entre le faisceau cérébelleux direct et le faisceau latéral mixte (fig. 618, 2).

h. Nous avons déjà indiqué, à propos de la moelle, quelle est l'étendue verticale des deux faisceaux pyramidal direct et faisceau pyramidal croisé ; nous n'y reviendrons pas ici. Leur mode de terminaison est le suivant : les fibres du faisceau pyramidal croisé se jettent successivement dans les grosses cellules des cornes antérieures de la moelle ; les fibres du faisceau pyramidal direct franchissent la ligne médiane successivement, paquets par paquets, et viennent, elles aussi, se jeter à des hauteurs diverses dans les cellules motrices des cornes antérieures (fig. 791).

En résumé, *toutes* les fibres du faisceau pyramidal, qu'elles suivent le faisceau direct ou le faisceau croisé, viennent se terminer, *après entre-croisement sur la ligne médiane*, dans les cornes antérieures de la moelle épinière. Comme, d'autre part, ces cornes antérieures donnent naissance aux racines antérieures ou racines motrices des nerfs rachidiens, c'est aux racines motrices et aux muscles innervés par ces racines qu'aboutissent en définitive les deux faisceaux pyramidaux : celui du côté gauche aux muscles du côté droit, et, vice versa, celui du côté droit aux muscles du côté gauche.

5° Faisceau sensitif ou faisceau de l'hémianesthésie (teinte bleue). —

a. Les régions de l'écorce cérébrale où viennent aboutir les conducteurs de la sensibilité sont encore mal déterminées. Les auteurs s'accordent à considérer

35 ***

comme telles les circonvolutions occipitales. Mais la zone sensitive de l'écorce dépasse bien certainement les limites du lobe occipital. NOTUNAGEL, en se basant sur des faits anatomo-cliniques, comprend dans cette zone les deux circonvolutions pariétale supérieure et pariétale inférieure. BALLET, l'étendant encore, y fait entrer le lobe temporal; il y rattache même, comme nous l'avons vu (p. 537), la zone motrice, et, pour lui, les deux circonvolutions frontale ascendante et frontale descendante, points de terminaison communs pour les fibres motrices et les fibres sensitives, deviennent une zone mixte, une *zone sensitivo-motrice*.

Un certain nombre de faits cliniques, malheureusement peu nombreux encore et souvent même sujets à controverse, ont permis de délimiter dans la zone sensitive de l'écorce trois centres distincts. Nous ne ferons que les indiquer ici renvoyant le lecteur, pour tout ce qui concerne leur étude physiologique et clinique, aux traités de physiologie et de pathologie interne. Ce sont (fig. 777): 1° le *centre de la surdité verbale* (VIII), qui se trouve situé à la partie moyenne de la première circonvolution temporale, au-dessous du lobe de l'insula; 2° le *centre de la cécité verbale* (VI), qui occupe la circonvolution pariétale inférieure, avec ou sans participation du pli courbe et de la première circonvolution temporale (CHARCOT); 3° le *centre de l'hémianopsie* (VII), qui est situé également dans la circonvolution pariétale inférieure au voisinage du pli courbe, ce qui nous explique la coïncidence, observée parfois, de la cécité verbale et de l'hémianopsie. Rien n'est moins établi, cependant que la situation de ce dernier centre: tandis que certains auteurs, en effet, le placent dans le pli courbe, d'autres le reculent plus loin encore jusque dans le lobe occipital, de préférence dans la région du cunéus.

b. Parties de la zone sensitive de l'écorce, les fibres sensitives traversent le centre ovale en se dirigeant vers la capsule interne. Elles occupent sur la cinquième coupe de Pitres les deux faisceaux pédiculo-pariétaux et, sur la sixième coupe, tous les faisceaux occipitaux (fig. 779 et 781, C).

c. Dans la *capsule interne*, ces fibres sensitives sont condensées en un faisceau volumineux qui occupe le tiers postérieur du segment lenticulo-optique (fig. 790, *e*).

d. Dans le *pédoncule* (fig. 685, *e*), nous retrouvons le faisceau sensitif sur le côté externe de l'étage inférieur, immédiatement en dehors du faisceau pyramidal. Mais ce faisceau pédonculaire ne représente qu'une partie des conducteurs sensitifs. D'autres fibres, issues également de la partie postérieure de la capsule interne, se dirigent vers les tubercules quadrijumeaux, s'entre-croisent sur la ligne médiane avec les fibres homologues du côté opposé et descendent alors, sous le nom de ruban de Reil (p. 405), dans la calotte pédonculaire et dans la protubérance.

Ces deux faisceaux sensitifs, *faisceau sensitif proprement dit* et *ruban de Reil* méritent d'être examinés séparément :

Le *faisceau sensitif proprement dit* passe du pédoncule dans la protubérance. Il forme dans cet organe le plan moyen des fibres longitudinales (p. 394); il est situé en arrière du faisceau pyramidal dont il est séparé par une couche plus ou moins épaisse de fibres transversales provenant du pédoncule cérébelleux moyen. Dans le bulbe, le faisceau sensitif est situé de même en arrière du faisceau pyramidal; mais ici (fig. 632, 6) il lui est immédiatement juxtaposé, les fibres transversales protubérantielles ayant disparu. Un peu au-dessus de l'entre-croisement des pyramides, ce faisceau, qui jusque-là a occupé le même côté que l'hémisphère dont il émane, s'entre-croise sur la ligne médiane avec celui du côté opposé et descend alors dans la moelle épinière où il occupe à la fois, comme nous l'avons vu (fig. 618), le côté interne (*faisceau de Burdach*) et le côté externe (*faisceau sensitif latéral*) de la corne postérieure. Finalement, les fibres du faisceau sensitif se jettent, après un parcours variable, dans les cellules de la *colonne vésiculaire de Clarke*.

Le *ruban de Reil*, déjà entre-croisé au niveau des tubercules quadrijumeaux, occupe tout d'abord la calotte pédonculaire (fig. 685), puis l'étage supérieur de la protubérance (fig. 663). Ses fibres, en arrivant au bulbe, se divisent en deux groupes : les unes font une première halte dans les noyaux restiforme et postpyramidal et descendent ensuite dans les cordons postérieurs de la moelle ; les autres gagnent le faisceau latéral du bulbe, s'y interrompent de même, en partie ou en totalité, dans le noyau latéral (p. 353) et descendent alors dans la moelle épinière où elles occupent, sous le nom nouveau de *faisceau de Gowers*, la partie superficielle du cordon latéral. Nous avons déjà dit que ce dernier faisceau s'atténuait graduellement en descendant et qu'il pouvait être suivi jusqu'à la partie inférieure de la moelle épinière. Comme les fibres du faisceau sensitif proprement dit, les fibres constitutives du faisceau sensitif de Gowers se terminent dans la colonne vésiculaire de Clarke.

Au total, toutes les fibres sensitives de la capsule interne, qu'elles suivent le trajet du faisceau sensitif proprement dit ou celui du ruban de Reil, s'entre-croisent sur la ligne médiane avec leurs homologues du côté opposé et viennent se terminer dans les cellules sensitives des colonnes vésiculaires de Clarke. Comme ces cellules donnent naissance, d'autre part, aux racines postérieures des nerfs rachidiens, c'est à ces racines et, de là, aux régions sensibles de l'économie, qu'aboutissent finalement les fibres sensitives issues de l'écorce cérébrale.

§ VI. — CIRCULATION DU CERVEAU

Le mode de distribution des vaisseaux sanguins dans la masse encéphalique a été bien étudié dans ces derniers temps, en France par DURET, en Allemagne par HEUBNER. C'est le 7 décembre 1872 que le médecin allemand a publié dans le *Centralblatt* le résumé de ses recherches sur la circulation du cerveau ; et, par une coïncidence vraiment remarquable, c'est encore le 7 décembre 1872 que DURET communique à la *Société de Biologie* de Paris les résultats de ses travaux sur la circulation du bulbe et de la protubérance. Un mois plus tard (janvier 1873), ce dernier anatomiste envoie au *Mouvement médical* une note sommaire sur la circulation du cerveau. Enfin, en 1874, il publie dans les *Archives de physiologie* son long mémoire sur la circulation de l'encéphale, en même temps qu'HEUBNER, nous donnait, dans son ouvrage sur *Les altérations syphilitiques des artères cérébrales*, une description détaillée de ces artères.

Si nous rappelons ici toutes ces dates, c'est pour établir par des chiffres qu'il n'y a pas lieu de soulever, comme on l'a fait trop souvent, soit en faveur de DURET, soit en faveur d'HEUBNER, une question de priorité. Leurs recherches sont contemporaines : tous les deux les ont poursuivies simultanément dans des pays différents, et bien certainement à l'insu l'un de l'autre. Ces recherches n'en sont pour nous que plus précieuses : elles se servent mutuellement de contrôle.

Nous étudierons successivement :

1° Les *artères;*

2° Les *veines;*

3° Les *voies lymphatiques.*

A. — ARTÈRES

Quatre gros troncs artériels pénètrent dans le crâne pour se distribuer à la masse encéphalique. Ce sont : en avant, les deux *carotides internes;* en arrière les deux *vertébrales.*

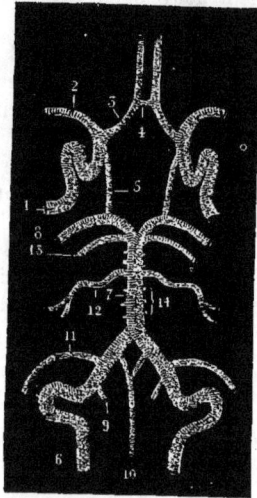

Fig. 792.
Polygone artériel de Willis.

1, carotide interne.— 2, cérébrale moyenne. — 3, cérébrale antérieure.— 4, communicante antérieure. — 5, communicante postérieure. — 6, artère vertébrale.— 7, tronc basilaire.— 8, cérébrale postérieure. — 9, spinale postérieure. — 10, spinale antérieure. — 11, cérébelleuse postéro-inférieure. — 12, cérébelleuse antéro-inférieure. — 13, cérébelleuse supérieure. — 14, artères protubérantielles.

Les deux artères vertébrales, marchant à la rencontre l'une de l'autre, contournent le bulbe et se réunissent sur la ligne médiane en un tronc commun, le *tronc basilaire.* Celui-ci chemine d'arrière en avant au-dessous de la protubérance et se partage, au niveau du bord antérieur de ce dernier organe, en deux branches terminales et divergentes, les *artères cérébrales postérieures.*

De leur côté, les deux carotides internes, après avoir fourni l'ophthalmique, se résolvent chacune en un bouquet de quatre branches divergentes : la *cérébrale antérieure*, la *cérébrale moyenne*, la *choroïdienne* et la *communicante postérieure.* — La cérébrale antérieure se dirige en avant et en dedans et s'unit, peu après son origine, avec son homonyme du côté opposé à l'aide d'une anastomose transversale de 1 à 3 millimètres de longueur seulement, la *communicante antérieure.* — La cérébrale moyenne se dirige en dehors et disparaît bientôt dans la vallée sylvienne. — La choroïdienne, oblique en arrière et en dehors, se porte dans les plexus choroïdes des ventricules latéraux. — Quant à la communicante postérieure, elle se dirige en arrière et un peu en dedans pour se réunir à l'artère cérébrale postérieure et relier ainsi l'un à l'autre le système antérieur ou caroti-dien au système postérieur ou vertébral.

Il résulte de ces différentes anastomoses la formation, à la base du cerveau, d'un circuit artériel entièrement fermé : c'est *l'hexagone* ou, plus exactement, le *polygone de Willis*, le circuit en question possédant en réalité sept côtés. Il est constitué de la façon suivante : en avant, par les deux cérébrales anté-rieures, unies l'une à l'autre, par la communicante anté-rieure ; en arrière, par les deux cérébrales postérieures ; sur les côtés, par les deux communicantes postérieures ou latérales. L'alimentation des réseaux sanguins du cerveau est donc bien assurée. Un seul tronc, au besoin, aurait pu suffire ; il en existe quatre, tous reliés ensemble par des anastomoses à court trajet et le plus souvent fort larges. On conçoit dès lors que l'un de ces troncs puisse s'oblitérer par le fait d'une embolie ou être supprimé par une ligature, sans que cette diminu-tion dans le nombre des voies d'apport amène toujours et nécessairement une perturbation grave dans le fonc-tionnement de l'encéphale. Et en fait, sur les 241 cas de ligature des carotides réunis par LEFORT, nous n'en trou-vons que 75 qui aient été suivis d'accidents cérébraux.

Les différentes branches cérébrales (et elles sont nombreuses !) qui émanent du polygone de Willis cons-tituent deux systèmes principaux, destinés : le premier aux *circonvolutions*, le second aux *noyaux centraux*. Nous croyons devoir faire remarquer dès maintenant, sauf à y revenir plus tard, que ces deux systèmes arté-riels, bien qu'ayant une origine commune, sont complète-ment indépendants l'un de l'autre dans leur distribution et que, « à la périphérie de leur domaine, comme le dit M. CHARCOT, ils ne communiquent sur aucun point ». A ces importants systèmes des *artères des circonvolu-tions* et des *artères des noyaux centraux*, il convient d'ajouter deux nouveaux groupes d'une importance moindre, savoir : les artères destinées aux cavités ven-triculaires ; les artères destinées à cette portion de la base du cerveau qui unit l'un à l'autre les deux hémis-phères.

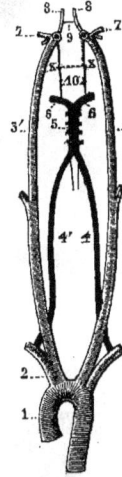

Fig. 793.
Schéma représentant le mode d'origine des artères encéphaliques.

1, aorte. — 2, tronc bra-chio-céphalique. — 3, caro-tide interne gauche ; 3', ca-rotide interne droite. — 4, 4', vertébrales. — 5, tronc basilaire. — 6, 6', cérébrales postérieures. — 7, 7, céré-brales moyennes. — 8, 8, cé-rébrales antérieures. — 9, communicante antérieure. — 10, communicantes posté-rieures.

(La teinte rouge indique le système vertébral ; la teinte noire, le système carotidien ; XX, ligne de séparation des deux systèmes.)

Au total, la circulation artérielle du cerveau comprend quatre groupes d'artères : 1° les *artères des circonvolutions* ; 2° les *artères des noyaux cen-traux* ; 3° les *artères ventriculaires* ou *choroïdiennes* ; 4° les *artères de la base*. Nous décrirons séparément chacun de ces quatre groupes.

A. **Artères des circonvolutions**. — Les artères des circonvolutions pro-viennent de la cérébrale antérieure, de la cérébrale moyenne et de la céré-brale postérieure. Chacune de ces trois artères se distribue à une portion déterminée de l'écorce : elle a par conséquent, sur la surface de l'hémisphère,

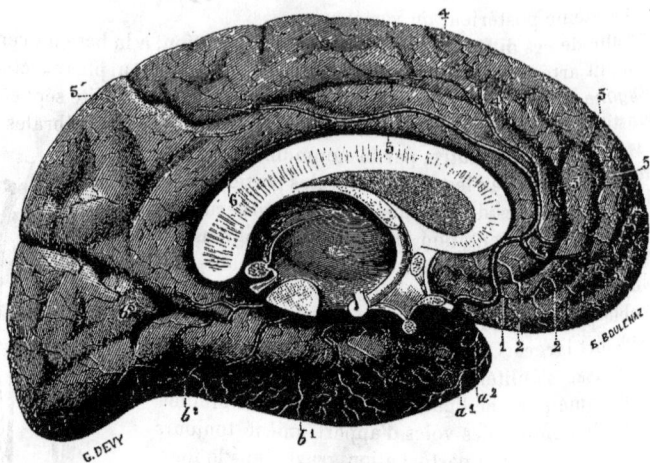

Fig. 794.
Artères de la face interne de l'hémisphère (côté gauche).

1, artère cérébrale antérieure. — 2, 2, rameaux destinés au lobe orbitaire. — 3, 3, artère frontale interne antérieure (double sur ce sujet). — 4, artère frontale moyenne. — 5. artère frontale externe postérieure. — 6, rameau se 3', 4', 5', rameaux de ces trois dernières artères passant sur la face externe de l'hémisphère. — 6, rameau se dirigeant vers le bourrelet du corps calleux. — a¹, a², rameaux fournis à la pointe du lobe temporo-occipital par les branches descendantes de la sylvienne. — b¹, b², b³, branches antérieure, moyenne et postérieure de l'artère cérébrale postérieure.

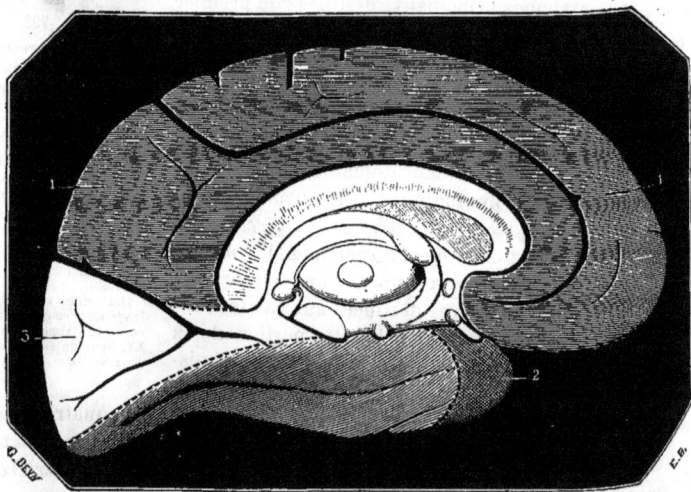

Fig. 795.
La face interne de l'hémisphère gauche, avec indication de ses trois territoires artériels.

1, territoire de la cérébrale antérieure (en bleu). — 2, territoire de la sylvienne (en rouge). — 3, territoire de la cérébrale postérieure (en jaune).

son domaine particulier et, pour employer le terme classique, son *territoire*.

1° *Territoires vasculaires de l'écorce*. — Ils sont au nombre de trois et sont alimentés : le premier par la cérébrale antérieure, le second par la cérébrale moyenne, le troisième par la cérébrale postérieure.

a. L'*artère cérébrale antérieure*, se dirige vers la scissure interhémisphérique, jette quelques fins rameaux sur la partie du lobe orbitaire comprise entre le gyrus rectus et le sillon cruciforme et se divise ensuite, au niveau du genou du corps calleux, en trois branches que l'on distingue en antérieure, moyenne et postérieure. — 1° La *branche antérieure* (*artère frontale interne et antérieure* de DURET), le plus souvent double ou même triple, se ramifie principalement dans la portion antérieure de la circonvolution frontale interne. — 2° La *branche moyenne* (*artère frontale interne et moyenne* de DURET) se dirige obliquement en haut et en arrière, abandonne quelques rameaux à la circonvolution du corps calleux et se ramifie ensuite sur la partie postérieure de la circonvolution frontale interne, non compris le lobule paracentral qui est le plus souvent irrigué par la branche suivante. — 3° La *branche postérieure* (*artère frontale interne et postérieure* de DURET) chemine tout d'abord sur la circonvolution du corps calleux et abandonne à cette circonvolution, ainsi qu'au corps calleux lui-même, un certain nombre de rameaux le plus souvent très grêles; l'un de ces rameaux, plus long que les autres, longe le sinus du corps calleux, contourne le bourrelet et se termine alors soit dans la glande pinéale, soit dans la toile choroïdienne. Après avoir fourni ces différents rameaux, la branche postérieure de la cérébrale antérieure croise obliquement la scissure calloso-marginale et vient s'épuiser dans le lobule paracentral et dans le lobule quadrilatère.

Les trois branches précitées de l'artère cérébrale antérieure ne se contentent pas d'irriguer la face interne de l'hémisphère cérébral. Leurs ramifications arrivées au bord supérieur de l'hémisphère contournent ce bord et descendent alors sur la face externe du cerveau où elles se terminent dans les parties suivantes : la première circonvolution frontale tout entière, l'extrémité antérieure de la seconde, l'extrémité toute supérieure des deux circonvolutions frontale ascendante et pariétale ascendante, et, enfin, la partie du lobule pariétal supérieur qui borde la scissure interhémisphérique.

b. L'*artère cérébrale moyenne* ou *sylvienne*, oblique en haut et en dehors se jette dans la vallée de Sylvius et ne tarde pas à atteindre le pôle de l'insula. Là, elle s'infléchit en arrière, croise successivement le grand sillon de l'insula et l'insula postérieur et arrive dans la rigole postérieure qu'elle parcourt de bas en haut. Puis, elle contourne le pli de passage temporo-pariétal en décrivant autour de lui une boucle qui m'a paru constante et gagne l'extrémité postérieure de la scissure de Sylvius. Se redressant alors une dernière fois, elle s'échappe de cette scissure et se termine en fournissant l'*artère du pli courbe*. Dans ce long trajet, l'artère cérébrale moyenne abandonne de nombreuses branches collatérales que nous diviserons, d'après leur direction, en *ascendantes* et *descendantes :*

Les *branches collatérales ascendantes* sont au nombre de quatre, savoir : 1° l'*artère frontale inférieure* qui se détache de la sylvienne au niveau du pôle de l'insula et qui se distribue par trois ou quatre rameaux à la partie externe

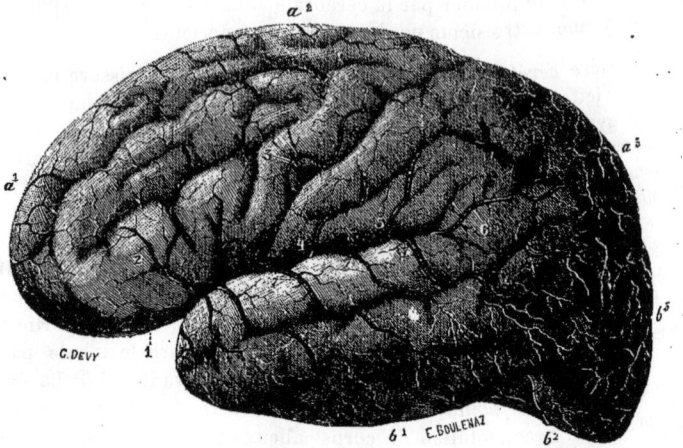

Fig. 796.

Artères de la face externe de l'hémisphère (côté gauche).

1, artère destinée au lobe orbitaire. — 2, artère frontale inférieure. — 3, artère frontale ascendante. — 4, artère pariétale ascendante. — 5, artère pariétale inférieure. — 6, artère du pli courbe. — 7, 7, 7, branches descendantes ou temporales de la sylvienne. — a^1, a^2, a^3, artères fournies par les branches antérieure, moyenne et postérieure de la cérébrale antérieure. — b^1, b^2, b^3, artères fournies par la cérébrale postérieure.

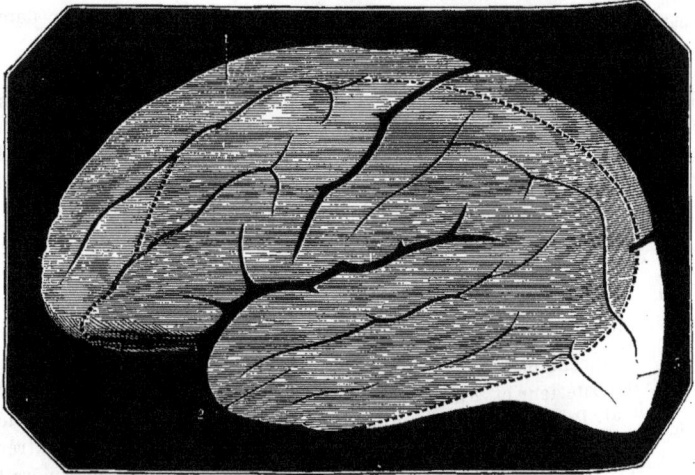

Fig. 797.

Face externe de l'hémisphère gauche, avec indication de ses territoires vasculaires.

1, territoire de la cérébrale antérieure (en bleu). — 2, territoire de la sylvienne (en rouge). — 3, territoire de la cérébrale postérieure (en jaune).

du lobe orbitaire, à la troisième circonvolution frontale ou circonvolution de Broca et à la partie moyenne de la deuxième circonvolution frontale;

2° l'*artère frontale ascendante*, qui se ramifie sur les deux tiers ou sur les trois quarts inférieurs de la circonvolution frontale ascendante, ainsi que sur le pied de la deuxième circonvolution frontale; 3° l'*artère pariétale ascendante*, qui se ramifie, de même, sur les trois quarts inférieurs de la circonvolution pariétale ascendante ; 4° l'*artère pariétale inférieure*, qui est souvent confondue avec la précédente et avec laquelle elle forme alors un tronc commun ; oblique en haut et en arrière, elle se distribue au lobule pariétal inférieur et à la partie du lobule pariétal supérieur qui avoisine le sillon interpariétal. — Avant de sortir de la scissure de Sylvius, les quatre branches collatérales ascendantes de l'artère cérébrale moyenne cheminent à la surface de l'insula et abandonnent à ce lobe un grand nombre de rameaux et de ramuscules, *rameaux insulaires*, à la fois très courts et très grêles.

Les *branches collatérales descendantes* sont au nombre de trois, quelquefois quatre. Comme leur nom l'indique, elles descendent obliquement sur le lobe temporal et se ramifient sur la première circonvolution temporale, sur la deuxième et sur une partie de la troisième. Les rameaux les plus antérieurs gagnent la face inférieure

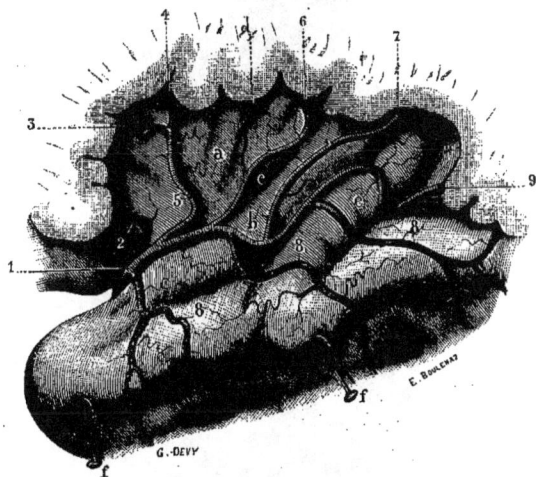

Fig. 798.

L'artère cérébrale moyenne et ses branches dans la scissure de Sylvius.

1, tronc de la sylvienne. — 2, une artère destinée au lobe orbitaire. — 3, 4, artère frontale inférieure et artère frontale ascendante naissant par un tronc commun 5. — 6, artère pariétale ascendante. — 7, artère pariétale inférieure. — 8, 8, 8, branches descendantes ou temporales. — 9, artère du pli courbe. — *a*, *b*, lobule antérieur et lobule postérieur de l'insula. — *c*, grand sillon de l'insula. — *d*, rigole supérieure. — *e*, pli temporo-pariétal. — *f*, *f*, opercule inférieur fortement érigné en bas.

de l'hémisphère et se terminent sur l'extrémité antérieure ou pointe du lobe temporo-occipital.

La *branche terminale* de la sylvienne ou *artère du pli courbe*, une fois sortie de la scissure de Sylvius, se porte d'avant en arrière et se distribue à la fois au pli courbe, à la partie la plus reculée du lobe temporal et à la partie antérieure du lobe occipital.

c. L'*artère cérébrale postérieure*, suivant à partir de son origine un trajet récurrent, contourne la face inférieure des pédoncules cérébraux, en suivant d'avant en arrière les parties latérales de la fente cérébrale de Bichat. En atteignant l'hémisphère, elle se partage en trois branches terminales, que

l'on distingue, d'après leur direction, en antérieure, moyenne et postérieure.
— 1° La *branche antérieure* se distribue à la partie antérieure du lobe temporo-occipital, moins la pointe qui est irriguée, comme nous venons de le voir, par la sylvienne. — 2° La *branche moyenne* se ramifie à la partie moyenne de ce même lobe et jette en dehors, sur la face externe de l'hémisphère, quelques

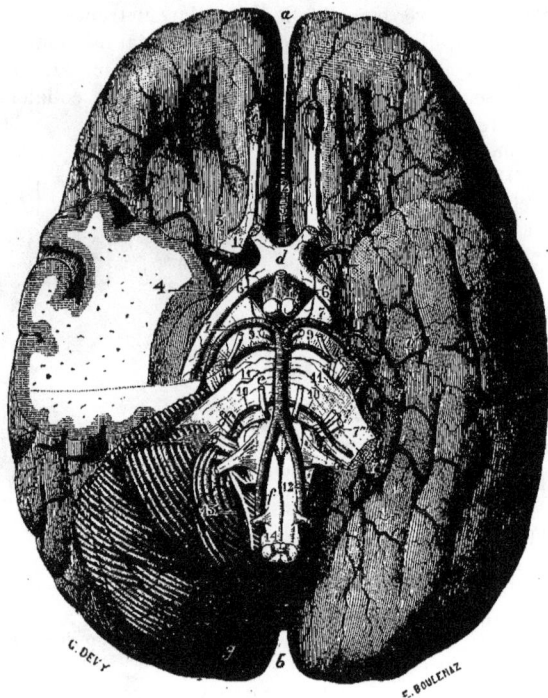

Fig. 799.

Artères de la base de l'encéphale.

(Sur l'hémisphère droit, le lobe temporo-sphénoïdal, a été en partie réséqué pour mettre à nu le prolongement sphénoïdal du ventricule latéral et montrer l'artère choroïdienne.)

1, carotide interne sectionnée à sa sortie du sinus caverneux. — 2, cérébrale antérieure. — 3, cérébrale moyenne ou sylvienne. — 4, artère choroïdienne. — 5, communicante antérieure. — 6, communicante postérieure. — 7, cérébrale postérieure avec 7' sa branche antérieure, 7" sa branche moyenne, et 7"' sa branche postérieure. — 8, tronc basilaire. — 9, artère cérébelleuse supérieure. — 10, artère cérébelleuse inférieure et antérieure. — 11, artères protubérantielles. — 12, artère vertébrale. — 13, artère cérébelleuse inférieure et postérieure. — 14, artère spinale antérieure. — a, extrémité antérieure de la scissure interhémisphérique. — b, son extrémité postérieure. — c. bulbe olfactif. — d, chiasma optique. — e, protubérance. — f, bulbe rachidien. — g, cervelet, dont l'hémisphère gauche a été réséqué.

rameaux ascendants qui se perdent sur la dernière circonvolution temporale, la première et la seconde étant toujours irriguées, comme nous l'avons déjà dit, par l'artère sylvienne. — 3° La *branche postérieure* est destinée au lobe occipital et se ramifie sur les trois faces de ce lobe : en dehors, sur la partie postérieure des trois circonvolutions occipitales ; en dedans, sur le cunéus ; en bas, sur la partie la plus reculée des deux circonvolutions temporo-occipitales.

La situation et l'étendue des trois territoires vasculaires que nous venons de décrire sont nettement indiquées dans les figures 795, 797 et 800, placées ci-dessus, où chacun d'eux est représenté par une teinte spéciale. — Le *territoire de la cérébrale antérieure* (teinte bleue) occupe tout d'abord la moitié interne du lobe orbitaire ; puis, toute la partie de la face interne de l'hémisphère qui est située en avant du cunéus ; et enfin, sur la face externe de l'hémisphère, la première circonvolution frontale, la partie antérieure de la seconde, l'extrémité supérieure des deux circonvolutions frontale ascendante

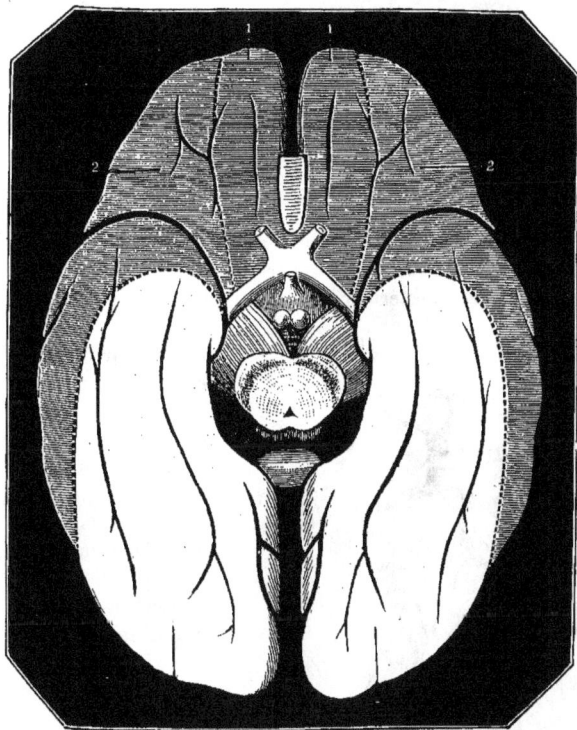

Fig. 800.

La face inférieure du cerveau, avec indication de ses territoires vasculaires.

1, territoire de la cérébrale antérieure (*en bleu*). — 2, territoire de la sylvienne (*en rouge*). — 3, 3, territoire de la cérébrale postérieure (*en jaune*).

et pariétale ascendante et, enfin, la portion du lobule pariétal supérieur qui avoisine la scissure interhémisphérique. — Le *territoire de la cérébrale postérieure* (teinte jaune) s'étend sur toute la surface du lobe temporo-occipital, moins la pointe ; il comprend en outre le cunéus, la partie postérieure des trois circonvolutions occipitales et la troisième temporale ou même une portion seulement de cette circonvolution. — Le *territoire de la cérébrale moyenne* (teinte rouge), enfin, occupe tout le reste de l'hémisphère, c'est-à-dire la plus grande partie de la deuxième frontale, la troisième frontale tout entière, les deux tiers ou les trois quarts inférieurs des deux circonvolutions frontale ascendante et pariétale ascendante, une partie du lobule pariétal supérieur, le lobule pariétal inférieur tout entier, le pli courbe, la partie antérieure des circonvolutions occipitales, les deux premières temporales, la pointe du lobe temporo-occipital et, enfin, les circonvolutions de l'insula et la région rétro-insulaire.

Des trois territoires précités, ce dernier est de beaucoup le plus étendu. C'est aussi le plus important, en ce qu'il englobe dans ses limites la plus grande partie de cette région du manteau de l'hémisphère où la pathologie humaine a pu établir et localiser un certain nombre de centres d'innervation soit motrice, soit sensorielle.

Examinons maintenant la manière dont se comportent les ramifications des trois artères cérébrales à la surface du cerveau et dans l'épaisseur des circonvolutions

2° *Mode de ramifications des artères cérébrales dans la pie-mère.* — Ainsi que nous venons de le voir, les trois artères cérébrale antérieure, cérébrale moyenne et cérébrale postérieure se décomposent chacune en un certain nombre de branches. Ces branches à leur tour se subdivisent en plusieurs rameaux et ramuscules, lesquels se terminent par un certain nombre d'arborisations. Ces arborisations terminales qui partent, non seulement des rameaux et des ramuscules, mais encore des branches et des troncs, s'observent surtout à la surface libre des circonvolutions. Les artérioles, qui les constituent, présentent les trajets les plus divers : rarement rectilignes, le plus souvent flexueuses ou même onduleuses, elles marchent à la rencontre les unes des autres, arrivent au contact, se croisent sous des angles toujours variables et semblent s'anastomoser ensemble pour constituer un vaste réseau. Ces anastomoses existent-elles en réalité, suffisamment nombreuses et suffisamment larges pour justifier ce mot de réseau appliqué à la circulation artérielle de la pie-mère

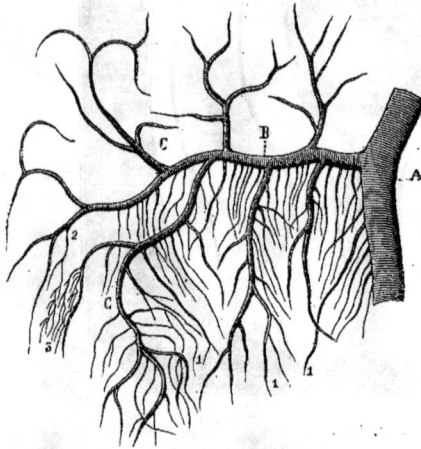

Fig. 801.
Schéma représentant le mode de distribution des artères cérébrales, d'après Duret.

A, artère principale. — B, arborisation primaire. — C, C, arborisations secondaires. — 1, 1, 1, artères médullaires. — 2, 2, artères corticales. — 3, ramifications des artères corticales dans la pulpe cérébrale.

cérébrale? Les anatomistes ne sont pas d'accord à ce sujet et nous nous trouvons ici en présence de deux opinions absolument contradictoires.

Pour DURET, les anastomoses entre artères voisines sont extrêmement rares : rares déjà pour les branches, elles deviennent plus rares pour les rameaux, plus rares encore ou même absentes pour les arborisations. Ces artères appartiendraient donc au *type terminal*, dans l'acception donnée à ce terme par CONHEIM, c'est-à-dire qu'elles se résoudraient en capillaires sans s'unir aux artères voisines. Il résulterait, on le conçoit, d'une pareille disposition que chacun des grands territoires vasculaires, que nous avons décrits plus haut, se diviserait en *territoires secondaires*, ceux-ci en *territoires tertiaires*, etc., territoires qui seraient d'autant plus indépendants qu'ils appartiendraient à un vaisseau plus petit. Il en résulterait aussi, au point de vue pathologique, que lorsqu'un de ces vaisseaux à territoire distinct vient à être oblitéré, une circulation suppléante aurait peu de chance de s'établir, d'où ischémie et ramollissement du territoire en question.

Contrairement à ces conclusions, HEUBNER rattache le mode de distribution des artères dans la pie-mère au *type anastomotique*, et décrit dans l'épaisseur de cette membrane un double réseau : 1° un réseau superficiel, à la constitution duquel concourent tous les gros troncs qui s'échappent du polygone de Willis ; 2° un réseau profond, formé par les branches issues du réseau superficiel. « Finalement, dit-il, ces branches se résolvent dans la pie-mère en un fin réseau ; toutes les artères principales fournissent à ce réseau, qui peut être alimenté par chacune de ces artères, naturellement par les branches éloignées avec plus de difficulté et de lenteur que par les branches voisines. »

Si je m'en rapporte à mes propres recherches, les deux opinions contradictoires émises par DURET et par HEUBNER me paraissent également exagérées.

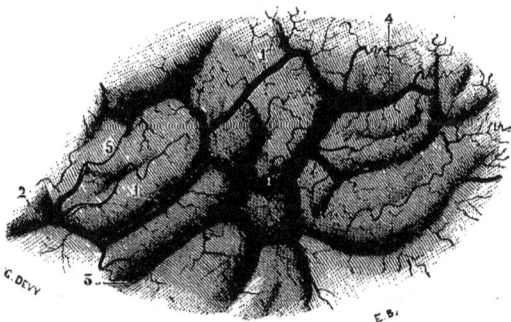

Fig. 802.

Mode de ramescence des artères corticales dans la pie-mère (région du pli courbe).

1, artère du pli courbe, avec 1' 1" ses deux branches de bifurcation. — 2, extrémité postérieure de la scissure de Sylvius. — 3, scissure parallèle. — 4, pli courbe. — 5, lobule pariétal inférieur.

Je n'ai jamais rencontré dans l'épaisseur de la pie-mère, soit chez l'adulte, soit chez le fœtus, un réseau aussi fin et aussi riche que celui que l'on trouve dans la description d'HEUBNER. D'autre part, je ne puis accorder le caractère

36*

de vaisseau terminal, ni aux troncs volumineux qui émanent du polygone de Willis, ni aux ramifications de ces troncs dans la pie-mère cérébrale. Les gros troncs, tout d'abord, s'anastomosent tous les uns avec les autres aux confins de leur territoire, et j'ai toujours vu, sur un cerveau dont j'avais préalablement lié les trois communicantes, une injection au suif, poussée par l'une des sylviennes, remplir successivement les trois territoires de l'hémisphère correspondant et les trois territoires de l'hémisphère opposé. Les régions de l'écorce où ces anastomoses m'ont paru être les plus nombreuses sont les suivantes : 1° la face externe des deuxième et troisième circonvolutions temporales, où plusieurs rameaux ascendants de la cérébrale postérieure s'anastomosent à plein canal avec des rameaux descendants de la sylvienne (fig. 803); 2° la partie interne du lobe orbitaire, où deux ou trois rameaux à direction transversale ou oblique se terminent d'une part dans la cérébrale antérieure, d'autre part dans les branches orbitaires de la sylvienne ; 3° la partie pos-

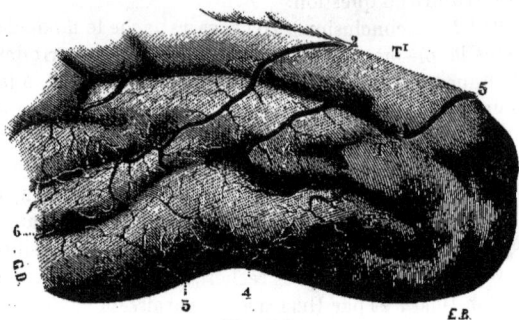

Fig. 803.

Anastomoses de l'artère sylvienne avec la cérébrale postérieure sur la face libre de la troisième temporale (côté droit).

T¹, T², T³, première, deuxième et troisième circonvolutions temporales. — 1, 2, 3, branches de l'artère sylvienne. — 4, 5, 6, branches de la cérébrale postérieure.

térieure du lobule quadrilatère, où l'on voit plusieurs rameaux de la cérébrale postérieure émerger de la scissure perpendiculaire interne et s'anastomoser à plein canal avec les ramifications les plus reculées de la cérébrale antérieure.

En ce qui concerne les branches et les rameaux, les anastomoses sont encore ici fort nombreuses et certainement suffisantes pour ramener le sang ou une injection fine dans un territoire quelconque dont l'artère principale a été oblitérée.

Est-ce à dire que la suppression brusque d'une artère, soit par embolie, soit par thrombose, sera toujours inoffensive et passera comme inaperçue ? Non : les faits anatomo-cliniques sont là pour nous dire le contraire. Mais de ce qu'une embolie ou une thrombose détermine dans certains cas des désordres fonctionnels ou même des lésions anatomo-pathologiques, il faudrait bien se garder de conclure à l'absence des anastomoses précitées, anastomoses que l'on voit et dont l'existence, par conséquent, est positive et indéniable. Les désordres en question trouvent souvent leur explication dans une altération déjà ancienne des artères pie-mériennes ou même de la pulpe cérébrale sous-jacente ; elles peuvent s'expliquer aussi par la petitesse des anastomoses elles-mêmes, ne permettant au sang d'arriver au territoire brusquement frappé qu'avec beaucoup de lenteur et en quantité insuffisante, lenteur et insuffisance dont s'accommode mal un tissu à la fois aussi actif et aussi fragile que l'écorce cérébrale.

3° *Terminaison des artères pie-mériennes dans la pulpe cérébrale.* — Lorsqu'on soulève la pie-mère avec précaution, on voit s'échapper de sa face profonde comme une pluie de fines artérioles qui tombent perpendiculairement sur la pulpe cérébrale sous-jacente et la pénètrent, pour s'y terminer et la nourrir. Ces artères, dites *nourricières de la pulpe cérébrale*, se divisent en deux groupes, les artères longues et les artères courtes.

a. Les *artères longues* ou *médullaires* traversent la substance grise de l'écorce et arrivent dans la substance blanche sous-jacente où elles se terminent en affectant une disposition pénicillée. On en compte de 10 à 15 sur la coupe d'une circonvolution de moyen volume : 3 ou 4 seulement sur la surface libre de cette circonvolution ; 5 ou 6 sur chacune de ses faces latérales ou même dans le fond des scissures correspondantes. Toutes ces artères se dirigent en droite ligne vers le centre de l'hémisphère et, comme elles ne communiquent les unes avec les autres que par de fins capillaires, chacune d'elles constitue un petit système indépendant. — Les artères médullaires descendent dans le centre ovale à une profondeur de 4 ou 5 centimètres ; elles se rapprochent ainsi beaucoup des noyaux centraux, mais n'entrent jamais en relation avec leurs artères. Nous ne saurions trop le répéter, le réseau artériel de l'écorce et celui des noyaux centraux

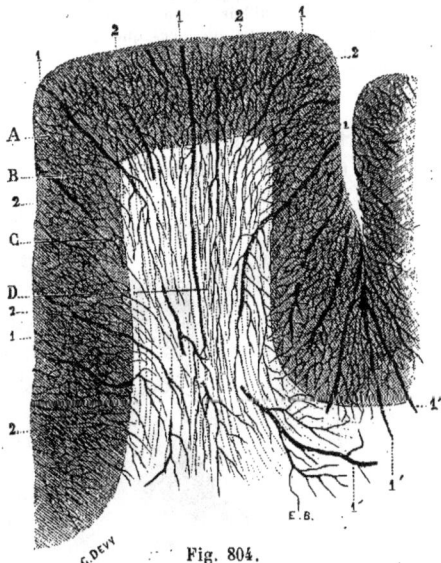

Fig. 804.

Artères des circonvolutions (d'après DURET).

1, 1, artères médullaires. — 1',1', groupe d'artères médullaires situé entre deux circonvolutions voisines. — 2, 2, artères corticales ou de la substance grise. — A, réseau capillaire à mailles assez larges, situé sous la pie-mère. — B, réseau à mailles polygonales plus serrées, situé dans la substance grise. — C, réseau de transition à mailles plus larges. — D, réseau capillaire de la substance blanche.

sont complètement indépendants l'un de l'autre. M. CHARCOT fait observer avec raison qu'il existe sur les confins des deux systèmes, en plein centre ovale, une espèce de terrain neutre où les échanges nutritifs s'effectuent d'une façon moins énergique et où apparaissent de préférence certains ramollissements lacunaires séniles.

b. Les *artères courtes* ou *corticales* s'arrêtent dans la substance grise des circonvolutions et s'y résolvent rapidement en mailles capillaires.

Les réseaux capillaires des circonvolutions se présentent sous quatre aspects différents, correspondant chacun à une zone distincte. Nous empruntons à Duret la description de ces réseaux :

1° Tout à fait à la superficie de la couche grise, il existe un réseau capillaire à mailles quadrangulaires, très larges et parallèles à la surface. Ce réseau ne se voit bien que sur des coupes horizontales : il forme de très fines anastomoses entre les diverses artères qui pénètrent dans les circonvolutions. Il n'occupe guère qu'un demi-millimètre de la couche grise.

2° Les deux millimètres subjacents de la substance corticale sont remplis par des mailles capillaires polygonales assez fines. Ce réseau est surtout formé par les artères corticales, qui se répandent dans toute son étendue par leurs ramuscules collatéraux et plus encore par leurs ramuscules terminaux. Les artères corticales sont innombrables et, toutes les deux ou trois mailles capillaires, on rencontre un de leurs ramuscules.

3° Le dernier millimètre environ de la couche grise est occupé par un réseau capillaire de transition. Ces mailles capillaires sont plus larges que celles de la couche supérieure ; mais elles sont beaucoup moins allongées que celles de la substance blanche dans laquelle il se prolonge un peu, jusqu'à ce qu'il s'y confonde entièrement.

4° Le réseau capillaire de la substance blanche est constitué par des mailles à parois plus fines, mais plus allongées que celles des réseaux de la couche grise proprement dite. Leur largeur est trois ou quatre fois celle du diamètre des mailles de la couche grise. Ce réseau est disposé dans le sens des principaux faisceaux de fibres nerveuses que ces mailles semblent entourer.

B. Artères des noyaux centraux ou artères ganglionnaires. — Les trois artères cérébrales prennent encore part, mais d'une façon fort inégale comme

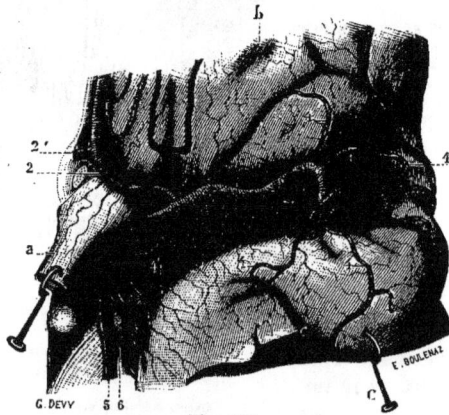

Fig. 805.

L'artère cérébrale antérieure et l'artère sylvienne à la base du cerveau (côté gauche).

a, nerf optique érigné en arrière. — *b*, lobe orbitaire. — *c*, pie-mère du lobe temporo-occipital érignée en arrière. — 1, carotide interne. — 2, cérébrale antérieure, avec 2' communicante antérieure. — 3, cérébrale moyenne ou sylvienne. — 4, 4, bouquet d'artérioles fournies par cette dernière aux circonvolutions voisines et aux noyaux opto-striés : ces dernières traversent les trous de l'espace perforé antérieur. — 5, veine basilaire, avec 6, son affluent ventriculaire.

nous le verrons tout à l'heure, à la constitution du système vasculaire destiné aux noyaux centraux.

Les artères nourricières de la couche optique, du noyau lenticulaire et du noyau caudé proviennent toutes des trois troncs précités et s'en détachent dans le voisinage du polygone de Willis, tout près de l'origine de ces troncs par conséquent (fig. 805). Elles naissent isolément, quoique sur des points très rapprochés les uns des autres, et s'engagent ensuite, pour atteindre les noyaux centraux, dans les trous de l'espace perforé antérieur et de l'espace perforé postérieur. Elles forment ainsi, au niveau de ces deux espaces perforés, des bouquets d'artérioles isolées et parallèles, qui rappellent, suivant la comparaison pittoresque d'HEUBNER, ces groupes de jeunes rejetons que l'on voit, dans les forêts, pousser à la base des arbres. Cette indépendance, les artères ganglionnaires la conservent jusqu'à leur terminaison ; tous les anatomistes s'accordent sur ce point. On peut les injecter séparément, sans jamais pousser l'injection dans les artères voisines : ce sont des *artères terminales* par excellence.

Ceci posé, nous pouvons examiner la part qui revient à chacune des trois artères cérébrales dans l'irrigation des noyaux centraux :

a. La *cérébrale antérieure* émet, tout près de son origine, plusieurs ramuscules qui traversent de bas en haut l'espace perforé antérieur et viennent se perdre dans la tête du noyau caudé. Ces artères, dites *striées antérieures*, m'ont paru constantes ; mais elles sont très variables dans leur volume et surtout dans leur nombre.

b. La *cérébrale moyenne* ou *sylvienne* abandonne de même, presque immédiatement après son origine, un gros bouquet d'artérioles (fig. 805) destinées principalement aux deux noyaux des corps striés. Ces artérioles s'engagent, comme les précédentes, dans les trous de l'espace perforé antérieur et se partagent alors en

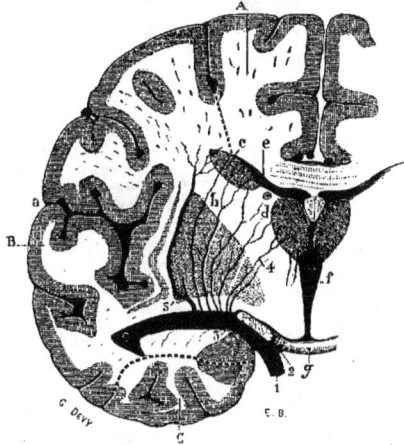

Fig. 806.

Coupe vertico-transversale de l'hémisphère gauche, passant immédiatement en arrière du chiasma, pour montrer les branches centrales ou ganglionnaires de l'artère sylvienne.

d, scissure de Sylvius. — *b*, noyau lenticulaire. — *c*, noyau caudé. — *d*, couche optique. — *e*, ventricule latéral. — *f*, ventricule moyen. — *g*, chiasma. — 1, carotide interne. — 2, cérébrale antérieure. — 3, sylvienne. — 4, artères striées internes. — 5, artères striées externes, avec 5', artère de l'hémorrhagie cérébrale. — A, territoire de la cérébrale antérieure. — B, territoire de la sylvienne. — C, territoire de la cérébrale postérieure.

deux groupes : les artères striées internes et les artères striées externes :

Les *artères striées internes* se rendent tout d'abord aux deux segments internes du noyau lenticulaire (globus pallidus), qu'elles abordent par la base et auxquels elles abandonnent quelques rameaux. Puis, elles traversent la capsule interne en suivant un trajet oblique en haut et en dedans, et, finalement, viennent se terminer dans le noyau caudé.

36***

Les *artères striées externes*, situées en dehors des précédentes, se portent vers le segment externe du noyau lenticulaire (putamen). Elles gagnent ensuite la capsule interne, les unes en traversant ce segment, les autres en le contournant par sa face externe, et elles se subdivisent alors en deux groupes secondaires, l'un antérieur, l'autre postérieur : 1° les artères du groupe antérieur, *artères lenticulo-striées*, traversent le segment antérieur de la capsule interne pour venir se terminer, comme les artères striées internes, dans le noyau caudé ; 2° les artères du groupe postérieur, *artères lenticulo-optiques*, répondent au segment postérieur de la capsule interne et se terminent à la partie externe et antérieure de la couche optique. — Parmi les artères du groupe antérieur, il en existe ordinairement une, plus volumineuse que les autres, que l'on voit contourner le segment externe du noyau lenticulaire (fig. 805,5"), puis pénétrer dans ce segment, traverser la partie antérieure de la capsule et finalement aboutir au noyau caudé. C'est à cette branche que M. CHARCOT a donné le nom d'*artère de l'hémorrhagie cérébrale* : l'observation clinique a, en effet, démontré que c'est sur le trajet de ce vaisseau que se produisent, avec une sorte de prédilection, les épanchements sanguins de cette région.

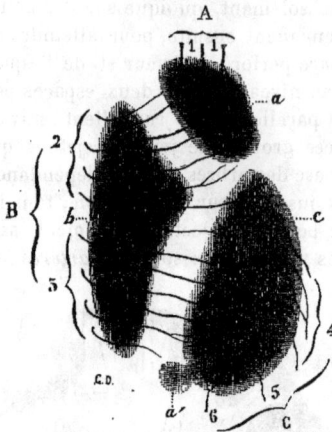

Fig. 807.

Les artères des noyaux centraux, examinées sur une coupe de Flechsig (schématique).

a, a', noyau caudé ; *b*, noyau lenticulaire ; *c*, couche optique. — A, cérébrale antérieure. — B, cérébrale moyenne. — C, cérébrale postérieure — 1, 1, artères striées antérieures. — 2, artères lenticulo-striées. — 3, artères lenticulo-optiques. — 4, artère optique inférieure ou interne. — 5, artère optique postéro-interne. — 6, artère optique postéro-externe.

c. La *cérébrale postérieure* ne fournit aucune branche au corps strié. Par contre, elle envoie à la couche optique de nombreuses artères que nous distinguerons, avec DURET, en optiques inférieures, optique postérieure et interne, optique postérieure et externe.

Les *artères optiques inférieures*, en nombre variable, naissent de la cérébrale postérieure au niveau du bord antérieur de la protubérance ; elles pénètrent ensuite de bas en haut dans les trous de l'espace perforé postérieur, arrivent ainsi au-dessous de la couche optique et, finalement, viennent se distribuer à la face interne de cet organe ainsi qu'aux parois latérales du ventricule moyen.

L'*artère optique postérieure et interne* naît de la cérébrale postérieure, un peu en dehors du groupe précédent ; elle pénètre dans la substance cérébrale au niveau du bord interne du pédoncule et se distribue à la partie postéro-interne de la couche optique. Elle abandonne constamment, dans son trajet, quelques ràmuscules au pédoncule cérébral.

L'*artère optique postérieure et externe* se détache de la cérébrale postérieure vers la partie moyenne de la courbe que décrit ce tronc artériel autour
du pédoncule. Elle s'insinue immédiatement dans la fente cérébrale de Bichat
et aborde la couche optique entre le corps genouillé interne et le corps
genouillé externe. Elle se distribue, comme son nom l'indique, à la partie
postéro-externe de cet organe.

En résumé :

1° Le *noyau caudé* reçoit deux groupes d'artères : *a*, des *artères striées antérieures*, provenant de la cérébrale antérieure et se distribuant à sa partie antérieure ou tête ; *b*, des branches des *artères striées internes* et *striées externes*,
qui émanent de la sylvienne et qui abordent sa face inférieure, après avoir
traversé successivement le noyau lenticulaire et la capsule interne ; l'artère
de l'hémorrhagie cérébrale (Charcot) est la plus importante de ce groupe.

2° Le *noyau lenticulaire* reçoit de la sylvienne : *a*, les *artères striées* externes
pour son segment externe (putamen); *b*, les *artères striées internes* pour
ses deux segments moyen et interne (globus pallidus).

3° La *couche optique*, à son tour, reçoit trois groupes d'artères : *a*, des
artères optiques externes ou *lenticulo-optiques*, fournies par la sylvienne
et destinées à sa partie antérieure et externe ; *b*, des *artères optiques inférieures*, se distribuant à sa face interne ; *c*, des *artères optiques postérieures*,
au nombre de deux, l'une postéro-interne, l'autre postéro-externe, et destinées,
comme l'indique suffisamment leur nom, à sa partie postérieure ; ces deux
derniers groupes proviennent de la cérébrale postérieure.

C. Artères ventriculaires ou choroïdiennes.

— Les artères destinées aux
ventricules cheminent tout d'abord le long des plexus choroïdes et de la toile
choroïdienne. Elles sont au nombre de trois, savoir : l'*artère choroïdienne
antérieure*, l'*artère choroïdienne postérieure et latérale*, l'*artère choroïdienne postérieure et moyenne :*

a. L'*artère choroïdienne antérieure* émane de la carotide interne, à la
même hauteur que la cérébrale antérieure et la cérébrale moyenne. Oblique
en arrière et en dehors, elle se jette sur les plexus choroïdes au niveau de
l'extrémité antérieure de la fente cérébrale de Bichat et parcourt les deux
tiers environ de ces plexus en leur abandonnant des rameaux extrêmement fins.

b. L'*artère choroïdienne postérieure et latérale* (Duret) se détache de la
cérébrale postérieure un peu en arrière du pédoncule et se partage d'ordinaire en deux rameaux : l'un externe pour le tiers antérieur des plexus
choroïdes, l'autre interne pour la toile choroïdienne.

c. L'*artère choroïdienne postérieure et moyenne* (Duret) naît encore de la
cérébrale postérieure, un peu en arrière de la précédente. De là, elle se dirige
d'arrière en avant, longe les côtés de la glande pinéale, sur laquelle elle jette
quelques ramuscules et se divise ensuite en deux rameaux : un rameau
externe pour la toile choroïdienne; un rameau interne pour les plexus
choroïdes du ventricule moyen.

Mode de terminaison des artères choroïdiennes. — Le mode de terminaison des artères choroïdiennes diffère sur la toile et sur les plexus :

Sur la *toile choroïdienne*, les branches principales cheminent d'arrière en avant ; elles abandonnent latéralement de fines artérioles à direction transversale que l'on peut suivre sur les deux faces du troisième ventricule, sur la commissure grise et jusque sur les deux commissures blanches.

Sur les *plexus choroïdes*, les dernières ramifications artérielles forment un réseau qui a beaucoup d'analogie avec celui des procès ciliaires (DURET) : ce sont de longs capillaires, flexueux et parallèles, dépourvus d'anastomoses transversales et se recourbant en anse, au sommet de chacune des houppes du plexus, pour se continuer directement avec de toutes petites veinules comme eux très allongées et très flexueuses.

D. Artères de la base. — Nous désignerons sous ce titre les artères qui se rendent à cette portion de la base du cerveau qui unit l'un à l'autre les deux hémisphères. Ce sont des vaisseaux d'un tout petit calibre, de simples artérioles provenant de la cérébrale antérieure et des deux communicantes.

a. La *communicante antérieure* fournit plusieurs rameaux au bec du corps calleux, à la lamelle sus-optique et au chiasma. Lorsque la communicante est toute petite ou même absente, les rameaux précités proviennent de la cérébrale antérieure.

b. La *cérébrale antérieure*, à son tour, jette quelques ramuscules sur le nerf optique et sur son chiasma.

c. La *communicante postérieure*, enfin, fournit de nombreux rameaux que nous diviserons en internes et externes : les *rameaux internes* se distribuent au chiasma des nerfs optiques, au tuber cinereum, aux tubercules mamillaires ; les *rameaux externes* se jettent sur les bandelettes optiques et sur les pédoncules cérébraux.

B. — VEINES

Les veines du cerveau, comparées aux artères, se distinguent de ces dernières par leur volume qui est beaucoup plus considérable. Elles s'en distinguent aussi par leur situation : tandis que les branches artérielles descendent et se dissimulent dans la profondeur des scissures avec une sorte de prédilection, les branches veineuses, les grosses branches tout au moins, cheminent de préférence à la surface libre des circonvolutions. Mais ce qui caractérise avant tout les veines cérébrales, c'est la minceur de leurs parois entièrement dépourvues de fibres musculaires, la multiplicité de leurs anastomoses, l'absence de valvules dans leur intérieur, ce qui nous explique la facilité avec laquelle chemine une injection poussée de leur embouchure vers leurs branches d'origine.

Considérées au point de vue descriptif, les veines du cerveau se répartissent en trois systèmes : 1° les veines superficielles ou veines des circonvolutions ;

2° les veines profondes, encore appelées veines des noyaux centraux ou veines de Galien ; 3° les veines de la base.

A. Veines superficielles ou veines des circonvolutions. — Des réseaux

capillaires du centre ovale et de la substance grise des circonvolutions partent des *veines médullaires* et des *veines corticales*, qui se rendent à la pie-mère en suivant un trajet inverse à celui qu'ont suivi les artères de même nom. Ces veines sont beaucoup plus volumineuses que les artères correspondantes ; mais elles sont aussi moins nombreuses et, par conséquent, plus espacées : on en compte seulement de six à huit (DURET) sur la coupe d'une circonvolution de volume moyen. Arrivées dans la pie-mère, elles s'abouchent dans des rameaux de plus en plus volumineux et, finalement, vont aboutir aux sinus de la dure-mère.

Au point de vue topographique, les veines des circonvolutions se divisent en trois groupes, correspondant aux trois faces des hémisphères : les veines cérébrales internes, les veines cérébrales externes, les veines cérébrales inférieures.

1° *Veines cérébrales internes* (fig. 808). — Les veines cérébrales internes prennent origine sur les circonvolutions de la face interne des hémisphères. La

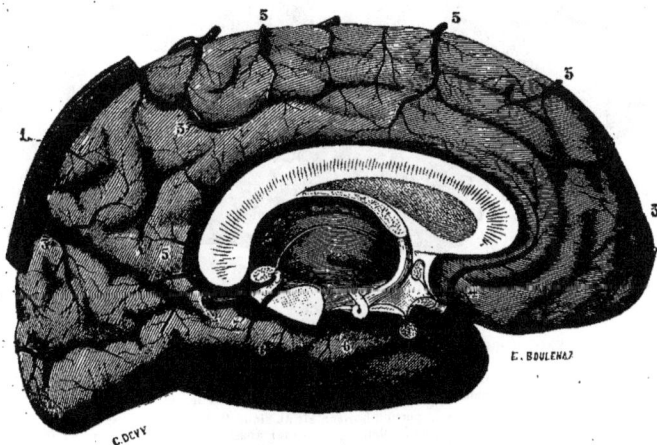

Fig. 808.
Veines de la face interne du cerveau (hémisphère gauche).

1, une portion du sinus longitudinal supérieur. — 2, ampoule de Galien. — 3, 3, 3, 3, veines ascendantes se rendant au sinus longitudinal supérieur ; 3' veines se jetant préalablement dans une veine de la face externe. — 4, veine cérébrale antérieure allant à la veine basilaire. — 5, veine cunéo-limbique, tributaire de la veine de Galien. — 6, 6, 6, veines de la face inférieure de l'hémisphère allant à la veine basilaire. — 7, veine basilaire.

plupart d'entre elles se dirigent en haut et viennent s'ouvrir dans le sinus longitudinal supérieur, soit directement, soit en s'abouchant préalablement dans quelques troncs de la face externe. Quelques-unes cependant, émanant de la circonvolution du corps calleux, du cunéus et du lobule quadrilatère, aboutis-

sent soit au sinus longitudinal inférieur, soit à la veine de Galien au moment
où elle se jette dans le sinus droit.

2° *Veines cérébrales externes.* — Les veines cérébrales externes répondent
à la convexité de l'hémisphère. Elles se distinguent, d'après leur direction, en
ascendantes et descendantes :

a. Les *veines ascendantes*, de beaucoup les plus importantes, sont au nombre
de huit à douze pour chaque hémisphère. Elles se dirigent de bas en haut,
comme leur nom l'indique, et viennent se jeter dans le sinus longitudinal supérieur. Il est très fréquent de voir quelques-unes de ces veines devenir *sinu-*

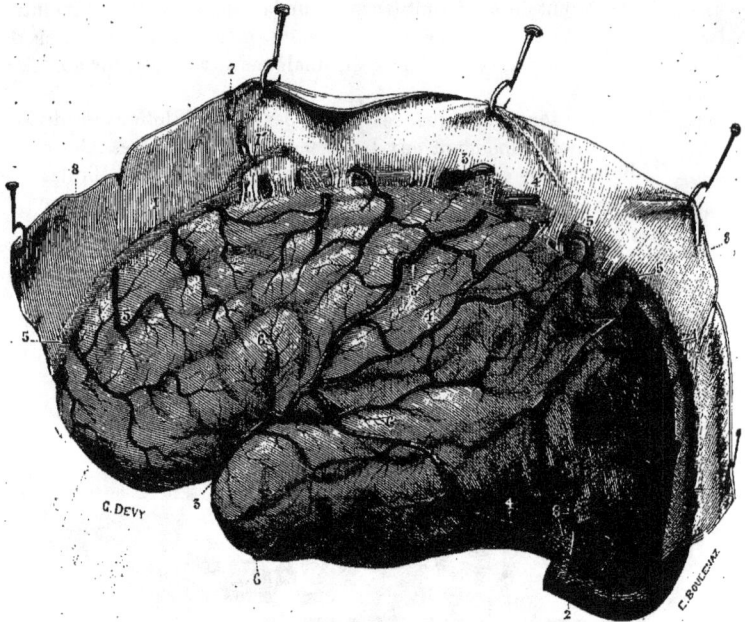

Fig. 809.
Veines de la face externe du cerveau (hémisphère gauche).

(La dure-mère a été sectionnée à quatre centimètres de la ligne médiane et sa partie interne soulevée pour
montrer le mode d'abouchement des veines cérébrales externes dans le sinus longitudinal supérieur.)

1, sinus longitudinal supérieur. — 2, portion horizontale du sinus latéral. — 3, grande veine anastomotique
de Trolard. — 4, veine anastomotique de Labbé. — 4', canal anastomotique entre la veine de Trolard et le
sinus longitudinal supérieur. — 5, 5, 5, veines ascendantes de l'hémisphère. — 6, 6, 6, veines descendantes.
— 7, branche de la méningée moyenne, s'anastomosant en 7' avec une veine cérébrale ascendante, dans la
portion sinusienne de cette dernière. — 8, 8, dure-mère.

(On voit sur cette figure qu'un certain nombre de veines ascendantes s'engagent dans l'épaisseur de la dure-mère
avant de s'ouvrir dans le sinus longitudinal et deviennent ainsi *sinusiennes* à leur terminaison.)

siennes au niveau de leur terminaison, c'est-à-dire abandonner la surface du
cerveau avant d'atteindre le sinus et cheminer alors, pendant quelque temps,
dans l'épaisseur même de la dure-mère. — Toutes les veines ascendantes
n'abordent pas le sinus longitudinal de la même manière. Les plus antérieures,
celles qui proviennent de la partie antérieure du lobe frontal, sont obliques
en haut et en arrière : elles s'ouvrent par conséquent dans le sinus suivant un

angle aigu ouvert en avant. Les suivantes, à peu près verticales, s'ouvrent dans le sinus à angle droit. Toutes les autres, à partir de la scissure de Rolando ou du sillon prérolandique jusqu'à l'extrémité postérieure de l'hémisphère, s'infléchissent en avant avant d'atteindre le sinus et débouchent dans son intérieur suivant un angle aigu ouvert en arrière. — Le courant sanguin dans ces derniers affluents est donc dirigé en sens inverse de celui du sinus longitudinal lui-même. Cette particularité morphologique a été diversement interprétée par les anciens anatomistes qui, tous, sous l'influence alors dominante de la doctrine des causes finales, n'ont vu dans l'obliquité en question, créant la divergence des deux courants veineux, qu'une disposition voulue par la nature dans un but utile à la circulation encéphalique : « Le but de cette disposition, écrivait CUVIER, paraît être d'empêcher le reflux du sang veineux qui pourrait comprimer le cerveau. » Mais il suffit d'une simple réflexion pour comprendre, au contraire, que la direction antéro-postérieure du courant sanguin dans le sinus longitudinal supérieur gêne le libre déversement des veines cérébrales externes, et favorise ainsi la stase veineuse dans leur territoire d'origine bien plus facilement que si leur obliquité était dirigée en sens contraire, c'est-à-dire d'avant en arrière. Les prétendues valvules ou dispositions équivalentes, qu'on a décrites au point d'abouchement de ces veines pour empêcher le reflux du sinus, n'existent pas : les veines en question se remplissent, en effet, par une injection faite dans le sinus que cette injection soit poussée d'avant en arrière, ou d'arrière en avant. Tout récemment, M. TROLARD, se basant sur ce fait anatomique que les veines centrales externes communiquent en grande partie avec le sinus pétreux supérieur et le sinus latéral, a cru pouvoir considérer ces dernières comme des voies suppléantes du sinus longitudinal supérieur, chargées de transporter le trop-plein de ce dernier dans les sinus de la base : dès lors, la circulation du sang veineux, contrairement à l'opinion courante, s'y effectuait de haut en bas et la direction antéro-postérieure de ces veines, direction qui est la même que celle du sinus, ne pouvait avoir pour but et pour résultat que de favoriser cette circulation collatérale. Ce n'est là encore qu'une simple hypothèse. Pour lui donner de la consistance, il eût fallu démontrer, que, dans

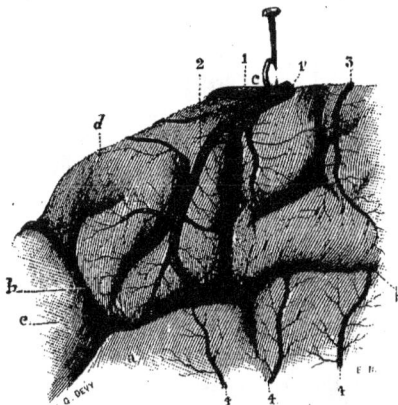

Fig. 810.

Mode de ramescence des veines cérébrales
(lobule paracentral).

a, circonvolution du corps calleux. — *b*, scissure calloso-marginale. — *c*, extrémité supérieure de la scissure de Rolando. — *d*, lobule paracentral — *e*, lobule quadrilatère. — 1, grande anastomotique de Trolard ; 1′ son abouchement dans le sinus longitudinal supérieur. — 2, une grosse veine de la face interne se jetant dans la veine précédente. — 3, autre veine de la face interne aboutissant directement au sinus. — 4, 4, 4, veines descendantes, tributaires de la veine cunéo-limbique et de la veine de Galien.

les conditions ordinaires, le sang veineux chemine dans les veines cérébrales externes de haut en bas, c'est-à-dire du sinus longitudinal supérieur vers les sinus de la base. Or le fait n'a été que supposé. Il est rationnel d'admettre, au contraire, que le sang veineux à la face externe des hémisphères obéit à la règle générale et que, ici comme ailleurs, il circule des rameaux vers les branches et des branches vers les troncs, c'est-à-dire de bas en haut.

Ce serait perdre son temps que de demander plus longtemps à la physiologie et à la doctrine des causes finales la raison d'être d'une disposition anatomique qui n'a pas été voulue et qui n'a aucun rôle spécial : cette disposition s'explique tout simplement, comme l'a établi HÉDON, par l'extension considérable que prend chez l'homme le lobe frontal. Ce lobe, se développant d'avant en arrière, repousse en arrière les deux lobes pariétal et occipital et, du même coup, toutes les veines qui cheminent à leur surface. Or, comme ces veines sont pour ainsi dire fixées à leur extrémité supérieure par le fait de leur abouchement dans le sinus longitudinal, il s'ensuit que leur partie inférieure seule se déplace et que, lorsque le développement du cerveau est complètement effectué, leur partie supérieure se trouve dirigée obliquement en haut et en avant. L'explication fournie par HÉDON me paraît d'autant plus exacte que cette obliquité des affluents postérieurs du sinus longitudinal ne se rencontre pas encore chez l'embryon de trois mois et n'existe pas davantage chez les animaux, où le lobe frontal est, comme on le sait, bien moins développé que chez l'homme.

b. Les *veines descendantes* sont tributaires des sinus de la base. Celles qui occupent la partie postérieure de l'hémisphère se jettent dans le sinus latéral. Celles qui prennent leur origine sur le pourtour de la scissure de Sylvius se dirigent en bas et en avant, comme la scissure elle-même et viennent s'ouvrir soit dans le sinus pétreux supérieur, soit dans le sinus caverneux. L'une de ces veines, plus volumineuse que les autres et que nous appellerons *veine sylvienne superficielle*, longe le bord postérieur de la petite aile du sphénoïde, revêt bientôt tous les caractères des sinus (*sinus sphéno-pariétal*) et aboutit à l'extrémité antérieure du sinus caverneux. Cette veine sylvienne superficielle, qu'il ne faut pas confondre avec la *veine sylvienne profonde*, qui occupe le fond même de la scissure et que nous décrirons plus tard, constitue la partie inférieure de la *grande veine anastomotique* de TROLARD (p. 215), lorsque cette veine anastomotique vient s'ouvrir dans le sinus caverneux.

3° *Veines cérébrales inférieures.* — Ces veines occupent la face inférieure de l'hémisphère et se distinguent en antérieures et postérieures :

a. Les *deux antérieures* ou *veines orbitaires* répondent au lobe orbitaire. La plupart d'entre elles se dirigent en avant vers le pôle frontal de l'hémisphère et se jettent dans le sinus longitudinal supérieur. Les autres, suivant un trajet inverse, convergent vers l'espace quadrilatère perforé et aboutissent aux veines de la base, notamment à la veine cérébrale antérieure et à la veine insulaire (voy. plus loin).

b. Les *postérieures* ou *veines temporo-occipitales* répondent au lobe de même nom. Elles se réunissent d'ordinaire en deux ou trois troncs, qui se portent d'avant en arrière vers la portion horizontale du sinus latéral et disparaissent dans ce sinus. Quelques-unes cependant, beaucoup moins importantes, se jettent soit dans la veine insulaire, soit dans la veine basilaire, soit

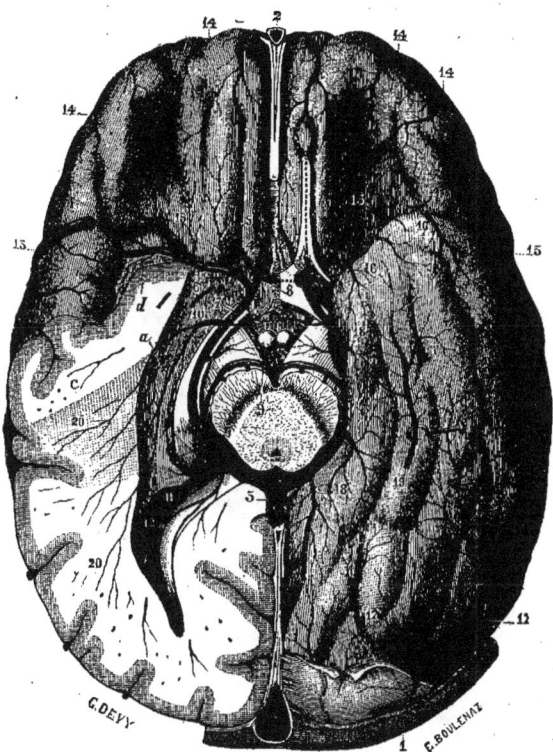

Fig. 811.
Veines de la face inférieure du cerveau.

1, portion horizontale du sinus latéral. — 2, extrémité antérieure du sinus longitudinal supérieur. — 3, ampoule de Galien. — 4, veine cérébrale antérieure. — 5, veine olfactive. — 6, veine insulaire, s'anastomosant dans la rigole supérieure avec les veines de la face externe de l'hémisphère. — 7, veines basilaires. — 8, communicante antérieure. — 9, communicante postérieure. — 10, choroïdienne antérieure. — 11, veines de la corne d'Ammon. — 12, veine de l'ergot de Morand. — 13, extrémité antérieure de la grande anastomotique de Trolard. — 14, veines antérieures du lobe orbitaire. — 15, veines postérieures du lobe orbitaire. — 16, veines internes du lobe temporo-sphénoïdal. — 17, veines postérieures du lobe temporo-sphénoïdal. — 18, veines antérieures du lobe temporo-sphénoïdal. — 19, veine se rendant au sinus pétreux supérieur. — 20, veines du centre ovale.
L'hémisphère droit a été sectionné suivant un plan horizontal pour montrer *a* et *b* la voûte des deux prolongements sphénoïdal et occipital du ventricule latéral. L'opercule inférieur de la scissure de Sylvius a été ensuite réséqué suivant un plan oblique *c* pour montrer l'insula *d*.

dans le sinus pétreux supérieur, ou bien encore dans le tronc commun des veines de Galien.

B. Veines profondes ou veines de Galien. — Les veines qui proviennent des noyaux centraux, des parois ventriculaires et d'une grande partie du centre ovale, empruntent, pour se porter dans le système veineux général, les prolongements intra-cérébraux de la pie-mère, c'est-à-dire les plexus choroïdes et la toile choroïdienne. Elles se condensent sur cette dernière membrane, en deux troncs volumineux, l'un droit, l'autre gauche, connus sous le nom de *veines de Galien* (fig. 812, 2).

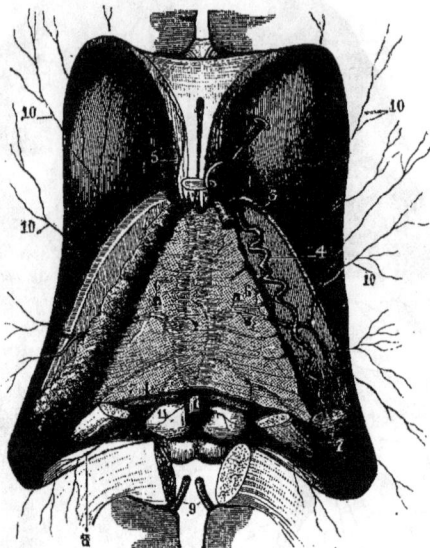

Fig. 812.
Les veines de Galien et leurs affluents.

1, tronc commun ou ampoule des veines de Galien. — 2, veines de Galien. — 3, veine du corps strié. — 4, veine des plexus choroïdes. — 5, veine du septum. — 6, veine de la couche optique et du trigone. — 7, veines de la corne d'Ammon. — 8, veines de l'ergot de Morand. — 9, veines cunéo-limbiques. — 10, veines du centre ovale. — 11, veines des tubercules quadrijumeaux.

1° *Branches d'origine*. — Les veines de Galien naissent au sommet de la toile choroïdienne par la réunion de trois veines suivantes : la veine du septum lucidum, la veine du corps strié, la veine des plexus choroïdes :

a. La *veine du septum lucidum* (fig. 812, 2) provient du septum lucidum, de la portion réfléchie du corps calleux et de l'extrémité antérieure du ventricule latéral.

b. La *veine du corps strié* (fig. 812, 3) chemine d'arrière en avant dans le sillon de séparation de la couche optique et du noyau caudé. Dans son trajet, elle reçoit successivement : sur son côté interne, quelques fins rameaux provenant de la couche optique ; sur son côté externe, des rameaux, à la fois plus nombreux et plus volumineux, qui tirent leur origine du noyau caudé, du noyau lenticulaire, de la capsule interne et du centre ovale. Arrivée à l'extrémité antérieure de la couche optique, la veine du corps strié s'infléchit en dedans, passe au-dessous du pilier antérieur du trigone, au niveau du trou de Monro, et se jette alors dans l'origine de la veine de Galien.

c. La *veine des plexus choroïdes* (fig. 812,4), suivant la même direction que la précédente, longe d'arrière en avant les plexus choroïdes des ventricules latéraux en occupant tantôt leur bord externe tantôt leur bord interne.

2° Trajet, branches afférentes, terminaison. — Ainsi constituées, les deux veines de Galien se portent d'avant en arrière, de chaque côté de la ligne médiane, accolées ensemble ou séparées l'une de l'autre par un tout petit intervalle. Elles sont exactement situées entre le feuillet supérieur et le feuillet inférieur de la toile choroïdienne. Dans leur trajet, elles reçoivent de nombreux affluents dont les principaux sont : la *veine de la couche optique et du trigone*, la *veine de la corne d'Ammon* et la *veine de l'ergot de Morand*, (fig. 813, 10 et 11) dont les noms seuls indiquent nettement la provenance.

Arrivées au niveau de la base de la toile choroïdienne, les deux veines de Galien, jusque-là indépendantes, s'unissent l'une à l'autre pour former un tronc commun, impair et médian, lequel vient se jeter dans l'extrémité antérieure du sinus droit. Ce mode de terminaison n'est pourtant pas constant : il n'est pas rare, en effet, de voir les deux veines de Galien se jeter isolément dans le sinus droit. Dans un cas qui est peut-être unique, j'ai vu ces deux veines s'écarter l'une de l'autre au niveau du bourrelet du corps calleux, gagner alors la face interne des hémisphères et venir se perdre isolément dans le sinus longitudinal supérieur.

Le tronc commun, résultant de la fusion des deux veines de Galien, est très court : il mesure à peine 8 à 10 millimètres. Il constitue là, à la partie moyenne de la fente cérébrale de Bichat, entre le bourrelet du corps calleux et les tubercules quadrijumeaux, une espèce de réservoir en forme d'ampoule, l'*ampoule de Galien*, où viennent aboutir, comme de nouveaux affluents du système des veines profondes : 1° des veinules ascendantes émanant des tubercules quadrijumeaux ; 2° une ou deux veines cérébelleuses provenant de la face supérieure du cervelet ; 3° deux veines cérébrales internes, l'une droite, l'autre gauche, provenant de la face interne des hémisphères et tirant principalement leur origine de la circonvolution du corps calleux et du cunéus ; ces deux veines, que l'on pourrait appeler, en raison de leur provenance, les *veines cunéo-limbiques*, sont constantes. Elles ne dépassent généralement

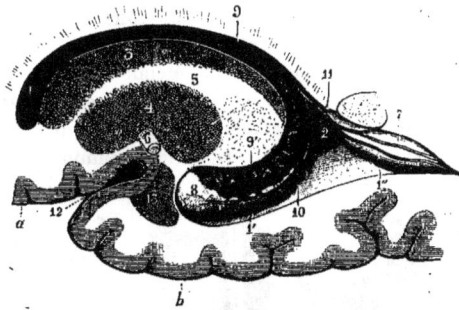

Fig. 813.

Coupe vertico-latérale de la partie inférieure de l'hémisphère gauche pour montrer les veines ventriculaires (segment interne de la coupe).

1, prolongement frontal du ventricule latéral. — 1', son prolongement sphénoïdal. — 1", son prolongement occipital. — 2, carrefour ventriculaire. — 3, noyau caudé. — 4, noyau lenticulaire. — 5, capsule interne. — 6, commissure blanche antérieure. — 7, ergot de Morand. 8, corne d'Ammon. — 9, 9', plexus choroïde des ventricules latéraux. 10, veine de la corne d'Ammon. — 11, veine de l'ergot de Morand. — 12, scissure de Sylvius. — 13, noyau amygdalien. — a, circonvolutions orbitaires. — b, circonvolution de l'hippocampe.

pas, en avant, la partie moyenne du corps calleux ; je les ai vues cependant, sur quelques sujets, franchir cette dernière limite et se prolonger jusqu'au genou du corps calleux, où elles s'anastomosaient largement avec les rameaux d'origine de la veine cérébrale antérieure.

L'ampoule de Galien reçoit enfin les deux veines basilaires que nous allons maintenant décrire.

C. Veines de la base et polygone veineux sous-encéphalique. — La base du cerveau nous présente deux veines, souvent très volumineuses, l'une à droite, l'autre gauche, qui s'étendent depuis l'espace perforé antérieur jusqu'à l'ampoule de Galien. Ce sont les *veines basilaires* (fig. 811, 7).

Chacune d'elles fait suite, à une veine dite *veine cérébrale antérieure*, qui présente le même trajet que l'artère homonyme, mais qui est toute petite et dont le territoire ne dépasse généralement pas le genou du corps calleux. Ainsi formée, elle se porte en arrière et gagne la partie latérale de la fente de Bichat, avec la bandelette optique au-dessous de laquelle elle est située ; puis, elle croise obliquement la face inférieure du pédoncule cérébral et remonte sur les côtés de l'isthme de l'encéphale pour aboutir soit à l'ampoule de Galien, soit au sinus droit, où elle se termine.

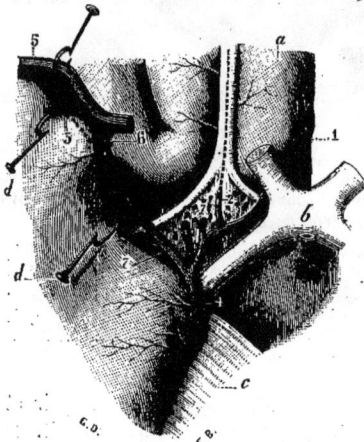

Fig. 814.
Origines de la veine basilaire.

a, circonvolution olfactive interne. — *b*, chiasma optique. — *c*, pédoncule cérébral. — *d*, *d'*, extrémité antérieure du lobe sphénoïdal, érigée en arrière pour mettre à découvert l'espace perforé antérieur. — 1, veine cérébrale antérieure. — 2, veine olfactive. — 3, veine insulaire. — 4, veine basilaire. — 5, grande anastomotique de Trolard. — 6, son anastomose avec la veine insulaire. — 7, 7, 7, trois veines striées inférieures, sortant des trous de l'espace perforé.

Dans ce long trajet, les veines basilaires reçoivent de nombreux affluents que l'on peut distinguer en internes et externes.

a. Les *affluents internes* se réduisent à quelques veinules qui proviennent du chiasma des nerfs optiques, des bandelettes optiques, du tuber cinereum, des tubercules mamillaires, des pédoncules cérébraux.

b. Les *affluents externes* sont beaucoup plus importants. Ce sont d'abord les veines postérieures du lobe orbitaire ; l'une d'elles, la *veine olfactive*, chemine dans le fond du sillon olfactif, dissimulée au-dessus de la bandelette olfactive (fig. 814, 2). Plus loin, c'est la *veine sylvienne profonde* ou *veine insulaire*, qui débouche de la vallée sylvienne (fig. 814, 3) : cette veine suit le même trajet que l'artère cérébrale moyenne ou sylvienne, mais elle est beaucoup moins étendue ; elle tire son origine des circonvolutions de l'insula et reçoit constamment, au niveau de l'espace perforé antérieur, un certain nombre de rameaux qui descendent des deux noyaux du corps strié (*veines striées inférieures* d'HÉDON). Au delà de la vallée sylvienne, les veines basilaires sont encore grossies par de nombreuses veinules, qui proviennent des deux lèvres de la fente du Bichat, des plexus choroïdes, de la circonvolution de l'hippocampe, de l'isthme de l'encéphale, des corps genouillés de la couche optique. Je les ai vues plusieurs fois recevoir au niveau de leur terminaison une ou deux veines cérébelleuses.

Les deux veines basilaires ne sont pas indépendantes : elles s'anastomosent d'une part avec la partie inférieure de la grande veine anastomotique de Trolard (fig. 814, 6), d'autre part avec les veines des plexus choroïdes. Elles sont, en outre, reliées l'une à l'autre, au cours de leur trajet, par deux veines transversales, dont l'une, la *communicante antérieure*, est placée en avant du chiasma optique, dont l'autre, la *communicante postérieure*, répond au bord antérieur de la protubérance.

Ces deux anastomoses transversales solidarisent ainsi la circulation des deux veines basilaires. Elles ont en même temps pour résultat anatomique d'établir à la base de l'encéphale un *polygone veineux* qui, en dépit des assertions contraires, répond exactement au *polygone artériel* de WILLIS.

Les analogies du polygone veineux avec le polygone artériel me paraissent manifestes; je les résume dans le tableau synoptique suivant :

Polygone artériel :	*Polygone veineux :*
Artère cérébrale antérieure;	Veine cérébrale antérieure;
Artère communicante antérieure;	Veine communicante antérieure;
Artère cérébrale postérieure ;	Chaque moitié de la veine communicante postérieure;
Artère communicante postérieure	Tronc commun résultant de l'union de la veine cérébrale antérieure avec la veine sylvienne profonde.

Il serait donc logique de substituer à la description classique, qui précède, la description suivante. Il existe à la base de l'encéphale un polygone veineux construit, au point de vue géométrique, sur le même type que le polygone artériel. En effet, nous avons tout d'abord deux *veines cérébrales postérieures*, qui s'unissent l'une à l'autre sur la ligne médiane, et qui, se portant en dehors et en arrière comme les artères homonymes, contournent successivement le pédoncule cérébral et l'isthme de l'encéphale pour venir se jeter dans l'ampoule de Galien. Nous avons ensuite, comme répondant au système carotidien : 1° une *veine cérébrale antérieure*, répondant à l'artère de même nom et reliée à celle du côté opposé par une anastomose transversale, appelée *veine communicante antérieure* ; 2° une *veine sylvienne profonde*, répondant à l'artère cérébrale moyenne ou sylvienne. Ces deux veines se réunissent l'une à l'autre au niveau de l'espace perforé antérieur; il en résulte un tronc commun qui se dirige en arrière, en suivant le même trajet que l'artère communicante postérieure, et qui vient s'aboucher finalement dans la veine cérébrale postérieure (fig. 815).

Nous retrouvons ainsi dans la description l'analogie qui existe dans la disposition anatomique entre le polygone artériel et le polygone veineux de la base de l'encéphale. La seule différence que présentent les deux systèmes consiste en une atténuation considérable subie par les veines, par suite de cette tendance encore inexpliquée qu'a le sang veineux à se porter presque en totalité vers la convexité des hémisphères.

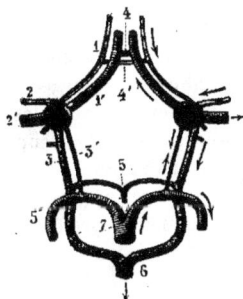

Fig. 815.

Parallélisme du polygone veineux et du polygone artériel à la base de l'encéphale.

1. veine cérébrale antérieure. — 2, veine insulaire. — 3, veine basilaire. — 4', veine communicante antérieure. — 5, veine communicante postérieure. — 1', artère cérébrale antérieure. — 2', artère sylvienne. — 3', artère communicante postérieure. — 4, artère communicante antérieure. — 5', artère cérébrale postérieure. — 6, ampoule de Galien. — 7', tronc basilaire.

D. Anastomoses diverses des veines cérébrales. — Contrairement aux artères qui, malgré les nombreuses anastomoses qu'elles présentent, conservent encore dans leur distribution une indépendance relative, les veines cérébrales ont pour caractère essentiel une tendance générale à s'anastomoser les unes avec les autres, et à se suppléer ainsi mutuellement dans le cas d'oblitération de l'une d'entre elles.

Nous avons déjà décrit, en angéiologie, les communications des sinus de la dure-mère entre eux et nous avons signalé à ce sujet (p. 215), sur la face externe des hémisphères, deux veines, souvent très développées, qui relient les sinus de la convexité aux sinus de la base : la *grande veine anastomotique de Trolard* (fig. 809,3) qui s'étend du sinus longitudinal supérieur au sinus pétreux supérieur ou au sinus caverneux ; la *veine anastomotique de Labbé*, souvent multiple, qui du sinus latéral se rend soit à la veine précédente (fig. 809,4), soit au sinus longitudinal supérieur. Nous avons décrit, d'autre part (p. 219), les nombreuses anastomoses jetées entre le système veineux intra-crânien et le système veineux extra-crânien, anastomoses tellement multipliées que les sinus de la dure-mère, pour se débarrasser de leur contenu dans le système veineux général, trouvent facilement des voies suppléantes, lorsque les voies de dégagement habituelles viennent à se rétrécir ou même à s'oblitérer entièrement. Il nous reste à signaler ici quatre nouveaux modes d'anastomoses, savoir : 1° anastomoses des veines des circonvolutions entre elles ; 2° anastomoses des veines d'un hémisphère avec celles de l'hémisphère du côté opposé ; 3° anastomoses des veines de Galien, d'une part avec les veines de la base, d'autre part avec les veines des circonvolutions ; 4° anastomoses des veines avec les artères ou anastomoses artério-veineuses.

1° *Anastomoses des veines des circonvolutions entre elles.* — Les veines des circonvolutions, disséminées dans la pie-mère, présentent entre elles de nombreuses et larges anastomoses. Ces voies anastomotiques unissent non pas seulement les veinules, mais encore les grosses branches. Elles sont de deux ordres : les unes occupent la face libre des circonvolutions où elles présentent d'ordinaire une direction transversale ou oblique ; les autres, à la fois plus nombreuses et plus importantes, se dissimulent dans les sillons et font communiquer de préférence les veines qui occupent le fond de ces sillons avec celles qui cheminent à la surface libre de l'écorce.

2° *Anastomoses d'un hémisphère à l'autre.* — Ces anastomoses s'observent sur deux points, à la base du cerveau et au-dessus du corps calleux :

a. *A la base du cerveau*, tout d'abord, nous avons la veine communicante antérieure et la veine communicante postérieure, deux veines à direction transversale qui unissent l'une à l'autre, comme nous l'avons déjà vu, la veine basilaire d'un côté à la veine basilaire du côté opposé. Il existe en outre, dans le losange opto-pédonculaire, notamment sur le tuber cinereum, de toutes petites veinules à direction transversale ou oblique qui communiquent par leurs deux extrémités avec l'une et l'autre des deux veines basilaires.

b. *Au-dessus du corps calleux*, chemine d'avant en arrière une veine impaire et médiane dite *interhémisphérique*. Cette veine, qui s'abouche en arrière dans le sinus longitudinal inférieur, se bifurque en avant en deux branches latérales qui se ramifient l'une et l'autre sur la face interne des deux hémisphères, de chaque côté du genou du corps calleux. Dans cette même région, on voit encore (Labbé) de toute petites veines se porter transversalement d'un hémisphère à l'autre en même temps que le feuillet viscéral de l'arachnoïde qui passe, comme on le sait, sous le bord inférieur de la faux du cerveau. L'arachnoïde et le tissu cellulaire sous-jacent servent de support à ce nouveau groupe de veinules interhémisphériques.

3° *Anastomoses du système de Galien avec les deux autres systèmes.* — L'existence d'anastomoses entre les radicules des veines de Galien et les veines basilaires ont été nettement établies par Hédon. Les deux noyaux du corps strié donnent naissance, comme nous l'avons vu, à deux ordres de veines : les unes, *veines striées supérieures*, cheminent à la face supérieure du noyau caudé et viennent aboutir à la veine du corps strié ; les autres, *veines striées inférieures*, s'échappent du cerveau par les trous de l'espace perforé antérieur et se jettent dans la veine sylvienne profonde, l'un des affluents latéraux des veines basilaires. Or, les veines striées supérieures et les veines striées inférieures s'anastomosent à plein canal dans l'épaisseur du noyau lenticulaire et probablement aussi dans le noyau caudé.

Dans le même ordre de faits, j'ai vu, sur plusieurs sujets, des rameaux de la veine de Galien traverser de part en part le corps calleux et venir s'anastomoser sur la face interne de l'hémisphère, soit avec les veines tributaires du sinus longitudinal supérieur, soit avec la veine cunéo-limbique (p. 577), ou bien encore avec les radicules de la veine cérébrale antérieure.

Les veines de Galien s'anastomosent-elles de même, *en plein centre ovale*, avec les veines des circonvolutions ? Ces anastomoses ont été considérées comme probables par Duret et par Labbé ; mais aucun fait n'était venu jusqu'ici démontrer leur existence. Plus heureux que mes devanciers, j'ai pu, l'hiver dernier (1889), les mettre en évidence sur deux cerveaux parfaitement injectés et appartenant le premier à un adulte, le second à un enfant d'un an : j'ai vu en effet, sur chacun de ces deux sujets, une veine ventriculaire issue de la veine du corps strié s'enfoncer dans le centre ovale et venir s'anastomoser à plein canal, par deux de ses branches, avec deux veinules qui aboutissaient d'autre part aux veines des circonvolutions. Depuis lors, j'ai retrouvé bien des fois ces longues anastomoses jetées entre les diverses branches du système de Galien et les veines

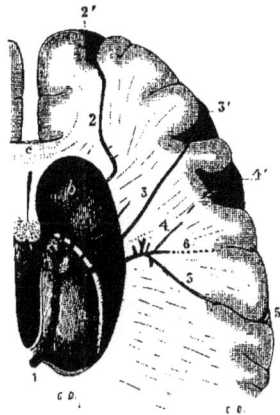

Fig. 816.

Anastomoses des veines de Galien avec les veines corticales à travers le centre ovale (côté droit).

a, couche optique. — *b*, noyau caudé. — *c*, corps calleux. — *1*, veine de Galien. — *2*, *3*, *4*, *5*, quatre rameaux de cette veine pénétrant dans le centre ovale et venant s'anastomoser avec les veines corticales *2'*, *3'*, *4'*, *5'*. — *6*, autre rameau de la veine de Galien disparaissant dans le centre ovale et venant s'anastomoser également, sur un plan plus inférieur, avec les veines de l'écorce.

37**

corticales, et je possède actuellement, au laboratoire de la Faculté, un hémisphère droit où l'on voit, sur une même coupe horizontale passant par le ventricule, cinq branches volumineuses partir de la veine du corps calleux et de la veine du corps strié, traverser en rayonnant toute l'épaisseur du centre ovale et venir s'aboucher, sur différents points de la face externe de l'hémisphère, dans des veines pie-mériennes (fig. 816, 2, 3, 4. 5 et 6). L'une de ces veines anastomotiques a plus de 1 millimètre de diamètre. Mais c'est là une exception : la plus grande partie des anastomoses veineuses, que j'ai rencontrées dans le centre ovale, sont moins volumineuses et mesurent d'ordinaire de 3 à 6 dixièmes de millimètres.

Les communications des veines de Galien avec les veines corticales à travers le centre ovale existent donc réellement. Ces communications sont établies, non pas par des capillaires, mais par des vaisseaux volumineux, suivant dans le centre ovale un trajet rectiligne et conservant, pour ainsi dire, dans toute leur étendue, un calibre invariable. Il suffit, pour mettre en évidence ces vaisseaux anastomotiques, d'avoir à sa disposition une injection très pénétrante, et de la pousser avec méthode et lenteur, soit dans les veines de Galien, soit dans ses affluents.

4° *Anastomoses artério-veineuses.* — Existe-t-il entre les veines et les artères de la pie-mère des *communications directes* s'effectuant en dehors des réseaux capillaires ? Nous avons déjà vu à propos des artères (p. 50) que des communications de cette nature avaient été observées sur différentes régions du corps par Sucquet d'abord et plus tard par Hoyer. En ce qui concerne la pie-mère cérébrale, ces anastomoses artério-veineuses, signalées depuis longtemps par Ecker, ont été admises en Allemagne par Heubner et en France par Cadiat. Elles ont été rejetées, au contraire, par Vulpian, par Sappey et par Duret, qui les ont vainement cherchées dans leurs expériences. Ch. Labbé, qui les avait, lui aussi, rejetées tout d'abord, est revenu sur son opinion après des recherches nouvelles, et, sans se prononcer d'une façon catégorique, il regarde leur existence comme probable.

Désireux de me faire une opinion personnelle au milieu de toutes ces dissidences, j'ai cherché moi-même sur un grand nombre de cerveaux, durant le semestre d'hiver 1888-89, les canaux anastomotiques décrits par Sucquet entre les artères et les veines. Je me suis adressé tour à tour aux deux méthodes suivantes : 1° injection alternative ou simultanée de deux liquides diversement colorés, poussés l'un dans les veines, l'autre dans les artères; 2° remplissage des capillaires et des veines par une injection très pénétrante poussée par les artères, suivie d'une deuxième injection différemment colorée et suffisamment grossière pour s'arrêter aux capillaires.

L'une et l'autre de ces deux méthodes m'ont donné de très belles injections du réseau pie-mérien et j'ai pu alors, en examinant des lambeaux de pie-mère, soit à l'œil nu, soit à la loupe, et en me mettant soigneusement à l'abri de toutes les causes d'erreur, constater l'existence d'un certain nombre de canaux, qui se terminaient manifestement, d'une part dans une artère, d'autre part dans une veine. J'ai rencontré ces canaux artério-veineux un peu sur tous les points de la surface cérébrale ; toutefois. ils me paraissent toujours être plus fréquents dans le fond des scissures qu'à la surface libre des circonvolutions.

L'existence des communications directes entre les artères et les veines de la pie-mère cérébrale est donc pour moi aujourd'hui absolument certaine. Mais j'ajoute immédiatement que ces communications m'ont toujours paru excessivement rares : il faut chercher et chercher longtemps, même sur un cerveau parfaitement injecté, pour en rencontrer une seule, assez nette pour ne soulever aucune objection. Elles sont, en outre, fort variables dans leur volume et dans leur longueur, les unes étant fort courtes, les autres unissant entre eux deux vaisseaux relativement fort éloignés. D'autre part, toutes celles que j'ai observées appartiennent à des cerveaux d'adultes et à des cerveaux de vieillards; je les ai vainement cherchées jusqu'ici sur les cerveaux de fœtus ou de jeunes enfants. Pour toutes ces raisons, j'estime pour l'instant (des recherches ultérieures modifieront peut-être ces conclusions) qu'il est sage de ne considérer ces canaux artério-veineux que comme de simples accidents morphologiques, plutôt que de les rattacher à un système général uniformément répandu sur toute la surface de la pie-mère et jouant un rôle important dans la mécanique circulatoire des centres encéphaliques.

C. — VOIES LYMPHATIQUES

On ne trouve nulle part dans le cerveau, pas plus que dans la moelle, de vaisseaux lymphatiques vrais, c'est-à-dire, de canaux à paroi propre, tapissés de l'endothélium caractéristique. Cependant, il existe tout autour du névraxe et jusque dans son intimité, un système de cavités fort complexe où circule la lymphe.

Parmi ces cavités, nous devons signaler tout d'abord : 1° l'*espace épidural*, c'est-à-dire, l'espace compris entre la face supérieure de la dure-mère et la boîte crânienne ; 2° les espaces tapissés de cellules endothéliales, qui se trouvent situés entre les fibres de la dure-mère; 3° l'*espace arachnoïdien* (*subdural* de quelques auteurs), compris entre les deux feuillets de l'arachnoïde. Une injection, poussée dans l'espace épidural ou bien dans l'intimité même de la dure-mère, passe dans la cavité arachnoïdienne.

Un deuxième système de cavités, beaucoup plus important, est constitué par les *espaces sous-arachnoïdiens* et leurs dépendances, que nous décrirons plus loin. Le liquide céphalo-rachidien, qui les remplit, filtre à travers la paroi de l'arachnoïde dans la cavité subdurale, surtout au niveau des corpuscules de Pacchioni.

Si l'on vient à pratiquer une injection dans cet espace sous-arachnoïdien, on voit la masse injectée remplir non seulement les espaces immédiatement voisins, mais diffuser très loin. On la voit notamment descendre dans la profondeur, gagner les espaces compris entre les deux couches de la pie-mère et de là fuser jusque dans les gaines lymphatiques périvasculaires, gaines dont nous connaissons déjà la disposition (p. 310).

37***

D'autre part, l'injection pénètre, le long des nerfs, dans les espaces lymphatiques qui occupent les enveloppes de ces nerfs.

Nous rappellerons, enfin, la libre communication des espaces sous-arachnoïdiens avec les ventricules cérébraux par le trou de Magendie et les trous de Luschka.

Les espaces lymphatiques du cerveau ne paraissent pas dépasser la périphérie des gaines périvasculaires. Si l'on trouve dans la substance propre des centres nerveux des éléments lymphatiques, ces éléments y ont pénétré par diapédèse et ils cheminent grâce à leurs mouvements amiboïdes le long des tractus névrogliques sans qu'il y ait là, pour les recevoir, des espaces lymphatiques, qui soient assimilables à ceux que nous avons décrits autour des vaisseaux. Quelques auteurs ont, cependant, signalé autour des grosses cellules multipolaires des espaces qu'ils ont considérés comme étant des espaces lymphatiques (Obersteiner, Klebs). On s'accorde aujourd'hui à admettre que ces espaces sont artificiels, et qu'ils sont dus au retrait du protoplasma cellulaire sous l'influence des réactifs employés. Il en est de même des prétendus espaces lymphatiques que certains auteurs ont décrit entre la pie-mère et le cerveau (*espaces épicérébraux* de His).

CHAPITRE IV

ORIGINES RÉELLES DES NERFS CRANIENS

Chacun des nerfs crâniens, analogue en cela aux faisceaux radiculaires des nerfs rachidiens (p. 334), possède une double origine : une origine apparente et une origine réelle. Son *origine apparente* n'est autre que le point de la surface extérieure du névraxe où il est implanté ; c'est là qu'il semble prendre naissance. Mais, en réalité, il va beaucoup plus loin : il pénètre dans la substance même du névraxe, effectue dans son épaisseur un parcours plus ou moins étendu et vient finalement aboutir à un ou plusieurs amas de cellules nerveuses, cellules sensitives s'il s'agit d'un nerf sensitif, cellules motrices s'il s'agit d'un nerf moteur. Ces amas de cellules constituent les *origines réelles* du nerf ; ils deviennent, dans le langage anatomique, ses *noyaux d'origine*.

La description des noyaux d'origine des nerfs crâniens appartient réellement aux centres nerveux et il m'a toujours paru peu naturel de la rejeter dans le système nerveux périphérique. Nous grouperons donc dans le présent chapitre tout ce qui a trait à l'origine réelle des nerfs crâniens, c'est-à-dire à leurs noyaux d'origine et à cette portion de leur trajet, *trajet caché*, qui s'étend depuis ces noyaux d'origine jusqu'à leur émergence du névraxe. Dans cette étude, importante entre toutes, non seulement pour l'anatomiste, mais encore pour le physiologiste et le clinicien, nous prendrons pour guides les travaux de Stilling, de Meynert, de Huguenin, et, avant tout, les recherches plus récentes de M. Duval (*Journal de l'Anatomie*, Paris, 1877-1880) qui ont jeté une si vive lumière sur cette délicate question d'anatomie descriptive.

Nous examinerons successivement, à ce point de vue spécial, chacune des douze paires crâniennes, en allant de la première à la douzième.

§ 1. — ORIGINES DU NERF OLFACTIF

Les filets nerveux du nerf olfactif, issus de la muqueuse pituitaire, traversent de bas en haut les trous de la lame criblée de l'ethmoïde et viennent s'implanter sur la face inférieure du bulbe olfactif. De là, ils s'engagent dans la bandelette olfactive qui les conduit dans leurs centres cérébraux.

Le bulbe olfactif et la bandelette olfactive, que quelques auteurs décrivent improprement sous le nom de nerf olfactif, font partie intégrante de l'hémisphère cérébral, comme le démontrent surabondamment le développement et l'anatomie comparée. L'un et l'autre sont creusés primitivement d'une cavité centrale, qui communique en arrière avec le ventricule latéral et qui n'est qu'un simple diverticulum de ce ventricule. Cette cavité centrale, véritable *ventricule olfactif*, persiste pendant toute la vie chez un grand nombre de vertébrés, notamment chez les batraciens, chez les poissons et même chez les oiseaux. Chez les primates, chez l'homme par conséquent, il disparaît graduellement au fur et à mesure qu'on s'éloigne de la vie embryonnaire et il n'existe plus chez l'adulte. A son lieu et place, on ne rencontre plus qu'un tractus conjonctif qui répond à l'axe longitudinal de la bandelette et du bulbe.

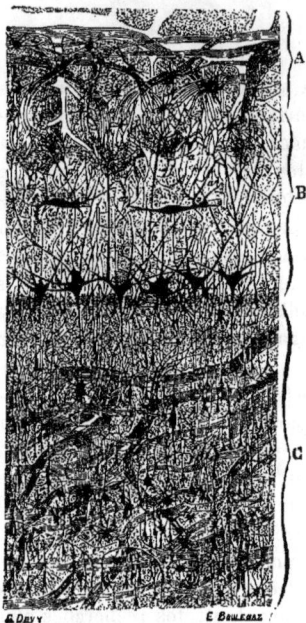

Fig. 817.
Coupe transversale du bulbe olfactif
(d'après GOLGI).

A, couche superficielle. — B, couche moyenne. — C, couche profonde. — *a, a*, fibres périphériques pénétrant dans les glomérules. — *a', a'.* prolongements cylindraxiles de petites cellules disposées tout autour des glomérules. — *b, b*, prolongements cylindraxiles des grosses cellules nerveuses. — *b', b'*, leurs prolongements protoplasmiques. — *c, c*, éléments cellulaires de la couche profonde. — *d, d*, deux cellules fusiformes de la zone intermédiaire.

1° **Bulbe olfactif.** — Comme nous l'avons déjà vu, à propos de la base du cerveau, le bulbe olfactif est une petite masse nerveuse de forme ovoïde, couchée dans la gouttière olfactive, immédiatement au dessus de la lame criblée de l'ethmoïde, à laquelle il est intimement uni par les filets nerveux, *filets olfactifs*, qui se détachent de sa face inférieure pour pénétrer dans les fosses nasales. Tel que nous le présente le cerveau humain, le bulbe olfactif est un organe fortement réduit, un organe déchu comme la fonction à laquelle il se rattache. Chez les animaux, en effet, où l'odorat, plus développé, joue dans la lutte pour la vie un rôle de première importance, le bulbe olfactif se développe dans des proportions considérables et acquiert la signification d'un véritable lobe, le *lobe olfactif;* chez les poissons notamment, le lobe olfactif est parfois aussi volumineux ou même plus volumineux que le cerveau.

Structure (fig. 817). — Considéré au point de vue de sa structure, le bulbe olfactif comprend trois couches successives que nous désignerons sous les noms de couche superficielle, couche moyenne et couche profonde, cette dernière répondant au centre ou axe de l'organe.

a. La *couche superficielle* est formée par des faisceaux de fibres nerveuses qui proviennent des nerfs olfactifs, de la muqueuse nasale par conséquent.

Ces fibres suivent quelque temps une direction tangentielle à la surface extérieure du bulbe ; puis, s'infléchissant en dedans, elles pénètrent dans la couche suivante.

b. La *couche moyenne* se subdivise elle-même (Golgi) en trois couches secondaires ou zones : une zone externe, une zone interne et une zone intermédiaire. — La *zone externe* ou *glomérulaire* est ainsi appelée parce qu'elle renferme comme éléments constituants une rangée régulière de petites masses arrondies ou ovalaires, connues sous le nom de *glomérules olfactifs*. Ces glomérules paraissent formés chez l'homme, d'après Meynert, par des fibres olfactives enroulées en peloton et présentant sur leur trajet un certain nombre de cellules nerveuses bipolaires ou multipolaires avec lesquelles elles entrent en relation (fig. 818). — La *zone intermédiaire*, à son tour, nous présente des cellules nerveuses toutes petites, les unes fusiformes, les autres ovalaires ; les unes et les autres envoient de nombreux prolongements, d'une part vers les glomérules, d'autre part vers le centre du bulbe olfactif. — La *zone interne* est constituée par une rangée régulière de grosses cellules nerveuses,

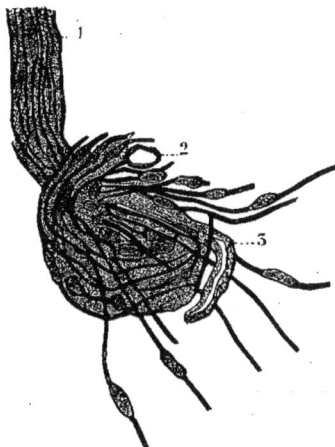

Fig. 818.

Un glomérule olfactif chez l'homme
(d'après Meynert.)

1, le nerf pénétrant dans le glomérule.
2, 3, vaisseaux sanguins.

semblables aux cellules de Purkinje dans le cervelet. Elles sont de forme triangulaire : leur base laisse échapper un certain nombre de prolongements protoplasmiques ; leur sommet donne naissance, lui aussi, à un prolongement unique, non ramifié, toujours dirigé vers le centre du bulbe olfactif et présentant tous les caractères des prolongements cylindraxiles (Golgi).

c. La *couche profonde*, enfin, appelée encore *couche médullaire* en raison de sa coloration blanche, est formée par des fibres nerveuses alternant régulièrement avec des éléments cellulaires dont la nature n'est pas encore bien élucidée. Ces fibres nerveuses, que l'on désigne sous le nom de profondes pour les distinguer de celles qui occupent la couche superficielle, se jettent dans la bandelette olfactive et se dirigent par conséquent vers les hémisphères.

L'étude synthétique des différentes couches du bulbe olfactif nous permet de reconnaître dans cet organe deux éléments principaux : des fibres et des cellules. Les fibres nerveuses forment deux groupes bien distincts ; les unes, superficielles, sont la continuation des filets olfactifs et proviennent de la périphérie ; les autres, profondes, se jettent dans la bandelette olfactive et gagnent les centres. Quant aux cellules nerveuses, elles occupent de préférence la couche moyenne du bulbe et communiquent à la fois, par leurs prolongements soit protoplasmiques, soit cylindraxiles, d'une part avec les fibres superficielles, d'autre part avec les fibres profondes. Du même coup, elles unissent celles-ci à celles-là : et, si l'on est autorisé à considérer la bandelette olfactive comme la continuation des filets olfactifs, il faut du moins admettre que ces filets olfactifs s'interrompent dans les cellules nerveuses du bulbe avant de passer dans la bandelette. Le bulbe olfactif devient ainsi pour les impressions olfactives un premier relai : ces impressions s'y modifient probablement avant de gagner les régions supérieures et peut-être même s'y transforment-elles déjà, comme dans un centre réflexe, en incitations motrices.

2° **Bandelette olfactive**. — La bandelette olfactive (*pédoncule olfactif* de certains auteurs), qui fait suite au bulbe, a été déjà décrite à propos du cerveau (p. 435); nous n'y reviendrons pas ici. Qu'il nous suffise d'ajouter que, au point de vue de sa structure, cette bandelette est principalement constituée par des fibres à myéline, à direction longitudinale, séparées par place par des trainées d'éléments cellulaires. Ces derniers éléments sont la continuation des petites cellules nerveuses que nous a offertes la couche profonde du bulbe olfactif : ils ont la même forme et le même mode de dissémination.

A son extrémité postérieure, la bandelette olfactive se divise nettement en deux faisceaux blanchâtres et divergents qui circonscrivent les deux côtés antérieurs de l'espace quadrilatère perforé. Ces deux faisceaux constituent les

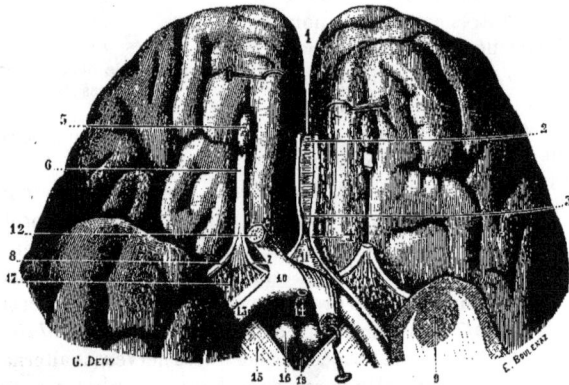

Fig. 819.
La bandelette olfactive et ses deux racines blanches.

1, extrémité antérieure de la scissure interhémisphérique. — 2, genou du corps calleux. — 3, bec du corps calleux. — 4, pédoncules du corps calleux. — 5, bulbe olfactif. — 6, bandelette olfactive. — 7, racine blanche interne. — 8, racine blanche externe. — 9, noyau amygdalien. — 10, chiasma de nerfs optiques. — 11, lame sus-optique. — 12, nerf optique. — 13, bandelette optique. — 14, tuber cinereum et tige pituitaire. — 15, pédoncules cérébraux. — 16, tubercules mamillaires — 17. espace perforé antérieur. — 18, espace perforé postérieur.

deux *racines blanches* du nerf olfactif. D'autre part, lorsqu'on renverse en arrière la bandelette olfactive, on constate la présence d'une trainée de substance grise, qui forme l'arête supérieure de cette bandelette et qui se continue, en arrière, avec la substance corticale du sillon olfactif. Si, sur ce dernier point, on gratte avec soin la substance grise en question, on découvre, au-dessous d'elle, un troisième faisceau de fibres blanches qui se détache de la bandelette olfactive au même niveau que les deux racines blanches ci-dessus mentionnées : ce troisième faisceau, intermédiaire aux deux racines blanches, a reçu le nom de *racine grise* ou de *racine moyenne*.

3° **Racines blanches.** — Elles se distinguent, d'après leur direction, en interne et externe :

a. La *racine blanche externe* se dirige obliquement en arrière et en dehors ; elle croise l'extrémité interne de la scissure de Sylvius et vient se perdre dans la partie la plus antérieure de la circonvolution de l'hippocampe. Peut-être arrive-t-elle ainsi, en totalité ou en partie, jusqu'au *noyau amyg-dalien* (p. 528). Mais ces dernières connexions, bien qu'elles soient admises par MEYNERT et par LUYS, ne nous paraissent pas encore nettement dé-montrées. A fortiori, devons-nous considérer comme hypothétique la con-ception, pourtant si séduisante, émise par LUYS, qui prolonge le faisceau de la racine externe, à travers le noyau amygdalien et le tænia semi-circularis, jusqu'au tubercule antérieur de la couche optique (*centre olfactif* de LUYS). Nous avons vu, en effet (p. 492), que le tænia semi-circularis ne présente avec la couche optique que des rapports de voisinage et ne pénètre nullement dans son épaisseur.

b. La *racine blanche interne* se porte tout d'abord en arrière et en dedans vers la ligne médiane. Puis, s'infléchissant de bas en haut, elle vient se terminer dans l'extrémité antérieure de la circonvolution du corps calleux.

Les deux régions de l'écorce cérébrale, que nous venons de signaler comme étant les aboutissants des deux racines blanches de l'olfactif, sont reliées l'une à l'autre par des fibres commissurales qui ont vraisemblablement pour rôle de les associer au point de vue fonctionnel comme au point de vue anatomique. Nous rappellerons ici, comme paraissant se rattacher à ce système d'asso-ciation, les *tractus de Lancisi* (p. 482) qui s'implantent par l'une de leurs extrémités sur la partie antérieure de la circonvolution du corps calleux et qui viennent, d'autre part, se terminer dans la région olfactive de l'hippo-campe, après avoir parcouru successivement la face supérieure du corps calleux et le prolongement inférieur du ventricule latéral. Nous signalerons encore un faisceau beaucoup plus court, particulièrement bien décrit par BROCA (*Revue d'Anthropologie*, 1878) sous le nom de *bandelette diagonale*, qui naît de la partie antérieure de la circonvolution de l'hippocampe, traverse en *diagonale* le quadrilatère perforé, remonte sur la face interne de l'hémis-phère et finalement vient se perdre dans l'extrémité antérieure de la circon-volution du corps calleux. La bandelette diagonale, très développée chez les animaux osmatiques, notamment chez les solipèdes, est considérablement atrophiée chez l'homme, comme le sont du reste toutes les parties consti-tuantes de l'appareil olfactif; elle paraît se confondre avec ce tractus de fibres blanches, toujours très ténu et souvent même peu visible, que nous avons déjà décrit sous le nom de pédoncules du corps calleux.

4° Racine grise ou racine moyenne.

— Les deux racines blanches, divergentes dès leur origine, sont séparées l'une de l'autre par un petit espace triangulaire, dont la base, dirigée en arrière, se confond avec l'espace quadrilatère perforé. Cet espace triangulaire est comblé par un petit amas de substance grise corticale, légèrement saillant, connu sous le nom de *tuber olfactorium* ou *tubercule olfactif*. C'est à ce niveau que répond la racine moyenne Cette racine moyenne s'enfonce, presque immédiatement après son émergence de la bandelette olfactive, dans la substance grise du quadrilatère perforé. Obliquement ascendante, elle pénètre dans la tête du corps strié et rejoint la commissure blanche antérieure du cerveau (p. 504) avec laquelle elle se confond.

Les fibres de la racine grise sont de deux ordres :

a. Les unes, *fibres en anse*, traversent la ligne médiane et, s'infléchissant alors en bas et en avant, elles se portent dans la racine grise du côté opposé, et, de là, jusqu'au bulbe olfactif. Elles forment ainsi une longue commissure transversale, en forme de fer à cheval, jetée entre le système olfactif du côté gauche et celui du côté droit, et ayant vraisemblablement pour rôle d'associer les deux systèmes dans leur fonctionnement.

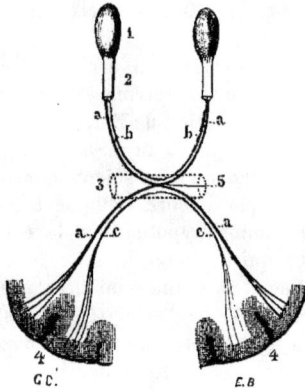

Fig. 820.
Chiasma olfactif.

1, bulbe olfactif. — 2, bandelette olfactive. — 3, commissure blanche. — 4, 4, écorce du lobe temporal. — 5, chiasma olfactif, constitué par : *a*, fibres entre-croisées (*en noir*). — *b*, fibres commissurales antérieures (*en rouge*). — *c*, fibres commissurales postérieures (*en bleu*).

b. Les autres, *fibres entre-croisées*, traversent de même la ligne médiane; puis, se dirigeant en bas et en arrière, elles viennent se perdre dans une région encore mal connue de l'écorce temporo-occipitale. Ces fibres, admises par MEYNERT, non seulement chez les animaux à odorat très développé, mais encore chez l'homme, s'entre-croisent sur la ligne médiane avec les fibres similaires venues du côté opposé. Elles constituent donc par leur ensemble un véritable chiasma, le *chiasma olfactif*, présentant les plus grandes analogies avec le chiasma optique. Cet entre-croisement des conducteurs olfactifs dans le chiasma nous explique ces faits d'anosmie unilatérale et croisée, qui surviennent en conséquence d'une lésion également unilatérale siégeant dans l'hémisphère du côté opposé.

Lisez, au sujet de l'appareil olfactif chez l'homme et chez les animaux, GOLGI, *Sulla fina struttura dei bulbi olfattorii*, in Arch. di frenatria, 1875, p. 405; BROCA, *Recherches sur les centres olfactifs*, in Rev. d'anthropologie, 1879, p. 385.

§ II. — ORIGINES DU NERF OPTIQUE

De la rétine où elles prennent naissance, les fibres conductrices des impressions visuelles, ou tout simplement *fibres optiques*, se rendent d'abord au chiasma, qu'elles abordent par son côté antéro-externe. De là, elles passent dans les bandelettes optiques qui les amènent aux corps genouillés et aux tubercules quadrijumeaux. Voilà ce que nous enseigne la dissection ou, pour mieux dire, la simple inspection d'un cerveau normal.

L'anatomie pure est impuissante à nous fournir sur le parcours des fibres optiques autre chose que ces données, naturellement brutes et incomplètes. L'anatomie pathologique et la physiologie viennent heureusement à son aide : les dégénérescences secondaires, qu'elles soient provoquées par l'expérimentation ou qu'elles surviennent en conséquence d'une lésion pathologique, nous fixent nettement sur le parcours qu'effectuent les nerfs optiques à la base de l'encéphale. Elles nous apprennent, en outre, que les ganglions précités, corps genouillés et tubercules quadrijumeaux, sont pour les fibres optiques, non pas des aboutissants définitifs, mais de simples relais, qu'en réalité ces fibres se jettent dans le centre ovale et s'étendent jusqu'au manteau des hémisphères.

Nous avons donc à étudier les fibres optiques : 1° dans leur trajet extra-cérébral ; 2° dans leurs connexions avec la couche optique et les tubercules quadrijumeaux ; 3° dans leur trajet intra-cérébral et dans leurs rapports avec l'écorce des hémisphères.

1° Trajet extra-cérébral des fibres optiques.

— Du globe oculaire au chiasma, les fibres optiques cheminent parallèlement les unes aux autres, en formant par leur ensemble un cordon compact et indivis, le nerf optique. Arrivées au chiasma, elles se partagent en deux faisceaux : l'un externe, l'autre interne (fig. 822). — Le *faisceau externe*, s'infléchissant en arrière, longe le bord externe du chiasma et passe dans la bandelette optique correspondante : il est dit *faisceau direct*. — Le *faisceau interne*, continuant sa direction initiale, atteint la ligne médiane, s'y entre-croise avec le faisceau homonyme du côté opposé et se jette alors, lui aussi, dans la bandelette optique, mais dans la bandelette optique du côté opposé à l'œil dont il émane : il est appelé, pour cette raison, *faisceau croisé*.

L'observation anatomo-clinique nous enseigne, d'autre part : 1° que les fibres qui forment le faisceau direct proviennent de la partie externe ou temporale de la rétine ; 2° que celles qui constituent le faisceau croisé émanent, au contraire, de la partie interne ou nasale. Com-

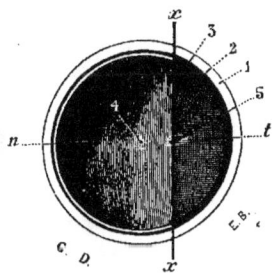

Fig. 821.

Etendue relative des deux zones rétiniennes innervées par le faisceau direct et par le faisceau croisé du nerf optique (*œil gauche.*)

n, zone nasale innervée par le faisceau croisé. — *t*, zone temporale innervée par le faisceau direct. — *x*, *x*, lignes séparatives des deux zones précitées. — 1, sclérotique. — 2, choroïde. — 3, rétine. — 4, papille. — 5, fovea centralis (tache jaune).

parés entre eux au point de vue de leur volume, ces deux faisceaux sont fort inégaux : le faisceau croisé, le plus considérable des deux, répond approximativement aux deux tiers internes de la rétine ; le faisceau direct répond au tiers externe seulement de cette membrane (fig. 821). La ligne de séparation des deux zones rétiniennes, innervées l'une par le faisceau direct, l'autre par le faisceau croisé, répond à un plan vertical qui passerait, non pas par le punctum cœcum, mais bien par la fovea centralis (voy. *Rétine*).

Le nerf optique subit donc dans le chiasma une décussation, mais une décus-

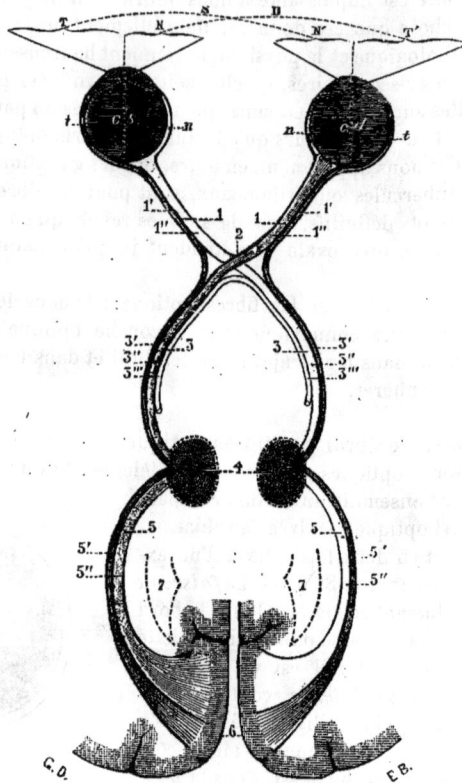

Fig. 822.

Schéma indiquant le trajet des fibres optiques depuis la rétine jusqu'à l'écorce cérébrale.

o. s. œil gauche. — o. d. œil droit. — t, zone temporale de la rétine. — n, sa zone nasale. — T, N, portion temporale et portion nasale du champ visuel pour l'œil gauche. — T', N', les mêmes pour l'œil droit. — D. moitié droite et S, moitié gauche du champ visuel. — 1, nerf optique, avec : 1', son faisceau direct (*en rouge*); 1'', son faisceau croisé, *en jaune* pour le côté gauche, *en bleu* pour le côté droit. — 2, chiasma. — 3, bandelette optique, avec : 3' faisceau direct, 3'' faisceau croisé, 3''' commissure de Gudden. — 4, noyau d'interruption des fibres optiques. — 5, faisceau optique intra-cérébral avec : 5' ses fibres directes . 5'' ses fibres entre-croisées. — 6, écorce cérébrale (région interne du lobe occipital). — 7, prolongement occipital du ventricule latéral.

sation seulement partielle. Cette disposition, toutefois, n'est pas une disposition générale en zoologie : chez les poissons et chez les oiseaux, qui ont les yeux déjetés en dehors et dont la vision est monoculaire, la décussation est totale, c'est-à-dire que toutes les fibres constitutives des nerfs optiques passent du côté opposé. Ce n'est que chez les vertébrés supérieurs, alors que les axes visuels se rapprochent l'un de l'autre et qu'une portion du champ visuel devient par cela même accessible à la fois aux deux yeux (vision binoculaire), que l'on voit une partie des fibres optiques, celles qui répondent au côté externe de la rétine, ne pas s'entre-croiser et passer directement dans la bandelette correspondante. L'existence des fibres optiques directes est donc intimement liée à la vision binoculaire, et l'on peut établir en principe que le faisceau direct, examiné dans la série, augmente au fur et à mesure que diminue l'angle formé par les axes des deux globes oculaires, ou, ce qui revient au même, au fur et à mesure qu'augmente la portion commune du champ visuel. La décussation partielle des nerfs optiques s'observe probablement chez tous les mammifères ; mais c'est certainement chez l'homme et chez les singes, où la vision binoculaire est la plus parfaite, que le faisceau direct acquiert son maximum d'importance et de développement.

Nous retrouvons dans les bandelettes optiques le faisceau direct et le faisceau croisé ci-dessus décrits. Mais à ces deux faisceaux vient s'ajouter un troisième ordre de fibres, dites *commissurales*, et constituant par leur ensemble ce qu'on appelle la *commissure de Gudden*, du nom de l'anatomiste qui le premier a bien décrit ce faisceau. Leur trajet est le suivant : parties des corps genouillés d'un côté, elles longent tout d'abord d'arrière en avant le côté interne de la bandelette optique correspondante jusqu'au chiasma. Là, elles s'infléchissent en dedans, croisent transversalement la ligne médiane et, s'appliquant alors au côté interne de la bandelette optique du côté opposé, elles retournent aux corps genouillés, mais du côté opposé à celui qui leur a donné naissance. Les fibres commissurales de Gudden revêtent donc dans leur ensemble la forme d'une anse régulière ou d'un fer à cheval, à concavité dirigée en arrière, dont les deux extrémités plongent dans les corps genouillés et dont les branches répondent successivement aux deux bandelettes optiques et au chiasma.

Nous aurons à indiquer tout à l'heure quelles sont les connexions intimes des fibres optiques et des fibres commissurales, d'une part avec la couche optique, d'autre part avec les corps genouillés. Il importe auparavant d'établir par deux formules précises le mode de constitution anatomique du chiasma et des bandelettes :

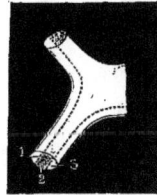

Fig. 823.

Coupe d'une bandelette optique au sortir du chiasma.

1, faisceau direct.
2, faisceau croisé. —
3, faisceau de Gudd.—

a. Le *chiasma* nous présente : 1° *sur ses bords latéraux*, les deux faisceaux directs, passant sans s'entre-croiser du nerf optique dans la bandelette correspondante ; 2° *sur son bord postérieur*, la portion moyenne de la commissure de Gudden ; 3° *à sa partie moyenne et sur son bord antérieur*, les deux faisceaux croisés des deux nerfs optiques, passant d'un côté à l'autre et s'entre-croisant sur la ligne médiane sous des angles divers.

b. Les *bandelettes optiques* sont constituées, chacune, par trois faisceaux cheminant parallèlement les uns aux autres et disposés dans l'ordre suivant (fig. 823) : 1° *le long du bord externe*, le faisceau direct provenant de l'œil correspondant ; 2° *à la partie moyenne*, le faisceau croisé provenant de l'œil du côté opposé ; 3° *le long du bord interne*, le faisceau commissural de Gudden.

2° Connexions des bandelettes optiques avec les corps genouillés et les tubercules quadrijumeaux. — Nous avons déjà vu, à propos du cerveau, (p. 431) que chaque bandelette optique se partageait, au moment d'atteindre les corps genouillés, en deux branches que l'on désigne sous le nom de *racines blanches* du nerf optique. On les distingue, d'après leur situation respective, en interne et externe :

a. La *racine blanche externe*, la plus importante des deux, renferme toutes les fibres optiques de la bandelette, tant celles du faisceau croisé, que celles du faisceau direct. Elle envoie un certain nombre de faisceaux à la couche optique, notamment au pulvinar; mais la plus grande partie de ses fibres

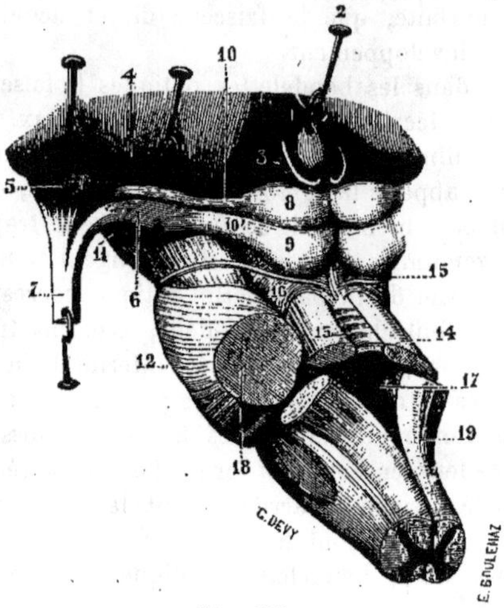

Fig. 824.
Relations des bandelettes optiques avec les corps genouillés et les tubercules quadrijumeaux.

1, ventricule moyen. — 2, glande pinéale. — 3, triangle de l'habenula. — 4, l'extrémité postérieure de la couche optique soulevée pour laisser voir : 5, le corps genouillé externe; 6, le corps genouillé interne; 7, la bandelette optique avec ses deux racines. — 8, tubercule quadrijumeau antérieur. — 9, tubercule quadrijumeau postérieur. — 10, bras antérieur et 10', bras postérieur des tubercules quadrijumeaux. — 11, pédoncule cérébral. — 12, protubérance. — 13, valvule de Vicussens. — 14, pédoncule cérébelleux supérieur. — 15, nerf pathétique. — 16, ruban de Reil. — 17, quatrième ventricule. — 18, pédoncule cérébelleux moyen. — 19, pédoncule cérébelleux inférieur.

se rendent au corps genouillé externe et de là, par l'intermédiaire du bras antérieur des tubercules quadrijumeaux, au tubercule quadrijumeau antérieur (fig. 824, 8).

b. La *racine blanche interne*, plus petite que la précédente, est la continuation directe du faisceau commissural de Gudden; elle ne renferme aucune des fibres optiques proprement dites et, par conséquent, ne présente aucune relation avec l'une ou l'autre des deux rétines. Elle disparaît dans le corps genouillé interne et aboutit secondairement, par l'intermédiaire du bras postérieur des tubercules quadrijumeaux, au tubercule quadrijumeau postérieur (fig. 824, 9).

Il résulte de l'étude de ces différentes connexions des deux racines de la

bandelette optique, que les corps genouillés externes et les tubercules quadrijumeaux antérieurs (*testes*) sont les vrais aboutissants du faisceau direct et
du faisceau croisé des nerfs optiques. Le corps genouillé interne et les tubercules quadrijumeaux postérieurs, qui n'entrent en relation qu'avec la commissure de Gudden, ne font nullement partie du système optique.

L'anatomie pathologique et la physiologie expérimentale (GUDDEN, BECH-
TEREW) confirment pleinement ces conclusions. Si, en effet, on enlève les
deux yeux à un animal nouveau-né et qu'on examine longtemps après son
système optique, on constate que la dégénérescence secondaire s'est localisée,
dans la région qui nous occupe, aux corps genouillés externes et aux tubercules quadrijumeaux antérieurs ; il en est de même chez l'homme auquel on a
fait subir longtemps auparavant l'énucléation de l'œil. Inversement, la destruction expérimentale des ganglions en question, corps genouillés externes
et tubercules quadrijumeaux antérieurs, détermine comme phénomène
immédiat l'abolition de la vision et comme lésion secondaire une dégénérescence des deux faisceaux direct et croisé ; le faisceau commissural reste
indemne.

Bien différente est la destruction des corps genouillés internes et des tubercules quadrijumeaux postérieurs : cette destruction, quand elle ne dépasse pas
les limites de ces deux ganglions, est sans effet sur la vision ; et, d'autre part,
la dégénérescence secondaire, qui en est la conséquence, intéresse exclusivement le côté interne des bandelettes optiques, occupé, comme on le sait,
par la commissure de Gudden.

3° **Autres racines des nerfs optiques**. — La branche de bifurcation
externe de la bandelette optique, résumant le faisceau direct et le faisceau
croisé, constitue bien certainement la racine principale du nerf optique. Un
certain nombre d'autres racines, décrites par les auteurs, sont simplement
accessoires ou même hypothétiques. Nous nous contenterons de les mentionner et de les décrire sommairement :

a. *Racine descendante de Stilling*. — En 1882, J. STILLING a décrit, sous le
nom de *racine descendante* du nerf optique, un certain nombre de faisceaux
qui se détachent de la bandelette optique, un peu en arrière des corps
genouillés, et disparaissent ensuite dans la masse du pédoncule cérébral
pour suivre à partir de ce point les trajets les plus divers. — Un certain nombre
de ces fibres se rendraient au noyau d'origine du moteur oculaire commun et
constitueraient vraisemblablement la voie afférente des mouvements réflexes
du muscle ciliaire et des fibres de l'iris. — D'autres gagneraient le pédoncule cérébelleux supérieur et de là le cervelet, devenant ainsi une *racine
cérébelleuse*. — Le reste des faisceaux se condenserait en deux petits cordons
dont l'un, *racine protubérantielle*, viendrait se perdre dans la substance
grise de la protubérance, et l'autre, *racine olivaire* ou *bulbaire*, descendrait
jusqu'à l'olive du bulbe.

b. *Racine grise et ganglion optique basal*. — La lame sus-optique ou
racine grise recouvre la face supérieure du chiasma et lui adhère intimement ; mais ses relations avec le système optique sont encore mal élu-

38*

cidées. MEYNERT a décrit à la partie postérieure de cette lamelle, au niveau du point où elle se continue avec le tuber cinereum, deux petits amas de cellules nerveuses, un de chaque côté, qu'il considère comme de véritables ganglions, le *ganglion optique basal*. On trouve dans ces ganglions (HUGUENIN) deux espèces de cellules : les unes sont fusiformes et mesurent 30 μ de long sur 10 μ de large ; les autres sont des cellules ganglionnaires multipolaires, munies de prolongements nombreux et ramifiés. D'après MEYNERT et HUGUENIN, le ganglion optique basal donnerait naissance à un faisceau de fibres qui se jetterait dans le nerf optique et, de là, gagnerait la rétine (fig. 825). S'il en était ainsi, ces fibres deviendraient une racine non croisée, une racine directe du nerf optique.

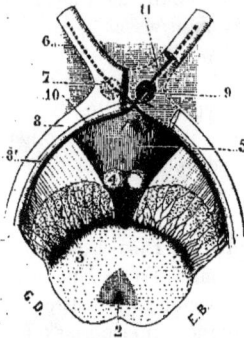

Fig. 825.

Figure schématique représentant la commissure de Meynert et le ganglion optique basal.

1, coupe du pédoncule. — 2, aqueduc de Sylvius. — 3, locus niger. — 4, tubercules mamillaires. — 5, tuber cinereum. — 6, nerf optique. — 7, chiasma réséqué dans sa moitié gauche. — 8, bandelette optique, avec 8' la commissure de Gudden. — 9, ganglion optique basal. — 10, commissure de Meynert (*en rouge*). — 11, faisceau de fibres allant du ganglion optique basal au nerf optique correspondant.

c. *Commissure de Meynert*. — On donne ce nom à un groupe de fibres qui occupent le côté interne de la bandelette optique, où elles se trouvent juxtaposées aux fibres de la commissure de Gudden. Elles se distinguent de ces dernières par leur volume qui est plus considérable et surtout par leurs connexions qui sont toute différentes. Les fibres constitutives de la commissure de Meynert prennent naissance en arrière dans le corps de Luys, qui est situé, comme nous l'avons vu (p. 531), au-dessous de la couche optique. De là, elles descendent dans le pédoncule cérébral, le traversent de haut en bas et viennent alors s'accoler à la bandelette optique qui les amène jusqu'à la partie postérieure du chiasma. Là, elles s'entre-croisent sur la ligne médiane avec celles du côté opposé et se terminent probablement dans la substance grise du tuber cinereum, peut-être dans le ganglion optique basal.

La signification physiologique de la commissure de Meynert et du ganglion optique basal est encore inconnue et nous ne pouvons, pour l'instant, émettre à ce sujet aucune hypothèse acceptable. Un fait paraît établi cependant : c'est que, dans l'expérience citée plus haut qui consiste à enlever les deux yeux d'un jeune animal pour provoquer sur le système optique une dégénérescence ascendante, cette dégénérescence respecte toujours le ganglion basal ainsi que la commissure de Meynert. Il est logique d'en conclure que ces deux formations n'ont avec la rétine aucune relation directe et sont par cela même complètement étrangères à la fonction visuelle.

Le faisceau direct et le faisceau croisé du nerf optique nous apparaissent donc comme étant les seuls conducteurs qui unissent la rétine au cerveau. Nous les avons vus, dans les lignes qui précèdent, s'arrêter provisoirement dans la couche optique, dans le corps genouillé externe et dans le tubercule quadrijumeau antérieur. Il nous reste maintenant à les reprendre à leur sortie de ces noyaux interrupteurs et à les accompagner jusqu'à leur aboutissant définitif, la substance grise de l'écorce.

4° Trajet intra-cérébral des fibres optiques, centre psycho-optique. — Les fibres optiques, issues du pulvinar, du corps genouillé externe et du tubercule quadrijumeau antérieur, convergent tout d'abord vers la partie postérieure de la capsule interne et s'y condensent en un faisceau unique, le *faisceau optique intra-cérébral* ou *faisceau sagittal* de WERNICKE. Indépendamment de ces fibres efférentes ganglionnaires, ce faisceau paraît contenir un certain nombre de *fibres directes*, qui proviennent directement de la bandelette, sans s'interrompre comme les précédentes dans les ganglions précités (fig. 826, 7).

Ainsi constitué, le faisceau optique intra-cérébral s'infléchit en arrière et suit, à partir de ce point, un trajet analogue à celui du faisceau sensitif (p. 537). Il longe le côté externe du prolongement postérieur du ventricule et, finalement, vient se perdre dans l'écorce du lobe occipital. Le cunéus et la partie postérieure de la circonvolution sous-jacente paraissent être ses principaux aboutissants et constituent par conséquent le *centre cortical de la vision* ou *centre psycho-optique*. La destruction de cette partie de l'écorce s'accompagne, en effet, de troubles visuels et amène progressivement et successivement la dégé-

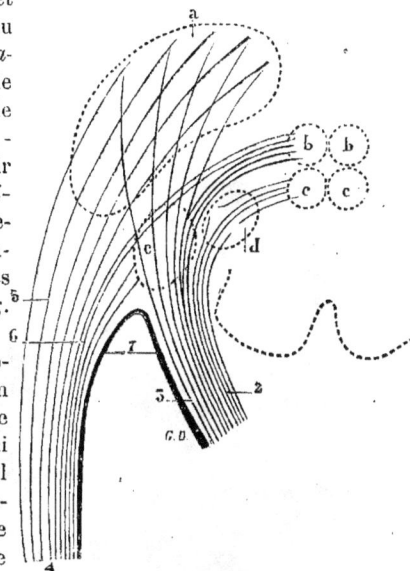

Fig. 826.

Formation du faisceau optique intra-cérébral.
(Schéma modifié d'après WERNICKE.)

a, pulvinar. — *b*, tubercules quadrijumeaux antérieurs. — *c*, tubercules quadrijumeaux postérieurs. — *d*, corps genouillé interne. — *e*, corps genouillé externe. — 1, bandelette optique, avec : 2, sa racine interne ; 3, sa racine externe. — 4, faisceau optique intra-cérébral, constitué par : 5, fibres provenant du pulvinar ; 6, fibres provenant du corps genouillé externe et du tubercule quadrijumeau antérieur ; 7, fibres directes allant de la bandelette optique à l'écorce occipitale.

nérescence du faisceau intra-cérébral du même côté, ainsi que l'atrophie de la couche optique, du corps genouillé externe et du tubercule quadrijumeau antérieur correspondants. La dégénérescence peut se propager ensuite à la racine externe de la bandelette optique, à la bandelette elle-même et au chiasma où elle se divise en deux irradiations : l'une, répondant au faisceau direct et se rendant à l'œil du même côté, l'autre, suivant le faisceau croisé et allant à l'œil du côté opposé.

Toutes les lésions destructives qui intéressent dans leur continuité les conducteurs optiques, depuis leur sortie du chiasma jusqu'à leur centre cortical, amènent fatalement la paralysie d'une moitié des deux rétines et, par cela même, la suppression de la moitié du champ visuel (*hémiopie* ou *hémianopsie*). Une lésion, par exemple, siégeant dans l'hémisphère gauche, déterminera la paralysie de la moitié externe de l'œil gauche et de la moitié interne de l'œil droit. Un pareil trouble fonctionnel est la conséquence naturelle de la semi-décussation que subit le nerf optique dans le chiasma. En effet, chaque bandelette optique, chaque faisceau optique intra-cérébral, chaque centre psycho-optique possède à la fois des fibres provenant des deux yeux : les fibres externes ou temporales de l'œil correspondant, les fibres internes ou nasales de l'œil du côté opposé.

La destruction du centre cortical de la vision ou des conducteurs optiques dans leur trajet intra-cérébral ne se traduit pourtant pas toujours par de l'hémiopie. A côté des observations d'hémiopie, nous avons une autre série de faits, peu nombreux sans doute mais bien observés, dans lesquels nous voyons la lésion cérébrale amener l'abolition ou la diminution de la vision dans un seul œil, celui du côté opposé (*amblyopie croisée*).

Pour expliquer cette paralysie sensorielle, à la fois unilatérale et croisée, M. CHARCOT, a proposé depuis longtemps déjà le schéma ci-dessous (fig. 827) où l'on voit les fibres optiques qui

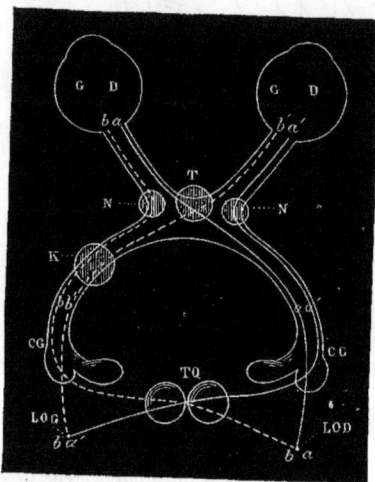

Fig. 827.

Trajet des fibres optiques, schéma de CHARCOT.

T, semi-décussation dans le chiasma. — T Q, décussation en arrière des corps genouillés. — C G, corps genouillés. — *b. a'*, faisceaux directs ne s'entre-croisant pas dans le chiasma, mais s'entre-croisant en T Q. — *a, b'*, faisceaux croisés. — L O G, point de l'hémisphère gauche où le faisceau direct et le faisceau croisé de l'œil droit sont rapprochés ; une lésion portant sur ce point produirait l'amblyopie croisée. — L O D, point similaire de l'hémisphère droit. — K, lésion de la bandelette optique gauche produisant l'hémiopie latérale droite. — T, lésion produisant l'hémiopie temporale. — N, N, lésions produisant l'hémiopie nasale.

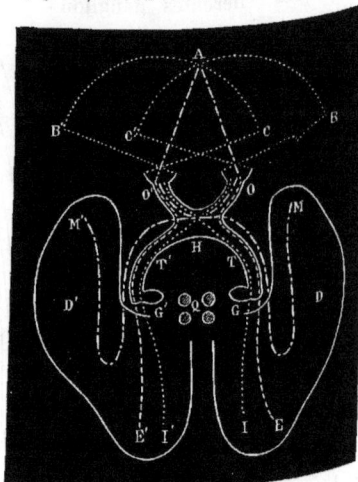

Fig. 828.

Trajet des fibres optiques, schéma de FÉRÉ.

D, D', hémisphères schématiques. — Q, tubercules quadrijumeaux. — C G, G' corps genouillés. — T, T, bandelettes optiques. — H, chiasma. — O, O', nerfs optiques. — B, A. A B, champs visuels externes de chaque œil. — C'A, A C, champs visuels internes.

(Les *lignes de tirés* indiquent, pour chaque œil, le faisceau direct. — Les *lignes de points* indiquent le faisceau croisé. — Les *lignes de tirés et de points* représentent des fibres qui après s'être entre-croisées dans le chiasma, se rendent dans le cerveau, aux points M et M', en suivant non pas les bandelettes optiques, mais la racine grise.)

ne se sont pas entre-croisées dans le chiasma (faisceau direct) s'entre-croiser dans le cerveau au delà de leurs noyaux interrupteurs. De cette façon le nerf optique subit un entre-croisement total, et l'on comprend sans peine alors qu'une lésion, siégeant dans le lobe occipital, intéressera toutes les fibres optiques de l'œil du côté opposé et amènera parcela même une amblyopie croisée.

Mais si le schéma de CHARCOT nous explique nettement l'amblyopie croisée que l'on observe parfois à la suite d'une lésion cérébrale, il est en complet désaccord avec les faits d'hémiopie qui surviennent dans les mêmes conditions anatomo-cliniques, faits non moins positifs et dont il faut aussi tenir compte. Le schéma en question devient par cela même insuffisant et doit être rejeté ajourd'hui comme ne convenant qu'à un certain nombre de faits.

Tout récemment, M. LANNEGRACE a essayé, par une hypothèse ingénieuse et très rationnelle, d'expliquer cette espèce de caprice des lésions corticales qui engendrent, tantôt de l'hémiopie, tantôt de l'amblyopie croisée. Pour lui, tout dépend du siège de la lésion. Cette lésion intéresse-t-elle le centre psycho-optique proprement dit, c'est-à-dire cette portion de l'écorce où viennent aboutir les véritables conducteurs des impressions visuelles, l'hémiopie en sera toujours la conséquence, conformément au schéma de la figure 822 qui résume tout ce que nous savons sur le trajet extra- et intra-cérébral des fibres optiques. Quant aux lésions qui amènent l'amblyopie croisée, elles siègent non pas dans le centre psycho-optique, mais à côté, dans cette autre portion de l'écorce qui tient sous sa dépendance les mouvements extrinsèques et intrinsèques de l'œil, ainsi que sa sensibilité générale. On conçoit sans peine que le globe oculaire, privé de ses mouvements et de sa sensibilité, devienne inhabile à recueillir des impressions aussi délicates que le sont les impressions visuelles : de là l'amblyopie. Cette zone corticale oculo-motrice et oculo-sensitive, que l'on pourrait appeler le *centre de l'amblyopie*, paraît occuper le lobe pariétal, de préférence le pli courbe. Il est d'ailleurs facile de comprendre que, dans de telles conditions, l'amblyopie soit unilatérale et croisée : les faisceaux nerveux qui relient les centres corticaux du trijumeau et des nerfs moteurs de l'œil aux noyaux bulbaires correspondants subissent, en effet, un entre-croisement total sur la ligne médiane.

Nous devons ajouter un dernier détail. Les observations cliniques nous apprennent que dans l'hémiopie et dans l'amblyopie croisée qui surviennent en conséquence de lésions siégeant en arrière du chiasma, la vision centrale est en général conservée. Pour expliquer ce fait, M. FÉRÉ admet dans chaque nerf optique, en outre du faisceau direct et du faisceau croisé ci-dessus décrits, l'existence d'un troisième ordre de fibres qui, parties du centre de la rétine, s'entre-croisent dans le chiasma et se rendent ensuite, par la racine grise, dans une région de l'écorce éloignée des autres origines des fibres optiques. Ces fibres sont représentées dans le schéma ci-contre (fig. 828) par une ligne de tirés et de points; elles sont malheureusement tout hypothétiques.

Voyez au sujet du système optique : GUDDEN, *Arch. f. Ophthalmologie*, 1875 et 1879; BELLOUARD, *De l'hémianopsie*, Th. Paris, 1879; FERRIER et YEO, Brain, 1881 ; CH. FÉRÉ, *Contributions à l'étude des troubles fonctionnels de la vision par lésions cérébrales*, Th. Paris, 1882; J. STILLING, *Untersüch. über den Bau opt. Centralorg.*, Berlin, 1882 ; MONAKOW, *Arch. f. Psych.*, XIV, 3; BECHTEREW, Neurol. Centralblatt, 1883 ; GRASSET, *De l'amblyopie croisée et de l'hémianopsie croisée dans les lésions cérébrales*, Montpellier médical, 1883; BELLONCI, *La terminaison centrale du nerf optique chez les mammifères*, Arch. biol., ital. 1884 ; MUNCK, Berl. Akad. Sitzungsb., 1884 ; SEGUIN, Arch. de neurologie, 1886; JABOULAY, *Relation des nerfs optiques avec le syst. nerveux central*, Th. d'agr., Paris 1886; RONDOT, *Les zones opto-corticales du cerveau chez l'homme*, Bordeaux, 1888; LANNEGRACE, *Influence des lésions corticales sur la vue*, Arch. de méd. expérimentale, 1889.

§ III. — ORIGINES DU NERF MOTEUR OCULAIRE COMMUN

Trajet intra-pédonculaire du moteur oculaire commun. — Du bord interne du pédoncule cérébral où elles émergent, les fibres radiculaires du moteur oculaire commun se portent obliquement en haut et en dedans, en suivant un trajet fortement curviligne, dont la convexité est dirigée en dehors. Elles traversent successivement la substance du locus niger, le noyau rouge de la calotte, la bandelette longitudinale postérieure et finalement viennent se perdre dans une masse de substance grise qui s'étale, de chaque côté de la ligne médiane, sous le plancher de l'aqueduc de Sylvius (voy. fig. 684, p. 419).

Son noyau d'origine. — Cette substance grise constitue le noyau d'origine du nerf moteur oculaire commun : il revêt dans son ensemble la forme d'une petite colonne longitudinale qui s'étend parallèlement à l'aqueduc de Sylvius, depuis le noyau du pathétique qu'il continue, jusqu'à la partie antérieure des tubercules quadrijumeaux.

Le noyau de droite et celui de gauche, nettement séparés en haut par un intervalle de deux ou trois millimètres, se rapprochent graduellement et arrivent même au contact par leur partie inférieure. C'est dire qu'ils sont séparés l'un de l'autre par un espace triangulaire à sommet inférieur, espace dans lequel s'enfonce à la manière d'un coin la substance grise de l'aqueduc (fig. 684, 9).

Les connexions du noyau de l'oculo-moteur commun ne sont pas encore complètement élucidées. Un certain nombre de faits, cependant, paraissent

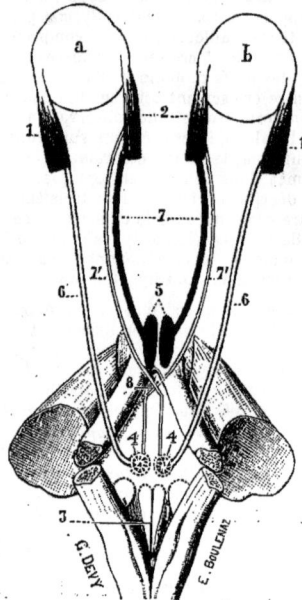

Fig. 829.

Schéma représentant le mode d'innervation des muscles droit interne et droit externe de l'œil.

a, œil du côté gauche. — *b*, œil du côté droit. — 1, 1, muscles droits externes. — 2, muscles droits internes. — 3, plancher du quatrième ventricule. — 4, noyau oculo-moteur externe. — 5, noyau oculo-moteur commun. — 6, nerf moteur oculaire externe. — 7, nerf du droit interne provenant du noyau oculo-moteur commun du côté correspondant. — 7', autre nerf du droit interne provenant du noyau oculo-moteur externe du côté opposé. — 8, entre-croisement de ce faisceau avec son homologue du côté opposé.

définitivement acquis : c'est d'abord l'existence d'une relation anatomique entre ce noyau et le tubercule quadrijumeau antérieur, l'un des aboutissants les plus importants des impressions optiques. MEYNERT a vu, en effet, un certain nombre de fibres très déliées s'échapper de la partie supérieure du noyau en question, se porter en haut en divergeant et se perdre dans le tubercule quadrijumeau antérieur.

Les noyaux du moteur oculaire commun sont bien certainement reliés encore au cortex cérébral par un système de fibres qui leur apportent les ordres de la volonté. Mais le trajet suivi par ces fibres ganglio-corticales nous est encore inconnu. Meynert et Huguenin considèrent comme telles un système de fibres que l'on voit se détacher de la bandelette longitudinale postérieure et s'entre-croiser sur la ligne médiane, un peu au-dessous des noyaux de l'oculo-moteur commun. Mais les recherches plus récentes de MM. Duval et Laborde sont venues démontrer que ces fibres entre-croisées ont une signification tout autre : pour ces deux anatomistes, en effet, elles proviennent d'un noyau de substance grise situé plus bas, le noyau du moteur oculaire externe. Au sortir de ce dernier noyau, elles se jettent dans la bandelette longitudinale postérieure (p. 395), dont elles constituent la partie interne, et côtoient quelque temps la ligne médiane. Puis, passant du côté opposé, elles se jettent, non pas dans le noyau oculo-moteur commun, mais dans le paquet de fibres qui émergent de ce noyau; elles sortent ensuite du bulbe avec le moteur oculaire commun et, finalement, viennent innerver le muscle droit interne (fig. 829, 7').

Les fibres en question constituent donc pour le nerf moteur oculaire commun de véritables racines additionnelles, et, en réalité ce dernier nerf pro-vient à la fois : 1° *du noyau qui lui appartient en propre*; 2° *du noyau du moteur oculaire externe du côté opposé.* Cette double origine a pour effet, on le conçoit, d'associer, dans les déplacements qu'ils impriment au globe de l'œil, le muscle droit interne du côté droit avec le muscle droit externe du côté gauche et vice versa.

Localisations fonctionnelles dans ce noyau (fig. 830). — On a considéré longtemps le noyau d'origine de l'oculo-moteur commun comme une colonne

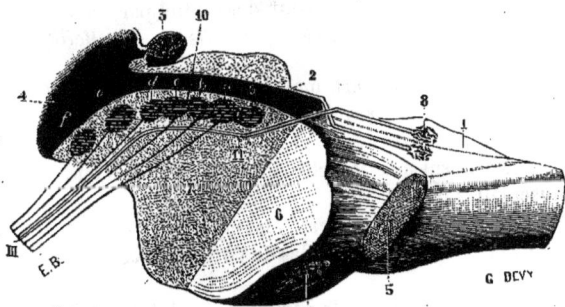

Fig. 830.

Origines réelles du nerf moteur oculaire commun du côté gauche (demi-schématique). III, nerf moteur-oculaire commun du côté gauche. — V, trijumeau. — 1, plancher du quatrième ventricule. — 2, aqueduc de Sylvius. — 3, glande pinéale. — 4, ventricule moyen. — 5, coupe du pédoncule cérébelleux moyen. — 6, coupe transversale de la moitié gauche de la protubérance. — 7, coupe vertico-latérale de la protubérance et du pédoncule cérébral droits, passant un peu en dehors de la ligne médiane. — 8, noyau du moteur oculaire externe du côté gauche (eminentia teres). — 9, noyau du pathétique du côté droit. — 10, noyau du moteur oculaire commun droit, avec ses différents segments. — 11 rameau émanant du noyau oculo-moteur externe et se rendant, *après entre-croisement* avec son congénère, dans le nerf moteur oculaire commun pour aboutir finalement au muscle droit interne. — *a*, centre du petit oblique. — *b*, centre du droit inférieur. — *c*, centre du droit supérieur et du releveur de la paupière. — *d*, centre du droit interne. — *e*, centre photo-moteur. — *f*, centre accommodateur.

compacte non susceptible de divisions secondaires. Les expériences électro-physiologiques de Hensen et Vœlckers (*Græfe's Arch. für Ophthalmologie*, vol. XXIV, 1878) ont établi dans cette colonne de substance grise l'existence d'un certain nombre de petits centres, commandant chacun à un groupe musculaire déterminé. Ces centres, indépendants les uns des autres, se succèdent dans l'ordre suivant, en allant d'arrière en avant : *centre du petit oblique, centre du droit inférieur, centre du droit supérieur et du releveur, centre du droit interne.* HENSEN et VŒLCKERS sont arrivés, en outre, à découvrir en avant du noyau de l'oculo-moteur commun deux nouveaux centres, savoir : 1° sur le bord postérieur du troisième ventricule et sur ses faces latérales, le centre des mouvements de l'iris, présidant aux variations de la pupille (*centre photo-moteur*); 2° plus en avant encore, vers le sommet du ventricule, le centre des mouvements du muscle ciliaire (*centre accommodateur*).

Les deux centres photo-moteur et accommodateur envoient, eux aussi, des fibres radiculaires au nerf moteur oculaire commun et constituent ainsi pour ce dernier nerf deux nouveaux noyaux d'origine. Ces fibres spéciales sont placées vraisemblablement en avant de celles qui proviennent du noyau classique : HENSEN et VŒLCKERS, en effet, après avoir sectionné à leur émergence des pédoncules cérébraux les radicules les plus antérieures, ont constaté que l'excitation des origines de l'oculo-moteur commun ne produisait plus alors aucun effet sur l'état de la pupille et sur le muscle de l'accommodation.

Ces localisations fonctionnelles dans le noyau d'origine de l'oculo-moteur commun nous expliquent d'une façon nette et précise toutes les paralysies partielles qui peuvent frapper le globe oculaire dans ses muscles soit intrinsèques soit extrinsèques. Aussi les idées de HENSEN et VŒLCKERS ont-elles été accueillies avec faveur par les ophthalmologistes. Nous devons ajouter qu'elles ont été confirmées, dans ce qu'elles ont d'essentiel par deux autopsies pratiquées en 1881 par KAHLÉR et PICK (*Prager Zeitschr. für Heilk.*, p. 301).

Résumé. — En résumé le nerf moteur oculaire commun comprend trois ordres de filets radiculaires, savoir (fig. 830) :

1° Des filets qui proviennent du sommet et du bord postérieur du ventricule moyen et qui se rendent aux muscles intrinsèques de l'œil, muscle ciliaire et fibres musculaires de l'iris.

2° Des filets qui émanent du noyau classique de l'oculo-moteur commun et qui se distribuent à tous les muscles de l'orbite, excepté le droit externe et le grand oblique.

3° Des filets, enfin, qui forment la partie interne de la bandelette longitudinale postérieure et qui proviennent, après entre-croisement sur la ligne médiane, du noyau du moteur oculaire externe du côté opposé. Ces derniers filets se rendent dans le muscle droit interne qui, grâce à cette innervation spéciale, se contracte en même temps que le droit externe du côté opposé, toutes les fois que le regard se porte latéralement, soit à droite soit à gauche. Ces relations des faisceaux internes de la bandelette longitutinale postérieure avec l'innervation motrice de l'œil sont confirmées, par l'anatomie comparée : chez la taupe, en effet, qui ne possède ni noyaux ni nerfs moteurs oculaires, les faisceaux en question ont disparu et les bandelettes longitutinales postérieures, réduites alors à leurs faisceaux externes, sont relativement toute petites et séparées l'une de l'autre sur la ligne médiane par un intervalle plus considérable que celui que l'on observe chez les autres animaux (FOREL, DUVAL).

Comme nous l'avons dit plus haut (p. 503) à propos de la commissure postérieure du cerveau, DARKSCHEWITSCH (*Neurol. Centralblatt*, 1885, et *Arch. f. Anat. u. Phys.*, 1889) a décrit, un peu au-dessus du noyau classique de l'oculo-moteur commun, un deuxième noyau, formé par des cellules nerveuses un peu plus petites, qu'il désigne sous le nom de *noyau supérieur de l'oculo-moteur*. Comme le noyau classique, le *noyau accessoire* de DARKSCHEWITSCH est en relation d'une part avec les fibres de la bandelette longitudinale postérieure, d'autre part avec les fibres radiculaires du nerf moteur oculaire commun. Mais il présente, en outre, deux ordres de connexions qui lui sont propres : tout d'abord, il serait relié à la glande pinéale par les fibres les plus inférieures de la commissure postérieure du cerveau ; en second lieu, il enverrait un certain nombre de fibres à l'anse du noyau lenticulaire (p. 521).

Voyez encore, au sujet des origines réelles du nerf moteur oculaire commun et du noyau de Darkschewitsch, PERLIA, *Die Anatomie des oculomotorius centrums beim Menschen*, in *Arch. fur Ophthalmologie*, 1889, p. 287.

§ IV. — ORIGINES DU NERF PATHÉTIQUE

De la partie antérieure de la valvule de Vieussens où il prend son origine apparente, le nerf pathétique se dirige horizontalement en dedans et traverse bientôt la ligne médiane, en s'entre-croisant avec celui du côté opposé. Peu après cet

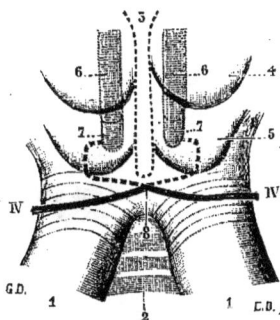

Fig. 831.
Origines réelles du nerf pathétique.

IV, nerf pathétique. — 1, 1, pédoncules cérébelleux supérieurs. — 2, valvule de Vieussens. — 3, aqueduc de Sylvius. — 4, tubercules quadrijumeaux supérieurs — 5, tubercules quadrijumeaux inférieurs. — 6, noyau du moteur oculaire commun. — 7, noyau du pathétique. — 8, entre-croisement des deux pathétiques.
(La ligne en pointillé rouge indique le trajet caché du pathétique.)

entre-croisement, il s'infléchit en avant, prend une direction longitudinale et suit quelque temps un trajet parallèle à l'aqueduc de Sylvius. Puis, se coudant de nouveau à angle droit, il s'incline en dedans et en bas et vient se terminer dans un amas de substance grise sous-jacent au plancher de l'aqueduc. Cet amas, véritable noyau d'origine du pathétique, n'est autre chose que la portion la plus postérieure de la colonne de substance grise qui donne naissance au moteur oculaire commun.

Il résulte de cette description que le pathétique subit une décussation totale, c'est-à-dire que toutes les fibres qui le constituent tirent leur origine d'un noyau situé du côté opposé à leur point d'émergence, disposition remarquable que ne présente aucun autre nerf crânien.

Il en résulte encore que, dans son ensemble, la portion cachée ou intra-protubérantielle du pathétique revêt la forme d'une anse ou d'un fer à cheval à concavité dirigée en dedans (M. DUVAL). La *branche antérieure* de ce fer à cheval commence au noyau d'origine et s'étend transversalement en dehors et un peu en haut. La *branche moyenne*, longitudinale, se dirige d'avant en arrière parallèlement à l'aqueduc de Sylvius. La *branche postérieure*, enfin, suivant comme la première une direction transversale, se dirige de dehors en dedans vers la ligne médiane, franchit cette ligne et émerge de la protubérance au niveau du sommet de la valvule de Vieussens.

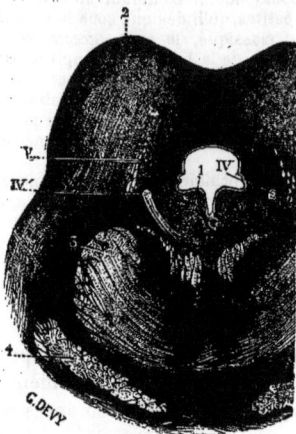

Fig. 832.
Coupe vertico-transversale de l'isthme, passant par le noyau d'origine du pathétique (d'après M. DUVAL).

1, noyau d'origine du pathétique. — 2, tubercules quadrijumeaux postérieurs. — 3, pédoncules cérébelleux supérieurs. — 4, couche du ruban de Reil. — 5, bandelette longitudinale postérieure. — IV, IV', nerf pathétique. — V, racine supérieure du trijumeau.

La branche moyenne du pathétique est bien voisine de la racine supérieure du trijumeau qui la côtoie, la croise, ou même la traverse de bas en haut. Mais quelque intime que soit leur voisinage, les deux troncs radiculaires n'affectent jamais entre eux que de simples rapports de contiguïté, comme l'ont nettement établi MEYNERT et M. DUVAL: *ils n'échangent jamais de fibres* et conservent par conséquent l'un et l'autre, tant au point de vue anatomique qu'au point de vue physiologique, leur entière indépendance.

§ V. — ORIGINES DU NERF TRIJUMEAU

La petite racine et la grosse racine du trijumeau (p. 392) possèdent chacune un mode d'origine spécial, ce que peut nous faire prévoir du reste leur nature si différente, la première étant motrice (conducteur centrifuge), la seconde étant sensitive (conducteur centripète).

1° **Racine motrice.** — La racine motrice, encore appelée *nerf masticateur* en raison de sa distribution aux muscles de la mastication, traverse la protubérance d'avant en arrière, de haut en bas et de dehors en dedans, et vient se terminer dans un noyau de substance grise, le *noyau masticateur*, qui est situé, de chaque côté de la ligne médiane, à 3 millimètres environ au-dessous du plancher du quatrième ventricule, à peu près au niveau de l'émergence de la cinquième paire (DUVAL). Il est placé sur le prolongement des cornes antérieures de la moelle et se trouve constitué histologiquement, comme tous les noyaux moteurs, par de grosses cellules multipolaires. Il est sphérique ou légèrement ovoïde à grand axe vertical (Duval). Si quelques auteurs, après Clarke et Stilling, l'ont considéré et décrit comme étant allongé de bas en haut et formé de plusieurs étages de substance grise, c'est que ces auteurs ont rattaché par erreur au noyau moteur du trijumeau le noyau inférieur du facial, qui doit en être nettement séparé.

2° Racine sensitive. — Comme la petite racine, la racine sensitive du trijumeau pénètre dans l'épaisseur de la protubérance. Mais, tandis que la première reste compacte et se rend tout entière à un noyau unique, la racine sensitive se divise en plusieurs faisceaux qui divergent et vont chercher leur

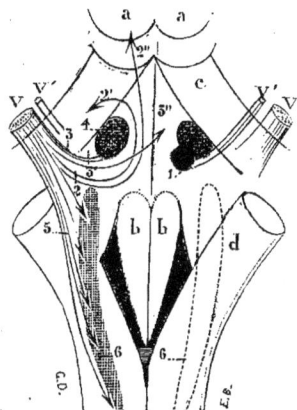

Fig. 833.

Schéma représentant les origines réelles du nerf trijumeau.

V, grosse racine du trijumeau (*en bleu*). — V', sa petite racine ou nerf masticateur (*en rouge*). — *a*, tubercules quadrijumeaux — *b*, plancher du quatrième ventricule. — *c*, pédoncules cérébelleux supérieurs. — *d*, pédoncules cérébelleux inférieurs. — 1, noyau masticateur (*en rouge*). — 2, *racine supérieure*, avec 2' fibres allant au cervelet et 2'', fibres se dirigeant vers les tubercules quadrijumeaux. — 3, *racine moyenne*, avec 3', fibres allant au locus cœruleus et 3'', fibres se rendant au raphé. — 4, locus cœruleus. — 5, *racine inférieure* ou *bulbaire*. — 6, colonne de substance gélatineuse (tête de la corne postérieure) formant le noyau d'origine de cette dernière racine.

origine dans des noyaux distincts. La grosse racine possède donc des noyaux d'origine multiples et même fort éloignés, comme on pourra s'en convaincre par la description sommaire qui va suivre. Nous admettrons pour la portion sensitive du trijumeau trois racines distinctes, que nous appellerons, d'après leur provenance et leur trajet, la *racine supérieure*, la *racine moyenne*, la *racine inférieure*.

a. La *racine supérieure* se dirige obliquement en haut et en arrière vers le côté interne du pédoncule cérébelleux supérieur. Elle comprend deux groupes de fibres : 1° des fibres, dites cérébelleuses, que l'on voit remonter dans le pédoncule cérébelleux supérieur et qui aboutissent vraisemblablement à la substance grise du cervelet; 2° des fibres qui se portent vers les tubercules quadrijumeaux et qui remontent, le long de l'aqueduc de Sylvius, jusqu'au voisinage de la commissure postérieure du cerveau. — Ces dernières fibres prennent naissance (Meynert) dans de grosses cellules vésiculeuses qui s'étendent en traînées irrégulières le long de la racine supérieure, depuis le côté interne des tubercules quadrijumeaux antérieurs jusqu'au niveau de l'émergence de la cinquième paire. Ces cellules vésiculeuses présentent de nombreuses analogies avec celles que l'on rencontre, à la moelle épinière, dans les colonnes de Clarke. — Comme il a été dit plus haut (voy. *Pathétique*, p. 604), les filets radiculaires qui proviennent de la région des tubercules quadrijumeaux croisent la branche moyenne du fer à cheval décrit par le pathétique et présentent parfois avec ce dernier nerf des rapports intimes (fig. 832). Nous rappelons toutefois que ces rapports se bornent toujours à une simple contiguïté des deux faisceaux nerveux, qui ne doivent pas être plus confondus au point de vue anatomique qu'au point de vue physiologique.

b. La *racine moyenne* se dirige vers cette région du quatrième ventricule que nous avons décrite sous le nom de *locus cæruleus* (p. 393). Les fibres qui la constituent s'y terminent dans de grosses cellules arrondies et fortement infiltrées d'une substance pigmentaire noire ou brune (*substantia ferruginosa* de quelques auteurs). Meynert a émis l'opinion que ces fibres efférentes du *locus cæruleus* s'entre-croisaient sur la ligne médiane, c'est-à-dire que celles qui appartenaient au trijumeau du côté droit provenaient du côté gauche de la protubérance et vice versa. Mais il est à craindre qu'une telle conception ne soit qu'une vue de l'esprit : Huguenin, en effet, n'a jamais pu voir dans ses préparations la décussation admise par Meynert et de son côté M. Duval nous déclare que « l'examen le plus attentif ne lui a rien révélé de semblable ».

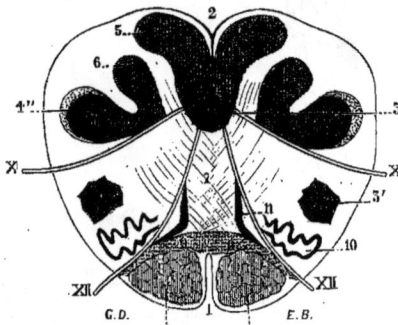

Fig. 834.

Coupe de la partie moyenne du bulbe rachidien, pour montrer la racine inférieure du trijumeau

1, sillon médian antérieur. — 2, sillon médian postérieur. — 3, base des cornes antérieures ; 3', leur tête. — 4, base des cornes postérieures ; 4', leur tête, avec 4'' racine bulbaire du trijumeau. — 5, noyaux postpyramidaux. — 6, noyaux restiformes. — 7, raphé, formé en grande partie par l'entre-croisement des faisceaux sensitifs. — 8, portion motrice des pyramides (*en rouge*). — 9, portion sensitive des pyramides (*en bleu*). — 10, olive. — 11, noyau juxta-olivaire antéro-interne. — X, nerf pneumogastrique (portion sensitive). — XII, nerf grand hypoglosse.

Aux fibres du locus cæruleus, il conviendrait d'ajouter, d'après Huguenin, un certain nombre de fibres qui se portent vers le raphé et qui pourraient bien gagner les centres psychiques ; mais ce n'est encore là qu'une pure hypothèse.

c. La *racine inférieure* ou *bulbaire*, signalée depuis bien longtemps déjà par Gall et Spurzheim, a été particulièrement bien étudiée dans ces dernières années par M. Duval. Son existence et

aussi son mode d'origine et son trajet sont certainement aujourd'hui un des points les mieux établis de l'histoire des nerfs crâniens. Cette racine est représentée par un volumineux paquet de fibres nerveuses qui se séparent du tronc du trijumeau, presque immédiatement après son entrée dans la protubérance, pour s'infléchir en bas et en arrière et descendre dans les parties latérales du bulbe, jusqu'au niveau du tubercule cendré de Rolando ; c'est là, dans la grande majorité des cas, sa limite inférieure. On la désigne encore indistinctement sous les noms de *racine ascendante* ou de *racine descendante*, suivant qu'on la suit de son origine vers son émergence, ou, vice versa, de son émergence vers son origine.

Sur des coupes transversales du bulbe (fig. 834), la racine inférieure nous apparaît sous la forme d'un croissant dont la concavité, dirigée en dedans, coiffe régulièrement la substance gélatineuse de Rolando. La substance gélatineuse de Rolando forme ici une longue colonne qui s'étend sans interruption depuis le tubercule cendré jusqu'au locus cæruleus et c'est, en définitive dans les cellules de cette colonne gélatineuse, prolongement de la tête des cornes postérieures de la moelle, que se terminent successivement toutes les fibres constitutives de cette racine.

A ces fibres, manifestement sensitives, viennent se joindre un certain nombre de fibres sympathiques, issues de la portion bulbaire du tractus intermedio-lateralis. La racine inférieure du trijumeau est donc une racine essentiellement mixte : elle renferme à la fois des fibres sensitives, des fibres vaso-constrictives et des fibres vaso-dilatatrices.

La physiologie expérimentale, entre le mains de MM. Duval et Laborde, est venue corroborer sur ce dernier point, d'une façon aussi nette qu'ingénieuse, les données de l'anatomie. Ces deux expérimentateurs, en effet, en sectionnant la racine en question dans le bulbe lui-même, sur des chiens et sur des lapins, ont constaté du côté de la face et notamment sur le globe oculaire l'ensemble des troubles sensitifs et trophiques qui suivent d'ordinaire la section du trijumeau, lorsque cette section est pratiquée entre le ganglion de Gasser et son émergence. Nul doute alors que le faisceau intra-bulbaire sectionné ne soit l'une des principales racines de la cinquième paire.

Lisez au sujet de la racine bulbaire, Bechterew, *Ueber einen besonderen Bestandtheil der Seitenstrange des Rückenmarkes und über den Faserursprung der grossen aufsteigenden Trigeminuswurzel*, in Arch. f. Anat. u. Phys., 1886.

§ VI. — Origines du nerf moteur oculaire externe

Suivi de son émergence dans la profondeur, le moteur oculaire externe se dirige d'avant en arrière, traverse toute l'épaisseur du bulbe et vient se terminer dans un noyau de substance grise situé sur les côtés de la ligne médiane, sous le plancher du quatrième ventricule. Ce noyau répond à l'eminentia teres (p. 393) et se trouve compris exactement dans l'anse que forme à ce niveau le facial (fig. 837, 5). Il envoie du reste à ce dernier nerf, comme nous le verrons dans le paragraphe suivant, un faisceau radiculaire important, d'où le nom de *noyau commun au facial et au moteur oculaire externe*, sous lequel le désignent aujourd'hui la plupart des anatomistes.

Le noyau d'origine du moteur oculaire externe se rattache morphologiquement à la base des cornes antérieures. Comme ces dernières, il renferme de grosses cellules multipolaires (cellules motrices) présentant une longueur de 40 μ à 50 μ, sur une largeur de 20 μ à 30 μ.

Ses relations ne sont pas mieux élucidées que celles du noyau du moteur oculaire commun. Il reçoit des fibres du raphé d'après Stilling et Schrœder van der Kolk. Il doit recevoir aussi vraisemblablement des fibres de l'écorce cérébrale (*fibres volontaires*) et aussi des fibres des centres optiques situés au-dessus de lui (*fibres excito-réflexes*) ; mais le trajet de ces divers afférents ne nous est pas encore connu.

De toutes les connexions que présente le noyau oculo-moteur externe, la plus intéressante est celle que nous avons déjà indiquée à propos du nerf moteur oculaire commun (p. 601) : de la partie antérieure du noyau de l'oculo-moteur externe part un faisceau longitudinal qui longe quelque temps la ligne médiane en formant la portion interne de la bandelette longitudinale postérieure, s'entre-croise ensuite au-dessous des tubercules quadrijumeaux avec le faisceau homologue du côté opposé, et se jette alors dans le tronc de l'oculo-moteur commun, pour aller se distribuer finalement au muscle droit interne de l'œil.

Grâce à ce faisceau, véritable rameau erratique de l'oculo-moteur externe, le noyau d'origine de ce dernier nerf innerve à la fois le muscle droit externe du côté correspondant et le muscle droit interne du côté opposé. Ces deux muscles se contractent donc simultanément sous l'influence d'une irritation volontaire ou réflexe partie du noyau précité et ainsi se trouvent expliqués pour nous, d'une façon aussi nette que précise, les mouvements conjugués des yeux dans la vision binoculaire. Ces mouvements conjugués des deux globes oculaires, s'effectuant sous l'influence d'un seul nerf, ou plutôt d'un seul noyau, rappellent jusqu'à un certain point ce qui se passe pour un attelage avec le système des doubles rênes, chacune des rênes commandant à la fois les deux chevaux et les portant tous les deux du même côté, du côté gauche s'il s'agit de la rêne gauche, du côté droit s'il s'agit de la rêne droite. — (Voyez à ce sujet Duval et Laborde, *De l'innervation des mouvements associés des globes oculaires*, Journal de l'Anatomie, 1880.)

La bandelette longitudinale postérieure, en passant à côté du noyau du pathétique, abandonne, de même, un petit paquet de fibres (Duval) qui franchit la ligne médiane et se jette dans le nerf pathétique du côté opposé.

§ VII. — Origines du nerf facial et du nerf intermédiaire

Le facial et l'intermédiaire de Wrisberg sont des nerfs de valeur très différente et il convient, au point de vue de leur origine, de les étudier séparément.

1° Nerf facial proprement dit. — Le nerf facial pénètre dans le bulbe au niveau de la fossette sus-olivaire et vient se terminer en grande partie dans un noyau de substance grise qui est situé un peu au-dessous de son point d'émergence, sur le prolongement des cornes antérieures de la moelle. Mais, pour atteindre ce noyau, le facial suit un trajet à la fois fort long et fort complexe que nous allons essayer de préciser.

Trajet intra-bulbaire du facial. — Le nerf facial est d'autant plus facile à suivre à travers le bulbe que l'animal sur lequel on l'examine a une protubérance plus pauvre en fibres transversales. Le chat est à cet égard un excellent sujet d'étude : le facial affecte chez lui une disposition un peu plus simple que chez l'homme et nous croyons être utile à l'élève en indiquant tout d'abord cette disposition.

Chez le chat (M. Duval), le facial en pénétrant dans le bulbe se dirige obliquement d'avant en arrière et de dehors en dedans et atteint le plancher du quatrième ventricule immédiatement en dehors de la tige du calamus (fig. 835, A). Là, il se coude à angle droit, devient descendant et longe ainsi la ligne médiane dans une étendue de 1 ou 2 millimètres. Puis, se coudant une seconde fois, il se porte obliquement en avant et en dehors et disparaît dans son noyau d'origine ; dans cette dernière partie de son trajet le facial suit, mais en sens inverse, la même direction que dans sa première portion. Le nerf facial présente donc, dans son ensemble, la forme d'une anse ou d'un fer à cheval avec deux branches et une partie moyenne : les deux branches sont l'une et l'autre horizontales, je veux dire perpendiculaires à l'axe longitudinal du bulbe ; la partie moyenne est verticale et soulève, de chaque côté de la ligne médiane, le plancher ventriculaire. Ces trois portions du nerf sont en outre comprises dans le même plan et il suffit, pour les avoir toutes les trois sous les yeux, de pratiquer sur le bulbe et la protubérance une coupe longitudinale passant à la fois par sa portion ventriculaire et par son point d'émergence. Cette coupe est représentée dans la figure ci-contre (fig. 836).

Ceci posé, revenons à l'homme.

Le facial présente, chez l'homme, une disposition tout à fait analogue à celle du chat ; il n'en diffère que par une légère modification de sa partie moyenne qu'il nous sera maintenant très facile de saisir (fig. 835, B). Si nous suivons ce nerf de son point d'émergence vers la profondeur, nous le voyons tout d'abord se diriger obliquement en arrière et en dedans vers le plancher du quatrième ventricule, et atteindre ce plancher, non plus sur la ligne médiane comme chez le chat, mais un peu en dehors de cette ligne, sur le côté antéro-externe de cette saillie mamelonnée que nous avons appelée *eminentia teres*. S'infléchissant alors en dedans, il se porte transversalement et horizontalement vers le raphé. Là, il se coude pour la deuxième fois (*genou du facial*) et se porte en bas, en suivant une direction longitudinale, parallèle à la ligne médiane. Après avoir ainsi longé le raphé dans une étendue de 1 millimètre et demi à 2 millimètres et demi, le facial se coude de nouveau pour se porter horizontalement en dehors. Arrivé à 1 milli-

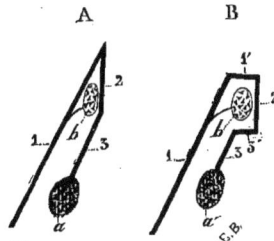

Fig. 835.

Trajet intra-bulbaire du facial : A, chez le chat ; B, chez l'homme.

a, noyau propre du facial. — *b*, noyau commun du facial et du moteur oculaire commun. — 1, 2, 3, les trois portions du nerf facial chez le chat. — 1, 1', 2, 3', 3, les cinq portions du même nerf chez l'homme. — On voit que chez l'homme, les portions 1' et 3' ne sont que des inflexions des portions 1 et 3 chez le chat.

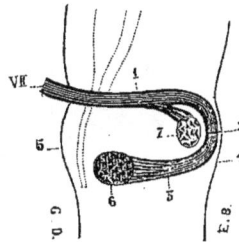

Fig. 836.

Coupe sagittale du bulbe et de la protubérance du chat pour indiquer le trajet intrabulbaire du facial (schématisée d'après M. Duval).

VII, le nerf facial du bulbe. — 1, 2, 3, les trois portions du nerf facial. — 4, plancher du quatrième ventricule. — 5, face antérieure du bulbe. — 6, noyau propre du facial. — 7, noyau commun du facial et du moteur oculaire externe. — VII, nerf facial.

mètre environ de la ligne médiane, il change une dernière fois de direction et plonge dans la profondeur pour venir se terminer dans son noyau d'origine.

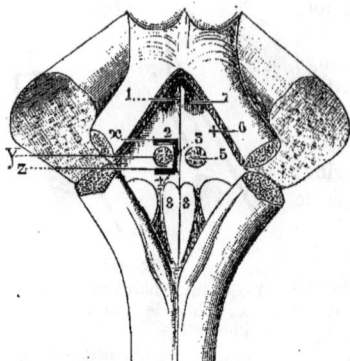

Fig. 837.

Trajet du nerf facial sur le plancher du quatrième ventricule (*schématique.*)

1, tige du calamus scriptorius. — 2, deuxième portion du facial. — 3, troisième portion ou *fasciculus teres*. — 4, quatrième portion. — 5, noyau commun du facial et du moteur oculaire externe (*eminentia teres*). — 6, situation du noyau masticateur. — 7, locus cæruleus. — 8, aile blanche interne ou noyau de l'hypoglosse.

(Les lignes ponctuées *x*, *y*, *z* indiquent le niveau auquel sont pratiquées les trois coupes successives de la figure suivante.)

Il résulte de cette description sommaire que, dans son trajet intra-bulbaire, le nerf facial change quatre fois de direction et nous présente par conséquent cinq portions, séparées par des coudes plus ou moins brusques, savoir :

1° Une *première portion*, obliquement dirigée en arrière et en dedans, qui s'étend de la fossette sus-olivaire au côté antéro-externe de l'eminentia teres ;

2° Une *deuxième portion*, transversale, qui s'étend de ce dernier point à la ligne médiane ;

3° Une *troisième portion*, longitudinale, qui côtoie la ligne médiane sous le nom de *fasciculus teres* ; elle mesure 1 millimètre et demi à 2 millimètres et demi de longueur ; on voit nettement, dans certains cas, le *fasciculus teres* soulever la paroi ventriculaire dans l'intervalle compris entre l'*eminentia teres* et l'extrémité supérieure de l'aile blanche interne ou colonne de l'hypoglosse ;

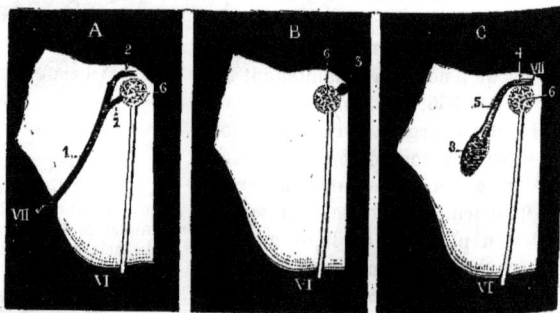

Fig. 838.

Trois coupes transversales de la protubérance et du bulbe pour montrer le trajet caché du nerf facial chez l'homme.

A, coupe pratiquée suivant la ligne *x* de la figure précédente. — B, coupe pratiquée suivant la ligne *y*. — C, coupe pratiquée suivant la ligne *z*. — VI, nerf moteur oculaire externe (*en jaune*). — VII, nerf facial (en *rouge*). — 1, 2, 3, 4, 5, les cinq portions du nerf facial. — 6, noyau commun du facial et du moteur oculaire externe. — 7, filet radiculaire que ce noyau envoie au facial. — 8, noyau propre ou inférieur du facial.

4° Une *quatrième portion*, à direction transversale, qui fuit la ligne médiane pour se porter en dehors ;

5° Une *cinquième portion*, enfin, obliquement dirigée en avant et en dehors, qui s'étend de la portion précédente au noyau d'origine du nerf.

Le nerf facial, dans son trajet intra-bulbaire, revêt donc dans son ensemble la forme d'une anse dont la partie moyenne, sous-jacente au plancher du quatrième ventricule, se serait inclinée vers la ligne médiane. Cette partie moyenne de l'anse du facial soulève, ainsi que nous l'avons dit plus haut, la paroi ventriculaire : elle contourne à ce niveau le noyau d'origine du moteur oculaire externe et reçoit constamment de ce noyau un certain nombre de racines additionnelles.

Noyau supérieur et noyau inférieur du facial. — Le nerf facial possède donc, en réalité, deux noyaux d'origine : 1° un *noyau inférieur*, qui lui appartient en propre et qui n'est qu'un reliquat de la tête des cornes antérieures de la moelle ; 2° un *noyau supérieur*, qui lui est commun avec le moteur oculaire externe et qui se rattache, au point de vue de son origine, à la base de ces mêmes cornes antérieures. — Le noyau inférieur, si bien étudié par M. DUVAL, est de beaucoup le plus important des deux : on le voit, sur des coupes transversales du bulbe, occuper l'intervalle qui sépare la racine inférieure du trijumeau de l'olive supérieure, à une faible distance du sillon latéral. Il se compose, comme tous les noyaux moteurs, de plusieurs amas de grosses cellules multipolaires : ces cellules mesurent, en moyenne, de 60 μ à 70 μ de longueur, sur 20 μ à 25 μ de largeur.

Le noyau supérieur et le noyau inférieur du facial sont reliés l'un et l'autre à l'écorce cérébrale (*zone motrice*), comme du reste tous les noyaux moteurs, par des fibres à long parcours qui leur apportent les incitations volontaires et dont nous avons déjà indiqué le trajet à propos de la protubérance, du pédoncule, de la capsule interne et du centre ovale (voy. p. 548).

On désigne, en physiologie et en pathologie, sous le nom de *facial inférieur* l'ensemble des fibres qui prennent origine dans le noyau propre du facial ; sous le nom de *facial supérieur*, le faisceau additionnel qui provient du noyau du moteur oculaire externe. — Ces deux parties du nerf facial jouissent, quant à leurs fonctions, d'une indépendance relative et l'on doit admettre aujourd'hui, d'après l'enseignement d'un certain nombre de faits cliniques, que le facial supérieur innerve les muscles supérieurs de la face, tandis que le facial inférieur tient sous sa dépendance les muscles inférieurs de la face, y compris l'orbiculaire des lèvres.

Voyez à ce sujet la communication si démonstrative à cet égard de DUVAL et RAYMOND, *Sur un cas de paralysie glosso-labio-laryngée avec examen histologique du bulbe*, in Bull. Soc. Biologie, 1877. — MENDEL (*Berlin. klin. Woch.*, 1887), après avoir pratiqué sur le lapin et sur le cobaye l'extirpation des deux paupières y compris les deux muscles orbiculaire et frontal, a constaté l'intégrité du noyau du facial et l'atrophie, au contraire, du noyau du nerf moteur oculaire commun. Il en conclut que, chez ces animaux tout au moins, les fibres du facial supérieur proviennent, non pas du noyau du facial, ni de celui du moteur oculaire externe, mais bien de la partie postérieure du noyau du moteur oculaire commun. Il reste à savoir s'il en est de même chez l'homme.

2° **Nerf intermédiaire de Wrisberg.** — Le trajet intra-bulbaire de ce petit nerf a donné lieu aux hypothèses les plus contradictoires. C'est ainsi que nous voyons CUSCO le rattacher aux cordons postérieurs de la moelle, LUYS lui faire partager les origines du facial, HUGUENIN le conduire dans le noyau antérieur de l'acoustique, etc.

Ce n'est qu'en 1878 que M. DUVAL (*Bull. Soc. de Biologie*) a pu le suivre

39 *

jusqu'à son véritable noyau d'origine. D'après cet anatomiste, le nérf en question se dirige obliquement vers le plancher du quatrième ventricule, et vient se terminer dans un amas de substance grise qui n'est autre chose que l'extrémité supérieure de la colonne sensitive du glosso-pharyngien (fig. 834, VII).

L'anatomie nous autorise ainsi à considérer l'intermédiaire de Wrisberg comme un simple rameau, un *rameau erratique*, du nerf glosso-pharyngien. Pour compléter l'analogie, nous ajouterons que l'intermédiaire de Wrisberg, de même que le glosso-pharyngien, reçoit tout près de son origine un certain nombre de fibres de la bandelette solitaire (voy. plus loin, p. 615).

Si d'autre part, comme cela est généralement admis, la corde du tympan n'est que la continuation du nerf intermédiaire de Wrisberg, nous voyons la physiologie se montrer entièrement favorable à cette conception aussi intéressante qu'inattendue. L'expérimentation a démontré depuis longtemps, en effet, que le glosso-pharyngien et la corde du tympan jouissaient l'un et l'autre des mêmes propriétés fonctionnelles.

Du même coup, l'innervation de la muqueuse linguale se trouve ramenée à l'unité : la partie postérieure de cette muqueuse recevant ses nerfs du glosso-pharyngien des traités classiques ; sa partie antérieure recevant les siens du rameau erratique de ce dernier nerf, lequel prend successivement les noms d'intermédiaire de Wrisberg et de corde du tympan.

§ VIII. — ORIGINES DU NERF AUDITIF OU ACOUSTIQUE

Le nerf auditif se détache du bulbe, ainsi que nous l'avons déjà vu, par deux racines, l'une antérieure, l'autre postérieure.

1° **Racine antérieure**. — La *racine antérieure*, appelée encore *racine principale* ou *grosse racine* de l'acoustique, pénètre dans le névraxe au niveau de la fossette latérale du bulbe. Se portant obliquement en arrière et en dedans, elle passe entre le corps restiforme et la racine inférieure du trijumeau et se divise alors en deux groupes de fibres, les unes internes, les autres externes :

Les *fibres internes* viennent se perdre dans un amas de substance grise qui occupe, sur le plancher du quatrième ventricule, la région appelée aile blanche externe. Cet amas de substance grise, assez mal délimité, s'étend jusqu'au voisinage du raphé médian ; il constitue le *noyau interne* de l'acoustique (fig. 839, 2).

Les *fibres externes*, s'infléchissant en dehors, aboutissent à de petits amas de substance grise, irrégulièrement disséminés dans l'épaisseur du corps restiforme et de la pyramide postérieure ; leur ensemble constitue ce qu'on appelle le *noyau externe* de l'acoustique (fig. 839, 1). Les fibres nerveuses qui entrent en relation avec ce noyau ne font probablement que le traverser ; d'après HUGUENIN, elles gagneraient le cervelet en suivant le côté interne du pédoncule cérébelleux inférieur.

2° **Racine postérieure**. — La *racine postérieure* ou *ventriculaire* contourne d'avant en arrière le corps restiforme et arrive ainsi sur le plancher du quatrième ventricule. Un certain nombre de ses fibres (*fibres profondes*) se terminent dans le noyau interne de l'acousti-que ci-dessus indiqué. Les autres (*fibres superficielles*) constituent ces filets très déliés et divergents que nous avons décrits, à propos du quatrième ventricule, sous le nom de *barbes du calamus*. Ces filets gagnent la ligne médiane et s'y terminent (PIERRET M. DUVAL) dans un groupe de petits noyaux qui s'échelonnent, de chaque côté du raphé, entre la colonne de l'hypoglosse et l'eminentia teres. Ces petits noyaux (*noyaux innominés* de CLARKE) ont été considérés longtemps comme les noyaux d'origine du fasciculus teres et rattachés par cela même au facial. Nous avons dit plus haut que le fasciculus teres ne s'arrête pas au raphé, mais qu'il se porte en dehors et en avant pour aller prendre origine dans un noyau qui lui appartient en propre, le noyau inférieur du facial. Les noyaux en question appartiennent donc bien aux faisceaux radiculaires de l'auditif : on pourrait les appeler, en raison de leur situation, les *noyaux médians* ou les *noyaux du raphé*.

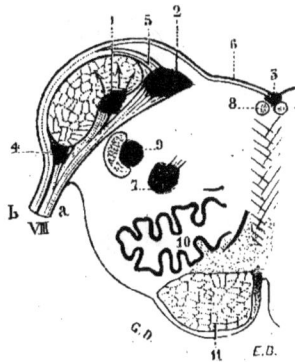

Fig. 839.

Origines réelles de l'auditif
(demi-schématique).

VII, nerf auditif, avec *a* sa racine antérieure ; *b*, sa racine postérieure. — 1, noyau externe de l'auditif. — 2, son noyau interne. — 3, noyaux du raphé. — 4, son noyau antérieur. — 5, fibres profondes de la racine postérieure, allant au noyau interne. — 6, fibres superficielles (*barbes du calamus*), allant aux noyaux du raphé. — 7, noyau inférieur du facial. — 8, coupe du fasciculus teres. — 9, tête de la corne postérieure coiffée en dehors par la racine bulbaire du trijumeau. — 10, olive. — 11, pyramide antérieure.

3° **Noyau antérieur de l'auditif.** — Aux trois noyaux d'origine de l'acoustique que nous venons de décrire, il convient d'en ajouter un quatrième que l'on désigne communément sous le nom de *noyau antérieur* (fig. 839, 4). Il est formé par une petite masse de substance grise, qui est située sur le côté externe de la racine principale de l'acoustique, en avant du corps restiforme. En raison de sa situation et de ses rapports avec le nerf auditif, on a comparé cet amas ganglionnaire aux ganglions spinaux.

La signification anatomique et les connexions du noyau antérieur de l'auditif sont encore fort obscures. Tout ce qu'on peut dire c'est que sa structure est très différente (MEYNERT, HUGUENIN), suivant qu'on l'examine dans sa partie supérieure ou dans sa partie inférieure. Sa partie inférieure renferme des éléments cellulaires qui rappellent par la plupart de leurs caractères les cellules des régions motrices. Sa partie supérieure, au contraire, nous présente des cellules toutes spéciales, ayant la plus grande analogie avec celles des ganglions spinaux et du ganglion de Gasser. « Leur forme est arrondie, vésiculeuse ; elles n'ont que des prolongements rares et très fins et possèdent une enveloppe cellulaire très délicate avec de petits noyaux. En dedans de cette membrane, se voit un protoplasma dépourvu d'enveloppe. Les noyaux des cellules sont arrondis, assez gros, et renferment

39**

un ou plusieurs nucléoles. Ces cellules mesurent de 15 à 21 μ » (Huguenin).

Voyez, au sujet des origines de l'acoustique : Monakow, *Revue méd. Suisse romande*, 1886 ; Bechterew, *Neurol. Centralblatt*, 1885, p. 145 ; Edinger, *Berlin klin. Woch.*, 1886. — Voyez aussi, sur le même sujet, Baginski, *Arch. f. path. Anat. und. Phys.* Bd CV, p. 28 ; et *Berlin. Klin. Woch.* 1889, p. 1132. — D'après Edinger, la racine postérieure de l'auditif se termine non pas sur le plancher du ventricule, mais bien dans cet amas de cellules que nous avons appelé le noyau antérieur. Ce noyau antérieur donne naissance, d'autre part, à des fibres antéro-postérieures et à des fibres transversales (fig. 840) :

a. Les *fibres antéro-postérieures* sont de deux ordres : 1° les unes, sous le nom de stries acoustiques ou barbes du calamus, se rendent au plancher ventriculaire, en contournant

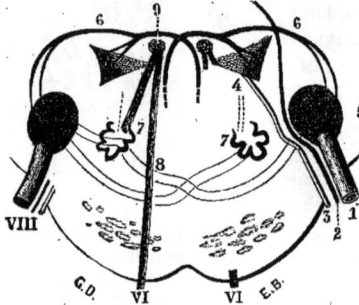

Fig. 840.

Schéma représentant les origines réelles du nerf auditif
(d'après Edinger).

VI, nerf moteur oculaire externe. — VIII, nerf auditif. — 1, sa racine postérieure. — 2, sa racine cérébelleuse. — 3, sa racine antérieure. — 4, noyau interne. — 5, noyau antérieur. — 6, stries acoustiques ou barbes du calamus. — 7, olive supérieure. — 8, fibres reliant les deux olives aux noyaux antérieurs (corps trapézoïde). — 9, noyau du moteur oculaire externe, relié à l'olive du côté correspondant.

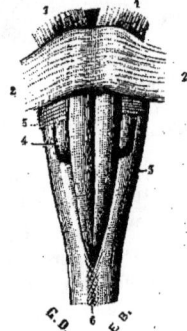

Fig. 841.

Face antérieure du bulbe et de la protubé-
bérance d'un singe cynocéphale.

1, pédoncule cérébral. — 2, protubérance annulaire. — 3, bulbe rachidien. — 4, olive. — 5, corps trapézoïde. — 6, moelle épinière.

le corps restiforme ; les stries acoustiques ne se jetteraient donc pas directement, d'après Edinger, dans la racine postérieure de l'auditif ; 2° les autres se rendent au noyau interne de l'acoustique et unissent ainsi ce noyau interne au noyau antérieur.

b. Quant aux *fibres transversales*, elles se dirigent en dedans et se terminent, les unes dans l'olive supérieure du côté correspondant, les autres dans l'olive supérieure du côté opposé. Ce système de fibres transversales est entièrement recouvert, chez l'homme, par les faisceaux protubérantiels ; mais, chez les animaux où la protubérance est relativement peu développée, il devient libre et forme alors au-devant du bulbe, de chaque côté des pyramides antérieures, une espèce de nappe quadrilatère, à laquelle on donne le nom de *corps trapézoïde* (fig. 841).

§ IX. — Origines du nerf glosso-pharyngien

Le glosso-pharyngien, appartenant au groupe des nerfs mixtes, possède à la fois des fibres sensitives et des fibres motrices. Il tire par conséquent son origine de deux noyaux différents, l'un sensitif, l'autre moteur. Il reçoit, en outre, du *faisceau solitaire* un certain nombre de fibres sympathiques.

1° **Noyau sensitif.** — Le *noyau sensitif* (fig. 842, 1) répond à l'extrémité supérieure de cette région du quatrième ventricule, connue sous le nom d'aile grise. Sous-jacent au plancher ventriculaire, il occupe l'intervalle compris entre la colonne de l'hypoglosse (aile blanche interne), qui est en dedans, et le noyau interne de l'acoustique (aile blanche externe), qui est en dehors. Il nous présente, comme éléments histologiques caractéristiques, des «cellules nerveuses de dimensions moyennes, à contours arrondis, non anguleux, à prolongements, rares et courts » (DUVAL). Morphologiquement, le noyau sensitif du glosso-pharyngien se rattache, ainsi que cela a été dit à propos du bulbe, à la base des cornes postérieures.

2° **Noyau moteur.** — Le *noyau moteur* (fig. 842, 2) est situé en avant et un peu en dehors du noyau sensitif, sur le côté interne de la racine bulbaire du trijumeau. Il se présente, suivant le niveau des coupes, soit sous l'aspect d'une traînée grise à contours indécis, soit sous celui d'une masse agglomérée et compacte, affectant la forme d'une massue. Il représente au bulbe la tête des cornes antérieures de la moelle épinière, qui ont été décapitées, à un niveau inférieur, par la décussation des faisceaux pyramidaux. Il se caractérise au point de vue histologique par ces grosses cellules ramifiées que l'on rencontre dans les portions motrices de la substance grise.

Si nous suivons maintenant les faisceaux radiculaires du glosso-pharyngien de la surface dans la profondeur, nous les voyons se diriger obliquement en arrière et en dedans, traverser la racine bulbaire du trijumeau, croiser à angle droit une large nappe de fibres arciformes et venir se perdre en grande partie dans le noyau sensitif ci-dessus mentionné. Un peu en avant de ce noyau, on voit se détacher du tronc principal un petit faisceau, lequel se recourbe brusquement en arrière et gagne par un trajet rétrograde le noyau moteur (fig. 842, 4).

A ces deux racines principales du glosso-pharyngien viennent s'ajouter deux autres groupes de fibres : les unes proviennent du raphé et rejoignent le faisceau moteur un peu en avant du noyau sensitif; les autres émanent d'un faisceau particulier du bulbe dont nous n'avons encore rien dit et qui a reçu de STILLING le nom de *faisceau solitaire*.

3° **Faisceau solitaire.** — Ce faisceau, encore appelé *colonne grêle* (*slender column* de CLARKE), longe de bas en haut le côté interne des corps restiformes, un peu au-dessous du plancher du quatrième ventricule (fig. 846, 15 et 842, 6'). On le rencontre dans toute la hauteur de la colonne sensitive des nerfs mixtes, envoyant à chacun de ces nerfs un certain nombre de filets radiculaires. En haut, du côté de la protubérance, le faisceau solitaire se termine, ainsi que l'ont constaté depuis longtemps CUSCO et M. DUVAL, dans le nerf intermédiaire

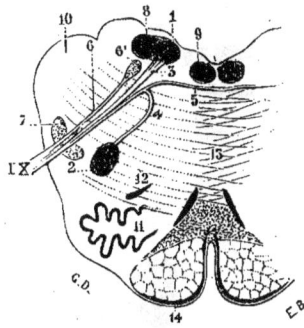

Fig. 842.

Schéma représentant les diverses racines du glosso-pharyngien, projetées sur un même plan.

IX, glosso-pharyngien. — 1, son noyau sensitif (*en bleu*). — 2, son noyau moteur (*en rouge*). — 3, racines provenant du noyau sensitif. — 4, racines provenant du noyau moteur. — 5, racines provenant du raphé. — 6, racines provenant du faisceau solitaire 6'. — 7, racine bulbaire du trijumeau. — 8, noyau interne de l'auditif. — 9, noyau de l'hypoglosse (*en rouge*). — 10, pédoncule cérébelleux inférieur. — 11, olive. — 12, noyau juxta-olivaire postéro-externe. — 13, raphé. — 14, pyramide antérieure.

de Wrisberg et dans le glosso-pharyngien. En bas, du côté de la moelle, M. PIER-RET (C. R. Académie des Sciences, 1882) a réussi à démontrer, au moyen de coupes longitudinales faites sur des moelles pathologiques et sur des moelles normales, que ce faisceau, arrivé au niveau de l'entre-croisement des pyramides, s'infléchit en dedans en décrivant une courbe à concavité interne et se place alors sur le côté externe de la substance grise. Finalement, il vient se terminer, en grande partie, sinon en totalité, dans le tractus intermedio-lateralis, qui représente, comme nous l'avons déjà dit à propos de la moelle (p. 320), les origines intra-spinales du système sympathique (fig. 843).

Le faisceau solitaire est donc un faisceau sympathique, et les paquets de fibres qu'il jette chemin faisant sur les racines des nerfs ont naturellement la même signification.

Celles qu'il envoie au glosso-pharyngien se dirigent obliquement en avant et en dehors, traversent la racine ascendante du trijumeau et s'accolent finalement au tronc radiculaire principal au moment de son émergence du bulbe (fig. 842, 6).

Au total, le nerf glosso-pharyngien tire son origine de quatre sources différentes : 1° de son noyau sensitif; 2° de son noyau moteur; 3° du raphé; 4° du faisceau solitaire de STILLING.

Consultez ROLLER, Der central Verlauf des Nervus glossopharyngeus, in Arch. f. Mikrosk. Anatomie, Bd. XIX, p. 331, 1881 ; MENDEL, Ueber solitäre Bündel, Arch. f. Psych. 1884.

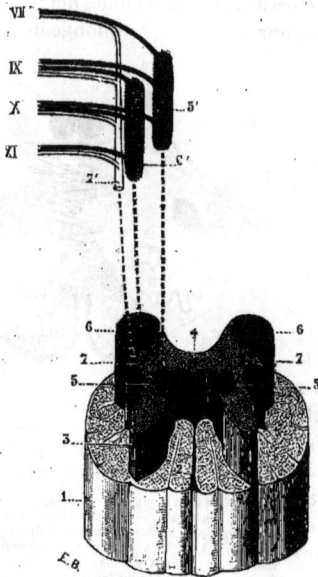

Fig. 843.

Schéma représentant le faisceau solitaire et le mode de constitution des nerfs mixtes.

VII' intermédiaire de Wrisberg ; — IX, glosso-pharyngien ;— X, pneumogastrique ; —XI, spinal. —1, extrémité supérieure de la moelle cervicale, vue par sa face postérieure. — 2, sillon médian postérieur. — 3, la colonne grise centrale, débarrassée de la substance blanche. — 4, canal de l'épendyme. — 5, la colonne vésiculaire de Clarke, 5' colonne sensitive des nerfs mixtes (en bleu). — 6, corne antérieure, 6' colonne motrice des nerfs mixtes (en rouge). — 7, tractus intermedio-lateralis, 7' faisceau solitaire (en jaune).

(Les lignes en pointillé indiquent la continuité des colonnes 5', 6' et du faisceau 7' avec les différentes formations grises de la moelle qui leur correspondent.)

§ X. — ORIGINE DU NERF PNEUMOGASTRIQUE

L'origine réelle du pneumogastrique présente les plus grandes analogies avec celle du glosso-pharyngien. Mixte lui aussi à son émergence du bulbe; il reçoit : 1° ses fibres sensitives d'un premier noyau (noyau sensitif), sous-jacent au plancher du quatrième ventricule et faisant suite à celui du glosso-pharyngien; 2° ses fibres motrices d'un deuxième noyau à contour mal délimité (noyau moteur), situé en avant et en dehors du précédent, au voisinage du faisceau latéral du bulbe. Le premier de ces noyaux d'origine représente la base des cornes postérieures, le second la tête des cornes antérieures.

Ainsi constitué dans ses parties principales, le tronc radiculaire du pneumogastrique reçoit encore, comme le glosso-pharyngien, deux groupes de fibres additionnelles qui proviennent les unes, du raphé, les autres (*fibres sympathiques*) du faisceau solitaire de STILLING.

Consultez, au sujet des origines du pneumogastrique et du glosso-pharyngien, O. DEES, *Zur Anatomie und Physiologie des Nervus vagus*, in Arch. f. Pysch. u. Nervenkr., Bd. XX, p. 89.

§ XI. — ORIGINES DU NERF SPINAL

Le nerf spinal se détache à la fois du bulbe et de la moelle par une série nombreuse de filets radiculaires qui s'étagent de haut en bas et qui naissent : les uns (*filets bulbaires*) dans le sillon collatéral postérieur du bulbe, immédiatement au-dessous du pneumogastrique; les autres (*filets médullaires*) sur les cordons latéraux de la moelle épinière entre les racines antérieures et les racines postérieures des premières paires rachidiennes (fig. 844).

1° **Filets bulbaires.** — Les *filets bulbaires*, essentiellement moteurs, se comportent de la même façon que les filets moteurs des nerfs pneumogastrique et glosso-pharyngien situés au-dessus : ils cheminent obliquement d'avant en arrière et de dehors en dedans et viennent prendre origine dans un noyau moteur qui fait suite exactement au noyau moteur du pneumogastrique.

Du reste, les trois noyaux de substance grise qui donnent naissance aux filets moteurs du glosso-pharyngien, aux filets moteurs du pneumogastrique et aux filets bulbaires du spinal ne sont pas distincts, mais intimement unis les uns aux autres : ils forment, dans leur ensemble, une petite colonne longitudinale que l'on désigne parfois sous le nom de *noyau antéro-latéral* du bulbe. Est-il besoin de répéter une fois encore que cette colonne motrice représente, au bulbe, la continuation de la tête des cornes antérieures ?

Le faisceau solitaire envoie au nerf spinal, comme au pneumogastrique et au glosso-pharyngien, un certain nombre de ses fibres (fig. 843) : ces fibres constituent pour le nerf spinal une véritable racine additionnelle, une *racine sympathique*.

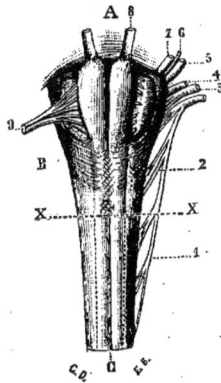

Fig. 844.
Origines apparentes du spinal.

x, x, limites séparatives de la moelle et du bulbe. — A, protubérance. — B, bulbe. — C. moelle épinière. — 1, racines médullaires du spinal. — 2, ses racines bulbaires. — 3, nerf pneumogastrique. — 4, nerf glosso-pharyngien. — 5, nerf auditif. — 6, nerf intermédiaire de Wrisberg. — 7, nerf facial. — 8, nerf moteur oculaire commun. — 9, nerf grand hypoglosse.

2° **Filets médullaires.** — Les *filets médullaires*, moteurs et sympathiques comme les précédents, pénètrent dans les cordons latéraux et se dirigent obliquement en avant et en dedans en décrivant une légère courbe à concavité antéro-externe. Ils viennent finalement se perdre dans la face latérale

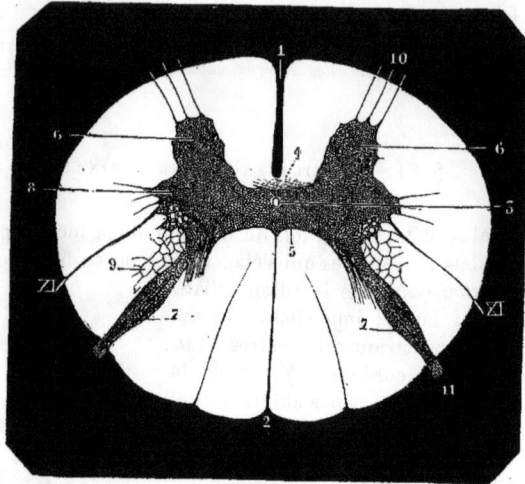

Fig. 845.

Coupe transversale de la moelle au niveau de la première paire cervicale pour montrer les origines réelles du spinal (d'après Schwalbe).

1, sillon médian antérieur. — 2, sillon médian postérieur. — 3, canal de l'épendyme. — 4, commissure blanche antérieure. — 5, commissure grise. — 6, cornes antérieures. — 7, cornes postérieures. — 8, cornes latérales ou *tractus intermedio-lateralis*. — 9, formation réticulaire. — 10, racines antérieures du deuxième nerf rachidien. — 11, ses racines postérieures. — XI, nerf spinal.

des cornes antérieures, en partie dans le noyau antéro-externe (*noyau moteur*), en partie dans le noyau postéro-externe ou tractus intermédiolatéralis (*noyau sympathique*).

La physiologie expérimentale confirme de tous points les données de l'anatomie descriptive touchant les propriétés fonctionnelles du spinal. Elle nous démontre, en effet, que ce nerf, interrogé dans le crâne, est exclusivement moteur, et que la sensibilité, qu'il possède au-dessous du crâne, n'est qu'une sensibilité d'emprunt provenant d'anastomoses avec les nerfs voisins.

Au sujet des origines du spinal, voyez Darkschewitsch, *Ueber den Ursprung und den centralen Verlauf des Nervus accessorius Willisii*, in Neurol. Centralbl., 1885, p. 134 et Arch. f. Anat. et Phys., 1885, p. 361.

§ XII. — Origine du nerf grand hypoglosse

Les filets radiculaires de l'hypoglosse pénètrent dans le bulbe au niveau du sillon qui sépare la pyramide antérieure de l'olive. De là, ils se dirigent obliquement en arrière et en dedans, en décrivant une légère courbe à concavité externe. Ils passent entre l'olive et le noyau juxta-olivaire interne et viennent se terminer dans une masse grise, située au-dessous du plancher du quatrième ventricule, de chaque côté du raphé médian. Cette masse grise, qui constitue la véritable origine de l'hypoglosse, est en réalité constituée par deux noyaux, l'un *principal* et l'autre *accessoire*.

1° Noyau principal. — Le *noyau principal*, le plus volumineux des deux, répond à cette région du qua-
trième ventricule que nous avons décrite (p. 347) sous le nom d'aile blanche interne. Il revêt par conséquent la forme d'une colonne longitudinale, qui se dirige, parallèlement à la ligne médiane, du bec du calamus vers le fasciculus teres. Examinée sur une coupe trans-
versale (fig. 846, 5), cette co-
lonne nous apparait sous la forme d'une surface triangu-
laire à bords convexes, dont le sommet dirigé en avant laisse échapper les faisceaux radiculaires de l'hypoglosse; sa base confine au plancher du qua-
trième ventricule, son côté in-
terne au raphé du bulbe, son côté externe à la colonne sen-
sitive des nerfs mixtes. Les dimensions de ce triangle sont de 3 millimètres environ (Duval), tant dans le sens transversal que dans le sens antéro-postérieur.

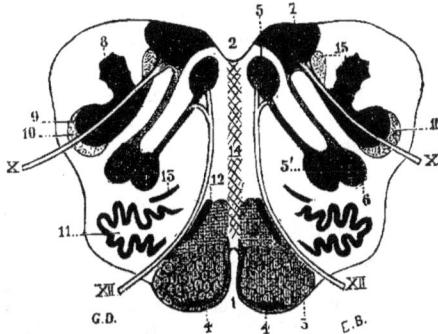

Fig. 846.

Coupe du bulbe rachidien au niveau de la partie moyenne des olives, pour montrer les origines réelles de l'hypoglosse (d'après M. Duval).

1, sillon médian antérieur. — 2, plancher du quatrième ven-
tricule. — 3, pyramides antérieures, portion motrice (*en rouge*), avec 3' leur portion sensitive (*en bleu*). — 4, noyaux prépyra-
midaux. — 5, noyau principal de l'hypoglosse, avec 5' son noyau accessoire. — 6, noyau moteur des nerfs mixtes. — 7, leur noyau sensitif. — 8, noyau restiforme. — 9, tête de la corne postérieure, coiffée par 10, la racine bulbaire du trijumeau. — 11, olive. — 12, noyau juxta-olivaire antéro-interne. — 13, noyau juxta-olivaire postéro-externe. — 14, raphé. — 15, faisceau solitaire. — X, nerf pneumogastrique. — XII, nerf grand hypoglosse.

2° Noyau accessoire. — Le *noyau accessoire*, situé en avant et un peu en dehors du précédent, n'est pas formé comme lui par une masse compacte. Il est constitué plutôt par une « formation réticulée de substance grise » (Duval) à contours mal délimités, que l'on voit en avant et en dehors du noyau juxta-olivaire postéro-externe et qui s'étend parfois jusqu'au voisinage de la périphérie du bulbe (fig. 846, 5).

Les deux noyaux d'origine de l'hypoglosse ne sont, l'un et l'autre, que des débris des cornes antérieures de la moelle. En étudiant attentivement une série régulière de coupes transversales, pratiquées dans la région du collet du bulbe, il est facile de se rendre compte : 1° que le noyau principal n'est autre que la base des cornes antérieures, qui a conservé ses rapports avec la ligne médiane; 2° que le noyau accessoire, à son tour, représente la tête de cette même corne, qui, successivement, a été décapitée par la décussation du faisceau pyramidal croisé, rejetée en dehors par l'étalement en surface du canal de l'épendyme, et réduite en fragments par le passage des fibres arciformes (p. 355).

Comme les cornes antérieures dont ils dérivent, les noyaux de l'hypoglosse sont constitués histologiquement par de grosses cellules multipolaires mesurant de 50 à 60 μ dans leur plus grand diamètre.

Les deux noyaux précités de l'hypoglosse ne sont pas en rapport seulement avec les fibres qu'ils émettent par leur partie antérieure, *fibres efférentes*, *fibres radiculaires* de l'hypoglosse. A leur côté interne aboutit un nouveau système de fibres, *fibres afférentes*, qui les relient à l'encéphale et leur apportent les incitations volontaires élaborées dans la substance grise de l'écorce. Ces fibres, suivies de bas en haut, se dirigent d'abord vers le raphé et s'y entre-croisent, presque immédiatement après leur émergence des noyaux gris, avec les fibres homologues venues du côté opposé. S'infléchissant alors en haut et en avant, elles traversent successivement la protubérance, le pédoncule cérébral et la capsule interne ; elles gagnent finalement, à travers le centre ovale, le pied de la circonvolution frontale ascendante, qui est le véritable centre cortical du nerf grand hypoglosse.

Quelques anatomistes, notamment GERLACH, MEYNERT et HUGUENIN, ont décrit encore, dans la région qui nous occupe : 1° des fibres *commissurales* qui relieraient les noyaux de l'hypoglosse d'un côté aux noyaux homologues du côté opposé ; 2° des fibres *directes* qui, s'échappant du raphé, se porteraient directement dans les faisceaux radiculaires de l'hypoglosse sans entrer en relation avec les noyaux d'origine de ce nerf. M. DUVAL a vainement cherché à mettre en évidence ces deux ordres de fibres et nous devons, jusqu'à plus ample informé, sinon les rejeter entièrement, du moins les considérer comme étant purement hypothétiques.

Au sujet des origines de l'hypoglosse, consultez KOCH, *Untersüch. über den Ursprung und die Verbindungen des Nervus Hypoglossus in der medulla oblongata*, in Arch. f. mikr. Anatomie, t. XXXI, p. 54.

CHAPITRE V

DES MÉNINGES

Outre le canal osseux (*canal crânio-rachidien*) qui l'entoure de toutes parts et qui le protège contre les violences extérieures, l'axe encéphalo-médullaire possède trois enveloppes membraneuses, que l'on désigne sous le nom collectif de *méninges* (de μῆνιγξ, membrane). Ce sont, en allant de dehors en dedans :

1° Une membrane fibreuse, la *dure-mère* ;

2° Une membrane séreuse, l'*arachnoïde* ;

3° Une membrane cellulo-vasculaire, la *pie-mère*.

Entre le feuillet viscéral de l'arachnoïde et la pie-mère s'étend une vaste nappe liquide, le *liquide céphalo-rachidien;* nous lui consacrerons un article spécial.

Nous décrirons dans un dernier article les *granulations de Pacchioni*, qui, par leur nature comme par leur situation, se rattachent directement aux méninges crâniennes.

Consultez, au sujet des enveloppes du système nerveux central, le grand ouvrage d'A. KEY et RETZIUS, *Studien in der Anatomie des Nervensystems und des Bindegewebes*, Stockholm, 1875.

ARTICLE I

DURE-MÈRE

La dure-mère, appelée encore quelquefois membrane durale, est la plus superficielle des trois méninges; c'est aussi la plus épaisse et la plus résistante. Elle s'étend sans interruption depuis le crâne jusqu'à la partie moyenne du canal sacré. Nous la diviserons, cependant, pour en faciliter l'étude, en deux portions :

1° Une *portion inférieure* ou *rachidienne ;*

2° Une *portion supérieure* ou *crânienne*.

§ I. — DURE-MÈRE RACHIDIENNE

La dure-mère rachidienne se présente sous la forme d'un cylindre creux, contenu dans le canal vertébral et renfermant à son centre la moelle épinière et le bulbe. Elle s'étend en hauteur depuis le trou occipital jusqu'à la deuxième ou troisième vertèbre sacrée. Sa capacité, moins grande que celle du canal vertébral, est d'autre part beaucoup plus considérable qu'il ne le faudrait pour contenir la moelle épinière. Il en résulte que la moelle flotte librement dans le canal fibreux de la dure-mère et que ce dernier n'occupe à son tour qu'une portion du canal vertébral. En d'autres termes, la moelle

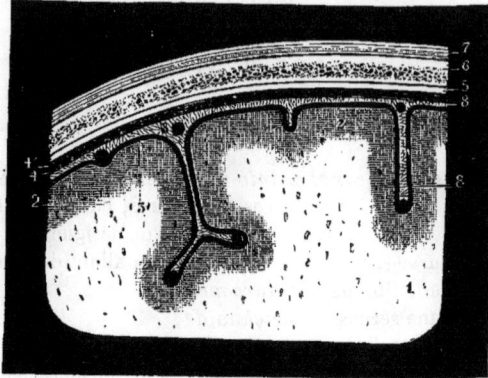

Fig. 847.

Rapports des circonvolutions cérébrales avec leurs enveloppes.

1, centre ovale. — 2, substance grise corticale. — 3, pie-mère (en rouge). — 4, feuillet viscéral et 4' feuillet pariétal de l'arachnoïde (en bleu); le trait noir qui les sépare représente la cavité arachnoïdienne. — 5, dure-mère (en jaune). — 6, paroi crânienne. — 7, téguments. — 8, 8, espaces sous-arachnoïdiens.

est séparée de son enveloppe fibreuse par un espace circulaire; la dure-mère, à son tour, est séparée des parois osseuses par un espace analogue. Le premier de ces espaces est occupé par le liquide céphalo-rachidien; le second est comblé par les plexus veineux du rachis et par une graisse demi-fluide, fortement infiltrée de sérosité chez le fœtus et chez l'enfant.

On considère à la dure-mère rachidienne : deux *surfaces*, l'une externe, l'autre interne; deux *extrémités*, l'une supérieure, l'autre inférieure.

Surface externe. — Par sa surface externe ou extérieure, la dure-mère rachidienne répond aux vaisseaux veineux et à cette graisse molle et presque diffluente dont nous avons parlé plus haut. — *En arrière*, elle ne présente pour ainsi dire aucune connexion soit avec les lames vertébrales, soit avec les ligaments jaunes. — *En avant*, au contraire, elle est reliée au ligament vertébral commun postérieur par un système de prolongements fibreux que l'on rencontre de préférence à la région cervicale et à la région lombo-sacrée; ces prolongements sont plus rares et aussi plus faibles à la région dorsale. — *Sur les côtés*, la dure-mère fournit à chaque paire de nerfs rachidiens un prolongement en forme de gaine; ce prolongement tubulaire accompagne le nerf dans le trou de conjugaison et, après avoir jeté quelques tractus sur le périoste qui tapisse ce trou, il se confond peu à peu avec la gaine conjonctive du nerf ou névrilème.

Surface interne. — La surface interne ou intérieure, lisse et polie, répond au feuillet pariétal de l'arachnoïde. Ici encore, nous rencontrons un système de prolongements conjonctifs qui relient la dure-mère à la pie-mère : en avant et en arrière, ce sont de simples filaments de 3 ou 4 millimètres de longueur, à direction antéro-postérieure; sur les côtés, c'est une véritable membrane, le *ligament dentelé*, qui occupe toute la hauteur de la moelle, et que nous décrirons plus loin à propos de la pie-mère.

Tous ces prolongements, on le conçoit, ont pour résultat de fixer la moelle au centre du canal fibreux que lui forme la dure-mère. Ils sont revêtus, à leur passage dans la cavité arachnoïdienne, d'une couche endothéliale dépendant de l'arachnoïde.

Extrémité supérieure.— A son extrémité supérieure, la dure-mère se fixe solidement à la troisième vertèbre cervicale, à l'axis et au pourtour du trou occipital, au niveau duquel elle se continue avec la dure-mère crânienne. Un peu au-dessous du trou occipital, elle présente deux orifices latéraux, l'un droit, l'autre gauche, pour le passage des artères vertébrales.

Extrémité inférieure. — L'extrémité inférieure répond au canal sacré. Elle renferme non plus la moelle, laquelle s'arrête à la hauteur de la deuxième vertèbre lombaire, mais le paquet de nerfs qui en proviennent et dont l'ensemble constitue la *queue de cheval*. Très large d'abord, elle s'atténue et s'effile à la manière d'un cornet et se termine en pointe

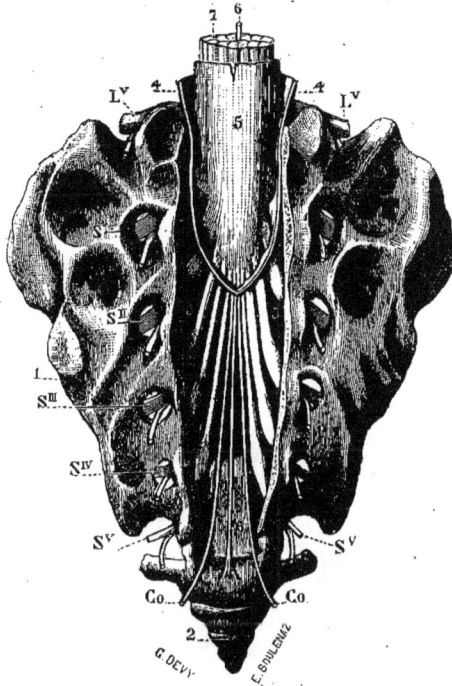

Fig. 848.

Cul-de-sac arachnoïdien et dernières paires rachidiennes.

1, sacrum, vue postérieure. — 2, coccyx. — 3, canal sacré dont la paroi postérieure a été enlevée pour montrer les dernières paires rachidiennes. — 4, dure-mère dont la partie postérieure a été réséquée et à la face interne de laquelle adhère le feuillet pariétal de l'arachnoïde. — 5. feuillet viscéral de cette dernière membrane. — 6, filum terminale de la moelle, avec 6' ligament coccygien. — 7. queue de cheval. — Lᵛ, cinquième paire lombaire. — Sɪ, Sɪɪ, Sɪɪɪ, Sɪᵛ, Sᵛ, première, deuxième, troisième, quatrième et cinquième paires sacrées. — Co, paire coccygienne.

(Du côté droit, les racines de chaque nerf sacré sont, ainsi que leurs ganglions, revêtues de leur étui dural ; à gauche, cet étui a été réséqué et les racines des cinq nerfs sacrés sont mises à nu.)

au niveau de la deuxième ou de la troisième vertèbre sacrée (fig. 848, 3). En même temps, les prolongements fibreux, que nous avons signalés plus haut entre la face antérieure de la dure-mère et le ligament vertébral postérieur, s'épaississent et se condensent de manière à former une véritable cloison médiane, complète ou fenêtrée, qui fixe solidement aux parois du canal sacré l'extrémité de la dure-mère (*ligament antérieur de la dure-mère* de TROLARD). Les faisceaux inférieurs de cette cloison descendent jusqu'à la dernière vertèbre sacrée et même jusqu'à la première pièce du coccyx.

§ II. — DURE-MÈRE CRANIENNE

La portion crânienne de la dure-mère est une espèce de sphère creuse enveloppant d'une part la masse encéphalique, tapissant d'autre part la boîte crânienne à laquelle elle sert de périoste interne.

Elle nous présente, comme la dure-mère rachidienne, une *surface externe* et une *surface interne*.

Surface externe. — La surface externe s'applique exactement contre la paroi intérieure du crâne et adhère à cette paroi par des prolongements fibreux et vasculaires, qui la rendent inégale et comme tomenteuse. Cette adhérence, du reste, est très variable suivant les points où on la considère. Elle est relativement faible dans la région de la calotte où elle n'existe guère qu'au niveau des sutures. Elle est très forte, au contraire, au niveau de la base, principalement sur les points suivants : sur l'apophyse crista galli, sur le bord postérieur des petites ailes du sphénoïde, sur les apophyses clinoïdes antérieures et postérieures, sur le bord supérieur du rocher, sur le pourtour du trou occipital.

L'adhérence de la dure-mère à la paroi crânienne varie encore suivant les âges : en dehors de toute influence pathologique, elle est plus prononcée chez l'adulte que chez l'enfant et s'exagère encore au fur et à mesure que l'âge augmente. On connaît les difficultés qu'on éprouve parfois, chez les vieillards, à détacher la calotte crânienne de la dure-mère sous-jacente.

Comme la dure-mère rachidienne, la dure-mère crânienne abandonne aux nerfs et aux vaisseaux qui sortent du crâne des prolongements ou gaines, qui les accompagnent dans leurs trous respectifs; ils s'en séparent, au delà de ces trous, pour se continuer avec le périoste extra-crânien. Des prolongements de cette nature accompagnent le grand hypoglosse jusque dans la fossette condylienne antérieure ; les nerfs pneumogastrique, glosso-pharyngien et spinal, ainsi que la veine jugulaire interne, jusqu'au-dessous du trou déchiré postérieur; les nerfs facial et auditif dans le conduit auditif interne ; le nerf maxillaire inférieur dans le trou ovale ; le nerf maxil-

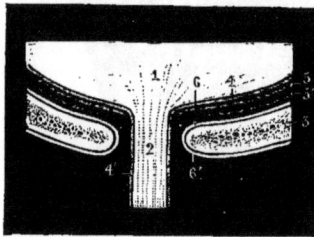

Fig. 849.

Schéma représentant les rapports de méninges avec les nerfs crâniens.

1, centre nerveux. — 2, un nerf crânien. — 3, paroi crânienne. — 4, névrilème. — 5, feuillet viscéral et 5' feuillet pariétal de l'arachnoïde (*en bleu*). — 6, dure-mère (*en jaune*). — 6', périoste (*en jaune*).

laire supérieur dans le trou grand rond ; les filets olfactifs jusque dans les fosses nasales. Au niveau du trou optique et de la fente sphénoïdale, la dure-mère pénètre de même dans l'orbite où nous la voyons se confondre, d'une part avec le périoste de cette cavité, et, d'autre part, fournir au nerf optique une gaine fibreuse qui l'accompagne jusqu'au globe de l'œil.

Ces prolongements tubulaires, jetés par la dure-mère tout autour des nerfs crâniens, contribuent, on le conçoit, à augmenter encore les adhérences de cette membrane avec la base du crâne.

Surface interne. — La surface interne de la dure-mère est tapissée par

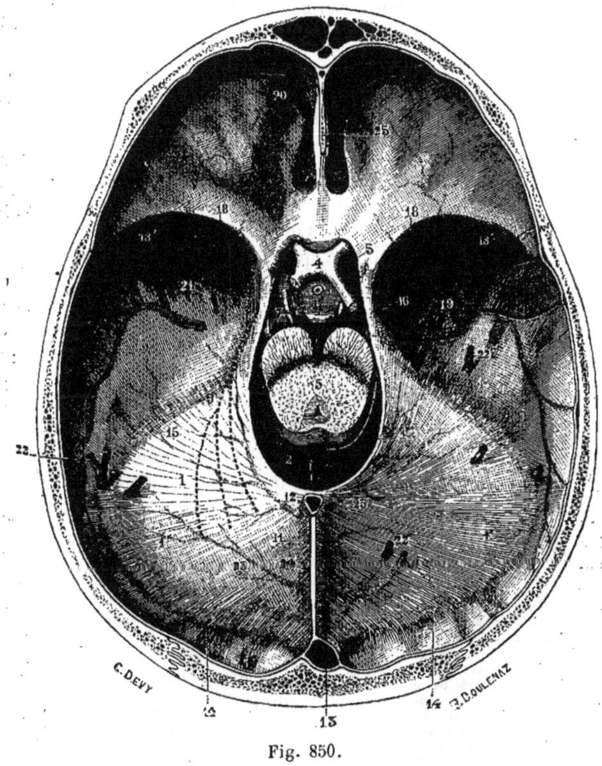

Fig. 850.
Tente du cervelet, vue d'en haut.

1 tente du cervelet, avec 1', sa grande circonférence ; 1'', sa petite circonférence. — 2, cervelet. — 3, isthme de l'encéphale. — 4, chiasma optique. — 5, carotide interne. — 6, artère basilaire. — 7, nerf moteur oculaire commun. — 8, pathétique. — 9, nerf de la tente du cervelet. — 10, veine de Galien. — 11, sinus droit. — 12, coupe du sinus longitudinal inférieur. — 13, pressoir d'Hérophile. — 14, sinus latéraux. — 15, sinus pétreux supérieur. — 16, sinus caverneux. — 17, sinus coronaire. — 18, sinus sphénoïdal de Brschet ; 18', veine de Trolard se jetant dans ce sinus. — 19, artère et veine méningées moyennes. — 20, artère et veine méningées antérieures. — 21, artère petite méningée. — 22, 22', veines devenant sinusiennes. — 23, veines de la tente du cervelet. — 24, coupe de la base de la faux du cerveau. — 25, coupe de son sommet au niveau de son insertion sur l'apophyse crista galli.

le feuillet pariétal de l'arachnoïde qui lui adhère d'une façon intime et lui communique cet aspect lisse et poli qui la caractérise. De cette surface se détachent un certain nombre de prolongements ou cloisons qui s'interposent entre les différents segments de la masse encéphalique, les isolent les uns des autres et les maintiennent dans leur situation respective, quelle que soit d'ailleurs la position occupée par la tête. Ces cloisons sont au nombre de quatre, savoir : la *tente du cervelet*, la *faux du cerveau*, la *faux du cervelet*, la *tente de l'hypophyse*.

1° *Tente du cervelet* (fig. 850, 1). — La tente du cervelet est une cloison horizontale située à la partie postérieure du crâne, entre le cerveau et le cervelet. Elle affecte dans son ensemble la forme d'un croissant à ouverture antérieure et nous offre, par conséquent, à considérer deux faces, deux circonférences et deux extrémités :

La *face supérieure* n'est pas exactement horizontale : plus élevée à sa partie moyenne que sur ses parties latérales, elle est formée, en réalité, par deux versants, qui s'inclinent l'un et l'autre de dedans en dehors et de haut en bas.

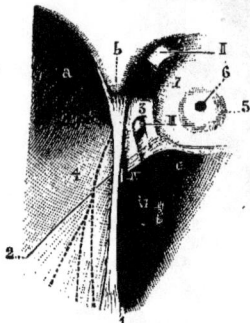

Fig. 851.
Mode d'attache de la tente du cervelet sur les apophyses clinoïdes.

a, fosse sphénoïdale. — *b*, apophyse clinoïde antérieure. — *c*, apophyse clinoïde postérieure. — 1, circonférence antérieure de la tente. — 2, sa circonférence postérieure. — 3, paroi supérieure du sinus caverneux. — 4, paroi latérale de ce même sinus. — 5, diaphragme de l'hypophyse. — 6, tige du corps pituitaire. — 7, carotide interne. — II, nerf optique. — III, nerf moteur oculaire commun. — IV, nerf pathétique. — VI, nerf moteur oculaire externe. (Le tracé en pointillé indique les origines et le parcours intra-dural du nerf de la tente du cervelet.)

Cette face donne insertion, sur la ligne médiane, à la faux du cerveau et répond, sur les côtés, à la face inférieure des hémisphères cérébraux qui reposent sur elle.

La *face inférieure*, configurée en forme de voûte, recouvre la face supérieure du cervelet.

La *circonférence postérieure* ou *grande circonférence* s'attache successivement : sur la protubérance occipitale interne, sur la portion horizontale de la gouttière latérale et sur le bord supérieur du rocher. Elle loge dans sa partie postérieure le sinus latéral, dans sa partie antérieure le sinus pétreux supérieur.

La *circonférence antérieure* ou *petite circonférence*, de forme parabolique, s'étend au-dessus de la gouttière basilaire et forme, avec l'extrémité antérieure de cette dernière, un orifice allongé d'avant en arrière : c'est l'*ouverture ovale de Pacchioni*. Il répond à l'isthme de l'encéphale et plus particulièrement aux tubercules quadrijumeaux et aux pédoncules cérébraux.

Les *extrémités* ou *pointes* de la tente du cervelet répondent aux bords latéraux de la selle turcique et s'y terminent de la façon suivante (fig. 851) : — *a*. la *circonférence antérieure* (1), arrivée au sommet du rocher, passe au-dessus de cet os, un peu en dehors de l'apophyse clinoïde postérieure, et vient se fixer sur le sommet et sur le bord externe de l'apophyse clinoïde antérieure. En même temps, elle abandonne latéralement une expansion très résistante qui descend vers l'étage moyen de la base du crâne et s'y fixe solidement,

depuis la face antérieure du rocher jusqu'à la fente sphénoïdale. Plus exactement, elle se continue à ce niveau, avec la dure-mère qui revêt cette région.
Cette expansion fibreuse n'est autre chose que la paroi externe du sinus caverneux. — *b*. La *circonférence postérieure* (2) longe, comme nous l'avons vu,
le bord supérieur du rocher. Au niveau de la dépression de Gasser, elle se
soulève et abandonne momentanément ce bord pour former une espèce de
pont au-dessous duquel passe le trijumeau. Puis, continuant son trajet,
elle passe au-dessous de la circonférence antérieure qu'elle croise en X, et
finalement vient s'insérer sur l'apophyse clinoïde postérieure. Au moment
d'atteindre cette apophyse, elle envoie deux expansions ou cloisons : l'une
postérieure, oblique en bas et en arrière, qui ferme l'espace compris entre
le rocher et le bord latéral de la lame quadrilatère du sphénoïde ; l'autre
antérieure, plane et horizontale, qui comble tout l'espace compris entre la
circonférence antérieure de la tente et les deux apophyses clinoïdes correspondantes.

De la description qui précède, il résulte que, de chaque côté de la selle
turcique et à la hauteur même des deux apophyses clinoïdes, s'étale une
petite région de forme triangulaire dont les trois côtés sont constitués comme
suit (fig. 851) : 1° le *côté externe*, par le prolongement de la petite circonférence de la tente du cervelet, qui va s'attacher à l'apophyse clinoïde antérieure et qui se présente le plus souvent sous la forme d'une corde saillante et
fortement tendue ; 2° le *côté postérieur*, par le prolongement de la grande
circonférence de la tente, qui va s'insérer à l'apophyse clinoïde postérieure ;
3° le *côté interne*, enfin, par une ligne fictive qui réunirait l'une à l'autre les
deux apophyses clinoïdes du même côté C'est dans l'aire de ce petit triangle
que disparaissent les deux nerfs moteur oculaire commun et pathétique,
pour se rendre dans la paroi externe du sinus caverneux.

2° *Faux du cerveau* (fig. 852, 1). — La faux du cerveau est une cloison verticale et médiane, située dans la grande scissure hémisphérique et séparant
l'un de l'autre les deux hémisphères cérébraux. Elle rappelle assez bien, par
sa forme, l'instrument dont elle porte le nom, et nous présente deux faces
latérales, deux bords, une base et un sommet.

Les *faces latérales*, verticales et planes, regardent l'une à droite, l'autre à
gauche. Elles répondent à la face interne des hémisphères.

Le *bord supérieur*, fortement convexe, occupe la ligne médiane, depuis la
protubérance occipitale interne jusqu'au trou borgne. Elle répond donc successivement, en procédant d'arrière en avant, à la gouttière longitudinale et à
la crête frontale qui fait suite à cette gouttière. Dans ce bord se loge le sinus
longitudinal supérieur.

Le *bord inférieur*, concave, mince et tranchant, répond à la face supérieure
du corps calleux, mais il ne repose directement sur lui qu'à la partie postérieure (fig. 852, 5). En avant, il perd tout contact avec cet organe et s'en
écarte de plus en plus, au fur et à mesure qu'on se rapproche du genou. Il
existe donc, à ce niveau, entre le corps calleux et le bord inférieur de la
faux du cerveau, un espace triangulaire à sommet postérieur, dans l'aire

40 *

duquel les deux hémisphères sont directement adossés l'un à l'autre. Le bord inférieur de la faux du cerveau contient dans son épaisseur le sinus longitudinal inférieur.

Le *sommet* s'insère à l'apophyse crista galli, après avoir envoyé un prolongement vers le trou borgne.

La *base*, oblique de haut en bas et d'avant en arrière, tombe perpendiculairement sur la partie médiane de la tente du cervelet qu'elle soulève et

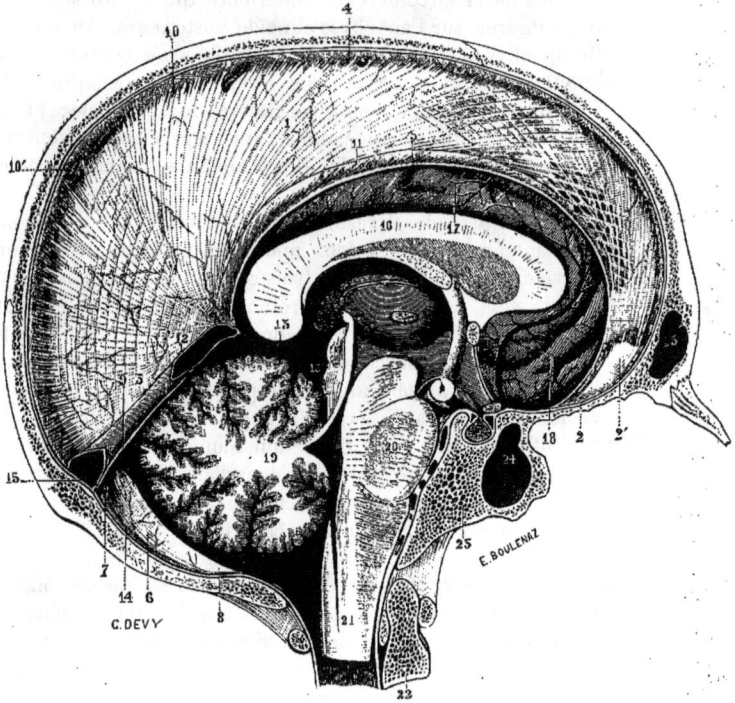

Fig. 852.

Faux du cerveau et faux du cervelet, vues par le côté droit.

1, faux du cerveau, avec : 2, son sommet, inséré sur 2' l'apophyse crista galli ; 3, sa base, 4, son bord supérieur ou grande circonférence ; 5, son bord inférieur ou petite circonférence. — 6, faux du cervelet, avec : 7, sa base ; 8, son sommet. — 9, coupe du cervelet. — 10, sinus longitudinal supérieur, avec : 10', une veine cérébrale devenant sinusienne. — 11, sinus longitudinal inférieur. — 12, sinus droit. — 13, veine de Galien, avec 13', veine basilaire. — 14, sinus occipital postérieur. — 15, pressoir d'Hérophile. — 16, corps calleux. — 17, circonvolution du corps calleux. — 18, circonvolution frontale interne. — 19, coupe du cervelet. — 20, coupe de la protubérance. — 21, coupe du bulbe. — 22, axis. — 23, apophyse basilaire de l'occipital. — 24, sinus sphénoïdal. — 25, sinus frontal.

qu'elle maintient tendue. Elle est parcourue, dans toute sa longueur, par le sinus droit.

3° *Faux du cervelet* (fig. 852, 6). — La faux du cervelet est encore une cloison verticale et médiane, située à la partie la plus reculée de la boîte crânienne entre les deux hémisphères du cervelet. On lui considère, comme à la faux du cerveau, deux faces latérales, deux bords, une base et un sommet. Les *faces latérales*, bien moins étendues que celles de la faux du cerveau, répondent aux hémisphères cérébelleux. — Le *bord postérieur*, convexe et adhérent s'insère sur la crête occipitale interne; il loge dans son épaisseur les deux sinus occipitaux postérieurs. — Le *bord antérieur*, concave et libre, répond à la grande scissure médiane du cervelet; il n'est pas rare de voir ce bord se creuser d'une gouttière longitutinale, destinée à loger le vermis inférieur (*gouttière vermienne*). — La *base*, dirigée en haut, se trouve adossée à la base de la faux du cerveau; elle s'unit par conséquent à la partie médiane de la tente du cervelet. — Le *sommet*, dirigé en bas et en avant, se bifurque au niveau du trou occipital; les deux branches de bifurcation, s'écartant l'une de l'autre, contournent les parties latérales de cet orifice, en se dirigeant vers le trou déchiré postérieur; chacune d'elles contient la partie inférieure du sinus occipital postérieur correspondant.

Au sujet des anomalies de la faux du cervelet, voyez *G. d'Ajutolo, Delle varietà di forma della falce cerebellare e dei rapporti loro colle parti adiacenti,* Bologna, 1887.

4° *Tente de l'hypophyse* (fig. 851,5). — La tente ou diaphragme de l'hypophyse est une cloison horizontale, tendue au-dessus de la selle turcique et de la glande pituitaire qui s'y trouve comme encaissée.

Cette cloison fibreuse, de forme quadrilatère comme la fosse qu'elle recouvre et qu'elle complète, se fixe solidement à la lame quadrilatère du sphénoïde, à la lèvre postérieure de la gouttière optique et aux quatre apophyses clinoïdes.

Voici comment on décrit d'ordinaire la manière dont se comporte la dure-mère au niveau de la selle turcique : cette membrane, après avoir tapissé la gouttière basilaire et la face postérieure de la lame quadrilatère, arrive au bord supérieur de cette lame. Elle se divise alors en deux feuillets, l'un superficiel, l'autre profond : le *feuillet superficiel* se porte horizontalement en avant, et vient se fixer à la lèvre postérieure de la gouttière optique; il n'est autre que la tente de l'hypophyse. Le *feuillet profond* descend dans la selle turcique, la revêt dans toute son étendue et vient rejoindre le feuillet précédemment décrit au niveau de la gouttière optique. Sur

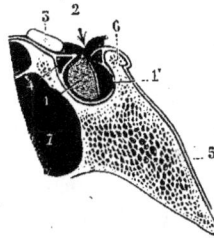

Fig. 853.

Rapports de la dure-mère avec le corps pituitaire et la selle turcique.

1, lobe antérieur et 1'. lobe postérieur du corps pituitaire. — 2, infundibulum et tige du corps pituitaire. — 3, chiasma optique. — 4, sinus coronaire. — 5, gouttière basilaire de l'occipital.— 6, lame quadrilatère du sphénoïde. — 7, sinus sphénoïdal. — (La ligne jaune représente la dure-mère.)

les côtés, ce même feuillet profond se relève pour rejoindre encore le feuillet superficiel et former ainsi, sur les limites latérales de la selle turcique, une cloison verticale qui constitue la paroi interne du sinus caverneux.

Ainsi entendue, la tente de l'hypophyse nous présente deux faces : une *face supérieure*, qui est en rapport avec le tuber cinereum; une *face inférieure*, qui repose sur le corps pituitaire. Cette cloison est percée en outre, à son centre, d'un trou circulaire, qui livre passage à la tige pituitaire. Nous devons signaler, enfin, en avant et en arrière de ce trou, l'existence de deux sinus

40 **

courbes, qui se regardent par leur concavité; ces deux sinus s'ouvrent latéralement par un orifice commun dans le sinus caverneux et forment ainsi,
tout autour de la tige pituitaire, un vaisseau unique en forme d'anneau ou
de couronne, le *sinus coronaire*.

§ III. — STRUCTURE DE LA DURE-MÈRE

Structure microscopique. — La dure-mère est une membrane fibreuse,
constituée par des faisceaux de tissu conjonctif mêlés de fibres élastiques.
Dans le crâne, elle se divise en deux couches qui se séparent l'une de l'autre
pour contenir dans leur intervalle soit des canaux comme les sinus de la dure-
mère, soit d'autres organes tels que le ganglion de Gasser et le sac endolym-
phatique du labyrinthe. Les fibres conjonctives se disposent en bandes et en
lamelles, qui, dans l'une des deux couches, sont obliques par rapport à la
direction qu'elles possèdent dans l'autre. Dans la couche interne, les fibres
vont d'avant en arrière et de dedans en dehors; dans la couche externe, elles
sont dirigées d'avant en arrière et de dehors en dedans. Dans la tente du cervelet, elles sont plutôt rayonnées. Dans la dure-mère rachidienne, les faisceaux fibreux ont plus de tendances au parallélisme.

Entre les fibres constitutives de la dure-mère se trouvent des cellules conjonctives de forme irrégulière : sur certains points, cependant, ces cellules
prennent une disposition épithélioïde.

Les prolongements que la dure-mère envoie entre les différentes portions
de l'encéphale, sont constitués par le doublement de sa couche interne et
présentent les propriétés de structure de la membrane totale. Les autres prolongements, moins importants, qu'elle envoie, d'une part vers la paroi crânienne et d'autre part vers les membranes sous-jacentes, prolongements
accompagnant les veines du cerveau ou bien entourant les corpuscules de
Pacchioni, ces prolongements, disons-nous, sont également constitués par
du tissu fibreux.

Une couche d'épithélium parvimenteux simple tapisse la surface interne de
la dure-mère. Cette couche n'est autre que le feuillet pariétal de l'arachnoïde,
comme nous le verrons plus loin. On trouve une nouvelle couche de cellules
épithélioïdes sur la face externe de la dure-mère aux points où cette membrane n'est pas adhérente aux os.

Vaisseaux. — 1° *Artères*. — La dure-mère crânienne est peu vasculaire,
comme, du reste, toutes les membranes fibreuses. Les artères qui lui sont
destinées proviennent de plusieurs sources; ce sont : 1° les *méningées
antérieures*, branches des ethmoïdales; 2° la *méningée moyenne*, la plus
importante de toutes, qui naît de la maxillaire interne et qui pénètre dans
le crâne par le trou petit rond; 3° la *petite méningée*, qui débouche par le
trou ovale; 4° la *méningée postérieure*, enfin, qui entre dans le crâne, soit
par le trou déchiré postérieur, soit par le trou occipital (voy. fig. 522).

La plupart de ces vaisseaux cheminent et se ramifient dans l'épaisseur même de la dure-mère : ils fournissent leurs principales divisions au diploé et n'abandonnent à la membrane fibreuse que de fines artérioles.

A. Key et Retzius ont décrit dans la dure-mère deux réseaux vasculaires : l'un en rapport avec la surface externe de cette membrane, l'autre situé au voisinage de la surface interne. Ces deux réseaux communiquent toujours entre eux par de nombreuses anastomoses.

2° *Veines*. — Les veines de la dure-mère crânienne sont de deux ordres (Sappey) : les unes, généralement de petit calibre, marchent isolément et s'ouvrent dans les divers sinus de la dure-mère ; les autres, beaucoup plus importantes, accompagnent les artères. Elles sont tantôt uniques, tantôt doubles. L'artère méningée moyenne, par exemple, possède constamment deux veines satellites ; ces veines, communiquant en haut avec le sinus longitudinal supérieur, viennent s'ouvrir en bas dans le plexus veineux ptérygoïdien, soit isolément, soit par un tronc commun ; elles établissent ainsi de larges voies anastomotiques entre la circulation encéphalique et la circulation extra-crânienne.

3° *Lacs sanguins*. — Comme annexes aux veines que nous venons de décrire,

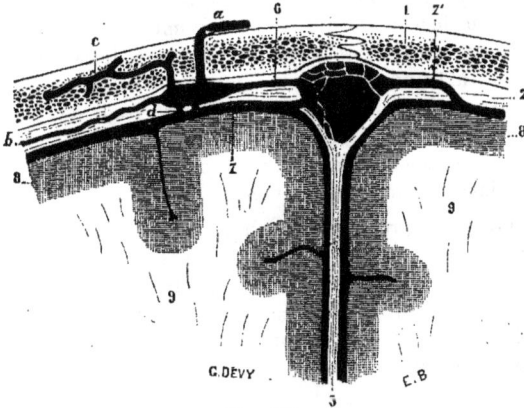

Fig. 854.

Un lac sanguin de la dure-mère, vu sur une coupe vertico-transversale du crâne (schématique).

1, diploé. — 2, dure-mère (*en jaune*). — 3, faux du cerveau. — 4, sinus longitudinal supérieur. — 5, un lac sanguin intra-dural recevant : *a*, veine émissaire de Santorini. — *b*, veine méningienne. — *c*, veine diploïque. — *d*, canal anastomotique avec les veines cérébrales. — 6, communication du lac avec le sinus. — 7, veine cérébrale. — 7', veine cérébrale devenant sinusienne avant de s'aboucher dans le sinus. — 8, circonvolution cérébrale. — 9, centre ovale.

la dure-mère possède dans son épaisseur un système de cavités remplies de sang veineux et désignées sous le nom de *lacs sanguins*. Ces lacs sanguins, déjà signalés par Faivre en 1853, ont été parfaitement décrits plus tard par Trolard (1868) et par Labbé (1879). On les rencontre de préférence de chaque côté du sinus longitudinal supérieur, principalement vers sa partie moyenne ; mais on en observe aussi dans la tente du cervelet, au voisinage du sinus latéral, et quelquefois même à la base de la faux du cerveau. Leur cavité, en forme d'ampoule irrégulière, nous présente de nombreuses brides con-

40***

jonctives qui se rendent d'une paroi à l'autre. Elles renferment en outre, dans la plupart des cas, des granulations de Pacchioni (voy. plus loin).

Les relations des lacs sanguins avec les différents systèmes veineux de la tête sont les suivantes (fig. 854, 5) : 1° les lacs communiquent avec les sinus, soit par de simples orifices arrondis ou elliptiques, soit par de véritables canaux qui atteignent un ou deux centimètres de longueur ; 2° les veines méningées se jettent ordinairement dans les lacs et non pas directement dans les sinus ; 3° en ce qui concerne les veines cérébrales, elles cheminent dans la pie-mère, au-dessous des lacs par conséquent, et aboutissent directement au sinus ; mais la plupart d'entre elles, en passant au-dessous d'un lac, entrent en relation avec lui par une ou plusieurs ouvertures collatérales ; 4° enfin les lacs sanguins reçoivent ou plus exactement émettent par leur face supérieure des veines diploïques et des veines émissaires.

Au point de vue de leur rôle, les lacs sanguins de la dure-mère sont de simples diverticulums du système veineux, dans lesquels se déverse le trop-plein, soit des sinus, soit des veines encéphaliques. Ils empêchent ainsi la compression des centres nerveux, d'où les noms de *lacs de dérivation*, de *lacs de sûreté* que leur donnent certains anatomistes (TILLAUX, LABBÉ).

4° *Lymphatiques*. — La circulation lymphatique de la dure-mère est une question encore à l'étude. MASCAGNI a injecté et fait représenter dans son atlas deux vaisseaux lymphatiques situés sur le trajet de l'artère méningée moyenne. M. SAPPEY, qui a vainement exploré la dure-mère sans y découvrir la moindre trace de canaux lymphatiques, pense que MASCAGNI a dû pousser son injection dans les ramuscules veineux.

Les descriptions qui précèdent s'appliquent à la dure-mère crânienne. La dure-mère rachidienne reçoit ses *artères* : au cou, des rameaux spinaux des vertébrales ; à la région dorsale, des rameaux dorso-spinaux des intercostales ; à la région lombaire et à la région sacrée, des artères lombaires et des artères sacrées. — Les *veinules* qui font suite à ces différentes artères se jettent dans les plexus veineux intra-rachidiens.

Nerfs. — Les nerfs de la dure-mère crânienne se divisent en antérieurs, latéraux et postérieurs :

a. Les *antérieurs*, décrits par FROMENT en 1846, proviennent du filet ethmoïdal du rameau nasal de l'ophthalmique. Toujours très grêles, ils se distribuent à cette portion de la dure-mère qui recouvre la lame criblée de l'ethmoïde et le pourtour du trou borgne. Ils envoient ordinairement un ou deux filets à la muqueuse des sinus frontaux.

b. Les *latéraux* émanent du ganglion de Gasser et plus particulièrement du nerf maxillaire inférieur tout près de son origine. Ils se portent immédiatement à la rencontre de l'artère méningée moyenne à laquelle ils s'accolent et dont ils partagent la distribution. On peut les suivre jusqu'au sinus longitudinal supérieur. Au niveau de l'artère méningée moyenne, ces filets méningiens latéraux rencontrent les filets sympathiques qui accompagnent ce vaisseau et contractent avec ces derniers de fréquentes anastomoses.

c. Les *postérieurs*, plus connus sous le nom de *nerfs récurrents d'Arnold* ou *nerfs récurrents de la tente du cervelet*, naissent de l'ophthalmique avant son entrée dans l'orbite. Puis, ils croisent ou perforent le pathétique qui leur est accolé, et, se réfléchissant en arrière, se portent dans l'épaisseur de la tente du cervelet où ils se partagent en deux ordres de rameaux, les uns internes, les autres externes : les rameaux externes se dirigent vers les sinus latéraux et se terminent dans les parois de ces sinus; les rameaux internes, obliquant en dedans, viennent se ramifier dans le voisinage du sinus droit et dans la partie inférieure de la faux du cerveau; SAPPEY a vu une de ces divisions se prolonger jusque sur les veines de Galien.

Les nerfs de la dure-mère rachidienne ont été vainement recherchés par PURKINGE, par KÖLLIKER et par SAPPEY. RÜDINGER, plus heureux, a pu reconnaître dans cette membrane de nombreux filets nerveux, les uns accolés aux vaisseaux, les autres suivant un trajet indépendant.

ALEXANDER (*Arch. f. mikr. Anatomie* 1875), reprenant au point de vue microscopique l'étude des nerfs de la dure-mère, est arrivé à décrire dans cette membrane fibreuse, tant dans sa portion rachidienne que dans sa portion crânienne, deux sortes de filets nerveux qu'il désigne sous les noms de *nerfs vasculaires* et de *nerfs propres*.

a. Les *nerfs vasculaires*, au nombre de deux pour les grosses artères, réduits à un seul rameau pour les petites, cheminent parallèlement aux vaisseaux. Ils jettent autour de ces derniers des fibrilles dépourvues de myéline qui s'anastomosent en réseau. ALEXANDER n'a pu les suivre dans l'épaisseur même de la paroi vasculaire.

b. Les *nerfs propres* de la dure-mère proviennent soit des nerfs vasculaires, soit de troncs plus volumineux et indépendants des vaisseaux. Comme les précédents, ils sont constitués primitivement par des tubes nerveux à myéline, lesquels s'épanouissent bientôt en de nombreuses fibrilles dépourvues de myéline ; ces dernières se réunissent et s'entre-croisent de manière à former un riche réseau, qui est très visible de préférence sur la convexité de la dure-mère. ALEXANDER fait remarquer, cependant, que ce réseau n'est pas uniformément développé sur toute l'étendue de la dure-mère, mais qu'il existe, à côté d'un lacis nerveux très riche, des espaces souvent considérables qui sont complètement dépourvus de nerfs.

ARTICLE II

PIE-MÈRE

La pie-mère, appelée encore membrane piale, est la plus profonde des trois méninges. C'est une membrane cellulo-vasculaire, dans laquelle les vaisseaux destinés à l'encéphale et à la moelle se divisent en ramifications très ténues, presque capillaires, avant de pénétrer dans la substance nerveuse. C'est donc avec beaucoup de raison que l'on a donné à la pie-mère le nom de *membrane nourricière* des centres nerveux.

Au niveau des cordons nerveux qui émergent de l'axe encéphalo-médullaire, la pie-mère s'étale sur eux en leur formant une gaine qui les accompagne, en dehors du crâne et du rachis, jusqu'à leur terminaison. Cette gaine, véritable pie-mère des nerfs, n'est autre que le *névrilème*.

Les caractères anatomiques de la pie-mère diffèrent beaucoup suivant qu'on examine cette membrane sur l'encéphale ou sur la moelle. Il y a donc lieu de la diviser en deux portions :

1° Une *portion rachidienne ;*
2° Une *portion crânienne.*

§ I. — PIE-MÈRE RACHIDIENNE

La pie-mère rachidienne forme au bulbe et à la moelle une gaine cylindrique qui repose immédiatement sur la substance nerveuse. En haut, elle se continue, à travers le trou occipital, avec la pie-mère crânienne ; en bas, elle se prolonge autour du filum terminal et, sous le nom de *ligament coccygien*, vient s'insérer à la base du coccyx. Ce ligament coccygien se présente sous la forme d'un cordon arrondi et très grêle, situé sur la ligne médiane et comme

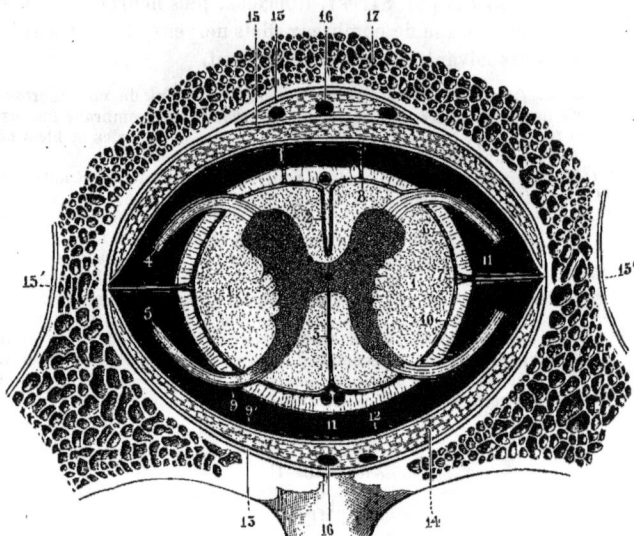

Fig. 855.

Coupe horizontale de la moelle et de ses enveloppes, passant au niveau des pédicules vertébraux (schématique.)

1. moelle épinière, avec : 2, son sillon médian antérieur. — 3, son sillon médian postérieur. — 4, racines antérieures. — 5, racines postérieures. — 6, pie-mère (*en rouge*). — 7, ligaments dentelés. — 8, filaments conjonctifs allant de la pie-mère à la dure-mère. — 9, feuillet viscéral et 9' feuillet pariétal de l'arachnoïde (*en bleu*). — 10, espace sous-arachnoïdien. — 11, cavité arachnoïdienne. — 12, dure-mère (*en jaune*). — 13, périoste ; 13', périoste externe. — 14, tissu cellulaire situé entre la dure-mère et la paroi du canal rachidien. — 15, ligament vertébral commun postérieur. — 16, veines intra-rachidiennes. — 17, coupe de la vertèbre.

perdu au milieu des nerfs de la queue de cheval (fig. 848, 6 et 6'). Malgré sa ténuité, il possède une assez grande résistance et contribue à maintenir dans un état de fixité l'extrémité inférieure de la moelle épinière.

On considère à la pie-mère rachidienne deux surfaces, l'une interne, l'autre externe (fig. 855, 6).

Surface interne. — La surface interne revêt immédiatement, comme nous l'avons dit plus haut, la substance nerveuse et lui adhère d'une façon intime, grâce aux nombreuses cloisons conjonctives (*septa* et *septula*) qui s'en détachent et pénètrent dans les faisceaux blancs de la moelle. Indépendamment de ces cloisons intra-médullaires, la pie-mère rachidienne envoie encore des prolongements dans les deux sillons médians antérieur et postérieur. Dans le sillon médian postérieur, c'est un feuillet unique, impair et médian, descendant jusqu'à la commissure grise ; il répond de chaque côté aux faisceaux de Goll, auxquels il est uni par de nombreux prolongements transversaux. Dans le sillon médian antérieur, au contraire, la pie-mère envoie deux feuillets qui, de chaque côté, tapissent la face interne du faisceau de Türck et se fusionnent ensuite en avant de la commissure blanche.

Surface externe — La surface externe baigne en plein liquide céphalo-rachidien. Cette surface est re-liée à la dure-mère : en avant et en arrière, par de minces prolongements à direction an-téro-postérieure ; latéralement, par des prolongements beau-coup plus résistants, les liga-ments dentelés.

a. *Prolongements antéro-postérieurs.* — Ce sont de sim-ples trabécules conjonctives qui s'implantent d'une part sur la pie-mère, d'autre part sur la dure-mère. Très rares et géné-ralement filiformes à la partie antérieure de la moelle, elles sont, à la partie postérieure, beaucoup plus nombreuses et beaucoup plus résistantes. Sur la ligne médiane notamment, on les voit se condenser en une série de lamelles très rappro-chées les unes des autres et formant par leur ensemble une

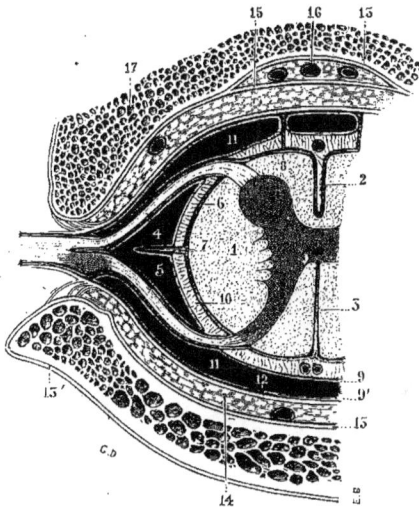

Fig. 856.

Coupe horizontale de la moelle et de ses enveloppes, passant au niveau d'un trou de conjugaison (sché-matique).

(Même légende que pour la figure précédente.)

véritable cloison (*septum posticum* de SCHWALBE), qui divise à ce niveau l'es-pace sous-arachnoïdien en deux moitiés latérales, l'une droite, l'autre gauche. Cette cloison médiane est toujours plus développée à la région dorso-lom-baire qu'à la région cervicale.

b. *Prolongements latéraux ou ligaments dentelés.* — On donne le nom de ligaments dentelés à deux rubans fibreux placés de chaque côté de la moelle épinière et s'étendant en hauteur depuis les masses latérales de l'atlas jusqu'à la douzième dorsale ou même à la première lombaire. Les ligaments dentelés ont donc, à peu de chose près, la même longueur que la moelle épinière. Ils nous présentent deux faces et deux bords (fig. 857, 7 et 857, 2) :

Des deux *faces*, l'une est antérieure, l'autre postérieure ; toutes les deux sont tapissées par le feuillet viscéral de l'arachnoïde, qui leur donne un aspect lisse et poli.

Les deux *bords* se distinguent en interne et externe. — Le *bord interne* répond aux cordons latéraux de la moelle et se confond, à ce niveau, avec la pie-mère dont le ligament dentelé, du reste, n'est qu'une dépendance. — Le *bord externe*, au lieu d'être rectiligne comme le précédent, nous présente une série d'élégants festons, concaves en dehors et placés en regard des trous de conjugaison. A la limite de deux festons contigus se trouve une pointe ou *dent* (3), laquelle vient se fixer à la dure-mère dans l'intervalle des conduits fibreux que cette membrane offre aux nerfs rachidiens, au niveau des pédicules vertébraux par conséquent. Il résulte de cette description que chaque ligament dentelé devrait avoir 19 ou 20 dents, suivant qu'il se termine sur la dernière dorsale ou sur la première lombaire. Mais on observe bien rarement ce nombre : le plus souvent on n'en compte que 17 ou 18. Cela vient de ce que, à côté des festons ordinaires qui s'insèrent régulièrement au-dessus et au-dessous d'un même trou de conjugaison, il existe un ou deux festons plus étendus qui comprennent dans leur intervalle deux trous de conjugaison au lieu d'un seul.

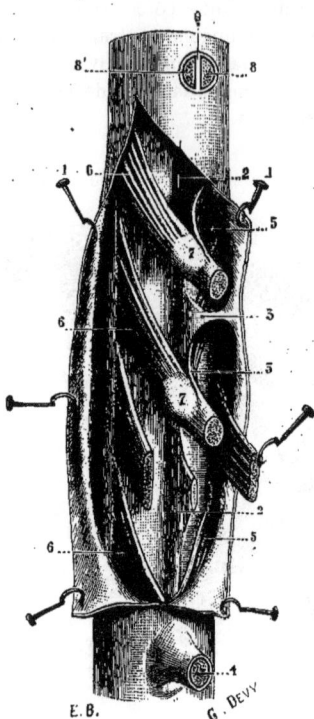

Fig. 857.

Un tronçon de moelle droite, vu par sa face latérale.

1, dure-mère, incisée et érignée. — 2, ligament dentelé. — 3, une dent de ce ligament insérée sur la dure-mère. — 4, un nerf rachidien dans la gaine que lui fournit la dure-mère. — 5, 5, 5, racines antérieures. — 6, 6, 6, racines postérieures. — 7, 7, ganglions spinaux. — 8, 8, racine antérieure et racine postérieure juxtaposées dans le canal fibreux de la dure-mère. — 9, cloison fibreuse verticale séparant les deux racines.

Les ligaments dentelés, considérés dans leur ensemble, divisent l'espace compris entre la dure-mère et la pie-mère, en deux loges : une loge antérieure occupée par les racines antérieures ou motrices des nerfs rachidiens ; une loge postérieure où cheminent les racines postérieures ou sensitives. Les deux groupes de racines, ainsi séparés dans la plus grande partie de leur étendue, se rejoignent deux à deux au niveau du feston correspondant et s'engagent alors dans le trou de conjugaison pour s'y fusionner et former ainsi le tronc nerveux rachidien.

§ II. — PIE-MÈRE CRANIENNE

La pie-mère crânienne, plus mince, plus délicate et plus riche en vaisseaux que la pie-mère rachidienne, a pour caractère anatomique de suivre exactement tous les accidents que présente la surface extérieure de la masse encéphalique.

Sur le *cerveau*, nous la voyons tapisser la face libre des circonvolutions, descendre ensuite sur leurs faces latérales, atteindre le fond de la scissure et s'y réfléchir pour remonter sur les circonvolutions voisines. En d'autres termes, la pie-mère envoie dans chaque anfractuosité cérébrale, quelle que soit son importance, deux feuillets qui se rejoignent et se fusionnent dans le fond même de cette anfractuosité. Nous verrons tout à l'heure que l'arachnoïde se comporte d'une façon toute différente.

Sur le *cervelet*, la pie-mère envoie encore un double feuillet dans les sillons de premier ordre. Mais, dans les sillons de deuxième et de troisième ordre, nous ne trouvons plus qu'un seul feuillet, qu'une simple lamelle rappelant exactement la lamelle similaire que nous avons vue descendre de la pie-mère rachidienne dans le sillon médian postérieur de la moelle.

Sur la *protubérance* et les *pédoncules*, la pie-mère est plus adhérente que sur le cerveau et le cervelet. Elle est en même temps moins vasculaire et plus résistante. Elle revêt déjà à ce niveau la plupart des caractères de la pie-mère rachidienne.

Comme cette dernière, la pie-mère crânienne nous présente une *surface interne* et une *surface externe :*

La *surface interne* est en rapport immédiat avec la substance nerveuse ; elle lui adhère par des filaments conjonctifs et surtout par les innombrables petits vaisseaux qui de la pie-mère descendent dans la substance nerveuse (artères) ou de celle-ci remontent dans la pie-mère (veines). Cette adhérence de la pie-mère est assez faible d'ordinaire pour permettre à une main tant soit peu exercée d'enlever cette membrane, sans intéresser la substance corticale sous-jacente. En dehors de tout état pathologique, elle est plus prononcée chez les jeunes sujets que chez les vieillards, où la décortication du cerveau se fait généralement avec la plus grande facilité.

La *surface externe* est en rapport avec le feuillet viscéral de l'arachnoïde ou plus exactement avec les espaces sous-arachnoïdiens qui la séparent de ce feuillet et dans lesquels circule le liquide céphalo-rachidien.

Au niveau de la grande fente de Bichat, la pie-mère crânienne s'insinue dans l'intérieur même du cerveau pour y former la *toile choroïdienne* et les *plexus choroïdes*. Ces prolongements intra-cérébraux de la pie-mère que l'on désigne quelquefois, en raison de leur situation, sous le nom impropre de *pie-mère interne*, ont été déjà décrits à propos des ventricules (p. 508). Nous renvoyons le lecteur à cette description.

§ III. — STRUCTURE DE LA PIE-MÈRE

Structure microscopique. — La structure de la pie-mère est différente suivant qu'on examine cette membrane sur la moelle ou sur le cerveau.

a. La *pie-mère rachidienne* se compose de deux couches : l'une interne, recouvrant directement la moelle ; l'autre externe, en rapport avec les espaces sous-arachnoïdiens. — La *couche externe* est essentiellement constituée par des faisceaux conjonctifs, disposés pour la plupart parallèlement les uns aux autres et dans le sens longitudinal. — La *couche interne* ou *intima pia* d'AXEL KEY et RETZIUS se compose de fibres conjonctives disposées en cercle et circonscrivant un système d'espaces ou lacunes remplies de lymphe. L'intima pia est revêtue sur ses deux faces d'un fin réseau de fibres élastiques et d'une nappe plus ou moins continue de cellules endothéliales. On rencontre, enfin, dans son épaisseur, chez l'homme, mais surtout chez quelques mammifères notamment chez le mouton, une certaine quantité de pigment. Les cellules qui le renferment sont surtout nombreuses à la région cervicale et peuvent donner à la pie-mère, même sur des individus de race blanche, une coloration brun intense (POUCHET et TOURNEUX). — Entre les deux couches constitutives de la pie-mère s'étend un espace lymphatique en forme de fente, espace qui communique d'une part avec les espaces sous-arachnoïdiens, d'autre part avec les lacunes de l'intima pia et les gaines lymphatiques des vaisseaux médullaires.

b. La *pie-mère crânienne* diffère de la pie-mère rachidienne en ce qu'elle se trouve réduite à sa couche interne, l'intima pia. Cette couche interne présente, du reste, les mêmes caractères histologiques que sur la moelle.

Vaisseaux. — Les vaisseaux de la pie-mère ont été déjà décrits à propos de la moelle, du bulbe et de l'encéphale (p. 337, 368, 554). Leurs plus fines ramifications sont situées : pour la pie-mère rachidienne, entre les deux couches de cette membrane ; pour la pie-mère crânienne, à la face externe de l'intima pia. Au moment où ces vaisseaux abandonnent les méninges pour pénétrer dans le névraxe proprement dit, l'intima pia se replie autour d'eux et leur forme une gaine tubuleuse, *gaine adventice*, qui les accompagne plus ou moins loin dans la substance nerveuse (voy. *Lymphatiques du cerveau*, p. 583).

Nerfs. — On rencontre sur le trajet des artères de la pie-mère crânienne des nerfs assez nombreux, affectant la forme de plexus et provenant très probablement du plexus carotidien. On a pu suivre leurs plus fines divisions jusque sur les ramuscules vasculaires qui pénètrent dans les circonvolutions, mais on ne sait rien encore sur leur mode de terminaison. BOCHDALEK a vu, en outre, se détacher des racines d'un grand nombre de nerfs crâniens des ramuscules très ténus qui se rendaient d'autre part aux plexus sympathiques des artères de la base.

La pie-mère rachidienne possède également un riche réseau nerveux. Les filets qui les constituent proviennent pour la plupart du grand sympathique. Mais ici encore, il existe (REMAK, KÖLLIKER) un certain nombre de filets très fins, qui se détachent des racines postérieures des nerfs rachidiens et pénètrent directement dans la pie-mère. Nous devons signaler enfin, comme aboutissant aux réseaux nerveux pie-mériens, quelques rameaux émanant des nerfs sinu-vertébraux de LUSCHKA (p. 764).

Quelle est la signification anatomique des réseaux nerveux de la pie-mère ? Il est très rationnel de penser qu'ils se terminent dans les muscles lisses des artères et qu'ils deviennent ici, comme sur les autres points de l'économie, des régulateurs de la circulation. KÖLLIKER a pu suivre ces vaso-moteurs dans la substance même du cerveau jusque sur des artères de 90 μ et au-dessous. Mais n'existe-t-il dans la pie-mère que des vaso-moteurs ? N'y a-t-il pas en même temps des filets sensitifs propres, susceptibles d'être impressionnés et de devenir le point de départ de réflexes à l'état normal comme à l'état morbide ? Il est très probable qu'il en est ainsi ; toutefois c'est une question qu'il convient de réserver jusqu'à ce que l'expérimentation directe nous ait fourni une solution.

ARTICLE III

ARACHNOÏDE

Intermédiaire à la dure-mère et à la pie-mère, l'arachnoïde (de ἀράχνη toile, d'araignée, et εἶδος ressemblance) est généralement considérée en France, depuis BICHAT, comme une véritable séreuse, analogue aux grandes séreuses viscérales et comprenant comme elles deux feuillets : un *feuillet pariétal* en rapport avec la dure-mère et un *feuillet viscéral* en rapport avec les centres nerveux. Entre les deux feuillets existe une cavité, la *cavité arachnoïdienne*, cavité entièrement close, mais *virtuelle*, du moins à l'état physiologique : car elle peut, sous l'influence de causes pathologiques, devenir le siège d'épanchements plus ou moins considérables.

Ainsi que nous l'avons fait pour les deux autres méninges, nous décrirons séparément :

1° L'*arachnoïde rachidienne* ;
2° L'*arachnoïde crânienne*.

§ I. — ARACHNOÏDE RACHIDIENNE (fig. 855 et 856).

Feuillet pariétal. — Le feuillet pariétal tapisse la dure-mère rachidienne dans toute son étendue et lui adhère d'une façon tellement intime qu'on ne peut arriver à séparer les deux membranes par la dissection.

Feuillet viscéral. — Le feuillet viscéral, transparent et d'une ténuité extrême, revêt la forme d'une gaine ou d'un manchon cylindrique, qui entoure la moelle dans toute sa hauteur et se prolonge même, au-dessous d'elle, sur les nerfs de la queue de cheval. Cette gaine séreuse est d'une capacité beaucoup plus grande qu'il ne le faudrait pour contenir exactement la moelle. Il en résulte qu'elle ne s'applique pas immédiatement sur elle, mais en reste séparée par un vaste espace circulaire, qui est cloisonné par de nombreuses trabécules conjonctives et remplies par le liquide céphalo-rachidien : c'est l'espace sous-arachnoïdien de la moelle ou *lac bulbo-spinal*.

Le feuillet viscéral de l'arachnoïde se prolonge, sous forme de gaine, sur tous les filaments conjonctifs qui s'étendent de la pie-mère à la dure-mère ;

Il tapisse, de même, les deux faces des ligaments dentelés. Il se prolonge, enfin, sur les racines antérieures et postérieures jusqu'au trou de conjugaison, au niveau duquel il se réfléchit pour se continuer avec le feuillet pariétal.

Continuité des deux feuillets. — Ces différentes gaines séreuses, jetées autour des racines nerveuses, des ligaments dentelés et même des simples filaments conjonctifs, ont pour résultat de relier l'un à l'autre les deux feuillets de l'arachnoïde. Elles se confondent, en effet, par leur extrémité interne avec le feuillet viscéral, par leur extrémité externe avec le feuillet pariétal.

§ II. — ARACHNOÏDE CRANIENNE (fig. 858).

Feuillet pariétal. — Le feuillet pariétal se comporte exactement dans le crâne comme dans le rachis : il s'applique contre la face interne de la dure-mère et de ses prolongements d'une façon tellement intime qu'il ne peut en être séparé par la dissection.

Feuillet viscéral. — Le feuillet viscéral a pour caractères, en s'étalant sur la surface si accidentée de l'encéphale, d'adhérer à toutes les saillies et de passer comme un pont au-dessus des anfractuosités. Elle se comporte, comme on le voit, d'une façon bien différente de la pie-mère, qui descend dans ces mêmes anfractuosités, en conservant toujours le contact avec la surface extérieure du névraxe (voy. fig. 847). Il résulte d'une pareille disposition qu'il existe ici comme dans le rachis, entre la pie-mère et le feuillet viscéral de l'arachnoïde, un système de cavités irrégulières et sinueuses, connues sous le nom d'*espaces sous-arachnoïdiens*. Nous consacrerons le paragraphe suivant à l'étude de ces espaces et du liquide qui les remplit. Nous nous contenterons, pour l'instant, d'indiquer le trajet de l'arachnoïde sur les différents segments de l'encéphale.

1° *Face externe des hémisphères*. — Sur la face externe des hémisphères, l'arachnoïde s'étend, sans interruption et sans former un pli, du bord supérieur au bord inférieur, de l'extrémité frontale à l'extrémité occipitale. Dans ce trajet, elle s'applique à la surface libre des circonvolutions et se trouve unie à cette surface par une mince couche de tissu conjonctif. Elle passe au contraire à la manière d'un pont d'une circonvolution à la circonvolution voisine, transformant ainsi le sillon sous-jacent en un canal sinueux, de forme prismatique et triangulaire.

2° *Face interne des hémisphères*. — Sur la face interne des hémisphères, l'arachnoïde descend du bord supérieur de l'hémisphère vers le corps calleux, en conservant toujours son même caractère, qui est de suivre le chemin le plus court pour se rendre d'un point à un autre et de ne former aucun pli. Arrivée au niveau du bord inférieur de la faux du cerveau, elle s'infléchit en dedans, passe transversalement au-dessous de ce bord et remonte alors pour tapisser la face interne de l'hémisphère du côté opposé. Comme la faux du cerveau ne touche le corps calleux qu'à sa partie postérieure et en est séparée, à sa partie antérieure, par un intervalle de 6 à 8 millimètres, il s'ensuit que l'arachnoïde, elle aussi, repose, sur le corps calleux en arrière et en est séparée en avant par une distance égale. — Dans cet intervalle, les deux hémisphères sont immédiatement en contact et se pénètrent même réciproquement, je

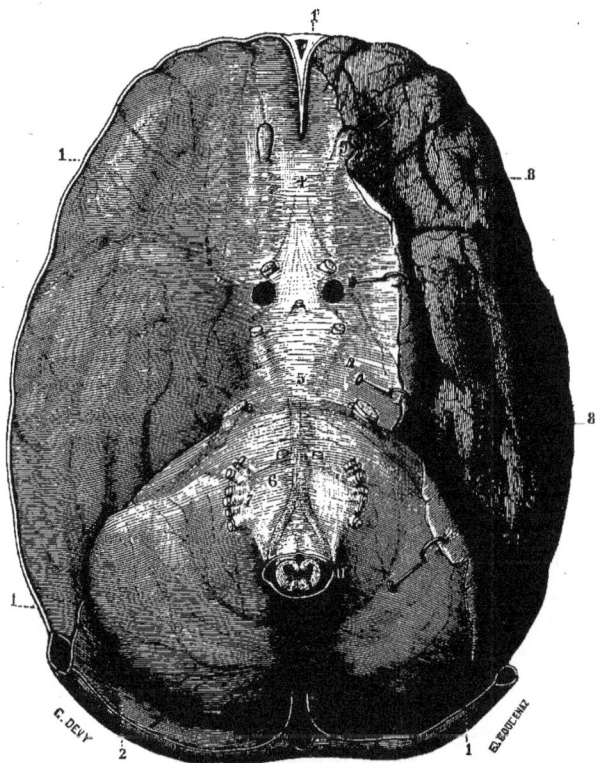

Fig. 858.

Feuillet viscéral de l'arachnoïde à la base de l'encéphale.

(Ce feuillet viscéral est en place sur l'hémisphère droit; sur l'hémisphère gauche, il a été sectionné et récliné en dedans.)

1, coupe de la dure-mère; 1', coupe de la faux du cerveau. — 2, tente du cervelet s'enfonçant entre le cervelet et la partie inférieure des hémisphères. — 3, arachnoïde viscérale, passant par-dessus la scissure de Sylvius (*lac sylvien*). — 4, pont formé par l'arachnoïde viscérale entre la partie fronto-orbitaire des deux hémisphères (*lac calleux*). — 5, pont formé par l'arachnoïde viscérale entre les deux lobes sphénoïdaux et la protubérance et limitant l'espace sous-rachnoïdien inférieur (*lac central*). — 6, arachnoïde tapissant la face inférieure de la protubérance et du bulbe rachidien. — 7, gaines fournies par l'arachnoïde aux nerfs crâniens. — 8, pie-mère et réseau veineux de la base de l'encéphale. — 9, bulbe olfactif recouvert sur toute sa surface par le feuillet viscéral de l'arachnoïde. — 10, artère carotide interne. — 11, artère vertébrale.

veux dire que les circonvolutions de l'un se logent dans les anfractuosités de l'autre et vice versa.

3° *Base de l'encéphale.* — A la base de l'encéphale, le trajet de l'arachnoïde, beaucoup plus complexe, doit être examiné successivement sur les côtés et sur la ligne médiane :

a. Sur les côtés, l'arachnoïde recouvre d'abord le lobe orbitaire et y rencontre le nerf olfactif : elle l'enveloppe en avant au niveau du bulbe, tandis que, en arrière au niveau de la bandelette ou pédoncule olfactif, elle se contente de passer au-dessous de lui

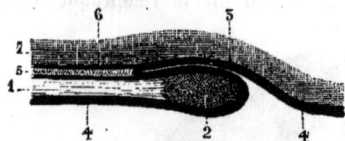

Fig. 859.

Coupe sagittale passant par la bandelette et le bulbe olfactifs pour montrer la disposition du feuillet viscéral de l'arachnoïde.

1, bandelette olfactive. — 2, bulbe olfactif. — 3, pie-mère *(en rouge).* — 4, arachnoïde *(en bleu).* — 5, espace sous-arachnoïdien. — 6, fond du sillon olfactif. — 7, substance cérébrale.

et de l'appliquer contre l'hémisphère (fig. 859). Arrivée à la scissure de Sylvius, elle passe au-dessus de cette scissure à la manière d'un pont et s'étale ensuite sur le lobe temporo-occipital, qu'elle revêt dans toute son étendue sans présenter aucune particularité importante. En passant sur la scissure de Sylvius, l'arachnoïde transforme cette scissure en un canal large et profond que MAGENDIE avait désigné sous le nom de *confluent latéral;* on l'appelle plutôt aujourd'hui *lac sylvien.*

b. Sur la ligne médiane et tout à fait à la partie antérieure des lobes frontaux, l'arachnoïde descend tout d'abord dans la scissure interhémisphérique, pour se continuer avec le feuillet qui tapisse la face interne des hémisphères. Mais, au niveau du genou du corps calleux, elle passe directement d'un hémisphère à l'autre, en déterminant ainsi, au-dessus d'elle, un vaste espace. Cet espace, appelé *lac calleux,* se prolonge en haut sur la face supérieure du corps calleux et s'étend, en bas, jusqu'au chiasma des nerfs optiques. — Partie du chiasma, l'arachnoïde recouvre la partie antérieure du tuber cinereum et rencontre bientôt la tige pituitaire, à laquelle elle forme une gaine en forme d'entonnoir. Puis, perdant le contact de la substance cérébrale, elle se porte directement et par le chemin le plus court, en arrière jusqu'à la protubérance, latéralement jusqu'au bord interne des hémisphères cérébraux. Elle forme ainsi dans cette région un nouveau lac, le plus important de tous, le *lac central.* — En arrière du lac central, la membrane séreuse revêt régulièrement la face inférieure de la protubérance et se fusionne, au niveau du trou occipital, avec le feuillet viscéral de l'arachnoïde rachidienne.

c. En arrière et sur la ligne médiane, au niveau du point de rencontre du cerveau avec le cervelet, l'arachnoïde passe directement du bourrelet du corps calleux sur la face supérieure du cervelet : elle circonscrit ainsi au-dessous d'elle un autre lac impair et médian, le *lac cérébelleux supérieur,* lequel a pour plancher les tubercules quadrijumeaux, la valvule de Vieussens et l'extrémité antérieure du vermis supérieur. — L'arachnoïde s'étale ensuite sur toute la surface supérieure du cervelet et arrive à la circonférence de cet organe, où elle se comporte différemment sur les côtés et sur la ligne médiane. — 1° *Sur les côtés,* elle se réfléchit en bas et en dedans, revêt la face inférieure des hémisphères cérébelleux et se continue, au niveau du bulbe, avec la partie de l'arachnoïde qui provient de la base du cerveau et de la protubérance. — 2° *Sur la ligne médiane,* elle passe d'un hémisphère cérébelleux à l'autre et, abandonnant sans la revêtir la face inférieure du vermis inférieur, elle descend directement sur la face postérieure du bulbe et de la moelle. Au-dessous d'elle, s'étend un vaste espace impair et médian, le *lac cérébelleux inférieur*, dont la paroi supérieure répond au vermis inférieur et dont la paroi inférieure est formée par la toile choroïdienne du quatrième ventricule. C'est dans cet espace que vient s'ouvrir, on s'en souvient (p. 414), le trou de Magendie, qui occupe le bec du calamus scriptorius et établit sur ce point une communication directe entre les ventricules encéphaliques et les espaces sous-arachnoïdiens.

Continuité des deux feuillets. — Ici, comme dans le rachis, la continuité entre le feuillet viscéral et le feuillet pariétal est établie par les gaines séreuses que l'arachnoïde jette sur tous les cordons vasculaires et nerveux qui se rendent de la pie-mère à la dure-mère, en traversant sa cavité (fig. 849, 5 et 5'). Les rapports des nerfs crâniens avec l'arachnoïde ont été parfaitement décrits par Farabeuf (*Thèse d'agrégation*, Paris, 1875), auquel j'emprunte les lignes suivantes : « Le cerveau étant renversé, la base en l'air, on constate facilement, en soulevant la séreuse viscérale par insufflation, que les racines des nerfs sont dans la première partie de leur parcours tout à fait accolées à la pie-mère et, par conséquent, placées sous l'arachnoïde ; on voit, de plus, que cette membrane ne leur fournit qu'une très courte gaine au moment où les nerfs s'engagent dans les orifices de la dure-mère. Cet orifice est en général assez juste pour que l'arachnoïde n'y puisse pénétrer avec le nerf. On peut cependant constater qu'il y a une très légère et insignifiante invagination de la séreuse dans le conduit ostéo-fibreux de chaque cordon nerveux. Il faut évidemment faire une exception pour les nerfs du conduit auditif interne. Celui-ci est bien trop grand pour ceux-là ; aussi le liquide céphalo-rachidien s'avance-t-il autour et au-dessous des nerfs facial et acoustique jusqu'à une profondeur de plusieurs millimètres. Près du fond du conduit, le feuillet viscéral qui jusque-là engainait très lâchement les deux nerfs, s'attache au contraire à leur enveloppe, ainsi qu'à la dure-mère sur laquelle il se réfléchit. »

La cavité arachnoïdienne (*espace subdural* des anatomistes allemands) ne contient à l'état normal qu'une toute petite quantité de liquide, le *liquide arachnoïdien*, qui lubréfie les deux feuillets en contact et favorise leur glissement. Cette cavité est généralement considérée chez nous comme étant une cavité parfaitement close. Schwalbe, A. Key et Retzius ont vu cependant des injections colorées, poussées dans l'espace arachnoïdien, pénétrer : 1° dans les vaisseaux et les ganglions lymphatiques profonds du cou ; 2° dans les espaces subduraux des racines nerveuses, notamment des trois nerfs sensoriels, l'olfactif, l'optique et l'auditif ; 3° dans les vaisseaux veineux et dans les canaux plasmatiques de la dure-mère. Les résultats de ces injections dénotent bien certainement le passage du liquide injecté, de la cavité arachnoïdienne dans les voies veineuses et lymphatiques précitées. Mais le mécanisme, en vertu duquel se fait ce passage, ne me paraît pas nettement élucidé, et ici encore, comme pour toutes les séreuses, nous devons nous demander s'il s'effectue par filtration, par des orifices naturels ou par de simples effractions.

§ III. — Structure de l'arachnoïde

Structure microscopique. — L'arachnoïde, avons-nous dit, se divise en deux feuillets : un feuillet pariétal et un feuillet viscéral.

a. Le *feuillet pariétal* est essentiellement constitué par une couche de cellules endothéliales, appliquées contre la face interne de la dure-mère. Ce feuillet nous présente, en outre (ROBIN), une mince lame conjonctive directement appliquée contre la dure-mère et différant de cette dernière par une transparence plus grande et par une quantité plus considérable de matière amorphe.

b. Le *feuillet viscéral* est formé, lui aussi, d'une membrane de nature conjonctive recouverte superficiellement d'endothélium. Cette membrane conjonctive se compose de faisceaux de tissu conjonctif fin, diversement entrelacés et constituant des espèces de mailles, qu'occupent de délicates membranes formées de cellules étalées. Plusieurs couches de ce tissu constituent la zone profonde du feuillet viscéral de l'arachnoïde. L'endothélium, qui recouvre cette zone, est aplati et semblable à celui qui forme le feuillet pariétal.

Les anatomistes anglais et allemands n'acceptent pas, pour l'arachnoïde, la qualité de membrane séreuse. En effet, cette membrane ne consiste pas seulement pour eux dans les deux feuillets que nous venons d'indiquer; mais elle comprend, en outre, tout un système réticulé faisant communiquer le feuillet viscéral avec la pie-mère sous-jacente. Si l'on considère, en effet, des coupes transversales des méninges, on voit partir des lamelles conjonctives, qui constituent ce que nous avons décrit plus haut comme feuillet viscéral de l'arachnoïde, des faisceaux de tissu conjonctif fin, enveloppés d'une délicate membrane nucléée, et formant un véritable réseau par leurs anastomoses. Ce réseau, tendu entre l'arachnoïde et le feuillet superficiel de la pie-mère, est composé de mailles fortement serrées dans le voisinage des vaisseaux et dans les points où l'espace compris entre l'arachnoïde et la pie-mère est le plus étroit.

Vaisseaux et nerfs. — L'arachnoïde ne possède pas de vaisseaux lui appartenant en propre. Quant aux nerfs, ils sont niés par la plupart des anatomistes. Contrairement à cette opinion, BOCHDALECK et LUSCHKA ont signalé, dans l'arachnoïde crânienne, un certain nombre de filets nerveux, paraissant dériver du trijumeau, du facial et du spinal. VOLKMANN a décrit également un riche plexus nerveux dans l'arachnoïde de certains ruminants.

ARTICLE IV

LIQUIDE CÉPHALO-RACHIDIEN

On donne ce nom au liquide qui remplit les espaces sous-arachnoïdiens du crâne et du rachis et entoure ainsi l'axe encéphalo-médullaire dans toute son étendue.

Espaces sous-arachnoïdiens. — Nous avons vu plus haut que l'arachnoïde rachidienne ne repose pas directement sur la moelle, mais en est séparée par un large espace circulaire. En ce qui concerne l'arachnoïde crânienne, nous avons vu de même que, tandis que la pie-mère descend dans le fond des anfractuosités, elle passe à la manière d'un pont d'une saillie à la saillie voisine. Il s'ensuit qu'entre ces deux membranes, l'arachnoïde d'une part et la pie-mère de l'autre, on rencontre des cavités irrégulières, dont la configuration se confond naturellement avec la configuration même de toutes les dépessions, grandes et petites, qui sont creusées à la superficie des centres encéphaliques.

Il existe donc, dans toute la hauteur du névraxe, au-dessous du feuillet viscéral de l'arachnoïde, un système de cavités qui séparent cette dernière membrane de la pie-mère. Ces cavités sont les *espaces sous-arachnoïdiens*.

Les espaces sous-arachnoïdiens nous présentent à leur intérieur d'innombrables travées de tissu conjonctif qui vont d'une paroi à l'autre et les cloisonnent à l'infini. Ces trabécules, au niveau de la moelle, s'étendent pour la plupart de la pie-mère à la dure-mère, en traversant non seulement l'espace sous-arachnoïdien, mais encore la cavité arachnoïdienne elle-même. Au niveau de l'encéphale, les trabécules restent en deçà de cette dernière cavité et s'implantent d'une part sur la pie-mère, d'autre part sur le feuillet viscéral de l'arachnoïde. Bon nombre d'anatomistes les rattachent à la pie-mère, à laquelle ils distinguent alors deux couches : la couche interne ou profonde qui repose immédiatement sur la substance cérébrale et qui n'est autre que la pie-mère classique, telle que nous l'avons décrite plus haut ; une couche externe ou superficielle, occupant tout l'espace qui sépare la couche précédente du feuillet viscéral de l'arachnoïde et constituée exclusivement par le tissu conjonctif lâche, dont les aréoles, toujours très larges, sont remplies par le liquide céphalo-rachidien. AXEL KEY et RETZIUS ont décrit sur les travées qui circonscrivent ces aréoles des revêtements endothéliaux plus ou moins continus, disposition qui établit une analogie indéniable entre les espaces sous-arachnoïdiens et les cavités séreuses cloisonnées.

Du côté des centres nerveux, les espaces sous-arachnoïdiens se continuent avec les gaines lymphathiques des vaisseaux ; du côté du système nerveux périphérique, ils se prolongent le long des cordons nerveux jusqu'à leur terminaison au sein des organes (*espaces séreux des nerfs*). Il n'est pas jusqu'à la périlymphe de l'oreille interne et aux espaces lymphatiques de la lamina fusca, qui ne communiquent avec les espaces sous-arachnoïdiens par l'intermédiaire du nerf auditif et du nerf optique (SCHWALBE).

Nous sommes donc amenés à admettre que tous les éléments du système nerveux, tant centraux que périphériques, baignent en plein liquide céphalo-rachidien. Ce liquide devient ainsi le vrai milieu intérieur au sein duquel le système nerveux se nourrit et fonctionne. Mais le liquide céphalo-rachidien remplit encore un rôle mécanique : il protège la délicatesse de l'élément nerveux contre le choc de l'ondée sanguine et contre l'influence nocive de la pression vasculaire, lorsque celle-ci, pour une raison ou pour une autre, vient à s'élever au-dessus du taux normal.

Au sujet du rôle que remplit dans l'organisme le liquide céphalo-rachidien et en particulier au sujet de ses mouvements, voyez les *Traités de Physiologie*. — Voyez aussi : GIACOMINI et MOSSO, *Expérim. suoi movimenti del cervello dell'uomo*, Arch. per le Sc. mediche, Torino, 1876 ; SALATHÉ, *Rech. sur le mécanisme de la circulation dans la cavité céphalo-rachidienne*, Trav. du Labor. de MAREY, 1876 ; FRANÇOIS-FRANCK, *Rech. crit. et expérim. sur les mouvements alternatifs d'expansion et de resserrement du cerveau*, Journ. de l'Anat. et de la Phys. 1877 ; BRISSAUD et FRANÇOIS-FRANCK, *Inscription des mouvements du cerveau*, Trav. du Labor. de Marey, 1877 ; DURET, *Etude sur l'action du liquide céphalo-rachidien dans les traumatismes cérébraux*, Arch. de Physiologie, 1878.

Rivuli, Rivi et flumina, lacs. — A la surface du cerveau, le liquide céphalo-rachidien circule dans les sillons tertiaires, secondaires et primaires, qui deviennent ainsi des *rivuli*, des *rivi* et des *flumina* (DURET). Les *rivuli* se jettent dans les rivi et dans les flumina; les flumina, enfin, débouchent dans les *lacs*.

Les *lacs*, dont nous avons déjà indiqué la situation et le nom en étudiant le feuillet viscéral de l'arachnoïde, sont au nombre de sept, savoir (fig. 860) : le

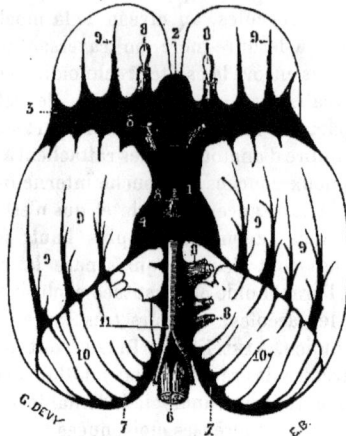

Fig. 860.

Lacs et flumina de la base du cerveau (d'après DURET).

1, lac central. — 2, lac calleux. — 3, lac sylvien. — 4, canaux péripédonculaires. — 5, canal basilaire. — 6, canal médullaire antérieur. — 7, prolongements latéraux du lac cérébelleux inférieur. — 8, 8, 8, canaux arachnoïdiens accompagnant les nerfs crâniens et la tige pituitaire. — 9, flumina de la base du cerveau. 10, flumina cérébelleux. — 11, tronc basilaire et artères vertébrales.

lac sylvien qui occupe la partie inférieure de la scissure de Sylvius; le *lac calleux*, qui est situé au-dessous du genou du corps calleux; le *lac central*, qui répond à l'espace interpédonculaire et aux pédoncules; le *lac cérébelleux supérieur*, qui s'étend entre le bourrelet du corps calleux et la face supérieure du cervelet; le *lac cérébelleux inférieur*, qui repose sur le quatrième ventricule; le *lac bulbo-spinal*, enfin, qui occupe toute la hauteur de la moelle et dont l'extrémité inférieure, située tout autour de la queue de cheval et fortement renflée, peut en être distinguée sous le nom de lac *spino-terminal*.

Ces différents réservoirs du liquide céphalo-rachidien communiquent largement entre eux. — C'est ainsi que le lac sylvien et le lac calleux s'unissent au niveau de l'espace perforé antérieur et aboutissent l'un et l'autre au lac central. — Le lac central communique à son tour : 1° avec le lac cérébelleux supérieur par des canaux qui contournent les pédoncules (*canaux péripédonculaires* de DURET); 2° avec le lac bulbo-spinal, par des canaux qui entourent le tronc basilaire et les artères vertébrales (*canal basilaire* et *canal vertébral*). — Le lac cérébelleux inférieur, enfin, se continue en bas avec le lac bulbo-spinal et communique même avec le quatrième ventricule par le trou de Magendie (p. 860).

Voyons maintenant quels sont les affluents de chacun de ces lacs :

a. Sur la face externe de l'hémisphère cérébral (fig. 861), nous avons trois grands flumina, *rolandien*, *sylvien* et *parallèle*, qui suivent exactement les scissures de même nom : la scissure de Rolando, le prolongement postérieur de la scissure de Sylvius et la scissure parallèle. Ils aboutissent tous les trois au lac sylvien.

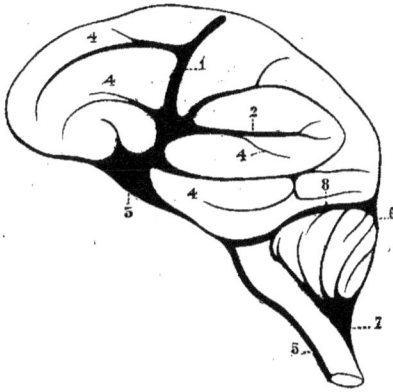

Fig. 861.

Flumina de la face externe des hémisphères cérébraux (d'après Duret).

1, flumen rolandien. — 2, flumen sylvien. — 3, lac sylvien. — 4, 4, rivi tributaires des flumina. — 5, lac bulbo-spinal. — 6, lac cérébelleux supérieur. — 7, lac cérébelleux inférieur. — 8, canal péripédonculaire faisant communiquer le lac cérébelleux supérieur avec le lac central.

b. Sur la face interne de l'hémisphère, les rivuli, rivi et flumina prennent une double direction : ceux de la partie antérieure se dirigent en avant vers le lac calleux; ceux de la partie postérieure se portent en arrière et se jettent dans le lac cérébelleux supérieur.

c. Sur la face inférieure du cerveau (fig. 860), les flumina du lobe orbitaire aboutissent au lac sylvien; ceux du lobe temporo-occipital se dirigent pour la plupart en arrière et se jettent dans le lac cérébelleux supérieur.

d. Les gaines lymphatiques du cervelet aboutissent à l'un et à l'autre des lacs cérébelleux; celles du bulbe et de la moelle se déversent naturellement dans le lac spinal.

Caractères physiques du liquide céphalo-rachidien. — Découvert par Cotugno en 1764, le liquide céphalo-rachidien est un liquide clair, transparent et incolore ou légèrement teinté en jaune citrin. Tillaux, qui a eu l'occasion de l'observer sur l'homme vivant, déclare qu'il est limpide comme de l'eau de roche. Sa densité, inférieure à celle du sérum sanguin, oscille d'ordinaire de 1,008 à 1,020.

L'homme possède en moyenne de 120 à 150 grammes de liquide céphalo-rachidien. Mais cette quantité présente, suivant les individus, des variations considérables et je n'en veux pour preuve que les résultats si discordants de BICHAT et de LONGET qui fixent la quantité du liquide céphalo-rachidien chez l'homme, le premier à 63 grammes, le second à 200 grammes. Cette quantité varie aussi suivant les âges et l'on admet généralement qu'elle est plus considérable chez le vieillard, en raison de l'atrophie progressive que subit chez lui la masse encéphalique. Elle varie enfin suivant les états pathologiques, diminuant dans toutes les maladies qui ont pour résultat d'augmenter le volume de l'encéphale, s'élevant au contraire dans toutes celles qui tendent à l'amoindrir.

La tension du liquide céphalo-rachidien est toujours supérieure à la pression atmosphérique, ce qui fait qu'il s'écoule au dehors avec plus ou moins de force, toutes les fois qu'une plaie pénétrante du crâne ou du rachis s'étend jusqu'aux espaces sous-arachnoïdiens. Cette tension, mesurée par LEYDEN est égale à 735-787 millimètres de mercure. Elle a naturellement son origine dans la pression intra-artérielle elle-même : lorsqu'en effet, on ouvre les carotides à un animal et qu'on le tue par hémorrhagie, on voit la tension du liquide céphalo-rachidien descendre graduellement à zéro.

Composition chimique du liquide céphalo-rachidien. — Le liquide céphalo-rachidien présente une saveur légèrement salée et une réaction franchement alcaline. Sa composition chimique est la suivante, d'après LASSAIGNE :

Eau.	98,564
Chlorure de sodium et de potassium	0,801
Albumine.	0,088
Osmazome	0,474
Matière animale et phosphate de chaux libre	0,036
Carbonate de soude et phosphate de chaux .	0,017

Le liquide céphalo-rachidien renferme encore des traces de glycose (ORÉ, CL. BERNARD, PAULET).

ARTICLE V

V. — GRANULATIONS MÉNINGIENNES DE PACCHIONI

Description morphologique (fig. 862). — On donne le nom de *granulations de Pacchioni* (*villosités arachnoïdiennes* de quelques auteurs) à de petits corpuscules d'un blanc grisâtre qui apparaissent dans l'épaisseur des méninges ou dans leur intervalle. On les rencontre de préférence le long de la grande scissure interhémisphérique, de chaque côté du sinus longitudinal supérieur. Mais ce n'est pas là leur siège exclusif. On les observe aussi, quoique en plus petit nombre et d'une façon moins constante : 1° dans le voisinage du sinus latéral ; 2° à la partie antérieure du cervelet, au point où les veines de Galien s'abouchent dans le sinus droit ; 3° dans le voisinage de la scissure de Sylvius ;

4° au niveau du sinus caverneux, du sinus pétreux supérieur et des grosses
branches de la veine méningée moyenne.

Ces granulations offrent ordinairement les *dimensions* d'un grain de
millet. Mais on les voit assez fréquemment atteindre le volume d'un gros pois
ou même des dimensions plus considérables.

Leur *forme* est, suivant les cas, sphérique, ovoïde, piriforme ou en massue.
Libres par leur face externe, elles adhèrent en dedans à la pie-mère, soit par
une base relativement large (*granulations sessiles*), soit par un pédicule plus
ou moins étroit (*granulations pédiculées*).

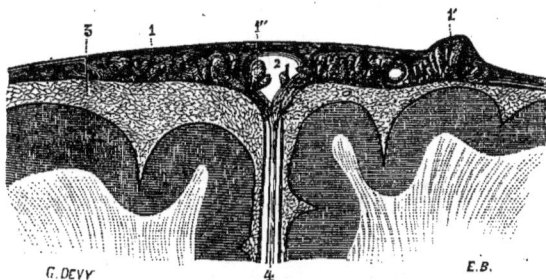

Fig. 862.

Coupe frontale de la partie supérieure du cerveau et de ses enveloppes, pour montrer
les rapports des granulations de Pacchioni (d'après A. Key et Retzius).

1, granulations de Pacchioni. — 1', un groupe de ces granulations soulevant la dure-mère. — 1", granulations faisant saillie dans le sinus longitudinal supérieur 2. — 3, espaces sous-arachnoïdiens, — 4, faux du
cerveau.

Leur *consistance* est ferme et rappelle même, dans certains cas, la dureté
du bois ou de la pierre.

Au point de vue de leur *mode de dissémination* à la surface de l'encéphale,
les granulations de Pacchioni sont tantôt isolées, tantôt disposées en grappe
sur une tige commune. Il n'est pas rare de les voir former des plaques irrégulières et souvent fort étendues.

Faisant défaut chez le fœtus, rares et encore peu développées chez l'enfant,
elles se multiplient chez l'adulte et augmentent ensuite, en nombre et en
volume, au fur et à mesure qu'on avance en âge. Faivre (*Thèse de Paris*, 1853)
en a compté 250 sur un sujet de trente ans, 500 et même 600 chez certains
vieillards.

Signification anatomique. — La *nature* des granulations de Pacchioni a
été longtemps méconnue. Nous les voyons considérées tour à tour, avec Ruysch,
comme de simples amas de lobules graisseux; avec Pacchioni, comme des
glandes conglobées destinées à sécréter de la lymphe; avec Luschka, comme
des franges de la séreuse arachnoïdienne, analogues aux franges des autres
séreuses, etc. Quelques anatomistes, même de nos jours, n'ont pas hésité à
voir dans les granulations méningiennes des néoplasies d'ordre pathologique.
C'est à tort, selon moi: car, à moins de considérer tous les adultes et tous les

vieillards comme des malades, on ne saurait rattacher à un processus morbide
des productions anatomiques qui sont constantes et qui ne déterminent,
du reste, aucun trouble fonctionnel. On admet généralement aujourd'hui, et
je partage entièrement cette opinion, que les granulations de Pacchioni sont
de simples végétations conjonctives qui prennent naissance dans les espaces
sous-arachnoïdiens et se développent ensuite au dehors, en soulevant peu à
peu les deux membranes qui les recouvrent, l'arachnoïde et la dure-mère.
Dans ce mouvement d'expansion excentrique, les granulations en question se
dirigent presque toujours soit vers les sinus, soit vers les lacs de dérivation
que nous avons décrits plus haut (p. 831) dans l'épaisseur de la dure-mère.
Arrivées au contact de la paroi inférieure ou plancher de la cavité veineuse,
elles la refoulent devant elles, l'amincissent, s'en coiffent et paraissent alors

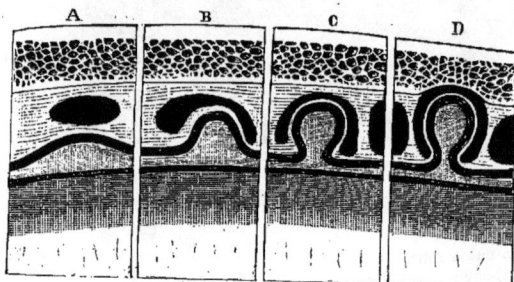

Fig. 863.

Schéma représentant quatre stades successifs dans le développement d'une granulation
de Pacchioni.

A, début d'une granulation (simple épaississement local du tissu conjonctif sous-arachnoïdien). — B, granulation soulevant les membranes. — C, granulation se pédiculisant. — D, granulation usant la paroi crânienne.
(Les teintes rouge, bleue et jaune ont la même signification que dans la figure suivante : la teinte rouge
désigne la pie-mère et ses dépendances ; la teinte bleue, les deux feuillets de l'arachnoïde ; la teinte jaune, la
dure-mère ; les lacs sanguins sont représentés en noir plein.)

baigner en plein dans le courant sanguin. Il n'est pas rare de rencontrer des
portions de sinus ou des lacs sanguins qui sont comme comblés par ces productions essentiellement envahissantes de leur nature.

Toutes les granulations, cependant, ne se dirigent pas vers les vaisseaux
veineux : un certain nombre d'entre elles restent toujours indépendantes de
ces vaisseaux et apparaissent alors à la surface extérieure des méninges
qu'elles soulèvent plus ou moins.

D'autre part, les granulations de Pacchioni ne restent pas toujours confi-
nées au-dessous de la dure-mère. Contenues ou non dans les lacs sanguins,
elles continuent à s'accroître et, obéissant toujours à cette force d'expansion
excentrique dont nous parlions tout à l'heure et qui est un de leurs principaux caractères, elles usent peu à peu la paroi osseuse du crâne et s'y creu-
sent ces fossettes plus ou moins profondes que nous présente l'endocrâne des
vieillards. On les voit même, dans certains cas, heureusement fort rares,
perforer entièrement la calotte crânienne et venir faire saillie au-dessous
des téguments.

Structure. — Le mode d'évolution des granulations méningiennes de Pacchioni, tel que nous venons de l'exposer, nous fait déjà pressentir quelle
doit être leur structure. La masse centrale de la granulation ou granulation
proprement dite est constituée (fig. 864, *a*) par un ensemble de travées conjonctives, diversement entre-croisées, qui font suite aux travées similaires des
espaces sous-arachnoïdiens et dont les aréoles, par conséquent, se trouvent
remplies par le liquide céphalo-rachidien : c'est, comme on l'a dit, une espèce
d'éponge imbibée de liquide céphalo-rachidien. A cette trame de nature conjonctive s'ajoutent généralement, chez l'adulte et chez le vieillard, des dépôts

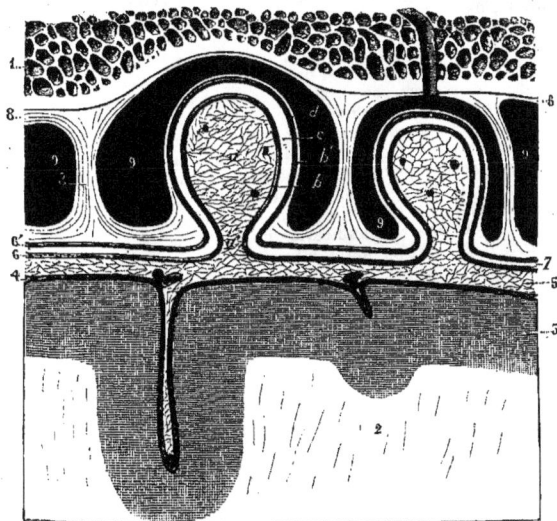

Fig. 864.

Schéma représentant deux granulations de Pacchioni dans leurs rapports
avec les méninges et les lacs sanguins.

1, paroi crânienne. — 2, centre ovale. — 3, écorce cérébrale. — 4, pic-mère (*en rouge*). — 5, tissu sous-
arachnoïdien (*en rouge*). — 6, feuillet viscéral et 6', feuillet pariétal de l'arachnoïde (*en bleu*). — 7, cavité arachnoïdienne. — 8, dure-mère (*en jaune*). — 9, lac sanguin (*en noir*).
a, granulation de l'acchioni proprement dite, se continuant au niveau de son pédicule *a'* avec le tissu sous-
arachnoïdien. — *b*, *b'*, feuillet viscéral et feuillet pariétal de son enveloppe séreuse, se continuant avec
les deux feuillets similaires de l'arachnoïde. — *c*, cavité séreuse de la granulation, se continuant, de même, avec
la grande cavité arachnoïdienne. — *d*, enveloppe fibreuse de la granulation dépendant de la dure-mère.

de matières inorganiques, constitués principalement par des carbonates et
des phosphates de chaux.

Ainsi constituée dans sa partie essentielle, la granulation de Pacchioni est
coiffée par deux membranes ou enveloppes concentriques, l'une interne,
l'autre externe : l'*enveloppe interne* (*b*), qui repose directement sur elle, est une
nappe endothéliale, provenant du feuillet viscéral de l'arachnoïde ; l'*enveloppe externe* (*d*), de nature fibreuse, n'est autre que la dure-mère elle-même,
tapissée en dedans par l'arachnoïde pariétale (*b'*). Cette dernière enveloppe est

toujours fort mince, quand elle revêt une granulation située dans un sinus ou dans quelque lac sanguin.

Entre ces deux enveloppes de la granulation de Pacchioni existe une cavité en forme de fente (c), qui n'est autre que la continuation de la grande cavité arachnoïdienne et que l'on pourrait appeler ici la *cavité séreuse de la granulation :* elle communique toujours, au niveau du pédicule, avec la cavité arachnoïdienne proprement dite (7).

Lorsqu'on pousse une injection dans les espaces sous-arachnoïdiens (A. Key et Retzius), le liquide injecté remplit tout d'abord et assez facilement les aréoles des granulations de Pacchioni. On le voit pénétrer ensuite dans la petite cavité séreuse qui les entoure et, de là, dans la cavité veineuse sus-jacente, que cette cavité veineuse soit une veine, un lac ou un sinus. Quelques anatomistes en ont conclu, mais avec un peu de précipitation ce me semble, qu'à l'état physiologique le liquide céphalo-rachidien suit le même trajet et se déverse lui aussi dans les sinus, toutes les fois que la pression vient à s'accroître dans les espaces sous-arachnoïdiens ou à diminuer dans la cavité veineuse. Ce n'est là, malheureusement, qu'une simple hypothèse et nous devons l'accueillir avec d'autant plus de réserve qu'on n'a pu voir encore aucun orifice, soit à la surface extérieure de la granulation de Pacchioni, soit à la paroi inférieure de la cavité veineuse, et que, dans l'expérience précitée, le passage de l'injection des cavités sous-arachnoïdiennes dans les sinus s'effectue, selon toutes probabilités, par un simple phénomène de filtration et peut-être même à la suite d'une effraction.

Voyez, à ce sujet, une communication du professeur Kollmann, in *Corresp.-Blatt f. Schweiz. Aerzte,*, 1880. — Voyez aussi, à propos des granulations de Pacchioni, Ch. Labbe. *Thèse de Paris,* 1882.

DEUXIÈME SECTION

SYSTÈME NERVEUX PÉRIPHÉRIQUE

ANATOMIE GÉNÉRALE

Le système nerveux périphérique est essentiellement constitué par un ensemble de cordons plus ou moins volumineux, les *nerfs*, auxquels incombe cette double fonction : ou bien de transporter aux centres les impressions de toute nature recueillies à la périphérie ; ou bien de transporter à la périphérie les incitations motrices et sécrétoires élaborées dans les centres.

Les nerfs se divisent donc en deux grandes catégories : 1° les nerfs *centripètes, sensitifs* ou *œsthésodiques* (de αἴσθησις sensation et ὁδός voie) ; 2° les nerfs *centrifuges, moteurs* ou *kinésodiques* (de κίνησις mouvement et ὁδός voie). Une telle division, d'une importance capitale en physiologie, ne présente en anatomie descriptive qu'un intérêt tout à fait secondaire : les nerfs moteurs et les nerfs sensitifs, en effet, s'offrent à nous sous le même aspect extérieur ; et, d'autre part, la plupart des cordons nerveux que dénude le scalpel sont des nerfs *mixtes*, possédant à la fois, enveloppées dans la même gaine conjonctive, des fibres centripètes et des fibres centrifuges.

En se plaçant à un point de vue tout différent, on a divisé pendant longtemps les cordons nerveux en deux groupes : les uns se détachant directement du névraxe et se rendant aux organes de la vie de relation ; les autres se distribuant aux viscères et constituant, sur les côtés de la colonne vertébrale, un système particulier, le système du grand sympathique. De là, la division du système nerveux en deux grands systèmes : le *système nerveux de la vie animale* et le *système nerveux de la vie organique ou végétative*. Une pareille distinction n'est plus admissible aujourd'hui. Nous verrons, en effet, au cours de notre description, plusieurs nerfs crânio-rachidiens envoyer aux viscères un certain nombre de leurs branches ou de leurs rameaux. D'autre part, l'observation anatomique et l'expérimentation s'accordent à démontrer que le grand sympathique présente un peu partout des connexions intimes avec les différentes ramifications des nerfs crânio-rachidiens, et, comme ces derniers, prend réellement son origine dans le névraxe.

Aux cordons nerveux crânio-rachidiens et sympathiques se trouvent annexés, en des points variables, des renflements ou *ganglions* qui remplissent en physiologie le rôle de véritables centres, c'est-à-dire reçoivent les impressions parties des régions sensibles et les renvoient ensuite vers la périphérie, sous la forme nouvelle d'incitations, soit motrices, soit sécrétoires (*fonction réflexe*).

Le système nerveux périphérique comprend donc deux sortes d'organes :
1° Les *nerfs proprement dits ;*
2° Les *ganglions*.

§ I. — DES NERFS PROPREMENT DITS

Les nerfs se présentent à l'œil sous l'aspect de cordons cylindriques, de coloration blanchâtre, reliant aux centres nerveux ou aux ganglions périphériques les différentes parties du corps. Ils nous offrent à considérer : 1° leur origine ; 2° leur disposition ; 3° leur structure ; 4° leur mode de terminaison.

Origine. — Le plus grand nombre des nerfs, ceux qui constituent l'ancien système de la vie de relation, se détachent du myélencéphale à différentes hauteurs ; ils occupent à leur origine la cavité crânio-rachidienne et doivent, nécessairement, pour se rendre aux territoires qui leur sont dévolus, traverser les parois osseuses, soit du crâne, soit du rachis. Les autres proviennent du grand sympathique et prennent naissance soit sur le cordon de ce nerf, soit sur ses ganglions.

L'origine particulière de chaque paire nerveuse sera décrite ultérieurement à propos de chacune d'elles. Quelle que soit leur origine, les nerfs sont pairs et obéissent dans leur disposition générale à la loi de symétrie.

Disposition générale. — De leurs points d'origine, les nerfs rayonnent vers les régions et organes qu'ils doivent innerver et se divisent, chemin faisant, en des rameaux de plus en plus nombreux et de plus en plus grêles. Comme pour les artères, nous voyons les troncs se partager en branches, les branches en rameaux, les rameaux en ramuscules. Comme pour les artères encore, nous voyons les branches de division prendre, suivant les conditions où elles naissent, le nom de *collatérales* ou celui de *terminales*. Il est à remarquer que l'angle d'incidence d'un nerf collatéral sur le tronc générateur est, dans la grande majorité des cas, un angle aigu ; l'incidence à angle droit ou à angle obtus (*rameaux récurrents*) est relativement rare.

Les nerfs, au point de vue topographique, se distinguent, comme les vaisseaux, en *superficiels* et *profonds*. Les uns et les autres suivent un trajet rectiligne et témoignent, bien plus encore que les artères et les veines, d'une tendance générale à suivre constamment le chemin le plus court pour se rendre d'un point à un autre. Les paquets vasculo-nerveux du bras et de la cuisse nous en offrent d'excellents exemples : l'artère humérale et le nerf médian restent accolés jusqu'au quart inférieur du bras ; à ce niveau, l'artère oblique en dehors pour gagner le milieu du pli du coude ; le nerf n'en continue pas moins à rester rectiligne. De même, à la cuisse, lorsque les vaisseaux fémoraux perforent le grand adducteur pour descendre dans le creux poplité, le nerf saphène interne, qui jusque-là a été leur fidèle satellite, se sépare d'eux et poursuit sa direction première sur le côté interne du membre.

Au cours de leur distribution périphérique, les cordons nerveux *s'anastomosent* fréquemment les uns avec les autres. Mais nous ne devons pas accorder ici au mot anastomose la même acception qu'en angéiologie. Les nerfs ne sont pas en effet, comme les artères et les veines, des canaux tubulaires remplis d'un liquide en mouvement. Ce sont des paquets de fibres nerveuses juxtaposées dans un sens parallèle ; or, on ne voit jamais ces fibres se fusionner entre elles. Dès lors, l'anastomose nerveuse se réduit à ce simple fait qu'un faisceau plus ou moins considérable de fibres se sépare d'une branche nerveuse pour venir s'accoler à une branche voisine et la suivre désormais dans son trajet : c'est un échange de fibres entre deux nerfs.

Les anastomoses nerveuses présentent, du reste, au point de vue morphologique les plus grandes variétés. Elles peuvent, tout d'abord, réunir un ganglion à un autre ganglion, un ganglion à une branche nerveuse, une branche nerveuse à une autre branche plus ou moins éloignée.

Les anastomoses de branche à branche sont les plus fréquentes. Elles sont, suivant les cas, *simples*, *multiples*, *composées* (fig. 865) :

1° Les *anastomoses simples* sont constituées par un rameau unique, allant d'un nerf à l'autre ; ce rameau anastomotique peut affecter, du reste, une

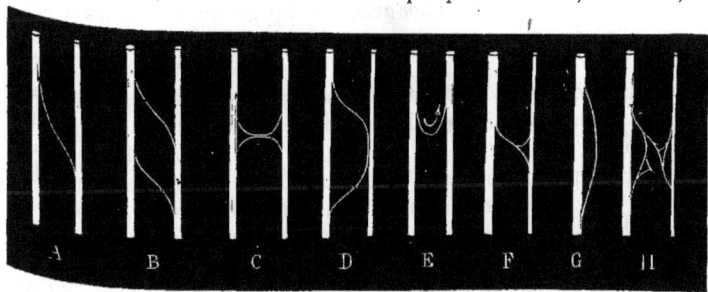

Fig. 865.

Schéma représentant les différentes variétés d'anastomoses qui unissent entre eux les cordons nerveux.

A, anastomose simple. — B, C, D, anastomoses multiples. — E, F, anastomoses récurrentes. — G, anastomose longitudinale. — 4, anastomose plexiforme.

direction *oblique*, *transversale*, *ansiforme*. J'ai observé plusieurs faits d'anastomose ansiforme ou récurrente entre le médian et le musculo-cutané. Aux anastomoses simples se rattachent les anastomoses *elliptiques* d'HARTMANN (*Bull. Soc. anat.*, 1888) que je préfère appeler *anastomoses longitudinales*, en raison de leur analogie avec les dispositions similaires que nous avons déjà rencontrées sur les vaisseaux : un faisceau plus ou moins volumineux de fibres nerveuses se sépare d'un tronc quelconque; puis, après un parcours variable, il rejoint de nouveau le tronc générateur; telle est l'anastomose longitudinale. Il existe ainsi entre le tronc générateur précité et le rameau aberrant un espace elliptique, à travers lequel passe le plus souvent un faisceau musculaire ou un vaisseau. On connaît les *boutonnières*, si fréquentes, que présentent les nerfs de la région palmaire pour le passage d'une artère voisine, les digitales ou les collatérales des doigts. J'ai vu plusieurs fois le nerf médian, à l'avant-bras, traversé de même par un faisceau musculaire qui se détachait de l'épitrochlée et allait rejoindre le fléchisseur propre du pouce.

2° Les *anastomoses multiples* sont formées, comme leur nom l'indique, par plusieurs rameaux, que ces rameaux soient parallèles ou aient l'un et l'autre une direction différente. Il n'est pas extrêmement rare de rencontrer une anastomose double entre le médian et le musculo-cutané, entre le médian et le cubital, etc.

3° Les *anastomoses composées* ou *plexiformes* sont celles dans lesquelles le ou les rameaux anastomotiques forment entre eux un plexus plus ou moins compliqué. Les plexus nerveux sont très répandus dans l'organisme : on les observe à la fois sur les troncs (*plexus brachial, cervical, lombaire,* etc.), sur les branches et sur les rameaux. Mais c'est surtout au niveau des viscères que les plexus atteignent leur plus haut degré de fréquence et de complexité. Nous étudierons ultérieurement le mode de constitution de ces différents plexus viscéraux. Il nous suffira, pour l'instant, de dire qu'ils présentent dans leur configuration de très nombreuses variétés et qu'ils possèdent toujours sur le trajet de leurs fibres constituantes, de préférence aux points de rencontre de ces fibres ou *points nodaux*, soit des ganglions visibles à l'œil nu, soit des cellules nerveuses éparses, véritables ganglions en miniature.

Structure des nerfs. — D'une manière générale, les nerfs peuvent être considérés comme constitués d'éléments fibrillaires spéciaux, les *fibres nerveuses*, réunis par du tissu conjonctif. Ces éléments fibrillaires caractéristiques se présentent sous deux formes bien distinctes : dans un cas, ils sont parallèles, leur aspect est opaque et réfringent ; dans l'autre, ils sont anastomosés, pâles et transparents. Les fibres du premier groupe doivent leurs propriétés particulières à la présence d'une substance spéciale, la myéline ; aussi les désigne-t-on sous le nom de *fibres à myéline*. Les fibres du second groupe sont appelées *fibres pâles* ou bien encore *fibres de Remak*, du nom de l'histologiste qui, le premier, les a bien décrites.

Les nerfs du système cérébro-spinal ou nerfs de la vie de relation, contenant en majorité des fibres à myéline, se présentent avec un aspect blanc, nacré, brillant et avec une densité qu'ils doivent justement à leur myéline. Les nerfs du système grand sympathique, ou nerfs de la vie végétative, contenant en plus grande abondance des fibres de Remak, sont grisâtres, pâles, transparents et beaucoup moins denses. L'aspect des nerfs dépend donc de la plus ou moins grande quantité de fibres nerveuses de chaque espèce qu'il peut contenir, car il est très rare qu'un nerf soit exclusivement composé de fibres de l'une ou de l'autre espèce.

La partie caractéristique du nerf étant la *fibre nerveuse*, nous décrirons tout d'abord cet élément histologique dans sa double modalité : à l'état de fibre à myéline et à l'état de fibre de Remak. Nous étudierons ensuite la structure intime des cordons nerveux et, enfin, les vaisseaux des nerfs.

1° *Fibre nerveuse à myéline.* — La fibre nerveuse à myéline, examinée dans un liquide qui ne modifie pas sa structure, se présente sous la forme d'une tige cylindrique disposée longitudinalement dans le nerf et n'envoyant jamais d'*anastomose à ses voisines*. Elle possède un double contour ; son axe paraît obscur quand on éloigne l'ob-

jectif, ce qui au premier abord pourrait la faire paraître creuse. LEUWENHOECK, qui la découvrit, la prit pour telle et lui donna le nom de *tube nerveux*, désignation qu'elle a conservée jusqu'à nos jours. Cependant, lorsqu'on vient à la traiter par certains réactifs, par les colorants, on voit que sa portion centrale est constituée par une véritable tige pleine que REMAK étudia sous le nom de *ruban primitif*, et que PURKINJE désigna sous le nom de *cylindre-axe*. Dans les mêmes conditions, on voit apparaître à la périphérie de la fibre nerveuse une membrane très fine, bien étudiée par SCHWANN, et désignée pour cette raison sous le nom de *gaine de Schwann*. Entre le cylindre-axe et cette dernière se trouve la portion caractéristique de la fibre nerveuse que nous décrivons, la gaine de myéline. Au total,

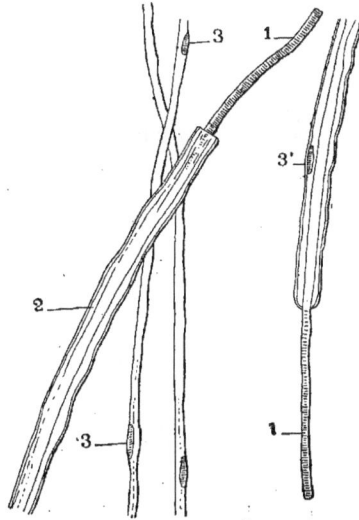

Fig. 866.
Fibres nerveuses dissociées (RANVIER).

1, cylindre-axe. 2, gaine de myéline. — 0, 3, noyaux des segments interannulaires. — 3', gaine de Schwann.

la fibre à myéline se compose essentiellement d'une tige centrale, le *cylindre-axe*, qui est entouré d'un manchon de *myéline*, laquelle est elle-même recouverte de la *gaine de Schwann* (fig. 866).

La fibre à myéline est loin de posséder une surface régulièrement cylindrique : au microscope, en effet, on distingue des étranglements équidistants, auxquels RANVIER a donné le nom d'*étranglements annulaires*. La distance qui sépare les uns des autres ces étranglements varie avec le diamètre des tubes nerveux ; plus le diamètre est grand, plus les étranglements sont écartés. Les portions du tube comprises entre les étranglements sont désignées sous le nom de *segments interannulaires* (fig. 867, 1 et 2).

Nous allons étudier successivement les trois parties constituantes de la fibre nerveuse : 1° le cylindre-axe ; 2° la gaine de myéline ; 3° la gaine de Schwann.

a. Le *cylindre-axe* est une tige rigide, réfringente, homogène au premier abord, continue dans toute la longueur du nerf ; il s'étend depuis son origine dans les cellules nerveuses jusqu'à sa terminaison dans les organes (muscles, organes des sens). Ses dimensions en épaisseur sont très variables, ainsi qu'on peut s'en rendre compte sur les coupes transversales des nerfs. Il paraît jouir dans le tube nerveux de la plus grande affinité pour les colorants : mais il est à remarquer qu'il se colore surtout au niveau des étranglements annulaires. Nous verrons que cette différence est due à ce que le cylindre-axe est, en ce point, plus directement en contact que partout ailleurs avec le liquide, la myéline y faisant défaut.

Cette partie centrale du tube nerveux n'a pas toujours une forme régulièrement cylindrique ; ses coupes transversales en effet, au lieu d'être nettement circulaires, présentent des encoches sur leur pourtour, encoches qui correspondent à des cannelures longitudinales. Le cylindre-axe présente, en outre, une variation de forme régulière et constante : au niveau des étranglements annulaires, il prend l'aspect d'un renflement biconique, comme on peut le voir par l'emploi de l'acide osmique et mieux par l'imprégnation d'argent. Ce renflement est formé de deux cônes dont les bases sont réunies sans interruption et dont les sommets se continuent avec le cylindre-axe ; la portion équatoriale, correspondant à l'union des deux bases, est située dans le plan de l'étranglement annulaire et présente un bord saillant émoussé.

Pour ENGELMANN, il existerait au niveau de ce plan équatorial une fissure de même direction, et, par conséquent, le cylindre-axe serait divisé en tronçons de même longueur que les segments interannulaires. Il résulterait de là, que le cylindre-axe, au lieu d'être une tige continue, serait formé d'une série d'éléments placés bout à bout, ce qui est contraire, comme nous le verrons plus loin, aux faits connus sur le développement du tube nerveux.

Fig. 867.

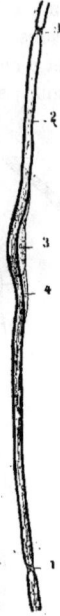

Fibre nerveuse à myéline, traitée par l'acide osmique.

1, 1, étranglements annulaires. — 2, segment interannulaire. — 3, noyau du segment interannulaire. — 4, protoplasma granuleux qui l'entoure.

Examiné soit en long, soit sur une coupe transversale, le cylindre-axe présente une partie centrale bien colorée et une partie périphérique presque incolore. Cette dernière, qui est très mince et qui enveloppe la seconde dans toute son étendue, est désignée sous le nom de *gaine de Mauthner*. Cette gaine, d'après RANVIER, représente, comme nous le verrons plus loin, la partie du protoplasma non différencié du segment interannulaire, qui s'est réfléchie sur le cylindre-axe. A de forts grossissements, la portion centrale, vue en long, paraît constituée de fibrilles parallèles ; vue sur des coupes transversales, elle a un aspect granuleux. Ces faits nous démontrent que la partie centrale du cylindre-axe ou cylindre-axe proprement dit est de nature fibrillaire. Max Schultze, qui le premier a indiqué ces particularités, s'appuyait sur ce fait, qu'à son origine, au niveau du prolongement de Deiters, le cylindre-axe naît de la réunion d'un certain nombre de fibrilles, et qu'à son extrémité il se divise souvent en plusieurs branches qui doivent certainement conserver leur individualité dans la tige totale.

Sous l'influence du nitrate d'argent, le cylindre-axe présente un aspect tout particulier : on voit se produire à sa surface une série d'anneaux transversaux, de couleur noirâtre, d'autant plus vivement colorés qu'ils sont situés plus près des étranglements annulaires. Ces anneaux d'inégale dimension, séparés par des portions claires, sont désignés sous le nom de *stries de From-mann*. Quand l'action du nitrate d'argent se prolonge, la striation se transforme en une couche brune à peu près homogène. Les stries de Frommann, dont la nature n'a pas été suffisamment établie, se rencontrent encore à la surface des prolongements et du corps des cellules nerveuses centrales (GRANDRY).

b. La *gaine de myéline* remplit l'intervalle compris entre le cylindre-axe et la gaine de Schwann. Considérée sur un nerf vivant, elle constitue une enveloppe réfringente, finement granuleuse, d'aspect assez homogène. Mais en présence de substances qui ne sont pas favorables à sa conservation, l'eau par exemple, elle perd rapidement cet aspect. Au lieu de présenter la forme d'un cylindre régulier limité par un double contour, on voit se former, dans son intimité, des replis et des filaments qui ne tardent pas à se gonfler en certains points, à se transformer en boyaux avec dilatations à bords arrondis : *la myéline se met en boules*. Ces altérations que l'on retrouve dans les stades de la névrite pathologique ou expérimentale (voy. PITRES et VAILLARD. *Soc. de Biol*, 1887-1888), ne doivent pas être confondues avec les altérations cadavériques de la même substance qui se présente alors sous forme de blocs irréguliers à cassure d'aspect cristallin.

Fig. 868.
Fibre nerveuse à myéline, colorée en noir par l'acide osmique (RANVIER).

1, étranglement annulaire — 2, renflements myéliniques. — 3, incisures de Schmidt ou de Lantermann.

Réfractaire aux colorants usuels, la myéline *se colore en noir* en présence de l'acide osmique. Cette coloration caractéristique, due à ce fait que la substance grasse de la myéline réduit la liqueur osmique, est très importante, car elle permet d'étudier minutieusement les détails de structure de cette gaine, soit à l'état normal, soit à l'état pathologique.

Traitée comme nous venons de l'indiquer, la gaine de myéline, qui fait complètement défaut au niveau des étranglements annulaires, paraît constituée dans le segment interannulaire, par une série de cônes emboîtés les uns dans les autres et séparés par des espaces clairs. Ces cônes sont désignés

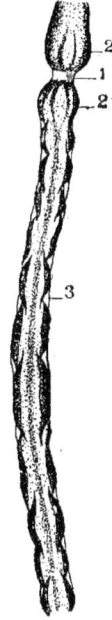

sous le nom de *segments cylindro-coniques*, les espaces clairs qui les séparent sous celui d'*incisures de Schmidt* ou d'*incisures de Lantermann* (fig. 868, 3). Ils se recouvrent les uns les autres par leurs extrémités comme les tuiles d'un toit, mais pas toujours dans le même ordre ; chaque segment porte une rainure où vient se placer l'extrémité du segment recouvert. La portion la plus interne des segments cylindro-coniques est en rapport avec la face externe du cylindre-axe : elle y forme quelquefois une sorte de gaine écailleuse qui a été bien décrite par KUHNT.

La présence des incisures de la myéline prouve que le cylindre formé par cette substance n'est pas homogène. Pour RANVIER, qui a étudié la structure de cette gaine à l'état d'extension physiologique et sous l'influence de l'acide osmique, fixateur puissant, la myéline forme les segments cylindro-coniques, tandis que les espaces clairs sont occupés par de fines lames de protoplasma, dépourvues de graisse et par conséquent restant incolores sous l'influence de l'acide osmique. Ces lames sont dérivées d'une couche protoplasmique, laquelle environne toute la surface externe de la gaine de myéline du segment interannulaire, comprend dans son intimité le noyau du même segment et se porte d'autre part vers la surface externe du cylindre-axe. Nous reviendrons, du reste, sur la valeur morphologique de ces éléments protoplasmiques.

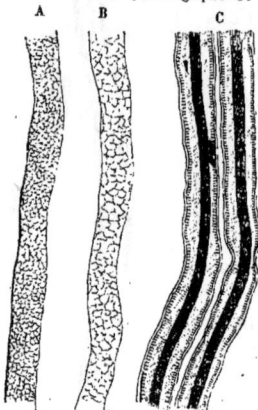

Fig. 869.

Fibres nerveuses à myéline (KLEIN).

A, B, deux fibres montrant la structure réticulée du manchon de myéline. — C, deux fibres nerveuses montrant le cylindre-axe, le manchon de myéline et la gaine de Schwann ou enveloppe externe hyaline.

Pour certains histologistes, la formation des incisures précitées serait due à des tiraillements, à des accidents de préparation, ce qui n'est pas exact, car on les retrouve sur des nerfs non distendus, fixés immédiatement par l'acide osmique et par conséquent, dès ce moment, complètement inextensibles.

La gaine de myéline, pour d'autres auteurs qui l'ont étudiée à l'aide du bichromate de potasse ou de l'acide picrique, aurait une constitution toute différente de celle que nous avons indiquée précédemment. Elle serait formée de bâtonnets disposés en forme de rayons de roue autour du cylindre-axe, réunis en réseaux, se colorant par l'hématoxyline et mêlés à une substance grasse (M. CARTHY). Ce réseau, sur lequel KUHNE et EWALD avaient tout d'abord appelé l'attention, est considéré par ces histologistes comme étant de nature cornée, vu sa résistance toute particulière aux réactifs et notamment au suc gastrique. KUHNE a donné à cette substance le nom de *neurokératine*. Elle formerait une sorte d'échafaudage constitué d'une gaine externe en rapport avec la gaine de Schwann, d'une gaine interne en rapport avec le cylindre-axe, gaines reliées entre elles par des espèces de poutrelles de même substance. Dans l'interstice serait placée la matière grasse (fig. 869).

c. La *gaine de Schwann*, comparable au sarcolemme du muscle, comme situation du moins, ne devient apparente que lorsque le cylindre de myéline est détruit ou rétracté. Elle forme à ce dernier une enveloppe extérieure d'une minceur extrême, réfringente et transparente. Elle ne constitue pas une gaine continue sur toute la longueur du tube nerveux ; mais elle est divisée en segments, qui ont la même longueur que les segments interannulaires. Si l'on vient, en effet, à traiter un tube nerveux par le nitrate d'argent, on voit se former, au niveau de chaque étranglement, un anneau noir superficiel qui marque, par l'imprégnation d'une substance cimentante, la ligne d'union des segments de la gaine de Schwann (fig. 870). Si, d'autre part, on se rappelle que le cylindre-axe prend, à ce niveau, une couleur noire sous l'influence du même réactif, on comprendra alors que la ligne longitudinale formée par le cylindre-axe et la ligne transversale formée par l'anneau, se croisant l'une et l'autre à angle droit, donnent naissance à ces figures spéciales qui ont été désignées par RANVIER sous le nom significatif de *croix latines* (fig. 870).

Remarquons, avant d'aller plus loin, qu'au niveau de chaque étranglement annulaire on peut reconnaitre, en allant de dehors en dedans : 1° l'anneau de réunion des segments de la gaine de Schwann qui répondent aux deux segments interannulaires voisins; 2° le renflement biconique du cylindre-axe; 3° enfin le cylindre-axe lui-même.

Au-dessous de la gaine de Schwann, on observe des éléments nucléaires connus sous le nom de *noyaux du tube nerveux.* Ces noyaux se trouvent situés, un par segment interannulaire, à peu près à égale distance des deux extrémités de ce segment. Ils sont ovoïdes, aplatis dans le sens radial, allongés suivant la longueur du tube. Ils n'appartiennent pas à la gaine de Schwann, mais au segment interannulaire lui-même. Placé dans une petite cupule creusée à la surface de la myéline, ce noyau est environné d'une couche de protoplasma granuleux, très mince chez l'adulte, assez abondante chez les jeunes sujets. Cette couche protoplasmique se prolonge en dehors de la cupule : tout d'abord, elle entoure complètement la gaine de myéline qu'elle sépare ainsi de la gaine de Schwann; arrivée à l'étranglement

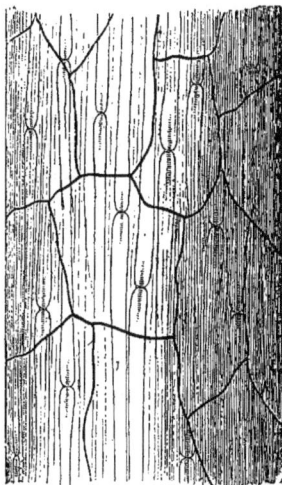

Fig. 870.

Nerf traité par le nitrate d'argent.

On voit superficiellement l'épithélium de la gaine de Henle. A l'intérieur, l'étranglement annulaire et le cylindre-axe, colorés en noir, donnent lieu à l'aspect désigné sous le nom de *croix latines* de RANVIER.

annulaire, elle contourne la gaine de myéline, en contribuant à former le renflement biconique, et passe alors sur la face interne de cette gaine de manière à envelopper le cylindre-axe et à constituer ainsi la *gaine de Mauthner;* les deux faces du manchon protoplasmique jeté tout autour de la myéline sont réunies l'une à l'autre de distance en distance par des ponts de même nature qui occupent les incisures de Schmidt.

Des notions qui précèdent, il résulte que chaque segment interannulaire, abstraction faite du cylindre-axe, peut-être considéré, au point de vue morphologique, comme formant une véritable cellule. Dans cette cellule, le noyau est constitué par le noyau que nous venons de décrire au-dessous de la gaine de Schwann. Le protoplasma, à son tour, est formé de deux parties : d'un protoplasma différencié constituant les segments cylindro-coniques et d'un protoplasma non différencié comprenant les lamelles granuleuses qui environnent le noyau, revêtent le manchon myélinique sur ses deux faces et comblent les incisures de *Schmidt.* On ne peut s'empêcher de comparer cette disposition à celle que présente la fibre musculaire striée, dans laquelle les cylindres primitifs, partie différenciée, sont environnés par du protoplasma granuleux contenant les noyaux, le tout environné par le sarcolemme.

Si l'on accepte ces vues, le tube nerveux devra être considéré comme formé de deux parties bien distinctes : le cylindre-axe d'une part, les cellules des segments interannu-

42**

laires de l'autre. Le cylindre-axe constituera la partie réellement nerveuse du tube, réunissant sans interruption les cellules centrales aux terminaisons nerveuses ; les cellules des segments interannulaires, entourant cette tige, joueront un rôle de protection, un rôle de soutien et pourront, à un point de vue général, être comparées à des cellules endothéliales. Du reste, ces faits se corroborent par l'étude du développement de la fibre nerveuse (Voy. EMBRYOLOGIE).

2° *Fibres de Remak.* — Les fibres de Remak sont caractérisées par l'absence d'une gaine de myéline et par l'existence d'anastomoses qu'elles s'envoient mutuellement, de manière à former de véritables plexus.

Elles sont pâles, transparentes, et paraissent striées longitudinalement surtout quand on les traite par l'acide osmique. A leur surface et de distance en distance, sont disséminés des noyaux, placés, d'après RANVIER, dans une masse protoplasmique qui s'étend à la surface de la fibre et semble même pénétrer dans son intérieur. Quelquefois les noyaux paraissent situés dans l'intérieur de la fibre ; mais cette apparence ne se produit que sur les points où deux fibres viennent se rejoindre ; en réalité, le noyau est toujours placé à la surface de l'une d'elles.

Les fibres de Remak, traitées par l'acide osmique, ne noircissent pas comme les fibres myéliniques : elles ne contiennent donc pas de myéline.

Quelques auteurs ont voulu confondre les fibres de Remak avec les fibres de tissu conjonctif. Elles en diffèrent par des caractères variés : d'abord, elles ne se transforment jamais en gélatine sous l'influence de la coction ; ensuite, traitées par l'acide osmique et par le carmin, elles prennent une coloration faible ; enfin, après avoir séjourné dans le bichromate d'ammoniaque, elles présentent des varicosités successives, elles deviennent moniliformes, tandis que les fibres conjonctives, dans les mêmes circonstances, gardent toujours leur forme onduleuse.

Mais si elles diffèrent du tout au tout des fibres conjonctives, les fibres de Remak peuvent en revanche être rapprochées des fibres nerveuses à myéline : comme ces dernières, en effet, elles paraissent constituées par des éléments centraux, les éléments cylindraxiles, recouverts de corps cellulaires aplatis, qui sont contenus dans une couche protoplasmique granuleuse et qui peuvent être assimilés aux cellules des segments interannulaires.

Parmi les nerfs périphériques appartenant à la vie de relation, on trouve des filets nerveux absolument dépourvus de gaine de myéline : telles sont les fibres des terminaisons nerveuses (plaques motrices, etc.), et celles du nerf olfactif. Ces fibres possèdent tout simplement un cylindre-axe et une gaine de Schwann.

3° *Texture des nerfs.* — Pour prendre une notion exacte de la structure des cordons nerveux, il importe de les examiner sur des coupes transversales. Ces coupes nous montrent très nettement que le nerf est essentiellement constitué par une série de faisceaux de fibres nerveuses, adjacents les uns aux autres. Chaque faisceau (fig. 871) est entouré d'une gaine d'aspect lamelleux ; de plus, entre ces faisceaux protégés par leur gaine se disposent des tractus de tissu conjonctif, qui vont se rattacher à une membrane d'enveloppe totale, laquelle est constituée, comme ces tractus eux-mêmes, par du tissu conjonctif lâche.

La gaine d'aspect lamelleux qui environne chaque faisceau est appelée *gaine lamelleuse des nerfs* (RANVIER), *périnèvre* (AXEL KEY et RETZIUS), ou bien *gaine de Henle*. Le tissu conjonctif, qui forme une gaine au nerf total et pénètre sous forme de cloisons entre les gaines lamelleuses des faisceaux, est désigné sous les noms divers de *tissu conjonctif périfasciculaire*, *d'épinèvre*, ou bien encore de *névrilème* (BICHAT). Il ne faut pas confondre cette dernière désignation avec le même mot employé à tort pour désigner la gaine de Schwann.

La gaine lamelleuse est constituée par du tissu conjonctif, se disposant sous forme de lamelles concentriques dont le nombre varie suivant la dimension des faisceaux nerveux : les gaines, qui environnent les filets nerveux de faible dimension composés d'un seul ou de quelques tubes, gaines qui sont plus spécialement désignées sous le nom de *gaines de Henle*, sont formées d'une seule lamelle. Dans les nerfs volumineux, les lamelles constituant la gaine, au lieu d'être homogènes comme dans le cas précédent, sont formées de tissu conjonctif fasciculé mêlé à des grains et à des fibres élastiques, et sont assemblées entre elles par des lamelles d'union (*système de tentes* de RANVIER).

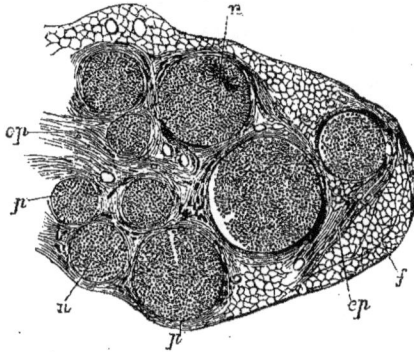

Fig. 871.

Coupe transversale du nerf sciatique du chien (KLEIN).

ep, épinèvre. — *p*, périnèvre. — *n*, fibres nerveuses constituant un faisceau nerveux. — *f*, tissu graisseux entourant le nerf.

La face interne de ces lamelles est tapissée par une couche de cellules aplaties que décèle l'imprégnation d'argent et qui forme là un véritable endothélium. C'est surtout sur les gaines de Henle environnant les petits filets nerveux que se montre nettement cette couche endothéliale. Les cellules en sont très régulières (fig. 870). On les décèle plus difficilement sur les faisceaux des gros troncs nerveux, quoiqu'il y existe cependant autant de couches endothéliales que de couches lamelleuses ; les cellules sont ici plus irrégulières. Nul doute que cet endothélium ne soit constitué par des cellules plates du tissu conjonctif juxtaposées les unes aux autres.

A l'extérieur de la gaine lamelleuse se trouve le *tissu conjonctif périfasciculaire des nerfs*. C'est du tissu conjonctif lâche contenant des fibres élastiques ; il renferme, en outre, les vaisseaux de nutrition du cordon nerveux.

De la face interne de la gaine lamelleuse se détachent des faisceaux de tissu conjonctif qui se résolvent bientôt en lamelles et en fibrilles pour constituer le *tissu conjonctif intrafasciculaire* du nerf ou *endonèvre*. Celui-ci pénètre entre les tubes nerveux et accompagne, la plupart du temps, les vaisseaux capillaires. Il est formé de faisceaux très fins et de cellules plates du tissu conjonctif.

Pour terminer ce qui a trait à la texture des cordons nerveux, nous ajoûterons que les faisceaux d'inégale dimension, dont ils sont composés, ne courent pas d'une façon absolument parallèle dans la totalité du nerf. On voit souvent, en effet, deux ou plusieurs faisceaux se réunir, et les tubes d'un faisceau passer dans un autre, mais, bien entendu, sans s'anastomoser entre eux.

Les descriptions qui précèdent s'appliquent aux nerfs de la vie de relation. Les nerfs du système sympathique sont constitués sur un plan absolument semblable; seulement, les faisceaux sont formés ici de fibres de Remak. On y trouve, cependant, un certain nombre de fibres à myéline qui peuvent rester juxtaposées aux faisceaux de fibres de Remak sans jamais s'y mêler.

Entre le faisceau nerveux et la gaine lamelleuse doublée de son endothélium, il existe un tissu spécial bien développé chez les solipèdes, rudimentaire chez l'homme, composé d'un stroma fibrillaire et de cellules hyalines de forme particulières, dites *cellules godronnées*. Ce tissu, découvert par RENAUT, est désigné par cet histologiste sous le nom de *tissu hyalin intravaginal des nerfs* (voy. pour plus de détails J. RENAUT, *Compt. rend. Académie des Sciences*, mars 1880, et *Arch. de Phys.*, 1881).

4° Vaisseaux des nerfs. — Les filets nerveux excessivement ténus sont seuls dépourvus de vaisseaux sanguins : ils reçoivent les éléments de leur nutrition des capillaires voisins. Dans les autres nerfs, les artères et les veines forment tout d'abord, dans le tissu conjonctif périfasciculaire, des réseaux à mailles longitudinales. De ce premier réseau artériel partent des artérioles qui traversent obliquement les gaines lamelleuses des faisceaux nerveux et se rendent dans l'intimité de ces derniers, en suivant le tissu conjonctif intrafasciculaire; elles se résolvent finalement en un réseau capillaire dont les mailles longitudinales sont immédiatement en contact avec les tubes nerveux.

Les vaisseaux lymphatiques vrais n'existent que dans le tissu périfasciculaire; si, en effet, on injecte un liquide coloré dans le névrilème du sciatique d'un chien, on voit ce liquide arriver jusque dans les ganglions pelviens. Si l'on pousse, au contraire, une injection dans l'intimité d'un faisceau, la matière injectée se répand entre les tubes nerveux : elle ne passe en dehors du faisceau et de là dans les ganglions que si l'injection a été poussée avec une force exagérée.

Terminaison des nerfs. — On ne cite plus que pour mémoire cette opinion ancienne, acceptée jadis par VALENTIN, par EMMERT, par PRÉVOST et DUMAS, d'après laquelle les nerfs arrivés à leur destination se recourbaient sur eux-mêmes en formant des anses et remontaient vers les centres en suivant un trajet rétrograde. Les récents progrès de l'anatomie ont nettement établi que les anses en question proviennent d'anastomoses, qui s'échelonnent sur le trajet des nerfs, mais qui n'en représentent nullement leur terminaison.

Il est universellement admis aujourd'hui que les fibres nerveuses se terminent réellement au sein des territoires anatomiques qu'ils ont pour mission de relier aux centres. Mais cette terminaison s'effectue suivant des modalités fort nombreuses, des modalités qui varient, pour ainsi dire, pour chaque organe et pour chaque tissu. Nous avons déjà vu comment se comportent les nerfs dans les os, sur le périoste, sur les ligaments et les synoviales articulaires, sur les fibres musculaires striées, dans le cœur et sur les vaisseaux. Dans les livres suivants, nous aurons à décrire, de même, leur mode de terminaison dans les membranes sensorielles et sur les différents segments des trois grands appareils digestif, respiratoire et génito-urinaire. Nous les verrons alors se terminer soit par des extrémités libres, soit par de petits renflements spéciaux qui atteignent leur plus haut degré de complexité pour les nerfs sensoriels et qui constituent : ici, les corpuscules du goût ; là, les crêtes acoustiques, ailleurs, les corpuscules de Meissner, les corpuscules de Pacini, les corpuscules de Krause, etc.

En raison même de leur diversité morphologique, les terminaisons nerveuses ne sauraient se prêter à une description générale, et le lecteur voudra bien se reporter, pour l'étude de ces terminaisons, à la description des différents organes et systèmes auxquels elles appartiennent.

§ II. — Des ganglions nerveux

Les ganglions sont des renflements plus ou moins volumineux, situés sur le trajet des nerfs. Ils jouent, comme nous l'avons dit plus haut, le rôle de centres excito-moteurs, d'où le nom de petits cerveaux que leur avait donné Winslow. Ils exercent en outre, comme l'ont établi les expériences de Waller, une influence trophique sur les cordons nerveux qui les traversent et auxquels ils sont annexés.

Conformation extérieure. — Le *volume* des ganglions est extrêmement variable : un grand nombre d'entre eux sont microscopiques et on en voit qui, comme le ganglion cervical supérieur, présentent plusieurs centimètres de longueur. Entre ces dimensions extrêmes, on trouve tous les intermédiaires.

Leur *forme* ne varie pas moins : les uns sont globuleux et plus ou moins régulièrement sphériques ; les autres sont allongés, pyramidaux ou fusiformes ; d'autres sont aplatis ou discoïdes ; il en est de triangulaires, de semi-lunaires, d'étoilés, etc., etc.

Leur *couleur* oscille d'ordinaire entre le gris clair et le gris rosé.

Leur *consistance* est généralement assez ferme. Mais cette consistance varie, on le conçoit, suivant les proportions relatives de leurs éléments constituants : les cellules, les tubes nerveux et le tissu conjonctif. Elle augmente quand dominent dans le ganglion les tubes nerveux et le tissu conjonctif. Elle s'atténue, au contraire, et devient très délicate quand les cellules nerveuses sont prédominantes

Au point de vue de leurs relations avec les différentes parties du système nerveux périphérique, les ganglions nerveux se divisent en trois groupes : 1° les *ganglions cérébro-spinaux*, qui se développent sur le trajet des nerfs crâniens et des nerfs rachidiens (ganglions intervertébraux, ganglion de Gasser, ganglion d'Andersch, etc.) ; 2° les *ganglions sympathiques*, qui appartiennent au système du grand sympathique ; 3° enfin, les *ganglions mixtes*, qui, comme leur nom l'indique, sont en connexion à la fois avec les nerfs cérébro-spinaux et avec les ramifications du grand sympathique; à ce dernier groupe, appartiennent le ganglion sous-maxillaire et le ganglion sublingual.

Nous nous bornons ici à cette simple énumération des trois groupes ganglionnaires, chaque ganglion devant être décrit plus tard, avec tous les détails utiles, à propos du nerf auquel il est annexé.

Structure des ganglions. — Il est difficile de diviser exactement, au point de vue de leur structure, les intumescences ganglionnaires, en raison même de la variabilité, soit quantitative, soit qualitative, de leurs éléments constituants. Aussi décrirons-nous successivement, en les rapportant aux nerfs auxquels ils se rattachent : 1° les ganglions spinaux, placés sur le trajet des racines postérieures des nerfs rachidiens; 2° les ganglions du grand sympathique; 3° les ganglions placés sur le trajet des nerfs crâniens.

1° *Ganglions spinaux.* — Les ganglions spinaux constituent le type à la fois le plus simple et le plus parfait des ganglions nerveux. Ils sont essentielle-ment formés par des éléments cellulaires contenus dans un stroma, et toute la masse est sillonnée par des fibres nerveuses qui, les unes, traversent le gan-glion sans s'y arrêter, les autres, au contraire, vien-nent rejoindre les éléments cellulaires et entrent en relation avec eux.

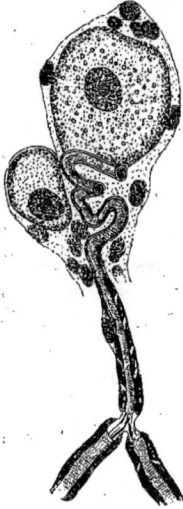

Le stroma de ces ganglions est constitué de la façon suivante : le tissu périfasciculaire du nerf se prolonge à la surface du ganglion de manière à former à ce dernier une gaine conjonctive renfermant les vais-seaux; les gaines lamelleuses abandonnent les fais-ceaux nerveux et vont prendre part à la formation conjonctive de l'organe. Cependant, chaque tube ner-veux et chaque cellule nerveuse sont entourés d'une gaine lamelleuse de tissu conjonctif, de telle sorte que chaque élément cellulaire enveloppé de sa capsule propre se trouve contenu dans une petite loge con-jonctive. A sa sortie du ganglion, le nerf se reforme avec tous ses éléments constitutifs.

Fig. 872.

Une grande et une petite cellule ganglionnaire du ganglion de Gasser du lapin (KLEIN).

Le cylindre-axe, après avoir quitté la cellule, s'enroule et se transforme en une fibre ner-veuse à myéline qui se divise un peu plus bas en deux fibres à myéline (fibre en T ou en Y).

Les cellules des ganglions spinaux (fig. 872) sont constituées par une masse de protoplasma, d'aspect granuleux, dont la texture réelle a été déjà étudiée à propos de la cellule nerveuse des centres (voy. p. 304). Cette masse, piriforme, contenant un noyau bien net, donne naissance par son sommet, à un prolongement unique (*cellule unipolaire*) résultant de la coales-cence d'un certain nombre de fibrilles convergentes, issues de la surface protoplasmique. Ce prolonge-ment, qui n'est autre chose qu'un cylindre-axe, s'entoure, presque immédiate-ment après son origine, d'une gaine de myéline. D'autre part, la cellule est enveloppée d'une membrane nucléée qui se continue sans interruption à la surface de la gaine de myéline et détermine ainsi la transformation du prolongement cylindraxile en un tube nerveux complet. Ce dernier vient ensuite, après un court trajet, se brancher sur l'un des tubes nerveux qui proviennent des racines postérieures.

Cette union du tube nerveux radiculaire avec le tube nerveux de provenance ganglionnaire se fait toujours au niveau d'un étranglement annulaire. A ce niveau, le cylindre-axe issu de la cellule semble se bifurquer et donner naissance à deux branches, dont l'une remonte vers la moelle, dont l'autre se dirige vers la périphérie. Une pareille disposition rappelle exactement la forme d'un T ou d'un Y majuscule : d'où le nom de tube en T ou en Y, qui a été donné par RANVIER au tube nerveux en question.

Du reste, le prolongement cylindraxile des cellules unipolaires des ganglions ne se comporte pas toujours de la même façon. Dans certains cas, on le voit s'enrouler en spirale autour de la surface de la cellule, ou bien former en un point de cette surface une sorte de paquet enroulé et, après s'être recouvert de ses différentes gaines, aller se brancher ensuite en forme de T, comme précédemment. Dans d'autres cas, il peut se bifurquer avant d'atteindre le tube radiculaire : il donne naissance alors à deux branches distinctes qui peuvent s'écarter immédiatement ou bien rester accolées pendant une certaine durée de leur trajet, mais qui, dans tous les cas, se dirigent l'une vers la moelle et l'autre vers la périphérie.

Les cellules des ganglions spinaux chez les poissons, étudiées d'abord par ROBIN et par BIDDER, puis dans ces derniers temps par MAX SCHULTZE, par RANVIER et par RETZIUS, présentent une forme ovoïde ou globuleuse et peuvent être considérées comme intercalées sur le trajet d'une fibre nerveuse. En effet, à chacun des pôles de la cellule, on voit le cylindre-axe se fibrilliser, s'épanouir à la surface du protoplasma cellulaire et l'enserrer comme dans un filet. La gaine de myéline du tube nerveux s'interrompt au niveau des étranglements annulaires les plus voisins de chaque pôle, de telle sorte que la myéline est absente de la surface de la cellule et sur le cylindre-axe à partir du moment où il se fibrillise. La gaine de Schwann du tube nerveux se répand à la surface de la cellule et lui forme une membrane d'enveloppe polynucléée. Quant à la masse cellulaire elle-même, munie d'un noyau très net, elle est constituée comme nous l'avons déjà indiqué.

Les cellules des ganglions spinaux considérées d'une manière générale ne diffèrent chez les poissons de ce qu'elles sont chez les autres vertébrés que d'une façon tout apparente. Chez ces derniers, en effet, quoique d'aspect unipolaire, elles sont réellement bipolaires, ainsi que le démontrent les formes particulières observées par RETZIUS. Seulement, les pôles se sont réunis en un seul. Ce qui tendrait encore à le démontrer, c'est que chez le pétromyzon, FREUND a décrit dans un même ganglion spinal, des cellules bipolaires à prolongements réunis, des cellules bipolaires ordinaires et des cellules munies de tubes en T.

2° *Ganglions du grand sympathique.* — Les ganglions du grand sympathique, bien distincts des précédents par leurs propriétés physiques, consistance plus molle, coloration plus brune ou rougeâtre, varient considérablement en dimensions : tantôt ils forment des masses volumineuses et bien isolées (ganglions cervicaux, ganglions semi-lunaires, ganglion de Wrisberg, etc.), tantôt ils sont répandus en amas microscopiques sur le trajet de filets nerveux ou dans des plexus.

Chez l'homme et les vertébrés supérieurs, les *cellules* de ces ganglions sont multipolaires; les prolongements qu'elles émettent peuvent se ramifier, mais le nombre de ces ramifications n'est pas aussi considérable que dans les cellules multipolaires de la moelle. D'après Axel Key et Retzius, ces prolongements se continuent avec des fibres pâles ; il n'est pas sûr cependant (Rauber), que quelques-uns d'entre eux ne s'entourent pas de myéline.

Le *protoplasma cellulaire* est granuleux, plus ou moins pigmenté et possède un noyau. Chaque cellule est de plus entourée d'une gaine nucléée qui recouvre chacun de ses prolongements (fig. 873).

Le *stroma* du ganglion du grand sympathique, sauf dans les ganglions microscopiques, est exactement constitué comme dans les ganglions spinaux.

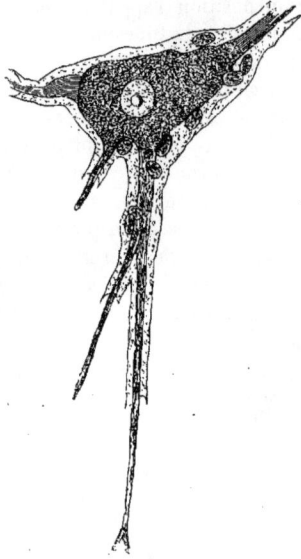

Fig. 873.
Cellule ganglionnaire sympathique
de l'homme (d'après Klein).

La cellule ganglionnaire est multipolaire ; chaque prolongement reçoit une gaine de la capsule de la cellule, et devient une fibre nerveuse sans myéline.

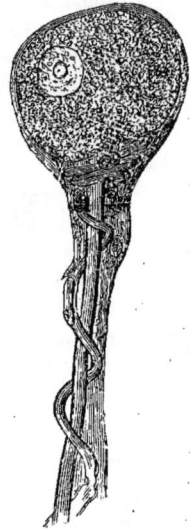

Fig. 874.
Cellule ganglionnaire sympathique de la grenouille, montrant le prolongement rectiligne et la fibre spirale ; cette dernière devient une fibre à myéline (d'après Klein).

Chez le lapin, les cellules des ganglions sympathiques possèdent deux noyaux (voy. *Ganglions du cœur*, p, 36). Chez le même animal, Schwalbe a décrit dans les cordons de ce système des cellules bipolaires sans prolongements médullaires.

Chez les batraciens, les cellules du grand sympathique sont bipolaires à fibre spirale ; des deux prolongements qu'elles émettent, l'un s'enroule en spirale autour de l'autre qui présente une direction rectiligne (fig. 874). Chez les poissons, elles sont de même nature, mais sans fibres spirales et beaucoup moins volumineuses que les cellules de même ordre contenues dans les ganglions spinaux.

Quelques histologistes ont récemment poussé plus loin l'étude des ganglions du grand sympathique, surtout chez la grenouille. Kollmann, Arnstein, Courvoisier et Retzius (*Zur Kenntniss der Ganglienzellen des Sympathicus*, Verhandl. des biolog. Vereins in Stockholm, 1890) ont décrit autour de la cellule un fin réseau de fibres protoplasmiques à mailles plus ou moins larges. Retzius ne peut affirmer que ce réseau pousse des prolongements jusque dans le corps de la cellule. Ce qu'il y a de certain, c'est qu'au point où le prolongement rectiligne sort de la cellule, ces fines fibrilles se réunissent pour former la fibre spirale qui s'enroule autour du prolongement direct. Le même auteur, qui a observé les faits précédents par la méthode de coloration au bleu de méthyle d'Erlich, a pu, par l'emploi de l'acide osmique, se rendre compte du trajet ultérieur de cette fibre spirale. Il a vu qu'elle ne tarde pas à s'entourer d'une gaine de myéline et à se diviser en T pour donner naissance à d'autres fibres, elles aussi entourées de myéline.

3° *Ganglions annexés aux nerfs crâniens.* — La structure de ces ganglions varie considérablement de l'un à l'autre. Dans les ganglions ophthalmique, sphéno-palatin, otique, sous-maxillaire et sublingual des mammifères, les cellules sont multipolaires (RETZIUS, RAUBER). D'après RETZIUS, les ganglions jugulaire et plexiforme du pneumogastrique, le ganglion pétreux du glosso-pharyngien, le ganglion géniculé du facial, le ganglion de Gasser seraient formés de cellules unipolaires semblables à celles des ganglions spinaux, de cellules avec prolongement en T. La présence de cette cellule unipolaire serait, pour cet anatomiste, enquelque sorte la caractéristique des ganglions placés sur le trajet des nerfs spinaux proprement dits.

Les recherches de RAUBER sur le ganglion pétreux du glosso-pharyngien et sur le ganglion plexiforme du pneumogastrique ne semblent pas concorder avec celles de RETZIUS. Pour RAUBER même, il ne faudrait pas trop compter sur la forme des cellules pour caractériser le classement des ganglions nerveux; il faudrait tenir compte aussi, pour avoir une notion exacte de leur structure, des organes avec lesquels les cellules nerveuses qui les forment sont en rapport. Quoi qu'il en soit, des ganglions appartenant au système cérébro-spinal peuvent très bien échapper à la règle fixée par RETZIUS. KÖLLIKER, par exemple, a décrit des cellules multipolaires dans le ganglion de Gasser; d'autre part, on trouve des cellules bipolaires dans les ganglions intra-pétreux de l'auditif (voy. *Nerf auditif*).

§ III. — NOMENCLATURE GÉNÉRALE DES NERFS

Telle est l'anatomie générale du système nerveux périphérique. Considérant maintenant ce système à un point de vue purement descriptif, nous diviserons les différents cordons nerveux qui le constituent en trois groupes, savoir :

1° Les *nerfs crâniens ;*
2° Les *nerfs rachidiens ;*
3° Le *grand sympathique.*

Chacun d'eux fera l'objet d'un chapitre spécial.

CHAPITRE PREMIER

NERFS CRANIENS

Nous pouvons définir les nerfs crâniens : *les nerfs qui, naissant de l'encéphale ou du bulbe, traversent les trous de la base du crâne pour se rendre aux territoires organiques auxquels ils sont destinés.* Ils ont pour caractères communs : 1° d'obéir à la loi de symétrie et, par conséquent, de naître par paires, les uns du côté gauche, les autres du côté droit ; 2° d'occuper la cavité crânienne, immédiatement ou peu après leur origine ; 3° de traverser successivement, pour sortir de cette cavité, toutes les enveloppes de l'encéphale, la pie-mère, l'arachnoïde, la dure-mère et enfin la paroi osseuse du crâne.

Mode d'origine. — Chacun des nerfs crâniens possède, comme nous l'avons déjà vu, une double origine : une origine apparente et une origine réelle. Nous appelons *origine apparente* d'un nerf le point ou la région de la surface extérieure du névraxe où il est implanté et où il *semble* prendre naissance ; et nous entendons par *origine réelle,* le noyau ou les noyaux de substance grise centrale où aboutissent *réellement* ses fibres après un parcours plus ou moins étendu dans la substance même du névraxe. Pour des raisons d'ordre didactique que l'on comprendra facilement, j'ai cru devoir décrire, à propos des centres nerveux, le trajet caché et les noyaux d'origine des nerfs crâniens, toutes notions qui seraient manifestement déplacées dans l'étude du système nerveux périphérique. Je me contenterai donc dans les pages qui vont suivre d'étudier pour chaque nerf crânien son origine apparente, et d'indiquer par un simple renvoi, pour ce qui concerne son origine réelle, la page de ce volume où la trouvera le lecteur.

Classification anatomique et physiologique. — WILLIS, auquel nous devons la division des nerfs en nerfs rachidiens et en nerfs crâniens, avait groupé ces derniers en dix paires, savoir : 1° le *nerf olfactif,* dont les branches se tamisent à travers la lame criblée ; 2° le *nerf optique,* qui sort du crâne par le trou optique ; 3° le *moteur oculaire commun,* 4° le *pathétique,* 5° le *trijumeau,* 6° le *moteur oculaire externe,* lesquels s'engagent dans des canaux fibreux creusés dans la dure-mère au voisinage de la selle turcique ; 7° le *nerf facial* et l'*auditif,* qui pénètrent l'un et l'autre dans le conduit auditif interne ; 8° le groupe *glosso-pharyngien, pneumogas-*

trique et *spinal*, qui s'échappe du crâne à travers le trou déchiré postérieur ; 9° le *grand hypoglosse*, qui traverse le trou condylien antérieur ; 10°, enfin, le *nerf sous-occipital*, dont Willis faisait à tort une paire crânienne.

La classification de Willis est basée, comme on le voit, sur l'ordre de

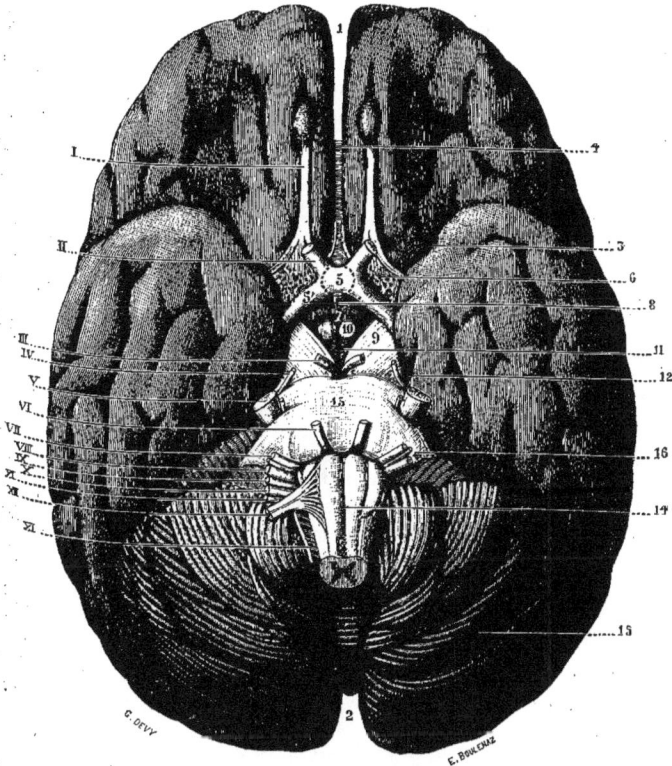

Fig. 875.

Face inférieure de l'encéphale montrant l'origine des nerfs crâniens.

1, extrémité antérieure, et 2, extrémité postérieure de la scissure interhémisphérique. — 3, scissure de Sylvius. — 4, genou du corps calleux. — 5, chiasma des nerfs optiques, avec 5' bandelettes optiques. — 6, espace perforé antérieur. — 7, tuber cinereum. — 8, tige pituitaire la ligne pointillée qui lui fait suite indique le contour du corps pituitaire. — 9, pédoncules cérébraux. — 10, tubercules mamillaires. — 11, espace perforé postérieur. — 12, partie latérale de la fente cérébrale de Bichat. — 13, protubérance annulaire. — 14, bulbe rachidien. — 15, cervelet. — 16, pédoncule cérébelleux moyen.

I, nerf olfactif. — II, nerf optique. — III, moteur oculaire commun. — IV, pathétique. — V, trijumeau, avec ses deux racines. — VI, moteur oculaire externe. — VII, facial. — VIII, auditif ; entre le facial et l'auditif on voit le petit nerf intermédiaire de Wrisberg. — IX, glosso-pharyngien. — X, pneumogastrique. — XI, spinal. — XII, grand hypoglosse.

succession des orifices ostéo-fibreux que traversent les cordons nerveux pour s'échapper du crâne ; elle ne tient aucun compte, ni des propriétés physiologiques de ces nerfs, ni de leur mode d'émergence à la surface du névraxe. Elle fut acceptée jusqu'à la fin du dernier siècle.

A cette époque, Sœmmering et Vicq-d'Azyr lui font subir des modifications importantes : ils suppriment tout d'abord la dixième paire, le nerf sous-occipital, qu'ils rangent avec raison au nombre des nerfs rachidiens ; ils dédoublent ensuite la septième paire et font du facial et de l'auditif deux paires distinctes ; ils décomposent, de même, la huitième en trois paires (glosso-pharyngien, pneumogastrique, spinal) et arrivent ainsi à la classification qui est adoptée aujourd'hui par tous les anatomistes.

Nous résumons cette classification dans le tableau suivant, où chaque paire nerveuse est mise en regard : 1° du numéro d'ordre qui lui correspond ; 2° de l'orifice de la base du crâne dans lequel il s'engage :

1re paire : Nerf OLFACTIF	. . . .	Trou de la lame criblée.
2e paire —	OPTIQUE	Trou optique.
3e paire —	MOTEUR OCULAIRE COMMUN	Fente sphénoïdale.
4e paire —	PATHÉTIQUE	Fente sphénoïdale.
5e paire —	TRIJUMEAU	Fente sphénoïdale, trou grand rond et trou ovale.
6e paire —	MOTEUR OCULAIRE EXTERNE	Fente sphénoïdale.
7e paire —	FACIAL	Conduit auditif interne.
8e paire —	AUDITIF	Conduit auditif interne.
9e paire —	GLOSSO-PHARYNGIEN	Trou déchiré postérieur.
10e paire —	PNEUMOGASTRIQUE	Trou déchiré postérieur.
11e paire —	SPINAL	Trou déchiré postérieur.
12e paire —	GRAND HYPOGLOSSE	Trou condylien antérieur.

Au point de vue physiologique, les nerfs crâniens se divisent en trois groupes : les *nerfs sensitifs* ou *sensoriels*, les *nerfs moteurs* et les *nerfs mixtes*, ces derniers renfermant à la fois des fibres sensitives et des fibres motrices.

a. Les NERFS SENSORIELS sont au nombre de trois : l'olfactif (1re *paire*), l'optique (2e *paire*) et l'auditif (8e *paire*).

b. Les NERFS MOTEURS comprennent : le moteur oculaire commun (3e *paire*), le pathétique (4e *paire*), le moteur oculaire externe (6e *paire*), le facial (7e *paire*), le spinal (11e *paire*) et le grand hypoglosse (12e *paire*).

c. Au groupe des NERFS MIXTES, enfin, se rattachent les trois nerfs suivants : le trijumeau (5e *paire*), le glosso-pharyngien (9e *paire*) et le pneumogastrique (10e *paire*).

Parallèle anatomique des nerfs crâniens et des nerfs rachidiens. — Le crâne étant la continuation du rachis et se composant, dans sa partie postérieure tout au moins, d'une série de segments ou métamères équivalents à des vertèbres, il est naturel de penser au premier abord que l'homologie se poursuit de même pour les cordons nerveux qui émanent du névraxe, et qu'en conséquence les nerfs crâniens se disposent suivant le même type que les nerfs rachidiens.

Cette opinion est admise aujourd'hui par un grand nombre d'anatomistes, qui ont essayé de grouper les nerfs crâniens par paires homologues des paires rachidiennes. Mais, si l'accord est à peu près fait sur le fond même de la question, de grandes divergences s'élèvent dès qu'il s'agit de préciser les détails et de limiter exactement telle ou telle paire. On peut cependant accepter, à ce sujet, les idées du professeur WIEDERSHEIM, qui résument un grand nombre de travaux tant anatomiques qu'embryologiques. WIEDERSHEIM, en s'appuyant surtout sur les travaux de Van Wijhe relatifs au développement des sélaciens, est arrivé à admettre dans le crâne neuf métamères ayant chacun sa paire nerveuse avec sa racine antérieure ou ventrale et sa racine postérieure ou dorsale. L'ordre de succession de ces divers métamères, ainsi que les muscles et les nerfs qui leur correspondent, se trouvent résumés dans le tableau suivant. C'est celui de Van Wijhe, légèrement modifié par Wiedersheim en ce qui concerne le vague et l'hypoglosse.

TABLEAU DE LA DISTRIBUTION DES NERFS CRANIENS
DANS LES MÉTAMÈRES DE LA TÊTE

MÉTAMÈRES	MUSCLES CORRESPONDANTS	NERFS CORRESPONDANTS	
		RACINES VENTRALES	RACINES DORSALES
Métamère I	Muscles droit supérieur de l'œil, droit inférieur, droit interne et petit oblique.	Nerf moteur oculaire commun (3e *paire*).	Branche ophthalmique profonde du trijumeau (5e *paire*).
Métamère II	Muscle grand oblique.	Nerf pathétique (4e *paire*).	Nerf trijumeau, moins la branche ophthalmique profonde (5e *paire*).
Métamère III	?	Nerf moteur oculaire externe (6e *paire*).	Nerf acoustico-facial formé par les nerfs auditifs (8e *paire*) et facial (7e *paire*).
Métamère IV	Muscles s'atrophiant de bonne heure.	Manque.	
Métamère V	Muscles s'atrophiant de bonne heure.	Manque.	Nerf glosso-pharyngien (9e *paire*).
Métamères VI et VII	?	Deux racines ventrales de l'hypoglosse (12e *paire*).	Nerf vague.
Métamères IX et X	?	Deux racines ventrales de l'hypoglosse (12e *paire*).	Racines dorsales de l'hypoglosse en voie de métamorphose régressive, n'existant en général que pendant la période embryonnaire.

Chez les vertébrés supérieurs et notamment chez l'homme, les segments crâniens sont à la fois moins nombreux et moins nettement délimités, un certain nombre d'entre eux ayant complètement disparu ou s'étant incorporés aux segments voisins. A leur tour, et comme conséquence de ce travail de condensation survenu au cours du développement phylogénique, les nerfs crâniens se présentent avec une disposition plus complexe et des homologies plus difficiles à dégager.

Tout d'abord, il existe deux nerfs, l'*olfactif* et l'*optique*, qui par leur mode d'origine, tout autant que par leurs fonctions, forment manifestement un groupe à part, nullement assimilable à la série rachidienne.

Les filets radiculaires de l'*hypoglosse* correspondent, de l'avis de tous, à un certain nombre de racines antérieures, analogues de tous points aux racines antérieures des nerfs spinaux. Cette assimilation est d'autant plus fondée qu'il se développe parfois une racine dorsale, qui vient rejoindre la racine précédente et restituer ainsi son état parfait à la douzième paire crânienne. Cette racine sensitive de l'hypoglosse, qui ne se montre chez l'homme qu'à l'état d'anomalie (voy. *Hypoglosse*), existe encore normalement et pendant toute la vie chez quelques vertébrés inférieurs.

Parmi les autres nerfs moteurs qui s'échelonnent en avant de l'hypoglosse, nous en rencontrons un certain nombre, le *moteur oculaire externe*, le *pathétique*, le *nerf masticateur* ou petite racine du trijumeau, le *moteur oculaire commun*, qui par leurs caractères morphologiques et fonctionnels représentent peut-être encore, au même titre que l'hypoglosse, des racines antérieures. Je dis peut-être, car, selon toutes probabilités, les nerfs précités ne se développent pas exactement (voy. EMBRYOLOGIE) comme les racines ventrales des paires rachidiennes.

Si nous passons maintenant à la série des nerfs dits sensitifs, nous n'en trouvons que deux qui pourraient au besoin être assimilés aux racines postérieures ou dorsales des nerfs spinaux : ce sont le *trijumeau* (grosse racine) et l'*auditif*. Le *glosso-pharyngien* et le *pneumogastrique* s'en écartent visiblement. Ces deux derniers nerfs s'implantent bien sur la même ligne que les racines dorsales des nerfs spinaux; comme elles encore, ils présentent des ganglions et se développent aux dépens de la bandelette neurale; mais ils en diffèrent en ce qu'ils possèdent à la fois des fibres sensitives et des fibres motrices. Sans doute, si nous suivons ces fibres jusqu'à leurs origines intrabulbaires, nous voyons les fibres sensitives se porter dans des noyaux qui sont les équivalents morphologiques des cornes postérieures de la moelle, les fibres motrices aboutir de même à des noyaux équivalents des cornes postérieures; mais il n'en persiste pas moins ce fait singulier que *leurs fibres motrices sortent du névraxe en suivant le trajet des racines dorsales*. Il faut bien le reconnaître, nous n'avons rien d'analogue dans la moelle.

Au nombre de ces fibres motrices à trajet postérieur ou dorsal, nous devons ranger les filets bulbaires du *spinal*, qui émergent du sillon collatéral postérieur du bulbe immédiatement au-dessous des nerfs mixtes. Les fibres constitutives du spinal me paraissent avoir la même signification que les fibres motrices du glosso-pharyngien et du pneumogastrique : elles n'en diffèrent que parce que, au lieu de se fusionner avec des fibres sensitives pour former un nerf mixte, elles restent isolées et constituent à elles seules un cordon nerveux exclusivement moteur.

Reste le *facial* : c'est un nerf essentiellement moteur, et l'on pourrait être tenté au premier abord de le considérer comme représentant, pour la série crânienne, une branche homologue des racines antérieures des nerfs spinaux. Mais les recherches embryologiques les plus récentes ont établi que le nerf facial naît d'une ébauche qui lui est commune avec l'auditif, qu'il se développe par conséquent comme une racine dorsale. C'est donc, comme le nerf spinal, un nerf moteur à trajet aberrant, je veux dire un filet moteur qui, au lieu de sortir du névraxe par le plan ventral, s'échappe par le plan dorsal. Réuni à l'acoustique sous le nom d'*acoustico-facial*, il constitue un troisième nerf mixte, en tout semblable aux deux nerfs mixtes situés au-dessous, le glosso-pharyngien et le pneumogastrique.

Ces quelques considérations, que nous avons rendues aussi brèves que possible, sont suffisantes pour nous indiquer les difficultés nombreuses que soulève cette question des homologies des nerfs crâniens, et nous expliquer en même temps les divergences d'opinions qui séparent à ce sujet les morphologistes les plus compétents.

La seule conclusion qui me paraisse acceptable pour le moment est celle-ci : si quelques nerfs crâniens, comme l'hypoglosse et la grosse racine du trijumeau, peuvent encore, malgré leur complexité relative, être assimilés à des racines rachidiennes, il en est d'autres, et c'est le plus grand nombre, qui se disposent suivant des modalités absolument nouvelles. Parmi ces modalités, les plus importantes sont : 1° la disparition d'un certain nombre de racines, soit ventrales, soit dorsales ; 2° la fusion de quelques-unes de ces racines avec les racines voisines ; 3° enfin l'existence de filets moteurs aberrants, qui suivent le trajet des racines dorsales, soit en restant isolés et indépendants (spinal, facial), soit en s'incorporant à des filets primitivement sensitifs pour donner naissance à des nerfs mixtes (glosso-pharyngien, pneumogastrique).

On comprendra sans peine après cela que nous n'essayions pas ici, à propos des nerfs crâniens de l'homme, de dresser un tableau de leurs racines ventrales et de leurs racines dorsales, et moins encore de les grouper méthodiquement deux à deux pour constituer des paires crâniennes comparables aux paires rachidiennes. Ce travail de synthèse sera possible un jour peut-être. Pour l'instant, il serait purement fantaisiste ; il serait le produit de l'imagination bien plus encore que le résultat de l'observation vraiment scientifique.

Consultez au sujet des homologies des nerfs crâniens et des nerfs rachidiens : Dohrn (A.), *Studien zur Urgeschichte des Wirbelthierkörpers*, Mittheil., aus der zool. Station zu Neapel, t. III, 1882 ; t. IV, 1883 ; t. V, 1884 ; t. VI, 1885 ; t. VII, 1887 ; t. VIII, 1888 ; Froriep, *Ueber Anlagen von Sinnesorg. am Facialis, Glossoph. und Vagus*, Arch. f. Anat. u. Physiol., 1885 ; Du même, *Bemerkungen zur Frage nach der Wirbeltheorie des Kopfskelettes*, Anat. Anzeiger, 1887 ; Gegenbaur, *Die Metamerie des Kopfes u. die Wirbeltheorie des Kopfskelettes*, Morph. Jahrbuch, 1887 ; His, *Ueber die Anfænge des peripher. Nervensystem*, Arch. für Anat. u. Physiol., 1879 ; Du même, *Die morphol. Betrachtung der Kopfnerven*, ibid., 1887 ; Houssay, *Etudes d'embryologie des vertébrés*, Arch. de Zool. expérimentale, 1890 ; Marshall, *The segmental value of the cranial nerves*, Journ. of Anat. and Physiol., t. XVI ; Van Wijhe, *Ueber die Mesodermsegmente und die Entwickl. der Nerven der Selachierkopfes*, K. Akad. der Wissenschaft. zu Amsterdam, 1882 ; Du même, *Ueber Somiten und Nerven im Kopfe von Vœgel u. Reptilienembryonen*, Zool. Anzeiger, 1886 ; Du même, *Ueber die Kopfsegment. und die Phylogenie des Geruchsorganes der Wirbelthiere*, ibid., 1886 ; Gaskell (W.-H.), *On the relations between the structure, function, distribution and origin of cran. nerves, etc.*, Journ. of Anat. and Physiol., 1889 ; Rabl, *Theorie des Mesoderms*, Morpholog. Jahrbuch, Bd XV, 1889.

§ I. — *Première paire* : Nerf olfactif

La plupart de nos traités classiques comprennent et décrivent sous ce nom : 1° la *bandelette olfactive* et ses trois racines ; 2° le renflement ovoïde ou *bulbe olfactif* qui termine en avant cette bandelette ; 3° les rameaux nerveux qui se détachent du bulbe pour descendre dans les fosses nasales. Nous ne pouvons accepter une pareille interprétation, qui est en complet désaccord avec le double enseignement de l'anatomie comparée et de l'embryogénie. La bandelette olfactive et le bulbe olfactif ne sont que des prolongements du cerveau, comme nous l'avons déjà vu (p. 586), et, seuls, les filets nerveux, qui proviennent du bulbe, méritent le nom de nerfs olfactifs.

Origine apparente. — Ces nerfs prennent naissance sur la face inférieure du bulbe olfactif, qui est couché, comme on le sait, sur la lame criblée de l'ethmoïde, de chaque côté de l'apophyse crista galli. Leur volume est très inégal ; leur nombre varie, lui aussi, non seulement sur chaque sujet, mais sur les deux côtés d'un même sujet.

Origine réelle. — Voy. p. 585.

Trajet, distribution. — En quittant le bulbe, les nerfs olfactifs, suivant un trajet descendant, traversent les trous de la lame criblée, enveloppés chacun

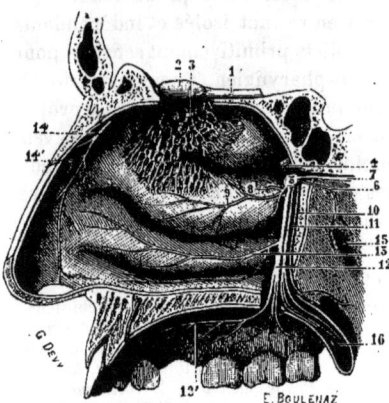 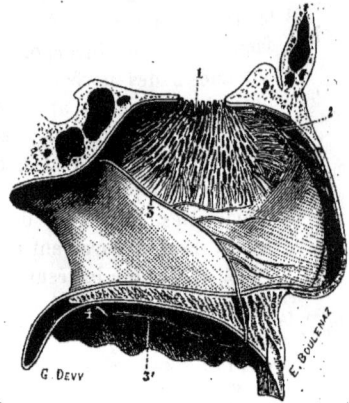

Fig. 876.   Fig. 877.

Fig. 876. — Paroi externe des fosses nasales, pour montrer les rameaux externes du nerf olfactif.

1, bandelette olfactive. — 2, bulbe olfactif. — 3, ramifications externes du nerf olfactif. — 4, nerf maxillaire supérieur. — 5, ganglion sphéno-palatin. — 6, nerf ptérygo-palatin. — 7, nerf vidien. — 8, nerf sphéno-palatin interne, sectionné près de son origine. — 9, nerf sphéno-palatin externe. — 10, nerf palatin postérieur. — 11, nerf palatin moyen. — 12, nerf palatin antérieur, avec 12' son anastomose avec le sphéno-palatin interne. — 13, nerf nasal postérieur. — 14, rameau externe du nasal interne, avec 14' naso-lobaire.

Fig. 877. — Paroi interne des fosses nasales pour montrer les rameaux internes du nerf olfactif.

1, ramifications du nerf olfactif dans la pituitaire. — 2, filet interne du nasal interne. — 3, nerf sphéno-palatin interne sectionné en arrière. — 3' son anastomose avec le nerf palatin antérieur 4.

dans un prolongement de la dure-mère, et arrivent ainsi dans les fosses nasales. Là, ils se séparent en deux plans ou groupes, l'un interne, l'autre externe :

1° Les *rameaux externes*, au nombre de douze à vingt (VALENTIN), s'étalent sur le cornet supérieur et sur le cornet moyen, en formant un riche plexus à mailles losangiques, dont les filets terminaux se perdent dans cette portion de la muqueuse olfactive qui recouvre la face interne des deux cornets précités; la muqueuse des méats correspondants ne paraît recevoir aucun rameau des nerfs olfactifs. La zone de distribution des rameaux externes est limitée en bas par une ligne antéro-postérieure, qui ne dépasse pas le bord inférieur du cornet moyen.

2° Les *rameaux internes*, au nombre de douze à seize (VALENTIN), se portent en dedans vers la cloison des fosses nasales et s'y résolvent en une multitude de filets divergents qui s'étalent, à la manière d'un éventail, sur la face profonde de la muqueuse. Comme les rameaux externes, ils s'envoient de nombreuses anastomoses et forment un plexus. Ce plexus, toutefois, est beaucoup moins riche et moins étendu que celui qui s'étale sur la paroi externe; malgré les anastomoses qu'ils s'envoient mutuellement, les rameaux internes de l'olfactif affectent une disposition plus ou moins pénicillée. Finalement, ils s'épuisent dans la moitié supérieure de la muqueuse de la cloison. M. REMY (*Th. d'agrég.*, 1878, p. 25) a pu suivre quelques filets olfactifs jusque dans la muqueuse des sinus sphénoïdaux.

Le mode de terminaison des nerfs olfactifs dans la muqueuse nasale sera étudié plus tard (voy. *Appareil de l'olfaction*.) Mais nous devons établir d'ores et déjà que les anastomoses admises par IWANN et par FISCHER entre l'olfactif et le trijumeau n'existent pas plus chez les animaux que chez l'homme.

Voyez, à ce sujet, BROCCHI, *Bull. Soc. philomatique de Paris*, 1877.

Variétés. — Des faits d'absence congénitale de la bandelette olfactive et du bulbe olfactif ont été signalés depuis déjà longtemps par ROSENMULLER, par CERUTTI, par PRESSAT, etc. Cette anomalie paraît avoir coïncidé, dans les cas précités, avec l'absence du sens de l'odorat (anosmie). Une pareille coïncidence est en parfait accord avec ce que nous enseignent la physiologie et la clinique, à savoir : que le nerf olfactif est le nerf de l'odorat et que l'anosmie accompagne fatalement la destruction du nerf, que cette destruction soit expérimentale ou pathologique.

Il existe pourtant dans la littérature anatomique deux faits, celui de CL. BERNARD, (*Leçons sur le système nerveux*, 1858, p. 229) et celui de LE BEC (*Bull. Soc. de Biologie*, 1883), où l'absence des nerfs olfactifs a été constatée à l'autopsie chez des sujets qui, de leur vivant, possédaient comme tout le monde l'impressionnabilité pour les odeurs. A ces deux faits, je puis en ajouter un troisième : au mois de juin dernier (1890), en faisant l'autopsie d'un sujet qui était mort la veille à l'Hôtel-Dieu de Lyon, dans le service de M. le professeur LÉPINE, je n'ai trouvé sur son cerveau aucune trace du bulbe olfactif et de la bandelette olfactive; or, il résulte des renseignements très précis qui m'ont été fournis par sa femme, que le sujet en question jouissait de l'odorat et percevait les odeurs comme le commun des hommes.

Pour expliquer ces faits de persistance de l'odorat malgré l'absence de nerfs olfactifs, certains physiologistes n'ont pas craint, suivant en cela l'exemple de MAGENDIE, de déposséder le nerf olfactif de la fonction de transmettre au cerveau les impressions odorantes, et d'accorder ce rôle au nerf de la cinquième paire. Une pareille interprétation ne me paraît nullement acceptable : l'anatomie comparée, la physiologie expérimentale et l'observation anatomo-clinique déposent contre elle, en établissant, par des faits aussi nombreux que précis, que le nerf olfactif est bien réellement le nerf qui relie aux centres nerveux les cellules olfactives de la pituitaire.

M. DUVAL (*Bull. Soc. d'Anthropologie*, 1884), en étudiant avec soin le cerveau qui fait l'objet de l'observation de LE BEC, a constaté : d'une part, la présence de filets olfactifs dans la muqueuse pituitaire, d'autre part, sur le cerveau lui-même, l'existence de véritables moignons d'implantation des nerfs olfactifs. Il en conclut, avec raison, que ces deux

43**

parties extrêmes ne peuvent avoir existé sans la présence de parties intermédiaires établissant leur continuité. Dans ce cas, l'absence des nerfs olfactifs devient une *prétendue absence*, une simple réduction de ces nerfs. Rien d'étonnant alors que la fonction persiste, l'organe existant réellement quoique atténué.

En supposant même (comme c'est probablement le cas pour l'observation que j'ai rapportée plus haut) que l'appareil olfactif fasse complètement défaut, il n'y aurait pas là une raison suffisante pour déposséder le nerf olfactif de ses fonctions classiques au profit du trijumeau. L'exercice du sens de l'odorat s'explique suffisamment, en effet, par un phénomène de suppléance, suppléance d'un nerf non développé par un nerf voisin : les impressions odorantes, au sortir de l'épithélium olfactif, au lieu de suivre les fibres olfactives comme cela a lieu d'ordinaire, suivent exceptionnellement les filets du trijumeau et n'en arrivent pas moins par cette voie détournée, par cette voie suppléante, aux centres corticaux des hémisphères.

§ II. — *Deuxième paire* : Nerf optique

Le nerf optique est le nerf de la vision : il réunit le chiasma optique au globe de l'œil et occupe, dans la plus grande partie de son étendue, la cavité orbitaire.

Origine apparente. — Il se détache de l'angle antéro-externe du chiasma dont il constitue le prolongement antérieur. Le prolongement postérieur, comme on le sait, est formé par la bandelette optique.

Origine réelle. — Voyez p. 590.

Trajet. — Du chiasma, le nerf optique se dirige obliquement d'arrière en avant et de dedans en dehors, vers le trou optique qu'il traverse pour pénétrer dans l'orbite. Arrivé dans cette cavité, il s'infléchit légèrement sur lui-même en formant un coude dont la convexité regarde en dehors. Suivant alors une direction à peu près postéro-antérieure, il se porte vers le globe de l'œil et le pénètre en un point qui est situé à 3 millimètres en dedans et un peu au-dessous de son pôle postérieur.

Le nerf optique se compose ainsi de deux portions, une *portion intra-crânienne* et une *portion intra-orbitaire*. La première, se ressentant encore du voisinage de la bandelette optique et du chiasma, est légèrement aplatie de haut en bas et mesure en longueur de 10 à 12 millimètres. La seconde affecte la forme d'un cordon cylindrique et présente une longueur moyenne de 3 centimètres, sur une épaisseur de 3 millimètres. Cette portion intra-orbitaire du nerf optique n'est pas exactement rectiligne : pour ne pas être tiraillé lorsque la pupille se porte en haut ou en bas, en dedans ou en dehors et que l'hémisphère postérieur se déplace en sens contraire, elle présente constamment une longueur un peu supérieure à la distance qui sépare en ligne droite le trou optique du pôle postérieur de l'œil. Elle revêt, en conséquence, une disposition légèrement flexueuse, qui rappelle un *S* italique et qui est d'autant plus prononcée que les déplacements de l'œil sont plus étendus.

Au moment de pénétrer dans le globe de l'œil, le nerf optique s'effile brusquement à la manière d'un tronc de cône et ne présente plus qu'un millimètre et demi de diamètre.

Rapports. — a. *Dans le crâne*, le nerf optique repose sur la partie externe de la gouttière optique, ayant en dehors de lui la carotide interne et l'origine de l'ophthalmique. Il est entouré, comme tous les autres nerfs crâniens, d'une double gaine : une *gaine interne* ou *piale*, formée par la pie-mère ; une *gaine externe* ou *arachnoïdienne*, constituée par l'arachnoïde. Cette dernière gaine accompagne le nerf jusqu'au trou optique ; mais elle ne va pas au delà en tant que grande séreuse.

b. *Dans le trou optique*, le nerf optique est situé en dedans de l'artère ophthalmique qui passe par le même orifice (fig. 878, 2). Immédiatement en avant de ce trou, il traverse un anneau fibreux que lui forment les tendons d'origine des muscles droits de l'œil.

c. *Dans l'orbite*, le nerf optique est baigné de toutes parts par le tissu cellulo-adipeux de cette cavité, qui le sépare des muscles droits. Il répond

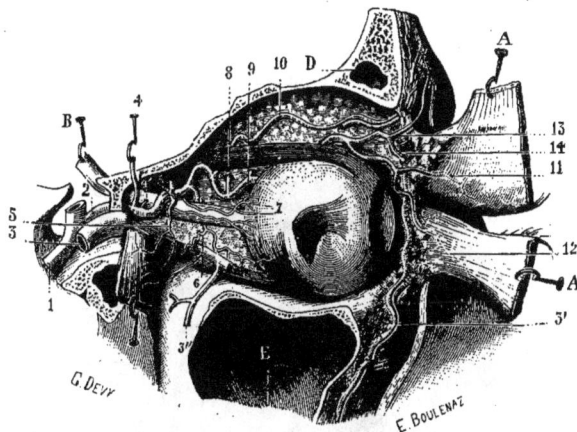

Fig. 878.

Le nerf optique et ses rapports avec les vaisseaux de l'orbite.

1, artère carotide. — 2, artère ophthalmique. — 3, veine ophthalmique, avec 3' son anastomose avec la faciale, 3" son anastomose avec le plexus ptérygoïdien. — 4, artère lacrymale ; 4', artère centrale de la rétine. — 5, artère musculaire supérieure. — 6, artère musculaire inférieure. — 7, artères ciliaires. — 8, artère ethmoïdale postérieure. — 9, artère ethmoïdale antérieure. — 10, artère sus-orbitaire. — 11, artère palpébrale supérieure. — 12, artère palpébrale inférieure. — 13, artère frontale. — 14, artère nasale. — 15, artère et veine faciales. — A, paupières érignées. — B, nerf optique. — C, glande lacrymale. — D, sinus frontal. — E, sinus maxillaire.

plus particulièrement : 1° à l'artère ophthalmique qui croise obliquement sa face supérieure ; 2° au ganglion ophthalmique qui est situé sur son côté externe ; 3° aux nerfs et aux vaisseaux ciliaires qui sont disposés tout autour de lui. Il est enfin entouré de deux gaines concentriques, bien différentes par leur nature (fig. 879) : l'une, la *gaine interne* ou *piale*, est une membrane très mince et très délicate, reposant immédiatement sur le nerf optique et constituant son névrilème proprement dit ; elle est le prolongement de la pie-mère cérébrale et possède les mêmes éléments histologiques que cette dernière. L'autre, la *gaine externe* ou *durale*, est beaucoup plus résistante et présente une structure franchement fibreuse ; elle se confond en arrière, sur le pourtour du trou optique, avec la dure-mère crânienne, dont elle n'est qu'un prolongement, et vient se terminer en avant sur la sclérotique.

Immédiatement au-dessous de la gaine durale se trouve un espace en forme de fente, *espace arachnoïdien*, qui représente ici la cavité arachnoïdienne des centres nerveux. Cet espace est tapissé par un endothélium et est cloisonné à l'infini par un système de tractus conjonctifs très fins, revêtus eux aussi de cellules endothéliales : c'est une séreuse cloisonnée.

Enfin, entre cette gaine arachnoïdienne et la gaine piale, nous rencontrons un nouvel espace, *espace sous-arachnoïdien*, qui se continue directement, en arrière, avec les espaces sous-arachnoïdiens des centres nerveux. Comme ces derniers, il est divisé, par des trabécules conjonctives diversement entre-croisées, en une multitude de cavités ou aréoles au sein desquelles circule la lymphe.

Structure. — Le nerf optique est essentiellement constitué par des fibres nerveuses longitudinales, accolées et parallèles, d'où l'aspect *en moelle de*

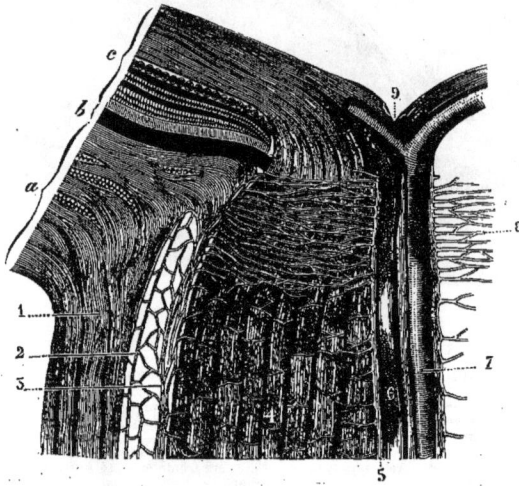

Fig. 879.
Coupe longitudinale du nerf optique à son entrée dans le globe de l'œil
(d'après SCHWALBE).

a, sclérotique. — *b*, choroïde. — *c*, rétine, avec ses différentes couches. — 1, gaine durale. — 2, gaine arachnoïdienne. — 3, gaine piale, avec les espaces sous-arachnoïdiens. — 4, faisceaux nerveux du nerf optique. — 5, couche centrale de tissu conjonctif, avec 6 et 7, la veine et l'artère centrales de la rétine. — 8, lame criblée de la sclérotique. — 9, excavation centrale de la papille.

jonc que présentent les coupes transversales de ce nerf. La gaine névrilématique, qui les contient, émet par sa face profonde de nombreuses cloisons conjonctives, qui divisent ces fibres en faisceaux prismatiques plus ou moins volumineux.

Considérées isolément, les fibres nerveuses du-nerf optique sont remarquables par leur ténuité. Leur diamètre varie d'ordinaire de 2 μ à 10 μ; mais il en existe de plus ténues encore, immensurables comme finesse, pour employer l'expression de SCHWALBE. Leur nombre serait de 400.000 d'après KRAUSE, de 500.000 d'après SALZER. Elles appartiennent à la classe des fibres à myéline, dont elles diffèrent cependant en ce qu'elles sont dépourvues de gaine de Schwann, analogues en cela aux fibres nerveuses des centres. « Elles sont réunies entre elles par un ciment mou pendant la vie, la névroglie, qui se coagule dans l'alcool et forme, par son durcissement, un réseau dont les mailles renferment les fibres nerveuses. La névroglie renferme, en outre, de nombreux éléments cellulaires aplatis, qui, comparables à des cellules endothéliales, se trouvent souvent rangés en séries le long de la surface externe des faisceaux nerveux; on les trouve appliqués à la surface, mais aussi disséminés à l'intérieur des faisceaux. La surface des faisceaux est le plus souvent séparée du système trabéculaire du tissu conjonctif du nerf par un système de fentes capillaires, appartenant au système canaliculaire lymphatique » (SCHWALBE).

La myéline qui entoure les fibres nerveuses disparaît au moment où le nerf optique s'engage dans les membranes de l'œil : cette disparition nous explique, à la fois, le rétrécissement graduel du nerf et son changement de coloration qui, de blanchâtre, devient grisâtre. Comme nous le verrons plus tard, la sclérotique à ce niveau n'offre pas au nerf optique un orifice unique, mais une multitude de petits orifices, une véritable *lame criblée* (c'est le nom qu'on lui donne), à travers laquelle se tamisent les divers faisceaux du nerf avant de s'épanouir dans la rétine.

Au voisinage du globe oculaire, le nerf optique s'enrichit d'un nouvel élément, l'*artère centrale de la rétine*. Cette artère, branche de l'ophthalmique, pénètre le nerf à 15 millimètres environ en arrière de la sclérotique; elle chemine d'abord à la face profonde du névrilème et gagne ensuite obliquement la partie centrale du nerf qu'elle occupe désormais jusqu'à la papille optique; elle est accompagnée d'un petit filet nerveux, le *nerf de Tiedmann*. Artère, veine et nerf sont comme enchâssés dans une masse de tissu conjonctif lâche, dépendant du névrilème.

L'artère centrale de la rétine abandonne quelques rameaux, toujours fort grêles, à la portion antérieure du nerf optique. Le reste de sa portion intra-orbitaire reçoit ses artères des ciliaires. La portion intra-crânienne enfin, comprise entre le chiasma et le trou optique, reçoit quelques artérioles de la cérébrale antérieure.

Le mode de terminaison des fibres optiques dans la rétine sera étudié ultérieurement (voy. ORGANES DES SENS).

§ III. — *Troisième paire :* NERF MOTEUR OCULAIRE COMMUN

Le plus volumineux et le plus important des nerfs moteurs de l'œil, le nerf moteur oculaire commun ou nerf de la troisième paire se distribue à tous les muscles de l'orbite, à l'exception de deux, qui sont le droit externe et le grand oblique.

Origine apparente. — Ce nerf prend naissance par une série de 10 à 12 filets dans l'espace interpédonculaire, sur le côté interne des pédoncules cérébraux, entre la protubérance annulaire et les tubercules mamillaires. Ces filets radiculaires, les internes surtout, entrent presque en contact sur la ligne médiane avec les filets homologues du côté opposé. Mais on ne voit jamais les filets de gauche et les filets de droite se fusionner ensemble, comme l'ont enseigné à tort un certain nombre d'anatomistes, VAROLE et VIEUSSENS entre autres.

Assez distincts dans l'espace interpédonculaire, les filets d'origine du moteur oculaire commun convergent immédiatement les uns vers les autres, pour constituer après leur réunion un cordon nerveux, légèrement aplati d'abord, puis arrondi.

Origine réelle. — Voyez p. 599.

Trajet. — En quittant le pédoncule, le nerf moteur oculaire commun se dirige obliquement en avant, en dehors et un peu en haut, vers le côté externe de la lame quadrilatère du sphénoïde (fig. 884, 3). Là, il perfore la dure-mère, pénètre dans l'épaisseur de la paroi externe du sinus caverneux et, suivant à partir de ce point un trajet postéro-antérieur, il gagne la fente sphénoïdale et entre dans l'orbite où il se termine par de nombreux rameaux.

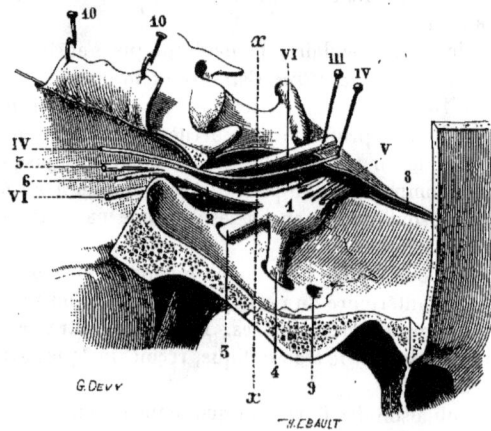

Fig. 880.

Les nerfs de l'œil à leur passage dans le sinus caverneux, vue latérale.

III, moteur oculaire commun. — IV, pathétique. — V, trijumeau. — VI, moteur oculaire externe. — 1, ganglion de Gasser. — 2, ophthalmique. — 3, maxillaire supérieur. — 4, maxillaire inférieur. — 5, frontal. — 6, lacrymal. — 7, sinus caverneux. — 8, sinus pétreux supérieur. — 9, trou petit rond. — 10, périoste orbitaire érigné en haut. — x, x, plan suivant lequel est faite la coupe représentée dans la figure suivante.

Rapports. — *a*. Immédiatement après son émergence du névraxe, le nerf moteur oculaire commun passe entre deux grosses artères, l'artère cérébrale postérieure qui est en avant et l'artère cérébelleuse supérieure qui est en arrière.

Du reste, il est situé au-dessous du feuillet viscéral de l'arachnoïde, dans le *confluent inférieur*, et baigne en plein dans le liquide céphalo-rachidien. Un peu plus loin, au voisinage de la lame quadrilatère du sphénoïde, l'arachnoïde l'entoure complètement et l'accompagne même dans une étendue d'un ou deux millimètres, jusque dans le canal fibreux de la dure-mère.

b. Dans l'épaisseur de la paroi externe du sinus caverneux, le moteur oculaire commun occupe constamment la partie la plus élevée de cette paroi (fig. 880 et 881, III). Au-dessous de lui et dans cette même paroi externe du sinus, on rencontre successivement le pathétique et l'ophthalmique.

c. Dans la fente sphénoïdale, enfin, le nerf moteur oculaire commun, encore compact ou déjà divisé en ses deux branches terminales, occupe la partie la plus large de cette fente. Il pénètre dans l'orbite à travers l'anneau de Zinn, lequel est formé, comme nous le verrons plus tard, par les deux tendons d'origine du muscle droit externe de l'œil (fig. 888, 7 et 7').

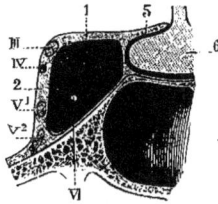

Fig. 881.

Coupe transversale du sinus caverneux, pratiquée suivant la ligne *x x* de la figure précédente.

1, paroi supérieure du sinus. — 2, sa paroi externe. — 3, cavité du sinus. — 4, carotide interne. — 5, diaphragme de l'hypophyse. — 6, corps pituitaire. — III. moteur oculaire commun. — IV, pathétique. — V¹, ophthalmique. — V², maxillaire supérieur. — VI, moteur oculaire commun. *esf*

Anastomoses. — Dans la paroi du sinus caverneux, le moteur oculaire commun reçoit deux anastomoses : l'une, *sensitive*, lui vient de l'ophthalmique ; l'autre, *sympathique*, est constituée par un ou par plusieurs filets, toujours très grêles, qui se détachent du plexus caverneux, c'est-à-dire de ces ramifications du grand sympathique qui entourent l'artère carotide au niveau de la gouttière caverneuse.

Distribution (fig. 882). — En entrant dans l'orbite, ou même un peu avant d'y entrer, le moteur oculaire commun se divise en deux branches, l'une *supérieure*, l'autre *inférieure*. Ces deux branches, légèrement divergentes, sont séparées l'une de l'autre par un intervalle angulaire, dans lequel s'engage obliquement le nerf nasal, branche de l'ophthalmique.

a. La *branche supérieure* est située tout d'abord en dehors et puis au-dessus du nerf optique. Oblique en haut et en avant, elle gagne la face profonde du muscle droit supérieur de l'œil et se bifurque bientôt en deux rameaux terminaux : 1° un *rameau inférieur*, qui se perd, par trois ou quatre filets, dans le muscle droit supérieur ; 2° un *rameau supérieur*, plus grêle, qui longe quelque temps le bord externe du muscle précédent et se redresse ensuite pour pénétrer dans le muscle releveur de la paupière supérieure.

b. La *branche inférieure*, beaucoup plus considérable que la précédente, se porte directement en avant comme le tronc dont elle émane et qu'elle continue. Elle se divise, après un parcours de quelques millimètres seulement, en trois rameaux, savoir : 1° un *rameau interne*, très court, qui se perd dans le muscle droit interne de l'œil ; 2° un *rameau inférieur*, fort court également, qui se jette dans le muscle droit inférieur ; 3° un *rameau antérieur*, enfin, remarquable par sa longueur, qui se porte jusqu'à la partie antérieure de l'orbite et se perd sur le bord postérieur du muscle petit oblique, auquel il est destiné ; c'est de ce dernier rameau que se détache, comme

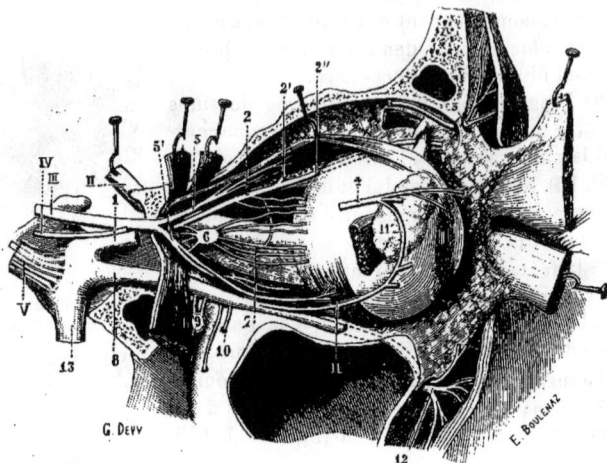

Fig. 882.

Nerf moteur oculaire commun et ganglion ophthalmique.

11, nerf optique érigné en haut. — III, moteur oculaire commun. — IV, pathétique. — V, trijumeau. — 1, ophthalmique. — 2, nasal, avec 2' nasal interne ; 2", nasal externe. — 3, sus-orbitaire. — 4, lacrymal. — 5, branche supérieure du moteur oculaire commun. — 5', sa branche inférieure. — 6, ganglion ophthalmique avec ses trois racines. — 7, nerfs ciliaires. — 8, nerf maxillaire supérieur. — 9, ganglion sphéno-palatin. — 10, nerfs dentaires postérieurs. — 11, rameau orbitaire, s'anastomosant en 11', avec le lacrymal. — 12, nerf sous-orbitaire. — 13, nerf maxillaire inférieur.

nous le verrons plus loin, la *grosse racine* ou *racine motrice* du ganglion ophthalmique.

Résumé du nerf moteur oculaire commun.

a). *Br. supérieure.* . . { R. du droit supérieur.
{ R. du releveur de la paupière.

b). *Br. inférieure* . . . { R. du droit interne.
{ R. du droit inférieur.
{ R. du petit oblique (*fournit la grosse racine du ganglion ophthalmique*).

Variétés. — Le moteur oculaire commun, dans la partie externe du sinus caverneux, envoie quelquefois un filet anastomotique au moteur oculaire externe ; mais, contrairement à l'assertion de certains auteurs, cette anastomose n'est nullement constante. Je l'ai cherchée vainement sur une dizaine de sujets, soit enfants, soit adultes. M. DELBET (in *Arch. d'Ophthalmologie*, 1887) nous fait connaître qu'il n'a jamais pu, lui aussi, en constater l'existence. — La branche supérieure reçoit assez souvent une anastomose soit de l'ophthalmique, soit du nasal. — Le muscle droit inférieur peut recevoir un filet surnuméraire, soit du rameau du droit interne, soit du rameau du petit oblique. — VOLKMANN a vu le moteur oculaire commun envoyer un rameau au grand oblique. — J'ai vu plusieurs fois le ganglion ophthalmique directement appliqué contre le rameau destiné au petit oblique : dans ce cas, le filet nerveux constituant la grosse racine n'existait pas ; ou, plus exactement, les fibres nerveuses destinées au ganglion ophthalmique passaient directement du nerf dans le ganglion sans former de rameau distinct.

§ IV. — *Quatrième paire :* NERF PATHÉTIQUE

Le plus grêle de tous les nerfs crâniens, le pathétique, est aussi celui qui parcourt dans le crâne le plus long trajet. Il est destiné à un seul muscle, le grand oblique ou oblique supérieur de l'œil.

Origine apparente. — Il prend naissance sur la face supérieure de l'isthme de l'encéphale, par un, deux ou trois filets, fort minces. Cette origine est située immédiatement en arrière des tubercules quadrijumeaux posté-rieurs, de chaque côté du frein de la valvule de Vieussens (fig. 668, 15).

Origine réelle. — Voyez p. 599.

Trajet. — De son point d'émer-gence, le nerf pathétique se dirige obliquement en dehors, en bas et en avant. Il contourne successivement la protubérance annulaire et le pé-doncule cérébral, et arrive ainsi à la base de l'encéphale. Changeant alors de direction, il se porte d'avant en arrière, traverse la dure-mère au point où s'entre-croisent les deux circonférences de la tente du cer-velet et pénètre alors dans l'épais-seur de la paroi externe du sinus caverneux (fig. 884, 4). Il parcourt cette paroi dans toute son étendue, traverse la fente sphénoïdale et arrive enfin dans l'orbite où il se termine.

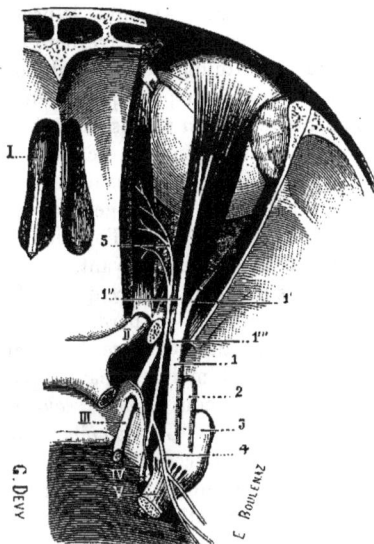

Fig. 883.
Nerf pathétique, trajet, rapports et distribution.

I, olfactif. — II, optique. — III, moteur oculaire commun. — IV, pathétique. — V, trijumeau. — 1, oph-thalmique : avec 1', lacrymal ; 1″, frontal ; 1‴, nasal. — 2, maxillaire supérieur. — 3, maxillaire inférieur. — 4, nerf récurrent de la tente du cervelet. — 5, termi-naison du pathétique dans le muscle grand oblique.

Rapports. — Durant ce long tra-jet, le pathétique présente les rap-ports suivants :

a. En contournant la protubé-rance, il est accompagné par l'artère cérébelleuse supérieure, branche du tronc basilaire. Plus bas, à la base de l'encéphale, il vient se placer entre le nerf moteur oculaire commun qui est en dedans et le trijumeau qui est en dehors, et arrive ainsi au sommet du rocher. Jusqu'ici, le nerf chemine cons-tamment entre le feuillet viscéral de l'arachnoïde et la pie-mère, dans les espaces sous-arachnoïdiens par conséquent.

b. Dans la paroi externe du sinus caverneux, le pathétique est situé au-des-sous du moteur oculaire commun, au-dessus de l'ophthalmique. Un intervalle de 2 à 3 millimètres sépare tout d'abord le moteur oculaire commun et le pathétique. Mais, comme ce dernier nerf est à peu près horizontal, tandis que le premier est obliquement descendant (fig. 880), il s'ensuit que les deux nerfs se rapprochent graduellement et doivent finir par se rencontrer. C'est, en effet, ce qui a lieu : un peu en arrière de la fente sphénoïdale, le pathétique prend contact avec le côté externe du moteur oculaire commun, croise ce nerf et lui devient supérieur, comme le montre la figure sus-indiquée.

c. Dans la fente sphénoïdale, il est situé à la partie supéro-interne de cette fente, en dehors de l'anneau de Zinn (fig. 694, 3). A côté de lui et un peu en dehors se trouve le nerf frontal.

Anastomoses. — Comme le nerf précédent, le pathétique, en traversant la paroi externe du sinus caverneux, contracte des connexions intimes avec le grand sympathique et l'ophthalmique :

a. Le grand sympathique lui envoie un ou deux filets anastomotiques très fins, provenant du plexus caverneux.

b. Son anastomose avec l'ophthalmique est beaucoup plus complexe et, quoique constante, présente des variations individuelles fort nombreuses. L'ophthalmique envoie généralement deux rameaux au pathétique. — Le *premier* se détache de l'ophthalmique, tout près du ganglion de Gasser ; il se porte en haut et en avant, traverse de bas en haut le tronc du pathétique à travers une boutonnière que lui forme celui-ci, et, s'infléchissant fortement en arrière, il vient se perdre en de nombreux filets dans la tente du cervelet et dans la partie inférieure de la faux du cerveau ; ce premier rameau, qui adhère plus ou moins au pathétique, est connu, en raison de son trajet rétrograde, sous le nom de *nerf récurrent de la tente du cervelet* ou *nerf récurrent d'Arnold.* — Le *deuxième* rameau se sépare de l'ophthalmique un peu en avant du précédent et se porte obliquement vers le pathétique, avec lequel il se confond le plus généralement. On le voit quelquefois s'accoler seulement au pathétique et s'en séparer bientôt pour venir se jeter dans le lacrymal.

VALENTIN considère comme constante l'existence d'un ou de plusieurs filets anastomotiques jetés entre le pathétique et le frontal, soit en arrière de la fente sphénoïdale, soit dans l'orbite elle-même.

Distribution. — Indépendamment du nerf récurrent de la tente du cervelet qui doit être considéré comme une branche de l'ophthalmique, le pathétique fournit dans l'intérieur du crâne quelques filets fort grêles, parfaitement décrits par VALENTIN, qui se rendent à la dure-mère de la région. Tout comme le nerf récurrent d'Arnold, ces derniers filets sont sensitifs et sont des filets d'emprunt provenant de l'ophthalmique.

Dans l'orbite, le nerf pathétique chemine comme le frontal au-dessous du périoste. Situé tout d'abord sur le côté interne de ce dernier nerf, il s'en sépare bientôt pour se porter obliquement en dedans et en avant. Il croise alors à angle aigu la branche supérieure du moteur oculaire commun, ainsi que les deux muscles releveur de la paupière et droit supérieur de l'œil, atteint ainsi le grand oblique, et s'épanouit en un certain nombre de filets divergents qui pénètrent le muscle par son bord supérieur.

Résumé du nerf pathétique.

a). *Br. collatérales.* . . . . { N. récurrent de la tente du cervelet.
{ Quelques filets à la dure-mère.

b). *Br. terminales* . . . . . | R. du grand oblique.

Variétés. — HIRSCHFELD (*Névrol.*, p. 176), décrit comme émanant de la portion intracrânienne du pathétique, un filet accessoire du nerf récurrent d'Arnold, qui, comme ce dernier, se rend à la tente du cervelet. — Le pathétique peut envoyer une racine au ganglion ophthalmique. — On l'a vu en outre envoyer un rameau, soit au lacrymal, soit au nerf nasal; BÉRAUD (*Gaz. méd.*, 1858, p. 36), à tort selon moi, considère ce dernier rameau comme constant.

§ V. — *Cinquième paire :* NERF TRIJUMEAU

Le plus volumineux des nerfs crâniens, le trijumeau, qu'on désigne encore quelquefois sous le nom de trifacial, est un nerf à la fois sensitif et moteur, tenant sous sa dépendance la sensibilité de la face et la contraction de tous les muscles masticateurs.

Origine apparente. — Le trijumeau naît sur le côté externe de la face inférieure de la protubérance, au moment où cette dernière se confond avec les pédoncules cérébelleux moyens : c'est en effet immédiatement en dehors de ce nerf que passe le plan, tout conventionnel du reste, qui établit la limite de la protubérance et du pédoncule cérébelleux.

Cette origine du trijumeau se fait par deux racines : une grosse et une petite.

a. La *grosse racine* ou *racine sensitive*, remarquable par son volume, se compose de quarante à soixante faisceaux nerveux, non seulement accolés, mais reliés entre eux par de nombreuses anastomoses. Elle est fortement étranglée à sa base et laisse après elle, quand on l'arrache, une espèce de saillie mamelonnée que BICHAT considérait à tort comme une surface d'implantation des fibres nerveuses.

b. La *petite racine* ou *racine motrice* (*nerf masticateur* des physiologistes) est située en avant et en dedans de la précédente, dont elle est généralement séparée à son émergence par un petit faisceau de la protubérance, connu depuis longtemps sous le nom de *languette de Wrisberg*. Cette deuxième racine n'est constituée que par cinq, six ou sept faisceaux nerveux, dix au plus.

Origine réelle. — Voy. p. 604.

Trajet. — Sortie de la protubérance, la grosse racine prend la forme d'un cordon légèrement aplati dans le sens vertical et se dirige obliquement en haut, en avant et en dehors, vers la partie interne du rocher. Là, elle s'engage dans un orifice spécial que lui forment à la fois le bord supérieur du rocher et la dure-mère sus-jacente (fig. 884, 6'). Cet orifice de forme oblongue, situé immédiatement en dehors et un peu en arrière de l'apophyse clinoïde postérieure, conduit notre racine dans une loge fibreuse, le *cavum Meckelii*, qui est formée par un dédoublement de la dure-mère et qui occupe la partie la plus interne de la face antérieure du rocher. En y pénétrant, la grosse racine du trijumeau s'aplatit de plus en plus ; en même temps, ses faisceaux constitu-tifs, jusque-là réunis en un cordon compact, se dissocient, s'écartent les uns des autres à la manière d'un éventail, s'envoient mutuellement de nombreuses anastomoses, for-ment en un mot un véritable plexus qui, en raison de sa configuration, a reçu le nom de *plexus triangu-laire du trijumeau*. Finalement, ces faisceaux aboutissent au bord supérieur d'un volumineux gan-glion, le *ganglion de Gasser*, que nous décrirons dans un instant.

La petite racine se dirige égale-ment vers ce ganglion en traver-sant le même orifice. Accolée à la grosse racine dans toute l'étendue de son parcours, elle est située d'abord en dedans d'elle ; puis, elle la contourne, pour gagner sa face postérieure. En atteignant le ganglion de Gasser, la petite ra-cine passe au-dessous et glisse alors entre la masse ganglion-naire et la face antérieure du ro-cher, sans prendre la moindre

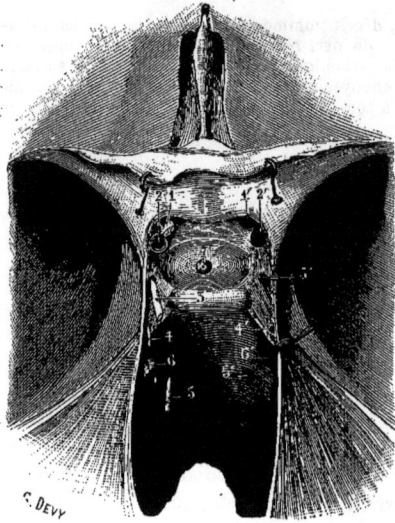

Fig. 884.

Le trijumeau et les nerfs de l'œil à leur passage à travers la dure-mère.

1, nerf optique. — 2, carotide interne. — 3, moteur ocu-laire commun. — 4, pathétique. — 5, moteur oculaire ex-terne. — 6, trijumeau. — 1', 2', 3', 4', 5', 6', les orifices de la dure-mère destinés à ces nerfs. — 7, diaphragme de l'hy-pophyse et tige pituitaire.

part à la constitution du ganglion. Elle ne fait que s'accoler à lui, comme elle s'est accolée à sa racine ; elle s'en dégage le plus tôt possible en obliquant en bas et en dehors, et vient se jeter finalement dans la plus externe des trois branches qui émanent du ganglion de Gasser, le nerf maxillaire inférieur.

Rapports. — Situées tout d'abord entre l'arachnoïde et la pie-mère, les deux racines du trijumeau reçoivent, au voisinage du rocher, une gaine arachnoïdienne commune qui les accompagne jusqu'au ganglion de Gasser.

Ganglion de Gasser et ses branches. — Le ganglion de Gasser est une masse de substance nerveuse d'un gris jaunâtre, couchée sur la partie interne de la face antérieure du rocher, qui se creuse à ce niveau d'une dépression pour le recevoir (*Ostéologie*, p. 129). Considéré au point de vue de sa con-figuration extérieure, il affecte la forme d'un croissant ou mieux d'un haricot fortement aplati, dont le hile serait tourné en haut et en arrière et dont le bord convexe regarderait en bas et en avant. Il nous présente ainsi deux faces, deux bords et deux extrémités ou cornes :

Sa *face antérieure* ou plutôt *antéro-externe* est en rapport avec la dure-mère qui lui adhère assez intimement pour en rendre la dissection difficile. — Sa face *postéro-interne* répond à l'os, dont elle est séparée par le grand nerf pétreux superficiel et par le périoste, renforcé à ce niveau par une mince lamelle fibreuse dépendant de la dure-mère. Le ganglion de Gasser se trouve ainsi contenu dans une loge fibreuse résultant, comme nous l'avons dit plus haut, d'un dédoublement de la dure-mère. Mais il s'en faut de beaucoup que la masse ganglionnaire présente avec son enveloppe fibreuse des rapports partout identiques ; tandis que sa face antérieure adhère intimement à cette enveloppe, sa face postérieure ne lui est unie que par du tissu conjonctif lâche. — Son *bord supérieur*, concave, reçoit l'extrémité externe de la grosse racine du trijumeau, étalée en plexus. — De son *bord inférieur*, convexe, se détachent trois grosses branches nerveuses, dites *branches terminales du trijumeau*. — Son *extrémité externe*, dirigée en dehors et un peu en arrière, répond à la dure-mère. — Son *extrémité interne*, enfin, répond à la carotide interne, dont elle n'est séparée que par la paroi externe du sinus caverneux.

Comme tous les ganglions, le ganglion de Gasser est essentiellement constitué par des amas irréguliers de cellules nerveuses, que traversent des fibres nerveuses entre-croisées dans tous les sens. Il n'est pas extrêmement rare de rencontrer le long du bord concave du ganglion de Gasser un ou deux petits ganglions accessoires, reliés soit au ganglion normal, soit à la grosse racine, par des filets nerveux fort minces. Une pareille disposition rappelle de tous points ces ganglions surnuméraires que l'on observe parfois sur le trajet des racines postérieures des nerfs rachidiens, entre la moelle et le ganglion normal.

Le ganglion du trijumeau reçoit sur son côté interne un ou plusieurs filets sympathiques (voy. *Grand sympathique*), qui lui viennent du plexus caverneux. En même temps, il émet, sur son côté externe et sur sa face postérieure, quelques filets excessivement ténus et fort variables en nombre, qui se distribuent à la dure-mère de la région sphéno-temporale. VALENTIN a signalé, en outre, plusieurs petits rameaux efférents qui se détachent de la face postérieure du ganglion et qui « se dirigent en arrière et en dehors vers le sinus pétreux inférieur et les parties avoisinantes de la dure-mère ».

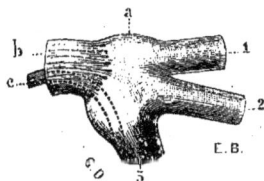

Fig. 885.

Ganglion de Gasser du côté droit, avec ses racines et ses trois branches terminales.

a, ganglion de Gasser. — *b*, sa racine sensitive. — *c*, racine motrice du trijumeau. — 1, ophthalmique. — 2, maxillaire supérieur. — 3, maxillaire inférieur.

Ces filets sensitifs, destinés à la dure-mère, méritent d'être signalés ; mais ils sont bien peu importants quand on les compare aux *trois branches terminales* du trijumeau. Ces trois branches s'échappent, comme nous l'avons dit plus haut, du bord inférieur du ganglion de Gasser, et divergent immédiatement à la manière d'une patte d'oie. Ce sont, en allant de dedans en dehors (fig. 885) :

1° Le NERF OPHTHALMIQUE, qui pénètre dans l'orbite à travers la fente sphénoïdale ;

2° Le NERF MAXILLAIRE SUPÉRIEUR, qui sort du crâne par le trou grand rond;

3° Le NERF MAXILLAIRE INFÉRIEUR, qui traverse le trou ovale.

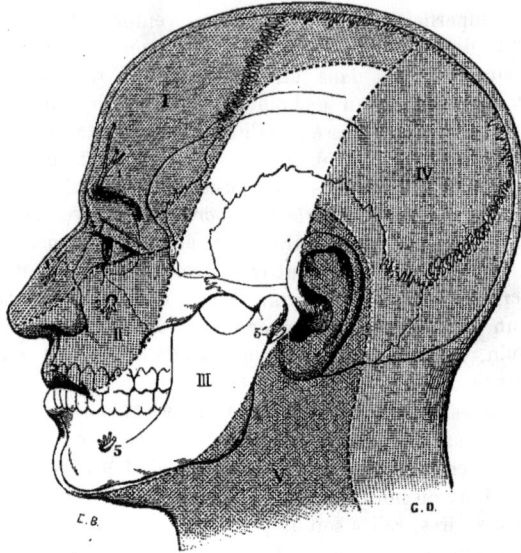

Fig. 886.

Territoires sensitifs de la tête, pour montrer la distribution générale des trois branches du trijumeau.

I, territoire de l'ophthalmique. — II, territoire du maxillaire supérieur. — III, territoire du maxillaire inférieur. — IV, branches postérieures des nerfs cervicaux (nerf sous-occipital). — V, plexus cervical superficiel. — 1, nerf sus-orbitaire. — 1' nerf naso-lobaire. — 2, nerf sous-orbitaire. — 3, nerf mentonnier. — 3', nerf auriculo-temporal.

En se séparant du ganglion de Gasser, chacune de ces trois branches est encore aplatie, rubanée, plexiforme; ce n'est que plus loin qu'elle revêt la forme d'un cordon cylindrique, d'un véritable tronc nerveux. En outre, à chacune d'elles est annexé un petit ganglion avec ses rameaux afférents ou racines, et ses rameaux efférents ou rameaux de terminaison. Ce sont : 1° pour le nerf ophthalmique, le *ganglion ophthalmique;* 2° pour le nerf maxillaire supérieur, le *ganglion sphéno-palatin* ou *ganglion de Meckel;* 3° pour le nerf maxillaire inférieur, le *ganglion otique* ou *ganglion d'Arnold.* Nous décrirons chacun de ces ganglions à la suite du nerf auquel il correspond par sa situation et ses relations anatomiques.

Résumé du nerf trijumeau.

a). *Br. collatérales.* . . . . . . | Quelques filets pour la dure-mère.

b). *Br. terminales.* . . . . . . { 1° NERF OPHTHALMIQUE.
2° NERF MAXILLAIRE SUPÉRIEUR.
3° NERF MAXILLAIRE INFÉRIEUR.

A. — *Première branche :* NERF OPHTHALMIQUE ET GANGLION OPHTHALMIQUE

La plus interne et la plus antérieure des trois branches terminales du trijumeau, le nerf ophthalmique se détache de la partie interne du ganglion de Gasser. De là, il se porte obliquement en haut, en avant et en dedans, s'engage dans l'épaisseur de la paroi externe du sinus caverneux et se dirige vers la fente sphénoïdale qui le conduira dans l'orbite.

Dans cette première partie de son trajet, l'ophthalmique chemine dans la paroi externe du sinus caverneux, dont il occupe successivement la partie inférieure, la partie moyenne et la partie supérieure. Il est situé au-dessous du pathétique, en dehors de la carotide et du moteur oculaire externe. Considéré plus spécialement dans ses rapports avec le pathétique, l'ophthalmique est séparé tout d'abord de ce dernier nerf par un intervalle de 3 ou 4 millimètres. Il s'en rapproche ensuite graduellement (fig. 880) et finit même par l'atteindre, pour occuper à partir de ce point son côté externe. Tous les deux croisent alors à angle aigu le nerf moteur oculaire commun et viennent se placer au-dessus de lui.

Avant de pénétrer dans l'orbite, l'ophthalmique reçoit du plexus caverneux un ou deux filets anastomotiques et abandonne à son tour un petit rameau à chacun des trois nerfs moteurs de l'œil : le pathétique, le moteur oculaire commun et le moteur oculaire externe. Il fournit, en outre, un important rameau sensitif, *le nerf récurrent d'Arnold*, qui, après avoir perforé le pathétique, vient se distribuer, comme nous l'avons déjà vu (p. 686), à la tente du cervelet et à la partie postérieure de la faux du cerveau. Ce rameau méningien et les filets anastomotiques destinés aux trois nerfs moteurs de l'œil peuvent être considérés comme les branches collatérales de l'ophthalmique.

En atteignant la fente sphénoïdale, ce nerf se divise en trois branches terminales, savoir : une branche interne ou *nerf nasal*, une branche externe ou *nerf lacrymal*, une branche moyenne ou *nerf frontal*.

1° **Nerf nasal** (fig. 887, 6). — Le nerf nasal, encore appelé naso-ciliaire, pénètre dans l'orbite, en passant par la partie supéro-interne de la fente sphénoïdale à travers l'anneau de Zinn. Il vient se placer, immédiatement après, au-dessous du releveur de la paupière et du droit supérieur de l'œil. Obliquant alors en avant et en dedans, il se porte vers la paroi interne de la cavité orbitaire et suit cette paroi jusqu'au trou orbitaire interne antérieur (*Ostéol.*, p. 139), où il se divise en deux branches terminales, le *nasal externe* et le *nasal interne*.

Mais déjà le tronc du nasal a fourni quelques rameaux collatéraux, dont les principaux sont les suivants : 1° un filet très grêle, qui se sépare du nasal avant ou peu après son entrée dans l'orbite, et qui aboutit à l'angle supérieur et postérieur du ganglion ophthalmique : c'est la *racine longue* ou *racine sensitive* de ce ganglion ; 2° un ou deux *nerfs ciliaires*, quelquefois trois ou quatre, qui se portent au-dessus du nerf optique, rejoignent le groupe des nerfs ciliaires issus du ganglion ophthalmique et en partagent la distribution; 3° un filet *sphéno-ethmoïdal*, découvert et décrit par Luschka (*Muller's Arch.*, 1857), qui s'engage dans le trou orbitaire interne postérieur et aboutit à la muqueuse du sinus sphénoïdal et des cellules ethmoïdales postérieures.

a. *Nasal externe* (7). — Le nasal externe, continuant la direction du tronc du nasal dont il émane, suit la paroi externe de l'orbite, en longeant le bord inférieur du muscle grand oblique. Arrivé à 5 ou 6 millimètres en arrière du rebord orbitaire, il se divise en trois rameaux : un *rameau supérieur*, qui se porte vers la partie interne de la paupière supérieure et l'espace intersourcilier; un

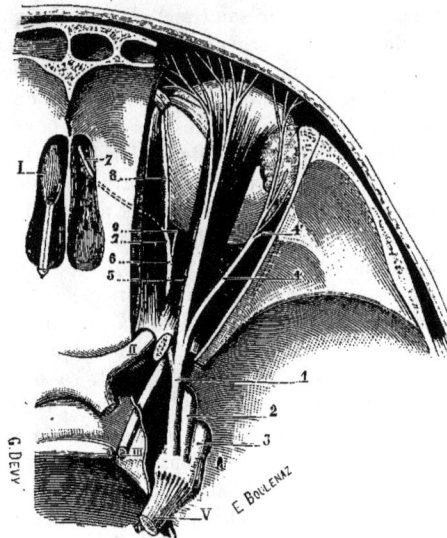

Fig. 887.
Branche ophthalmique du trijumeau.

1, nerf olfactif. — II, nerf optique. — III, moteur oculaire commun. — V, trijumeau avec ses deux racines. — 1, ophthalmique. — 2, maxillaire supérieur. — 3, maxillaire inférieur. — 4, nerf lacrymal, avec 4', son anastomose avec le rameau orbitaire du maxillaire supérieur. — 5, nerf frontal et ses branches. — 6, nerf nasal avec ses deux branches : 7, nasal interne et 8, nasal externe. — 9, un nerf ciliaire.

rameau inférieur, qui se distribue au sac lacrymal, au canal nasal, à la caroncule lacrymale et aux conduits lacrymaux ; un *rameau moyen* ou *antérieur*, qui se dirige horizontalement, sort de l'orbite en compagnie d'une petite artériole située le plus souvent à son côté interne et, finalement, vient se ramifier dans la peau de la racine du nez.

Dans ces dernières années et à l'instigation de Badal, on a préconisé comme un moyen thérapeutique à diriger contre le glaucome l'élongation ou l'arrachement du nerf nasal externe, préalablement mis à découvert par une incision pratiquée au niveau du rebord orbitaire. Il n'est pas inutile d'insister, à ce sujet, sur ce fait que le nasal externe se divise toujours, comme l'ont établi les dissections de Lagrange, de Delbet et les nôtres, à 5 ou 6 millimètres en arrière du rebord orbitaire, bien souvent plus loin, en un certain nombre de rameaux divergents. Il en résulte, que l'incision précitée ne mettra jamais sous les yeux de l'opérateur le tronc nerveux lui-même, mais seulement l'un de ses rameaux. Le nasal externe se termine en réalité dans l'orbite et c'est dans cette cavité, non en dehors d'elle, qu'il faudrait le chercher. — Voy. à ce sujet, BADAL, *Ann. d'oculistique*, 1882, p. 241, TROUSSEAU, *Th. Paris*, 1883; LAGRANGE, *Arch. d'Ophthalmologie*, t. VI, p. 43; DELBET, *ibid.*, 1887.

b. *Nasal interne* (8). — Le nasal interne ou *filet ethmoïdal* du rameau nasal de la branche ophthalmique s'engage, immédiatement après son origine, dans le trou orbitaire interne antérieur, et arrive ainsi dans le crâne, sur la lame criblée de l'ethmoïde, au-dessous du bulbe olfactif. Il fournit alors à la dure-mère de la région quelques filets fort grêles signalés par FRO-MENT en 1846. Puis, quittant de nouveau la cavité crânienne, il descend dans la fosse nasale correspondante en passant à travers la fente ethmoïdale (*Ostéol.*, p. 104) et s'y divise en deux filets, l'un interne, l'autre externe :

Le *filet interne*, destiné à la cloison, se porte en dedans et se termine par deux ou trois ramuscules très fins dans la muqueuse de la partie antérieure de cette cloison.

Le *filet externe* se porte en dehors vers la paroi externe. Après avoir donné, de même, quelques ramuscules à la muqueuse de la partie anté-rieure de cette paroi externe, il se loge dans une gouttière (quelquefois un véritable canal) que lui offre à cet effet la face postérieure de l'os nasal. Puis, s'échappant de la fosse nasale entre le bord inférieur de ce dernier os et le cartilage qui lui fait suite, il vient, sous le nom très significatif de *nerf naso-lobaire*, s'épuiser en ramifications de plus en plus ténues dans la peau du lobule du nez.

2° **Nerf frontal** (fig. 887, 4). — Le nerf frontal pénètre dans l'orbite par la partie supérieure et interne de la fente sphénoïdale, mais en dehors de l'an-neau de Zinn qui le sépare du nerf nasal (fig. 888, 4). Il chemine directe-ment d'arrière en avant le long de la paroi supérieure de l'orbite, entre le releveur de la paupière et le périoste, envoie chemin faisant une anasto-mose au nasal externe et se bifurque, un peu en arrière du rebord orbitaire, en deux rameaux, le *frontal externe* et le *frontal interne* :

a. *Frontal externe.* — Le frontal externe, qu'on désigne encore sous le nom de *nerf sus-orbitaire*, traverse le trou sus-orbitaire (quelquefois une simple échancrure) avec l'artère de même nom et se termine alors par trois ordres de rameaux : 1° des *rameaux frontaux* ou *ascendants*, qui cheminent soit au-dessus soit au-dessous du muscle frontal et se perdent en partie dans le péricrâne, en partie dans la peau de la région frontale; on peut les suivre jusqu'à la suture lambdoïde; — 2° des *rameaux palpébraux* ou *descendants*, qui se distribuent à la peau et à la muqueuse de la paupière supérieure. — 3° un *rameau osseux*, toujours très grêle, qui s'engage, au niveau du trou sus-orbitaire, dans un conduit osseux spécial, se porte directement en haut dans l'épaisseur du frontal et se termine, en partie dans le diploé et le péri-crâne, en partie dans la muqueuse des sinus frontaux.

b. *Frontal interne.* — Le frontal interne est presque toujours plus petit que le frontal externe, avec lequel il présente, du reste, une grande analogie de distribution. Il sort de l'orbite entre ce dernier nerf et la poulie du grand oblique et s'épuise, au niveau du rebord orbitaire : 1° en *rameaux frontaux*;

44*

pour le périoste et la peau du front ; 2° en *rameaux palpébraux*, pour la peau et la muqueuse de la paupière supérieure (partie interne) ; 3° en *rameaux nasaux*, pour la peau de la région intersourcilière.

Le nerf frontal fournit à peu près constamment un troisième rameau, le *nerf sus-trochléaire* d'ARNOLD ; ce rameau, dans la plupart des cas, n'est autre que l'anastomose, indiquée ci-dessus, que le frontal envoie au nasal externe. Toujours très grêle, le nerf sus-trochléaire se détache du nerf frontal dans le tiers postérieur de l'orbite, se dirige obliquement en avant et en dedans, passe au-dessus de la poulie du grand oblique, comme l'indique son nom, et s'anastomose avec le nasal externe, dont il partage la distribution.

3° **Nerf lacrymal.** — Le nerf lacrymal est la plus grêle des trois branches de division de l'ophthalmique. Il pénètre dans l'orbite par la partie la plus externe et la plus étroite de la fente sphénoïdale (fig. 888, 5) et, s'appliquant immédiatement contre le périoste de la paroi externe de la cavité orbitaire, il se dirige vers la glande lacrymale.

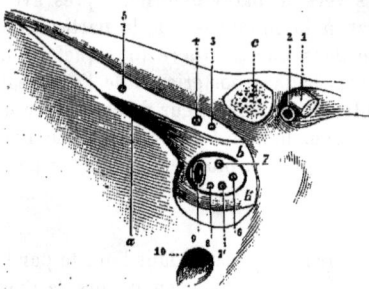

Fig. 888.
Schéma représentant les nerfs de l'orbite, au niveau de la fente sphénoïdale.

a, muscle droit externe, avec *b,* et *b',* ses deux tendons d'insertion circonscrivant l'anneau de Zinn. — *c,* apophyse clinoïde antérieure réséquée. — 1, nerf optique. — 2, artère ophthalmique. — 3, pathétique. — 4, frontal. — 5, lacrymal. — 6, nasal. — 7, branche supérieure, et 7', branche inférieure du moteur oculaire commun. — 8, moteur oculaire externe. — 9, veine ophthalmique. — 10, trou grand rond.

Dans cette première partie de son trajet, le nerf lacrymal longe le bord supérieur du muscle droit externe et s'anastomose avec deux nerfs, le pathétique et le rameau orbitaire du maxillaire supérieur. — L'anastomose avec le pathétique est constituée par un filet nerveux que ce dernier nerf envoie au lacrymal ; il est très probable que ce filet provient réellement de l'ophthalmique et n'a fait que s'accoler pendant quelque temps au côté externe du pathétique. — L'anastomose avec le rameau orbitaire consiste en un petit filet qui se détache du lacrymal, un peu en arrière de la glande lacrymale, et rejoint le rameau orbitaire situé au-dessous, en décrivant une anse à concavité tournée en arrière (fig. 882, 11').

Cette dernière anastomose n'est pas constante et présente, du reste, les plus grandes variétés individuelles.

En atteignant la glande lacrymale qu'il traverse souvent, le nerf lacrymal se divise en deux sortes de rameaux, des *rameaux lacrymaux*, et des *rameaux palpébraux :*

a. *Rameaux lacrymaux.* — Les rameaux lacrymaux, toujours très courts et en nombre indéterminé, naissent tantôt isolément, tantôt par un tronc commun ; ils se distribuent à la glande lacrymale.

b. *Rameaux palpébraux.* — Les rameaux palpébraux, continuant le trajet du lacrymal, atteignent la paupière supérieure à l'union de son tiers externe avec ses deux tiers internes. Ils s'épuisent, par le plus grand nombre de leurs filets, dans la peau et la muqueuse de la partie externe de la paupière supérieure, et, par quelques filets transversaux, dans la peau de la région temporale.

Résumé du nerf ophthalmique.

a). *Br. collatérales*				Anast. pour mot. oc. commun. — — pathétique. — — mot. oc. externe. Nerf récurrent d'Arnold.	
b). *Br. terminales.*	1° N. NASAL	*Br. collatérales.*		Rac. sens. du gangl. ophthalmique. Longs nerfs ciliaires. F. sphéno-ethmoïdal.	
		Br. terminales	Nasal externe.	f. palpébraux. f. nasaux. f. intersourciliers. f. lacrymaux.	
			Nasal interne.	f. interne. f. externe	
	2° N. FRONTAL		Frontal externe.	f. palpébraux. f. frontaux. f. osseux.	
			Frontal interne.	f. palpébraux. f. frontaux f. nasaux.	
	3° N. LACRYMAL			r. lacrymaux. r. palpébraux.	

Ganglion ophthalmique

Le *ganglion ophthalmique*, qu'on désigne encore sous le nom de *ganglion ciliaire*, est un petit renflement d'un gris jaunâtre, situé sur le côté externe du nerf optique, à la réunion de son tiers postérieur avec ses deux tiers antérieurs. Aplati dans le sens transversal, il affecte le plus souvent la forme d'un quadrilatère aux angles légèrement arrondis; il mesure en moyenne 2 millimètres dans le sens antéro-postérieur, 1 millimètre seulement dans le sens vertical. Ainsi disposé, le ganglion ophthalmique présente deux faces et quatre angles. De ses deux faces, l'une, l'interne, est accolée au nerf optique; l'autre, l'externe, répond au tissu cellulo-graisseux de l'orbite. De ses quatre angles, deux sont antérieurs, deux sont postérieurs : c'est par ces quatre angles que le ganglion ophthalmique entre en relation, d'une part avec les différents cordons nerveux auxquels il est annexé, d'autre part avec les territoires organiques auxquels il est destiné.

Comme tous les ganglions, qui ne sont que de petits centres d'innervation périphérique, le ganglion ophthalmique reçoit des rameaux nerveux et il en émet : les premiers sont ses *branches afférentes* ou *racines*, les seconds ses *branches efférentes* ou *branches de terminaison*.

A. Branches afférentes. — Les branches afférentes ou racines du ganglion ophthalmique sont au nombre de trois : une racine sensitive, une racine motrice, une racine sympathique (fig. 889).

1° La *racine sensitive* lui vient du nasal. Elle se détache de ce nerf, avant ou peu après son entrée dans l'orbite, et aboutit à l'angle postérieur et supérieur

44**

du ganglion ; on l'appelle encore *racine longue* en raison de la longueur de son trajet, *racine grêle* en raison de sa ténuité.

Indépendamment de cette première racine sensitive qui est située au-dessus du nerf optique il existerait, d'après VALENTIN et HYRTL, une deuxième racine sensitive qui passerait au-dessous du nerf optique et qui, partant comme la précédente du nerf nasal, aboutirait à la partie postérieure et inférieure du ganglion. C'est la *racine longue inférieure ;* VALENTIN la considère comme constante.

2° La *racine motrice* se détache, comme nous l'avons déjà vu, du long rameau que le moteur oculaire commun envoie au petit oblique. Se portant obliquement en haut et en avant, elle aboutit à l'angle postérieur et inférieur du ganglion, dont elle n'est séparée que par un intervalle d'un, deux ou trois

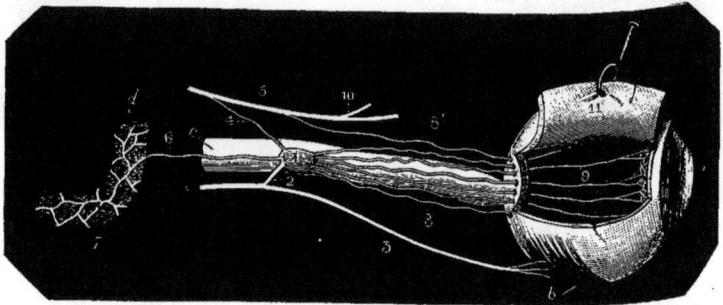

Fig. 889.

Ganglion ophthalmique, vu par son côté externe.

a, globe de l'œil du côté droit. — *b*, muscle petit oblique. — *c*, nerf optique. — *d*, artère carotide interne. — 1, ganglion ophthalmique. — 2, sa *racine motrice*, provenant de 3, rameau que le moteur oculaire commun envoie au petit oblique. — 4, sa *racine sensitive*, provenant de 5, nerf nasal. — 6, sa *racine sympathique*, provenant de 7, plexus caverneux. — 8, nerfs ciliaires. — 8'. un nerf ciliaire provenant directement du nasal. — 9, les nerfs ciliaires dans leur trajet intra-oculaire. — 10, bifurcation du nasal en nasal interne et en nasal externe. — 11, un segment de la sclérotique incisé et érigné en haut.

millimètres. Cette branche afférente du ganglion ophthalmique est donc très courte ; elle est en même temps beaucoup plus volumineuse que la branche que lui envoie le nerf nasal : aussi la désigne-t-on souvent, en raison de l'un ou l'autre de ces deux caractères, sous les noms de *racine courte* ou *grosse racine.*

3°La *racine sympathique* prend naissance dans le plexus caverneux, entre dans l'orbite avec le nerf nasal et se jette dans le bord postérieur du ganglion ophthalmique, soit isolément, soit en se fusionnant préalablement avec la racine sensitive.

Depuis LONGET on décrit, non seulement au ganglion ophthalmique, mais à tous les ganglions qui se disposent le long des branches du trijumeau : 1° une racine sensitive ; 2° une racine motrice ; 3° une racine sympathique ou végétative. Une pareille classification des rameaux afférents des ganglions, fort commode pour la description, peut être conservée et nous la conservons ; mais, elle ne doit pas être prise à la lettre dans le sens physiologique de ces expressions. La plupart de ces racines, en effet, proviennent d'un nerf mixte et constituent naturellement, dès leur origine, un petit tronc mixte dans lequel l'expérimentation physiologique trouve des fibres nerveuses sensitives, motrices ou végétatives déjà mélangées.

Pour citer quelques exemples (MORAT), les éléments irido-dilatateurs qui sont de provenance sympathique se rendent au ganglion ophthalmique par ce rameau long et grêle qui lui vient du nasal sous le nom de racine sensitive. De même, les éléments vaso-dilatateurs de la voûte palatine, contenus dans le nerf palatin antérieur (voy. plus loin), traversent ou côtoient le ganglion sphéno-palatin; mais ici encore ils proviennent non pas de la racine sympathique de ce ganglion, mais bien du nerf maxillaire supérieur, par la racine dite sensitive. Les vaso-dilatateurs du voile du palais contenus dans le nerf palatin postérieur proviennent bien du nerf vidien, mais, justement, pas de sa racine sympathique : ils sont fournis par le facial, probablement par le nerf de Wrisberg, que les physiologistes tendent de plus en plus à considérer comme une des origines du sympathique dans le bulbe.

B. Branches efférentes. — Ce sont les *nerfs ciliaires* : ils prennent tous naissance sur les deux angles antérieurs du ganglion et se partagent, dès leur origine, en deux groupes : un groupe supérieur composé de 3 ou 4 rameaux; un groupe inférieur, plus important, qui en renferme de 5 à 7. — Ces 8 ou 10 rameaux, bientôt rejoints par le ou les nerfs ciliaires que fournit directement le nerf nasal (*longs nerfs ciliaires*), se portent vers le globe oculaire en décrivant des flexuosités nombreuses; ils sont très fins et baignent en plein dans le tissu cellulo-graisseux qui entoure le nerf optique.

Dans cette première partie de leur trajet, les nerfs ciliaires fournissent quelques filets très déliés : 1° à la gaine externe du nerf optique; 2° à l'artère ophthalmique ou à ses branches; parmi ces derniers nous devons rappeler le *nerf de Tiedmann*, qui accompagne dans le nerf optique l'artère centrale de la rétine.

Parvenus au globe oculaire, les nerfs ciliaires perforent la sclérotique tout autour de l'entrée du nerf optique. Ils cheminent alors, comme autant de méridiens, entre la sclérotique et la choroïde jusqu'au muscle ciliaire, sur la face externe duquel ils forment un riche plexus très nettement décrit par IVANOFF et ARNOLD (in *Handb. d. ges. Augenheilk.* de GRÆFE et SŒMISCH). De ce plexus s'échappent en divergeant une multitude de petits filets terminaux pour le muscle ciliaire, pour l'iris, pour la cornée. Nous aurons l'occasion de revenir sur ces terminaisons nerveuses en étudiant chacun de ces organes (voy. ORGANES DES SENS).

La signification physiologique du ganglion ophthalmique est encore incertaine et la place qu'il convient de lui assigner en anatomie générale, malgré les nombreuses recherches qu'a suscitées une pareille question, est encore à déterminer. Tandis que certains anatomistes, comme RETZIUS, le rattachent au système du grand sympathique, d'autres, comme JEGOROFF, le considèrent comme un ganglion spinal. W. KRAUSE, à son tour, conciliant les deux opinions, n'hésite pas à regarder le ganglion ophthalmique comme constitué par deux ganglions distincts, l'un appartenant au sympathique, l'autre étant un ganglion spinal, ganglions fusionnés sur la plupart des sujets, mais séparés parfois par anomalie. Une pareille discordance entre les opinions émises par des auteurs également recommandables appelle, on le conçoit, de nouvelles recherches.

Consultez à ce sujet : SCHWALBE, *Ueber die morph. Bedeutung des ganglion ciliare*, Sitz. d. Jenaisch. Gesellsch. 1878, p. 90; DU MÊME, *Das ganglion oculomotorii*, etc., Jenaisch. Zeitschrift, XIII, 1879, p. 173 ; W. KRAUSE, *Ueber d. Doppelnatur d. gangl. ciliare*, in morph. Jahrbuch, 1881, VII p. 43 ; ONODI, *Beitr. zur vergl. Anatomie d. ganglion ciliare*, Orvosi Hetkap. 1881, n° 48 ; JEGOROFF, *Rech. anatomo-physiologiques sur le ganglion ophthalmique*, Arch. slaves de biologie, 1886 et 1887.

Variétés. — Les variations anatomiques de l'ophthalmique et de ses branches sont excessivement nombreuses; nous ne signalerons ici que les principales, renvoyant le lecteur, pour les anomalies moins importantes, à la *Névrologie* de VALENTIN, aux *Anomalies des nerfs* de KRAUSE et TEGELMANN et au mémoire de SVITZER, *Von einigen nicht häufig vorkommenden Variationen der Augennerven*, Copenhague, 1845.

1° *Branches de l'ophthalmique.*— Le *nerf lacrymal* reçoit parfois une anastomose soit du nasal, soit du frontal ; SCHLEMM a vu cette anastomose naître de la racine sensitive du ganglion ophthalmique. — On l'a vu, présenter un volume anormal et remplacer dans ce cas une portion du sus-orbitaire. — Je l'ai vu, deux fois, envoyer un filet au groupe des ciliaires. — On l'a vu fournir un petit rameau qui accompagnait l'artère ciliaire longue.

Le *nerf frontal* envoie assez fréquemment une anastomose au lacrymal. — CRUVEILHIER a vu le nerf sus-trochléaire traverser le sinus frontal.

Le *nerf nasal* envoie quelquefois un filet au sinus frontal. — FŒSEBECK (*Arch. f. Med. u. Phys.* 1839) l'a vu envoyer quelques filets au muscle releveur. — CRUVEILHIER (*Anat.*, III, 514), signale un filet récurrent qui se détache du nasal interne sur la lame criblée, retourne à l'orbite par un conduit spécial et se jette soit dans le nasal externe, soit dans le frontal. — Dans un cas de SVITZER, le nasal envoyait une anastomose au moteur oculaire commun et au moteur oculaire externe.— J'ai vu, dans deux cas, le nasal externe faire défaut et être suppléé par un rameau du frontal. — Dans un autre cas, que j'ai observé en 1874, ce même nasal externe se partageait en deux branches : l'une, suivait le trajet ordinaire; l'autre pénétrait dans l'os frontal à 15 millimètres en arrière du rebord orbitaire, en ressortait un peu au-dessus de l'articulation naso-frontale et se ramifiait alors dans la peau de la racine du nez.

2° *Ganglion ophthalmique.* — On l'a vu absent (HALLER) ; il est probable que dans ce cas, les cellules nerveuses qui le constituent normalement étaient éparses sur les filets qui sont en relation avec le ganglion, comme on l'observe du reste dans quelques espèces animales, les amphibiens et les sélaciens par exemple (SCHWALBE). — Par contre, on rencontre parfois, mais bien rarement, un petit ganglion accessoire, situé soit au-dessus, soit au-dessous du ganglion principal.

La *racine sensitive* est bien souvent multiple, comme aussi elle peut faire défaut : dans ce dernier cas, les filets sensitifs sont probablement apportés au ganglion par la racine motrice, devenant ainsi une racine mixte. Il est vraisemblable d'admettre que lorsque la racine sensitive fait défaut, les nerfs ciliaires directs, c'est-à-dire ceux qui émanent directement du nerf nasal, sont plus nombreux ou plus volumineux que d'habitude. — On a vu cette racine sensitive naître anormalement du ganglion de Gasser, du tronc même de l'ophthalmique, du nerf lacrymal. — On l'a vue donner un filet à l'élévateur de la paupière, un ou plusieurs filets au groupe des ciliaires. — Le ganglion ophthalmique est relié quelquefois au ganglion sphéno-palatin par un filet anastomotique que HYRTL considère à tort comme étant toujours un faisceau fibreux; ce filet, figuré par ARNOLD, a présenté à VALENTIN de véritables fibres nerveuses.

La *racine courte* ou *motrice* a été vue absente, double ou multiple(4 filets dans un cas de SVITZER). — Elle peut provenir du tronc même du moteur oculaire commun ou de sa branche de bifurcation supérieure (HENLE). — Elle peut provenir aussi du moteur oculaire externe: W. KRAUSE estime que, dans ce cas, elle n'a fait que s'accoler à ce dernier nerf, et qu'elle émane en réalité du moteur oculaire commun. — Une racine surnuméraire, issue du moteur oculaire externe, peut exister concurremment avec la racine normale fournie par le moteur oculaire commun. — Cette racine motrice peut fournir directement quelques rameaux ciliaires.

La *racine sympathique* peut naître du plexus caverneux par plusieurs radicules distinctes. — On a signalé une racine accessoire partant du plexus carotico-tympanique. — PATRUBAN et VALENTIN signalent un filet qui du plexus carotidien se rendait directement au globe oculaire sans présenter aucune connexion avec le ganglion.

Le nombre des *filets efférents* est fort variable : ce nombre diminue d'ordinaire, quand augmente celui des longs nerfs ciliaires provenant directement du nasal. — HENLE décrit un filet ciliaire, plus long que les autres, perforant la sclérotique à la partie antérieure du globe oculaire. — DELBET (*loc. cit.*) a vu, une fois, un nerf ciliaire se diriger jusqu'à l'hémisphère antérieur de l'œil, puis revenir sur ses pas en se recourbant en anse et venir traverser la sclérotique dans l'hémisphère postérieur.

B. — *Deuxième branche :* NERF MAXILLAIRE SUPÉRIEUR ET GANGLION SPHÉNO-PALATIN.

Branche moyenne du trijumeau, le nerf maxillaire supérieur se détache du bord supérieur du ganglion de Gasser, entre l'ophthalmique qui est en dedans et le maxillaire inférieur qui est en dehors. De là, il se porte d'arrière en avant et un peu de dedans en dehors, vers le trou grand rond. Il sort du crâne par cet orifice et arrive dans la fosse ptérygo-maxillaire (*Ostéol.*, p. 205) qu'il traverse d'arrière en avant. Il s'engage alors dans la gouttière sous-orbitaire, puis dans le canal sous-orbitaire et débouche enfin par le trou sous-orbitaire, pour se terminer dans les parties molles de la joue.

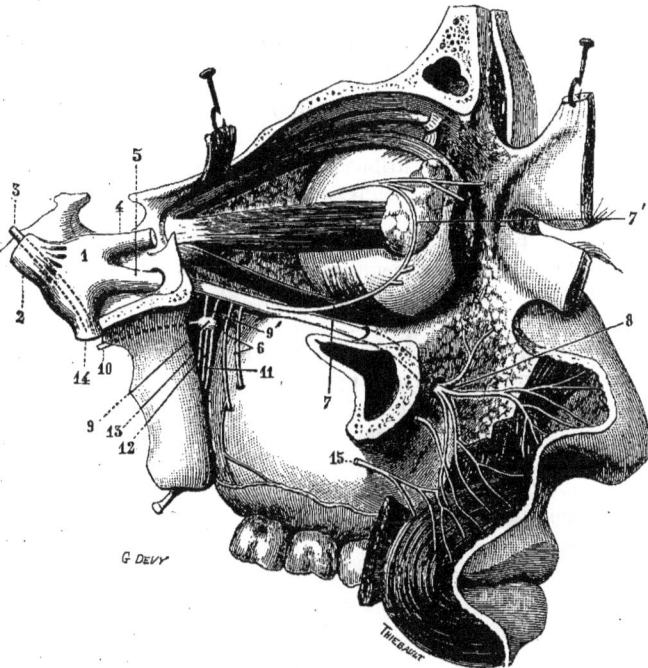

Fig. 890.
Nerf maxillaire supérieur.

1, ganglion de Gasser. — 2, grosse racine du trijumeau. — 3, sa petite racine. — 4, ophthalmique. — 5, nerf maxillaire supérieur. — 6, nerfs dentaires postérieurs. — 7, rameau orbitaire, s'anastomosant en 7', avec le lacrymal. — 8, bouquet sous-orbitaire. — 9, ganglion sphéno-palatin, avec 9', ses racines sensitives. — 10, nerf vidien. — 11, 12, 13, nerfs palatins antérieur, moyen et postérieur. — 14, nerf maxillaire inférieur. — 15, un rameau du facial, s'anastomosant avec des filets sous-orbitaires.

Dans le crâne, le nerf maxillaire supérieur est contenu dans un dédoublement de la dure-mère; il se ressent encore de la texture du ganglion de Gasser dont il émane et se présente sous la forme d'un ruban plexiforme. Il se condense et s'arrondit en traversant le trou grand rond et nous le voyons affecter, à partir de ce point, la forme d'un cordon cylindrique. Dans la fosse ptérygo-maxillaire, il baigne en plein dans le tissu graisseux demi-fluide qui remplit cette région osseuse. Dans la gouttière sous-orbitaire, il est séparé des parties molles de l'orbite par une lame fibreuse qui le recouvre en transformant cette gouttière en canal. A la joue, enfin, ses ramifications terminales reposent sur le muscle canin et sont situées immédiatement sous la peau.

Depuis le ganglion de Gasser où il prend naissance jusqu'au trou sous-orbitaire où il fournit ses branches terminales, les *rameaux sous-orbitaires*, le nerf maxillaire supérieur donne cinq branches collatérales, savoir : une dans le crâne, le *rameau méningien moyen;* quatre en dehors du crâne, le *rameau orbitaire*, les *rameaux du ganglion sphéno-palatin*, les *rameaux dentaires postérieurs*, le *rameau dentaire antérieur*. .

Nous décrirons tout d'abord ces différents rameaux du nerf maxillaire supérieur et étudierons, en dernier lieu, le ganglion qui lui est annexé, le *ganglion sphéno-palatin.*

1° Rameau méningien moyen. — C'est un filet nerveux excessivement fin, qui se détache du nerf maxillaire supérieur avant son passage à travers le trou grand rond, et qui se distribue à la dure-mère de la région en accompagnant l'artère méningée moyenne.

2° Rameau orbitaire (fig. 890, 7). — Ce rameau se détache de la face supérieure du nerf maxillaire supérieur, immédiatement après sa sortie du trou grand rond. Se portant directement en avant, il traverse la fosse ptérygo-maxillaire, pénètre dans l'orbite à travers la fente sphéno-maxillaire et se divise, sur la paroi externe de cette cavité, en deux rameaux plus petits, un rameau supérieur ou lacrymo-palpébral et un rameau inférieur ou temporo-malaire :

a. Le *rameau lacrymo-palpébral* se dirige en haut et en avant vers la glande lacrymale et se partage lui-même en deux filets : un *filet lacrymal*, qui s'anastomose, comme nous l'avons déjà vu, avec la branche lacrymale de l'ophthalmique et se distribue à la glande lacrymale; un *filet palpébral*, qui passe au-dessous de la glande et se rend à la paupière supérieure.

b. Le *rameau temporo-malaire* pénètre dans le conduit malaire (*Ostéol.*, p. 174) et se divise, en même temps que ce conduit, en deux rameaux secondaires : un *filet malaire*, qui sort à la face externe de l'os malaire et se perd dans la peau de la pommette; un *filet temporal*, qui débouche dans la fosse temporale, s'y anastomose avec le nerf temporal profond antérieur, et vient se distribuer, après avoir perforé le muscle temporal, dans la peau des tempes.

3° Rameaux du ganglion sphéno-palatin (fig. 890, 9'). — Ces rameaux, au nombre de deux ou trois, toujours très grêles et très courts, se détachent du maxillaire supérieur à la partie moyenne de la fosse ptérygo-maxillaire. De là, ils se portent verticalement en bas et se perdent, presque immédiatement après leur origine, dans le ganglion sphéno-palatin, dont ils constituent l'une des racines sensitives.

4° Rameaux dentaires postérieurs (fig. 891, 2). — Au nombre de deux ou trois, ces rameaux se séparent du maxillaire supérieur au moment où celui-ci va s'engager dans la gouttière sous-orbitaire. Se portant en bas et un peu en dehors, ils descendent sur la tubérosité du maxillaire, envoient quelques filets à la muqueuse buccale et aux gencives, et s'engagent ensuite dans les conduits osseux que nous avons déjà décrits sur la partie postérieure du maxillaire. Ils descendent ainsi, dans l'épaisseur de l'os, jusqu'au voisinage des dents molaires. Là, ils se divisent et s'anastomosent de façon à former une sorte de plexus, à mailles irrégulières, d'où s'échappent quatre ordres de filets terminaux, savoir :

a. Des *filets dentaires*, qui pénètrent dans les racines des grosses et des petites molaires et se distribuent aux parties sensibles des dents ;

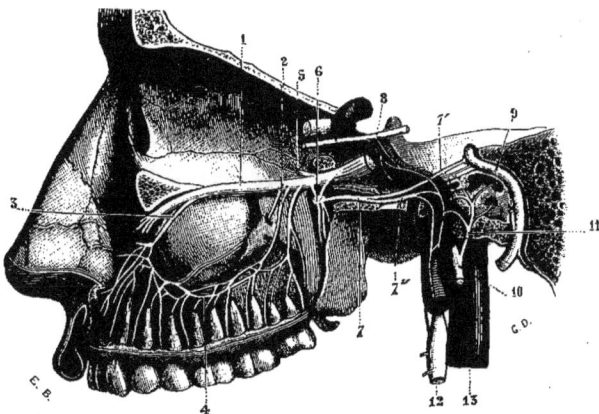

Fig. 891.

Rameaux dentaires du nerf maxillaire supérieur (d'après HIRSCHFELD).

1, nerf maxillaire supérieur. — 2, nerfs dentaires postérieurs. — 3, nerf dentaire antérieur. — 4, plexus dentaire. — 5, rameau orbitaire sectionné. — 6, ganglion sphéno-palatin suspendu au nerf maxillaire supérieur par deux racines sensitives. — 7, nerf vidien formé par 7', son filet crânien et 7'', son filet carotidien. — 8, nerf moteur oculaire commun et son anastomose avec le plexus carotidien. — 9, nerf facial. — 10, nerf glosso-pharyngien, avec 11, son rameau de Jacobson. — 11, ganglion supérieur du grand sympathique. — 12, veine jugulaire interne.

b. Des *filets alvéolaires*, qui se rendent au périoste des alvéoles ;

c. Des *filets muqueux*, qui viennent se ramifier dans la muqueuse du sinus maxillaire ;

d. Des *filets osseux*, qui se perdent dans le maxillaire lui-même.

5° Rameau dentaire antérieur (fig. 891, 3). — Ce rameau naît du maxillaire supérieur à 8 ou 10 millimètres en arrière du trou sous-orbitaire. De là, il se dirige obliquement en bas, vers les incisives, en suivant un conduit spécial creusé dans l'épaisseur du maxillaire (*Ostéol.*, p. 168). Dans son trajet, il fournit quelques filets récurrents qui vont s'anastomoser avec le plexus dentaire que nous venons de décrire et s'épuise ensuite en quatre ordres de filets :

a. Des *filets nasaux*, qui se rendent à la muqueuse du canal nasal ;

b. Des *filets dentaires*, pour les racines des deux incisives et de la canine correspondantes ;

c. Des *filets alvéolaires*, pour la périoste alvéolaire et la muqueuse gingivale ;

d. Des *filets osseux*, pour la portion du maxillaire qu'il traverse.

En se réunissant avec les nerfs dentaires postérieurs, le nerf dentaire antérieur forme au-dessus des racines des dents une anse plexiforme dont la concavité est dirigée en haut et qui porte le nom de *plexus dentaire*. Il existe, en outre, un peu au-dessus de la canine, toujours dans l'épaisseur de l'os, un petit ganglion plexiforme, décrit par

BOCHDALECK (*OEsterr. Jahrbuch*, t. XIX, p. 233), auquel aboutissent des filets du dentaire antérieur et un filet provenant du nerf nasal postérieur c'est le *ganglion de Bochdaleck*. La nature ganglionnaire de ce plexus nerveux a été mise en doute par VALENTIN.

6° Rameaux sous-orbitaires. — A sa sortie du trou sous-orbitaire, le nerf maxillaire supérieur s'épanouit en une multitude de ramuscules terminaux, le *bouquet sous-orbitaire*, que l'on peut, au point de vue de leur distribution, grouper en trois ordres (fig. 890, 8) :

a. Des *filets palpébraux* ou *ascendants*, qui viennent se perdre en haut dans la peau et la muqueuse de la paupière inférieure;

b. Des *filets labiaux* ou *descendants*, qui se dirigent en bas vers la lèvre supérieure et se perdent en partie dans la peau et les bulbes pileux, en partie dans la muqueuse et la couche glandulaire située au-dessous;

c. Des *filets nasaux* ou *internes*, qui, se portant en dedans, s'épuisent dans la peau de l'aile du nez et aussi dans la peau qui tapisse le vestibule des fosses nasales.

Résumé du nerf maxillaire supérieur.

a). *Br. collatérales.*	1 *intra-crânienne.*	R. méningien moyen.		
	4 *extra-crâniennes.*	1° R. orbitaire	lacrymo-palpébral. temporo-malaire.	
		2° R. du gangl. sphéno-palatin.		
		3° R. dnetaires post^{rs}.	f. dentaires. f. alvéolaires. f. muqueux. f. osseux.	
		4° R. dentaire ant^r.	f. nasaux. f. dentaires. f. alvéolaires. f. osseux.	
b). *Br. terminales.*	R. sous-orbitaires.		f. palpébraux. f. labiaux. f. nasaux.	

Ganglion sphéno-palatin ou ganglion de Meckel.

Découvert par MECKEL en 1749 et parfaitement étudié dans ses relations anatomo-physiologiques par LONGET, près d'un siècle plus tard, en 1842, le ganglion sphéno-palatin est un petit renflement grisâtre, de forme triangulaire, que l'on rencontre dans la fosse ptérygo-maxillaire, immédiatement en dehors du trou sphéno-palatin. Il est situé un peu au-dessous du nerf maxillaire supérieur, dont il n'est séparé que par un petit intervalle de quelques millimètres. De même que l'ophthalmique, il reçoit des filets nerveux (*branches afférentes*) et il en émet (*branches efférentes*).

A. Branches afférentes, nerf vidien (fig. 891, 7 et 892, 14). — Nous avons déjà indiqué les deux ou trois petits filets qui, du nerf maxillaire supérieur, descendent sur le ganglion. Ce sont là de vraies racines sensitives, pénétrant en partie dans la masse ganglionnaire, en partie aussi ne faisant que s'accoler à elle pour se jeter, un peu plus bas, dans ses branches efférentes.

Indépendamment de ces racines, issues du nerf maxillaire supérieur lui-même, le ganglion sphéno-palatin en possède trois autres réunies en un seul

troncule, le *nerf vidien*. Ce nerf vidien (fig. 892, 14) aboutit au côté postérieur du ganglion ; si nous le suivons à partir de ce point vers ses origines, .
nous le voyons s'engager dans le canal vidien qui est situé en arrière (*Ostéol.*,
p. 207), le parcourir dans toute sa longueur et arriver ainsi au-dessous du trou

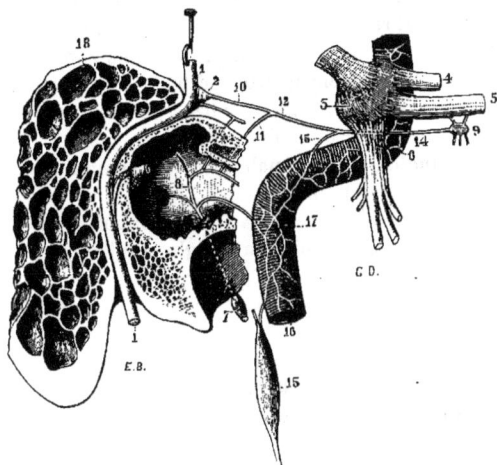

Fig. 892.

Ganglion sphéno-palatin et ses différentes racines (schéma).

1, nerf facial. — 2, ganglion géniculé. — 3, ganglion de Gasser, avec ses trois branches : 4, ophthalmique;
5, maxillaire supérieur; 6, maxillaire inférieur. — 7, glosso-pharyngien (ganglion d'Andersch), avec 8, le nerf
de Jacobson. — 9, ganglion sphéno-palatin. — 10, grand nerf pétreux superficiel. — 11, grand nerf pétreux
profond. — 12, filet crânien du nerf vidien formé par la fusion des deux rameaux précédents. — 13, filet carotidien du même nerf. — 14, nerf vidien. — 15, ganglion cervical supérieur du sympathique. — 16, carotide
interne. — 17, plexus carotidien. — 18, rocher.

déchiré antérieur. Là, il s'infléchit en haut, traverse la lame fibreuse qui ferme
cet orifice et se divise alors en deux rameaux, un *rameau carotidien* et un
rameau crânien :

a. Le *rameau carotidien* (13) pénètre, comme son nom l'indique, dans le
canal carotidien du rocher et se perd dans le plexus nerveux du grand sympathique, qui entoure à ce niveau la carotide interne.

b. Le *rameau crânien* (12), se séparant du précédent, mais restant toujours
dans le crâne, se dirige en dehors et un peu en arrière. Il s'engage dans une
petite gouttière que lui offre à cet effet la face antérieure du rocher et se subdivise bientôt lui-même en deux rameaux secondaires : l'un, sous le nom de
grand nerf pétreux superficiel (10), pénètre dans l'hiatus de Fallope et
aboutit au ganglion géniculé du facial; l'autre, sous le nom de *grand nerf
pétreux profond* (11), traverse également le rocher, arrive dans la caisse du
tympan et se jette dans le rameau de Jacobson, branche du glosso-pharyngien, dont il n'est en réalité qu'une branche collatérale.

Tel est le nerf vidien, suivi du ganglion vers son origine, comme le suit le
scalpel dans les salles de dissection. Si nous l'envisageons maintenant dans un

ordre inversé, à un point de vue plus conforme à son véritable rôle, nous le voyons constitué par deux rameaux : 1° un *rameau carotidien*, émanant du plexus sympathique qui entoure l'artère carotide interne dans son passage à travers le rocher ; 2° un *rameau crânien*, situé sur la face antérieure du rocher, au-dessous du ganglion de Gasser et formé lui-même par la réunion d'un filet moteur issu du facial, et d'un filet sensitif issu du glosso-pharyngien. Rameau carotidien et rameau crânien convergent l'un et l'autre vers le trou déchiré antérieur. Là, ils se réunissent en un tronc commun, le *nerf vidien*, lequel traverse successivement le trou déchiré antérieur et le canal vidien, pour venir se jeter dans le ganglion sphéno-palatin, qui est situé un peu en avant de l'orifice antérieur de ce dernier canal.

Au total, le ganglion sphéno-palatin reçoit, comme l'ophthalmique, trois racines physiologiquement différentes :

1° Une *racine sensitive* : cette racine est double ; l'une émane du nerf maxillaire supérieur ; l'autre lui vient du glosso-pharyngien (*grand pétreux profond*) par l'intermédiaire du nerf vidien ;

2° Une *racine motrice* : elle lui vient du facial (*grand pétreux superficiel*) par l'intermédiaire du nerf vidien ;

3° Une *racine sympathique* : elle provient du plexus carotidien et aboutit encore au ganglion par l'intermédiaire du nerf vidien (*filet carotidien*).

Nous pouvons maintenant aborder la description des branches efférentes :

B. Branches efférentes. — Ces branches, à la fois très nombreuses et très importantes, peuvent être groupées comme suit : un *rameau pharyngien*, des *filets orbitaires*, le *nerf sphéno-palatin* et les *nerfs palatins*.

1° *Rameau pharyngien*. — Ce rameau, que l'on désigne encore sous le nom de *nerf de Bock*, du nom de l'anatomiste qui l'a le premier bien décrit, se détache de la partie postérieure et interne du ganglion sphéno-palatin. Se portant de là obliquement en arrière et en dedans, il s'engage dans le conduit ptérygo-palatin (*Ostéol.*, p. 207), et se divise, à sa sortie de ce canal, en plusieurs filets terminaux, qui se distribuent : les uns à la muqueuse de la partie supérieure et postérieure des fosses nasales, les autres à la partie de la muqueuse pharyngienne qui avoisine la trompe d'Eustache.

2° *Filets orbitaires*. — Ce sont des filets très grêles qui se détachent de la partie supérieure et antérieure du ganglion et pénètrent dans l'orbite par la fente sphéno-maxillaire. Très variables en nombre, deux, trois ou quatre, ils sont également très variables dans leur terminaison : on rencontre généralement un filet pour le périoste de la partie inféro-externe de l'orbite. On peut rencontrer, en outre, un filet pour le nerf optique (ARNOLD), un filet pour le ganglion ophthalmique (TIEDMANN), un filet pour le nerf moteur oculaire externe (BOCK).

3° *Nerf sphéno-palatin*. — Il se détache de la face interne du ganglion sphéno-palatin et pénètre immédiatement dans les fosses nasales à travers le trou sphéno-palatin (*Ostéol.*, p. 180). Là, il se divise en deux branches, le nerf sphéno-palatin externe et le nerf sphéno-palatin interne :

a. Le *nerf sphéno-palatin externe*, destiné à la paroi externe des fosses nasales, se résout en cinq ou six filets qui se distribuent à la muqueuse du cornet supérieur et du cornet moyen.

b. Le *nerf sphéno-palatin interne*, beaucoup plus long que le précédent, se porte sur la paroi interne des fosses nasales et il la parcourt en diagonale depuis sa partie postérieure et supérieure jusqu'au conduit palatin antérieur, en lui abandonnant deux ou trois filets très déliés et d'une dissection difficile. Arrivé au conduit palatin antérieur, le nerf sphéno-palatin interne s'y engage et arrive ainsi à la voûte palatine, où il se perd dans la muqueuse de la région rétro-alvéolaire. Dans le conduit palatin antérieur, les nerfs sphéno-palatins internes s'a- dossent l'un à l'autre, mais sans échanger entre eux de filets anas- tomotiques comme quelques au- teurs l'ont prétendu par erreur.

4° *Nerfs palatins* (fig. 893). — Les nerfs palatins naissent sur la partie inférieure du ganglion sphéno - palatin et descendent verticalement vers la voûte pala- tine, en suivant des conduits spé- ciaux déjà décrits (*Ostéol.*, p. 207) entre le maxillaire supérieur et l'apophyse ptérygoïde. Ces nerfs sont au nombre de trois ; on les distingue, d'après leur situation respective, en palatin antérieur, palatin moyen, palatin postérieur.

a. Le *nerf palatin antérieur* (12), le plus volumineux des trois, s'engage dans le conduit palatin pos-

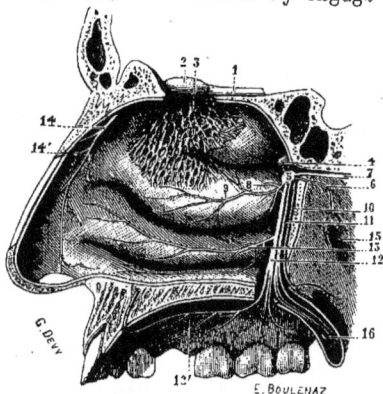

Fig. 893.

Branches efférentes du ganglion sphéno-palatin, vues par leur côté interne : origine, trajet et distribution.

1, bandelette olfactive. — 2, bulbe olfactif. — 3, ramifi- cations externes du nerf olfactif. — 4, nerf maxillaire supé- rieur. — 5, ganglion sphéno-palatin. — 6, nerf ptérygo- palatin. — 7, nerf vidien. — 8, nerf sphéno-palatin interne sectionné. — 9, nerf sphéno-palatin externe. — 10, nerf palatin postérieur. — 11, nerf palatin moyen. — 12, nerf palatin antérieur, avec 12', son anastomose avec le sphéno- palatin interne. — 13, nerf nasal postérieur. — 14, rameau externe du nasal interne, avec 14', filet naso-lobaire.

térieur, arrive à la partie postérieure et externe de la voûte palatine et se divise alors en deux groupes de filets terminaux : des *filets postérieurs*, très grêles, qui se distribuent à la muqueuse du voile du palais et à la couche glanduleuse sous-jacente ; des *filets antérieurs*, plus longs et plus volumineux, qui s'épuisent en ramuscules de plus en plus ténus dans la muqueuse des gencives et de la voûte palatine. Ces derniers filets s'anastomosent parfois (12') avec les filets terminaux du sphéno-palatin interne.

Dans son trajet à travers le conduit palatin, le nerf palatin antérieur fournit quelques filets collatéraux à la muqueuse du sinus et un rameau beaucoup plus important, le *nerf nasal postérieur et inférieur* (13). Ce dernier nerf s'échappe du conduit palatin par un petit canal spécial (quelquefois un simple orifice), qui l'amène dans les fosses nasales sur l'extrémité postérieure du cornet inférieur. De là, il chemine d'arrière en avant sur la face interne de ce cornet et se distribue par des filets ascendants et des filets descendants à cette portion de la muqueuse pituitaire qui revêt le méat moyen, le cornet inférieur et le méat inférieur.

b. Le *nerf palatin moyen* (11) est le plus grêle du groupe ; il s'engage, un peu en arrière du précédent, dans un conduit palatin accessoire et vient se terminer dans la muqueuse du voile du palais et dans la couche glanduleuse sous-jacente.

c. Le *nerf palatin postérieur* (10) descend de même dans un conduit palatin accessoire jusqu'à la voûte palatine. Là, il se divise en deux groupes de rameaux : des *rameaux sensitifs*, pour la muqueuse des deux faces du voile du palais ; des *rameaux moteurs*, pour les muscles péristaphylin interne et palato-staphylin. Si l'on veut bien se rappeler que le ganglion sphéno-palatin reçoit comme unique racine motrice le grand nerf pétreux superficiel, issu du facial, et que, d'autre part, les branches efférentes de ce ganglion n'innervent que deux muscles, le péristaphylin interne et le palato-staphylin, on en conclura naturellement que ces deux muscles sont, en réalité, innervés par le nerf facial.

Variétés. — L'une ou l'autre branche du rameau orbitaire peut faire défaut, suppléée dans ce cas par les nerfs voisins. — Ce même rameau orbitaire peut fournir un filet surnuméraire à la peau du front ; C. Krause l'a vu fournir un nerf ciliaire. — Cruveilhier a vu le nerf dentaire postérieur naître dans le canal sous-orbitaire. — Entre le dentaire postérieur et le dentaire antérieur, il peut exister un dentaire moyen. — Le ganglion sphéno-palatin envoyait un rameau au sinus sphénoïdal dans un cas de Longet, un rameau au plexus caverneux dans un cas de Fæsebeck. — Les filets nasaux et palpébraux du sous-orbitaire peuvent se détacher du tronc nerveux avant le dentaire antérieur et sortir du maxillaire par un canal spécial, situé en dedans et au-dessus du trou sous-orbitaire normal (*Ostéol.*, p. 170.) — Il n'est pas rare de voir quelques-unes des branches efférentes du ganglion, les palatines notamment, se détacher en totalité ou en partie du tronc même du maxillaire supérieur.

C. — *Troisième branche :* Nerf maxillaire inférieur et ganglion otique

Troisième et dernière branche du trijumeau, le nerf maxillaire inférieur est constitué par deux racines : une *racine sensitive*, qui se détache de la partie la plus externe du ganglion de Gasser, immédiatement en dehors du nerf maxillaire supérieur ; une *racine motrice*, qui n'est autre que la petite racine protubérantielle du trijumeau que nous avons conduite jusqu'à la face profonde du ganglion de Gasser (p. 688).

La racine sensitive, superficiellement placée, est aplatie et plexiforme ; la racine motrice, située au-dessous d'elle, affecte au contraire la forme d'un petit cordon assez régulièrement cylindrique. L'une et l'autre, comprises dans un dédoublement de la dure-mère, se dirigent en dehors et un peu en avant vers le trou ovale. Jusque-là, elles restent simplement accolées et conservent toute leur indépendance. Ce n'est que dans le trou ovale et surtout à la sortie de cet orifice qu'elles entrent en relation : on les voit, tout d'abord, se dissocier et s'envoyer mutuellement des faisceaux plus ou moins anastomosés (*plexus rétiforme* de Santorini) ; puis, les deux racines se fusionnent entièrement pour constituer un tronc unique, le nerf maxillaire inférieur.

Ce nerf, on le voit, est un nerf mixte, présentant une analogie remarquable avec les nerfs rachidiens qui possèdent comme lui une racine motrice et une racine sensitive, cette dernière pourvue d'un ganglion.

Le nerf maxillaire inférieur est fort court. A quelques millimètres au-dessous du trou ovale, il s'épanouit en un bouquet de sept branches nerveuses. Ces branches, très dissemblables par leur volume et par leur importance, peuvent d'après leur direction être classées comme suit : trois branches externes, qui sont le *nerf temporal profond moyen*, le *nerf massétérin* et le *nerf buccal;* une branche interne, le *nerf du ptérygoïdien; interne* une branche postérieure, le *nerf auriculo-temporal;* deux branches descendantes, le *nerf dentaire inférieur* et le *nerf lingual.*

Au nerf maxillaire inférieur est annexé, en outre, un petit ganglion, le *ganglion otique* ou *ganglion d'Arnold.*

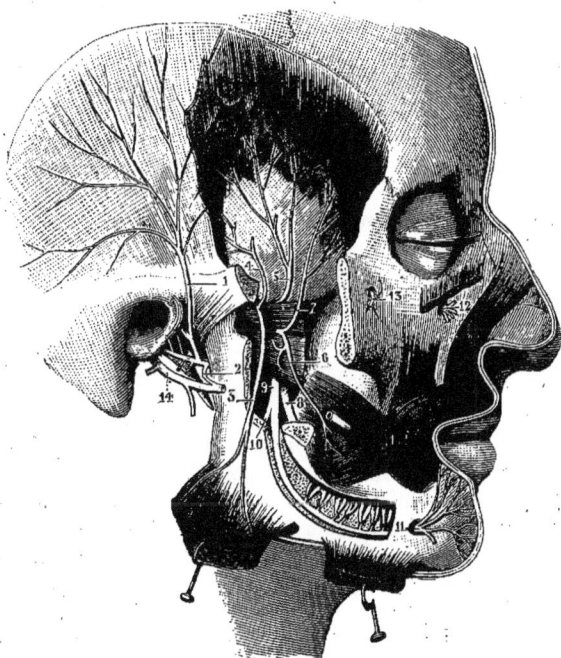

Fig. 894.
Nerf maxillaire inférieur, vu en dehors.

1, nerf auriculo-temporal. — 2, son anastomose avec le facial. — 3, nerf massétérin, avec 4, nerf temporal profond postérieur. — 5, nerf temporal profond moyen. — 6, nerf buccal, avec 7, temporal profond antérieur. — 8, nerf lingual. — 9, nerf dentaire inférieur, avec 10, nerf mylo-hyoïdien, et 11, nerf mentonnier. — 12, nerf sous-orbitaire. — 13, rameau malaire. — 14, facial.

1° Nerf temporal profond moyen (fig. 894, 5). — Ce nerf se détache de la partie antérieure et externe du nerf maxillaire inférieur, immédiatement au-dessous du trou ovale. De là, il se porte en dehors et un peu en avant en longeant la paroi supérieure de la fosse zygomatique et atteint ainsi la crête

45*

antéro-postérieure (crête sphéno-temporale) qui sépare la fosse zygomatique de la fosse temporale. S'infléchissant alors en haut et en dehors, il chemine quelque temps entre la paroi crânienne et la face profonde du muscle temporal et finalement se perd dans ce muscle.

Avant d'atteindre la fosse temporale, le nerf temporal profond moyen contracte généralement des anastomoses avec les deux nerfs suivants, le massétérin et le buccal.

2° **Nerf massétérin** (fig. 894, 3). — Le nerf massétérin, né du maxillaire inférieur au même niveau que le précédent, se dirige en dehors et un peu en arrière, cheminant entre la paroi supérieure de la fosse zygomatique et le muscle ptérygoïdien externe. Il sort de la fosse zygomatique en croisant le bord supérieur de ce dernier muscle, traverse l'échancrure sigmoïde du maxillaire inférieur, et arrive ainsi à la face profonde du masséter dans lequel il se termine par plusieurs rameaux divergents.

Mais déjà, au cours de son trajet, le nerf massétérin a abandonné trois rameaux collatéraux, savoir :

a. Un *filet anastomotique*, pour le nerf temporal profond moyen ;

b. Un *filet sensitif*, quelquefois double, pour l'articulation temporo-maxillaire ;

c. Le *nerf temporal profond postérieur* (4) ; celui-ci se détache du massétérin au niveau de la crête sphéno-temporale ; de là, il se dirige en haut, en contournant cette crête, et vient se terminer dans la partie postérieure du muscle temporal, qu'il pénètre par sa face profonde.

3° **Nerf buccal** (fig. 394, 6). — Le nerf buccal naît du maxillaire supérieur au-dessous du trou ovale, soit par une racine unique, soit par deux racines qui ne tardent pas à se réunir. Ce nerf, se portant en dehors et un peu en avant, passe entre les deux portions du ptérygoïdien externe, puis se dégage de ce muscle et descend alors vers le buccinateur, en passant entre l'apophyse coronoïde du maxillaire inférieur et la tubérosité du maxillaire supérieur.

Dans ce trajet, le nerf buccal fournit deux ou trois branches collatérales : 1° un ou deux rameaux pour le muscle ptérygoïdien externe qu'il traverse, *rameaux du ptérygoïdien externe;* 2° le *nerf temporal profond antérieur* (7) ; ce rameau se sépare du buccal au moment où ce dernier sort du muscle ptérygoïdien externe ; il se porte en haut au-dessous du muscle temporal et se perd dans la partie antérieure de ce muscle, après s'être anastomosé avec le filet temporal du rameau orbitaire du maxillaire supérieur (p. 700).

En atteignant la face externe du muscle buccinateur le nerf buccal s'épanouit en de nombreux rameaux terminaux, que l'on distingue en rameaux superficiels et en rameaux profonds ; tous ces rameaux sont sensitifs :

a. Les *rameaux superficiels* ou *cutanés* s'épuisent en filets très grêles à la face profonde de la peau des joues ; l'un d'eux s'anastomose, en avant du canal de Sténon, avec un rameau du facial, en formant avec ce dernier une arcade à concavité dirigée en haut et en arrière.

b. Les *rameaux profonds* ou *muqueux* perforent le muscle buccinateur et viennent se distribuer à la muqueuse buccale et à la couche glanduleuse sous-jacente.

4° Nerf du ptérygoïdien interne (fig. 895, 10). — Ce nerf se détache de la partie interne du nerf maxillaire inférieur. Immédiatement après son émergence, il s'accole au ganglion otique ou même le traverse. Puis, se dirigeant obliquement en bas et un peu en dehors, il vient se terminer dans le muscle ptérygoïdien interne qu'il pénètre par sa face interne.

Le nerf du ptérygoïdien interne fournit assez fréquemment, dans le voisinage du ganglion otique, un petit filet au muscle ptérygoïdien externe ; fréquemment aussi, ce filet du ptérygoïdien externe se détache du ganglion lui-même.

5° Nerf auriculo-temporal (fig. 894, 1). — Ce nerf, qu'on désigne encore quelquefois sous le nom de *temporal superficiel*, naît de la partie postérieure du nerf maxillaire inférieur par deux racines plexiformes, qui ne se réunissent qu'un ou deux centimètres plus loin et forment ainsi dans leur ensemble une espèce de boutonnière à travers laquelle passe l'artère méningée moyenne. Le nerf auriculo-temporal se dirige d'abord en arrière et en dehors vers le col du condyle du maxillaire inférieur. Puis, contournant ce col, il s'infléchit brusquement en haut, passe entre le tubercule zygomatique et le conduit auditif externe et arrive ainsi à la région temporale où il se termine.

Le nerf auriculo-temporal fournit un grand nombre de branches collatérales que l'on peut, pour la commodité de l'étude, classer en deux groupes, d'après leur émergence : branches se détachant en dedans du condyle, branches naissant au niveau du condyle.

a. Du *ganglion otique au condyle*, le nerf auriculo-temporal, en partie plexiforme, fournit : un filet pour le ganglion otique ; un filet anastomotique pour le nerf dentaire inférieur ; des filets vasculaires pour l'artère méningée moyenne et pour l'artère maxillaire interne ; un filet articulaire, enfin, pour l'articulation temporo-maxillaire.

b. Au niveau du col du condyle, il envoie au facial un ou deux rameaux anastomotiques et abandonne successivement : des rameaux parotidiens qui se perdent dans la parotide en traversant parfois de petits ganglions (CRUVEILHIER); des filets auriculaires inférieurs, destinés au conduit auditif externe ; un filet auriculaire antérieur qui se distribue à la peau du tragus et de la partie antérieure du pavillon de l'oreille ; des filets vasculaires, enfin, qui se jettent sur l'artère temporale superficielle.

Après avoir fourni ces différents rameaux, le nerf auriculo-temporal, considérablement amoindri dans son volume, poursuit son trajet ascendant dans le tissu cellulaire sous-cutané de la région temporale et s'épanouit en de nombreux filets divergents, lesquels se perdent dans la peau des tempes. On peut suivre ses filets terminaux jusqu'au delà de la bosse pariétale.

6° Nerf dentaire inférieur (fig. 895, 8). — Le nerf dentaire inférieur est la plus volumineuse de toutes les branches qui émanent du maxillaire inférieur. Continuant la direction du tronc nerveux, il se porte en bas et un peu en avant

vers l'orifice supérieur du canal dentaire. Dans cette première partie de son
trajet, il est situé d'abord entre les deux muscles ptérygoïdiens, puis entre le
ptérygoïdien interne et la branche du maxillaire inférieur. Arrivé au canal
dentaire, le nerf dentaire inférieur s'y engage avec l'artère et la veine de

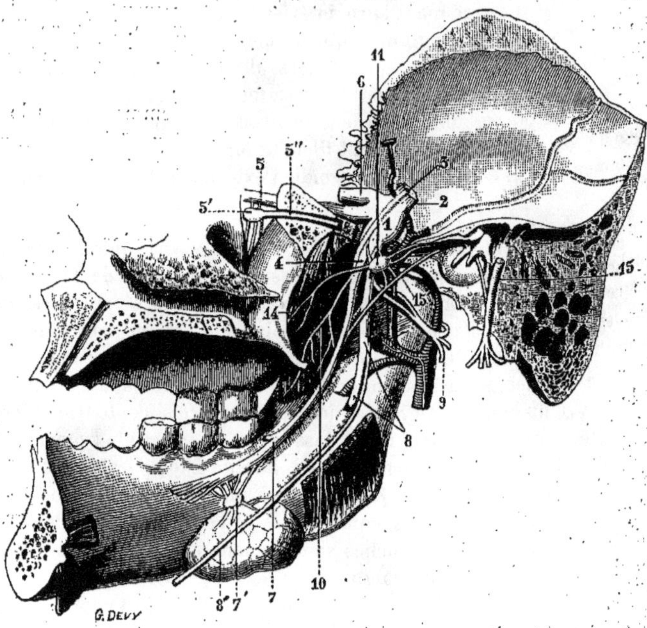

Fig. 895.

Nerf maxillaire inférieur et ganglion otique, vus en dedans (le ganglion de Gasser a été
retourné en haut et en dehors).

1. ganglion de Gasser. — 2, sa racine sensitive. — 3, sa racine motrice allant se perdre dans le nerf maxillaire inférieur 4. — 5, maxillaire supérieur, avec 5', ganglion sphéno-palatin et 5'', nerf vidien. — 6, ophthalmique. — 7, nerf lingual, avec 7', ganglion sous-maxillaire — 8, nerf dentaire inférieur, avec 8', son rameau
mylo-hyoïdien. — 9, nerf auriculo-temporal. — 10, nerf du ptérygoïdien interne. — 11, ganglion otique,
réuni au maxillaire inférieur par deux racines sensitives. — 12, autre racine, venant du facial et du glosso-
pharyngien. — 13, nerf du muscle interne du marteau. — 14, nerf du péristaphylin externe. — 15, nerf facial
avec 15', corde du tympan.—16, artère méningée moyenne; on voit sur cette artère un plexus nerveux d'où émane
16', la racine sympathique du ganglion otique.

même nom et le parcourt jusqu'au niveau du trou mentonnier, où il se divise
en deux branches terminales : le *nerf incisif* et le *nerf mentonnier.*

Branches collatérales.—Dans ce long trajet, le nerf dentaire inférieur fournit de nombreuses branches collatérales. — C'est d'abord, en allant de haut
en bas, le *rameau anastomotique* du lingual, rameau toujours très court,
quelquefois double, qui se détache du nerf dentaire à 1 ou 2 centimètres au-
dessous du ganglion otique et se porte sur le lingual en suivant une direction
oblique en bas et en avant. — Nous trouvons ensuite le *nerf mylo-hyoïdien*,
ce rameau se sépare du dentaire-inférieur au moment où celui-ci s'engage
dans le canal dentaire; il gagne immédiatement après la gouttière mylo-
hyoïdienne contre laquelle l'applique une lame fibreuse et, après avoir fourni

dans bien des cas un filet récurrent qui remonte vers le lingual en perforant ou en contournant les faisceaux postérieurs du mylo-hyoïdien, il s'épuise en filets terminaux dans le muscle mylo-hyoïdien et le ventre antérieur du digastrique. — Dans le canal dentaire enfin, le nerf dentaire inférieur fournit des *filets dentaires* pour les racines des grosses et des petites molaires, des *filets gingivaux* pour la muqueuse des gencives, des *filets osseux* pour le périoste et l'os.

Branches terminales. — Les deux branches terminales du dentaire inférieur se terminent de la façon suivante :

a. Le *nerf incisif*, continuant sa direction, pénètre dans le canal incisif (*Ostéol.*, p. 188) et y fournit trois filets pour les racines de la canine et des deux incisives correspondantes.

b. Le *nerf mentonnier*, beaucoup plus important, s'échappe par le trou mentonnier et, comme le sous-orbitaire avec lequel il présente les plus grandes analogies, il s'épanouit en un bouquet de filets divergents qui se distribuent, les uns à la peau du menton et de la lèvre inférieure, les autres à la muqueuse labiale et à la couche glanduleuse sous-jacente.

7° Nerf lingual (fig. 895, 7). — Le nerf lingual est situé en avant du nerf dentaire inférieur. D'abord accolé à ce dernier nerf, il s'en sépare bientôt à angle très aigu, pour se porter vers la pointe de la langue en décrivant une anse à concavité dirigée en haut et en avant.

Il présente ainsi deux portions, une *portion descendante* et une *portion horizontale*. — Sa première portion est située d'abord entre le pharynx et le ptérygoïdien externe, plus bas entre les deux ptérygoïdiens et finalement entre le ptérygoïdien interne et la branche du maxillaire. — Sa portion horizontale chemine au-dessous de la muqueuse du plancher de la bouche, en dehors de l'hypoglosse, au-dessus de la glande sous-maxillaire et du muscle mylo-hyoïdien. — Avant d'atteindre la pointe de la langue où il se termine, le nerf lingual vient se loger dans l'interstice qui sépare le muscle lingual du génioglosse ; il a à son côté interne le canal de Warthon.

Durant son trajet, le lingual présente quatre anastomoses : la première, située un peu au-dessous du ganglion otique, n'est autre que le rameau déjà décrit que lui envoie le nerf dentaire inférieur. — La deuxième, beaucoup plus importante, est constituée par la *corde du tympan*, rameau du facial (voy. plus loin p. 721) qui le rejoint un peu au-dessous, quelquefois au-dessus de l'anastomose précédente. — La troisième anastomose s'étend du nerf lingual au nerf grand hypoglosse : elle a la forme d'une arcade à concavité dirigée en arrière, dont l'une des extrémités naît du nerf lingual à la partie moyenne de sa portion buccale et dont l'autre se perd dans l'hypoglosse au moment où ce nerf croise la face externe du muscle hyo-glosse. — La quatrième anastomose, enfin, lui vient du nerf mylo-hyoïdien et a été déjà décrite à propos de ce nerf. Cette dernière anastomose n'est pas constante.

Du nerf lingual émanent une multitude de rameaux et ramuscules très variables par leur volume et par leur nombre, mais assez constants dans leur mode de distribution :

45**

a. Le plus grand nombre de ces filets terminaux sont destinés à la muqueuse linguale, à la portion de cette muqueuse qui recouvre la face inférieure, les bords et les deux tiers antérieurs de la face dorsale. Nous aurons à étudier plus tard les particularités intéressantes que présente leur mode de terminaison (voy. ORGANES DES SENS).

b. Quelques-uns, mais en plus petit nombre, se perdent dans la muqueuse du voile du palais et dans les amygdales, ainsi que dans la muqueuse des gencives et du plancher de la bouche.

c. D'autres, enfin, relient le nerf lingual à deux petites masses ganglionnaires qui lui sont annexées, le *ganglion sous-maxillaire* et le *ganglion sublingual.*

Ganglion sous-maxillaire. — C'est un petit renflement de forme ovoïde et de couleur rougeâtre, situé entre le nerf lingual qui est au-dessus et la glande sous-maxillaire qui est au-dessous. Son volume est fort variable, mais son existence est constante. — Ses *branches afférentes* ou *racines* sont constituées par trois ou quatre filets nerveux qui descendent du lingual sur sa face supérieure; il est généralement admis aujourd'hui que ces filets afférents proviennent en partie du nerf lingual et en partie de sa principale anastomose, la corde du tympan. Une dernière racine, celle-ci sympathique, lui est fournie par le plexus nerveux qui entoure l'artère faciale, artère qui, comme nous l'avons déjà vu, se creuse un sillon et quelquefois même un canal complet sur l'extrémité postérieure de la glande sous-maxillaire. — Les *branches efférentes* du ganglion sous-maxillaire, toujours très grêles, rayonnent de la face inférieure du ganglion vers la glande sous-maxillaire, où elles se terminent en traversant parfois de nouveaux groupes ganglionnaires parfaite-

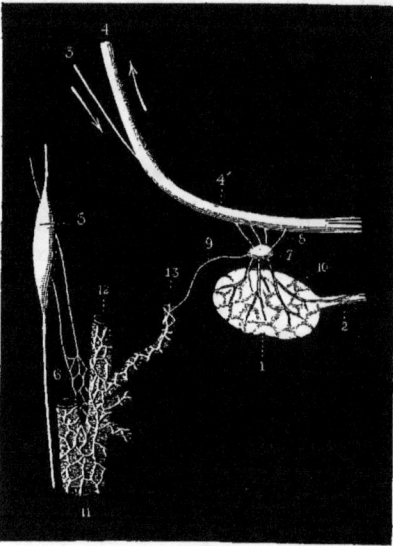

Fig. 896.
Schéma représentant l'innervation de la glande sous-maxillaire.

1, glande sous-maxillaire. — 2, canal de Warthon. — 3, corde du tympan. — 4, nerf lingual sensitif. — 4', nerf lingual mixte. — 5, ganglion cervical supérieur. — 6, plexus intercarotidien. — 7, ganglion sous-maxillaire. — 8, ses racines descendantes provenant du lingual. — 9, sa racine sympathique — 10, ses filets efférents. — 11, carotide primitive. — 12, carotide externe. — 13, artère faciale.

ment décrits par PALADINO (Naples, 1876) chez l'homme et chez le cheval. Quelques-uns de ces filets efférents se distribuent au canal de Warthon.

Ganglion sublingual. — Découvert par BLANDIN, le ganglion sublingual est un renflement minuscule situé entre le nerf lingual et la glande sublinguale.

Il est à cette dernière glande ce que le précédent ganglion est à la glande sous-maxillaire ; il reçoit du lingual ses filets afférents et jette sur la glande sublinguale ses branches efférentes. Ce ganglion n'est pas constant.

Résumé du nerf maxillaire inférieur.

a). 3 *br. externes.*	N. temporal profond moyen.		
	N. massétérin	r. articulaires.	
		n. temporal prof. post.	
		r. musculaires.	
	N. buccal	r. du ptérygoïdien externe.	
		n. temporal prof. ant.	
		r. cutanés.	
		r. muqueux.	
b). 1 *br. interne.*	N. du ptérygoïdien interne.		
c). 1 *br. postérieure.*	N. auriculo-temporal	f. vasculaires.	
		f. articulaires.	
		r. parotidiens.	
		r. auriculaires.	
		r. temporaux.	
d). 2 *br. descendantes.*	N. dentaire inférieur	r. pour le lingual.	
		n. mylo-hyoïdien.	
		f. dentaires.	
		n. incisif.	
		n. mentonnier.	
	N. lingual	f. linguaux.	
		f. tonsillaires.	
		f. pour gangl. sous-maxil^e.	
		f. pour gangl. sublingual.	

Ganglion otique ou ganglion d'Arnold.

Le *ganglion otique*, encore appelé *ganglion d'Arnold* du nom de l'anatomiste qui l'a découvert (Heidelberg, 1828), est un petit renflement rougeâtre, de forme ovoïde, couché transversalement sur le côté interne du nerf maxillaire supérieur, immédiatement au-dessous du trou ovale. Tandis que sa face externe répond à ce nerf, sa face interne est en rapport avec le muscle péristaphylin externe qui le sépare de la trompe d'Eustache. Son extrémité postérieure répond à l'artère méningée moyenne, qui, comme on le sait, gagne le trou petit rond pour pénétrer dans le crâne. Au ganglion otique, comme aux ganglions précédemment décrits, aboutissent deux ordres de branches : des branches afférentes et des branches efférentes.

A. Branches afférentes ou racines (fig. 897). — Il en existe quatre, savoir :
1° Un ou plusieurs *rameaux du maxillaire supérieur :* ils se détachent du tronc nerveux au niveau même du ganglion ; aussi sont-ils très courts. La signification physiologique de ces filets radiculaires est encore un sujet de discussion : on ne peut savoir, en effet, s'ils proviennent du faisceau moteur ou du faisceau sensitif du maxillaire inférieur, lesquels sont intimement fusionnés à ce niveau.
2° Une *racine motrice* (5) : elle est constituée par le petit nerf pétreux superficiel, branche du facial. Comme le grand nerf pétreux superficiel qui se rend au ganglion sphéno-palatin, le petit nerf pétreux superficiel émane du ganglion géniculé, arrive à la face antérieure du rocher par un conduit spécial, sort du crâne par un petit pertuis situé entre le trou petit rond et le

trou ovale, et finalement vient se jeter dans la partie postérieure du ganglion otique.

3° Une *racine sensitive*(6) : analogue à la racine sensitive du ganglion sphéno-palatin, elle provient, sous le nom de *petit nerf pétreux profond*, du nerf de

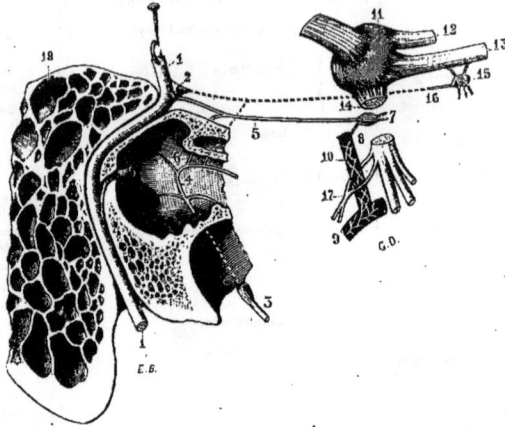

Fig. 897.

Ganglion otique et ses différentes racines, vus par le côté externe (schématique).

1, nerf facial. — 2, ganglion géniculé. — 3, glosso-pharyngien, avec 4, le nerf de Jacobson. — 5, petit nerf pétreux superficiel. — 6, petit nerf pétreux profond. — 7, ganglion otique. — 8, sa racine sympathique. 9, artère maxillaire interne. — 10, artère méningée moyenne. — 11, ganglion de Gasser avec ses trois branches : 12, ophthalmique ; 13, maxillaire supérieur ; 14, maxillaire inférieur. — 15, ganglion sphéno-palatin. — 16, nerf vidien. — 17, nerf auriculo-temporal. — 18, rocher.

Jacobson, branche du glosso-pharyngien. C'est un filet fort grêle, débouchant à la face antérieure du rocher par un petit conduit osseux qui s'ouvre un

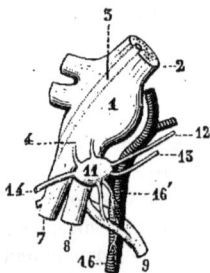

Fig. 898.

Ganglion otique et ses branches efférentes, vus par le côté interne.

Se reporter pour les chiffres à la légende de la figure 895.

peu en arrière de l'hiatus de Fallope et se fusionnant, presque immédiatement après, avec le petit nerf pétreux superficiel qui le conduit au ganglion otique.

4° Une *racine sympathique* (8) : c'est encore un filet très délié, abandonné au ganglion par le plexus sympathique qui entoure l'artère méningée moyenne.

B. **Branches efférentes** (fig. 895 et 898). — Les filets nerveux qui émanent du ganglion otique sont encore mal connus, au point de vue physiologique tout au moins. On s'accorde cependant à décrire :

1° Un *rameau moteur*, pour les muscles ptérygoïdien interne et péristaphylin externe ; nous avons déjà vu (p. 709) que ce rameau pouvait tout aussi bien se détacher du tronc même du nerf maxillaire supérieur.

2° Un *deuxième rameau moteur*, qui se porte obliquement en haut et en arrière et vient se perdre dans le muscle interne du marteau. Au point où ce petit nerf va pénétrer le muscle pour s'y distribuer, il présente un renflement formé par des cellules ganglionnaires, très visible chez les animaux, notamment chez le chien : c'est le *ganglion du muscle interne du marteau*, récemment découvert par M. Morat.

3° Un ou plusieurs rameaux *sensitifs*, qui s'accolent d'abord au nerf auriculo-temporal et s'en séparent ensuite pour venir se distribuer à la muqueuse de la caisse du tympan.

Il existerait, en outre, d'après Bischoff et Rauber, entre le ganglion otique et la corde du tympan, une anastomose affectant le plus souvent la forme d'un plexus et renfermant à sa surface de petites cellules ganglionnaires.

Variétés.—Cruveilhier signale un filet de communication entre le nerf maxillaire supérieur et le nerf maxillaire inférieur avant leur sortie du crâne. — Le temporal profond moyen envoie quelques filets à la peau (Cruveilhier). — On a vu le buccal se détacher du ganglion de Gasser (Gaillet, *Bull. Soc. anat.*, Paris, 1853), du maxillaire supérieur dans la fosse ptérygo-maxillaire (Turner), du nerf dentaire inférieur (Gegenbaur). — Le nerf du ptérygoïdien interne peut provenir du lingual (Paletta) ; C. Krause l'a vu s'anastomoser avec le nerf du muscle interne du marteau. — J'ai constaté, dans un cas, une double anastomose entre le lingual et le dentaire inférieur.—D. Mollière (*Thèse de Paris*, 1881) signale un filet qui du nerf dentaire inférieur se jette sur l'artère homonyme. Il signale aussi la bifurcation prématurée du tronc nerveux en nerf mentonnier et nerf incisif, ou même sa trifurcation, dès l'entrée du canal, en un nerf molaire, un nerf mentonnier et un nerf incisif. — Le même auteur (*loc. cit.*) a rencontré des grains ganglionnaires sur le trajet du nerf incisif. — J'ai vu plusieurs fois le nerf mentonnier s'échapper du canal dentaire par deux orifices distincts. — Finkelstein (*Orvosi Hetilap.*, 1878, n° 35) n'a observé qu'une fois, sur onze sujets, l'anastomose jetée entre le nerf mylohyoïdien et le lingual et regardée par M. Sappey comme normale. — Le ganglion otique était semi-lunaire dans une observation d'Arnold, fusiforme dans une observation de Valentin. — Fæsebeck a vu ce ganglion envoyer un filet sensitif au sinus sphénoïdal. — Cruveilhier a rencontré un petit ganglion sur le trajet du petit nerf pétreux superficiel. — Le ganglion sous-maxillaire peut envoyer quelques filets au grand hypoglosse (Meckel, Arnold).—Bosc (*Ueber d. Gangl. maxillare*, Thèse Giessen, 1859) a observé un petit ganglion accessoire sur des filets qui se rendaient des racines du ganglion sous-maxillaire à la muqueuse buccale.

§ VI. — *Sixième paire* : Nerf moteur oculaire externe

Le nerf moteur oculaire externe est le plus grêle des nerfs crâniens, après le pathétique. Il s'étend du bulbe à la cavité orbitaire où il n'innerve qu'un seul muscle, le droit externe de l'œil.

Origine apparente. — Il prend naissance à la face antérieure du bulbe, dans le sillon transversal qui sépare la pyramide de la protubérance. Il n'est pas rare de voir l'un de ses faisceaux radiculaires émerger de la protubérance elle-même, en un point toujours très rapproché de la pyramide.

Origine réelle. — Voyez p. 607.

Trajet. — De la pyramide bulbaire, le nerf moteur oculaire externe se porte d'abord en avant et en haut vers le bord latéral de la lame quadrilatère du sphénoïde. Là, il perfore cette portion de la dure-mère qui unit l'apophyse clinoïde postérieure au sommet du rocher et arrive bientôt dans le sinus caverneux. Il parcourt ce sinus d'avant en arrière et arrive ainsi à la fente sphénoïdale, qu'il traverse pour gagner l'orbite où il se termine.

Rapports. — *a.* Du bulbe au sinus caverneux, le nerf moteur oculaire externe chemine entre la protubérance et la gouttière basilaire de l'occipital. Le feuillet viscéral de l'arachnoïde l'applique contre la protubérance dans la plus grande partie de son étendue ; ce n'est qu'au moment où il va perforer la dure-mère, que la membrane séreuse l'enveloppe entièrement et lui forme alors une gaine complète, toujours très courte.

b. Après avoir traversé la dure-mère, le nerf moteur oculaire externe répond tout d'abord à la paroi externe du sinus pétreux inférieur. Comme lui, il contourne le sommet du rocher pour pénétrer dans le sinus caverneux, où il chemine entre le nerf ophthalmique qui est en dehors et la carotide interne qui est en dedans (fig. 881, vi). — Dans son trajet de l'orifice dural au côté externe de la carotide, le moteur oculaire externe décrit ordinairement deux courbures, savoir : l'une postérieure, située dans le plan vertical, à concavité inférieure ; l'autre antérieure, située dans le plan horizontal, à concavité antéro-interne. De ces deux courbures, la première embrasse dans sa concavité la partie la plus interne du bord supérieur du rocher ; la deuxième répond au côté postérieur d'abord et puis au côté externe de la carotide.

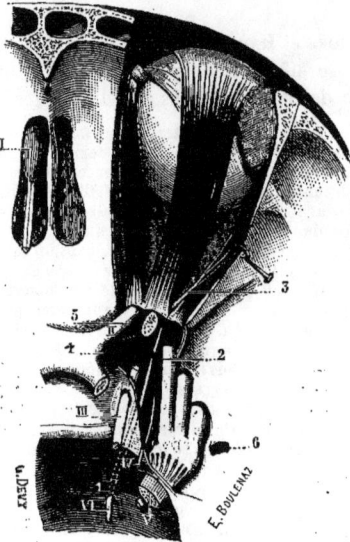

Fig. 899.
Nerf moteur oculaire externe.

1, nerf olfactif. — II, nerf optique. — III, moteur oculaire commun. — IV, pathétique avec son rameau récurrent. — V, trijumeau et ses trois branches. — VI, moteur oculaire externe — 1, entrée de ce dernier nerf dans le canal fibreux de la dure-mère. — 2, son passage dans le sinus caverneux. — 3, sa terminaison dans le muscle droit externe. — 4, carotide interne. — 5, artère ophthalmique. — 6, artère méningée moyenne.

c. Dans la fente sphénoïdale, le moteur oculaire externe est situé dans la partie la plus large de cet orifice. Il passe dans l'anneau de Zinn avec le nerf nasal, les deux branches du moteur oculaire commun et la veine ophthalmique (fig. 888, 8). Il occupe, dans cet anneau, le côté externe de la branche inférieure du nerf moteur oculaire commun.

Anastomoses. — Dans son trajet à travers le sinus caverneux, deux anastomoses importantes, l'une avec l'ophthalmique, l'autre avec le grand sympathique, viennent renforcer le moteur oculaire externe : la première a été déjà signalée à propos du nerf ophthalmique; l'anastomose avec le grand sympathique est généralement constituée par des filets multiples (deux ou trois), qui se détachent du plexus carotidien et vont, en suivant un trajet ascendant, se jeter dans le moteur oculaire externe au niveau de son bord inférieur.

Grâce à cette double anastomose, le nerf moteur oculaire externe, qui est exclusivement moteur à son origine bulbaire, possède maintenant, intimement uni à ses fibres motrices, un certain nombre de fibres sensitives et de fibres vaso-motrices.

Terminaison. — Une fois entré dans l'orbite, le nerf moteur oculaire externe se porte en avant et un peu en dehors, en se séparant à angle aigu de la branche inférieure du moteur oculaire commun qui lui est d'abord accolée. Après un trajet de 1 centimètre à 1 centimètre 1/2 environ, il s'épanouit en un petit pinceau de filets terminaux qui se perdent dans la face interne du muscle droit externe de l'œil, auquel ce nerf est exclusivement destiné.

Variétés. — Quelques filets radiculaires du nerf moteur oculaire externe peuvent naître de l'olive ou du sillon qui sépare les deux pyramides (CRUVEILHIER). — W. KRAUSE l'a vu naître par trois racines qui émergeaient de la protubérance à 8 millimètres de son bord postérieur.—Le même anatomiste a vu le moteur oculaire externe fournir le nerf nasal, ainsi que deux rameaux ciliaires. — Ce nerf peut envoyer une racine accessoire au ganglion ophthalmique. — Il peut recevoir (MECKEL, VALENTIN) un filet anastomotique du ganglion otique. — Il peut faire défaut et être suppléé, dans ce cas, par une branche du moteur oculaire commun.

Quant aux rapports variables que présente le moteur oculaire externe, d'une part avec la carotide interne, d'autre part avec la paroi externe du sinus, je les résume dans la figure ci-contre, où se trouvent réunies les principales modalités que présente le tronc nerveux à cet égard (fig. 900).

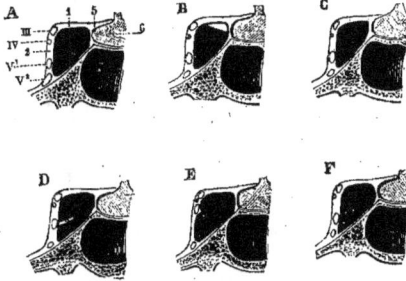

Fig. 900.

Rapports variables du moteur oculaire commun dans le sinus caverneux.

Pour les indications, se reporter à la fig. 881, p. 683.

Il n'est pas rare de voir le moteur oculaire externe émerger du bulbe par deux racines. Ces deux troncs radiculaires, qui se fusionnent d'ordinaire presque immédiatement après leur émergence, peuvent conserver leur indépendance sur une plus ou moins grande étendue de leur parcours. Dans ce cas, la dure-mère possède deux orifices distincts, un pour chacun des deux troncs.— J'ai disséqué avec soin, sur trois sujets, le nerf moteur oculaire externe ainsi divisé en deux troncs. J'ai toujours vu ces deux troncs présenter le même trajet et les mêmes rapports et se fusionner ensemble avant d'atteindre la fente sphénoïdale. Dans un cas, le tronc radiculaire interne était accompagné d'une branche artérielle très volumineuse qui provenait de la carotide interne à sa partie ascendante et venait se distribuer, après un long parcours, à la dure-mère de la gouttière basilaire.

§ VII. — *Septième paire :* NERF FACIAL

Le nerf facial constitue la septième paire des nerfs crâniens. Il se distribue à tous les muscles peauciers de la tête et du cou et devient ainsi le nerf de la physionomie, le nerf de l'expression comme on l'appelle quelquefois. Mais à cela ne se borne pas son action : il innerve encore les muscles moteurs des osselets de l'ouïe, ainsi que quelques muscles du voile du palais ; et par l'une de ses branches, la corde du tympan, qui exercera longtemps encore la sagacité des physiologistes, il prend une large part à la sécrétion de la salive, à la vascularisation de la muqueuse linguale et à la perception des saveurs.

Comme on le voit, le nerf facial est un des nerfs les plus importants de l'économie par les fonctions multiples qui lui sont dévolues. Il est aussi l'un des plus complexes par ses origines, par son trajet et par sa distribution.

Origine apparente. — Il naît dans la fossette latérale du bulbe, immédiatement en arrière de la protubérance, par deux racines parfaitement distinctes : l'une interne, l'autre externe. — La *racine interne*, qui constitue le tronc du facial proprement dit, est située en dehors du moteur oculaire externe entre la protubérance et l'olive. — La *racine externe*, plus petite, est située entre la précédente et le nerf auditif ; elle est plus connue sous le nom de *nerf intermédiaire de Wrisberg*.

Origine réelle. — Voyez p. 608.

Trajet. — Il convient d'examiner séparément le facial proprement dit et le nerf de Wrisberg :

a. Du bulbe, où il émerge, le *facial proprement dit* se porte obliquement en haut, en avant et en dehors vers le conduit auditif interne qu'il parcourt dans toute son étendue. De là, il s'engage dans l'aqueduc de Fallope qui lui est spécialement destiné (*Ostéol.*, p. 132) et il en suit toutes les inflexions, jusqu'au trou stylo-mastoïdien qui est son orifice de sortie. Le nerf facial présente donc, dans l'aqueduc de Fallope, deux coudes et trois portions déterminées par ces deux coudes, savoir : 1° une *première portion*, horizontale et antéro-postérieure, longue de 3 à 5 millimètres, allant du fond du conduit auditif interne au premier coude ; 2° une *deuxième portion*, transversale et légèrement oblique en bas, comprise entre les deux coudes et mesurant de 10 à 12 millimètres de longueur ; 3° une *troisième portion*, enfin, dirigée verticalement en bas et s'étendant du deuxième coude au trou stylo-mastoïdien ; elle mesure, comme la précédente, de 10 à 12 millimètres de longueur.

A sa sortie du trou stylo-mastoïdien, le facial se dirige en bas et en avant vers le bord postérieur du masséter où il se divise en deux branches terminales, la *branche temporo-faciale* et la *branche cervico-faciale*, lesquelles couvrent ensuite de leurs ramifications divergentes la moitié correspondante de la face et du cou.

b. Le premier coude que forme le facial dans l'aqueduc de Fallope est situé en regard de l'hiatus de Fallope (*Ostéol.*, p. 129), qui s'ouvre, comme on le sait, sur la face antérieure du rocher ; cette portion saillante du tronc nerveux est comme coiffée d'une petite masse ganglionnaire, d'une coloration blanc grisâtre, appelée *ganglion géniculé* (fig. 897, 2). Le ganglion géniculé se présente généralement sous la forme d'une pyramide triangulaire, dont la base est adossée au facial et dont le sommet se dirige en avant vers l'hiatus de Fallope. De ses deux autres angles, l'un regarde en dedans (*angle interne*), l'autre se dirige en dehors (*angle externe*). Nous verrons tout à l'heure quels sont les filets nerveux qui aboutissent au sommet et à chacun des deux angles de ce ganglion.

c. Le *nerf de Wrisberg*, suivant exactement le même trajet que le facial, s'engage avec lui dans le conduit auditif interne. Il pénètre également dans l'aqueduc de Fallope et vient se terminer, au niveau du premier coude, dans l'angle interne du ganglion géniculé. Il est vraisemblable que le nerf de Wrisberg, comme tous les nerfs qui possèdent des ganglions, ne fait que traverser le ganglion géniculé pour aller se distribuer à quelque territoire organique situé au delà : mais cette portion périphérique de son trajet n'est pas encore nettement déterminée. L'opinion la plus généralement admise est que l'intermédiaire de Wrisberg est continué, en totalité ou en partie seulement, par la corde du tympan.

Rapports. — *a*. Depuis le bulbe jusqu'au fond du conduit auditif interne, le nerf facial suit absolument le même trajet que le nerf auditif qui est situé au-dessous de lui et qui se creuse en gouttière pour le recevoir (fig. 904). Le nerf de Wrisberg chemine entre les deux, d'où le nom de *nerf intermédiaire* qui lui a été donné et qui est parfaitement justifié par la position qu'il occupe. D'après certains anatomistes (BISCHOFF), le facial et l'auditif seraient reliés l'un à l'autre, dans le conduit auditif interne, par de nombreux filets anastomotiques ; ces anastomoses ont été admises, mais non démontrées. J'en dirai tout autant de ce filet minuscule qui a été décrit par ARNOLD entre le ganglion géniculé et la terminaison de l'auditif.

b. Dans l'aqueduc de Fallope, le nerf facial est accompagné par l'artère stylo-mastoïdienne.

c. Au delà du trou stylo-mastoïdien, il se loge dans l'épaisseur de la glande parotide et ne se dégage de cette glande qu'au niveau du bord postérieur du masséter et après sa bifurcation en branches terminales.

Distribution. — Indépendamment des *branches terminales* ci-dessus mentionnées et qui sont au nombre de deux, la branche temporo-faciale et la branche cervico-faciale, le nerf facial fournit dix *branches collatérales* : les cinq premières se détachent de la portion du nerf qui est contenue dans l'aqueduc de Fallope et s'engagent immédiatement après dans des conduits spéciaux qui sont branchés sur l'aqueduc, *branches intra-pétreuses* ; les cinq autres prennent naissance en dehors du rocher, un peu au-dessous du trou stylo-mastoïdien, *branches extra-pétreuses*.

A. — BRANCHES COLLATÉRALES INTRA-PÉTREUSES

Ces branches sont, en allant de haut en bas, le *grand nerf pétreux superficiel*, le *petit nerf pétreux superficiel*, le *nerf du muscle de l'étrier*, la *corde du tympan*, le *rameau anastomotique du pneumogastrique*.

1° Grand nerf pétreux superficiel (fig. 892 et 901). — Le grand nerf pétreux superficiel se détache du sommet du ganglion géniculé, en face de l'hiatus de Fallope. Il sort du rocher par cet hiatus et glisse alors sur la face antérieure de cet os dans une gouttière spéciale qui le conduit au trou déchiré antérieur. Il se réunit là, comme nous l'avons déjà vu, à un rameau du grand sympa-

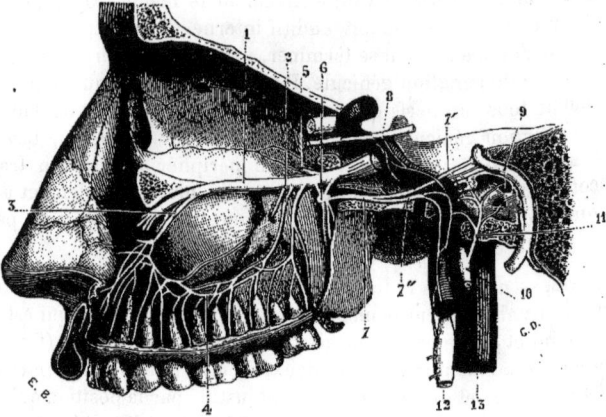

Fig. 901.

Le nerf facial dans l'aqueduc de Fallope, nerfs pétreux (d'après HIRSCHFELD).

1, nerf maxillaire supérieur. — 2, nerfs dentaires postérieurs. — 3, nerf dentaire antérieur. — 4, plexus dentaire. — 5, rameau orbitaire sectionné. — 6, ganglion sphéno-palatin suspendu au nerf maxillaire supérieur par deux racines sensitives. — 7, nerf vidien, formé par 7', son filet crânien et 7'', son filet carotidien. — 8, nerf moteur oculaire commun et son anastomose avec le plexus carotidien. — 9, nerf facial — 10, nerf glosso-pharyngien, avec 11, son rameau de Jacobson. — 11, ganglion supérieur du grand sympathique. — 12, veine jugulaire interne.

thique pour former le nerf vidien (voy. ce nerf, p. 702). Finalement, il aboutit, par le trou déchiré antérieur et le canal vidien, au ganglion sphéno-palatin dont il constitue la racine motrice.

2° Petit nerf pétreux superficiel (fig. 897 et 901). — Le petit nerf pétreux superficiel, moteur comme le précédent, prend naissance sur l'angle externe du ganglion géniculé. Il s'engage immédiatement après dans un petit canal spécial qui le conduit à la face antérieure du rocher, un peu en arrière et au-dessous de l'hiatus de Fallope. Il se loge alors dans une gouttière parallèle à celle du grand pétreux, sort du crâne par un petit pertuis situé entre le trou ovale et le trou petit rond et vient se terminer dans le ganglion otique, dont il constitue la racine motrice (voy. p. 713).

Dans leur gouttière respective, les deux pétreux superficiels reçoivent chacun du nerf glosso-pharyngien un petit filet sensitif, qui les accompagne jusqu'au ganglion et que nous retrouverons en étudiant la neuvième paire.

3° Nerf du muscle de l'étrier. — Ce nerf, remarquable par sa ténuité, se sépare du facial dans sa portion descendante. Il sort de l'aqueduc, mais non du rocher, par un canalicule particulier qui le conduit jusqu'au muscle de l'étrier, dans lequel il se termine.

4° **Corde du tympan** (fig. 895, 15'). — La corde du tympan est un rameau relativement volumineux qui se sépare du facial un peu au-dessous du précédent, à 4 ou 5 millimètres au-dessus du trou stylo-mastoïdien. Suivant immédiatement après un trajet récurrent, la corde du tympan se porte en haut et en avant, s'engage dans un canal osseux particulier, le *canal postérieur de la corde*, et arrive à la partie postérieure et supérieure de la caisse du tympan. Elle traverse cette caisse d'arrière en avant, en décrivant une courbe à concavité dirigée en bas. Puis, elle s'engage de nouveau dans un canal osseux de 8 à 10 millimètres de longueur, le *canal antérieur de la corde*, qui est situé un peu au-dessus de la scissure de Glaser ; elle sort de ce canal par un orifice voisin de l'épine du sphénoïde et se porte alors vers le nerf lingual qu'elle aborde à angle très aigu et avec lequel elle se fusionne.

Dans son passage à travers la caisse, la corde du tympan présente des rapports qu'il est important de signaler : elle s'applique, à la manière d'un arc, contre la membrane du tympan, à l'union de son tiers supérieur avec ses deux tiers inférieurs ; cet arc, que décrit la portion libre de la corde, passe exactement entre le manche du marteau et la branche verticale de l'enclume et se trouve situé, dans tout son trajet, entre la couche interne (muqueuse) et la couche moyenne (fibreuse) de la membrane du tympan.

Une fois fusionnée avec le lingual, la corde du tympan partage le trajet et la distribution de ce dernier nerf. Elle se porte, comme lui : 1° aux deux glandes sous-maxillaire et sublinguale ; 2° à la muqueuse de la moitié antérieure de la langue (vaisseaux, corpuscules du goût, glandes).

5° **Rameau anastomotique du pneumogastrique.** — Ce rameau, qu'on désigne encore sous le nom de *rameau auriculaire du pneumogastrique* (ARNOLD), *rameau de la fosse jugulaire* (CRUVEILHIER), se détache du facial à 4 ou 5 millimètres au-dessus du trou stylo-mastoïdien. Il naît par conséquent à la même hauteur que la corde du tympan ; mais, tandis que la corde se dirige en avant, le rameau anastomotique du pneumogastrique se porte directement en arrière. Il suit tout d'abord un petit canal osseux qui l'amène dans la fosse jugulaire. Longeant alors la paroi antérieure de cette fosse, il contourne en demi-cercle la veine jugulaire et arrive au ganglion supérieur du pneumogastrique dans lequel il se termine.

On admet généralement que le rameau de la fosse jugulaire est en réalité constitué par deux rameaux nerveux, accolés et marchant en sens inverse : 1° un rameau moteur, allant du facial au ganglion jugulaire du pneumogastrique ; 2° un rameau sensitif, émergeant de ce même ganglion jugulaire et se dirigeant vers le facial pour lui fournir quelques filets et poursuivre ensuite sa route jusqu'à la membrane du tympan ; là, ce filet sensitif du pneumogastrique se perd dans la peau qui recouvre la membrane du tympan et la paroi supérieure du conduit auditif externe.

B. — Branches collatérales extra-pétreuses

Elles sont également au nombre de cinq, savoir : le *rameau anastomotique du glosso-pharyngien*, le *rameau auriculaire postérieur*, le *rameau du digastrique*, le *rameau du stylo-hyoïdien* et, enfin, le *rameau lingual*.

1° **Rameau anastomotique du glosso-pharyngien.** — C'est un filet très grêle qui se détache du facial immédiatement au-dessous du trou stylo-mastoïdien. Se dirigeant ensuite de dehors en dedans, il contourne en anse (*anse de Haller*) le côté antérieur de la veine jugulaire interne et vient se terminer dans le tronc du glosso-pharyngien, un peu au-dessous du ganglion d'Andersch.

2° **Rameau auriculaire postérieur** (fig. 903, 7). — Ce nerf se sépare également du facial à sa sortie du trou du stylo-mastoïdien. De là, il contourne l'apophyse mastoïde en passant sur son bord antérieur et arrive sur la face externe du muscle sterno-cléido-mastoïdien. Il reçoit à ce niveau une anastomose importante du rameau auriculaire du plexus cervical superficiel et se divise alors en deux filets, un filet *ascendant* et un filet *horizontal* :

a. Le *filet ascendant* ou *supérieur* se porte en haut entre l'apophyse mastoïde et le pavillon de l'oreille et vient se terminer dans les deux muscles auriculaire postérieur et auriculaire supérieur.

b. Le *filet horizontal* ou *postérieur* se dirige en arrière ; il longe quelque temps la ligne courbe occipitale supérieure et vient se perdre par deux ou trois rameaux divergents dans le muscle occipital.

3° **Rameau du digastrique.** — Il naît au-dessous du trou stylo-mastoïdien et va se jeter dans le ventre postérieur du digastrique, qu'il pénètre par son tiers postérieur ou par sa partie moyenne.

4° **Rameau du stylo-hyoïdien.** — Il se sépare du facial au même niveau que le rameau du digastrique, très souvent par un tronc commun avec ce dernier nerf. De là, il se porte obliquement en bas, en avant et en dedans et se termine, après un trajet fort court, dans le muscle stylo-hyoïdien auquel il est destiné.

5° **Rameau lingual.** — Ce nerf, remarquable par son long trajet, s'étend du trou stylo-mastoïdien à la base de la langue. Situé tout d'abord sur le côté externe et antérieur du muscle stylo-pharyngien, il atteint bientôt la face latérale du pharynx, où quelques filets du glosso-pharyngien viennent constamment le rejoindre et le renforcer. Il s'insinue ensuite entre le pilier antérieur du voile du palais et l'amygdale et arrive ainsi à la base de la langue, où il se termine par deux ordres de filets : 1° des *filets muqueux*, qui s'épuisent, avec les ramifications terminales du glosso-pharyngien, dans la muqueuse linguale ; 2° des *filets musculaires*, qui se portent aux deux muscles glosso-staphylin et stylo-glosse.

C. — Branches terminales (fig. 902 et 903).

Les branches terminales du facial sont au nombre de deux : l'une *supérieure* ou *temporo-faciale*, l'autre *inférieure* ou *cervico-faciale* (fig. 902, 4 et 5).

1° Branche temporo-faciale. — La branche supérieure ou temporo-faciale, logée d'abord dans l'épaisseur de la parotide, se porte en haut et en avant vers le col du condyle du maxillaire inférieur. Là, elle reçoit du nerf auriculo-temporal un ou plusieurs rameaux anastomotiques déjà décrits (p. 709) et se partage immédiatement après en trois ou quatre rameaux, lesquels, se divisant et se subdivisant à leur tour, se résolvent finalement en une multitude de filets divergents et de plus en plus ténus. Ces filets, fréquemment anastomosés entre eux, anastomosés aussi avec les branches terminales du trijumeau qui leur apportent une sensibilité récurrente, remplissent l'espace angulaire compris entre une ligne verticale qui descend de la région temporale vers le col du condyle et une ligne horizontale qui de ce même condyle se dirige vers la commissure des lèvres.

Pour la commodité de la description, on divise ces filets terminaux de la branche temporo-faciale en un certain nombre de groupes dont les noms seuls indiquent nettement la terminaison. Ce sont :

a. Des *filets temporaux,* qui se dirigent vers la région temporale et se distribuent au muscle auriculaire antérieur.

b. Des *filets frontaux,* qui se portent obliquement en haut et en avant, vers le muscle frontal où ils se terminent.

c. Des *filets palpébraux,* situés au-dessous des précédents et se distribuant au sourcilier et à l'orbiculaire des paupières.

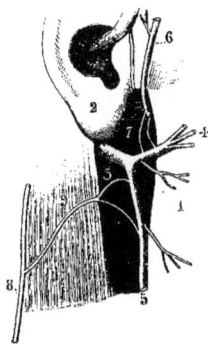

Fig. 902.

Anastomoses des deux branches terminales du facial avec l'auriculo-temporal et la branche auriculaire du plexus cervical.

1, branche du maxillaire supérieur. — 2, lobule de l'oreille. — 3, nerf facial. — 4, sa branche temporo-faciale. — 5, sa branche cervico-faciale. — 6, nerf auriculo-temporal, avec 7, deux filets anastomotiques pour la branche temporo-faciale. — 8, branche auriculaire du plexus cervical, avec 9, rameau anastomotique pour la branche cervico-faciale.

d. Des *filets nasaux* ou *sous-orbitaires,* longeant tout d'abord le canal de Sténon et venant se perdre par de nombreux rameaux dans les muscles grand et petit zygomatique, canin, élévateur propre de la lèvre supérieure, élévateur propre de l'aile du nez et de la lèvre supérieure, pyramidal, triangulaire du nez, dilatateur des narines et myrtiforme.

e. Des *filets buccaux supérieurs,* destinés au muscle buccinateur et à la moitié supérieure de l'orbiculaire des lèvres.

Des filets nasaux et des filets buccaux on voit constamment se détacher quelques ramuscules fort déliés qui viennent se perdre, d'autre part, sur les parois de l'artère faciale (*filets vasculaires*).

46*

2° Branche cervico-faciale. — La branche inférieure ou branche cervico-faciale est d'abord située, comme la précédente, dans l'épaisseur de la

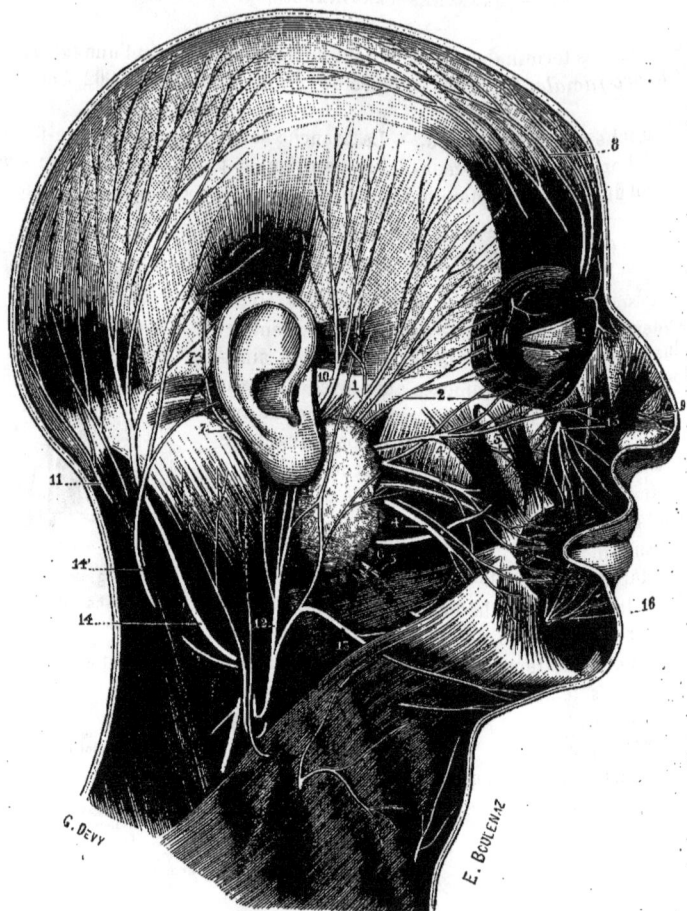

Fig. 903.

Nerfs superficiels de la tête et du cou.

1, rameaux frontaux du facial. — 2, ses rameaux palpébraux. — 3, ses rameaux sous-orbitaires. — 4, 4', ses rameaux buccaux supérieurs et inférieurs. — 5, ses rameaux mentonniers. — 6, ses rameaux cervicaux. — 7, rameau de l'auriculaire postérieur, avec 7', filet de l'auriculaire supérieur. — 8, ramifications du nerf frontal. — 9, filet naso-lobaire. — 10, nerf auriculo-temporal. — 11, nerf sous-occipital d'Arnold. — 12, branche auriculaire du plexus cervical superficiel. — 13, sa branche cervicale transverse. — 14, sa branche mastoïdienne. — 14', petite mastoïdienne. — 15, rameaux sous-orbitaires du nerf maxillaire supérieur. — 16, ramifications du nerf mentonnier.

parotide. Elle se porte obliquement en bas et en avant vers l'angle du maxillaire inférieur et, après avoir reçu un filet anastomotique (sensitif) de la branche auriculaire du plexus cervical superficiel (fig. 902, 9), elle se partage en trois ou quatre rameaux qui se divisent et se subdivisent eux-mêmes en filets terminaux. On les distingue en trois groupes, savoir :

a. Des *filets buccaux inférieurs*, qui se distribuent au muscle buccinateur et à la moitié inférieure de l'orbiculaire des lèvres.

b. Des *filets mentonniers*, qui se terminent dans les muscles triangulaire des lèvres, carré du menton, houppe du menton, en s'anastomosant (*plexus mentonnier*) avec les ramifications du nerf mentonnier, branche du dentaire inférieur.

c. Des *filets cervicaux*, qui descendent obliquement dans la région sus-hyoïdienne pour se distribuer au muscle peaucier du cou; on voit généralement l'un des filets cervicaux du facial s'anastomoser avec la branche transverse du plexus cervical superficiel.

Indépendamment des filets terminaux que nous venons de décrire et qui tous se rendent à des muscles, on rencontre toujours, quand on dissèque le facial avec soin, quelques fines ramifications qui se distribuent manifestement à la peau. Ces filets cutanés ou sensitifs n'appartiennent pas en propre au facial qui est exclusivement moteur : ils proviennent des anastomoses que la branche auriculo-temporale du trijumeau et la branche auriculaire du plexus cervical envoient aux deux branches terminales du facial, au niveau de leur origine.

Résumé du nerf facial.

a). 5 *br. collatérales intra-pétreuses*. . .	Grand nerf pétreux superficiel.
	Petit nerf pétreux superficiel.
	N. du muscle de l'étrier.
	Corde du tympan.
	R. anast. du pneumogastrique.
b). 5 *br. collatérales extra-pétreuses* . .	R. anast. du glosso-pharyngien
	R. auriculaire postérieur.
	R. du digastrique.
	R. du stylo-hyoïdien.
	R. lingual . . . . . { f. muqueux. / f. musculaires.
c). 2 *br. terminales*	Br. temporo-faciale. { f. temporaux. / f. frontaux. / f. palpébraux. / f. nasaux. / f. buccaux sup^rs.
	Br. cervico-faciale. { f. buccaux inf^rs. / f. mentonniers. / f. cervicaux.

Variétés. — Dans le voisinage de la scissure de Glaser, la corde du tympan est reliée parfois au plexus tympanique (voy. *Glosso-pharyngien*) par une fine anastomose. — FÆSEBECK (*Arch. f Anat. u. Phys.* 1837) a vu la corde du tympan donner seulement deux anastomoses au nerf lingual et se porter isolément vers la glande sous-maxillaire. — Fréquemment, le rameau du digastrique envoie une anastomose au glosso-pharyngien; souvent aussi ce même rameau s'anastomose avec le grand sympathique, avec le pneumogastrique, avec le laryngé supérieur (constant d'après certains auteurs), avec le spinal; VALENTIN (*Névrologie*, p. 406), a vu partir de ce rameau des filets vasculaires pour l'artère carotide et la veine jugulaire internes. — SABATIER (*Traité d'Anat.*, 1791) a vu un filet anormal se détacher du rameau du digastrique et se porter sur la face externe du muscle sterno-cléido-mastoïdien.

§ VIII. — *Huitième paire* : Nerf auditif

Le nerf auditif ou nerf de la huitième paire est un nerf sensoriel destiné à recueillir et à transmettre aux centres les impressions acoustiques.

Origine apparente. — Ce nerf se détache du bulbe par deux racines nettement distinctes, une *racine antérieure* et une *racine postérieure* :

a. La *racine antérieure* naît dans la fossette latérale du bulbe, immédiatement en arrière de la protubérance, un peu en dehors du nerf facial et de l'intermédiaire de Wrisberg; elle a la forme d'un petit faisceau aplati.

b. La *racine postérieure* ou *racine ventriculaire* naît sur le plancher du quatrième ventricule par une série de petits filaments blanchâtres, appelés *barbes du calamus scriptorius*. Parties de la ligne médiane ou de son voisinage, ces radicules de l'auditif, très variables par leur nombre et par leur volume, se portent en dehors en convergeant les unes vers les autres. Elles se ramassent ainsi, à la limite du ventricule, en un petit ruban nerveux qui contourne le corps restiforme et vient rejoindre la racine antérieure avec laquelle elle se confond entièrement.

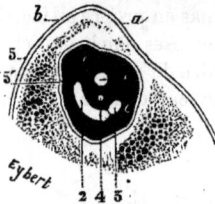

Origine réelle. — Voyez p. 612.

Fig. 904.
Coupe transversale du conduit auditif interne.

1, nerf facial. — 2, branche cochléaire de l'auditif. — 3, sa branche vestibulaire. — 4, intermédiaire de Wrisberg. — 5, dure-mère, avec 5', son prolongement dans le conduit auditif interne. — a, face antérieure du rocher — b, sa face postérieure. — c, conduit auditif interne.

Trajet et rapports. — Ainsi constitué, le nerf auditif se porte obliquement en dehors, en avant et en haut. Il contourne le pédoncule cérébelleux moyen, longe le côté interne du lobule du pneumogastrique et arrive au conduit auditif interne; il s'y engage et le parcourt dans toute son étendue.

Durant tout ce trajet, le nerf auditif est accompagné, comme nous l'avons déjà vu, par le nerf facial et le nerf de Wrisberg, auxquels il forme une gouttière ouverte en haut et en avant. Ces trois nerfs sont reliés entre eux par un tissu conjonctif lâche dont les faisceaux ont souvent été pris pour des anastomoses nerveuses. Ils cheminent, en outre, sous une gaine arachnoïdienne commune, qui les accompagne jusqu'au fond du conduit auditif interne.

Distribution. — En atteignant le fond de ce conduit, le plus souvent même avant de l'atteindre, le nerf auditif se partage en deux branches principales :

a. Une *branche antérieure* ou *cochléenne* ;

b. Une *branche postérieure* ou *vestibulaire*.

Ces branches terminales, analogues en cela aux deux nerfs sensoriels que nous avons déjà étudiés, le nerf olfactif et le nerf optique, qui traversent le premier la *lame criblée* de l'ethmoïde, le second la *lame criblée* de la sclérotique, se tamisent, elles aussi, à travers les *fossettes criblées* qui ferment en dehors le conduit auditif interne (*Ostéol.*, p. 30). Elles arrivent alors dans les différentes portions de l'oreille interne (limaçon, vestibule, canaux demi-circulaires), où nous aurons à les suivre quand nous étudierons les organes des sens (voy. *Oreille interne*).

Le nerf auditif se compose de deux parties qui sont bien distinctes au point de vue histologique. La partie postéro-supérieure, qui répond à la branche vestibulaire, est formée par des fibres volumineuses, tandis que la partie antéro-inférieure, qui représente la branche cochléenne, ne comprend que les fibres relativement grêles. En outre, le nerf auditif présente à sa surface ou dans son épaisseur de nombreuses cellules nerveuses, soit éparses, soit réunies en îlots plus ou moins considérables. Ces cellules ganglionnaires seront décrites ultérieurement à propos des organes des sens. Si nous les mentionnons ici, c'est pour signaler l'hypothèse émise par ERLITKY (*Arch. de Neurologie*, 1882) que ces cellules donnaient naissance à un certain nombre de fibres qui s'échappaient du nerf auditif pour aller se jeter dans le nerf intermédiaire de Wrisberg. Si une pareille hypothèse était fondée, il faudrait admettre pour le nerf intermédiaire une double origine : une origine centrale que nous avons déjà décrite (p. 611), et une origine périphérique qui serait située dans l'épaisseur même du nerf auditif.

Résumé du nerf auditif.

a). Br. collatérales. . . . . . | (aucune).
b). Br. terminales . . . . . . { Br. cochléenne.
                                { Br. vestibulaire.

§ IX. — *Neuvième paire :* NERF GLOSSO-PHARYNGIEN

Le nerf glosso-pharyngien constitue la neuvième paire des nerfs crâniens. Nerf mixte dès son origine, comme le démontrent les expériences de CHAUVEAU, de VOLKMANN et de KLEIN, ce nerf renferme à la fois des fibres sensitives et des fibres motrices : ses fibres motrices président à quelques mouvements du pharynx et des piliers du voile du palais; ses fibres sensitives recueillent sur les muqueuses, auxquelles elles se distribuent, à la fois des impressions de sensibilité générale et des impressions gustatives.

Origine apparente.— Le glosso-pharyngien naît dans la partie supérieure du sillon latéral du bulbe entre le faisceau latéral et le corps restiforme, au-dessous de l'auditif, au-dessus du pneumogastrique. Cette origine se fait constamment par plusieurs filets radiculaires (cinq ou six), qui sont primitivement indépendants, mais qui ne tardent pas à se réunir pour constituer un cordon arrondi.

Origine réelle. — Voyez p. 614.

Trajet. — Immédiatement après son émergence du bulbe, le nerf glosso-pharyngien se porte en dehors et un peu en avant vers le trou déchiré postérieur, qu'il traverse et qui le conduit à la base du crâne. Il se dirige alors en bas et en avant, et arrive à la base de la langue où il se termine.

Ganglions du glosso-pharyngien.—A sa sortie du trou déchiré postérieur, le glosso-pharyngien présente sur son trajet un petit renflement ganglionnaire, qui a été parfaitement décrit par ANDERSCH en 1791, et qui depuis porte son nom : on l'appelle encore, en raison de ses rapports immédiats avec le rocher, le *ganglion pétreux*. Il a une coloration grisâtre et une forme légèrement ovoïde ; son grand diamètre, dirigé verticalement, mesure 2 ou 3 millimètres. Au point de vue de sa situation exacte, il est couché dans cette espèce de dépression triangulaire que nous présente le bord postérieur du rocher,

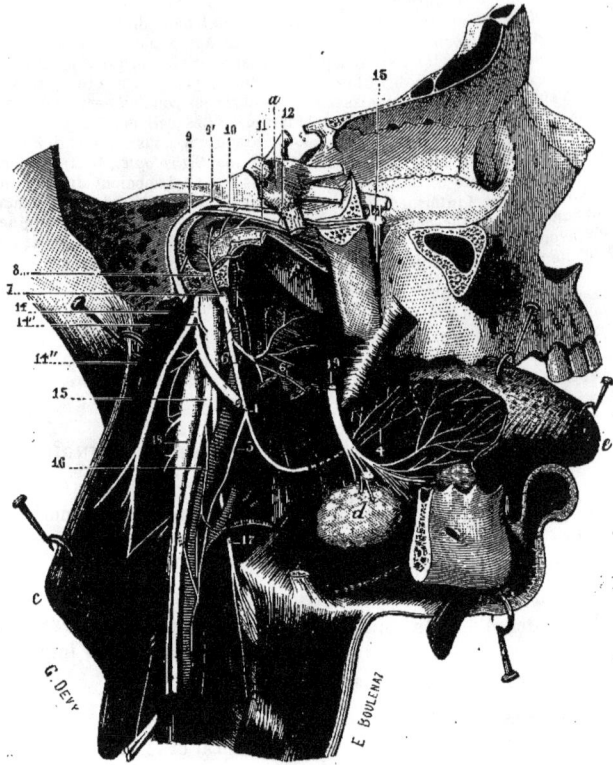

Fig. 905.
Nerfs glosso-pharyngien et spinal.

1, glosso-pharyngien. — 2, sa branche pharyngienne. — 3, son rameau carotidien. — 4, sa terminaison à la langue. — 5, rameau du stylo-hyoïdien et du digastrique. — 6, rameau du stylo-glosse et du stylo-pharyngien avec 6', rameau pour le stylo-glosse. — 7, ganglion d'Andersch. — 8, nerf de Jacobson et ses six rameaux. — 9, nerf facial, avec 9', son ganglion géniculé. — 10, grand nerf pétreux superficiel. — 11, petit nerf pétreux superficiel. — 12, ganglion otique. — 13, ganglion sphéno-palatin. — 14, spinal. — 14', sa branche interne. — 14'', sa branche externe. — 15, pneumogastrique. — 16, ses rameaux carotidiens. — 17, laryngé supérieur. — 18, ganglion cervical supérieur du grand sympathique. — 19, nerf lingual. — *a*, ganglion de Gasser. — *b*, jugulaire interne. — *c*, sterno-cléido-mastoïdien. — *d*, glande sous-maxillaire. — *e*, langue, fortement érigée à gauche.
(La ligne pointillée indique la situation qu'occupe le V lingual.)

l'aqueduc du limaçon (*Ostéol.*, p. 131), lequel est désignée par certains anatomistes sous le nom significatif de *receptaculum ganglioli noni nervi capitis*.

Un peu au-dessus du ganglion d'Andersch, le glosso-pharyngien nous présente un deuxième ganglion, appelé *ganglion d'Ehrenritter*, du nom de l'anatomiste qui l'a découvert à la fin du siècle dernier (*Salzb. Mediz. Chirurg. Zeitung*, 1790). Ce ganglion, beaucoup moins important que le précédent, se rencontre ordinairement sur le côté postérieur du nerf, au moment où celui-ci va s'engager dans le trou déchiré postérieur. Il est, du reste, très variable dans son développement : affectant dans certains cas la forme d'un véritable renflement, tous les caractères extérieurs d'un ganglion nettement différencié, il se réduit, dans d'autres, à une simple traînée de cellules nerveuses.

Le ganglion d'Ehrenritter est une dépendance du ganglion d'Andersch et a la même signification que ce dernier ganglion. Il rappelle de tous points ces ganglions aberrants ou accessoires (véritables renflements ou simples traînées de cellules) qui ont été signalées depuis longtemps déjà, sur le trajet des racines postérieures des nerfs rachidiens, par le professeur HYRTL et décrits à nouveau dans ces dernières années par RATTONE (voy. p. 760).

Rapports. — a. *Dans le crâne*, le glosso-pharyngien est situé tout d'abord entre la pie-mère et le feuillet viscéral de l'arachnoïde. Il est ensuite enveloppé par cette dernière membrane dans une véritable gaine, où cheminent également le pneumogastrique et le spinal. Cette gaine, commune aux trois nerfs qui s'échappent par le trou déchiré postérieur, s'étend jusqu'à l'entrée de cet orifice.

b. *Dans le trou déchiré postérieur*, le glosso-pharyngien occupe la partie la plus antérieure et la plus interne de ce trou. Il est séparé des deux autres nerfs, ainsi que de la veine jugulaire interne, par une lame fibro-cartilagineuse formant cloison (fig. 570, c).

c. *Du trou déchiré postérieur à la langue*, le glosso-pharyngien décrit une longue courbe à concavité dirigée en haut et en avant. Il passe tout d'abord, avec le nerf grand hypoglosse, entre la carotide interne qui est en dedans et la veine jugulaire qui est en dehors. Contournant ensuite l'artère, il vient se placer en avant d'elle et s'engage presque immédiatement après dans l'intervalle qui sépare le muscle stylo-pharyngien du muscle stylo-glosse. Il longe alors les côtés du pharynx et de l'amygdale et, finalement, vient s'épanouir au-dessous de la muqueuse linguale.

Anastomoses. — A sa sortie du crâne, le glosso-pharyngien s'anastomose avec trois nerfs, le pneumogastrique, le facial, le grand sympathique :

a, L'*anastomose avec le pneumogastrique* est constituée par un rameau très court et très grêle, qui s'étend du pneumogastrique au glosso-pharyngien immédiatement au-dessous du trou déchiré postérieur. Ce rameau anastomotique aborde le glosso-pharyngien au niveau du ganglion d'Andersch ou un peu au-dessous. CRUVEILHIER le considère comme un rameau du spinal qui va renforcer le glosso-pharyngien.

b. L'*anastomose avec le facial* a été déjà décrite (voy. ce nerf, p. 722).

c. L'*anastomose avec le grand sympathique* se fait par un filet très grêle qui se détache, soit du ganglion d'Andersch, soit, un peu plus bas, du tronc même du glosso-pharyngien. De là, ce filet anastomotique se porte verticalement en bas et s'unit, après un trajet très court, au rameau carotidien du ganglion cervical supérieur.

D'autres anastomoses tout aussi importantes, et que nous retrouverons tout à l'heure, sont établies, entre le facial et le glosso-pharyngien, par la première branche collatérale de ce dernier nerf, le rameau de Jacobson.

Distribution. — Nous avons déjà vu que le nerf glosso-pharyngien s'épuisait (*branches terminales*) dans la muqueuse de la base de la langue ; mais déjà, au cours de son trajet, il a fourni de nombreuses *branches collatérales*, savoir : le nerf de Jacobson, le rameau des muscles digastrique et stylohyoïdien, le rameau du stylo-glosse, les rameaux carotidiens, les rameaux pharyngiens, les rameaux tonsillaires.

1º *Nerf de Jacobson* (fig. 906). — Décrit pour la première fois par Jacobson en 1818, ce nerf, très complexe par son trajet et par sa distribution, prend naissance sur le côté antéro-externe du ganglion d'Andersch. Il s'engage immédiatement après dans un conduit osseux spécial, le *canal tympanique* ou *canal de Jacobson*, que nous avons déjà étudié (*Ostéol.*, p. 132) à la face inférieure du rocher et qui l'amène dans la caisse du tympan. Arrivé dans cette cavité, le nerf de Jacobson se jette dans une gouttière verticale creusée sur la paroi interne de la caisse, au-dessous du promontoire, et se partage bientôt en six filets divergents, logés chacun dans une petite gouttière osseuse. De ces six filets, deux se dirigent en arrière, deux en avant, deux en haut :

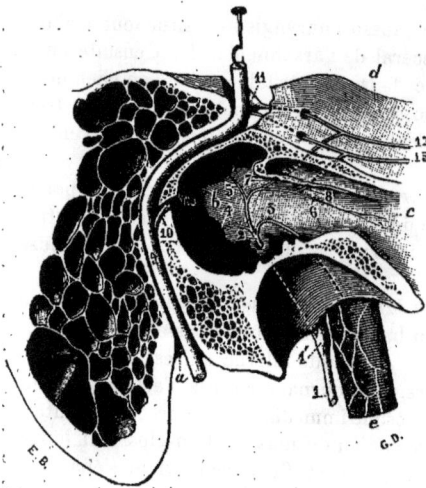

Fig. 906.
Le nerf de Jacobson sur la paroi interne de la caisse du tympan.

1, nerf glosso-pharyngien, avec 1', ganglion d'Andersch. — 2, nerf de Jacobson avec ses six filets : 3, filet carotico-tympanique ; 4, filet de la fenêtre ronde ; 5, filet de la fenêtre ovale ; 6, filet de la trompe ; 7, grand pétreux profond ; 8, petit pétreux profond. — 9, nerf facial dans l'aqueduc. — 10, corde du tympan. — 11, ganglion géniculé. — 12, grand nerf pétreux superficiel. — 13, petit nerf pétreux superficiel. — *a*, trou stylo-mastoïdien. — *b*, promontoire. — *c*, trompe d'Eustache. — *d*, face antérieure du rocher. — *e*, carotide interne et plexus carotidien.

a. Les deux *filets postérieurs*, très grêles, sont destinés à la muqueuse de la caisse : l'un (4) se perd sur le pourtour de la fenêtre ronde ; l'autre (5) s'épuise en fines ramifications au voisinage de la fenêtre ovale.

b. Des deux *filets antérieurs*, l'un, filet muqueux (6), se distribue à la muqueuse de la trompe d'Eustache ; l'autre, filet anastomotique (3), se porte dans le canal carotidien en traversant un conduit osseux spécial, et se perd dans le plexus sympathique qui entoure à ce niveau la carotide interne ; ce dernier filet est généralement désigné sous le nom de filet *carotico-tympanique*.

c. Les deux *filets supérieurs* ou *ascendants* ont un trajet beaucoup plus long, mais ils nous sont déjà en partie connus. Tous les deux, s'échappant de la caisse du tympan, s'engagent dans des conduits osseux spéciaux qui les amènent sur la face antérieure du rocher. — Là, le filet le plus interne (7) se réunit, sous le nom de *grand nerf pétreux profond*, au grand nerf pétreux superficiel, qui provient du facial, pour former le nerf vidien ; il aboutit finalement au ganglion sphéno-palatin, dont il constitue l'une des racines sensitives (voy. *Nerf vidien*, p. 702).—Le filet le plus externe (8) se réunit de même, sous le nom de *petit nerf pétreux profond*, au petit nerf pétreux superficiel, qui émane du facial, et se porte avec lui au ganglion otique dont il constitue l'une des racines sensitives (voy. *Ganglion otique*, p. 714).

Pour atteindre leurs ganglions respectifs, les deux pétreux profonds suivent à partir de la face antérieure du rocher, des trajets fort complexes que nous avons déjà décrits et sur lesquels il nous parait inutile de revenir.

Au total, des six filets terminaux du nerf de Jacobson, trois se distribuent à la muqueuse du voisinage : ce sont les *filets muqueux*. Les trois autres, *filets anastomotiques*, se jettent dans un plexus sympathique et dans deux ganglions annexes du trijumeau. Ce sont là de nouvelles anastomoses unissant le ganglion d'Andersch, d'une part au plexus carotidien, d'autre part au ganglion sphéno-palatin du nerf maxillaire supérieur et au ganglion otique du nerf maxillaire inférieur ; cet ensemble de filets anastomotiques est désigné, par quelques anatomistes étrangers, sous le nom de *plexus tympanique*. Nous avons déjà vu qu'à ce plexus tympanique aboutissait quelquefois un rameau de la corde du tympan.

Le nerf de Jacobson présente, sur certains points de son trajet, des traînées de cellules ganglionnaires. Il est entouré en outre, dans son passage à travers le canal tympanique, d'une petite masse ganglionnaire rougeâtre et oblongue que VALENTIN avait prise pour un ganglion (*ganglium tympanicum seu intumescentia gangliosa ramum tympanicum ambians*). W. KRAUSE (*Médicin. Centralblatt*, 1878, p. 737), qui a fait une intéressante étude de ce renflement, le considère comme une glande vasculaire sanguine, *la glande tympanique*. Cette glande tympanique ne serait à son tour qu'un reliquat d'une circulation embryonnaire, qui persiste quelquefois chez l'homme à titre d'anomalie, mais qui existe normalement chez quelques mammifères, notamment chez les chéiroptères, les insectivores et les rongeurs.

2° *Rameau des muscles digastrique et stylo-hyoïdien*. — Il naît du tronc principal un peu au-dessous du trou déchiré et, après avoir fourni un ou deux filets au stylo-pharyngien et un filet très grêle au stylo-hyoïdien, il vient se perdre dans le ventre postérieur du digastrique. Ce rameau s'anastomose, dans le voisinage du digastrique, avec le rameau que le facial envoie à ce dernier muscle.

3° *Rameau du stylo-glosse*. — Il se détache du nerf glosso-pharyngien, un peu au-dessus du stylo-pharyngien. Il traverse ce muscle, sans lui abandonner un seul filet, et vient se réunir avec le rameau (*rameau lingual*) que le facial envoie au muscle stylo-glosse.

4° *Rameaux carotidiens*. — Au nombre de deux ou trois, ces rameaux descendent le long de la carotide interne, vers la bifurcation de la carotide primitive. Là, ils contribuent à former, entre les deux carotides, avec quelques rameaux issus du pneumogastrique et des rameaux plus nombreux venus du ganglion cervical supérieur, un important plexus, le *plexus intercaroti-dien*, que nous retrouverons plus tard en décrivant le grand sympathique.

5° *Rameaux pharyngiens.* — Au nombre de deux ou trois, quelquefois davantage, ces rameaux, tout aussi variables par leur volume que par leur nombre, se portent sur les côtés du pharynx et s'y anastomosent avec d'autres rameaux pharyngiens provenant du pneumogastrique et du ganglion cervical supérieur. De l'entrelacement de ces nombreux rameaux issus de *trois* sources différentes, résulte un nouveau plexus, le *plexus pharyngien*, d'où émanent *trois* ordres de filets terminaux : 1° des *filets moteurs*, pour les muscles constricteurs du pharynx ; 2° des *filets sensitifs*, pour la muqueuse du pharynx; 3° des *filets vasculaires*, enfin, pour les vaisseaux de cet organe.

6° *Rameaux tonsillaires.* — Ces rameaux se détachent du glosso-pharyngien un peu au-dessus de la base de la langue. Toujours très nombreux, ils se portent sur la face externe de l'amygdale et forment là, en s'anastomosant entre eux, un petit plexus, le *plexus tonsillaire* d'ANDERSCH. De ce plexus partent des filets très déliés, lesquels se distribuent à la muqueuse qui recouvre l'amygdale et le pilier antérieur du voile du palais; quelques-uns de ces filets s'arrêtent vraisemblablement dans l'amygdale elle-même.

7° *Branches terminales ou linguales.* — Après avoir fourni successivement les nombreuses branches collatérales que nous venons de décrire, le glosso-pharyngien, réduit à la moitié de son volume primitif, pénètre dans l'épaisseur de la base de la langue et s'y partage généralement en deux branches principales. Ces deux branches, se divisant et se subdivisant à leur tour, se résolvent en une multitude de petits filets qui se croisent et s'anastomosent dans tous les sens (*plexus lingual*). Finalement, ces filets vont se perdre dans la muqueuse de la base de la langue, au niveau et en arrière du V lingual. En avant et en arrière du trou borgne, qui constitue le sommet du V, les filets internes de l'un des glosso-pharyngiens se réunissent avec les filets correspondants du glosso-pharyngien du côté opposé, et forment ainsi, tout autour du trou borgne, un petit plexus en couronne parfaitement décrit par VALENTIN sous le nom de *plexus coronaire du trou borgne*.

Résumé du nerf glosso-pharyngien.

a). *Br. collatérales* .	N. de Jacobson.	3 fil. muqueux.	f. de la fenêtre ronde. f. de la fenêtre ovale. f. de la trompe d'Eustache.
		3 fil. anastomotiques.	f. carotico-tympanique. grand n. pétreux profond. petit n. pétreux profond.
	R. du digastrique et du stylo hyoïdien. R. du stylo-glosse. R. carotidiens. R. pharyngiens. R. tonsillaires.		
b). *Br. terminales* .	R. linguaux (*plexus du trou borgne*).		

Variétés. — A la place de l'anastomose que le facial envoie au glosso-pharyngien, on a vu (CRUVEILHIER, RICHET) un filet du facial descendre directement à la base de la langue et au voile du palais. — Cruveilhier a vu le nerf de Jacobson constitué par un filet du pneumogastrique réuni à un filet du glosso-pharyngien ; dans un autre cas, il était formé par l'anastomose d'un filet émané du rameau de la fosse jugulaire avec un rameau du glosso-pharyngien. — Il résulte d'une observation de W. Krause que lorsque la branche tympanique de l'artère stylo-mastoïdienne se sépare du nerf de Jacobson et pénètre dans la caisse par un conduit spécial, la glande tympanique est située autour de l'artère et non autour du nerf. — Le rameau du stylo-pharyngien envoie assez souvent quelques filets sensitifs à la muqueuse des amygdales et de la base de l'épiglotte (W. Krause).

§ X. — *Dixième paire* : Nerf pneumogastrique

Le pneumogastrique, appelé encore *nerf vague*, est le plus long de tous les nerfs crâniens : il s'étend du bulbe à la région sous-diaphragmatique et jette des rameaux, chemin faisant, sur tous les viscères contenus dans le cou, le thorax et l'abdomen.

Origine apparente. — Ce nerf prend naissance dans le sillon latéral du bulbe, sur la même ligne que le glosso-pharyngien qui est au-dessus et le spinal qui est au-dessous. Cette origine a lieu, comme pour le glosso-pharyngien, par un certain nombre de filets radiculaires (sept ou huit), qui convergent les uns vers les autres et ne tardent pas à se réunir pour constituer le tronc nerveux.

Origine réelle. — Voyez p. 616.

Trajet. — Du sillon latéral du bulbe où il émerge, le pneumogastrique se dirige obliquement en haut, en dehors et un peu en avant, vers le trou déchiré postérieur. Là, il se coude à angle droit et traverse ce trou pour arriver à la base du crâne. A partir de ce point, le pneumogastrique suit un trajet verticalement descendant : il traverse successivement le cou et le thorax, perfore le diaphragme et débouche alors dans la cavité abdominale où il se termine, par de nombreux rameaux divergents, sur l'estomac, dans le foie et dans le plexus solaire.

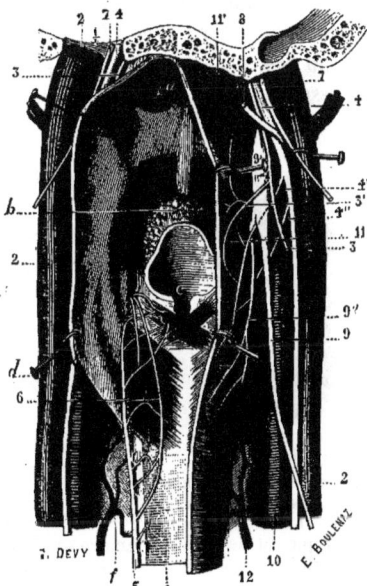

Fig. 907.

Les quatre derniers nerfs crâniens, vus au-dessous du crâne.

(Le pharynx a été ouvert et sa moitié gauche érignée en dehors, pour laisser voir la face postérieure du larynx.)

1, trou déchiré postérieur. — 2, veine jugulaire interne. — 3, glosso-pharyngien, avec 3', ses rameaux pharyngiens. — 4, pneumogastrique, avec 4', son rameau pharyngien et 4'', son rameau laryngé supérieur. — 5, nerf laryngé inférieur ou récurrent. — 6, anastomose de Galien. — 7, spinal. — 8, grand hypoglosse. — 9, grand sympathique, avec 9', son ganglion cervical supérieur, et 9'', ses rameaux pharyngiens. — 10, artère carotide primitive. — 11, artère pharyngienne inférieure, avec 11', sa branche méningée postérieure. — 12, artère thyroïdienne inférieure. — a, fosses nasales. — b, base de la langue. — c, épiglotte. — d, pharynx érigné en dehors. — e, œsophage. — f, corps thyroïde.

Rapports. — Ce rapide coup d'œil jeté sur le pneumogastrique nous permet de le diviser en cinq portions, savoir : une portion *intra-crânienne*, une portion *intra-pariétale*, une portion *cervicale*, une portion *thoracique* et une portion *abdominale*. Les rapports que présentent ces différentes portions du nerf doivent être étudiés séparément pour chacune d'elles :

a. *Dans le crâne*, le pneumogastrique, situé tout d'abord entre la pie-mère et l'arachnoïde, reçoit ensuite de cette dernière membrane une gaine complète qui lui est commune avec le glosso-pharyngien et le spinal et qui l'accompagne jusqu'au trou déchiré postérieur.

b. *Dans le trou déchiré postérieur*, le pneumogastrique est situé en avant et en dedans du spinal et de la veine jugulaire interne, en arrière du glosso-pharyngien dont il est séparé par une lame fibro-cartilagineuse, déjà signalée à propos de ce dernier nerf (fig. 570, *b*).

c. *Au cou*, il chemine dans l'espace angulaire postérieur que forment en s'adossant, d'une part la veine jugulaire interne, d'autre part la carotide interne et la carotide primitive. Le nerf répond donc en dehors à la veine, en dedans à l'artère, en avant à la ligne d'adossement de ces deux vaisseaux. Une gaine commune, de nature fibreuse ou simplement conjonctive, enveloppe ces trois organes jusqu'à l'orifice supérieur du thorax, où le pneumogastrique se comporte différemment à droite et à gauche. Cette asymétrie dans le parcours du nerf est la conséquence nécessaire de l'asymétrie présentée par les troncs artériels de la région. — *A droite*, le pneumogastrique croise verticalement la face antérieure de l'artère sous-clavière, ayant en avant de lui la veine de même nom. — *A gauche*, le pneumogastrique, continuant son trajet descendant le long de la carotide primitive, chemine tout d'abord entre cette dernière artère et l'artère sous-clavière, laquelle est presque verticale à ce niveau ; il croise ensuite verticalement la face antérieure ou face gauche de la crosse aortique.

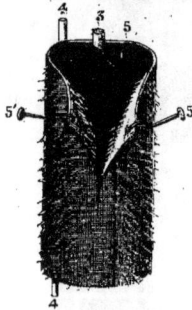

Fig. 908.

Schéma indiquant les rapports des gros vaisseaux du cou avec le pneumogastrique et le grand sympathique (*côté droit*).

1, carotide primitive. — 2, jugulaire interne. — 3, pneumogastrique. — 4, grand sympathique. — 5, gaine conjonctive. 5', la même, incisée à sa partie antérieure et érignée pour laisser voir les vaisseaux.

d. *Dans le thorax*, les deux pneumogastriques, situés dans le médiastin postérieur, suivent un trajet un peu différent à gauche et à droite. — *A gauche*, le nerf, en quittant l'aorte, passe en arrière de la bronche gauche, et vient se placer ensuite sur la face antérieure de l'œsophage. — *A droite*, le pneumogastrique chemine tout d'abord dans l'espace angulaire que forment, en s'adossant l'un à l'autre, l'œsophage et la trachée ; il croise ensuite, en arrière, la bronche droite et vient s'appliquer finalement contre la face postérieure de l'œsophage.

e. *Dans l'abdomen*, comme dans la portion inférieure du thorax, les deux pneumogastriques occupent l'un et l'autre la ligne médiane : le gauche, placé en avant de l'œsophage, descend sur la face antérieure de l'estomac ; le droit, au contraire, situé en arrière de l'œsophage, se porte en arrière de l'estomac où nous le retrouverons dans un instant.

Cette situation de deux nerfs homologues, qui cheminent l'un et l'autre sur la ligne médiane, peut paraître singulière au premier abord. L'embryologie nous l'explique très nettement. Au début de la formation du tube digestif, l'estomac, comme nous le verrons plus tard, n'est qu'un simple renflement de ce tube, occupant exactement la ligne médiane et présentant deux faces latérales, l'une droite, l'autre gauche. A ce moment, les deux pneumogastriques occupent, comme tous les nerfs, une situation latérale et se ramifient, l'un sur la face gauche, l'autre sur la face droite de l'estomac embryonnaire. Mais bientôt l'estomac se tord sur son axe de gauche à droite, de telle sorte que le pylore se porte du côté droit et que, des deux faces précitées de l'estomac, la gauche devient antérieure, la droite devient postérieure. Les deux nerfs pneumogastriques suivent tout naturellement, dans leur changement de position, les deux faces de l'estomac sur lesquelles ils s'étalent, et voilà pourquoi, chez le nouveau-né et chez l'adulte, le pneumogastrique gauche est placé en avant de l'œsophage et de l'estomac, tandis que le pneumogastrique droit occupe le plan postérieur de ces mêmes organes.

Ganglions du pneumogastrique. — Le tronc du pneumogastrique se renfle en deux points de son parcours et présente ainsi deux ganglions, l'un supérieur, l'autre inférieur :

a. Le premier, appelé *ganglion jugulaire*, est situé dans le trou déchiré postérieur ; il revêt la forme d'une petite masse ovoïde, mesurant de 4 à 6 millimètres de hauteur ; sa coloration est grisâtre, sa surface inégale et comme raboteuse.

b. Le second, désigné sous le nom de *ganglion plexiforme*, est situé immédiatement au-dessous du précédent, dont il diffère par sa forme et par ses dimensions tout autant que par sa situation : il a l'aspect d'un fuseau, présentant son maximum de largeur à sa partie moyenne et s'effilant peu à peu à ses deux extrémités. Sa longueur, très variable suivant les sujets, mesure 2 ou 3 centimètres. Au point de vue de ses rapports, le ganglion plexiforme est placé en arrière du glosso-pharyngien et de la carotide interne, en avant et un peu en dedans du ganglion cervical supérieur du grand sympathique. Le nerf de la douzième paire, l'hypoglosse, le contournant en spirale, occupe tout d'abord son côté postérieur, puis son côté externe, et enfin son côté antérieur.

Anastomoses. — Au voisinage du trou déchiré postérieur, le pneumogastrique s'anastomose avec le spinal, le glosso-pharyngien, le facial, le grand hypoglosse, le grand sympathique et les deux premiers nerfs rachidiens :

1° L'*anastomose avec le spinal* est double. Tout d'abord, à son passage dans le trou déchiré, le nerf spinal s'accole au ganglion jugulaire, auquel il est relié par un ou deux filets, à la fois très courts et très grêles. Plus bas, au-dessous du trou déchiré, le spinal se partage, comme nous le verrons dans l'article suivant, en deux branches volumineuses dont l'une, l'interne, se jette tout entière dans le ganglion plexiforme.

2° L'*anastomose avec le glosso-pharyngien* a été déjà décrite avec ce dernier nerf (p. 729).

3° L'*anastomose avec le facial* nous est également connue : elle n'est autre que le *rameau auriculaire du nerf vague* d'Arnold ou *rameau de la fosse jugulaire* de Cruveilhier (voy. p. 721).

4° L'*anastomose avec le grand hypoglosse* se compose d'un, de deux ou trois filets fort grêles, que ce dernier nerf abandonne au ganglion plexiforme, au moment où il le contourne.

5° L'*anastomose avec le grand sympathique* est constituée par un ou deux filets qui se détachent du ganglion cervical supérieur du grand sympathique et se perdent à la surface du ganglion plexiforme. Au-dessous de ce ganglion, le cordon du sympathique entre encore en relation avec le pneumogastrique par de nombreux filets anastomotiques qui se jettent dans les branches collatérales de ce dernier nerf, et que nous signalerons ultérieurement au fur et à mesure que nous étudierons ces branches.

6° L'*anastomose avec les premiers nerfs rachidiens* n'est pas constante. Quand elle existe, elle est constituée par un petit rameau qui se détache de l'arcade formée par les deux premières paires cervicales et vient se jeter, presque immédiatement après son origine, dans le ganglion plexiforme.

Distribution. — Les branches fournies par le pneumogastrique durant son long trajet du bulbe à l'abdomen sont fort nombreuses. Nous les distinguerons en quatre groupes suivant la région à laquelle elles se distribuent : *branche intra-crânienne, branches cervicales, branches thoraciques, branches abdominales.*

Rapports généraux avec le système sympathique. — Le nerf pneumogastrique est dès son origine un nerf à la fois sensitif et moteur, et de plus il gouverne plusieurs des actes importants de la nutrition. C'est donc bien, comme le disait Bichat, un nerf qui participe à la fois aux fonctions de la vie animale et aux fonctions de la vie végétative. Ses rapports morphologiques et fonctionnels avec le sympathique sont affirmés par l'anatomie descriptive, par l'anatomie comparée et surtout par la physiologie.

Le grand sympathique et le vague sont en rapport inverse de développement (Weber), tellement que chez les poissons cyclostomes, où le sympathique manque ou à peu près, il est remplacé pas le nerf vague qui va jusqu'à l'anus. Chez beaucoup de mammifères, le tronc du vague et le cordon cervical du sympathique sont plus ou moins confondus, comme chez les carnassiers, les ruminants, les pachydermes, les solipèdes et les singes. Chez l'homme, ces deux nerfs acquièrent leur maximum d'indépendance, coïncidant avec le maximum de développement du sympathique (Meckel, Weber, Cuvier). Mais, à leur terminaison, ils sont reliés par des plexus importants (*plexus cardiaque, pulmonaire, cœliaque, etc., etc.*), qu'ils contribuent l'un et l'autre à former et dans lesquels leurs fibres sont mêlées, confondues, au point de ne pouvoir plus être différenciées.

Ils échangent non seulement leurs fibres, mais même leurs fonctions : le sympathique est moteur du cœur et modérateur de l'estomac et de l'intestin ; c'est l'inverse pour le pneumogastrique. En somme, ils concourent l'un et l'autre, dans des proportions inégales suivant les espèces animales, au gouvernement des actes de la vie végétative (fonctions digestive, circulatoire, pulmonaire, etc.).

Il y a seulement pour le pneumogastrique cette différence qu'il contient également dans sa partie supérieure des nerfs de la sensibilité consciente et du mouvement volontaire, représentés par exemple par les nerfs du larynx, de telle sorte qu'il appartient par quelques-unes de ses fibres au système nerveux de la vie de relation et par les autres au système nerveux de la vie végétative.

Au fond, la distinction entre ces deux systèmes ne doit pas être recherchée exclusivement dans la distinction ou les rapports des troncs nerveux qui les composent, mais aussi dans des caractères plus profonds tirés de la structure et de la fonction. Or, les histologistes paraissent être d'accord pour admettre que tous les nerfs moteurs volontaires sont dépourvus de ganglions sur leur trajet, depuis la moelle jusqu'aux muscles ; qu'au contraire tous les nerfs moteurs involontaires sont ganglionnaires. Les branches motrices involontaires du pneumogastrique n'échappent pas à cette règle, aussi sont-elles confondues souvent avec le grand sympathique lui-même sous le nom général de *nerfs sympathiques* que leur donnent quelques physiologistes (Dastre et Morat).

A. — Branche intra-cranienne

Du côté externe du ganglion jugulaire se détache un rameau très grêle, qui rentre dans le crâne par le trou déchiré et vient se distribuer à la dure-mère, dans le voisinage du sinus latéral. Nous désignerons ce rameau sous le nom de *nerf méningien postérieur* du pneumogastrique.

B. — Branches cervicales

Le pneumogastrique fournit à la région du cou le *nerf pharyngien*, le *nerf laryngé supérieur*, le *nerf laryngé inférieur* ou *récurrent*.

1° **Nerf pharyngien** (fig. 907, 4'). — Le nerf pharyngien, tantôt simple, tantôt double ou même triple, se détache de la partie supérieure et externe du ganglion plexiforme, où il se continue en partie avec la branche anastomotique du spinal déjà décrite. Se portant ensuite obliquement en bas et en avant, il passe sur le côté externe de l'artère carotide interne et, après avoir abandonné quelques filets descendants au plexus interne carotidien (voyez *Grand sympathique*), il arrive sur les côtés du pharynx où ses ramifications concourent à la formation du *plexus pharyngien*, de concert avec d'autres rameaux pharyngiens issus du glosso-pharyngien et du grand sympathique. Nous avons déjà dit que les branches efférentes de ce plexus se distribuaient, les unes aux muscles, les autres à la muqueuse du pharynx.

2° **Nerf laryngé supérieur** (fig. 905, 17). — Ce nerf, à la fois sensitif et moteur, naît de la partie inférieure et interne du ganglion plexiforme et se porte ensuite vers le larynx en décrivant une courbe à concavité dirigée en haut et en avant. Dans ce trajet, il croise obliquement le côté interne de la carotide interne, s'applique contre le pharynx et se partage, un peu en arrière de l'os hyoïde, en deux rameaux, l'un supérieur, l'autre inférieur :

a. Le *rameau inférieur*, plus connu sous le nom de *nerf laryngé externe* (fig. 909, 6'), se porte obliquement en bas et en avant, entre le constricteur inférieur du pharynx et le corps thyroïde, et arrive ainsi au muscle crico-thyroïdien. Il innerve ce muscle et perfore ensuite la membrane crico-thyroïdienne, pour venir se distribuer en ramuscules terminaux à la muqueuse de la portion sous-glottique du larynx, ainsi qu'à la muqueuse du ventricule. Dans son trajet descendant, le nerf laryngé externe envoie quelques filets très déliés au corps thyroïde et au constricteur inférieur du pharynx et contracte avec le grand sympathique, sur la face externe de ce dernier muscle, quelques anastomoses dont l'ensemble, plus ou moins complexe, constitue le *plexus de Haller*.

b. Le *rameau supérieur* continue le trajet du laryngé supérieur et suit une direction à peu près horizontale. Il est situé, tout d'abord, sur le constricteur inférieur du pharynx ; il chemine ensuite, parallèlement à la grande corne de l'os hyoïde, entre le muscle thyro-hyoïdien qui est en avant et la membrane thyro-hyoïdienne qui est en arrière, perfore cette dernière membrane et arrive alors dans l'épaisseur des replis aryténo-épiglottiques où il s'épanouit en un bouquet de filets terminaux. Ces filets se distinguent, d'après leur direction, en *antérieurs, moyens, postérieurs*. — Les *filets antérieurs* se distribuent à la muqueuse des deux faces de l'épiglotte, ainsi qu'à une petite portion de la muqueuse linguale. Les *filets moyens* se ramifient dans les replis aryténo-épiglotti-

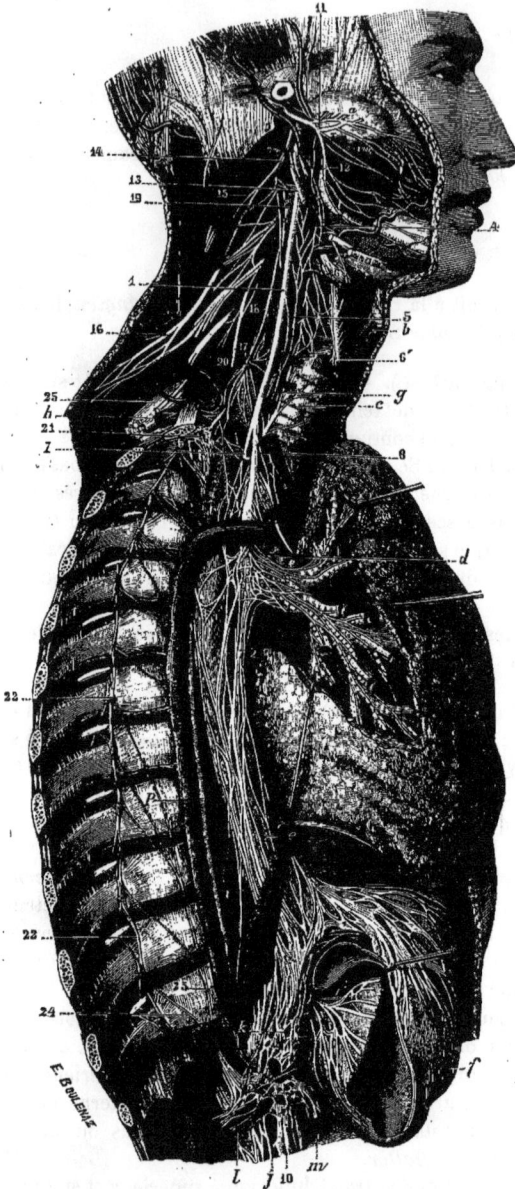

Fig. 909.

Pneumogastrique droit (d'après Hirschfeld.)

1, portion cervicale du pneumogastrique. — 2, sa portion thoracique. — 3, ganglion semi-lunaire droit. — 4, plexus intercarotidien. — 5, nerf cardiaque supérieur. — 6, laryngé supérieur, avec 6' laryngé externe. — 7, laryngé récurrent. — 8, branches cardiaques inférieures. — 9, plexus bronchique. — 10, plexus solaire. — 11, facial. — 12, glosso-pharyngien. — 13, hypoglosse. 14, branche externe du spinal; avec 15, son rameau pour le sterno-cléido-mastoïdien; 16, son rameau pour le trapèze; 17, nerf phrénique. — 18, sympathique cervical, avec 19 ganglion cervical supérieur; 20, ganglion cervical moyen; 21, ganglion cervical inférieur. — 22, sympathique thoracique, avec 23, grand splanchnique, 25, petit splanchnique. — a, parotide, érignée en haut; b, larynx; c, trachée; d, bronches et ses divisions; e, œsophage; f, estomac, coupé et érigné pour montrer à la fois, ses faces antérieure et postérieure; g, carotide primitive; h, sous-clavière; i, aorte thoracique; j, aorte abdominale; k, tronc cœliaque; l, artère rénale; m, mésentérique supérieure; n, veine cave supérieure; o, veine azygos; p, canal thoracique.

ques et dans la muqueuse qui tapisse la portion sus-glottique du larynx. — Les *filets postérieurs*, enfin, se distribuent à la portion de la muqueuse pharyngienne qui recouvre la face postérieure du larynx. Parmi ces filets, il en est un, plus long que les autres, qui se porte verticalement en bas entre la muqueuse et le muscle crico-aryténoïdien postérieur et vient s'anastomoser ou plutôt se confondre avec un filet ascendant du laryngé inférieur (fig. 910, 9) : cette longue anastomose longitudinale, jetée entre les deux nerfs laryngés, est généralement connue sous le nom d'*anse nerveuse de Galien*.

En résumé, nous voyons le nerf laryngé supérieur innerver : 1° toute la muqueuse qui tapisse le larynx ; 2° deux muscles seulement, le constricteur inférieur du pharynx et le crico-thyroïdien.

3° Nerf laryngé inférieur ou récurrent

(fig. 910, 2 et 2'). — Le nerf laryngé inférieur prend naissance dans le thorax et remonte de là vers le larynx en suivant un trajet rétrograde, d'où le nom de *récurrent* qui lui a été donné.

Comme la portion du pneumogastrique dont il émane, le nerf récurrent diffère sensiblement à gauche et à droite, dans sa longueur, dans son trajet, et dans ses rapports ; quant à sa distribution, elle est la même des deux côtés du corps. — Le *récurrent du côté droit* (2') se détache du pneumogastrique au moment où ce nerf croise la face antérieure de l'artère sous-clavière. Il contourne cette artère en passant successivement sur sa face inférieure et sur sa face postérieure et, devenu ascendant de descendant qu'il était, il s'élève vers le larynx en suivant la partie latérale droite de l'œsophage. Arrivé sur le constricteur inférieur du pharynx, il perfore

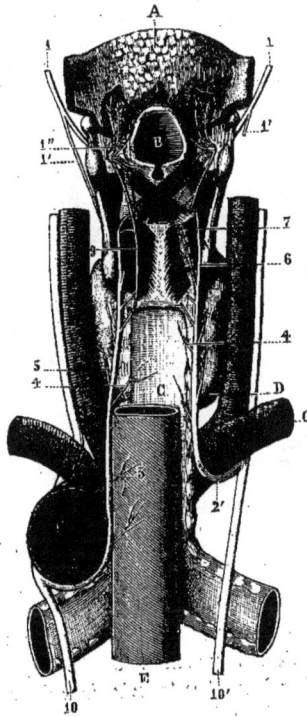

Fig. 910.

Nerfs du larynx, vue postérieure.

1, laryngé supérieur, avec 1', son rameau laryngé externe ; 1'', ses rameaux linguaux.... — 2, laryngé inférieur ou récurrent du côté gauche. — 2', laryngé inférieur du côté droit — 3, rameaux œsophagiens. — 4, rameaux trachéens. — 5, rameaux thyroïdiens. — 6, rameaux du crico-aryténoïdien postérieur et du crico-aryténoïdien latéral. — 7, rameau de l'aryténoïdien. — 9, anse nerveuse de Galien. — 10, 10, nerfs pneumogastriques. — A, larynx ; B, épiglotte ; C, trachée ; D, corps thyroïde ; E, œsophage ; F, crosse aortique ; G, sous-clavière droite.

ce muscle et vient se loger alors, à la face postérieure du larynx, dans la gouttière verticale que forment le cartilage cricoïde et le cartilage thyroïde. — Le *récurrent du côté gauche* (2) se détache du pneumogastrique au niveau de la face antérieure de la crosse aortique. Il est par conséquent plus long que le précédent. Comme lui, il contourne la face inférieure de l'aorte en décrivant autour d'elle une anse à concavité supérieure et vient se placer dans l'espace angulaire que forment en s'adossant l'un à l'autre l'œsophage et la trachée.

C'est en suivant ce sillon qu'il arrive au constricteur inférieur pour le perforer et gagner ensuite la gouttière des cartilages cricoïde et thyroïde. Chez le fœtus (CHAPUT), le récurrent gauche embrasse par sa concavité, non pas l'aorte, mais le côté inférieur du canal artériel.

Dans le long trajet qu'il parcourt depuis son origine jusqu'au larynx, le nerf récurrent fournit de nombreuses *branches collatérales*, savoir :

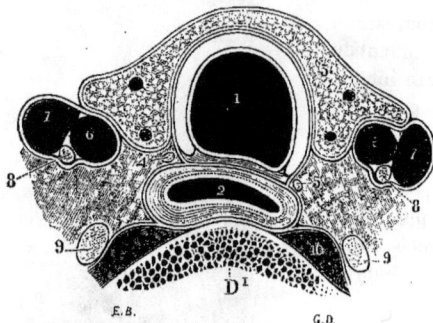

Fig. 911.

Coupe transversale de l'œsophage et de la trachée, pratiquée au niveau de la première dorsale, pour montrer la situation respective des deux récurrents (en partie d'après BRAUNE).

1, trachée. — 2, œsophage. — 3, corps thyroïde, avec son enveloppe conjonctive. — 4, nerf récurrent gauche. — 5, nerf récurrent droit. — 6, carotide primitive. — 7, jugulaire interne. — 8, pneumogastrique. — 9, ganglion sympathique. — 10, muscles prévertébraux. — D', corps de la première dorsale.

a. Des *filets cardiaques*, en nombre variable, qui se détachent de l'anse formée par chaque nerf récurrent autour de l'artère qu'il contourne, et viennent se perdre à la base du cœur dans le plexus cardiaque ;

b. Des *filets œsophagiens*, toujours très nombreux et très grêles, qui se portent sur l'œsophage où ils se terminent, les uns dans la couche musculaire de ce conduit, les autres dans sa couche muqueuse ;

c. Des *filets trachéens*, qui se distribuent de même à la couche musculaire et à la couche muqueuse de la trachée ;

d. Des *filets pharyngiens* (un ou deux seulement), destinés au muscle constricteur inférieur du pharynx.

Dans le voisinage du cartilage cricoïde, le nerf récurrent fournit en outre cinq *branches terminales* : de ces cinq branches, quatre se distribuent aux muscles crico-aryténoïdien postérieur, aryténoïdien, crico-aryténoïdien latéral et thyro-aryténoïdien ; la cinquième se porte verticalement en haut, et se réunit avec un filet descendant, déjà décrit (p. 739), du nerf laryngé supérieur pour constituer l'*anse nerveuse de Galien*.

Nerf de Cyon. — CYON et LUDWIG ont décrit, chez un certain nombre de mammifères, un rameau nerveux dont l'excitation centripète a pour effet d'abaisser la tension sanguine dans les artères périphériques et auquel on donne, pour cette raison, le nom de *nerf dépresseur*. Chez le lapin, où il a été surtout étudié, le nerf dépresseur naît par deux racines : l'une, constante, provient du laryngé supérieur ; l'autre, qui fait souvent défaut, se détache du pneumogastrique, un peu au-dessous du ganglion plexiforme. Le tronc qui résulte de la réunion de ces deux filets radiculaires descend dans le thorax le long du grand sympathique et vient se terminer dans le cœur. Mais ce nerf, considéré chez les autres mammifères, se présente rarement avec cette indépendance anatomique qui le caractérise chez le lapin. Chez l'homme notamment, il aurait perdu toute individualité et serait fusionné avec le tronc du sympathique.

Contrairement à cette opinion, VITI, en se basant sur un grand nombre de dissections, poursuivies comparativement chez l'homme et chez les animaux, admet que le nerf de Cyon est représenté chez l'homme par un rameau du laryngé supérieur qui se porte directement ou indirectement dans le plexus cardiaque. Il a rencontré ce rameau, considéré généralement comme anormal et rare, 156 fois sur 200 dissections.

Voyez à ce sujet VITI, *Ricerche di morphologia comparata sopra il nervo depressore*, etc., in Atti della Soc. Toscana di Scienze naturali, vol. IV, 1883.

C. — Branches thoraciques

Dans le thorax, le nerf pneumogastrique, fournit des *rameaux cardiaques*, des *rameaux pulmonaires* et des *rameaux œsophagiens*.

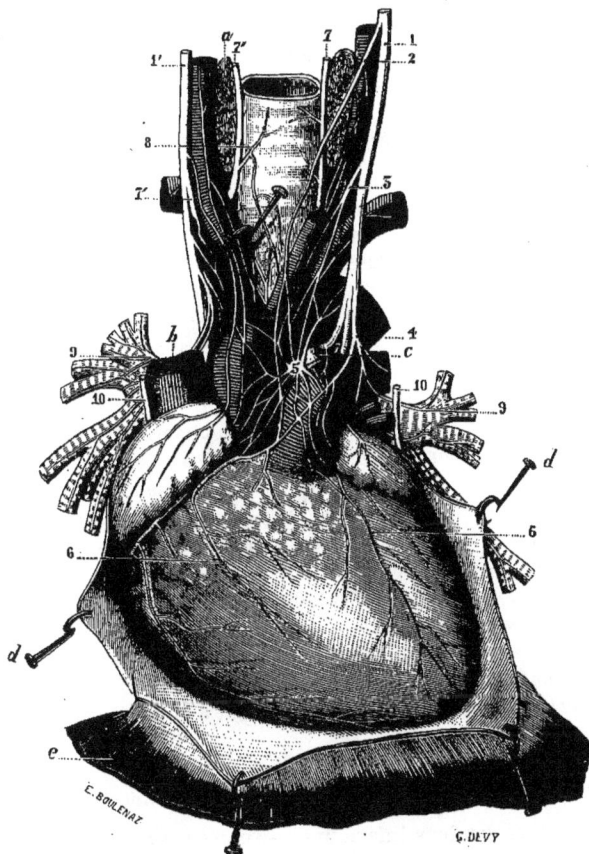

Fig. 912.
Rameaux cardiaques du pneumogastrique.

1, pneumogastrique gauche. — 1', pneumogastrique droit. — 2, nerf cardiaque supérieur. — 3, nerf cardiaque moyen. — 4, nerf cardiaque inférieur. — 5, ganglion et plexus cardiaques. — 6, branches efférentes de ce plexus. — 7, nerf récurrent gauche, et 7', nerf récurrent droit. — 8, ses rameaux trachéens. — 9, plexus pulmonaire antérieur. — 10, nerf phrénique. — a, corps thyroïde. — b, veine cave supérieure. — c, cordon fibreux, reliquat du canal artériel. — d, péricarde érigné en bas et en dehors. — e, diaphragme.

1° **Rameaux cardiaques** (fig. 912). — Les rameaux que le pneumogastrique envoie à l'organe central de la circulation sont excessivement variables par leur nombre, leur volume, leur origine. On les divise en deux groupes, les rameaux cardiaques supérieurs et les rameaux cardiaques inférieurs :

47**

a. Les *rameaux cardiaques supérieurs* ou *cervicaux*, au nombre de deux ou trois, se détachent de la portion cervicale du pneumogastrique à des hauteurs différentes. Suivant alors un trajet descendant, ils pénètrent dans le thorax en passant en avant des gros troncs artériels de la région et viennent se jeter dans le *plexus cardiaque*, qui est situé, comme on le sait, à la base du cœur et que nous décrirons ultérieurement avec le grand sympathique.

b. Les *rameaux cardiaques inférieurs* ou *thoraciques* se détachent, dans le thorax, soit de l'anse des récurrents, soit du tronc même du pneumogastrique. Comme les précédents, ils se dirigent vers le plexus cardiaque et s'y terminent.

Très fréquemment, les nerfs cardiaques, tant les cardiaques cervicaux que les cardiaques thoraciques, échangent dans leur parcours des ramuscules anastomotiques avec le grand sympathique ou ses branches.

2° **Rameaux pulmonaires** (fig. 909, 9). — Au niveau de la bifurcation de la trachée, le pneumogastrique semble se dissocier et se résoudre en une multitude de rameaux et de ramuscules, qui s'anastomosent et s'entrelacent dans tous les sens. Ces rameaux se portent les uns en avant, les autres en arrière de la bronche correspondante et constituent autour d'elle un vaste plexus : c'est le *plexus bronchique* ou *pulmonaire*, que l'on divise parfois, mais sans utilité aucune, en *plexus pulmonaire antérieur* (la portion qui est située en avant de la bronche), et en *plexus pulmonaire postérieur* (la portion qui est située en arrière). Il n'existe en réalité que deux plexus pulmonaires : le plexus pulmonaire du côté droit, disposé autour de la bronche droite, et le plexus pulmonaire du côté gauche, disposé autour de la bronche gauche. Encore ces deux plexus sont-ils réunis sur la ligne médiane par de nombreuses anastomoses transversales qui ont pour effet d'associer les deux pneumogastriques pour une action commune et bi-latérale.

Du plexus pulmonaire, s'échappent, en rayonnant :

a. Des *filets trachéens*, destinés à la partie inférieure de la trachée ;

b. Des *filets œsophagiens*, qui se distribuent aux différentes tuniques de la portion moyenne de l'œsophage ;

c. Des *filets péricardiques*, qui se distribuent à la partie supérieure et postérieure du péricarde ;

d. Des *filets pulmonaires*, enfin, qui se portent vers le hile du poumon et pénètrent dans cet organe en suivant les différentes ramifications bronchiques.

3° **Rameaux œsophagiens inférieurs.** — Au-dessous du plexus pulmonaire, les deux pneumo-gastriques, un instant dissociés, se reconstituent pour occuper, sur le pourtour de l'œsophage, la position que nous avons déjà indiquée. Cette reconstitution n'est pourtant que partielle ; car là encore les deux nerfs, au lieu de former des cordons cylindriques comme à la région cervicale, sont partagés en branches multiples, qui s'anastomosent fréquemment les unes avec les autres et forment ainsi, autour de l'œsophage, un riche plexus à mailles allongées dans le sens vertical. Ce plexus, à la constitution duquel participent pour une part égale les deux pneumogastriques, porte le nom de *plexus œsophagien*. Il abandonne à l'œsophage une série nombreuse de petits filets qui se distribuent à la fois à la muqueuse et à la couche musculaire.

D. — Branches abdominales

Dans l'abdomen, les deux pneumogastriques se comportent différemment à droite et à gauche.

a. Le *pneumogastrique gauche*, situé sur le côté antérieur du cardia, s'épanouit en de nombreux rameaux divergents sur la face antérieure de l'estomac. La plupart d'entre eux se distribuent à cet organe. Les plus externes, cependant, vont beaucoup plus loin : après avoir longé quelque temps la petite courbure, ils s'engagent entre les deux feuillets de l'épiploon gastro-hépatique, se portent vers le hile du foie, et pénètrent dans ce viscère en suivant les divisions de la veine porte.

b. Le *pneumogastrique droit* (fig. 909), situé en arrière de l'œsophage et du cardia, recouvre de ses branches collatérales la face postérieure de l'estomac ; il abandonne ensuite de nombreux rameaux au plexus solaire et, finalement, vient se terminer dans l'angle interne du ganglion semi-lunaire du côté droit (3). D'autre part, à l'angle externe de ce même ganglion aboutit le nerf grand splanchnique droit (23), qui descend sur la face latérale droite de la colonne dorsale (voyez *Grand sympathique*). Pneumogastrique droit et grand splanchnique du même côté forment les deux branches d'une longue arcade dont la partie moyenne est constituée par le bord supérieur concave du ganglion semi-lunaire : c'est à cette arcade qu'on donne le nom d'*anse mémorable de Wrisberg*.

Nous verrons plus tard, en étudiant les viscères, quels sont les divers modes de terminaison du pneumogastrique dans le poumon, dans l'œsophage, dans l'estomac et dans le foie.

Résumé du nerf pneumogastrique.

a). *Br. intra-crânienne* . . . | N. méningien postérieur.

b). *Br. cervicales* . . . . .
- N. pharyngien.
- N. laryngé supérieur. . . { r. supérieur. / r. inférieur.
- N. laryngé inférieur. . . { f. cardiaques. / f. œsophagiens supᵣˢ. / f. trachéens. / f. pharyngiens. / f. laryngés.

c). *Br. thoraciques*. . . . . .
- R. cardiaques. . . . . { c. supʳˢ ou cervicaux. / c. infʳˢ ou thoraciques.
- Plexus pulmonaire. . . { f. trachéens. / f. œsophagiens moyens. / f. péricardiques. / f. pulmonaires.
- Plexus œsophagien. . . | f. œsophagiens infʳˢ.

d). *Br. abdominales* . . , . .
- Pneumogast. gauche. . { f. gastriques. / f. hépatiques.
- Pneumogast. droit . . . { f. gastriques. / f. pour plexus solaire. / f. p. gangl. semi-lunaire.

47 ***

Variétés, — Hyrtl (*Jahrb. d. k. k. œsterr. States*, 1836) a rencontré un petit ganglion accessoire au-dessous du ganglion jugulaire. — Le tronc du pneumogastrique peut s'accoler au ganglion cervical supérieur du grand sympathique et présenter avec lui des connexions intimes (Longet.) — Il peut être situé dans l'espace angulaire antérieur formé par la carotide et la jugulaire (Malgaigne, Quain). J'ai rencontré deux fois cette disposition, toujours sur le côté gauche. — Sa portion cervicale a été vue divisée en deux branches.—Cruveilhier a vu la branche descendante de l'hypoglosse s'accoler au tronc du pneumogastrique.

Le *rameau auriculaire* ou *anastomose du facial* présente de nombreuses variétés : Arnold l'a vu naître à 4 millimètres au-dessous du ganglion jugulaire; le même observateur l'a vu constitué par trois rameaux distincts ; il faisait défaut dans un cas de Voigt. (Voy. au sujet du rameau auriculaire, Zuckerkandl, in *Sitzungsb. d. K. Akad.* Vienne, 1870.)

Le *nerf laryngé supérieur* peut passer en dehors de la carotide interne (Reid). — Il peut naître à la fois du pneumogastrique et du grand sympathique (Chassaignac, *Bull. Soc. Anat.*, 1836). — On l'a vu donner une branche surnuméraire aux muscles sterno-hyoïdiens, thyro-hyoïdiens (C. Krause), au crico-aryténoïdien latéral (Valentin).

Le *laryngé externe* se détachait directement du pneumogastrique dans un cas de Cruveilhier ; j'ai rencontré une seule fois une disposition pareille sur le côté gauche d'un jeune sujet. — Finkelstein (*Jahresb.*, 1879) l'a vu se détacher à la fois du laryngé supérieur et du pneumogastrique ; dans un autre cas, il partait d'un petit plexus à la constitution duquel participaient à la fois le laryngé supérieur et le pneumogastrique ; ces faits sont loin d'être rares. — Le même observateur a vu le laryngé externe recevoir un petit filet anastomotique du ganglion cervical supérieur.

On a vu le *nerf laryngé inférieur* donner des fibres accessoires au muscle crico-thyroïdien (fréquent), à la glande thyroïde (Schlemm), à l'articulation crico-thyroïdienne (Cruveilhier). — Wrisberg a rencontré, en arrière de la bronche droite, un ganglion surnuméraire auquel aboutissaient deux rameaux du pneumogastrique droit. — L'absence de l'anse anastomotique de Galien est considérée comme exceptionnelle par Andersch. Quand la sous-clavière droite naît directement de la crosse aortique en passant derrière l'œsophage, le nerf récurrent, fort court, se porte directement au larynx sans contourner cette artère; l'embryologie explique nettement (voy. W. Krause, *Handb. d. Anat. des Mensch.*, *Suppl.*, p. 202) une pareille disposition, qui a été signalée par Stedmann, par Reid, par Demarquay.

Cruveilhier a rencontré sur un sujet un filet vasculaire qui se portait du plexus pulmonaire sur le pourtour de l'aorte.

Voyez au sujet du pneumogastrique : Dees, *Zur Anat. und Phys. des Nervus vagus*, in Arch. f. Psychiatrie, 1888 ; Onodi, *Zur Frage vom Nervus laryngeus medius*, Centralbl. f. de méd. Wissensch. 1888 ; Breisacher, *Versuche über den Nervus laryngeus superior*, ibid., 1889 ; Taguchi, Arch. f. Anat. und Physiol., 1888, p. 365 et 1889, p. 309.

§ XI. — *Onzième paire* : Nerf spinal

Le nerf spinal, qu'on appelle encore *nerf accessoire du nerf vague*, *nerf accessoire de Willis*, s'étend de la moitié inférieure du bulbe rachidien et de la moitié supérieure de la moelle cervicale au trou déchiré postérieur, au-dessous duquel il se termine, en partie dans le tronc du pneumogastrique, en partie dans les deux muscles les plus importants du cou, le sterno-cléido-mastoïdien et le trapèze.

Origine apparente. — Le spinal prend naissance à la fois sur le bulbe et sur la moelle. De là, la division toute naturelle de ses racines en deux groupes, les racines bulbaires et les racines médullaires :

a. Les *racines bulbaires*, au nombre de quatre ou cinq, naissent dans le sillon latéral du bulbe, au-dessous des racines du pneumogastrique, au-dessus des racines postérieures du premier nerf cervical.

b. Les *racines médullaires* se détachent du cordon latéral de la moelle, un peu en avant de la ligne d'émergence des racines postérieures des nerfs rachidiens. Les plus inférieurs de ces filets radiculaires répondent le plus souvent à la quatrième paire rachidienne ; mais on peut les voir assez fréquemment s'arrêter à la troisième ou descendre jusqu'à la cinquième. Une disposition qui est constante, c'est que l'espace, qui sépare les racines médullaires du spinal des racines postérieures des nerfs rachidiens, diminue graduellement au fur et à mesure qu'on se rapproche du bulbe.

VULPIAN a signalé depuis déjà longtemps l'existence de cellules nerveuses à l'angle de réunion de quelques-unes des racines du spinal. HYRTL, de son côté, a rencontré parfois sur ces mêmes racines de véritables petits ganglions. Une pareille disposition anatomique, qui caractérise, comme on le sait, les nerfs sensitifs, semblerait indiquer que le nerf spinal est un nerf mixte à son origine, possédant à la fois des fibres motrices et des fibres sensitives. Cette conclusion est malheureusement en désaccord avec les enseignements de la physiologie expérimentale, qui a établi que le nerf spinal était, à son origine bulbo-médullaire, exclusivement moteur et que la sensibilité qu'il possède au-dessous du crâne était une sensibilité d'emprunt provenant d'anastomoses avec les nerfs voisins. Il convient donc de réserver encore son opinion sur la signification anatomique

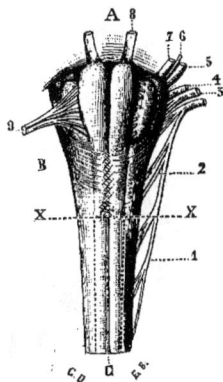

Fig. 913.

Origines apparentes du spinal.

x, x, limite séparative de la moelle et du bulbe. — A, protubérance. — B, bulbe. — C, moelle épinière. — 1, racines médullaires du spinal. — 2, ses racines bulbaires. — 3, nerf pneumo-gastrique. — 4, nerf glosso-pharyngien. — 5, nerf auditif. — 6, nerf intermédiaire de Wrisberg. — 7, nerf facial. — 8, nerf moteur oculaire commun. — 9, nerf grand hypoglosse.

des formations cellulaires, éparses ou agglomérées sous forme de ganglions, qui se développent sur les filets radiculaires du nerf spinal.

Origine réelle. — Voyez p. 617.

Trajet. — Des différents filets radiculaires qui constituent le nerf spinal, les filets supérieurs se dirigent horizontalement en dehors, les filets moyens obliquement en haut et en dehors, les filets inférieurs directement en haut (fig. 913, 1 et 2). Ces derniers filets se condensent d'ordinaire en un petit cordon verticalement ascendant, qui s'accole à la moelle épinière jusqu'au niveau du premier nerf cervical. Là, il s'en sépare en décrivant une courbe à concavité inférieure et externe, augmente progressivement par suite de l'adjonction des filets radiculaires moyens et supérieurs qui viennent successivement s'incorporer à lui, et pénètre dans le crâne en contournant le bord latéral du trou occipital. Il se porte ensuite transversalement en dehors vers le trou déchiré postérieur, et finalement traverse ce trou pour arriver à la région cervicale où il se termine.

Rapports. — Dans sa *portion ascendante*, le spinal chemine en arrière du ligament dentelé, en avant des racines postérieures des premiers nerfs cer-

vicaux qu'il croise à angle droit. — *Au niveau du trou occipital*, il est situé
au-dessous du cervelet, en arrière de l'artère vertébrale. — *Dans l'intérieur
du crâne*, il est enveloppé d'une gaine arachnoïdienne qui lui est commune
avec le pneumogastrique et le glosso-pharyngien. — Dans le *trou déchiré*

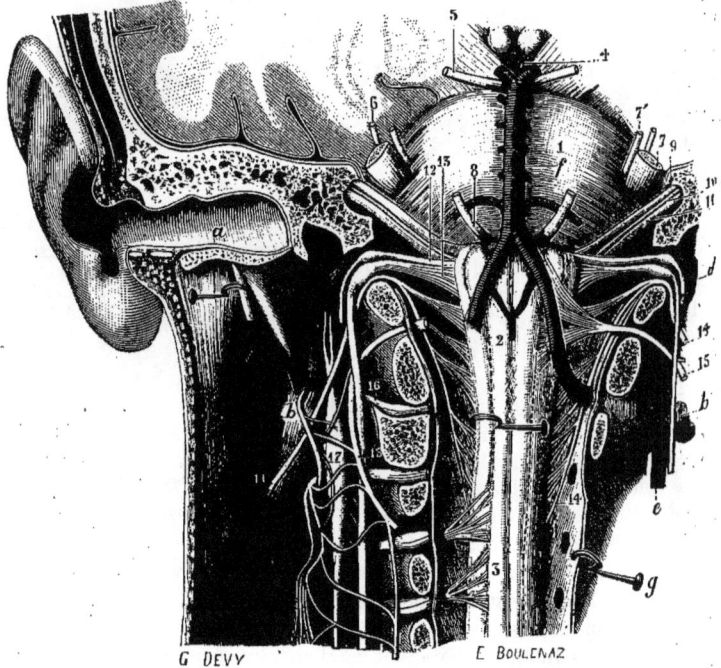

Fig. 914.

Ensemble du bulbe et de la protubérance, vu par le plan antérieur (imité de BOURGERY).

(Le crâne et le canal rachidien ont été sciés verticalement suivant le diamètre transverse qui passe au-devant des
oreilles. La coupe du cerveau passe au travers des pédoncules cérébraux, un peu en avant de la protubérance.)

1, protubérance. — 2, bulbe rachidien. — 3, moelle épinière. — 4, espace interpédonculaire. — 5, moteur
oculaire commun. — 6, pathétique. — 7 et 7′, grosse racine et petite racine du trijumeau. — 8, moteur oculaire
externe. — 9, facial. — 10, intermédiaire de Wrisberg. — 11, auditif. — 12, glosso-pharyngien. — 13, pneumogastrique. — 14, spinal. — 15, grand hypoglosse. — 16, première paire cervicale. — 17, ganglion cervical
supérieur du grand sympathique. — a, conduit auditif externe. — b, apophyse transverse de l'atlas. — c, carotide interne. — d, jugulaire interne. — e, artère vertébrale. — f, tronc basilaire. — g, dure-mère rachidienne
érignée en dehors.

postérieur, enfin, il est situé en arrière du ganglion jugulaire du pneumogastrique auquel il est accolé, en avant et en dedans du sinus latéral qui
traverse, lui aussi, le trou déchiré postérieur pour aller former la veine jugulaire interne.

Anastomoses. — En croisant les racines postérieures du premier et du
deuxième nerf cervical, le spinal s'accole à ces racines et entre en relation
avec elles par des filets anastomotiques. Ces relations intimes entre le spinal

et les racines sensitives des deux premiers nerfs cervicaux sont admises aujour-
d'hui par la plupart des anatomistes. Il n'en est pas de même du ganglion décrit
par HUBER au point où le nerf spinal croise la racine postérieure du premier nerf cervical : ce petit ganglion, admis par les uns, rejeté par les autres
comme le résultat d'une apparence trompeuse, appelle encore de nouvelles
recherches.

Dans le trou déchiré postérieur, le spinal contracte une deuxième anastomose avec le ganglion jugulaire du pneumogastrique. Nous l'avons déjà
décrite à propos de ce dernier nerf (p. 735) : elle est constituée par un ou
deux filets nerveux, très courts, qui réunissent l'un à l'autre le tronc nerveux
et le ganglion, mais sur la nature desquels l'expérimentation physiologique,
pas plus que la dissection, n'a encore pu nous fixer.

Distribution. — Au sortir du trou déchiré postérieur, le spinal se partage en deux branches terminales, une branche interne et une branche
externe :

1° *Branche interne.* — La branche interne est principalement formée par les
filets radiculaires émanés du bulbe. Elle est fort courte ; elle se porte en
avant et en dedans et se perd, presque immédiatement après son origine, sur
la partie externe et supérieure du ganglion plexiforme du pneumogastrique.
A partir de ce point, la branche interne du spinal et le pneumogastrique sont
entièrement fusionnés et l'anatomiste est impuissant, avec ses méthodes de
recherches ordinaires, à déceler ce qui appartient à l'un ou à l'autre de ces
deux nerfs. Mais ici, comme sur bien d'autres points, l'expérimentation physiologique (excitation par les courants, sections nerveuses et dégénérescence
vallérienne) vient à son aide et elle nous enseigne que la branche interne du
spinal, motrice comme le tronc dont elle émane, aboutit finalement : 1° au
constricteur supérieur du pharynx (CHAUVEAU), par le nerf pharyngien du
pneumogastrique ; 2° à tous les muscles intrinsèques du larynx, le crico-thyroïdien excepté (CHAUVEAU), par le nerf laryngé inférieur ou récurrent ; 3° au
plexus cardiaque et de là au cœur, par les rameaux cardiaques du pneumogastrique.

2° *Branche externe.* — La branche externe du spinal est principalement
constituée par les fibres radiculaires issues de la moelle cervicale. Plus volumineuse que la précédente, elle se dirige obliquement en bas, en arrière et
en dehors, entre la veine jugulaire et l'artère occipitale, en dedans des
muscles digastrique et stylo-hyoïdien ; elle contourne la partie postérieure
et inférieure de la glande parotide et arrive ainsi à la face profonde du
sterno-cléido-mastoïdien. Elle perfore alors ce muscle en lui abandonnant
de nombreux rameaux, traverse ensuite obliquement le triangle sus-claviculaire, entre le splénius et le peaucier du cou, et s'engage enfin sous le
muscle trapèze, dans l'épaisseur duquel elle se termine par un certain nombre
de rameaux divergents.

Avant de pénétrer dans le sterno-cléido-mastoïdien, les rameaux du spinal
destinés à ce muscle s'anastomosent, pour la plupart, avec une branche du
troisième nerf cervical et forment avec elle, au-dessous et dans l'épaisseur du

muscle, un petit plexus. De même, les rameaux destinés au trapèze ne se perdent dans l'épaisseur de ce muscle qu'après avoir reçu des filets anastomotiques des branches antérieures des troisième, quatrième et cinquième nerfs cervicaux.

Il serait intéressant, dans cette innervation double du groupe sterno-cléido-mastoïdien (voy. *Myologie*, t. I, p. 520), d'étudier l'innervation isolée de chacun de ses faisceaux constitutifs et d'établir, pour chacun d'eux, la part qui revient au spinal et à la troisième paire cervicale. — M. MAUBRAC qui a consacré à cette question un intéressant mémoire (*Thèse de Bordeaux*, 1883), est arrivé à ce sujet aux conclusions suivantes : les quatre faisceaux du groupe sterno-cléido-mastoïdien (*cléido-mastoïdien*, *sterno-mastoïdien*, *cléido-occipital*, *sterno-occipital*) sont tous innervés par des filets venus d'une anastomose qui est formée entre le spinal et la branche antérieure de la troisième paire cervicale. Outre ces fibres issues de l'anastomose précitée, le cléido-mastoïdien reçoit toujours des filets directs du nerf spinal ; le sterno-occipital et le cléido-occipital en reçoivent souvent de la troisième paire cervicale.

Voyez, à propos de l'anatomie du spinal et de ses rapports avec le pneumogastrique, LOBSTEIN, *Dissert. de nervo spinali ad par vagum accessorio* (1760); SCARPA, *Comment. de nervo spinali ad octavum cerebri accessorio* (1788) ; BISCHOFF, *Comment. de nervi accessorii Willisii anatomia et physiologia* (1832); BENDZ, *Tractatus de connexu inter nervum vagum et accessorium* (1836); LONGET, *Anat. et phys. du système nerveux* (1841); CL. BERNARD, *Leçons sur la physiol. du syst. nerveux* (1858).

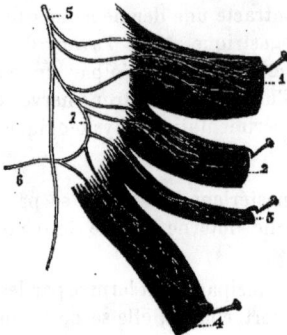

Fig. 915.

Schéma indiquant le mode d'innervation du groupe sterno-cléido-mastoïdien (d'après MAUBRAC):

1, cléido-mastoïdien. — 2, sterno-mastoïdien. — 3, sterno-occipital. — 4, cléido-occipital. — 5, nerf spinal (sa branche externe). — 6, rameau provenant de la troisième cervicale. — 7, anse nerveuse résultant de l'anastomose de ce dernier rameau avec une branche collatérale du spinal.

Résumé du nerf spinal.

a). *Br. collatérales*. . . . | (aucune).

b). *Br. terminales*. . . .
{ Br. interne. . . . . . . { r. pharyngiens.
{ { r. laryngés.
{ { r. cardiaques.
{ Br. externe. . . . . . { n. du sterno-cléido-mastoïdien.
{ { n. du trapèze.

Variétés. — D'après les recherches de HOLL (*Arch. f. Anat. u. Phys.*, 1878, p. 499), portant sur quarante sujets, les racines du spinal descendraient jusqu'à la troisième cervicale dans une proportion de 7 p. 100, jusqu'à la quatrième dans une proportion de 27 p. 100, jusqu'à la cinquième dans une proportion de 35 p. 100, jusqu'à la sixième dans une proportion de 26 p. 100, jusqu'à la septième enfin dans une proportion de 5 p. 100. CRUVEILHIER a vu une racine postérieure du premier nerf cervical se bifurquer : une branche poursuivait son trajet normal jusqu'au ganglion intervertébral ; l'autre, s'infléchissait en haut pour rejoindre le nerf spinal. — Dans un cas signalé par MULLER (*Arch.*, 1834, p. 12 et 1837, p. 279), la racine, postérieure du premier nerf cervical provenait entièrement du spinal. Dans un cas de MEYER (*Neue Verhandl. der R.-L. C. Akad.*, t. XVI, p. 747), le spinal était relié par des filets anastomotiques aux ganglions des racines postérieures du second et du troisième nerf cervical. — REMAK a rencontré un petit ganglion sur le spinal dans le trou déchiré postérieur. — CRUVEILHIER a vu fréquemment les filets bulbaires supérieurs former un petit groupe distinct du spinal et du pneumogastrique, recevoir au niveau du trou déchiré un filet anastomotique de ce dernier nerf et se jeter alors dans le nerf spinal ou bien rester encore distincts de ce tronc nerveux. — La branche externe peut contourner le muscle sterno-cléido-mastoïdien, au lieu de le traverser (TURNER). — Cette même branche peut s'anastomoser, au cou, avec l'hypoglosse ou même avec le pneumogastrique (LOBSTEIN.)

§ XII. — *Douzième paire :* NERF GRAND HYPOGLOSSE

Le nerf grand hypoglosse ou nerf de la douzième paire est un nerf exclusivement moteur, s'étendant du bulbe à tous les muscles de la région sous-hyoïdienne, au muscle génio-hyoïdien et aux muscles de la langue.

Origine apparente. — Le grand hypoglosse naît à la face antérieure du bulbe rachidien, dans le sillon longitudinal qui sépare l'olive de la pyramide antérieure (*sillon préolivaire*). Cette origine se fait par dix à quinze filets, disposés en une série régulièrement verticale et nettement distincts à leur point d'émergence. Il n'est pas extrêmement rare de voir quelques-uns de ces filets radiculaires émerger en dehors du sillon préolivaire, soit en avant de ce sillon, à la surface de la pyramide antérieure, soit en arrière, à la surface même de l'olive.

Les filets radiculaires de l'hypoglosse ne remontent jamais jusqu'à l'extrémité supérieure du sillon préolivaire. Les plus élevés s'arrêtent d'ordinaire à l'union du tiers supérieur avec les deux tiers inférieurs de l'olive. Les plus inférieurs descendent jusqu'à l'entre-croisement des pyramides et se superposent exactement à la racine antérieure du premier nerf cervical.

Origine réelle. — Voyez p. 618.

Trajet. — Du sillon préolivaire où ils sont implantés, les filets d'origine de l'hypoglosse convergent en dehors vers le trou condylien antérieur. Ils se partagent généralement en deux groupes : les *filets supérieurs*, légèrement descendants, se réunissent ensemble, à peu de distance du bulbe, pour constituer un petit tronc ; les *filets inférieurs*, obliquement ascendants, se condensent de même en un troncule distinct situé au-dessous du précédent. Ces deux troncules, résumant tous les filets radiculaires de l'hypoglosse, traversent la dure-mère par deux orifices distincts, quoique très rapprochés. Ils s'engagent ensuite dans le trou condylien antérieur et s'y fusionnent en un tronc unique, qui débouche à la base du crâne sous la forme d'un cordon arrondi.

Du trou condylien antérieur, le nerf grand hypoglosse se porte obliquement en bas et en avant, jusqu'au bord antérieur du muscle sterno-cléido-mastoïdien qu'il croise à angle aigu. Il suit alors une direction à peu près horizontale jusqu'au bord postérieur du muscle mylo-hyoïdien. Là, il s'infléchit de nouveau pour se porter en haut et en avant et, finalement, vient s'épanouir à la face inférieure de la langue.

Dans son trajet extra-crânien, le nerf grand hypoglosse est, comme on le voit, successivement descendant, horizontal et ascendant. Comme le glosso-pharyngien, il décrit dans son ensemble une longue courbe, dont la concavité est dirigée en avant et en haut.

Rapports. — Dans l'étude de ses rapports, il convient de diviser le grand hypoglosse en quatre parties : une *portion intra-crânienne*, qui s'étend de l'émergence du nerf au trou condylien antérieur ; une *portion descendante*, qui s'étend du trou condylien au bord antérieur du muscle sterno-cléido-mastoïdien ; une *portion horizontale*, comprise entre ce dernier point et le muscle mylo-hyoïdien ; une *portion ascendante*, enfin, qui va du mylo-hyoïdien à la terminaison du nerf.

a. Dans leur *portion intra-crânienne*, les filets radiculaires de l'hypoglosse sont situés entre l'artère vertébrale qui est en avant et l'artère cérébelleuse inférieure et postérieure qui est en arrière. Les deux troncules qui leur font suite cheminent vers le trou condylien dans une gaine séreuse que leur fournit l'arachnoïde.

b. Dans sa *portion descendante*, le grand hypoglosse est situé tout d'abord entre le muscle petit droit antérieur de la tête et la carotide interne, un peu en dedans des trois nerfs qui débouchent du crâne par le trou déchiré postérieur. Il contourne ensuite en demi-spirale le ganglion plexiforme du pneumogastrique, passe entre la carotide interne et la jugulaire et vient alors se placer dans le faisceau des muscles styliens, entre le stylo-pharyngien et le stylo-glosse qui sont en dedans, le stylo-hyoïdien et le ventre postérieur du digastrique qui sont en dehors. Il croise, enfin, la face externe de la carotide externe et atteint le bord antérieur du muscle sterno-cléido-mastoïdien, limite de sa portion descendante.

c. Dans sa *portion horizontale*, le nerf grand hypoglosse se trouve situé entre la grande corne de l'os hyoïde qui est au-dessous et le tendon intermédiaire du digastrique qui est au-dessus. Il s'applique en dedans, d'abord contre le muscle constricteur moyen du pharynx et puis contre le muscle hyo-glosse. En dehors, il est successivement recouvert par plusieurs plans qui sont, en allant des couches profondes vers les couches superficielles : 1° la glande sous-maxillaire ; 2° le stylo-hyoïdien ; 3° l'aponévrose cervicale superficielle ; 4° le peaucier du cou ; 5° la peau. — Quant à ses rapports avec l'artère linguale, ils peuvent être résumés comme suit : le nerf et l'artère restent contigus jusqu'au bord postérieur du muscle hyo-glosse ; là, ils se séparent, le nerf passant en avant, l'artère en arrière de ce muscle hyo-glosse ; arrivés à la partie antérieure du muscle, les deux organes se rejoignent de nouveau. Il résulte d'une pareille disposition, on le conçoit, que, pour lier l'artère linguale au-dessus de la grande corne de l'os hyoïde, il faut de toute nécessité inciser préalablement le muscle hyo-glosse, en arrière duquel se trouve le vaisseau en question.

d. Dans sa *portion ascendante*, le grand hypoglosse chemine à la face inférieure de la langue, entre le mylo-hyoïdien qui est en dehors, les muscles hyo-glosse et génio-glosse qui sont en dedans. Dans cette partie de son trajet, il est situé un peu au-dessous du canal de Warthon et du nerf lingual.

Anastomoses. — Dans son trajet à travers les parties molles du cou, le nerf de la douzième paire s'anastomose successivement avec le grand sympathique, le pneumogastrique, les deux premiers nerfs cervicaux et le nerf lingual :

a. L'anastomose avec le grand sympathique est établie par un filet très grêle qui se détache de l'hypoglosse à sa sortie du trou condylien et qui vient se jeter, soit dans le ganglion cervical supérieur du grand sympathique, soit dans le filet carotidien de ce ganglion.

b. L'*anastomose avec le pneumogastrique* a été déjà décrite à propos de ce dernier nerf (p. 735).

c. L'*anastomose avec les deux premiers nerfs cervicaux* comprend deux ou trois filets qui naissent de l'arcade formée par ces deux nerfs au-devant de l'atlas et qui se portent, l'un vers la portion la plus élevée de l'hypoglosse, les deux autres un peu au-dessous, dans cette portion de l'hypoglosse qui s'enroule en demi-spirale autour du ganglion plexiforme. Le premier de ces filets est très probablement un filet sensitif récurrent.

d. L'*anastomose avec le lingual,* déjà décrite avec ce dernier nerf (p. 711), est située sur la face externe du muscle hyo-glosse et affecte, comme on le sait, la forme d'une arcade, simple ou multiple, à concavité dirigée en arrière.

Distribution. — Avant de sortir du crâne, le grand hypoglosse fournit un petit rameau méningien. Après sa sortie du crâne, il abandonne successivement en allant de bas en haut, comme *branches collatérales,* un rameau vasculaire et quatre rameaux musculaires, savoir : la branche descendante, le rameau du thyro-hyoïdien, le rameau de l'hyo-glosse et du stylo-glosse, le rameau du génio-hyoïdien. Enfin, le tronc nerveux, considérablement amoindri par suite de l'abandon des branches précédentes, s'épuise en *branches terminales* dans les muscles de la langue.

1° *Rameau méningien.* — Ce rameau, décrit par Luschka (*Zeitschr. für rat. Med.*, 1863), se détache de l'hypoglosse dans le canal condylien antérieur, tout près de son orifice externe ; il suit ensuite un trajet récurrent et vient se distribuer par des filets excessivement grêles, en partie dans l'os occipital, en partie sur les parois du sinus occipital postérieur. Ce filet, très probablement sensitif, puisqu'il se perd dans des parties qui sont dépourvues de fibres musculaires, doit provenir par récurrence soit du pneumogastrique, soit du lingual, soit du premier nerf cervical, trois nerfs sensitifs avec lesquels s'anastomose le grand hypoglosse.

2° *Rameau vasculaire.* — Simple ou multiple, ce rameau se sépare de l'hypoglosse à sa sortie du trou condylien et, après s'être anastomosé avec des filets du grand sympathique, il vient se terminer sur le côté interne de la veine jugulaire.

3° *Branche descendante* (fig. 916,8). — La branche descendante, la plus importante des collatérales de l'hypoglosse, se détache du tronc nerveux au moment où il croise la carotide externe. De là, elle se porte verticalement en bas, et vient se placer sur le côté externe de la carotide primitive qu'elle longe jusqu'au tendon intermédiaire du muscle omo-hyoïdien. Arrivée là, elle s'anastomose, sur le côté antéro-externe de la veine jugulaire, avec la branche descendante interne du plexus cervical, en formant avec ce dernier nerf une petite arcade plexiforme dont la concavité est dirigée en haut. De la convexité de cette arcade se détachent plusieurs rameaux, lesquels viennent en divergeant se perdre dans les deux ventres de l'omo-hyoïdien, dans le sterno-

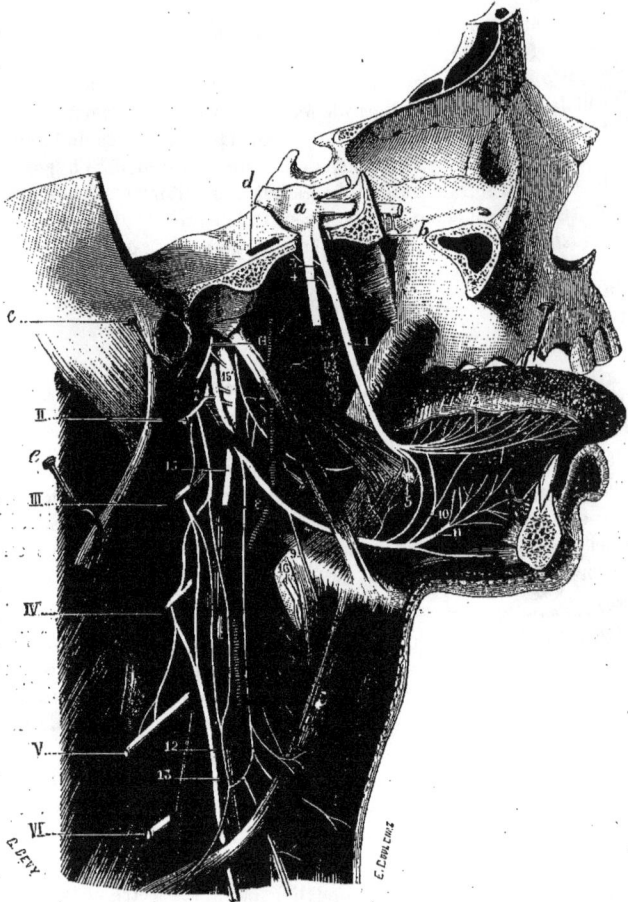

Fig. 916.

Nerfs de la langue vus, par leur côté externe.

1, nerf lingual.— 2, ses ramifications à la face dorsale de la langue.— 3, son anastomose avec le dentaire inférieur. — 4, corde du tympan. — 5, ganglion sous-maxillaire. — 6, glosso-pharyngien. — 7, grand hypoglosse. 8, sa branche descendante. — 9, son rameau pour le thyro-hyoïdien. — 10, son anastomose avec le lingual. — 11, sa terminaison dans les muscles de la langue. — 12, branche descendante du plexus cervical. — 13, anse de l'hypoglosse, avec ses rameaux pour les muscles sous-hyoïdiens. — 14, spinal. — 15, pneumogastrique, avec 15', son ganglion plexiforme. — 16, laryngé supérieur sectionné. — II, III, IV, V, VI, les deuxième, troisième, quatrième, cinquième et sixième nerfs cervicaux. — a, ganglion de Gasser. — b, ganglion sphéno-palatin. — c, jugulaire interne, érignée en arrière. — d, artère méningée moyenne. — e, muscle sterno-cléido-mastoïdien.

hyoïdien et dans le sterno-thyroïdien. Le muscle sterno-thyroïdien reçoit le plus souvent des rameaux multiples : l'un de ces rameaux descend jusqu'à la partie postérieure du sternum et envoie quelquefois (mais non toujours, comme l'a écrit Valentin) un filet au nerf phrénique et un filet au plexus cardiaque.

Nous venons de voir qu'à la constitution de l'anse de l'hypoglosse concourent à la fois le grand hypoglosse et le plexus cervical profond. Il serait intéressant de savoir la part respective qu'il convient d'assigner à l'un et à l'autre de ces deux systèmes dans la formation de cette longue arcade. Cette question n'est malheureusement pas encore élucidée d'une façon complète, malgré les recherches nombreuses dont elle a été l'objet. Voici quelles seraient, d'après les recherches de Moritz Holl, (*Beobachtungen über die Anastomosen des Nervus Hypoglossus*, in Zeitschr., für Anat., und Entwick., Bd. II, 1876, p. 82), les relations réelles du grand hypoglosse avec les premières paires rachidiennes (fig. 917). Trois groupes de rameaux détachés des nerfs cervicaux se rendent au tronc de l'hypoglosse, savoir :

a. Des rameaux qui abordent le tronc par sa partie supérieure et poursuivent dans sa gaine un trajet centripète (2') ; ces rameaux émanent du premier nerf cervical et pourraient bien constituer le nerf méningien de Luschka.

b. Des rameaux qui abordent encore le tronc nerveux par sa partie supérieure et suivent dans sa gaine un trajet descendant ; ils émanent du premier et du deuxième nerf cervical (3, 3', 3") et se séparent en partie de l'hypoglosse pour constituer une portion, mais une portion seulement, de sa branche descendante (6).

c. Des rameaux (5 et 5') qui émanent du deuxième et du troisième nerf cervical et qui, sous le nom de branche descendante du plexus cervical, se dirigent en bas vers l'anse nerveuse de l'hypoglosse. Là, ils s'infléchissent de bas en haut et remontent jusqu'au tronc de l'hypoglosse, le long de la branche descendante de ce dernier nerf. Puis, se coudant de nouveau, et se portant en avant, ils s'accolent à l'hypoglosse et suivent quelque temps son trajet ; mais ils s'en séparent bientôt pour se porter vers les muscles thyro-hyoïdien et génio-hyoïdien (8 et 9).

Il résulte de cette description, que Holl a nettement représentée dans la figure schématique ci-contre : 1° que la branche descendante de l'hypoglosse ne renferme aucun filet émanant de ce tronc nerveux ; 2° que cette branche descendante est constituée exclusivement par deux rameaux du plexus cervical dont l'un est descendant, l'autre ascendant. Pour Holl, le nerf grand

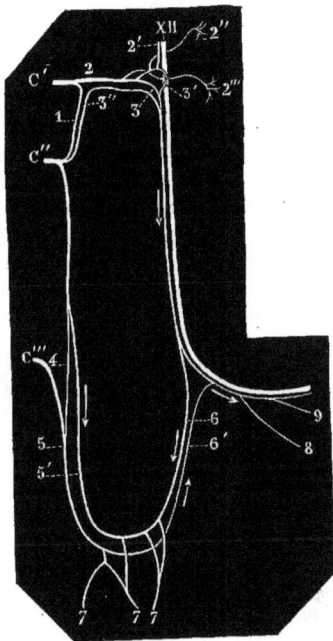

Fig. 917.

Schéma indiquant les relations de l'hypoglosse avec les premiers nerfs cervicaux (d'après M. Holl).

XII, grand hypoglosse. — C' C" C"', les trois premiers nerfs cervicaux. — 1, anastomose des deux premiers nerfs cervicaux. — 2, branche du premier nerf cervical, fournissant le nerf centripète 2', et les nerfs du petit droit antérieur de la tête 2", et du grand droit antérieur de la tête 2"'. — 3, 3', 3", trois rameaux s'accolant à l'hypoglosse et le suivant dans son trajet descendant. — 4, anastomose entre le deuxième nerf cervical et le troisième. — 5, 5', deux rameaux formant la branche descendante du plexus cervical. — 6, 6', branche descendante de l'hypoglosse. — 7, 7, 7, nerfs des muscles sous-hyoïdiens. — 8, nerf du thyro-hyoïdien. — 9, nerf du génio-hyoïdien.

hypoglosse est spécialement destiné aux faisceaux musculaires de la langue ; il ne se distribue à aucun des muscles de la région hyoïdienne. Ceux-ci reçoivent leurs filets nerveux des rameaux des trois premiers nerfs cervicaux, ci-dessus indiqués, qui ne font que s'accoler quelques instants au grand hypoglosse pour s'en séparer ensuite.

Une pareille conclusion, aussi radicale que nettement formulée, ne saurait être acceptée sans contrôle. Nous devons rappeler, en effet, qu'à une époque plus récente M. Wertheimer (*Bull. de la Soc. de Biologie de Paris*, 1884, p. 570), utilisant la méthode expérimentale, a démontré que, chez le chien et le lapin, l'hypoglosse contribue à innerver les muscles sous-hyoïdiens. Il en a conclu par analogie, mais par analogie seulement, qu'il doit en être de même chez l'homme.

4° *Rameau du thyro-hyoïdien* (fig. 916, 9). — Il se détache du tronc de l'hypoglosse dans le voisinage du bord postérieur du muscle hyo-glosse. Puis, se portant en bas et en avant, il croise obliquement la grande corne de l'os hyoïde et vient se terminer dans le tiers supérieur du muscle thyro-hyoïdien.

5° *Rameau des muscles hyo-glosse et stylo-glosse.* — En croisant la face externe du muscle hyo-glosse, le tronc de l'hypoglosse abandonne plusieurs filets ascendants qui se perdent les uns dans le muscle hyo-glosse, les autres dans le muscle stylo-glosse. Ces derniers remontent parfois par un trajet récurrent jusqu'au voisinage de l'apophyse styloïde.

6° *Rameau du génio-hyoïdien.* — Ce rameau naît, au même niveau que le précédent, du bord inférieur du nerf grand hypoglosse. Il se porte directement d'arrière en avant vers le muscle génio-hyoïdien, auquel il est destiné.

7° *Branches terminales.* — Après avoir fourni successivement les différentes branches collatérales que nous venons de décrire, le nerf grand hypoglosse chemine quelque temps sur la face externe du génio-glosse; puis il s'enfonce dans l'épaisseur de ce muscle où il s'épanouit en de nombreuses branches terminales, fréquemment anastomosées entre elles, anastomosées aussi avec les dernières ramifications du nerf lingual. Ces branches terminales de l'hypoglosse se perdent dans les différents faisceaux musculaires de la langue.

Résumé du nerf grand hypoglosse.

a). *Br. collatérales* …	intra-crânienne …	R. méningien.
		R. vasculaire.
		Br. descendante.
	extra-crâniennes …	R. du thyro-hyoïdien.
		R. de l'hyo-glosse et du stylo-glosse.
		R. du génio-hyoïdien.
b). *Br. terminales* ……………………		N. des muscles de la langue.

Variétés. — Valentin a vu le grand hypoglosse renforcé par un filet de la racine postérieure du premier nerf cervical; ce filet anastomotique me paraît être l'équivalent du rameau que nous décrirons plus bas sous le nom de racine postérieure ou sensitive de l'hypoglosse. — Dans un cas observé par Cruveilhier, le grand hypoglosse donnait un petit filet à la première paire cervicale, avant de recevoir celui que lui envoie cette paire nerveuse; d'autre part, au lieu et place de la branche descendante interne du plexus cervical, on voyait « quatre rameaux émanés des nerfs de la première, de la deuxième, de la troisième et de la quatrième paire cervicale, qui formaient avec la branche descendante de l'hypoglosse et avec les rameaux qui en émanent une succession d'arcades ou anses, situées au-devant des artères carotides externe et primitive ». — Un rameau cardiaque peut se détacher (Hyrtl) de l'anse de l'hypoglosse; mais, dans ce cas, il existe généralement une anastomose de ce dernier nerf avec le pneumogastrique, ce qui nous autorise à penser que le rameau cardiaque en question n'est en réalité qu'une branche du pneumogastrique qui s'accole quelque temps à la branche descendante de l'hypoglosse. — J'ai vu, dans un cas, la branche descendante de l'hypoglosse constituée par deux rameaux complètement distincts et à peu près d'égal volume. — Elle peut ne pas s'anastomoser avec le plexus cervical : j'ai rencontré deux fois une pareille disposition. Dans les deux cas, la branche descendante de l'hypoglosse se distribuait par des rameaux distincts aux muscles sterno-hyoïdien, sterno-myoïdien et omo-hyoïdien. — Cette branche descendante de l'hypoglosse s'accole quelquefois, dans une certaine étendue de son parcours, au tronc du pneumogastrique, et semble s'en détacher; une dissection attentive démontrera toujours qu'il y a simple accolement et non fusion entre les deux troncs nerveux. — G. Krause a vu l'hypoglosse envoyer un filet au muscle mylo-hyoïdien.

Valentin décrit, comme émanant de l'hypoglosse, des filets vasculaires qui se jettent sur la carotide interne et même sur la linguale. — On voit même quelquefois, d'après le même anatomiste, « un gros filet » qui descend de la partie postérieure de l'hypoglosse vers la bifurcation de la carotide primitive, et semble se perdre dans le ganglion inter-carotidien.

Indépendamment des anastomoses que nous avons décrites plus haut entre le grand hypoglosse et les nerfs qui cheminent dans son voisinage, BACH et ARNOLD ont signalé entre l'hypoglosse d'un côté et l'hypoglosse du côté opposé une anastomose médiane et ansiforme, située tantôt entre le génio-hyoïdien et le génio-glosse, tantôt dans l'épaisseur même du génio-hyoïdien : c'est l'anse sus-hyoïdienne de l'hypoglosse de HYRTL (Sitzungsb. der kais. Akad. Vien, 1865). Elle se rencontre environ une fois sur dix sujets.

Racine dorsale ou racine ganglionnaire de l'hypoglosse. — En 1833, MAYER (Ueber das Gehirn, das Ruckenmark und die Nerven, in Nova acta Acad. natur. curios., t. XVI, part II. p. 743) a découvert et décrit chez quelques mammifères une racine postérieure de l'hypoglosse, qui émerge du sillon latéral du bulbe, sur la même ligne que les filets radiculaires du spinal et du pneumogastrique, et vient se fusionner avec la racine antérieure. Un petit ganglion nerveux se trouve constamment sur le parcours de cette racine postérieure qui doit vraisemblablement, au point de vue physiologique, être de même nature que les racines postérieures ou sensitives des nerfs rachidiens.

Plus récemment, VULPIAN (Journal de la physiologie de l'homme et des animaux, t. V, 1862, p. 5) a vérifié chez le chien, le chat et le porc, les assertions de MAYER et nous a donné de la racine postérieure de l'hypoglosse une description des plus détaillées tant au point de vue de sa disposition anatomique qu'au point de vue de ses relations et de sa structure.

La racine dorsale de l'hypoglosse apparaît quelquefois chez l'homme par anomalie ; mais cette anomalie est excessivement rare. Je ne l'ai rencontrée qu'une fois et je n'en connais que quatre autres faits dont deux appartiennent à MAYER, le troisième à VULPIAN, le quatrième à CHIARUGI.

A. FRORIEP (Arch. f. Anatomie and Physiologie, 1882, p. 279), qui a poursuivi sur des embryons de ruminants le mode d'évolution du grand hypoglosse, a pu constater que ce nerf se développe à la manière d'un nerf rachidien ordinaire et possède, comme ce dernier, une racine antérieure et une racine postérieure, celle-ci munie d'un ganglion. Quant à la racine antérieure, elle se compose primitivement de trois faisceaux distincts que FRORIEP distingue en faisceau crânien ou antérieur, faisceau moyen et faisceau caudal ou postérieur. En outre, en correspondance avec ces trois faisceaux, existent, non pas une seule protovertèbre, mais trois protovertèbres parfaitement distinctes : la protovertèbre occipitale, qui est située immédiatement au-dessus de la future région cervicale, et deux autres protovertèbres qui font suite à cette dernière et se fusionnent bientôt avec elle dans le cours du développement. Les trois faisceaux de l'hypoglosse suivent entre ces trois protovertèbres le trajet suivant : le faisceau postérieur passe entre la protovertèbre occipitale et la deuxième protovertèbre rudimentaire ; le faisceau moyen chemine entre les deux protovertèbres rudimentaires ; le faisceau antérieur, enfin, passe en avant de la première protovertèbre. Il résulte d'une pareille disposition que le segment postérieur de la boîte crânienne se compose de plusieurs pièces vertébrales primitivement distinctes, et que l'hypoglosse lui-même répond, non pas à un seul nerf, mais à trois nerfs rachidiens, le dernier seul de ces trois nerfs possédant une racine sensitive.

Toutes ces dispositions, très nettes chez l'embryon, disparaissent graduellement chez l'adulte, par suite d'un travail d'absorption ou de condensation, qui transforme les trois protovertèbres primitives en une seule pièce osseuse, l'occipital, et les trois faisceaux nerveux en un tronc unique, le tronc de l'hypoglosse.

CHAPITRE II

NERFS RACHIDIENS

Les nerfs rachidiens, que l'on désigne encore sous le nom de nerfs spinaux, peuvent être définis : *les nerfs qui naissent de la moelle épinière et qui traversent les trous de conjugaison* (t. I, p. 48), *pour se rendre aux territoires organiques auxquels ils sont destinés*.

Au point de vue physiologique, ils appartiennent tous à la classe des nerfs mixtes, c'est-à-dire qu'ils possèdent à la fois des fibres nerveuses motrices et des fibres nerveuses sensitives.

Mode d'origine. — Les nerfs rachidiens se détachent de la moelle par deux ordres de racines : les unes *antérieures* ou *ventrales*, exclusivement motrices; les autres *postérieures* ou *dorsales*, exclusivement sensitives. Du reste, comme les nerfs crâniens, ces différentes racines ont une origine apparente et une origine réelle :

a. *Origine apparente.* — L'origine apparente est le point de la surface de la moelle d'où émergent les filets radiculaires. Les racines antérieures, comme nous l'avons déjà vu (p. 316), naissent par plusieurs filets sur la partie antéro-latérale de la moelle, un peu en dehors du sillon médian antérieur. Quant aux racines postérieures, elles émergent par des filets également multiples sur la partie postéro-latérale, un peu en dehors du sillon médian postérieur, dans un sillon spécial, que nous avons appelé sillon collatéral postérieur (p. 317).

b. *Origine réelle.* — Ici, comme pour les nerfs crâniens, on désigne sous le nom d'origine réelle des racines antérieures et postérieures les noyaux de cellules intra-médullaires où aboutissent les fibres nerveuses qui constituent ces racines. Ces origines réelles ont été longuement décrites à propos de la moelle épinière (p. 334); nous n'y reviendrons pas ici.

Trajet. — Les filets radiculaires de la racine antérieure se portent obliquement en dehors, en convergeant vers le trou de conjugaison qui doit leur livrer passage. Un peu avant d'atteindre cet orifice, ils se réunissent en un faisceau unique, *tronc radiculaire antérieur*, lequel s'engage dans la partie

antérieure du trou de conjugaison. De même, les filets radiculaires postérieurs se dirigent obliquement en dehors, se réunissent en un seul faisceau,
tronc radiculaire postérieur, et pénètrent dans la partie postérieure du
trou de conjugaison.

Ces deux faisceaux radiculaires, faisceau antérieur et faisceau postérieur,
s'unissent à leur tour dans la portion externe du trou de conjugaison, pour
constituer un tronc mixte, le *nerf rachi-
dien*. Cette fusion des deux racines est
intime : il est absolument impossible de
démêler, au delà du trou de conjugaison,
ce qui appartient à l'une ou à l'autre.

L'obliquité de chaque paire de racines
varie suivant les régions : les racines du
premier nerf rachidien sont obliquement
ascendantes ; les racines du deuxième et
du troisième nerf affectent une direction
à peu près horizontale ; les racines des
nerfs suivants sont obliquement descendantes, formant avec la moelle épinière
dont elles émanent un angle aigu ouvert
en bas. L'ouverture de cet angle, *angle
d'émergence*, tend à diminuer de plus en
plus au fur et à mesure qu'on se rapproche
de l'extrémité inférieure de la moelle ;
c'est ainsi que les nerfs qui sortent par
les trous de conjugaison de la région lombaire et de la région sacrée suivent une
direction qui se rapproche beaucoup de
la verticale. C'est à l'ensemble de ces
derniers nerfs, formant dans le canal
lombo-sacré un paquet de cordons verticaux et parallèles, qu'on a donné le nom
de *queue de cheval*.

Dans leur trajet intra-rachidien, les
racines antérieures restent complètement
indépendantes des racines postérieures et
vice versa. Par contre, dans chaque ordre
de racines, on voit parfois des filets radiculaires s'anastomoser avec des filets voisins appartenant, soit au même nerf, soit
au nerf situé immédiatement au-dessus ou
au-dessous.

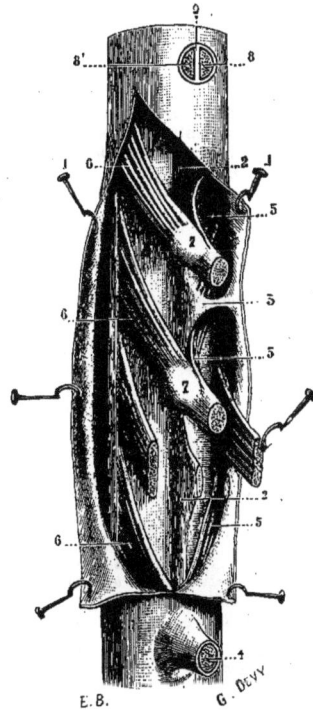

Fig. 918.

Un tronçon de moelle, vu par sa face
latérale droite, pour montrer les racines des nerfs rachidiens.

1, dure-mère, incisée et érignée. — 2, ligament
dentelé. — 3, une dent de ce ligament insérée
sur la dure-mère. — 4, un nerf rachidien dans
la gaine que lui fournit la dure-mère. — 5, 5, 5,
racines antérieures. — 6, 6, 6, racines postérieures. — 7, 7, ganglions spinaux. — 8, 8', racine antérieure et racine postérieure juxtaposées
dans le canal fibreux de la dure-mère. —
9, cloison fibreuse verticale séparant les deux
racines.

Il résulte de l'obliquité des racines antérieures et postérieures des nerfs rachidiens que
le point d'émergence de ces racines est situé, sauf pour le premier nerf cervical, à un
niveau plus élevé que le trou de conjugaison vers lequel elles convergent pour sortir
du canal rachidien. Cette distance verticale qui sépare les deux points précités, l'émergence
du nerf et son trou de conjugaison, varie, on le conçoit, avec le degré d'obliquité de chaque

48 **

paire rachidienne. Sur un sujet de dix-huit ans, dont la moelle mesurait 41 centimètres de longueur, j'ai constaté que cette distance était représentée par les chiffres suivants :

		CÔTÉ DROIT	CÔTÉ GAUCHE
Pour la 3e *paire cervicale.*		18 mill.	17 mill.
— 5e —		25 —	25 —
— 1re *paire dorsale.*		33 —	32 —
— 5e —		47 —	47 —
— 10e —		68 —	68 —
— 12e —		111 —	110 —
— 1re *paire lombaire.*		114 —	114 —
— 2e —		138 —	134 —
— 3e —		151 —	151 —
— 4e —		163 —	164 —
— 5e —		181 —	180 —
— 1re *paire sacrée.*		188 —	188 —
— 5e —		280 —	280 —

Voici, d'autre part, résumés sous forme de tableau, les rapports exacts qui existent, chez l'homme, entre les points d'émergence des paires rachidiennes et les apophyses épineuses du canal vertébral. J'emprunte ce tableau au professeur W. REID de Saint-Thomas's Hospital (*Journal of Anat. and Phys.*, 1889, p. 351). Il représente la moyenne des mensurations faites sur six sujets.

ORIGINES SPINALES DES NERFS RACHIDIENS
RAPPORTÉES AUX APOPHYSES ÉPINEUSES

(La lettre *a* indique, pour une paire rachidienne, le point le plus élevé de son émergence, la lettre *b* le point le plus inférieur ; C, D, L, vertèbres cervicales, dorsales, lombaires.)

2e *paire cervicale* ....
- *a.* Un peu au-dessus de l'arc postérieur de l'atlas.
- *b.* Entre l'arc postérieur de l'atlas et l'ap. épineuse de l'axis.

3e ....
- *a.* Un peu au-dessous de l'arc postérieur de l'atlas.
- *b.* A l'union des 2/3 supérieurs avec le 1/3 inférieur de l'ap. épineuse de l'axis.

4e ....
- *a.* Juste au-dessous du bord supérieur de l'ap. épineuse de l'axis.
- *b.* Au milieu de l'ap. épineuse de C3.

5e ....
- *a.* Juste au-dessous du bord inférieur de l'ap. épineuse de l'axis.
- *b.* Juste au-dessous du bord inférieur de l'ap. épineuse de C4.

6e ....
- *a.* Bord inférieur de l'ap. épineuse de C3.
- *b.* Bord inférieur de l'ap. épineuse de C5.

7e ....
- *a.* Au-dessous du bord supérieur de l'ap. épineuse de C4.
- *b.* Au-dessus du bord inférieur de l'ap. épineuse de C6.

8e .....
- *a.* Bord supérieur de l'ap. épineuse de C5.
- *b.* Bord supérieur de l'ap. épineuse de C7.

1re *paire dorsale* ....
- *a.* Entre les ap. épineuses de C5 et de C6.
- *b.* A l'union des 2/3 supérieurs avec le 1/3 inférieur de l'espace compris entre les ap. épineuses de C7 et de D1.

2e ....
- *a.* Bord inférieur de l'ap. épineuse de C6.
- *b.* Juste au-dessus du bord inférieur de l'apophyse épineuse de D1.

3e ....
- *a.* Juste au-dessus du milieu de l'ap. épineuse de C7.
- *b.* Au bord inférieur de l'ap. épineuse de D2.

4e ....
- *a.* Juste au-dessous du bord supérieur de l'ap. épineuse de D1.
- *b.* A l'union du 1/3 supérieur avec les 2/3 inférieurs de l'ap. épineuse de D2.

5e ....
- *a.* Bord supérieur de l'ap. épineuse de D2.
- *b.* A l'union du 1/4 supérieur avec les 3/4 inférieurs de l'ap. épineuse de D4.

6e ....
- *a.* Bord inférieur de l'ap. épineuse de D2.
- *b.* Juste au-dessous du bord supérieur de l'ap. épineuse de D5.

7e ....
- *a.* A l'union du 1/3 supérieur avec les 2/3 inférieurs de l'ap. épineuse de D4.
- *b.* Juste au-dessus du bord inférieur de l'ap. épineuse de D5.

8e ....
- *a.* A l'union des 2/3 supérieurs avec le 1/3 inférieur de l'espace compris entre les ap. épineuse de D4 et de D5.
- *b.* A l'union du 1/4 supérieur avec les 3/4 inférieurs de l'ap. épineuse de D6.

9e ....
- *a.* Entre les ap. épineuses du D5 et du D6.
- *b.* Bord supérieur de l'ap. épineuse de D7.

10e ....
- *a.* Entre les ap. épineuses de D6 et de D7.
- *b.* Milieu de l'ap. épineuse de D8.

11e .... (a. A l'union du 1/4 supérieur avec les 3/4 inférieurs de l'ap. épineuse de D⁷.
{ b. Juste au-dessus de l'ap. épineuse de D⁹.

12e .... (a. A l'union du 1/4 supérieur avec les 3/4 inférieurs de l'ap. épineuse de D⁸.
{ b. Juste au-dessous de l'ap. épineuse de D⁹.

1re paire lombaire .. . (a. Entre les ap. épineuses de D⁸ et de D⁹.
{ b. Bord inférieur de l'ap. épineuse de D¹⁰.

2e .... (a. Milieu de l'ap. épineuse de D¹⁰.
{ b. A l'union du 1/3 supérieur avec les 2/3 inférieurs de l'ap. épineuse de D¹¹.

3e .... (a. Milieu de l'ap. épineuse de D¹².
{ b. Juste au-dessous de l'ap. épineuse de D¹¹.

4e .... (a. Juste au-dessous de l'ap. épineuse de D¹⁰.
{ b. A l'union du 1/4 supérieur avec les 3/4 inférieurs de l'ap. épineuse de D¹².

5e .... (a. A l'union du 1/3 supérieur avec les 2/3 inférieurs de l'ap. épineuse de D¹¹.
{ b. Milieu de l'ap. épineuse de D¹².

1re paire sacrée ...... | a. Juste au-dessus du bord inférieur de l'ap. épineuse de D¹¹.

2e .... | b. Bord inférieur de l'ap. épineuse de L¹.

1re .... } a. Bord inférieur de l'ap. épineuse de L¹.
{ b. Juste au-dessous du bord supérieur de l'ap. épineuse de L².

Parallèles anatomiques des deux ordres de racines. — Les racines antérieures et les racines postérieures, si profondément distinctes au point de vue fonctionnel, présentent, même à un point de vue purement anatomique, de nombreux caractères différentiels :

a. Dans leur mode d'émergence, d'abord, les filets radiculaires antérieurs forment de chaque côté de la moelle une série fort irrégulière, se rapprochant tantôt plus, tantôt moins du sillon médian antérieur ; l'ensemble de leurs points d'émergence forme, comme nous l'avons déjà dit plus haut (p. 316), une espèce de bande longitudinale de 1 ou 2 millimètres de largeur. Les filets radiculaires postérieurs, au contraire, sont disposés dans le sillon collatéral postérieur en une série parfaitement linéaire, à direction verticale.

b. Les racines postérieures possèdent plus de filets que les racines antérieures correspondantes : le nombre moyen de ces filets est de 6 à 8 pour les racines postérieures, de 4 à 6 seulement pour les racines antérieures.

c. En outre, chaque filet radiculaire, pris isolément, est plus volumineux dans les racines postérieures que dans les racines antérieures.

d. Il en résulte que le volume total de chaque racine postérieure est plus considérable que celui de la racine antérieure correspondante. Le rapport volumétrique des deux ordres de racines est établi par les chiffres suivants : la racine antérieure étant 1, la racine postérieure devient 1 ¹/₂ à la région dorsale, 2 à la région lombaire, 3 à la région cervicale.

e. Le caractère le plus important qui différencie les deux racines est la présence sur le trajet de la racine postérieure d'un petit renflement ganglionnaire, le *ganglion spinal ;* ce ganglion fait complètement défaut sur les racines antérieures.

Ganglions spinaux. — Les *ganglions spinaux,* encore appelés *ganglions intervertébraux,* sont situés dans les trous de conjugaison. Ce sont de petites masses de couleur gris cendré, affectant une forme ovoïde ou ellipsoïde à grand axe dirigé transversalement. Les racines postérieures les pénètrent par leur extrémité interne ou *pôle d'immersion ;* elles les traversent et en ressortent à l'extrémité opposée ou *pôle d'émergence*, sans toutefois se modifier dans leur volume.

La structure intime des ganglions spinaux a déjà été étudiée à propos de l'anatomie générale du système nerveux périphérique (p. 666); nous nous contenterons de rappeler ici que les dernières recherches entreprises sur ce point tendent à faire rejeter l'existence de cellules bipolaires ou multipolaires et, du même coup, les divers systèmes théoriques édifiés sur la présence de ces éléments histologiques. On admet aujourd'hui que les cellules qui entrent dans la constitution des ganglions spinaux sont des *cellules unipolaires*, dont le prolongement *unique* vient se brancher, après un trajet variable mais toujours très court, sur l'un des tubes nerveux de la racine postérieure correspondante. Cette union se fait constamment au niveau d'un étranglement annulaire, suivant un angle à ouverture variable (tubes en T et tubes en Y de RANVIER).

Il résulte, en outre, des recherches de STIÉNON (*Ann. de l'Université de Bruxelles*, 1880) : 1° que le nombre des tubes nerveux contenus dans une racine postérieure est le même, qu'on prenne cette racine avant son entrée dans le ganglion ou après son émergence; 2° que les cellules unipolaires qui entrent dans la constitution d'un ganglion spinal sont sensiblement en nombre égal à celui des tubes nerveux qui le traversent. Dès lors, ne sommes-nous pas autorisés à conclure que, dans l'intérieur d'un ganglion spinal, chaque cellule entre en relation avec un tube nerveux, et que, vice versa, chaque tube nerveux reçoit un prolongement d'une cellule ganglionnaire?

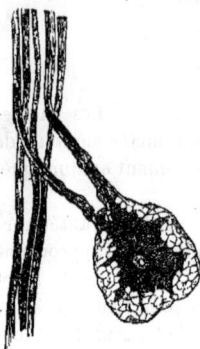

Fig. 919.

Une cellule nerveuse, placée sur le trajet d'une racine postérieure (d'après RATTONE).

On rencontre parfois sur le trajet des racines postérieures, entre la moelle et le ganglion spinal ordinaire, de petits ganglions accessoires, qui depuis longtemps déjà ont été signalés par HYRTL sous le nom de *ganglia aberrantia*. C'est le plus souvent sur les nerfs lombaires et sur les nerfs sacrés que l'on rencontre une pareille disposition. Plus récemment, M. RATTONE (*Internat. Monatsschrift f. Anatomie u. Histologie*, 1884) a décrit sur les racines postérieures des nerfs rachidiens de nombreuses cellules nerveuses, tantôt éparses, tantôt réunies en de petits amas (fig. 919) : ce sont de véritables ganglions aberrants en miniature.

Localisations fonctionnelles dans les racines motrices.

— Depuis quinze ans, le vent souffle aux localisations fonctionnelles dans les centres nerveux. On a localisé des fonctions distinctes dans l'écorce cérébrale et dans le centre ovale; on a localisé dans la capsule interne, dans le pédoncule cérébral, dans la protubérance, dans les colonnes grises et dans les cordons blancs de la moelle épinière; on a essayé, de même, de localiser dans les racines antérieures des nerfs rachidiens.

Déjà en 1835, PANIZZA s'était posé cette question de la spécialisation fonctionnelle des racines antérieures de la moelle et il l'avait résolue par la négative : les racines antérieures n'étaient que des conducteurs banals des excitations motrices volontaires ou réflexes et, de plus, une seule d'entre elles pouvait, grâce au plexus situé en aval, suffire à l'entretien de tous les mouvements des membres.

D'autres observateurs, MÜLLER, VAN DEEN, KRONEMBERG, PEYER, tout en admettant que chaque filet radiculaire se rend à un muscle ou tout au moins à un territoire musculaire déterminé et constant, reconnaissent cependant que les groupes musculaires synergiques reçoivent leurs nerfs non pas d'une seule racine, mais de plusieurs racines différentes.

En mars 1881, FERRIER et YEO, à la suite d'expériences entreprises sur le plexus brachial et sur le plexus lombaire du singe, considèrent les racines antérieures comme étant préposées à des mouvements coordonnés spéciaux qui varient avec les racines, mais qui sont constants pour chacune d'elles.

Dans un article publié quelques mois plus tard dans *lo Sperimentale* (octobre 1881), P. BERT et MARCACCI sont beaucoup plus affirmatifs. Pour eux, l'innervation motrice des membres (du membre abdominal tout au moins, le seul sur lequel ils aient expérimenté) présente dans les racines médullaires une systématisation évidente : chacune de ces racines se rend à un groupe de muscles synergiques et jouit par conséquent, dans la mécanique générale du membre, d'une fonction spéciale et bien définie.

Plus récemment, MM. LANNEGRACE et FORGUE ont repris la question et sont arrivés, à la suite de nombreuses expériences faites successivement sur le plexus brachial et sur le plexus lombaire d'un certain nombre d'animaux (chien, chat, singe), à des conclusions toutes différentes. Ces deux expérimentateurs estiment que la question de distribution topographique doit primer ici celle de spécialisation physiologique : « Chaque racine, écrit M. FORGUE, commande à une région donnée ; elle s'y distribue dans des territoires topographiquement constants, mais fonctionnellement indéterminés ; elle est la racine d'un département musculaire donné, elle n'est point la racine d'une fonction. »

Une pareille conclusion, qui enlève aux racines antérieures, considérées isolément, toute individualité fonctionnelle, me parait être en parfait accord avec les données de la dissection qui nous montrent : d'une part, une même racine se dissocier en amont des plexus pour se jeter dans plusieurs nerfs de fonctions souvent différentes et, d'autre part, un même cordon nerveux, le nerf médian par exemple, tirer son origine de deux ou même de trois racines. Il n'existe donc pas de racines préposées à la flexion, de racines préposées à l'extension de tel ou tel segment des membres. Tout au plus pourrait-on accorder cette spécialisation fonctionnelle aux minces filets radiculaires qui entrent dans la constitution de ces racines ; encore ne nous est-il pas nettement démontré que ces filets radiculaires, quelque ténus qu'ils soient, ne se dissocient pas eux-mêmes au niveau des plexus pour se jeter dans deux cordons nerveux différents, dont l'un peut-être sera fléchisseur et l'autre extenseur, l'un pronateur et l'autre supinateur.

En réalité, le centre fonctionnel d'un mouvement des membres, que ce mouvement soit déterminé par la contraction isolée d'un seul muscle ou résulte de la contraction simultanée d'un certain nombre de muscles synergiques, ne doit pas être localisé dans telle ou telle racine des nerfs rachidiens, mais plus bas ou plus haut : plus bas, dans le cordon nerveux définitif qui s'échappe du plexus pour se rendre aux muscles ; plus haut, dans les cornes antérieures de la moelle où, selon toutes probabilités, les cellules motrices forment des groupes, sinon à action spéciale, du moins à action topographiquement limitée.

Consultez à ce sujet : FERRIER et YEO, *Proc. of. roy. Soc. of. London*, 1881, p. 12; P. BERT, *Bull. Soc. de Biologie*, 1881 ; P. BERT et MARCACCI, *Lo Sperimentale*, 1881 : LANNEGRACE et FORGUE, *Gaz. hebd. des Sc. méd. de Montpellier*, 1883 ; FORGUE, *Th. Montpellier*, 1883 ; A. KNIE, *Intern. klinische Rundschau*, Jahrg. III, 1889.

Voici, à titre de renseignements, les principaux résultats obtenus par LANNEGRACE et FORGUE, dans leurs expériences :

a. *Résultats relatifs au plexus brachial.* — 1° Chaque racine fournit aux deux plans opposés du membre, plan antérieur et plan postérieur. La distribution, toutefois, n'est pas exactement symétrique aux deux plans ; on arriverait, dans ce cas, à une neutralisation des puissances musculaires opposées.— 2° Plus on se rapproche des paires dorsales, plus l'excitation s'étend aux masses musculaires des segments inférieurs des membres. 3° On voit, à mesure que l'excitation se rapproche des paires dorsales, les contractions gagner progressivement les masses musculaires du plan externe du membre vers le plan interne.

b. *Résultats relatifs au plexus lombo-sacré.* — 1° Tous les muscles du membre inférieur (à part le pectiné, le petit adducteur et les muscles de la région antéro-externe de la jambe) sont innervés par plusieurs racines. — L'excitation isolée d'une racine détermine, dans les muscles innervés par elle, la contraction d'une partie seulement de leurs fibres ; la contraction totale d'un muscle nécessite l'intervention de plusieurs racines ; de même, la paralysie totale d'un muscle comporte la lésion de plusieurs racines.— 2° Chacune des racines a une distribution à peu près constante et concourt à l'innervation d'une série toujours identique de muscles.— 3° Chaque racine fournit dans le membre à des segments multiples, mais toujours contigus les uns aux autres.— 4° Chaque racine descend d'autant plus bas dans le membre qu'elle occupe, au niveau de la moelle, un rang plus inférieur.

Nombre. — Les nerfs rachidiens se divisent, comme les vertèbres, en cervicaux, dorsaux, lombaires, sacrés et coccygiens :

a. Les *nerfs cervicaux* sont au nombre de huit de chaque côté. Le premier passe entre l'occipital et l'atlas, le huitième entre la septième vertèbre cervicale et la première dorsale.

b. Les *nerfs dorsaux* sont au nombre de douze. Le premier s'échappe par le trou de conjugaison qui est formé par la première vertèbre dorsale et la seconde ; le douzième, par le trou de conjugaison que circonscrivent la dernière vertèbre dorsale et la première lombaire.

c. Les *nerfs lombaires* sont au nombre de cinq ; ils passent par les cinq trous de conjugaison suivants.

d. Les *nerfs sacrés*, au nombre de cinq également, s'échappent du canal vertébral, les quatre premiers par les trous sacrés, le cinquième entre le sacrum et le coccyx.

e. Le *nerf coccygien* enfin, situé au-dessous du précédent, longe tout d'abord la corne coccygienne, en contourne la base et passe sous un ligament oblique de haut en bas et de dehors en dedans, qui va de cette base à la deuxième pièce du coccyx (TROLARD). C'est à tort que certains anatomistes désignent ce nerf sous le nom de sixième nerf sacré : le sacrum ne possédant que cinq vertèbres ne peut avoir que cinq nerfs, et celui-ci est un véritable nerf coccygien répondant au trou de conjugaison, naturellement rudimentaire chez l'homme, qui sépare la première vertèbre coccygienne de la deuxième.

Au total, il existe chez l'homme à l'état normal 62 paires rachidiennes, soit 31 nerfs de chaque côté.

Il n'est pas rare de rencontrer dans le canal lombo-sacré, sur le pourtour du *filum terminale*, un ou deux autres petits nerfs, excessivement grêles, qui partent de l'extrémité inférieure de la moelle et, sans voir le jour, se perdent d'une façon ou d'une autre dans le tissu conjonctif du canal sacré. Ce sont les rudiments des nerfs caudaux des mammifères à queue. Ces nerfs s'atrophient chez l'homme comme les segments vertébraux auxquels ils sont destinés. Mais, comme tous les organes atrophiés, ils sont susceptibles de prendre sur certains sujets un développement voisin de l'état normal : j'ai rencontré plusieurs fois deux nerfs coccygiens et l'on trouve signalée dans un mémoire de Schlemm (*Müller's Arch.*, 1834) l'existence d'un troisième. — (Voyez à ce sujet Rauber, *Die letzten spinalen Nerven, und Ganglien*, in Gegenbaur's Morphol. Jahrbuch, 1877.)

Rapports. — Pour sortir du canal vertébral, les nerfs rachidiens doivent forcément traverser les trois enveloppes de la moelle ou méninges. Chacune de ces enveloppes se comporte à leur égard d'une façon différente : la pie-mère, membrane conjonctive, s'étale régulièrement sur chaque racine d'abord et puis sur le nerf mixte en formant le névrilème. Le feuillet viscéral de l'arachnoïde, membrane séreuse, se réfléchit à son tour sur les racines nerveuses et les accompagne jusqu'au trou de conjugaison ; là, elle les abandonne pour se continuer avec le feuillet pariétal. La dure-mère enfin, membrane fibreuse, forme à chaque paire rachidienne une gaine tubuleuse qui accompagne celle-ci dans le trou de conjugaison et se fusionne graduellement, au delà du trou, avec le névrilème (fig. 921).

Dans le canal vertébral, les deux ordres de racines sont séparés à leur origine par le cordon latéral de la moelle et, sur les côtés de la moelle, par le ligament dentelé (p. 635).

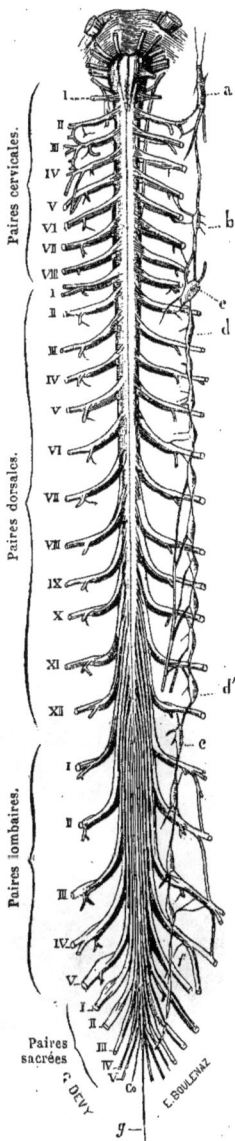

Fig. 920.

Fig. 920. — Face antérieure de la moelle montrant l'ensemble des paires rachidiennes dans leurs rapports avec le cordon du sympathique.

a, ganglion cervical supérieur du grand sympathique. — *b*, ganglion cervical moyen. — *c*, ganglion cervical inférieur. — *d*, *d'*, ganglions thoraciques. — *e*, ganglions lombaires. — *f*, ganglions sacrés. — *g*, filum terminale. — Co, nerf coccygien. — Les chiffres romains indiquent numériquement les paires rachidiennes.

Dans le trou de conjugaison, les deux racines correspondantes sont encore

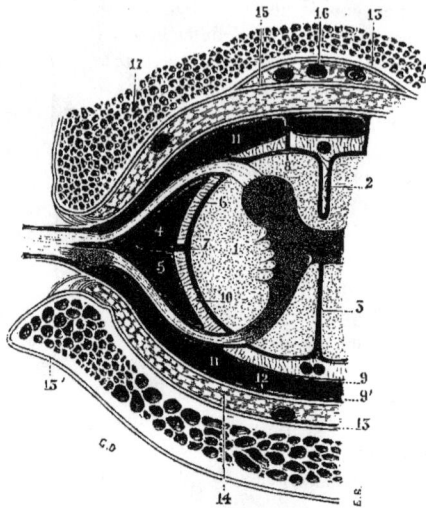

Fig. 921.

Coupe horizontale de la moelle, pratiquée au niveau d'un trou de conjugaison pour montrer les rapports des nerfs rachidiens avec les méninges.

(Pour les indications, se reporter à la figure 855, page 634.)

séparées l'une de l'autre par une mince cloison fibreuse ou tout au moins

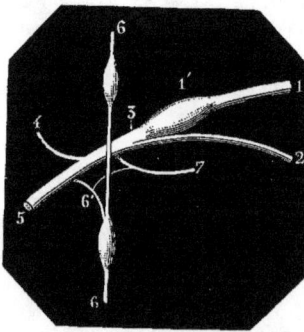

Fig. 922.

Schéma indiquant le mode de constitution d'un nerf rachidien.

1, racine postérieure, avec 1', son ganglion. — 2, racine antérieure. — 3, nerf rachidien proprement dit. — 4, sa branche de bifurcation postérieure. — 5, sa branche de bifurcation antérieure. — 6, système du grand sympathique avec 6', un ramus communicans. — 7, nerf sinu-vertébral.

conjonctive qui dépend de la dure-mère (fig. 918, 9). Cette cloison, disposée verticalement, divise le prolongement tubuleux que cette membrane envoie dans chaque trou de conjugaison en deux conduits secondaires : l'un antérieur, occupé par la racine motrice; l'autre postérieur, réservé à la racine sensitive et à son ganglion. Ajoutons que dans les trous de conjugaison, qui sont, comme on le sait, beaucoup plus larges que ne le comporte le volume des nerfs rachidiens, ceux-ci entrent en rapport avec les veines rachidiennes, toujours très volumineuses.

Distribution générale. — Au sortir du trou de conjugaison, les nerfs rachidiens, à peine formés, abandonnent un petit rameau collatéral, le *nerf sinu-vertébral* de LUSCHKA. Ce rameau, grossi par une anastomose que lui envoie le grand sympathique (fig. 922, 7), retourne dans le canal rachidien en suivant un trajet récurrent et se perd par des filets excessivement ténus sur les vaisseaux, sur les méninges et dans les corps vertébraux eux-mêmes. Après avoir fourni le rameau de Luschka, les nerfs rachidiens se divisent chacun en deux branches terminales d'inégal volume, une branche antérieure et une branche postérieure :

Les *branches postérieures*, relativement petites, se portent en arrière ; elles sont destinées aux muscles et aux téguments de la région spinale postérieure.

Les *branches antérieures*, beaucoup plus volumineuses, véritables continuations des troncs rachidiens, se dirigent en avant ; elles sont destinées aux muscles et aux téguments des parties latérales et antérieures du cou, du thorax et de l'abdomen, ainsi qu'aux membres supérieurs et inférieurs.

Tandis que les branches postérieures, véritablement remarquables par une grande analogie de distribution, marchent solitaires vers les territoires organiques qui leur sont dévolus, les branches antérieures, beaucoup plus complexes, vont pour la plupart à la rencontre les unes des autres, s'unissent et s'entrelacent de façon à former ce qu'on est convenu d'appeler des *plexus*.

On compte cinq plexus, savoir : le *plexus cervical* et le *plexus brachial*, formés par les branches antérieures des nerfs cervicaux et par les branches antérieures du premier nerf dorsal ; le *plexus lombaire*, le *plexus sacré* et le *plexus coccygien*, constitués par les branches antérieures des nerfs lombaires, sacrés et coccygien.

Les branches antérieures des nerfs dorsaux, contrairement aux branches précédentes, ne forment pas de plexus ; sous le nom de *nerfs intercostaux*, elles cheminent isolément autour du thorax.

Nous décrirons donc successivement, dans sept articles distincts :

1° Les *branches postérieures des nerfs rachidiens* ;
2° Le *plexus cervical* ;
3° Le *plexus brachial* ;
4° Les *nerfs intercostaux* ;
5° Le *plexus lombaire* ;
6° Le *plexus sacré* ;
7° Le *plexus sacro-coccygien*.

ARTICLE I

BRANCHES POSTÉRIEURES DES NERFS RACHIDIENS

Au nombre de trente et une de chaque côté, comme les nerfs dont elles émanent, les branches postérieures se séparent des troncs rachidiens immédiatement en dehors des trous de conjugaison. De là, elles se dirigent horizontalement en arrière, passent entre les apophyses transverses des deux vertèbres correspondantes et arrivent ainsi au-dessous des muscles qui s'étalent dans les gouttières vertébrales. Poursuivant leur trajet antéro-postérieur ;

elles cheminent dans les interstices celluleux qui séparent ces muscles et se partagent en deux ordres de rameaux : des *rameaux musculaires*, pour les muscles de la nuque, du dos, des lombes et des gouttières sacrées; des *rameaux cutanés*, pour la peau de ces mêmes régions. Seule, la première branche postérieure fait exception et se distribue exclusivement à des muscles.

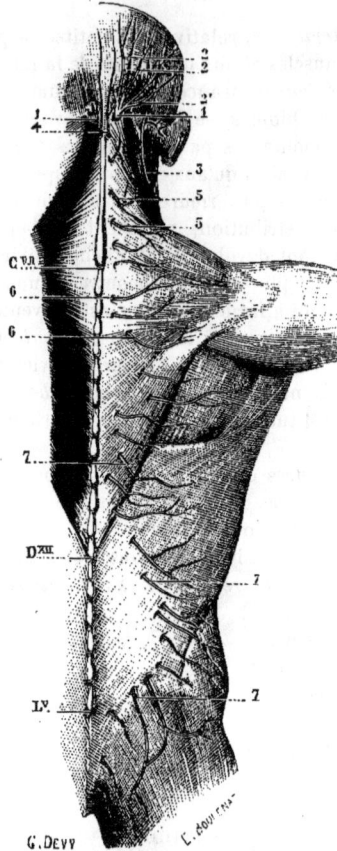

Fig. 923.

Branches postérieures des nerfs rachidiens, vues superficiellement au-dessous de la peau.

1, branche postérieure du deuxième nerf rachidien (grand nerf sous-occipital d'Arnold). — 2, 2, ses ramifications à la région occipitale; 2', son anastomose avec 3, la branche mastoïdienne du plexus cervical. — 4, branche postérieure du troisième nerf rachidien. — 5, branches cervicales. — 6, branches thoraciques. — 7, branches abdomino-pelviennes. — C VII, septième cervicale. — D XII, douzième dorsale. — L V, cinquième lombaire.

Au point de vue de leur mode de distribution, les branches postérieures des nerfs rachidiens se répartissent en quatre groupes, savoir :

1° Les *branches sous-occipitales*, comprenant les branches postérieures des deux premières paires cervicales;

2° Les *branches cervicales*, au nombre de sept, constituées par les branches postérieures des six derniers nerfs cervicaux et du premier nerf dorsal ;

3° Les *branches thoraciques*, au nombre de sept également, comprenant les branches postérieures des 2e, 3e, 4e, 5e, 6e, 7e et 8e nerfs dorsaux ;

4° Les *branches abdomino-pelviennes*, comprenant les branches postérieures de toutes les autres paires rachidiennes, au nombre de quinze par conséquent.

§ 1. — Branches sous-occipitales

(Branches postérieures des 1er et 2e nerfs cervicaux.)

Contrairement à ce qui a lieu pour les autres paires rachidiennes, les branches postérieures des premier et deuxième nerfs cervicaux sont plus volumineuses que les branches antérieures corrrespondantes. Chacune d'elles mérite une description à part.

1° **Branche postérieure du premier nerf cervical** (fig. 924, 1). — Cette branche sort du canal vertébral, entre l'occipital et l'arc postérieur de l'atlas, en dedans de l'artère vertébrale qui lui est contiguë. Elle arrive ainsi dans la masse cellulo-graisseuse qui comble le triangle formé par le grand droit postérieur de la tête et les deux obliques, et se partage alors en de nombreux rameaux. De ces rameaux, l'un est anastomotique, les autres sont des rameaux musculaires :

a. Le *rameau anastomotique*, suivant un trajet descendant, contourne en arrière les masses latérales de l'atlas et vient se réunir, au-dessous du muscle grand oblique, à un filet ascendant de la branche postérieure du deuxième nerf cervical.

b. Les *rameaux musculaires* se divisent, d'après leur direction : 1° en *rameaux internes*, pour les muscles grand droit et petit droit postérieurs de la tête; 2° *rameau externe*, pour le muscle petit oblique; 3° *rameau inférieur*, pour le muscle grand oblique.

2° **Branche postérieure du deuxième nerf cervical** (fig. 924, 2). — Cette branche, qu'on désigne encore en raison de son importance sous le nom de *grand nerf occipital* d'ARNOLD, est trois ou quatre fois plus volumineuse que la branche antérieure correspondante. Elle s'échappe du canal rachidien entre l'arc postérieur de l'atlas et la lame sous-jacente de l'axis, immédiatement au-dessous du muscle grand oblique de la tête. Contournant ensuite le bord inférieur de ce muscle, elle se porte en haut et en dedans, traverse successivement le grand complexus et le trapèze et arrive sous la peau de la région occipitale où elle se termine.

a. Branches collatérales. — Chemin faisant, le grand nerf occipital émet plusieurs branches collatérales, dont deux sont anastomotiques, les autres destinées à des muscles.

Des deux branches anastomotiques, l'une, ascendante, se réunit avec la branche anastomotique déjà décrite du premier nerf cervical; l'autre, descen-

dante, s'unit de même avec un rameau ascendant de la branche postérieure
du troisième nerf cervical. De cette double anastomose résultent deux arcades
qui embrassent l'une les masses latérales de l'atlas, l'autre l'apophyse transverse de l'axis. Ces deux arcades, décrites par CRUVEILHIER sous le nom de

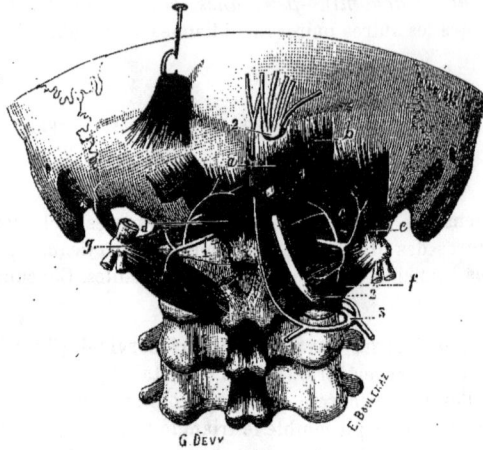

Fig. 924.

Branches postérieures des trois premiers nerfs rachidiens.

1, branche postérieure de la première paire rachidienne, donnant des rameaux aux muscles droits et obliques.
— 2, branche postérieure de la deuxième paire. — 3, branche postérieure de la troisième paire (on voit ces
trois nerfs s'envoyer des anastomoses dont l'ensemble forme le *plexus cervical postérieur*). — a, trapèze.
b, grand complexus. — c, grand droit postérieur de la tête. — d, petit droit. — e, petit oblique. — f, grand
oblique. — g, artère vertébrale.

plexus cervical postérieur, abandonnent par leur convexité de nombreux
filets qui se distribuent aux muscles voisins.

Les branches collatérales fournies aux muscles par le grand nerf occipital
sont multiples: l'une se détache au niveau du bord inférieur du grand oblique
et se distribue à la fois au grand oblique, au grand complexus, au petit
complexus et au splénius; d'autres prennent naissance au-dessous du grand
complexus et au-dessous du trapèze, et se perdent dans l'un et l'autre de ces
deux muscles.

b. *Branches terminales*. — Les branches terminales ou branches cutanées
du grand nerf occipital s'épanouissent en de nombreux rameaux divergents
dont l'ensemble occupe toute la région occipitale (fig. 923, 2). Ces rameaux
sont situés immédiatement au-dessous du cuir chevelu, au-dessus du muscle
occipital et de l'aponévrose épicrânienne. Au point de vue de leur distribution, ils sont exclusivement destinés à la peau et à ses annexes. Le muscle
occipital, comme nous l'avons déjà vu (p. 722), est innervé par le rameau auriculaire du nerf facial.

Variétés. — Le grand nerf occipital peut fournir un rameau auriculaire pour la face
interne du pavillon (W. KRAUSE). — Il peut fournir encore la branche postérieure du
premier nerf occipital ou, vice versa, être remplacé par cette dernière branche. — On l'a
vu s'arrêter à la peau de la nuque. — CRUVEILHIER a vu les anastomoses en arcades qui

relient les branches postérieures des trois premiers nerfs cervicaux faire défaut; elles étaient suppléées dans ce cas par un plexus situé entre le grand complexus et le splénius. — De petits renflements gangliformes peuvent exister sur les branches postérieures des premier, troisième, quatrième, cinquième nerfs cervicaux (CRUVEILHIER), des sixième et septième (HIRSCHFELD); ils n'ont été observés jusqu'ici que sur les rameaux musculo-cutanés de ces branches postérieures.

§ II. — BRANCHES CERVICALES

(Branches postérieures des 3ᵉ, 4ᵉ, 5ᵉ, 6ᵉ, 7ᵉ, 8ᵉ nerfs cervicaux et 1ᵉʳ nerf dorsal.)

Les branches cervicales, au nombre de sept, décroissent successivement de volume en allant de haut en bas. Immédiatement après leur arrivée dans les gouttières vertébrales, elle se portent obliquement en bas et en dedans, entre le grand complexus qui les recouvre et le transversaire épineux sur lequel elles reposent. Dans cette première partie de leur trajet, elles fournissent des filets moteurs aux muscles grand complexus, transversaire du cou et transversaire épineux. A quelques millimètres de la ligne médiane, elles perforent le splénius d'abord, le trapèze ensuite, et arrivent ainsi dans le tissu cellulaire sous-cutané. Là, elles s'infléchissent de dedans en dehors et se distribuent à la peau de la nuque.

Cette description générale s'applique à toutes les branches cervicales. Seule, la première de ces branches, qui répond à la troisième paire cervicale, présente en outre les deux particularités suivantes : 1° elle fournit un petit rameau ascendant qui s'anastomose derrière l'axis avec un rameau descendant du grand nerf occipital, pour constituer l'arcade inférieure, déjà mentionnée, du plexus cervical postérieur ; 2° elle émet un deuxième rameau cutané qui, après avoir perforé le trapèze, s'élève verticalement en haut en longeant la ligne médiane et vient, comme le grand nerf occipital, se terminer dans la peau de la région occipitale.

§ III. — BRANCHES THORACIQUES

(Branches postérieures des 2ᵉ, 3ᵉ, 4ᵉ, 5ᵉ, 6ᵉ, 7ᵉ et 8ᵉ nerfs dorsaux.)

Les branches thoraciques, destinées au thorax proprement dit, sont au nombre de sept et proviennent des 2ᵉ, 3ᵉ, 4ᵉ, 5ᵉ, 6ᵉ, 7ᵉ et 8ᵉ nerfs dorsaux. Elles passent en dedans du ligament transverso-costal supérieur (t. 1, p. 372) et, dès leur entrée dans la gouttière vertébrale, elles se divisent chacune en deux rameaux : un rameau externe ou musculaire et un rameau interne ou musculo-cutané.

a. Le *rameau externe* se porte dans l'espace celluleux qui sépare le long dorsal du sacro-lombaire et se ramifie dans ces deux muscles.

b. Le *rameau interne* ou *musculo-cutané*, s'infléchissant en dedans vers la ligne médiane, glisse tout d'abord sur la face postérieure du transversaire épineux auquel il fournit quelques filets. Arrivé au sommet des apophyses épineuses, il traverse successivement les insertions d'origine du grand dorsal et du trapèze, et arrive dans le tissu cellulaire sous-cutané. Fuyant alors la ligne médiane, il se porte en dehors et se perd en de fines ramifications dans la peau du dos et de l'épaule.

§ IV. — BRANCHES ABDOMINO-PELVIENNES

(Branches postérieures des 9e, 10e, 11e, 12e nerfs dorsaux; 1er, 2e, 3e, 4e, 5e nerfs lombaires; 1er, 2e, 3e, 4e et 5e nerfs sacrés ; nerf coccygien.)

Les branches abdomino-pelviennes comprennent les branches postérieures des quinze dernières paires rachidiennes, et sont destinées, comme leur nom l'indique, à la paroi postérieure de l'abdomen et du bassin.

Les branches abdomino-pelviennes les plus élevées s'engagent dans l'interstice celluleux qui sépare le long dorsal du sacro-lombaire ; les branches les plus inférieures pénètrent directement dans la masse commune. Après avoir fourni des rameaux collatéraux au sacro-lombaire, au long dorsal et au transversaire épineux, les unes et les autres arrivent aux téguments en traversant l'aponévrose lombaire et, là, se divisent en deux groupes de filets : des *filets internes*, qui se portent en dedans et se distribuent à la peau qui avoisine la ligne médiane; des *filets externes*, qui se portent en dehors et en bas et viennent se terminer dans la peau des régions lombaire, fessière et sacro-coccygienne.

Les branches postérieures des nerfs sacrés présentent cette double particularité : 1° qu'elles débouchent par les trous sacrés postérieurs; 2° qu'elles s'anastomosent en arcades dans les gouttières sacrées, avant de s'épuiser dans les muscles et la peau de la région. CRUVEILHIER a appelé l'attention des anato-

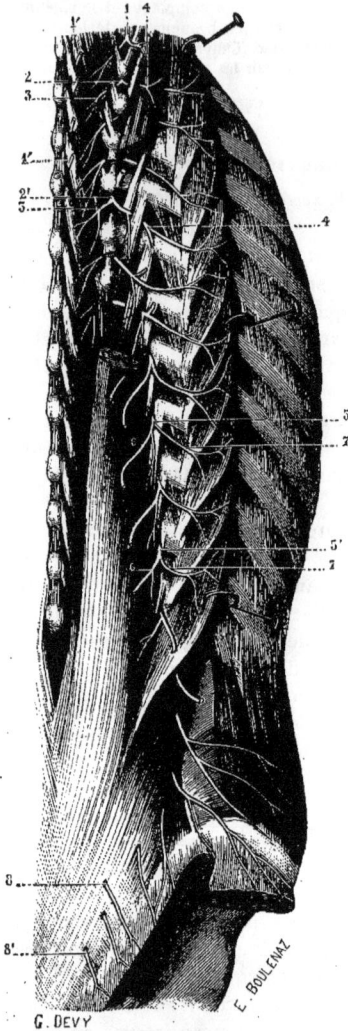

G. DEVY   E. BOULENAZ

Fig. 925.

Branches postérieures des nerfs rachidiens, vues profondément dans les gouttières vertébrales.

1, dernière branche cervicale; 1', rameau cutané. — 2, 2, deux branches thoraciques, avec 3, leur rameau interne ; 4, leur rameau externe. — 5, 5', deux branches abdomino-pelviennes, avec 6, leur filet interne; 7, leur filet externe. — 8, 8', branches postérieures des nerfs sacrés.

mistes sur un filet sensitif qui se détache de l'arcade formée par les deux premiers nerfs sacrés, se dirige ensuite verticalement en bas entre le petit ligament sacro-sciatique et le grand fessier et, finalement, traverse ce muscle pour se rendre à la peau.

ARTICLE II

PLEXUS CERVICAL

(Branches antérieures des 1er, 2o, 3o et 4o nerfs cervicaux.)

On donne le nom de plexus cervical à la série d'anastomoses que forment avant leur distribution périphérique les branches antérieures des quatre premiers nerfs cervicaux.

Mode de constitution du plexus (fig. 926). — La *branche antérieure de la première paire cervicale*, située entre l'occipital et l'atlas, suit tout d'abord la gouttière de l'artère vertébrale. Elle se sépare de ce vaisseau au niveau du trou qui occupe la base de l'apophyse transverse de l'atlas et; s'infléchissant alors en avant et en bas, elle vient se réunir avec un rameau ascendant de la branche antérieure du deuxième nerf cervical.

De leur côté, les branches antérieures des deuxième, troisième et quatrième paires cervicales, à leur sortie du trou de conjugaison, se logent dans la gouttière que leur présente la face supérieure des apophyses transverses. Elles cheminent ainsi de dedans en dehors, entre les deux muscles intertransversaires correspondants, en arrière de l'artère vertébrale qui les croise à angle droit, et arrivent jusqu'au sommet des apophyses transverses où elles s'envoient mutuellement des anastomoses. — La *branche antérieure de la deuxième paire* se partage en deux rameaux, dont l'un, ascendant, se réunit à la branche antérieure de la première paire, tandis que l'autre, descendant, vient s'anastomoser avec la troisième paire. — La *branche antérieure de la troisième paire cervicale* se bifurque également en deux rameaux : un rameau ascendant, qui se réunit, en avant de l'apophyse transverse de l'axis, avec le rameau descendant de la branche précédente ; un rameau descendant, qui s'anastomose avec un rameau ascendant de la branche suivante. — La *branche antérieure de la quatrième paire* s'anastomose, de même, par un rameau ascendant avec le rameau descendant de la troisième, et envoie un petit filet anastomotique à la branche antérieure de la cinquième paire qui, comme nous l'avons dit plus haut, se rend au plexus brachial.

L'ensemble de ces diverses anastomoses constitue le plexus cervical : il est formé, comme on le voit, par trois arcades nerveuses qui se superposent dans le sens vertical au-devant des apophyses transverses des trois premières vertèbres cervicales.

Situation et rapports. — Ce plexus est profondément situé en arrière du bord postérieur du sterno-cléido-mastoïdien, entre les muscles prévertébraux

49.

qui sont en dedans et les insertions cervicales du splénius et de l'angulaire qui sont en dehors. La veine jugulaire interne, la carotide interne et le pneumogastrique descendent verticalement un peu en dedans du plexus. En avant de lui, enfin, s'étalent un feuillet aponévrotique et une couche graisseuse, cette dernière parsemée de ganglions lymphatiques qui rendent parfois fort difficile la dissection des cordons nerveux.

Anastomoses. — Au niveau des arcades ci-dessus décrites, le plexus cervical s'anastomose :

1° Avec le *grand hypoglosse*, par deux ou trois filets qui se détachent de la première arcade ou arcade préatloïdienne et qui se jettent, l'un dans la partie la plus élevée de l'hypoglosse, les deux autres dans la portion de ce nerf qui contourne le pneumogastrique (voy. p. 750).

2° Avec le *pneumogastrique*, par un filet, non constant, qui naît également de l'arcade préatloïdienne pour aboutir au ganglion plexiforme (voy. p. 736).

3° Avec le *grand sympathique*, par trois ou quatre filets fort grêles, qui se détachent de chacune des branches constitutives du plexus et se terminent soit dans le ganglion cervical supérieur, soit dans le ganglion cervical moyen.

Par ses branches efférentes, le plexus cervical s'anastomose encore avec le spinal, le facial, le grand sympathique, le grand hypoglosse. Ces nouvelles anastomoses seront décrites ultérieurement au fur et à mesure que nous étudierons les branches auxquelles elles appartiennent.

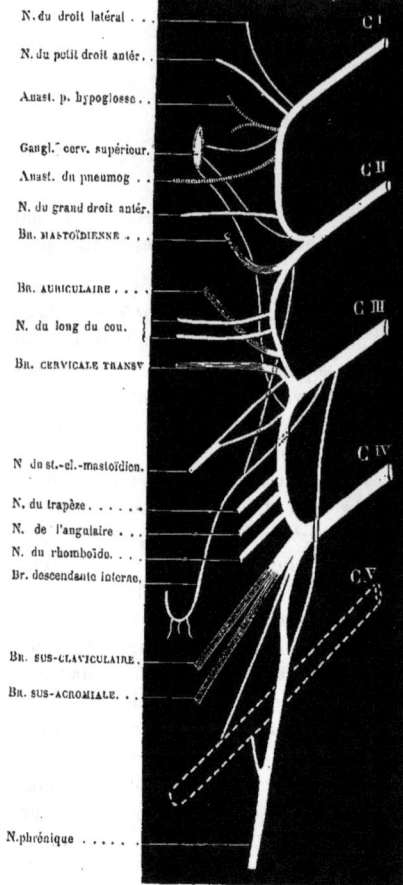

N. du droit latéral . . .
N. du petit droit antér. .
Anast. p. hypoglosse. .
Gangl. cerv. supérieur.
Anast. du pneumog . .
N. du grand droit antér.
Br. MASTOÏDIENNE . . .
Br. AURICULAIRE . . . .
N. du long du cou.
Br. CERVICALE TRANSV .
N. du st.-cl.-mastoïdien.
N. du trapèze . . . . .
N. de l'angulaire . . .
N. du rhomboïde. . . .
Br. descendante interne.
Br. SUS-CLAVICULAIRE .
Br. SUS-ACROMIALE. . .
N. phrénique . . . . .

C I, C II, C III, C IV, C V

Fig. 926.

Schéma indiquant le mode de constitution du plexus cervical.

(Les branches légèrement teintées en noir appartiennent au plexus cervical superficiel.)

C¹, C¹¹, C¹¹¹, C¹ᵛ, Cᵛ, première, deuxième, troisième, quatrième et cinquième paires cervicales.

Distribution. — Quinze branches émanent du plexus cervical. On les divise d'après leur situation, en *branches superficielles* ou *cutanées* et *branches profondes* ou *musculaires*.

§ I. — Branches cervicales superficielles

(*Plexus cervical superficiel.*)

Les branches superficielles, dont l'ensemble constitue le *plexus cervical superficiel* de quelques anatomistes, sont au nombre de cinq. Réunies tout d'abord sur la partie moyenne du bord postérieur du sterno-cléido-mastoïdien, elles se séparent bientôt comme autant de rayons divergents pour gagner les territoires cutanés auxquels elles sont destinées. De ces cinq branches : l'une se porte directement en avant, c'est la *branche cervicale transverse;* deux se portent en haut, la *branche auriculaire* et la *branche mastoïdienne;* deux enfin se dirigent en bas, la *branche sus-claviculaire* et la *branche sus-acromiale* (fig. 927).

1° **Branche cervicale transverse** (5). — Cette branche tire son origine de l'anastomose des deuxième et troisième paires cervicales. Après avoir contourné le bord postérieur du sterno-cléido-mastoïdien, elle glisse d'arrière en avant sur la face externe, de ce muscle, au-dessous du peaucier et de la veine jugulaire externe à laquelle elle abandonne dans la plupart des cas un petit rameau ascendant, le *rameau de la jugulaire externe* (6). En atteignant le bord antérieur du muscle sterno-cléido-mastoïdien, la branche cervicale transverse se partage en deux ordres de rameaux, les uns ascendants, les autres descendants. Ces rameaux terminaux, situés tout d'abord au-dessous du peaucier, perforent ce muscle en des points variables et se distribuent : les premiers à la peau de la région sus-hyoïdienne, les seconds à la peau de la région sous-hyoïdienne. On voit généralement quelques ramuscules s'arrêter dans les faisceaux musculaires du peaucier; mais ces ramuscules sont très probablement sensitifs, le peaucier recevant ses rameaux moteurs du nerf facial.

2° **Branche auriculaire** (2). — La branche auriculaire se détache également de l'anastomose des deuxième et troisième cervicales, le plus souvent par un tronc commun avec la branche précédente. Elle contourne le bord postérieur du sterno-cléido-mastoïdien et se dirige obliquement en haut et en avant, vers le pavillon de l'oreille auquel elle est destinée. Chemin faisant, elle fournit : 1° un ou deux *filets anastomotiques,* pour la branche inférieure du nerf facial; 2° plusieurs *filets parotidiens,* qui se perdent en partie dans la parotide elle-même, en partie dans la peau qui recouvre cette glande.
Arrivée au niveau de l'oreille, la branche auriculaire vient se placer dans le sillon qui sépare le lobule de l'apophyse mastoïde et se partage en deux rameaux, l'un interne, l'autre externe :

a. Le *rameau auriculaire interne,* continuant son trajet ascendant, se ramifie dans la peau qui recouvre la face interne du pavillon de l'oreille.

b. Le *rameau auriculaire externe* perfore de dedans en dehors le pavillon

49**

de l'oreille, un peu au-dessus du lobule, arrive à sa face externe et se distribue à la peau qui recouvre l'hélix et la concavité de la conque.

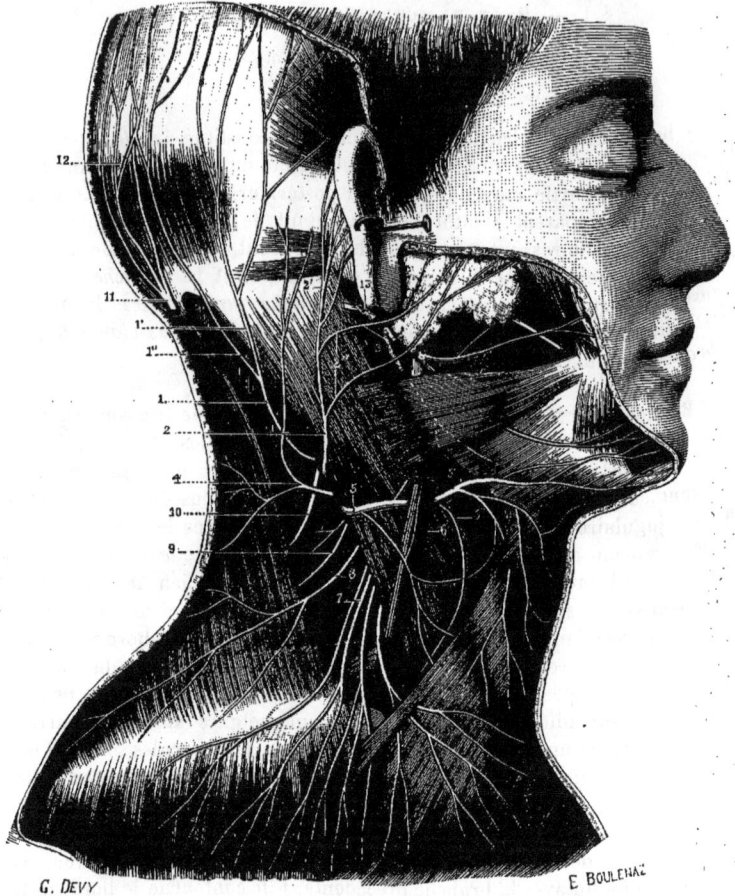

Fig. 927.
Plexus cervical superficiel.

1, branche mastoïdienne, avec 1', son rameau antérieur; 1", son rameau postérieur. — 2, branche auriculaire, avec 2', ses rameaux auriculaires ; 2", ses rameaux parotidiens. — 3, anastomose de cette dernière branche avec le facial. — 4, petite mastoïdienne. — 5, branche cervicale transverse, avec 5', ses rameaux sus-hyoïdiens, 5", ses rameaux sous-hyoïdiens. — 6, rameau de la jugulaire externe. — 7, branches sus-claviculaires. — 8, branches sus-acromiales. — 9, branche trapézienne du plexus cervical. — 10, branche trapézienne du spinal. — 11, nerf sous-occipital. — 12, son anastomose avec la branche mastoïdienne du plexus cervical. — 13, nerf facial.

3° **Branche mastoïdienne** (1). — Née de la deuxième paire cervicale, cette branche se dirige vers l'apophyse mastoïde en longeant le bord postérieur du sterno-cléido-mastoïdien ; elle suit donc, comme le muscle lui-même, un trajet oblique en haut et en arrière. En atteignant le crâne, elle se divise en deux rameaux, l'un antérieur, l'autre postérieur :

a. Le *rameau antérieur* se ramifie dans la peau qui recouvre la région mastoïdienne et la partie postérieure de la région temporale.

b. Le *rameau postérieur*, moins important, se distribue à la peau de la région occipitale, où il s'anastomose avec des filets externes du grand nerf occipital d'ARNOLD.

Entre la branche mastoïdienne et la branche auriculaire, on rencontre parfois une branche supplémentaire, généralement fort grêle, qui se dirige verticalement en haut comme les deux précédentes : c'est la *petite mastoïdienne* (fig. 927, 4). Après avoir jeté un rameau en arrière au-dessus du trapèze, elle gagne la face externe du sterno-cléido-mastoïdien et vient se terminer dans la peau qui recouvre l'apophyse mastoïde.

4° Branche sus-claviculaire (7). — Elle tire son origine de la quatrième paire cervicale. Se portant immédiatement après en bas et en avant, elle se dégage du bord postérieur du sterno-cléido-mastoïdien et s'épanouit en une nombreuse série de rameaux divergents qui viennent se terminer dans la peau de la région sous-claviculaire, depuis le sternum jusqu'au bord externe du grand pectoral.

Ces rameaux, primitivement placés sous le peaucier, sont obligés de traverser ce muscle pour atteindre leur champ de distribution. Ils passent, en outre, en avant de la veine jugulaire externe, contrairement à la branche cervicale transverse que nous avons vue cheminer en arrière de ce vaisseau.

5° Branche sus-acromiale (8). — La branche sus-acromiale émane encore de la quatrième paire cervicale, par un tronc qui lui est commun avec la branche sus-claviculaire. Se portant obliquement en bas et en dehors, elle croise successivement le triangle sus-claviculaire, la face externe du trapèze, la clavicule et vient se distribuer par de nombreux rameaux divergents, dans la peau qui recouvre le moignon de l'épaule.

§ II. — BRANCHES CERVICALES PROFONDES

(*Plexus cervical profond.*)

Les branches profondes du plexus cervical, qui forment par leur ensemble le *plexus cervical profond* de certains auteurs, sont au nombre de dix. Elles naissent successivement des trois arcades nerveuses ci-dessus décrites et se divisent, suivant leur direction, en quatre groupes : *branches ascendantes*, *branches descendantes*, *branches internes*, *branches externes*.

A. — BRANCHES ASCENDANTES (fig. 928)

Les branches ascendantes sont au nombre de deux : le *nerf du droit latéral* et le *nerf du petit droit antérieur*.

49***

1° Nerf du droit latéral. — Le nerf du droit latéral est un filet très grêle qui se détache de la première paire cervicale, au moment où elle s'infléchit pour aller s'anastomoser avec la seconde. De là, il se porte verticalement en haut et se perd dans le muscle droit latéral.

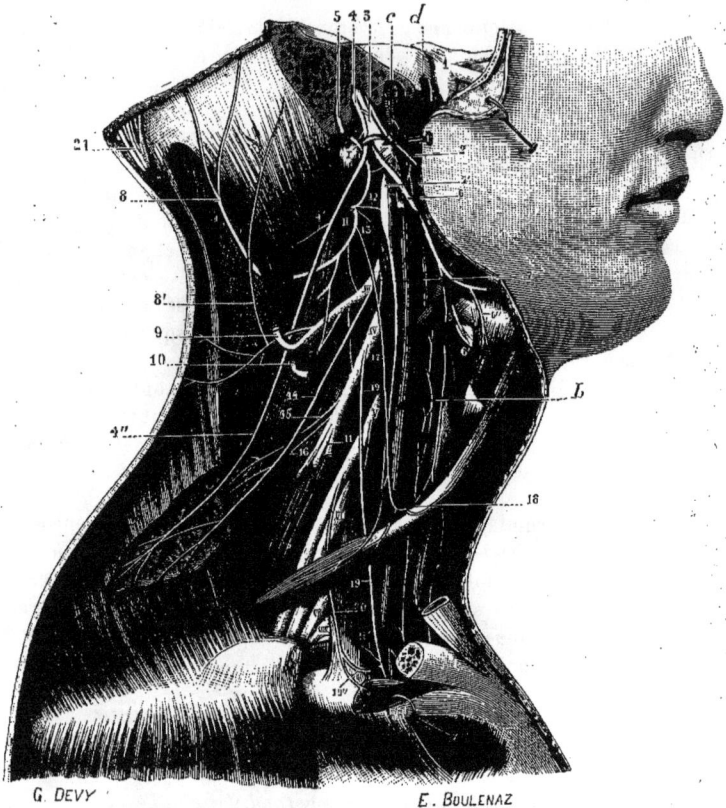

G. DEVY   E. BOULENAZ

Fig. 928.

Plexus cervical profond.

I, II, III, IV, V, VI, VII, VIII, branches antérieures des huit nerfs cervicaux. — 1, trijumeau avec ses trois branches. — 2, glosso-pharyngien. — 3, pneumogastrique, avec 3', son nerf laryngé supérieur. — 4, spinal avec 4', sa branche destinée au sterno-cléido-mastoïdien, 4'', sa branche destinée au trapèze. — 5, facial. — 6, grand hypoglosse, avec 6', sa branche descendante, 6'', son rameau pour le thyro-hyoïdien. — 7, grand sympathique, avec 7', son ganglion cervical supérieur. — 8, branche mastoïdienne du plexus cervical. — 8', petite mastoïdienne. — 9, branche auriculaire. — 10, branche cervicale transverse. — 11, branche sus-claviculaire et branche sus-acromiale. — 12, anastomose pour le grand sympathique. — 13, nerf du grand droit antérieur. — 14, branche trapézienne du plexus cervical. — 15, nerf de l'angulaire. — 16, nerf du rhomboïde. — 17, branche descendante interne. — 18, anse de l'hypoglosse avec ses rameaux efférents pour les muscles sous-hyoïdiens. — 19, nerf phrénique, avec 19', son anastomose avec le grand sympathique et 19'', son anastomose avec le nerf du sous-clavier. — 20, nerf du sous-clavier. — 21, nerf sous-occipital. — a, jugulaire interne. — b, carotide primitive. — c, carotide interne. — d, méningée moyenne. — e, sous-clavière.

2° Nerf du petit droit antérieur. — Ce nerf naît au même niveau que le précédent, quelquefois par un tronc qui leur est commun. Il est également fort grêle et se perd dans le muscle petit droit antérieur qu'il pénètre par sa face profonde.

Les branches descendantes sont au nombre de deux : la *branche descendante interne* et le *nerf phrénique*.

1° Branche descendante interne. — La branche descendante interne du plexus cervical (17) se détache à la fois de la deuxième paire cervicale et de la troisième par deux rameaux qui ne tardent pas à se réunir. Ainsi constitué, le nerf se porte en bas, au-dessous du muscle sterno-cléido-mastoïdien et descend le long de la veine jugulaire interne, jusqu'au niveau du point où le muscle omo-hyoïdien croise ce vaisseau. Là, la branche descendante du plexus cervical s'anastomose avec la branche descendante du grand hypoglosse, pour former cette arcade importante, déjà décrite à propos du nerf grand hypoglosse (p. 751), d'où s'échappent les rameaux du sterno-hyoïdien, de l'omo-hyoïdien et du sterno-thyroïdien.

2° Nerf phrénique ou diaphragmatique. — Ce nerf (19), remarquable par la longueur de son trajet, tout autant que par l'importance de ses fonctions, s'étend du plexus cervical au muscle diaphragme. Il tire sa principale origine de la quatrième paire cervicale ; mais il se trouve renforcé, presque immédiatement après son origine, par deux rameaux accessoires qui proviennent l'un de la troisième paire cervicale, l'autre de la cinquième.

Trajet et rapports. — Ainsi constitué, le nerf phrénique descend sur la face antérieure du scalène antérieur et pénètre dans le thorax entre l'artère et la veine sous-clavière, en dehors du pneumogastrique et du grand sympathique. Il passe ensuite en avant de la racine du poumon, longe la face latérale du péricarde auquel il abandonne parfois un ou deux rameaux fort grêles, et arrive sur la convexité du diaphragme où il se termine.

A peu près identiques dans leur portion cervicale, les deux nerfs phréniques diffèrent un peu l'un de l'autre dans leur portion thoracique. Tout d'abord, le phrénique droit longe le côté externe de la veine cave supérieure, tandis que le phrénique gauche longe d'abord le côté postérieur du tronc veineux brachio-céphalique gauche et croise plus bas la crosse de l'aorte. De plus, le phrénique droit descend jusqu'au diaphragme, en suivant le long de la base du cœur un trajet direct, presque rectiligne. Le gauche au contraire est obligé, pour atteindre le diaphragme, de contourner la pointe du cœur qui est, comme on le sait, fortement déjetée à gauche de la ligne médiane, de suivre par conséquent un chemin détourné, un chemin plus long. Comme, d'autre part, la voussure diaphragmatique s'élève un peu plus haut à droite qu'à gauche, il y a là une double condition anatomique qui fait que, dans leur portion thoracique, le phrénique gauche est un peu plus long que le phrénique droit.

Anastomoses. — Dans ce trajet, le nerf phrénique s'anastomose avec deux

nerfs : le nerf du sous-clavier et le grand sympathique. — Son anastomose avec
le nerf du sous-clavier (19'') est constituée par un filet très ténu, qui se détache de
ce dernier nerf au-devant du scalène antérieur et se jette dans le phrénique au

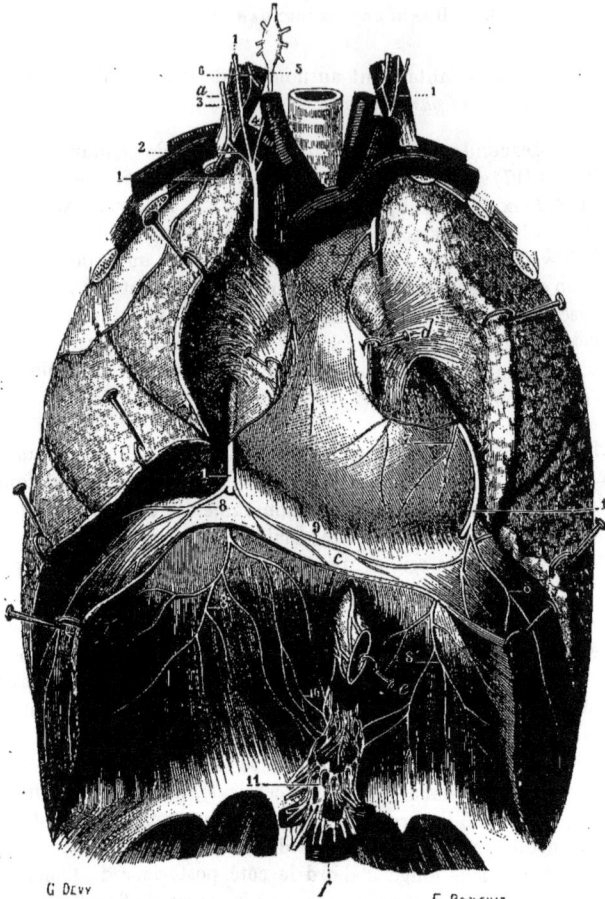

Fig. 929.
Nerf phrénique.

1, nerf phrénique. — 2, son anastomose avec le rameau du sous-clavier 3. — 4, son anastomose avec le grand
sympathique 5. — 6, branche descendante du plexus cervical, envoyant une anastomose au phrénique.— 7, filets
péricardiques du phrénique. — 8, 8, ses filets diaphragmatiques supérieurs. — 8', 8', ses filets diaphragmatiques
inférieurs. — 9, anastomose transversale des deux phréniques. — 10, filets se rendant au plexus solaire 11. —
a, muscle scalène antérieur. — b, veine cave supérieure. — c, diaphragme. — e, œsophage, légèrement érigné
à gauche. — f, aorte abdominale.

moment de son entrée dans le thorax. — L'anastomose avec le grand sympathique (19') est généralement double : un premier filet, à direction plus ou moins
transversale, unit les deux nerfs dans le tiers inférieur du cou ; un deuxième

filet, situé au-dessous du précédent, se détache du ganglion cervical inférieur, contourne d'arrière en avant la face inférieure de l'artère sous-clavière
et rejoint le phrénique en avant de ce vaisseau. — Une troisième anastomose a été décrite par certains auteurs entre le phrénique et l'anse de l'hypoglosse. Cette anastomose n'est pas constante ; mais elle est niée, à tort, par certains auteurs : je l'ai constatée, pour ma part, sur plusieurs de sujets.

Distribution. — Arrivés sur le diaphragme, les deux phréniques s'épanouissent en de nombreux rameaux divergents, que l'on divise en supérieurs
et inférieurs :

a. Les *rameaux supérieurs* ou *sous-pleuraux* cheminent entre la plèvre et
le diaphragme et se perdent finalement dans les différentes portions de ce
muscle.

b. Les *rameaux inférieurs* ou *sous-péritonéaux* rampent entre le péritoine
et le diaphragme et se perdent de même dans ce muscle en le pénétrant de
bas en haut. Mais tous les rameaux sous-péritonéaux ne sont pas musculaires : on en voit constamment un, très volumineux, descendre le long des
piliers du diaphragme, fournir quelques rameaux aux capsules surrénales et
se terminer dans le plexus solaire ; ces filets viscéraux du nerf phrénique
présentent souvent dans leur trajet, surtout à droite, de petits renflements
ganglionnaires.

Les filets hépatiques du nerf phrénique droit, admis et décrits en détail par
certains anatomistes, attendent encore leur démonstration.

D'après Pansini (*Il progresso medico*, 1888), chacun des deux nerfs phréniques forme sur
la moitié correspondante du diaphragme un plexus très compliqué, à la constitution
duquel participent en même temps des rameaux issus des trois derniers nerfs intercostaux.
Sur les mailles de ce plexus existent des ganglions propres dont la présence dénote un
certain automatisme fonctionnel du diaphragme, qui est, comme on le sait, le principal
muscle de la respiration.

C. — BRANCHES INTERNES (fig. 928)

Les branches internes sont également au nombre de deux, destinées aux
muscles grand droit antérieur et long du cou.

1° Nerf du grand droit antérieur. — Le grand droit antérieur reçoit généralement du plexus cervical deux ou trois filets qui se détachent de la première et la deuxième arcade du plexus, et gagnent ensuite, par un trajet
transversal et très court, la face postérieure du muscle.

2° Nerf du long du cou. — Le muscle long du cou reçoit également des
filets multiples qui présentent avec les précédents la plus grande analogie ;
ils peuvent provenir des quatre premières paires cervicales.

D. — BRANCHES EXTERNES (fig. 928)

On en compte quatre destinées au quatre muscles suivants : le sterno-mastoïdien, le trapèze, l'angulaire et le rhomboïde.

1° **Nerf du sterno-cléido-mastoïdien**. — Le nerf du muscle sterno-cléido-mastoïdien naît par deux racines de la deuxième et de la troisième arcade du plexus cervical. De là, il se porte à la face profonde du sterno-cléido-mastoïdien et s'anastomose dans l'épaisseur de ce muscle, comme nous l'avons déjà vu (p. 748), avec la branche externe du spinal.

2° **Nerf du trapèze**. — Ce nerf (14) tire son origine de la troisième paire cervicale, quelquefois de la quatrième. Se portant obliquement en bas et en dehors, il longe la branche externe du spinal au-dessous de laquelle il est situé, lui envoie un rameau anastomotique et se perd dans la masse profonde du muscle trapèze. Le trapèze, comme le sterno-cléido-mastoïdien, reçoit donc ses nerfs de deux sources différentes.

3° **Nerf de l'angulaire**. — Le nerf de l'angulaire (15) naît au même niveau que le précédent; il se jette dans le muscle angulaire de l'omoplate, après avoir contourné le scalène postérieur.

4° **Nerf du rhomboïde**. — Le nerf du rhomboïde (16) se détache également de la première ou de la quatrième paire cervicale. Il contourne le scalène postérieur, se dirige vers l'angle de l'omoplate et se perd dans les faisceaux supérieurs du muscle rhomboïde.

Resumé du plexus cervical.

1° *Branches superficielles :* PLEXUS CERVICAL SUPERFICIEL

a). 2 *ascendantes* ⎰ Br. auriculaire . . . . ⎰ r. parotidiens.
⎱ ⎱ r. auriculaire int.
⎱ r. auriculaire ext.
Br. mastoïdienne. . . ⎰ r. antérieur.
⎱ r. postérieur.

b). 1 *transversale* . . . | Br. cervicale transv . ⎰ r. ascendants.
⎱ r. descendants.

c). 2 *descendantes* . . . . ⎰ Br. sus-claviculaire . | r. sus-claviculaires.
⎱ Br. sus-acromiale . . | r. sus-acromiaux.

2° *Branches profondes :* PLEXUS CERVICAL PROFOND

a). 2 *ascendantes* . . . . ⎰ N. du droit latéral.
⎱ N. du petit droit antérieur.

b). 2 *descendantes* . . . . ⎰ Br. descendante interne.
⎱ N. phrénique . . . . . ⎰ r. sous-pleuraux.
⎱ r. sous-péritonéaux.

c). 2 *internes* . . . . ⎰ N. du grand droit antérieur.
⎱ N. du long du cou.

d). 4 *externes* . . . . . . ⎰ N. du sterno-cléido-mastoïdien.
⎰ N. du trapèze.
⎱ N. de l'angulaire.
⎱ N. du rhomboïde.

Variétés. — La branche supplémentaire *petite mastoïdienne*, que nous avons signalée plus haut, entre la branche auriculaire et la branche mastoïdienne, n'est le plus souvent qu'un rameau collatéral de cette dernière branche; ce rameau peut être double. — J'ai vu dans un cas la petite mastoïdienne, aussi volumineuse que la mastoïdienne ordinaire, s'élever jusqu'à la région temporale et remplacer le rameau antérieur de cette dernière branche.

CRUVEILHIER a vu deux filets parotidiens de la branche auriculaire aboutir à deux petits ganglions. — BOCK et GRUBER et, plus récemment, ROMITI ont vu quelques-uns des filets sus-claviculaires traverser la clavicule. Je possède actuellement six clavicules perforées: sur deux d'entre elles tout au moins, l'orifice anormal livrait passage à un rameau nerveux du groupe sus-claviculaire; les quatre autres proviennent de sujets macérés et je ne puis savoir si elles étaient traversées par un nerf ou par un vaisseau.

Le nerf phrénique peut recevoir des filets surnuméraires : *a*. de la deuxième cervicale; *b*. de la sixième cervicale ; *c*. du pneumogastrique ; *d*. du ganglion cervical supérieur ; *e*. d'une anastomose reliant le pneumogastrique au grand hypoglosse. — On a vu le phrénique perforer le scalène antérieur et donner à ce muscle quelques filets fort grêles (W. KRAUSE). — On l'a vu également passer en avant de la veine sous-clavière (QUAIN, *Anat. of. the arteries*, p. 148) ou même la perforer (LONGET). — Il peut exister un *phrénique accessoire* se détachant généralement des cinquième et sixième cervicales, longeant le nerf principal et ne se réunissant à lui que très profondément dans le thorax. — En même temps qu'il reçoit un filet accessoire de la sixième paire, le nerf phrénique lui envoie souvent un rameau (CRUVEILHIER).

ARTICLE III

PLEXUS BRACHIAL

(*Branches antérieures des 5e, 6e, 7e, 8e nerfs cervicaux et 1er nerf dorsal.*)

On désigne sous le nom de *plexus brachial* l'entrelacement nerveux que forment, avant leur distribution périphérique, les branches antérieures des quatre dernières paires cervicales et de la première dorsale.

Mode de constitution du plexus. — En débouchant des trous de conjugaison et des espaces intertransversaires, les cinq branches constitutives du plexus brachial se comportent de la façon suivante : la cinquième cervicale, très obliquement descendante, s'unit avec la sixième pour former un cordon unique, lequel se bifurque bientôt en deux branches, l'une supérieure, l'autre inférieure ; il en résulte un X majuscule renversé ( ). — De même, la première dorsale, obliquement ascendante, s'unit à la huitième cervicale dont la direction est à peu près transversale, pour former un deuxième cordon qui se partage lui aussi en deux branches, l'une supérieure, l'autre inférieure ; il en résulte un nouvel X renversé, situé au-dessous du premier. — Entre ces deux X nerveux chemine isolément la septième cervicale jusqu'au niveau de la première côte : là, elle se divise en deux branches à la manière d'un Y renversé ( ); la branche supérieure se réunit à la branche de bifurcation inférieure de l'X qui est au-dessus; la branche inférieure s'unit de même avec la branche de bifurcation supérieure de l'X qui est au-dessous.

Voilà la description, assurément bien simple, qu'on trouve dans presque tous les livres. On la rencontre plus rarement sur les sujets, où le mode de constitution du plexus brachial est en réalité beaucoup plus compliqué. Il suffit, pour s'en convaincre, de jeter un coup d'œil sur un certain nombre de préparations ou de dessins faits d'après nature. Nous y voyons toujours une intrication tellement complexe qu'elle se prête difficilement à une analyse claire et précise; elle s'y prête d'autant moins qu'elle est sujette à des variations individuelles fort nombreuses.

Situation et rapports. — Considéré dans son ensemble, le plexus brachial représente assez bien un triangle dont le sommet tronqué occupe le creux axillaire et dont la base, située sur les côtés de la colonne vertébrale, correspond exactement à la série des trous de conjugaison qui donnent passage à ses cinq branches constitutives.

Pour se rendre de la colonne vertébrale à la région de l'aisselle, le plexus

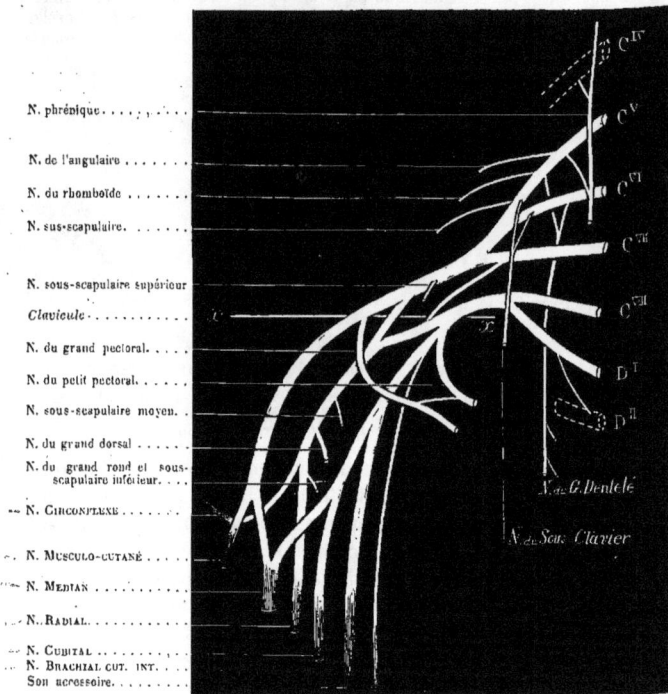

Fig. 930.

Schéma indiquant le mode de constitution du plexus brachial.

(Les branches légèrement teintées représentent les branches terminales.)

C^{IV}, C^{V}, C^{VII}, C^{VI}, C^{VIII}, quatrième, cinquième, sixième, septième et huitième paires cervicales. — D^{I} D^{II}, première et deuxième paires dorsales.

brachial passe au-dessous de la clavicule, de telle sorte qu'on peut, au point de vue de ses rapports, le diviser en trois portions : une *portion cervicale*, une *portion rétro-claviculaire*, une *portion axillaire*.

a. *Au cou*, le plexus brachial traverse le triangle sus-claviculaire dont il occupe principalement l'angle postéro-inférieur. Il repose là sur le scalène postérieur et se trouve recouvert à la fois par le muscle omo-hyoïdien, par les aponévroses cervicales moyenne et superficielle, par le peaucier et enfin par la peau. L'artère cervicale profonde le croise de bas en haut et traverse quelquefois l'une de ses mailles.

b. *En arrière de la clavicule*, il est séparé de cet os par le muscle sous-clavier revêtu de son aponévrose ; il repose sur la première côte et sur la digitation supérieure du muscle grand dentelé.

c. *Dans l'aisselle*, enfin, le plexus est situé en arrière des deux muscles pectoraux et en avant du tendon du sous-scapulaire, qui le sépare de l'articulation de l'épaule.

Les rapports du plexus brachial avec l'artère sous-clavière et l'artère axillaire qui lui fait suite sont les suivants : dans l'intervalle compris entre les deux scalènes, l'artère est située à la partie inférieure du plexus et un peu en avant de lui ; plus bas, en arrière de la clavicule, elle est placée directement en avant de la partie moyenne du plexus ; dans l'aisselle, enfin, elle chemine au milieu des cordons nerveux et s'engage notamment, comme nous aurons l'occasion de le voir plus tard, entre les deux branches d'origine du nerf médian.

Anastomoses. — Le plexus brachial s'anastomose, à différentes hauteurs :

a. *Avec le plexus cervical*, par une branche qui descend de la quatrième cervicale à la cinquième.

b. *Avec le grand sympathique*, sur deux points : 1° par un ou deux filets qui, de la cinquième et de la sixième paires, se rendent au ganglion cervical moyen ; 2° par quatre autres filets qui se détachent des sixième, septième, huitième cervicale et première dorsale et se jettent dans le nerf vertébral l'une des branches du ganglion cervical inférieur.

c. *Avec le deuxième nerf intercostal*, par un rameau, généralement très grêle, qui de ce nerf se rend à la cinquième branche d'origine du plexus brachial, en croisant obliquement la deuxième côte. Ce rameau anastomotique a été rencontré par M. Cunningham (*Journ. of Anat. and Phys.*, XI, p. 539) 27 fois, sur 37 sujets.

Distribution. — Les branches fournies par le plexus brachial, abstraction faite de quelques rameaux très grêles qui se perdent dès leur origine dans les muscles scalènes, sont au nombre de dix-huit. On les divise, pour la commodité de l'étude, en *branches collatérales* et *branches terminales :* nous les étudierons dans deux paragraphes distincts.

§ 1. — Branches collatérales du plexus brachial

Les branches collatérales du plexus brachial, au nombre de douze, se divisent, d'après la direction qu'elles prennent après leur émergence du plexus, en trois groupes, savoir : *branches antérieures*, *branches postérieures*, *branches inférieures* ou *descendantes*.

A. — Branches antérieures

Les branches antérieures sont au nombre de trois : le *nerf du sous-clavier*, le *nerf du grand pectoral* et le *nerf du petit pectoral*.

1° **Nerf du sous-clavier** (fig 931,3). — Ce nerf, excessivement grêle mais constant, se détache généralement par deux racines des cinquième et sixième cervicales, quelquefois de la septième. Il descend en avant du plexus brachial et de l'artère sous-clavière et gagne la face supérieure du scalène antérieur où il se partage en deux rameaux : un *rameau musculaire*, qui se perd dans la portion moyenne du muscle sous-clavier; un *rameau anastomotique* qui se rend au nerf phrénique (voy. p. 777).

2° **Nerf du grand pectoral**(fig.931,5).—Le nerf du grand pectoral, qu'on désigne encore quelquefois sous le nom *grand nerf thoracique antérieur*, se détache

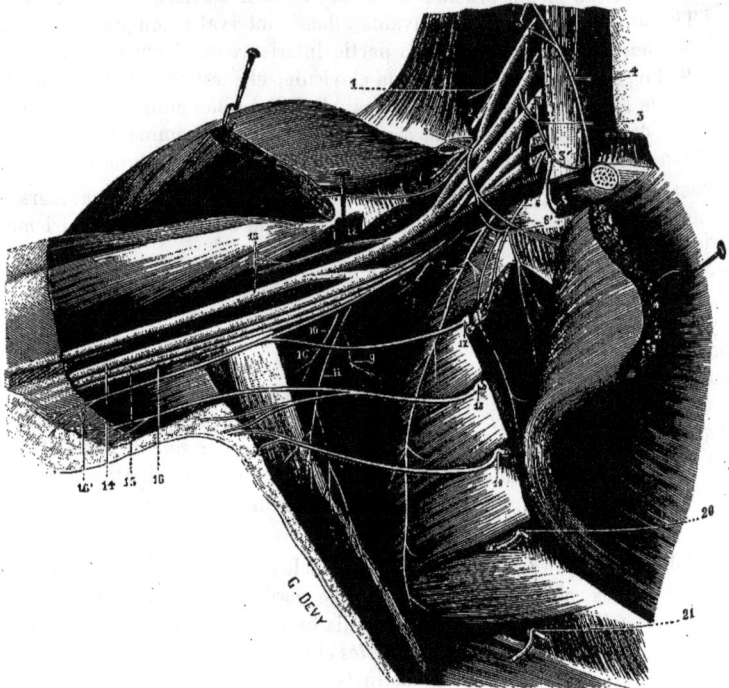

Fig. 931.

Plexus brachial, vue antérieure.

I, II, III, IV, cinquième, sixième, septième et huitième paires cervicales. — V, première paire dorsale. — 1, tronc commun des nerfs de l'angulaire et du rhomboïde. — 2, nerf sus-scapulaire. — 3, nerf du sous-clavier, avec 3', son anastomose avec le phrénique 4. — 5, nerf du grand pectoral. — 6, nerf du petit pectoral, avec 6', son anastomose avec le nerf précédent. — 7, nerf du grand dentelé. — 8, nerf supérieur du sous-scapulaire. — 9, nerf inférieur du même muscle. — 10, nerf du grand rond. — 11, nerf du grand dorsal. — 12, nerf musculo-cutané. — 13, nerf médian. — 14, nerf cubital. — 15, nerf brachial cutané interne. — 16, accessoire du brachial cutané interne, avec 16' et 16',ses anastomoses avec les rameaux perforants de 17 et 18, deuxième et troisième nerfs intercostaux. — 19, 20, 21, quatrième, cinquième et sixième nerfs intercostaux.

du plexus brachial au niveau de la clavicule. Suivant à partir de ce point un trajet oblique en bas et en dedans, il passe en avant de l'artère sous-clavière, arrive à la face profonde du grand pectoral et s'épanouit en un grand nombre de rameaux divergents qui se perdent dans ce muscle. Au moment où il croise l'artère sous-clavière, ce nerf abandonne un filet anastomotique qui contourne ce vaisseau, en décrivant une anse à concavité supérieure, et vient se réunir au nerf suivant.

3° **Nerf du petit pectoral** (fig. 931, 6). — Le nerf du petit pectoral, appelé encore *petit nerf thoracique antérieur*, se sépare du plexus au même niveau que le nerf du grand pectoral. Il passe en arrière de l'artère sous-clavière et s'anastomose avec le rameau descendant que lui envoie le nerf du grand pectoral, de façon à former une arcade qui embrasse ce vaisseau. De la convexité de cette arcade partent deux ordres de rameaux, savoir :

a. Des *rameaux superficiels*, qui, après avoir traversé l'aponévrose clavi-pectorale (t. I, p. 583), gagnent l'espace cellulaire compris entre le petit pectoral et le grand pectoral et finalement se perdent dans ce dernier muscle.

b. Des *filets profonds*, qui cheminent au-dessous du petit pectoral et pénè-trent dans ce musele par sa face profonde. De ces filets profonds, les uns se terminent dans le petit pectoral, les autres le perforent et viennent se perdre ensuite à la face profonde du grand pectoral.

B. — Branches postérieures

Les branches postérieures du plexus brachial, toutes musculaires, se diri-gent en arrière comme leur nom l'indique. Elles sont au nombre de sept : le *nerf sus-scapulaire*, le *nerf de l'angulaire*, le *nerf du rhomboïde*, le *nerf supérieur du sous-scapulaire*, le *nerf inférieur du sous-scapulaire*, le *nerf du grand dorsal* et le *nerf du grand rond*.

1° **Nerf sus-scapulaire** (fig. 934, 1). — Le nerf sus-scapulaire tire son origine de la cinquième paire cervicale, au moment où elle va se réunir à la sixième. De là, il se porte obliquement en bas, en dehors et en arrière, s'engage au-dessous du trapèze et de l'omo-hyoïdien, passe dans l'échancrure coracoï-dienne convertie en trou par un ligament et arrive ainsi dans la fosse sus-épi-neuse, au-dessous du muscle sus-épineux. Après avoir fourni quelques rameaux à ce muscle, il contourne le bord externe de l'épine de l'omoplate et débouche alors dans la fosse sous-épineuse, où il se termine en plusieurs rameaux divergents qui se perdent tous dans l'épaisseur du muscle sous-épineux.

Au total, le nerf sus-scapulaire, nerf essentiellement moteur, innerve les deux muscles de l'épaule qui s'étalent sur la face postérieure du scapulum, le sus-épineux et le sous-épineux.

2° **Nerf de l'angulaire** (fig. 931, 1). — Le nerf de l'angulaire se détache tantôt de la quatrième cervicale, comme nous l'avons déjà vu, tantôt de la cinquième, quelquefois, mais beaucoup plus rarement, de l'une et de l'autre. Il glisse tout d'abord sur le scalène postérieur, contourne ensuite ce muscle et vient se placer à la face profonde du muscle angulaire de l'omoplate, dans la masse duquel il se perd par de nombreux rameaux. Quelques-uns de ces rameaux se prolongent parfois jusqu'au rhomboïde.

3° Nerf du rhomboïde (fig. 931, 1). — Ce nerf, de même que le précédent, peut naître soit de la quatrième, soit de la cinquième paire cervicale. Se portant en bas et en arrière, il chemine d'abord entre le scalène postérieur et l'angulaire jusqu'au niveau de l'angle supérieur du scapulum ; il s'engage ensuite entre les côtes et le rhomboïde et se perd dans ce muscle. Un de ses filets (CRUVEILHIER) perfore le rhomboïde d'avant en arrière et vient s'anastomoser, dans l'épaisseur du muscle trapèze, avec les branches rachidiennes postérieures.

4° Nerf supérieur du sous-scapulaire. — Né de la partie postérieure du plexus brachial, un peu au-dessus de la clavicule, ce nerf, toujours très grêle, se porte en bas et en dehors vers le bord supérieur du muscle sous-scapulaire où il se termine (fig. 932, 8").

5° Nerf inférieur du sous-scapulaire. — Ce nerf présente des variations individuelles fort nombreuses. Tantôt unique, tantôt multiple, il tire son origine soit du plexus lui-même, soit de l'une de ses branches, le nerf circonflexe ou le nerf du grand rond (fig. 932, 8). Sa terminaison est, malgré tout, invariable : le nerf inférieur du sous-scapulaire se distribue, après un trajet naturellement très court, dans les faisceaux moyens et dans les faisceaux inférieurs du muscle sous-scapulaire.

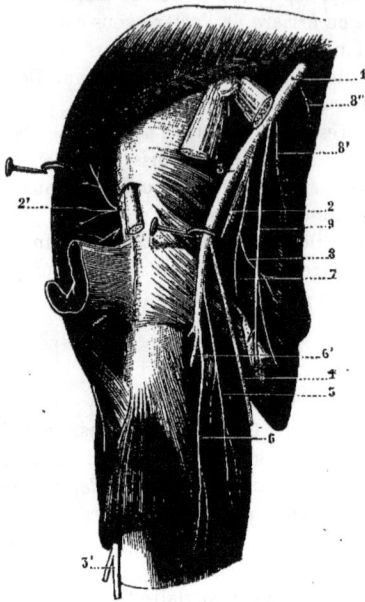

Fig. 932.

Nerfs profonds du creux axillaire.

1, tronc commun du radial et du circonflexe. — 2, nerf circonflexe, avec 2', ses ramifications à la face profonde du deltoïde. — 3, nerf radial disparaissant dans la gouttière de torsion. — 3', le même dans la gouttière de torsion. — 4, son rameau cutané interne. — 5, nerf de la longue portion du triceps. — 6, nerf du vaste interne et 6', nerf du vaste externe. — 7, nerf du grand rond. — 8, nerf inférieur du sous-scapulaire, naissant par un tronc commun avec le précédent. — 8' et 8", nerf moyen et nerf supérieur du sous-scapulaire. — 9, nerf du grand dorsal.

6° Nerf du grand dorsal. — Le nerf du grand dorsal se détache de la portion axillaire du plexus brachial, soit directement, soit par l'intermédiaire du nerf circonflexe. Il se porte verticalement en bas entre le sous-scapulaire et le grand dentelé et gagne la face profonde du muscle grand dorsal, auquel il se distribue (fig. 932, 9).

7° Nerf du grand rond (fig. 932, 7). — Comme le précédent, en dehors duquel il est situé, le nerf du grand rond naît, tantôt du plexus, tantôt du nerf circonflexe ; il descend sur la face antérieure du grand rond et se perd dans ce muscle par trois ou quatre rameaux.

C. — Branches inférieures ou descendantes

Les branches inférieures ou descendantes du plexus brachial sont au nombre de deux seulement : le *nerf du grand dentelé* et l'*accessoire du brachial cutané interne*.

1° Nerf du grand dentelé (fig. 931, 7). — Le nerf du grand dentelé, remarquable par son volume, naît des cinquième et sixième paires cervicales, immédiatement après leur sortie des espaces intertransversaires. Suivant à partir de ce point un trajet verticalement descendant, il chemine tout d'abord entre le scalène postérieur et le plexus brachial, puis sur la face latérale du thorax, dans l'angle dièdre, ouvert en avant, que forment par leur rencontre le muscle sous-scapulaire et le muscle grand dentelé. Il se distribue à ce dernier muscle en fournissant un filet à chacune de ses digitations.

2° Accessoire du brachial cutané interne (fig. 931, 16). — L'accessoire du brachial cutané interne est un nerf à la fois très long et très grêle, situé le long du bord inférieur du plexus brachial et s'étendant depuis la région cervicale jusqu'au coude. Il tire son origine du cordon nerveux qui est formé par la réunion de la dernière cervicale et de la première dorsale. Peu après son origine, il passe sous la clavicule, croise successivement le sous-scapulaire, le grand rond et le grand dorsal, perfore l'aponévrose brachiale pour devenir sous-cutané, s'accole au brachial cutané interne et descend jusqu'au coude où il se termine en s'anastomosant avec ce dernier nerf.

Chemin faisant, l'accessoire du brachial cutané interne s'anastomose dans l'aisselle (16' et 16") avec les rameaux perforants des deuxième et troisième nerfs intercostaux et fournit, au cours de son trajet, de nombreux rameaux sensitifs qui se distribuent à la peau de la face interne du bras.

En résumé, toutes les branches collatérales du plexus brachial sont des nerfs moteurs destinés aux muscles, à l'exception de la dernière qui est exclusivement sensitive et se distribue à la peau. Jusqu'ici, nous avons groupé ces branches d'après leur direction et étudié successivement celles qui vont en avant, celles qui vont en arrière, celles qui se portent en bas. Si nous les considérons maintenant au point de vue de leur émergence du plexus, nous arrivons à cette classification nouvelle qui complète la précédente :

a. Sept branches naissent au-dessus de la clavicule ; ce sont : le *nerf du sous-clavier*, le *nerf de l'angulaire*, le *nerf du rhomboïde*, le *nerf sus-scapulaire*, le *nerf supérieur du sous-scapulaire*, le *nerf du grand dentelé* et l'*accessoire du brachial cutané interne*.

b. Deux branches naissent au niveau de la clavicule ; ce sont : le *nerf du grand pectoral* et le *nerf du petit pectoral*.

c. Trois branches, enfin, naissent au-dessous de la clavicule ; ce sont : le *nerf inférieur du sous-scapulaire*, le *nerf du grand dorsal* et le *nerf du grand rond*.

Résumé des branches collatérales du plexus brachial.

a). 3 *branches antérieures* ...... { N. du sous-clavier.
                                  N. du grand pectoral.
                                  N. du petit pectoral.

b). 7 *branches postérieures* ...... { N. sus-scapulaire.
                                  N. de l'angulaire.
                                  N. du rhomboïde.
                                  N. supérieur du sous-scapulaire.
                                  N. inférieur du sous-scapulaire.
                                  N. du grand dorsal.
                                  N. du grand rond.

c). 2 *branches descendantes* ..... { N. du grand dentelé.
                                  Access. du brachial cutané interne.

Variétés. — Le mode d'entrelacement des diverses branches constitutives du plexus brachial présente des variations trop nombreuses pour qu'on puisse même les signaler sommairement (voy. à ce sujet KAUFMANN, *Die variet. d. Plexus brachialis*, Giessen, 1864). — Dans un cas observé par DEMARQUAY (*Bull. Soc. anat.*, 1844, p. 73), une portion du plexus brachial était située en avant du scalène antérieur; quelques branches traversaient ce muscle.

Le *nerf du sous-clavier* peut s'anastomoser (W. KRAUSE) avec un rameau des nerfs des pectoraux. — Le *nerf du rhomboïde* peut naître du nerf du grand dentelé (CRUVEILHIER); il envoie parfois un filet à la digitation supérieure du petit dentelé postérieur et supérieur (FRILÆNDER). — Le *nerf sus-scapulaire* envoie parfois un filet au scalène postérieur, au petit rond, au sous-scapulaire (W. KRAUSE). — Le *nerf du grand dentelé* recevait, dans un cas de CRUVEILHIER, un rameau de renforcement de la septième cervicale. — Le *nerf du grand pectoral* envoie parfois quelques rameaux cutanés à la peau de la région mammaire; il envoie aussi très fréquemment un rameau à la portion claviculaire du deltoïde (normal d'après C. KRAUSE et TURNER). — Le *nerf inférieur du sous-scapulaire* peut naître, soit du radial, soit du circonflexe. — L'*accessoire du brachial cutané interne* peut faire défaut (WEBER-HILDEBRANDT); son mode d'union avec les rameaux perforants des intercostaux est très variable; j'ai vu plusieurs fois ces deux ordres de rameaux se réunir en plexus à la partie interne du bras.

§ 11. — BRANCHES TERMINALES DU PLEXUS BRACHIAL

Les branches terminales du plexus brachial sont au nombre de six : le *nerf circonflexe*, le *nerf brachial cutané interne*, le *nerf musculo-cutané*, le *nerf médian*, le *nerf cubital* et le *nerf radial*.

Toutes ces branches prennent naissance dans le creux de l'aisselle et se séparent de la partie inférieure du plexus de la façon suivante : le médian naît par deux racines, l'une externe, l'autre interne, lesquelles convergent en bas à la manière des deux branches d'un V ; le nerf musculo-cutané se détache de la racine externe du nerf médian ; la racine interne de ce

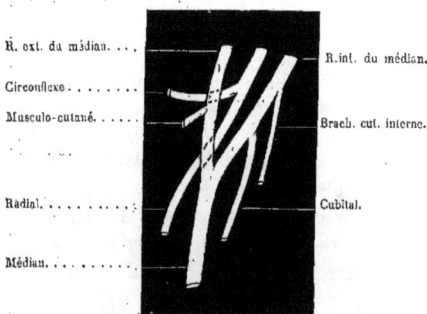

R. ext. du médian ....
Circonflexe ....
Musculo-cutané .....
R. int. du médian.
Brach. cut. interne.
Radial ....
Cubital.
Médian ....

Fig. 933.
Schéma indiquant le mode d'origine des branches terminales du plexus brachial.

même nerf donne successivement naissance au brachial cutané interne et au cubital; enfin, le radial et le circonflexe naissent par un tronc commun, lequel est profondément situé en arrière et en dehors des quatre branches précédentes. Nous résumons dans le schéma ci-dessus (fig. 933), ces divers modes d'origine.

A. — NERF CIRCONFLEXE (fig. 932 et 934).

Origine et trajet. — Le nerf circonflexe, ainsi appelé parce qu'il contourne à la manière d'un demi-cercle le col chirurgical de l'humérus, tire son origine d'un tronc nerveux qui lui est commun avec le radial et qui occupe, dans le

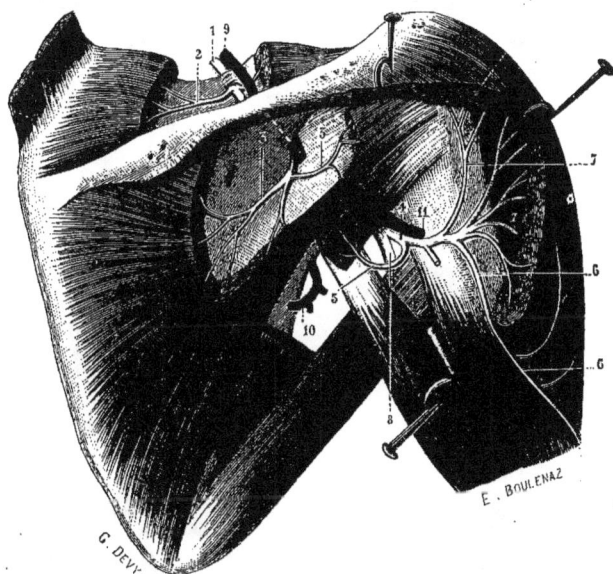

Fig. 934.

Le nerf sus-scapulaire et le nerf circonflexe, vus à la face postérieure de l'épaule.

1, nerf sus-scapulaire, avec : 2, ses rameaux pour le sus-épineux; 3, ses rameaux pour le sous-épineux. — 4, nerf axillaire ou circonflexe, avec : 5, le nerf du petit rond ; 6, le rameau cutané de l'épaule; 7, 7, ses rameaux deltoïdiens. — 8, nerf radial. — 9, artère scapulaire supérieure. — 10, artère scapulaire inférieure. — 11, artère circonflexe postérieure.

creux axillaire, la partie postérieure ou profonde du plexus brachial. Se portant obliquement en bas et en dehors, il chemine d'abord sur la face interne du sous-scapulaire, contourne ensuite le bord inférieur de ce muscle et s'engage alors dans un espace quadrilatère que nous avons déjà décrit en myologie (t. I, p. 626) et qui est formé en dehors par l'humérus, en dedans par la longue portion du triceps, en haut par le petit rond, en bas par le grand rond. En débouchant de ce quadrilatère, le nerf circonflexe, situé désormais à

50**

la face postérieure de l'épaule, chemine entre le deltoïde et le col chirurgical

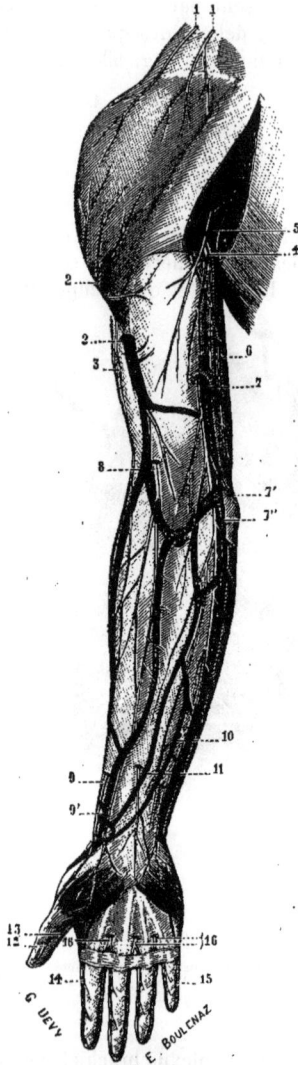

Fig. 935.
Nerfs superficiels du membre supérieur,
plan antérieur.

1, 1, branche sus-acromiale du plexus cervical. — 2, 2,
rameau cutané du nerf circonflexe. — 3, rameau cutané
externe du radial. — 4, rameau supérieur du brachial
cutané interne. — 5, rameau perforant du deuxième nerf
intercostal. — 6, accessoire du brachial cutané interne. —
7, brachial cutané interne, avec ses deux branches de bifur-

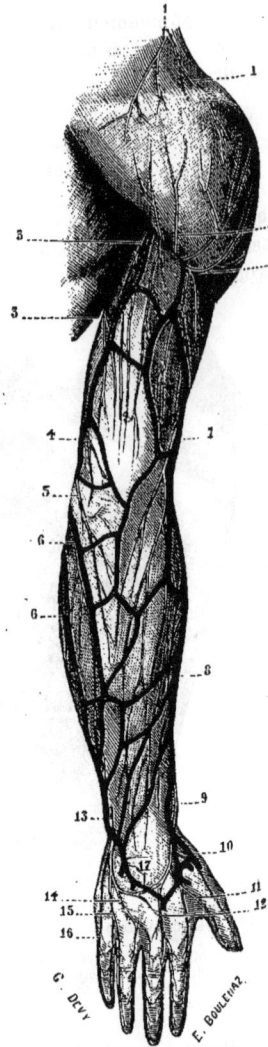

Fig. 936.
Nerfs superficiels du membre supérieur,
plan postérieur ou dorsal.

1, ramifications de la branche sus-acromiale du nerf
plexus cervical. — 2, 2, rameaux cutanés du nerf
axillaire. — 3, 3, rameaux perforants des deuxième
et troisième nerfs intercostaux. — 4, rameau cutané interne du radial. — 5, branche postérieure
ou épitrochléenne du brachial cutané interne. —

de l'humérus, autour duquel il décrit une courbe à concavité dirigée en haut et en avant.

Distribution. — Considéré au point de vue de sa distribution, le nerf circonflexe fournit : 1° deux *branches collatérales*, le nerf du petit rond et le rameau cutané de l'épaule ; 2° de nombreuses *branches terminales :*

a. Le *nerf du petit rond* (fig. 934,5) se détache du tronc nerveux au moment où celui-ci franchit d'avant en arrière le quadrilatère précité ; de là, il se dirige en dedans et se perd dans le petit rond.

b. Le *rameau cutané de l'épaule* (6) naît au même niveau. Il se dégage du deltoïde en contournant le bord postérieur de ce muscle et, après avoir perforé l'aponévrose, il recouvre le moignon de l'épaule et la face externe du bras de ses ramifications divergentes. Toutes ces ramifications se perdent dans la peau.

c. Les *branches terminales* (7) du nerf circonflexe s'épuisent dans la masse du deltoïde, qu'elles pénètrent par sa face profonde. Constamment ces branches envoient quelques ramuscules à l'articulation de l'épaule.

Résumé du nerf circonflexe.

a). *Br. collatérales* . . . . { N. du petit rond.
                                      { R. cutané de l'épaule.

b). *Br. terminales* . . . . | R. du deltoïde.

Variétés. — On a vu le circonflexe traverser le muscle sous-scapulaire (W. KRAUSE). — Il peut envoyer un filet à ce dernier muscle (assez fréquent). — On l'a vu fournir, de même, un rameau surnuméraire à la longue portion du triceps.

B. — NERF BRACHIAL CUTANÉ INTERNE (fig. 931, 935 et 936).

Origine et trajet. — Le nerf brachial cutané interne se détache, comme nous l'avons déjà dit plus haut, de la racine interne du nerf médian. Situé tout d'abord en dedans et en arrière de l'artère axillaire, il vient se placer ensuite en avant de ce vaisseau, en se dirigeant vers le point où la veine basilique vient s'aboucher dans la veine axillaire.

Distribution. — Après avoir fourni un *filet cutané brachial* (quelquefois deux) qui se distribue à la peau de la région interne du bras, le brachial cutané interne s'accole à la veine basilique, perfore avec elle l'aponévrose superficielle à l'union du tiers supérieur avec les deux tiers inférieurs du bras et descend verticalement vers le coude.

<hr>

cation; 7', branche postérieure ou épitrochléenne ; 7'', branche antérieure ou cubitale. — 8, branche cutanée ou antibrachiale du nerf musculo-cutané. — 9, branche terminale antérieure du radial, avec 9', son anastomose avec l'une des divisions de la branche précédente. — 10, anastomose d'un filet perforant du nerf cubital avec l'une des divisions du brachial cutané interne. — 11, rameau cutané palmaire du médian. — 12, 13, collatéral externe et collatéral interne du pouce. — 14, collatéral externe de l'index. — 15, collatéral interne du petit doigt. — 16, 16, troncs des autres collatéraux.

6, 6, rameaux postérieurs de la branche antérieure du même nerf. — 7, rameau cutané externe du radial. — 8, rameaux postérieurs du musculo-cutané. — 9, terminaison de la branche antérieure ou cutané du radial, avec : 10, son rameau externe ; 11, son rameau moyen ; 12, son rameau interne. — 13, branche dorsale du cubital, avec : 14, son rameau externe ; 15, son rameau moyen ; 16, son rameau interne. — 17, anastomose entre le radial et le cubital.

56***

Un peu au-dessus de l'épitrochlée, il se partage en deux branches, l'une *postérieure*, l'autre *antérieure* :

1° La *branche postérieure* ou *épitrochléenne* passe en arrière de l'épitrochlée, gagne la face postérieure de l'avant-bras et se distribue par de nombreux rameaux à la peau de la région postéro-interne de l'avant-bras, depuis le coude jusqu'au poignet.

2° La *branche antérieure* ou *cubitale*, plus volumineuse que la précédente, continue la direction du tronc primitif et atteint le pli du coude. Là, elle se divise en plusieurs rameaux qui passent, les uns en avant, les autres en arrière de la veine médiane basilique. Ces rameaux descendent verticalement à la face antérieure de l'avant-bras jusqu'au niveau du carpe, et, chemin faisant, recouvrent de leurs divisions secondaires les téguments de la région antéro-interne de l'avant-bras. — Constamment, la branche de bifurcation antérieure du nerf brachial cutané interne s'anastomose : 1° à la face antérieure de l'avant-bras, avec les filets terminaux du nerf musculo-cutané ; 2° un peu au-dessus du poignet, avec un rameau issu du nerf cubital.

En résumé, le nerf brachial cutané interne, nerf exclusivement sensitif abandonne quelques filets importants à la peau de la région interne du bras et innerve, à lui tout seul, la peau de la moitié interne de l'avant-bras.

Résumé du nerf brachial cutané interne.

a). *Br. collatérales* . . . . | R. cutané du bras.

b) *Br. terminales* . , ... \ Br. postérieure ou épitrochléenne.
(Br. antérieure ou cubitale.

Variétés. — Le nerf brachial cutané interne naît quelquefois des septième et huitième nerfs cervicaux, ou bien du premier nerf dorsal, ou bien à la fois de ces trois derniers nerfs. — Il peut, comme son accessoire, s'anastomoser avec les rameaux perforants des deuxième et troisième intercostaux. — Il fournit quelquefois son accessoire. — DEVILLE (*Soc. anat.*, 1849) l'a vu traverser la veine axillaire ; j'ai observé deux faits analogues. Il fournit, au tiers supérieur du bras, un filet très grêle (constant d'après CRUVEILHIER) qui vient se perdre dans la capsule articulaire du coude, un peu au-dessous de l'épitrochlée.

C. — NERF MUSCULO-CUTANÉ (fig. 935, 936 et 937).

Origine et trajet. — Le nerf musculo-cutané du plexus brachial se détache, dans le creux axillaire, de la racine externe du nerf médian. Se portant de là en bas et en dehors, il croise d'abord perpendiculairement le tendon du muscle sous-scapulaire, gagne ensuite le côté interne du muscle coraco-brachial et bientôt le perfore, d'où le nom de *nerf perforant du coraco-brachial* que lui donnent certains auteurs. A sa sortie de ce dernier muscle, il se trouve placé entre le biceps qui est en avant et le brachial antérieur qui est en arrière. Il traverse alors en diagonale la région antérieure du bras, arrive à la région du pli du coude, et, après avoir longé pendant quelque temps le côté externe du tendon du biceps, il perfore l'aponévrose superficielle pour devenir sous-cutané.

Branches collatérales. — Dans cette première partie de son trajet, le nerf musculo-cutané fournit des branches collatérales aux trois muscles antérieurs du bras, le coraco-brachial, le biceps et le brachial antérieur :

1° Le *nerf du coraco-brachial* se détache du musculo-cutané tout près de son émergence. Il est généralement double : le *rameau supérieur* pénètre dans la portion supérieure du muscle et s'étend jusque dans la courte portion du biceps; le *rameau inférieur*, beaucoup plus long, ne pénètre dans le coraco-brachial que dans le voisinage de son insertion à l'humérus.

2° Le *nerf du biceps* naît du musculo-cutané après sa sortie du muscle coraco-brachial. Il se divise, presque immédiatement après son origine, en deux rameaux destinés l'un à la courte portion, l'autre à la longue portion du biceps. Ces deux rameaux se subdivisent ordinairement en plusieurs filets avant de pénétrer dans leurs muscles respectifs.

3° Le *nerf du brachial antérieur* naît un peu au-dessous du précédent et se divise en trois ou quatre filets divergents, qui se perdent le plus souvent dans le tiers supérieur du muscle. De ces filets, il en est un cependant, que l'on voit descendre jusqu'à la portion du brachial antérieur qui avoisine le coude : on peut lui donner le nom de *long filet du brachial antérieur.*

Indépendamment de ces rameaux musculaires, qui sont constants comme les muscles auxquels ils sont destinés, le nerf musculo-cutané fournit encore sur bien des sujets: 1° un *filet osseux,* qui pénètre avec l'artère dans le trou nourricier de l'humérus; 2° un *filet périostique,* qui se perd dans le périoste avoisinant la fosse coronoïde; 3° un *filet vasculaire* (18 fois sur 100), qui se termine à la partie moyenne du bras ou au voisinage du coude, soit sur l'artère humérale, soit sur l'une des veines humérales.

Fréquemment encore (1 fois sur 3), le nerf musculo-cutané s'anastomose, à la partie moyenne du bras; avec le tronc du nerf médian. Mais, contrairement à la description classique qui fait partir cette anastomose du médian pour aboutir au musculo-cutané après un trajet oblique en bas et en dehors, je crois pouvoir affirmer, en me basant sur 105 observations, que cette anastomose, quand elle existe, est oblique en bas et en dedans et se rend du musculo-cutané au médian. L'anastomose dirigée en sens contraire, c'est-à-dire allant du médian au musculo-cutané, constitue une disposition tout à fait exceptionnelle : je ne l'ai observée que deux fois sur 105 cas. — Voy. à ce sujet, L. TESTUT, *Rech. anat. sur l'anastomose du médian et du musculo-cutané,* in Journ. de l'Anat., 1883, p. 103.

Branches terminales. — Devenu sous-cutané un peu au-dessus de l'interligne articulaire du coude, le nerf musculo-cutané se divise en deux branches terminales, l'une antérieure, l'autre postérieure :

1° La *branche postérieure,* se portant en bas et en dehors, passe en arrière de la veine médiane céphalique, gagne successivement la face externe et la face postérieure de l'avant-bras et descend jusqu'au niveau du carpe, en fournissant de nombreux rameaux à la peau de la région postéro-externe de l'avant-bras.

2° La *branche antérieure* continue la direction descendante du tronc dont elle émane. Elle passe en avant de la médiane céphalique et chemine ensuite à la face antérieure de l'avant-bras, entre la veine médiane qui est en dedans et la veine radiale qui est en dehors. Elle s'épuise, chemin faisant, dans la peau de la région antéro-externe de l'avant-bras; on peut suivre ses filets jusqu'au poignet, et même jusque sur l'éminence thénar. — Un peu au-dessus du poignet, la branche antérieure du musculo-cutané s'anastomose avec le nerf radial qui est encore sous-aponévrotique. Elle fournit, en outre, un ou deux ramuscules qui se portent à la rencontre de l'artère radiale, en perforant l'aponévrose, et finalement viennent se perdre dans les parties molles de l'articulation radio-carpienne.

En résumé, le nerf musculo-cutané, sensitif et moteur comme son nom l'indique, fournit: 1° des rameaux moteurs (*branches collatérales*) aux trois muscles de la région antérieure du bras ; 2° des rameaux sensitifs (*branches terminales*) à la peau de la moitié externe de l'avant-bras.

Résumé du nerf musculo-cutané.

a). *Br. collatérales* . . . .
{
N. du coraco-brachial.
N. du biceps.
N. du brachial antérieur.
Anastomose pour le médian.
Filet osseux.
Filet périostique.
Filet vasculaire.
}

b). *Br. terminales.* . . . .
{
Br. postérieure.
Br. antérieure.
}

Variétés. — Le nerf musculo-cutané naît dans l'aisselle par deux rameaux qui peuvent ne se réunir qu'au niveau du coude (*duplicité du nerf*). — Au lieu de perforer le coraco-brachial, il glisse sur son côté interne (10 p. 100). — Le rameau du coraco-brachial naît parfois de la racine externe du nerf médian un peu au-dessus du musculo-cutané. — Le nerf musculo-cutané peut perforer le biceps. — Deux fois sur cent, il envoie un rameau au rond pronateur. — Un filet articulaire pour le coude se détache soit du rameau du brachial antérieur, soit du rameau du biceps. — L'anastomose pour le médian se détache parfois (7 p. 100) avant le coraco-brachial ; elle peut, dans ce cas, soit perforer le coraco-brachial, soit se rendre directement au nerf médian ; on l'a vue ne rejoindre ce nerf qu'à la partie moyenne de l'avant-bras ; cette anastomose peut être double ; elle peut en outre être rectiligne, en anse, en plexus. — Le nerf musculo-cutané peut faire défaut en tant que nerf distinct: dans ce cas, ses différents rameaux se détachent isolément du tronc du médian ; le musculo-cutané n'est pas absent, mais ses éléments se sont fusionnés avec le nerf médian. On peut, du reste, en s'appuyant sur l'anatomie comparée, considérer le nerf musculo-cutané comme n'étant qu'une grosse branche collatérale de ce dernier nerf.

Voyez à ce sujet, L. Testut, *Mémoire sur la portion brachiale du nerf musculo-cutané*, in Mém. de l'Académie de Médecine, 1884 ; et Intern. Monatsschrift f. Anatomie und Histologie, 1884, p. 303-341.

D. — Nerf médian (fig. 937, 938 et 939).

Origine et trajet. — Le nerf médian tire son origine de la portion axillaire du plexus brachial par deux cordons ou racines, l'une interne, l'autre externe, qui se réunissent en bas à la manière des deux branches d'un V (fig. 933).

Entre ces deux racines chemine l'artère axillaire. Ainsi constitué, le médian se porte verticalement en bas, traverse successivement la face antérieure du bras et de l'avant-bras, et arrive à la paume de la main où il s'épanouit en six branches terminales.

Rapports. — a. *Dans l'aisselle*, le tronc du médian est situé en arrière du tendon du grand pectoral, en avant et un peu en dehors de l'artère axillaire. Il est appliqué, comme le vaisseau lui-même, contre la face interne du muscle coraco-brachial.

b. *Au bras*, il chemine, le long du bord interne du biceps, dans la nappe celluleuse qui sépare ce dernier muscle du brachial antérieur. Situé tout d'abord en dehors de l'artère humérale, il la croise en avant à la partie moyenne du bras, et s'en sépare de nouveau, un peu avant d'atteindre le coude, pour occuper alors son côté interne. Les deux organes, nerf médian et artère humérale, ne sont donc pas exactement parallèles : tout en descendant l'un et l'autre vers le coude et tout en restant très rapprochés, ils se croisent dans leur trajet à la manière des deux branches d'un X.

c. *A l'avant-bras*, le médian s'engage tout d'abord entre le faisceau épitrochléen et le faisceau coronoïdien du rond pronateur. Il perfore ensuite les insertions d'origine du fléchisseur commun superficiel des doigts et vient se placer alors au-dessous de ce muscle, dans l'interstice celluleux qui sépare le fléchisseur commun profond des doigts du long fléchisseur propre du pouce. Dans ce trajet il occupe assez exactement le milieu de la face antérieure de l'avant-bras et se trouve accompagné

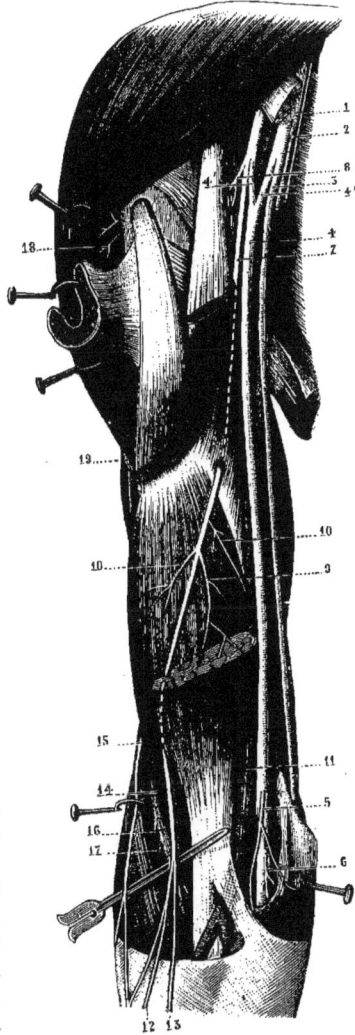

Fig. 937.
Nerfs profonds du bras,
face antérieure.

1, brachial cutané interne. — 2, son accessoire. — 3, cubital. — 4, médian, avec 4', sa racine externe ; 4", sa racine interne. — 5, rameau pour le rond pronateur. — 6, rameau pour le grand et le petit palmaire. — 7, musculo-cutané, avec 8, rameau du coraco-brachial; 9, rameau du biceps; 10, rameau pour le brachial antérieur; 11, filet vasculaire pour l'humérale; 12, 13, ses branches cutanées ou antibrachiales. — 14, nerf radial avec : 15, son rameau cutané externe; 16, son rameau pour le long supinateur; 17, son rameau pour le premier radial externe. — 18, nerf circonflexe, avec 19, son rameau cutané de l'épaule.

par une petite artère, l'*artère du nerf médian*, branche de l'interosseuse antérieure.

d. *Au carpe*, le médian, situé en dehors du paquet des tendons du fléchisseur superficiel des doigts, chemine tout d'abord entre le tendon du grand palmaire qui est en dehors et celui du petit palmaire qui est en dedans. Il s'engage ensuite sous le ligament annulaire antérieur du carpe, enveloppé comme les tendons voisins par la synoviale des fléchisseurs.

e. *A la main*, enfin, ses branches terminales s'étalent en avant des tendons fléchisseurs, au-dessous de l'aponévrose palmaire et de l'arcade palmaire superficielle qui les croise à angle droit.

Branches collatérales. — Le nerf médian traverse la région antérieure du bras sans abandonner aucune branche collatérale ; nous avons déjà vu (p. 793) qu'il reçoit assez fréquemment (une fois sur trois) un rameau anastomotique du nerf musculo-cutané.

A l'avant-bras, au contraire, il fournit des branches collatérales fort nombreuses que l'on peut, d'après leur origine et leur destination, répartir en cinq groupes : le nerf supérieur du rond pronateur, les rameaux musculaires antérieurs, les rameaux musculaires postérieurs, le rameau interosseux, le nerf cutané palmaire.

1° Le *nerf supérieur du rond pronateur* se détache du tronc du médian un peu au-dessus de l'épitrochlée et pénètre dans la face profonde du rond pronateur, après avoir envoyé quelques filets très grêles à la partie interne de l'articulation du coude.

2° Les *rameaux musculaires antérieurs* se séparent du médian dans le tiers supérieur de l'avant-bras, tantôt isolément, tantôt par des troncs communs. Quel que soit leur mode d'origine, leur distribution est constante : ils se portent dans le rond pronateur (qui se trouve ainsi avoir deux nerfs), dans le grand palmaire, dans le petit palmaire et dans le fléchisseur commun superficiel des doigts.

3° Les *rameaux musculaires postérieurs* se détachent au même niveau que les précédents. On en compte généralement trois : l'un d'eux, obliquant un peu en dehors, vient se terminer dans le tiers supérieur du long fléchisseur propre du pouce ; les deux autres, se portant en dedans et en bas, se perdent dans les deux faisceaux externes du fléchisseur commun profond des doigts. Les deux faisceaux internes de ce dernier muscle sont innervés par le cubital.

4° Le *rameau interosseux*, naît également dans le tiers supérieur de l'avant-bras. Satellite de l'artère interosseuse antérieure, il s'applique sur le ligament interosseux et descend verticalement en bas entre le long fléchisseur propre du pouce et le fléchisseur commun profond des doigts. Après avoir fourni quelques filets à ces deux muscles, il s'engage sous le carré pronateur, lui abandonne plusieurs rameaux et se termine, un peu au-dessous de ce muscle, dans les parties molles de l'articulation radio-carpienne.

5° Le *nerf cutané palmaire* se détache du tronc du médian à 2 ou 3 centimètres au-dessus du poignet. Il longe quelque temps le tronc dont il émane, perfore ensuite l'aponévrose entre le tendon du grand palmaire et celui du petit palmaire et se divise en deux rameaux : un *rameau externe*, qui vient se distribuer à la peau de l'éminence thénar ; un *rameau interne*, qui descend en avant du ligament annulaire antérieur du carpe et se ramifie dans la peau de la région palmaire moyenne.

Branches terminales. — Les branches terminales du nerf médian naissent toutes ensemble en arrière du ligament annulaire antérieur du carpe et suivent, immédiatement après leur origine, un trajet fortement divergent. Elles sont au nombre de six : nous les distinguerons en première, deuxième, troisième, etc., en allant de dehors en dedans.

1° La *première*, qui est aussi la plus courte, se dirige en dehors en décrivant une courbe à concavité supérieure, et se divise, en atteignant l'éminence thénar, en trois rameaux distincts : un rameau superficiel pour le muscle court abducteur du pouce, deux rameaux profonds pour le court fléchisseur et l'opposant.

2° La *seconde*, exclusivement cutanée, longe le tendon du long fléchisseur propre du pouce, croise la face antérieure de l'articulation métacarpo-phalangienne, et vient former le *collatéral palmaire externe du pouce*.

3° La *troisième* suit un trajet analogue et vient, sur le côté interne du pouce, constituer le *collatéral palmaire interne* de ce doigt.

4° La *quatrième*, légèrement oblique en bas et en dehors, croise la face antérieure de l'adducteur du pouce, fournit un filet au premier lombrical et se porte sur le côté externe de la première phalange de l'index. Là, elle se divise en deux

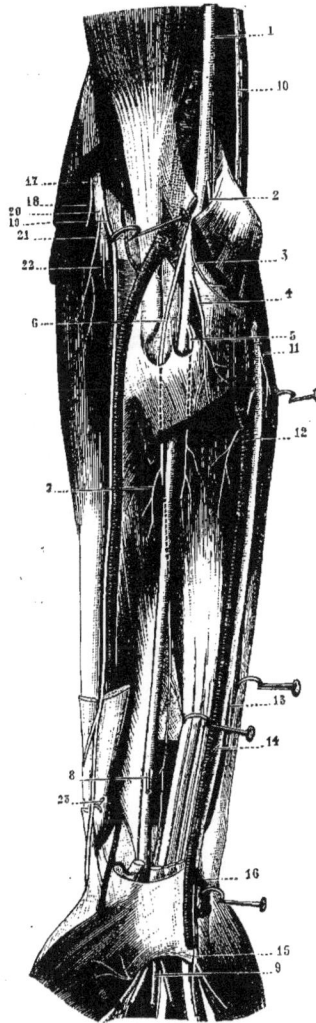

Fig. 938.
Nerfs profonds de l'avant-bras,
face antérieure.

1, nerf médian, avec : 2, son rameau pour le rond pronateur ; 3, son rameau pour le grand et le petit palmaire ; 4, son rameau pour le fléchisseur superficiel ; 5, son rameau pour le fléchisseur profond ; 6, son rameau interosseux ; 7, son rameau pour le fléchisseur propre du pouce ; 8, son rameau cutané palmaire ; 9, ses branches terminales. — 10, nerf cubital, avec : 11, son rameau pour le cubital antérieur ; 12, son rameau pour le fléchisseur profond ; 13, sa branche cutanée dorsale ; 14, son filet anastomotique pour le brachial cutané interne ; 15, sa branche palmaire superficielle ; 16, sa branche palmaire profonde. — 17, nerf radial, avec : 18, son rameau pour le premier radial externe ; 19, sa branche terminale antérieure ; 20, sa branche terminale postérieure ; 21, son rameau pour le deuxième radial externe ; 22, son rameau pour le court supinateur ; 23, son anastomose avec le musculo-cutané.

rameaux : l'un antérieur, qui constitue le *collatéral palmaire externe* de *l'index;* l'autre postérieur, un peu plus grêle, qui représente son *collatéral dorsal externe.*

5° La *cinquième* descend verticalement en avant du deuxième espace inter-

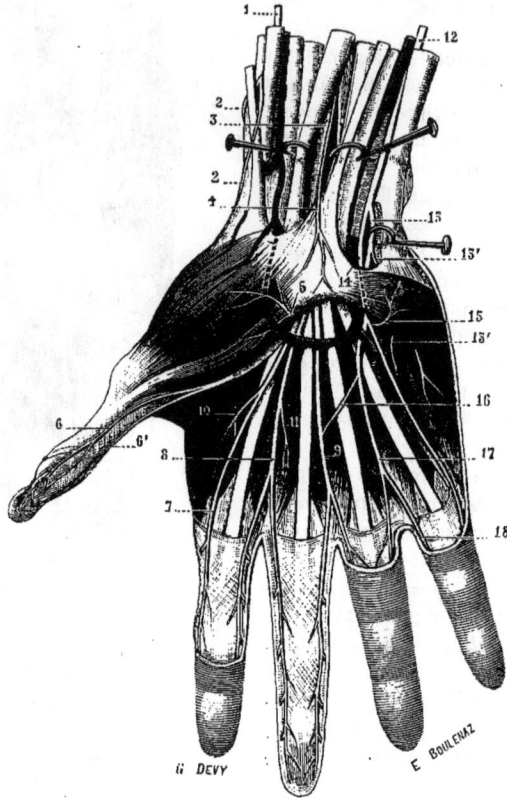

Fig. 939.

Nerfs de la région palmaire, branches superficielles.

1, branche antérieure du radial, avec 2, 2, ses rameaux de bifurcation. — 3, nerf médian. — 4, son rameau cutané palmaire. — 5, rameau pour les muscles thénar. — 6, 6', les deux collatéraux du pouce. — 7, collatéral externe de l'index. — 8, tronc commun du collatéral interne de l'index et du collatéral externe du médius. — 9, tronc commun du collatéral interne du médius et du collatéral externe de l'annulaire. — 10, nerf du premier lombrical. — 11, nerf du deuxième lombrical. — 12, nerf cubital — 13, sa branche profonde, avec 13', son rameau pour les muscles hypothénar. — 14, sa branche superficielle. — 15, nerf du palmaire cutané. — 16, anastomose avec le médian. — 17, tronc commun du collatéral interne de l'annulaire et du collatéral externe du petit doigt. — 18, collatéral interne du petit doigt.

osseux, donne un filet au deuxième lombrical et se bifurque, à la racine des doigts, en deux branches secondaires, qui sont destinées : l'externe, au côté interne de l'index; l'interne au côté externe du médius. Chacune de ces branches, arrivée à son doigt respectif, se bifurque, à son tour pour former le collatéral palmaire et le collatéral dorsal correspondant.

6° La sixième se porte obliquement vers le troisième espace interosseux, reçoit une anastomose du nerf cubital et se bifurque, à la racine des doigts, en deux rameaux : l'un externe, forme le collatéral palmaire interne du médius ; l'autre, interne, constitue le collatéral palmaire externe de l'annulaire. Comme précédemment, chacun de ces deux collatéraux palmaires fournit le collatéral dorsal correspondant.

En résumé, le nerf médian fournit des rameaux musculaires et des rameaux cutanés :

a. Les rameaux musculaires innervent : 1° tous les muscles de la région antérieure de l'avant-bras, à l'exception du cubital antérieur et des deux faisceaux internes du fléchisseur commun profond des doigts, qui reçoivent leurs nerfs du cubital ; 2° les deux premiers lombricaux et tous les muscles de l'éminence thénar, à l'exception de l'adducteur du pouce.

b. Par ses rameaux cutanés, il tient sous sa dépendance la sensibilité de la peau : 1° de l'éminence thénar et de la région palmaire moyenne ; 2° de la face palmaire du pouce ; 3° de la face palmaire et de la plus grande partie de la face dorsale de l'index, du médius et de la moitié externe de l'annulaire.

Résumé du nerf médian.

a). Br. collatérales...	N. du rond pronateur.	
	R. musculaires ant^rs, pour...	rond pronateur. grand palmaire. petit palmaire. fléch. superficiel des doigts.
	R. musculaires post^rs, pour...	fléch. propre du pouce. 1/2 fléch. comm. prof. des doigts.
	N. interosseux.	
	N. cutané palmaire.	
b). Br. terminales...	1re br. pour muscles thénar.	
	2e br.	1er collatéral palmaire.
	3e br.	2e collatéral palmaire.
	4e br.	N. du 1er lombrical. 3e collatéral palmaire et 3e collatéral dorsal.
	5e br.	N. du 2e lombrical. 4e collatéral palmaire et 4e collatéral dorsal. 5e collatéral palmaire et 5e collatéral dorsal.
	6e br.	6e collatéral palmaire et 6e collatéral dorsal. 7e collatéral palmaire et 7e collatéral dorsal.

Variétés. — J'ai vu plusieurs fois les deux racines du médian unies par une anastomose oblique. — J'ai vu également ces deux racines ne se réunir qu'à la partie moyenne du bras et même, une fois, au niveau du coude. — Sur les rapports variables des racines du médian avec les vaisseaux, voyez l'intéressant travail du professeur CALORI, in Memor. della Accademia di Bologna, 1878, t. VIII, p. 443. — 20 fois sur 100, le médian au bras, passe en arrière de l'artère humérale (GRUBER), au lieu de passer sur sa face antérieure. — On l'a vu situé en dedans de l'artère dans toute sa longueur. — Le nerf médian fournit parfois un rameau vasculaire à l'artère cubitale ; je l'ai vu, dans un cas, perforé au pli du coude par l'artère cubitale et jeter sur la face antérieure de ce vaisseau deux filets très courts et très grêles. — Dans un autre cas, le médian se partageait, à la partie moyenne de l'avant-bras, en deux branches d'égal volume : l'externe fournissait les rameaux musculaires de l'éminence thénar, les nerfs des deux premiers lombricaux et les quatre premiers collatéraux ; l'interne donnait deux anastomoses au cubital et se terminait par les trois derniers collatéraux.

Le rameau du fléchisseur propre du pouce envoie des filets au radius. — Le nerf interosseux fournit, de même, quelques filets au périoste, soit du radius, soit du cubitus. — CRUVEILHIER a vu une fois ce nerf interosseux traverser le ligament interosseux, arriver à la région postérieure de l'avant-bras et perforer de nouveau ce ligament pour venir se distribuer au carré pronateur. — Le rameau cutané palmaire envoie parfois un filet au muscle palmaire cutané. — GRUBER a vu le troisième collatéral palmaire se détacher du médian à l'avant-bras et perforer le muscle fléchisseur superficiel avant d'atteindre la région palmaire. — Il arrive très fréquemment que les branches digitales, soit du médian, soit du cubital, soient traversées par les branches artérielles, issues de l'arcade palmaire superficielle. (Voyez, au sujet de ces boutonnières, HARTMANN, *Bull. de la Soc. anat.*, 1888.)

E. — NERF CUBITAL (fig. 937, 938, 939 et 940).

Origine et trajet. — Le nerf cubital se détache de la racine interne du médian, un peu au-dessous du nerf brachial cutané interne. Suivant alors, comme le médian lui-même, un trajet descendant, il longe tout d'abord la partie interne du bras et passe en arrière du coude. Puis, contournant d'arrière en avant le côté interne du cubitus il gagne la surface antérieure de l'avant-bras et descend alors verticalement jusqu'à la région palmaire, où il se partage en deux branches terminales.

Rapports. — Dans ce long trajet, le nerf cubital présente les rapports suivants :

a. *Dans l'aisselle*, il est placé en dedans et en arrière de l'artère axillaire, tandis que le médian est situé au dehors et en avant de ce vaisseau.

b. *Au bras*, il occupe la loge du triceps : il chemine immédiatement en arrière de la cloison intermusculaire interne qui le sépare du nerf médian et de l'artère humérale.

c. *Au coude*, il glisse au fond d'une gouttière qui est formée par l'épitrochlée en dedans, par l'olécrâne en dehors, entre les deux faisceaux d'origine du muscle cubital antérieur. Une petite bandelette fibreuse, transversalement étendue de l'olécrâne à l'épitrochlée, le sépare de la peau. Nous avons déjà vu (t. I, p. 636) que cette bandelette, que l'on considère à tort comme une portion de l'aponévrose antibrachiale, épaissie à ce niveau pour protéger le nerf, n'est que le reliquat d'un muscle épitrochléo-cubital, disparu chez l'homme, mais normal chez un grand nombre de mammifères.

d. *A l'avant-bras*, le nerf cubital, d'abord recouvert par le muscle cubital antérieur, est placé directement sous l'aponévrose dans la moitié inférieure de l'avant-bras. A 8 ou 10 centimètres au-dessous du coude, il est rejoint par l'artère cubitale qui l'accompagne jusqu'au poignet en occupant son côté externe.

e. *A la main*, le nerf chemine en avant du ligament annulaire antérieur du

carpe, dans une coulisse qui lui est propre, entre le pisiforme qui est en dedans et l'os crochu qui est en dehors.

Branches collatérales. — Dans son trajet brachial, le nerf cubital ne fournit aucune branche collatérale. A l'avant-bras, au contraire, il abandonne de
nombreux rameaux que l'on peut diviser comme suit : des rameaux articulaires, des rameaux musculaires, un rameau anastomotique et un rameau
cutané, le nerf cutané dorsal de la main.

1° Les *filets articulaires*, en nombre variable mais toujours fort grêles, se
détachent du cubital à son passage dans la gouttière épitrochléo-olécrânienne
et se perdent dans l'articulation du coude.

2° Les *filets musculaires* naissent un peu au-dessous et se distribuent au
muscle cubital antérieur et aux deux faisceaux internes du fléchisseur commun
profond des doigts, les deux seuls muscles de la région antérieure de l'avant-
bras qui ne soient pas innervés par le médian.

3° Le *rameau anastomotique* se sépare du cubital un peu au-dessous de la
partie moyenne de l'avant-bras. Il se divise ensuite en deux filets : un *filet
cutané*, qui perfore l'aponévrose au-dessus du poignet et s'anastomose avec le
brachial cutané interne; un *filet vasculaire*, qui se jette sur l'artère cubitale
et se perd dans les parois de ce vaisseau.

4° Le *nerf cutané dorsal de la main* se détache du cubital à trois ou quatre
travers de doigt au-dessus du poignet. Se portant ensuite en bas, en dedans
et en arrière, il contourne le cubitus, en passant entre la face interne de cet
os et le tendon du cubital antérieur, et arrive à la région postérieure de
l'avant-bras où il se divise en trois rameaux (fig. 936, 9). On les distingue
en rameau interne, rameau moyen et rameau externe. — Le *rameau interne*
longe le bord interne de la main et vient former le nerf collatéral dorsal
interne du petit doigt. — Le *rameau moyen*, après avoir fourni quelques
filets à la peau de la région dorsale de la main, se dirige vers l'extrémité
inférieure du quatrième espace interosseux et s'y termine en fournissant le
collatéral dorsal externe du petit doigt, et en envoyant un petit bouquet de
filaments à la peau qui recouvre la face dorsale de la première phalange de
l'annulaire. — Le *rameau externe* s'anastomose, vers l'extrémité supérieure
du troisième espace interosseux, avec l'une des divisions du nerf radial et se
porte ensuite vers l'extrémité inférieure de ce même espace, où il se termine
en envoyant quelques filets très grêles, d'une part à la face dorsale de la
première phalange de l'annulaire (*côté externe*), d'autre part à la face dorsale de la première phalange du médius (*côté interne*).

Branches terminales. — Les branches terminales du cubital sont au
nombre de deux que l'on distingue, d'après leur situation, en branche superficielle et branche profonde.

1° *Branche superficielle.* — La branche superficielle fournit tout d'abord
un *filet anastomotique*, oblique en bas et en dehors, qui se rend à la sixième
branche terminale du médian, et un *filet musculaire* qui se perd en partie
dans le palmaire cutané, en partie dans le court fléchisseur du petit doigt.

Puis, elle se partage en deux branches secondaires, l'une interne, l'autre externe. — La *branche interne* croise obliquement l'éminence hypothénar et vient former le nerf *collatéral palmaire interne du petit doigt*. — La *branche externe* descend en avant du quatrième espace interosseux et se partage, au niveau de l'extrémité inférieure de cet espace, en deux rameaux :

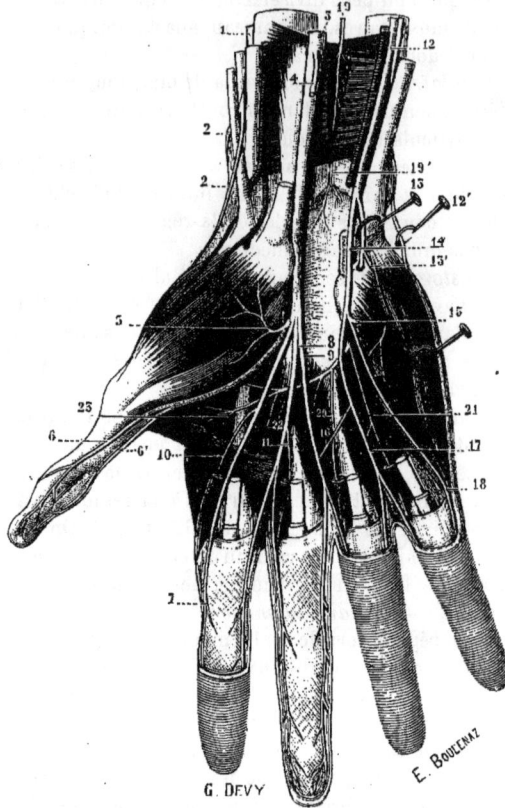

Fig. 940.

Branche superficielle et branche profonde du cubital.

De 1 à 11, comme dans la figure précédente (p. 798). — 12, nerf cubital, avec 12', sa branche cutanée dorsale. — 13, sa branche profonde, avec 13', son rameau pour les muscles hypothénar. — 14, sa branche superficielle. — 15, nerf du palmaire cutané. — 16, anastomose avec le médian. — 17, tronc commun du collatéral interne de l'annulaire et du collatéral externe du petit doigt. — 18, collatéral interne du petit doigt. — 19, rameau interne, avec 19', sa terminaison au carpe. — 20, nerf du troisième lombrical. — 21, nerf du quatrième lombrical, avec 19', sa terminaison au carpe. — 20, nerf du troisième lombrical. — 21, nerf du quatrième lombrical, 21, rameau pour les interosseux. — 23, rameau pour l'adducteur du pouce.

un rameau interne, qui va former le *collatéral palmaire externe du petit doigt*; un rameau externe, qui constitue le *collatéral palmaire interne du médius*. De ce dernier rameau se détache le nerf collatéral dorsal correspondant.

2° *Branche profonde.* — La branche profonde du cubital, plus volumineuse que la précédente et exclusivement musculaire, traverse immédiatement après son origine les insertions supérieures du court fléchisseur du petit doigt et débouche ainsi dans la région palmaire profonde. Elle se porte alors en dehors en croisant les extrémités supérieures des métacarpiens et en décrivant, dans son ensemble, une longue courbe ou arcade à concavité dirigée en dehors et en haut. Cette arcade ne fournit aucun rameau par sa concavité. De sa convexité se détachent au contraire des branches nombreuses qui sont, en allant de dedans en dehors : 1° des rameaux pour les trois muscles sous-aponévrotiques de l'éminence hypothénar, l'adducteur, le court fléchisseur et l'opposant du petit doigt ; ces rameaux se séparent ordinairement du tronc nerveux entre le pisiforme et l'os crochu ; 2° des rameaux très grêles pour les deux derniers lombricaux ; contrairement aux deux premiers qui reçoivent leurs nerfs par leur face superficielle, les deux derniers lombricaux reçoivent les leurs par leur face profonde ; 3° des rameaux pour les trois interosseux palmaires ; 4° des rameaux pour les quatre interosseux dorsaux ; 5° des rameaux pour l'adducteur du pouce.

En résumé, le nerf cubital fournit, comme le médian, deux ordres de rameaux, des rameaux musculaires et des rameaux cutanés :

a. Ses *rameaux musculaires* innervent : 1° à l'avant-bras, le cubital antérieur et les deux faisceaux internes du fléchisseur commun profond des doigts ; 2° à la main, les quatre muscles de l'éminence hypothénar, les deux derniers lombricaux, l'adducteur du pouce et tous les interosseux tant palmaires que dorsaux.

b. Ses *rameaux cutanés* président à la sensibilité de la peau : 1° de la moitié interne de la région dorsale de la main ; 2° de l'éminence hypothénar ; 3° du petit doigt ; 4° de la moitié interne de l'annulaire.

Résumé du nerf cubital.

a). Br. collatérales.	R. articulaires.	
	R. musculaires pour.	cubital antérieur.
		1/2 fléch. comm. profond des doigts.
	R. anastomotique.	
	N. cutané dorsal	r. carpiens et métacarpiens.
		9° et 10° collatéraux dorsaux.
b). Br. terminales.	Br. superficielle	anast. avec le médian.
		n. du palmaire cutané.
		8°, 9° et 10° collatéraux palmaires.
	Br. profonde	n. des muscles hypothénar.
		ram. des interosseux.
		n. des 3° et 4° lombricaux.
		n. de l'adducteur du pouce.

Variétés. — Le nerf |cubital est parfois renforcé à son origine par un filet surnuméraire, qui provient de la septième cervicale ou bien de la racine externe du médian (QUAIN). — W. KRAUSE (*Arch. f. Anat. u. Phys.*, 1864) l'a vu se réunir au brachial cutané interne par une anastomose ansiforme située à 6 centimètres au-dessus de l'épitrochlée. — Il passe quelquefois en avant de l'épitrochlée (GRUBER, 4 cas). — ZUCKERKANDL a rapporté tout récemment (*Wiener Jahrbücher*, 1880) des faits analogues. — TURNER (*Nat.*

51*

hist. Review, 1864) l'a vu envoyer quelques filets au fléchisseur superficiel des doigts. — On l'a vu fournir trois filets aux trois faisceaux internes du fléchisseur commun profond. — Je l'ai vu deux fois fournir leurs filets aux trois derniers lombricaux. — Plusieurs fois, j'ai vu les branches cutanées terminales du cubital former en avant de l'éminence hypothénar un véritable plexus. — Dans un cas que j'ai observé en 1887, le cubital fournissait au tiers supérieur de l'avant-bras un long rameau, qui descendait à la région palmaire et s'y divisait en quatre filets : le premier pour le nerf médian, le deuxième pour la branche superficielle du cubital, les deux autres pour les deux lombricaux internes.

M. Villar (*Bull. Soc. anat.*, 1888) a vu, à la partie moyenne de l'avant-bras, le médian et le cubital s'envoyer mutuellement une anastomose.

Assez fréquemment (une fois sur trois ou une fois sur quatre), les deux nerfs cubital et médian s'anastomosent au tiers supérieur de l'avant-bras. Cette anastomose, située entre les muscles épitrochléens et le fléchisseur commun profond des doigts, présente du reste des variations individuelles fort nombreuses : elle est simple ou complexe, transversale ou oblique, volumineuse ou réduite à un filet fort grêle. Sa signification physiologique est encore fort obscure et cette signification varie certainement suivant les cas. — (Voyez à ce sujet Curtis, *Rech. anat. sur l'anastomose du médian et du cubital à l'avant-bras*, in Journ. intern. d'Anatomie et d'Histologie, 1886.)

F. — Nerf radial

Origine, trajet et rapports. — Le nerf radial est l'une des branches les plus volumineuses du plexus brachial ; il n'a d'égal, à ce point de vue, que le médian qu'il surpasse quelquefois en volume. Il tire son origine, à la partie postérieure du plexus, d'un tronc qui lui est commun avec le nerf circonflexe (fig. 932, 1) et à la constitution duquel concourent les cinq branches du plexus brachial. Se portant alors en bas, en dehors et en arrière, il croise perpendiculairement les tendons réunis du grand dorsal et du grand rond, s'engage dans la gouttière de torsion de l'humérus, qu'il parcourt dans toute son étendue, longe ensuite le bord externe de cet os et arrive à la face antérieure de l'articulation du coude où il se divise en deux branches terminales.

Le radial contourne donc l'humérus à la manière d'une demi-spirale, d'où le nom de *nerf musculo-spiral* que lui donnent quelques anatomistes, Quain et Gray entre autres. Dans la gouttière de torsion, ce nerf est recouvert par la longue portion du triceps et sépare l'un de l'autre le vaste interne et le vaste externe. Au sortir de cette gouttière, il chemine au fond d'un interstice musculaire, qui est formé en dedans par le brachial antérieur, en dehors par le long supinateur et le premier radial externe.

Branches collatérales. — Depuis son origine jusqu'à sa bifurcation, le nerf radial fournit huit branches collatérales, savoir : le rameau cutané interne, les rameaux de la longue portion du triceps, le rameau du vaste interne, le rameau du vaste externe et de l'anconé, le rameau cutané externe, le rameau du brachial antérieur, les rameaux du long supinateur et du premier radial externe.

1° Le *rameau cutané interne* perfore l'aponévrose brachiale à sa partie supérieure et vient se distribuer, par plusieurs filets, à la peau de la région postéro-interne du bras.

2° Les *rameaux de la longue portion du triceps* sont destinés, comme leur nom l'indique, à la longue portion du muscle extenseur de l'avant-bras. Au nombre de trois ou quatre, ces rameaux se distinguent en *rameaux supérieurs*, qui pénètrent dans la portion supérieure du corps musculaire, et en *rameaux inférieurs*, qui descendent jusqu'au voisinage de l'olécrâne.

3° Le *rameau du vaste interne* se perd dans l'épaisseur de ce muscle par des filets toujours multiples. De ces filets, il en est un que l'on pourrait appeler *long filet du vaste interne* et qui descend verticalement en bas le long du bord interne de l'humérus, le long du nerf cubital par conséquent, pour ne pénétrer dans le vaste interne qu'au niveau du coude. Ce dernier filet s'accole parfois au nerf cubital d'une façon tellement intime qu'on pourrait le prendre, au premier abord, pour une anastomose jetée entre le radial et le cubital.

4° Le *rameau du vaste externe et de l'anconé*, après avoir fourni plusieurs rameaux au vaste externe, vient se terminer dans le muscle anconé.

5° Le *rameau cutané externe*, qui se sépare du radial dans la partie inférieure de la gouttière de torsion, perfore le vaste externe et l'aponévrose brachiale au niveau des insertions supérieures du long supinateur, et se distribue par des filets descendants à la peau de la région postérieure de l'avant-bras.

6° Le *rameau du brachial antérieur* est un filet fort grêle, qui se détache du radial au moment où celui-ci abandonne la gouttière de torsion et qui se perd dans les faisceaux les plus externes du brachial antérieur. Ce rameau, qui n'est signalé ni par CRUVEILHIER, ni par HIRSCHFELD, ni par SAPPEY, est pourtant à peu près constant; je l'ai observé pour ma part, avec une proportion de 75 pour 100.

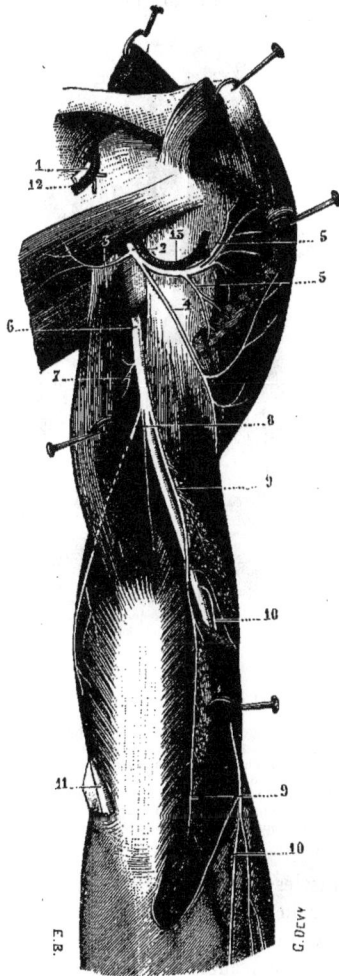

Fig. 941.

Le nerf circonflexe et le nerf radial, vus à la face postérieure de l'épaule et du bras.

1, nerf sus-scapulaire. — 2, nerf circonflexe, avec 3, le nerf du petit rond; 4, son rameau cutané de l'épaule; 5, 5, ses rameaux deltoïdiens. — 6, nerf radial, avec 7, rameaux de la longue portion du triceps; 8, rameau du vaste interne; 9, rameau du vaste externe et de l'anconé; 10, son rameau cutané externe. — 11, nerf cubital. — 12, artère scapulaire supérieure. — 13, artère circonflexe postérieure.

7° Les *rameaux du long supinateur* et *du premier radial externe* naissent isolément, un peu au-dessous du précédent. Ils se dirigent obliquement en dehors et en bas et se perdent,
après un court trajet, l'un dans le long
supinateur, l'autre dans le premier radial
externe.

Branches terminales. — Au-devant de
la tête du radius, le nerf radial se partage
en deux branches terminales, l'une antérieure ou cutanée, l'autre postérieure
ou musculaire (fig. 942).

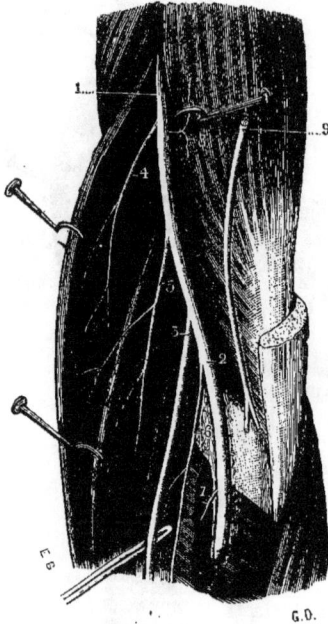

Fig. 942.

Le nerf radial au pli du coude.

1, nerf radial. — 2, sa branche de bifurcation
postérieure. — 3, sa branche de bifurcation antérieure. — 4, nerf du long supinateur. — 5, nerf
du premier radial externe. — 6, nerf du deuxième
radial externe. — 7, nerf du court supinateur.
— 8, petit rameau destiné au brachial antérieur.
— 9, nerf musculo-cutané (sa branche cutanée).

1° *Branche postérieure ou musculaire.*
— Cette branche, la plus considérable
des deux, fournit, presque immédiatement
après son origine, un *rameau au deuxième
radial externe* (6). Se portant ensuite en
bas, en dehors et en arrière, elle perfore le
muscle court supinateur auquel elle envoie
plusieurs rameaux (*nerf du court supinateur*), contourne le radius à la manière d'une demi-spirale et arrive à la face
postérieure de l'avant-bras entre les muscles de la couche superficielle et les muscles de la couche profonde. Là, elle fournit
un nombre considérable de rameaux : les
uns, *rameaux postérieurs*, se dirigent
vers les trois muscles de la couche superficielle, l'extenseur commun des doigts,
l'extenseur propre du petit doigt et le
cubital postérieur; les autres, *rameaux
antérieurs*, se distribuent aux quatre
muscles de la couche profonde, le long abducteur du pouce, le court extenseur du pouce, le long extenseur du pouce et l'extenseur propre de l'index.

Après avoir fourni ces nombreux rameaux, la branche postérieure du
radial, considérablement amoindrie, s'engage avec les tendons de l'extenseur
commun des doigts sous le ligament annulaire postérieur du carpe et s'épanouit, sur le dos de la main, en de nombreux filets articulaires qui se perdent
dans les articulations radio-carpiennes, carpiennes et carpo-métacarpiennes.

2° *Branche antérieure ou cutanée.* — Cette branche, destinée exclusivement
à la peau du dos de la main et des doigts, descend verticalement en bas, en
dedans du long supinateur et des radiaux, en dehors de l'artère radiale qui
est venue la rejoindre. Elle croise ainsi successivement les insertions radiales
du court supinateur, du rond pronateur et du fléchisseur superficiel des
doigts qui la séparent du radius. Arrivée au tiers inférieur de l'avant-bras,

elle s'anastomose, comme nous l'avons vu, avec une division du nerf musculo-cutané. Puis, obliquant en dehors, elle contourne le radius, perfore l'aponé-vrose antibrachiale le long du bord posté-rieur du long supinateur et se divise en trois rameaux, que l'on distingue en ex-terne, moyen, interne (fig. 944) :

a. Le *rameau externe*, continuant la direction du nerf qui le fournit, longe le bord externe de la main et vient constituer le *nerf collatéral dorsal externe* du pouce.

b. Le *rameau moyen* descend en arrière du premier espace interosseux et se subdi-vise lui-même en deux filets : un filet ex-terne, qui forme le *nerf collatéral dorsal interne* du pouce; un filet interne, qui s'épuise en filaments très fins dans la peau qui recouvre la face dorsale de la pre-mière phalange de l'index.

c. Le *rameau interne* enfin, après s'être anastomosé comme nous l'avons déjà vu, (p. 801), avec une division du nerf cubital, abandonne quelques filets très grêles à la peau du dos de la main et se partage en-suite en deux filets terminaux. Ces deux filets, se séparant à angle aigu, se por-tent l'un vers la racine de l'index, l'autre vers la racine du médius, et fournissent chacun un pinceau de ramuscules à la peau qui recouvre la face dorsale de la première phalange de ces deux doigts.

En résumé, le nerf radial fournit des branches musculaires et des branches cu-tanées :

a. Par ses *branches musculaires*, il innerve tous les muscles de la région pos-térieure du bras, tous les muscles de la région externe et de la région postérieure de l'avant-bras.

b. Par ses *branches cutanées*, il préside à la sensibilité de la peau : 1° de la partie

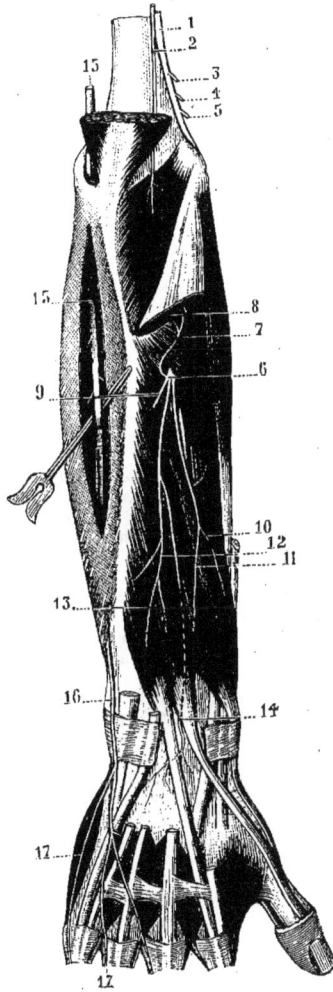

Fig. 943.

Branche postérieure du radial, vue à la face postérieure de l'avant-bras.

1, tronc du radial. — 2, nerf du vaste externe et de l'ancoué. — 3, petit filet pour le brachial antérieur. — 4, nerf du long supinateur. — 5, nerf du premier radial externe. — 6, branche postérieure du radial, débouchant à la face postérieure de l'avant-bras. — 7. nerf de l'extenseur commun des doigts. — 8, nerf de l'extenseur propre du petit doigt. — 9, nerf du cubital postérieur.— 10, nerf du long abducteur du pouce. — 11, nerf du court extenseur du pouce. — 12, nerf du long extenseur du pouce. — 13, nerf de l'extenseur propre de l'index. — 14, branche terminale pour le carpe. — 15, nerf cubital, avec 16, sa branche cutanée dorsale. — 17, col-latéraux dorsaux des doigts.

postéro-interne du bras; 2° de la face postérieure de l'avant-bras (partie moyenne seulement); 3° de la moitié externe du dos de la main; 4° de la face dorsale du pouce; 5° de la face dorsale de la première phalange de l'index; 6° de la face dorsale (moitié externe seulement) de la première phalange du médius.

Résumé du nerf radial.

a). *Br. collatérales* . . . . {
r. cutané interne.
n. du triceps et de l'anconé.
r. cutané externe.
r. du brachial antérieur.
r. du long supinateur.
r. du premier radial externe.

b). *Br. terminales.* . . {
Br. postérieure . . {
r. du deuxième radial externe.
r. du court supinateur.
r. pour tous les muscles de la région postre de l'avant-bras, excepté l'anconé.
r. articulaires.

Br. antérieure . . {
r. carpiens et métacarpiens.
1er et 2e collatéraux dorsaux.

Variétés. — J'ai vu plusieurs fois le nerf radial donner un rameau au muscle sous-scapulaire. — Il envoie un petit rameau au trou nourricier de l'humérus. — Le rameau de la longue portion du triceps fournit un filet articulaire à la capsule de l'épaule (W. KRAUSE). — M. VILLAR (*Bull. Soc. anat.*, 1888) a vu le radial émettre un rameau qui, après un certain trajet, se bifurquait : l'une des branches se rendait au vaste interne, l'autre se fusionnait avec le nerf cubital. — Le nerf de l'anconé est décrit comme provenant du nerf du vaste externe (CRUVEILHIER), du nerf du vaste interne (HENLE), de la branche terminale postérieure du radial (LUSCHKA). W. KRAUSE estime que ce muscle reçoit deux rameaux : l'un, supérieur, qui vient du tronc du radial en empruntant l'un ou l'autre des rameaux des vastes; l'autre, inférieur, qui émane de la branche postérieure du radial. — Du nerf de l'anconé se détache un rameau articulaire pour le coude (LANGER). — On a vu la branche terminale antérieure double. — Cette dernière branche peut fournir un rameau à la paume de la main.

Sur le dos de la main, le radial peut être remplacé, en partie ou même quelquefois en totalité, par les nerfs voisins : le musculo-cutané, le nerf interosseux postérieur (TURNER) et même le cubital, que j'ai vu dans un cas s'avancer jusqu'au côté interne du pouce. Par contre, la branche cutanée du radial peut, plus importante qu'à l'ordinaire, se distribuer au quatrième doigt ou même au cinquième, prenant ainsi la place du cubital. J'ai observé deux faits de ce genre : dans le premier cas, la branche dorsale du cubital s'arrêtait à la racine du petit doigt et ne prenait aucune part à l'innervation des doigts; dans le second, elle se terminait sur le côté interne du petit doigt, en constituant un dixième collatéral très grêle.

G. — NERFS COLLATÉRAUX DES DOIGTS

Chacun des cinq doigts reçoit quatre rameaux nerveux qui cheminent verticalement le long de ses bords et que l'on désigne, pour cette raison, sous le nom de *nerfs collatéraux des doigts*. De ces quatre nerfs, deux sont principalement destinés à la face antérieure : ce sont les collatéraux palmaires, que l'on distingue, d'après leur situation, en collatéral palmaire interne et collatéral palmaire externe. Les deux autres se distribuent à la face dorsale : ce sont les collatéraux dorsaux, que l'on distingue également en collatéral dorsal interne et collatéral dorsal externe.

a. Les *collatéraux palmaires* longent latéralement les tendons fléchisseurs et se partagent, au niveau de la dernière phalange, en deux filets terminaux : l'un antérieur qui s'épanouit dans la pulpe des doigts, l'autre postérieur qui se ramifie dans le derme sous-unguéal. Chaque collatéral palmaire s'anastomose en outre : en avant, avec le deuxième collatéral palmaire du doigt auquel il appartient ; en arrière, avec le collatéral dorsal correspondant.

b. Les *collatéraux dorsaux* s'épuisent en filaments très grêles sous la peau qui recouvre la face dorsale des doigts.

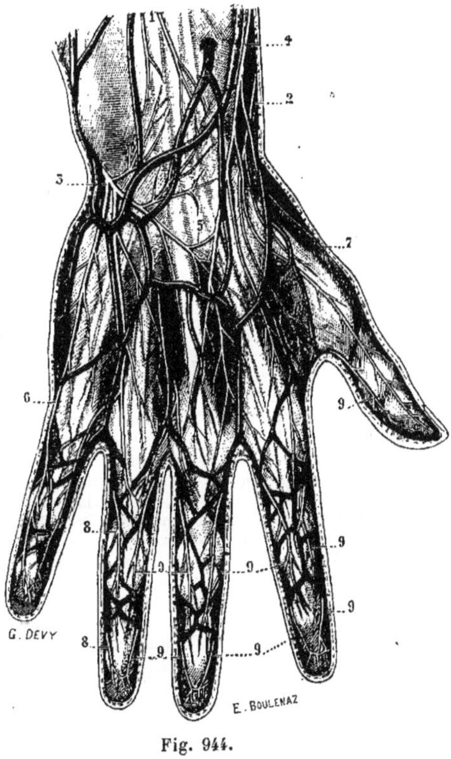

Fig. 944.

Nerfs de la face dorsale de la main.

1, rameaux cutanés de la face dorsale de l'avant-bras. — 2, nerf musculo-cutané. — 3, nerf cubital. — 4, nerf radial. — 5, anastomose entre ces deux nerfs. — 6, collatéral dorsal interne du petit doigt. — 7, collatéral dorsal externe du pouce. — 8, rameaux provenant d'une branche palmaire du cubital. — 9, 9, 9, 9, 9, 9, rameaux provenant des branches palmaires du médian.

Provenance des nerfs collatéraux des doigts. — Ce mode de distribution générale des collatéraux étant connu, il ne sera pas inutile de rappeler sommairement quelle est leur provenance.

Les collatéraux palmaires étant au nombre de dix, les sept premiers, en allant du pouce au petit doigt, proviennent du médian ; les trois autres sont fournis par le cubital (fig. 939 et 940).

Les collatéraux dorsaux sont également au nombre de dix. On admettait autrefois et quelques classiques admettent encore aujourd'hui que les cinq premiers sont fournis par le radial, les cinq derniers par le cubital. Les recherches de HENLE (*Nervenlehre*, 1873, p. 499) et de RICHELOT (*Arch. de Physiologie*, 1875, p. 176), confirmées aujourd'hui par la plupart des anatomistes, ne nous permettent pas d'accepter cette formule comme exacte. Les deux collatéraux dorsaux du pouce proviennent bien du radial; de même, les deux collatéraux dorsaux du petit doigt émanent du cubital et descendent, comme sur le pouce, jusqu'à la phalange unguéale. Mais, pour les trois doigts du milieu, index, médius et annulaire, l'innervation est tout autre : les rameaux dorsaux, que le radial et le cubital envoient à ces trois doigts (fig. 944), se distribuent exclusivement à la face dorsale de la première phalange et ne dépassent pas ou ne dépassent que très peu l'articulation de la première phalange avec la seconde. Les rameaux destinés à la face dorsale de la deuxième et de la troisième phalange, véritables collatéraux dorsaux de ces trois doigts du milieu, sont fournis par les collatéraux palmaires correspondants : par le médian, pour l'index et le médius; par le médian encore pour le côté externe de l'annulaire; par le cubital enfin, pour le côté interne du même doigt (fig. 944 et 946).

Nous venons de voir que chacun des doigts reçoit quatre nerfs collatéraux, deux pour la région palmaire, deux pour la région dorsale. Si nous nous en tenions à ces simples données fournies par le scalpel, nous en conclurions que chaque nerf collatéral se distribue à une région déterminée des doigts et que chaque doigt possède, en conséquence, quatre territoires à innervation indépendante.

Les recherches expérimentales d'ARLOING et TRIPIER (*Arch. de Physiologie*, 1869, p. 33 et 307) sont en opposition formelle avec de pareilles conclusions. Ces expérimentateurs sectionnent, sur le chien, l'un des quatre collatéraux qui se rendent à un doigt. Cette section devrait, ce semble, entraîner la paralysie dans le quart de la peau du doigt. Or, il n'en est rien : aucun changement ne survient dans la sensibilité. La section de deux nerfs collatéraux la modifie à peine. Celle de trois nerfs collatéraux ne fait que l'atténuer et il faut, pour l'abolir entièrement, sectionner à la fois les quatre collatéraux.

L'enseignement qui découle de ces expériences est que le champ de distribution des nerfs collatéraux est beaucoup plus étendu qu'on serait tenté de le croire avec les seules données de l'anatomie descriptive. Chacun d'eux, soit par ses rameaux directs, soit par les rameaux anastomotiques qu'il jette sur les nerfs voisins, couvre de ses ramifications terminales toutes les parties du doigt et, comme corollaire, chaque partie du doigt, si minime soit-elle, reçoit des fibres nerveuses des quatre collatéraux.

Les expériences d'ARLOING et TRIPIER ont mis en lumière ce deuxième fait que, lorsqu'un nerf cutané de la main a été sectionné, le bout central et le bout périphérique sont l'un et l'autre également sensibles. Toutefois, cette sensibilité du bout périphérique n'est qu'une sensibilité d'emprunt, appartenant en réalité aux filets nerveux voisins. Elle s'explique nettement par la disposition anatomique suivante : au moment de se terminer dans les téguments des doigts, les nerfs collatéraux jettent sur les nerfs voisins un certain nombre de leurs fibres, lesquelles, se réfléchissant sur elles-mêmes et suivant un trajet récurrent, remontent vers les centres. Il s'ensuit que, lorsqu'on excite le bout périphérique d'un nerf sectionné, l'excitation rencontre dans ce bout périphérique un certain nombre de fibres qui ont conservé leurs relations avec la moelle et qui, comme telles, sont capables de la recueillir et de la transporter par un chemin détourné jusqu'aux centres percepteurs. C'est de la *sensibilité récurrente* tout à fait analogue à celle que Magendie a constatée depuis longtemps sur les racines antérieures des paires rachidiennes.

Cette explication anatomique n'est pas une simple hypothèse et les fibres récurrentes existent réellement. ARLOING et TRIPIER, en effet, examinant, un mois après l'opération, les deux bouts d'un nerf sectionné, ont constaté la présence : 1° dans le bout périphérique, d'un certain nombre de fibres nerveuses restées saines; 2° dans le bout central, d'un certain nombre de fibres dégénérées. Ces fibres ne sont autres que nos fibres récurrentes, qui ont dégénéré dans le bout central parce qu'elles ont été séparées de leur ganglion spinal qui est leur véritable centre trophique ; qui, au contraire, sont restées saines dans le bout périphérique parce qu'elles ont conservé leurs mêmes relations avec ce même ganglion spinal.

Si l'existence des fibres récurrentes sur les nerfs de la main est un fait anatomique nettement établi, il est impossible de rien préciser en ce qui concerne leur terminaison ultime. Tout ce qu'on peut dire c'est que la sensibilité récurrente est d'autant plus prononcée qu'on se rapproche davantage de l'extrémité terminale des nerfs. Elle s'atténue graduellement au fur et à mesure qu'on s'éloigne des doigts et, déjà au pli du coude, elle n'existe plus. Aucune de ces fibres ne remonte donc jusqu'aux centres. Il est probable qu'après un certain parcours, variable pour chacune d'elles, elles se séparent du nerf qui leur avait servi momentanément de substratum et qu'elles viennent alors se terminer dans les téguments.

§ III. — Résumé de l'innervation du membre supérieur

Le membre supérieur ou thoracique reçoit trois ordres de nerfs : 1° des *nerfs vasculaires*, vaso-constricteurs et vaso-dilatateurs, qui se distribuent aux vaisseaux et qui, en réglant l'apport du sang, tiennent sous leur dépendance la calorification et la nutrition ; 2° des *nerfs moteurs*, qui se terminent dans les muscles de la vie de relation et qui président aux mouvements, si variés et si importants chez l'homme, du bras, de l'avant-bras et de la main ; 3° des *nerfs sensitifs*, enfin, affectés à la sensibilité.

1° **Nerfs vasculaires**. — Les nerfs vasculaires forment autour des artères de riches plexus, portant le même nom que les vaisseaux sur lesquels ils sont situés et qu'ils enlacent de leurs mailles irrégulières. Ces nerfs proviennent en majeure partie du *plexus sous-clavier* (voy. *Grand sympathique*), lequel à son tour tire son origine du ganglion cervical inférieur. Mais, au fur et à mesure qu'ils s'éloignent de leur lieu d'origine, les plexus périvasculaires sont bien certainement renforcés par des filets additionnels, qui se détachent, sur des points divers, des différentes branches du plexus brachial. J'ai déjà signalé plus haut le filet vasculaire que le nerf musculo cutané envoie à l'artère humérale et qui se rencontre chez l'homme dans une proportion de une fois sur six. Des filets de même nature se détachent, à l'avant-bras, du nerf cubital et du nerf radial et se jettent sur les artères homonymes. J'ai vu dans un cas, comme je l'ai déjà signalé plus haut, le nerf médian traversé au pli du coude par l'artère cubitale et fournissant à ce vaisseau deux filets à la fois très courts et très grêles. J'ai rencontré aussi assez fréquemment, à la région palmaire, des filets nerveux très ténus qui se détachaient des branches palmaires du médian ou du cubital et se terminaient sur les artères digitales.

Quelle est la nature de ces rameaux que les nerfs du système cérébro-spinal jettent, au cours de leur trajet, sur les artères voisines ? Vont-ils se terminer dans les fibres lisses de ces artères et, dans ce cas, les sollicitent-ils à se contracter ou bien exercent-ils sur elles une influence d'arrêt ? Sont-ce, au contraire, des nerfs sensibles, transportant continuellement aux centres médullaires ou périphériques des sensations de pression intra-vasculaire et réglant

ainsi, par voie réflexe, les circulations locales ? Nous l'ignorons complètement :
seule, l'expérimentation physiologique pourrait résoudre le problème.

2° **Nerfs moteurs**. — Les muscles de l'épaule, du bras, de l'avant-bras et de
la main reçoivent leurs nerfs du plexus brachial. Le tableau suivant indique le
mode de provenance de chacun de ces nerfs :

1° MUSCLES DE L'ÉPAULE

1° *Deltoïde*	n. circonflexe.
2° *Sus-épineux*	n. sus-scapulaire.
3° *Sous-épineux*	n. sus-scapulaire.
4° *Petit rond*	n. circonflexe.
5° *Grand rond*	n. du grand rond.
6° *Sous-scapulaire*	{ n. sup* du sous-scapulaire. { n. inf* du sous-scapulaire.

2° MUSCLES DU BRAS

a. Région antérieure.

1° *Longue portion du biceps*	n. musculo-cutané.
2° *Courte portion du biceps*	n. musculo-cutané.
3° *Coraco-brachial*	n. musculo-cutané.
4° *Brachial antérieur*	{ n. musc.-cut. (*ram. principal*). { n. radial (*ram. accessoire*).

b. Région postérieure.

1° *Longue portion du triceps*	n. radial.
2° *Vaste interne*	n. radial.
3° *Vaste externe*	n. radial.

3° MUSCLES DE L'AVANT-BRAS

a. Région antérieure.

1° *Rond pronateur*	n. médian.
2° *Grand palmaire*	n. médian.
3° *Petit palmaire*	n. médian.
4° *Cubital antérieur*	n. cubital.
5° *Fléchisseur commun superficiel*	n. médian.
6° *Fléchisseur commun profond.* { moitié interne . . { moitié externe . .	n. cubital. n. médian.
7° *Fléchisseur propre du pouce*	n. médian.
8° *Carré pronateur*	n. médian.

b. Région postérieure.

1° *Extenseur commun des doigts*	n. radial.
2° *Extenseur propre du petit doigt*	n. radial.
3° *Cubital postérieur*	n. radial.
4° *Anconé*	n. radial.
5° *Long abducteur du pouce*	n. radial.
6° *Court extenseur du pouce*	n radial.
7° *Long extenseur du pouce*	n. radial.
8° *Extenseur propre de l'index*	n. radial.

c. Région externe.

1° *Long supinateur*	n. radial.
2° *Premier radial externe*	n. radial.
3° *Deuxième radial externe*	n. radial.
4° *Court supinateur*	n. radial.

4° MUSCLES DE LA MAIN

a. Région thénar.

1° *Court abducteur du pouce* . . . . n. médian.
2° *Court fléchisseur du pouce* . . . . n. médian.
3° *Opposant du pouce* . . . . n. médian.
4° *Adducteur du pouce* . . . . n. cubital.

b. Région hypothénar

1° *Palmaire cutané* . . . . n. cubital.
2° *Adducteur du petit doigt* . . . . n. cubital.
3° *Court fléchisseur du petit doigt* . . . . n. cubital.
4° *Opposant du petit doigt* . . . . n. cubital.

c. Région palmaire moyenne.

1° *Premier lombrical* . . . . n. médian.
2° *Deuxième lombrical* . . . . n. médian.
3° *Troisième lombrical* . . . . n. cubital.
4° *Quatrième lombrical* . . . . n. cubital.
5° *Interosseux palmaires* . . . . n. cubital.
6° *Interosseux dorsaux* . . . . n. cubital.

En résumé, le nerf *circonflexe* se rend à deux muscles de l'épaule, le deltoïde et le petit rond. — Le nerf *radial* innerve tous les muscles de la région postérieure du bras, ainsi que tous les muscles des régions postérieure et externe de l'avant-bras. — Le nerf *musculo-cutané* se distribue aux trois muscles de la région antérieure du bras. — Le nerf *médian*, à son tour, innerve tous les muscles de la région antérieure de l'avant-bras, à l'exception du cubital antérieur et des deux faisceaux internes du fléchisseur commun profond des doigts. Il innerve aussi, à la main, les deux premiers lombricaux et tous les muscles de l'éminence thénar, moins l'adducteur du pouce. — Le nerf *cubital*, enfin, innerve tous les autres muscles, c'est-à-dire : à l'avant-bras, le cubital antérieur et les deux faisceaux internes du fléchisseur commun profond des doigts; à la main, tous les muscles de l'éminence hypothénar, les deux derniers lombricaux et tous les interosseux, soit palmaires, soit dorsaux.

Mais le mode de distribution des nerfs moteurs du membre supérieur peut être ramené à une formule beaucoup plus simple. En effet, les trente-trois muscles du bras, de l'avant-bras et de la main, considérés à un point de vue général, peuvent être divisés en deux groupes : les uns se disposent à la face postérieure ou dorsale du membre et produisent des mouvements d'extension, dont la supination de l'avant-bras n'est qu'une variété; ce sont les *muscles supinato-extenseurs*. Les autres, antagonistes des premiers, s'étalent à la face antérieure ou ventrale du membre et tiennent sous leur dépendance les mouvements de flexion, dont la pronation de l'avant-bras n'est encore qu'une variété ; ce sont les *muscles pronato-fléchisseurs*.

De ces deux groupes musculaires, le premier reçoit ses nerfs du radial, qui devient ainsi le nerf supinato-extenseur ou tout simplement le *nerf extenseur du membre supérieur*. Le deuxième groupe musculaire est innervé par le médian, par le musculo-cutané et par le cubital. Mais ces trois nerfs occupent dans l'aisselle le même plan superficiel. De plus, le cubital et le musculo-cutané se détachent l'un et l'autre du médian et nous pouvons parfaitement, rattachant ces trois nerfs à un seul et même système, considérer le médian comme le tronc principal, le musculo-cutané et le cubital comme deux branches collatérales de ce dernier nerf. L'anatomie comparée justifie pleinement une telle synthèse. L'innervation du groupe musculaire pronato-fléchisseur se trouve ainsi ramenée à l'unité : tous les muscles qui le constituent reçoivent leurs rameaux nerveux du nerf médian, qui devient alors le nerf pronato-fléchisseur ou tout simplement le *nerf fléchisseur du membre supérieur*.

Au total, l'innervation motrice du membre supérieur se réduit à cette formule aussi simple que précise : tous les rameaux destinés aux muscles proviennent de deux troncs nerveux :

a. L'un, le *nerf extenseur* (nerf radial), occupe le plan postérieur ou dorsal du membre et innerve tous les muscles qui, en se contractant, produisent l'extension ou la supination ;

b. L'autre, le *nerf fléchisseur* (nerf médian avec ses deux branches principales, le cubital et le musculo-cutané), chemine sur le plan antérieur ou ventral du membre et se distribue à tous les muscles qui, au point de vue fonctionnel, se rattachent à la flexion ou à la pronation.

3° **Nerfs sensitifs.** — Les nerfs sensitifs se rendent sur tous les points où il y a des impressions à recueillir : dans les os, dans le périoste, dans les muscles eux-mêmes, sur les aponévroses, sur les ligaments, sur les séreuses articulaires, dans la peau. De tous ces nerfs, les plus importants, ceux qu'il est le plus indispensable de connaître, sont bien certainement les nerfs cutanés. Chacun d'eux se distribue à une partie déterminée des téguments, qui constitue ce qu'on est convenu d'appeler son *territoire*. Ces territoires cutanés de l'innervation sensitive sont fort nombreux et il convient de les étudier séparément sur l'épaule, au bras, à l'avant-bras, au poignet et à la main (voy. fig. 945 et 946).

1° *Épaule.* — La face antérieure de l'épaule reçoit ses nerfs de la branche sus-acromiale du plexus brachial (1). Sa face postérieure est encore innervée, dans sa partie toute supérieure, par cette même branche sus-acromiale (1); dans sa partie moyenne et dans sa partie inférieure, elle reçoit ses nerfs du circonflexe (2).

2° *Bras.* — Le bras nous présente quatre territoires que nous distinguerons, d'après leur situation, en antérieur, postérieur, interne et externe :

a. Le *territoire antérieur* occupe la partie moyenne de la face antérieure du bras et répond assez exactement au muscle biceps; c'est le territoire du nerf brachial cutané interne (4).

b. Le *territoire postérieur* revêt, de même, la forme d'une bande longitudinale, occupant la partie moyenne de la face postérieure du bras; il reçoit ses nerfs du radial (6).

c. Le *territoire externe* appartient au nerf circonflexe (2) : il longe le côté externe du bras et s'arrête d'ordinaire à trois ou quatre travers de doigt au-dessus de l'épicondyle.

d. Le *territoire interne* occupe le côté interne du bras : il est innervé par l'accessoire du brachial cutané interne (3), anastomosé, comme on le sait, avec

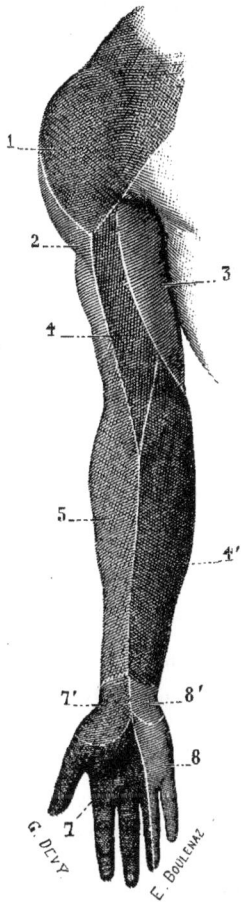

Fig. 945.

Territoires des nerfs cutanés du membre
supérieur, vus sur la face antérieure.

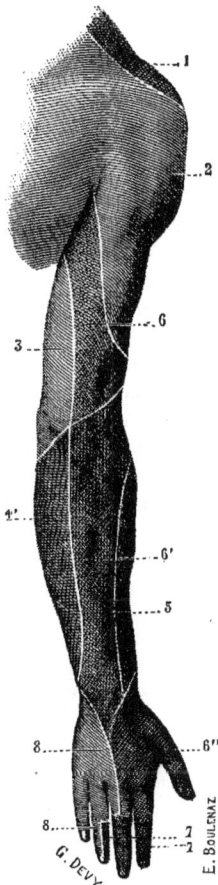

Fig. 946.

Territoires des nerfs cutanés du membre
supérieur, vus sur la face postérieure.

1, rameaux du plexus cervical. — 2, nerf circonflexe ou axillaire. — 3, accessoire du brachial cutané interne. — 4, 4', brachial cutané interne. — 5, musculo-cutané. — 6, 6', 6'', radial. — 7, médian, avec 7', son rameau cutané palmaire. — 8, cubital, avec 8', son rameau cutané palmaire.

les rameaux perforants du deuxième et du troisième intercostal. Ce territoire descend jusqu'à l'épitrochlée.

3° *Avant-bras*. — A l'avant-bras, nous avons tout d'abord deux grands territoires : celui du brachial cutané interne (4), occupant le côté interne de l'avant-bras ; celui du musculo-cutané (5), situé sur le côté externe. L'un et l'autre remontent en haut un peu au-dessus du pli du coude et descendent en bas jusqu'à la région du poignet.

Le territoire du brachial cutané interne et le territoire du musculo-cutané se rejoignent en avant le long de la ligne axiale du membre. En arrière, au contraire, ils sont séparés par une zone ou bande longitudinale, qui reçoit ses nerfs du radial et qui constitue un troisième territoire, le territoire radial de l'avant-bras (6'). Il fait suite, en haut, au territoire radial du bras et se continue, en bas, avec le territoire radial du dos de la main.

4° *Poignet et main.* — Les territoires nerveux du poignet et de la main doivent être examinés séparément à la face palmaire et à la face dorsale.

a. A la face palmaire, tout d'abord, nous avons deux territoires seulement : celui du médian en dehors (7',7'), celui du cubital en dedans (8',8'). La limite séparative de ces deux territoires est assez bien indiquée par une ligne légèrement oblique, qui partirait du milieu du poignet et aboutirait à l'extrémité libre de l'annulaire en suivant la ligne axiale de ce dernier doigt.

b. A la face dorsale, nous retrouvons encore le médian et le cubital; mais à ces deux nerfs vient s'en ajouter un troisième, le radial (6''), ce qui porte à trois le nombre des territoires sensitifs de la face dorsale de la main et des doigts. L'étendue respective de chacun de ces territoires est la suivante. Le *territoire du cubital* (8) comprend dans ses limites la moitié interne du dos de la main, le petit doigt tout entier et une partie seulement de l'annulaire et du médius : sur l'annulaire, il occupe la première phalange et la moitié interne des deux autres; sur le médius, la moitié interne seulement de la première phalange. — Le *territoire du radial* (6''), à son tour, s'étend sur la moitié externe du dos de la main, sur le pouce, sur la première phalange de l'index et sur la moitié externe seulement de la première phalange du médius. — Le *territoire du médian*, enfin (7), fort réduit, comme nous le montre la figure 946, est limité aux trois doigts du milieu et occupe sur ces doigts les régions respectées par le cubital et par le radial, c'est-à-dire : 1° sur l'index, le dos de la deuxième et de la troisième phalange; 2° sur le médius, le dos également de la deuxième et de la troisième phalange; 3° sur l'annulaire, la moitié externe seulement de ces mêmes phalanges, la moitié interne appartenant au territoire du cubital.

Au sujet de l'innervation de la face dorsale de la main consultez : GIURIA, *Dei nervi dorsali della mano e delle dita*, Genova, 1887; J. BROOKS, *On the distribution of the cutaneous nerves on the dorsum of the human hand*, in Journ. internat. d'Anatomie et de Physiologie, 1888; HÉDON, *Etude critique sur l'innervation de la face dorsale de la main*, ibid. 1889.

ARTICLE IV

NERFS INTERCOSTAUX

(*Branche antérieure des* 1er, 2°, 3°, 4°, 5°, 6°, 7°, 8°, 9°, 10°, 11° *et* 12° *nerfs dorsaux.*)

Les nerfs intercostaux, ainsi appelés parce qu'ils parcourent d'arrière en avant les espaces intercostaux, sont constitués par les branches antérieures des douze paires dorsales. A la fois sensitifs et moteurs, ils sont destinés aux parois du thorax et de l'abdomen. Ils sont au nombre de douze et se distinguent en premier, deuxième, troisième, etc., en allant de haut en bas : le premier est situé dans le premier espace intercostal, le douzième immédiatement au-dessous de la douzième côte.

Les nerfs intercostaux présentent des *caractères généraux* qui permettent de les comprendre dans une description commune, et aussi des *caractères particuliers* qui les distinguent les uns des autres.

§ I. — CARACTÈRES COMMUNS A TOUS LES NERFS INTERCOSTAUX

Origine. — Les nerfs intercostaux prennent ce nom, immédiatement en dehors des trous de conjugaison, au moment où les troncs rachidiens se bifurquent chacun en une branche postérieure et une branche antérieure. Ils répondent à ce niveau au ligament transverso-costal supérieur qui sépare l'une de l'autre, pour chaque paire dorsale, ces deux branches de bifurcation.

Anastomoses, trajet et rapports. — Dès son origine, chaque nerf intercostal abandonne deux filets anastomotiques (*rami communicantes*) au cordon du grand sympathique : un *filet supérieur* ou *ascendant*, qui se rend au ganglion thoracique situé au-dessus ; un *filet inférieur* ou *descendant*, qui se porte dans le ganglion situé au-dessous. Après avoir fourni ces deux rameaux, le nerf intercostal se dirige en dehors vers l'espace intercostal correspondant ; il chemine, d'abord, entre le muscle intercostal externe et la lame fibreuse qui prolonge jusqu'aux corps vertébraux le muscle intercostal interne ; il s'engage, ensuite, entre les deux muscles intercostaux et conserve cette situation jusqu'à l'extrémité antérieure de l'espace intercostal, où il se termine.

Considéré dans ses rapports avec les côtes, le nerf intercostal est situé tout d'abord à égale distance de la côte qui est au-dessus et de la côte qui est au-dessous. Mais, en atteignant la région de l'angle, il s'infléchit en haut pour se rapprocher du bord inférieur de la côte qui est au-dessus, et il s'accole alors au côté inférieur des vaisseaux intercostaux qui cheminent parallèlement à lui en occupant la gouttière costale. On sait que l'artère intercostale est située immédiatement au-dessus du nerf, la veine intercostale immédiatement au-dessus de l'artère.

Distribution. — Dans leur long trajet demi-circulaire autour du thorax, les nerfs intercostaux fournissent de nombreux rameaux, que l'on peut distinguer en *rameaux musculaires, rameaux sous-costaux, rameaux anastomotiques, rameaux cutanés* ou *perforants*.

1° *Rameaux musculaires.* — Très nombreux, toujours très grêles et d'une longueur très variable, ces rameaux se perdent dans les muscles intercostaux internes et externes, dans les sous-costaux, dans le triangulaire du sternum, dans les surcostaux, dans les muscles de l'abdomen. Les quatre premiers nerfs intercostaux abandonnent, en outre (RIELÆNDER), quelques filets très déliés qui viennent se distribuer aux quatre digitations du muscle petit dentelé postérieur et supérieur. De même, les trois avant-derniers nerfs intercostaux (9e, 10e, 11e) envoient des filets au petit dentelé postérieur et inférieur.

2° *Rameaux sous-costaux.* — Je désigne sous ce nom des filets excessivement déliés, qui, après avoir perforé le muscle intercostal interne, se portent sur la face interne, soit de la côte qui est au-dessus, soit de la côte qui est au-dessous. Ils se terminent dans le périoste, dans l'os, et probablement aussi dans le feuillet pariétal de la plèvre.

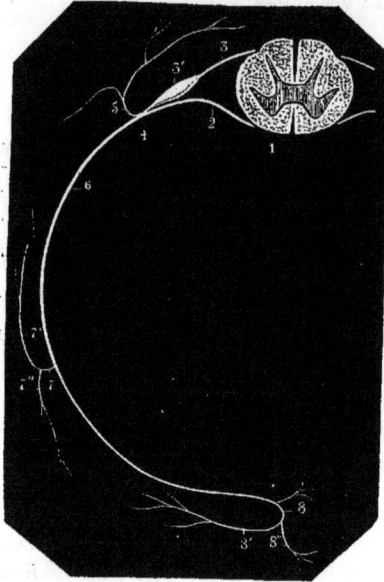

.Fig. 947.
Schéma de l'origine et de la distribution
d'un nerf dorsal.

1, moelle épinière coupée en travers. — 2, racine antérieure. — 3, racine postérieure et 3', son ganglion. — 4, tronc du nerf dorsal. — 5, sa branche postérieure. — 6, sa branche antérieure ou nerf intercostal. — 7, rameau perforant latéral, avec 7', son filet postérieur; 7'', son filet antérieur. — 8, rameau perforant antérieur, avec 8', son filet externe; 8'', son filet interne.

3° *Rameaux anastomotiques.* — Indépendamment des *rami communicantes*, signalés plus haut, qui unissent les nerfs intercostaux aux ganglions thoraciques du grand sympathique, quelques nerfs intercostaux s'anastomosent avec les nerfs intercostaux voisins à l'aide de petits filets qui croisent, soit verticalement, soit obliquement, la face interne des côtes.

4° *Rameaux cutanés ou perforants.* — Ils sont au nombre de deux pour chaque nerf : un rameau perforant latéral et un rameau perforant antérieur.

a. Le *rameau perforant latéral* se sépare du nerf intercostal à la partie moyenne de l'espace intercostal. Il perfore alors de dedans en dehors le muscle intercostal externe et se partage immédiatement après en deux rameaux secondaires : l'un, *antérieur*, qui se porte d'arrière en avant et vient se distribuer à la peau de la région antérieure du thorax ; l'autre, *postérieur*, qui se dirige en arrière et s'épuise dans la peau de la paroi latérale.

b. Le *rameau perforant antérieur* constitue la portion terminale du nerf intercostal. Toujours moins considérable que le précédent, ce rameau arrive à la peau dans le voisinage de la ligne médiane antérieure et se partage immédiatement après en deux groupes de filets : des *filets internes*, qui se distribuent à la peau de la région médiane du tronc ; des *filets externes*, qui se portent d'avant en arrière à la rencontre du rameau antérieur du nerf perforant latéral et s'épuisent, comme ce dernier, dans la peau de la paroi antérieure du thorax.

§ II. — CARACTÈRES PAR-TICULIERS DES DIFFÉ-RENTS NERFS INTER-COSTAUX.

1° **Premier nerf inter-costal**. — Le premier nerf intercostal se distingue de tous les autres intercostaux par sa ténuité relative. Il ne représente, du reste, qu'une bien faible portion de la pre-mière branche dorsale, la plus grosse portion de cette branche se rendant, comme nous l'avons déjà vu, au plexus brachial. Le pre-mier nerf intercostal se caractérise encore par ce fait qu'il n'a pas de ra-meau perforant latéral. L'équivalent de ce ra-meau doit être recherché (SCHWALBE) dans une partie des fibres nerveuses qui sont apportées au plexus brachial par la branche antérieure de la première paire dorsale, et qui vien-nent s'accoler ensuite au nerf brachial cutané in-terne ou à son accessoire.

Au point de vue de son trajet et de sa distribution, le premier nerf intercostal contourne le bord externe

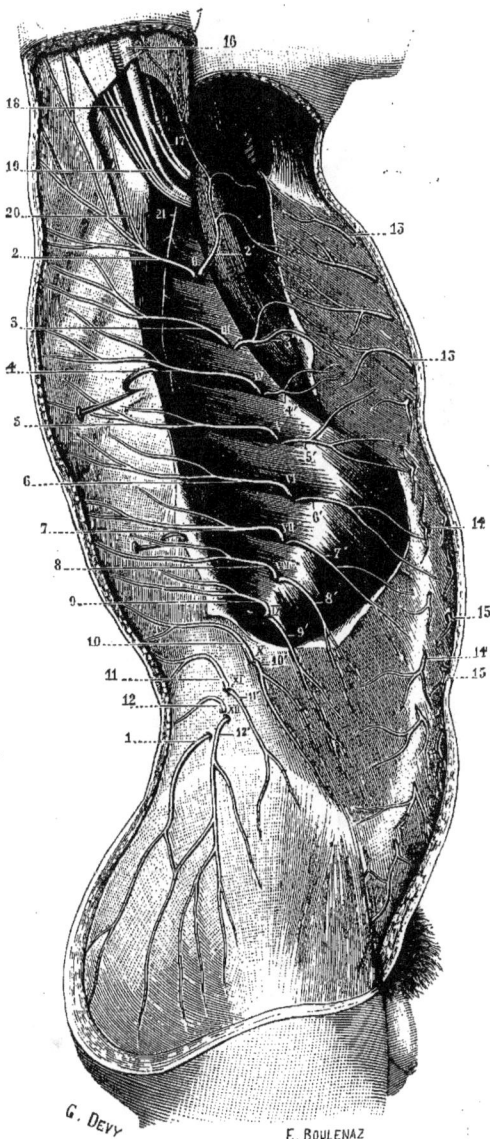

G. DEVY   E. BOULENAZ

Fig. 948.

Rameaux perforants des nerfs intercostaux.

1, rameau du premier nerf lombaire, destiné à la fesse. — II, III, IV... XII, rameaux perforants latéraux des deuxième, troisième, quatrième.... douzième nerfs intercostaux. — 2, 3, 4.... 12, leurs filets postérieurs. — 2', 3', 4',... 12', leurs filets antérieurs. — 13, 13, perforants antérieurs thoraciques. — 14, 14, perforants externes abdominaux. — 15, 15, perforants internes abdominaux. — 16, nerf médian. — 17, nerf musculo-cutané. — 18, nerf cubital. — 19, nerf brachial cutané interne et son accessoire. — 20, son anastomose avec le rameau perforant latéral du deuxième intercostal. — 21, nerf du grand dentelé.

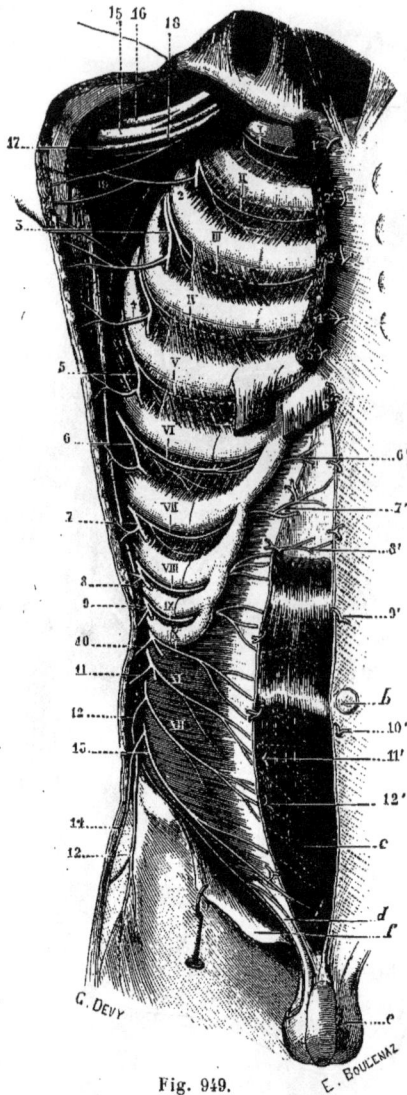

Fig. 949.

Nerfs intercostaux, vus latéralement après
ablation des muscles superficiels.

(Les muscles intercostaux externes ont été réséqués dans
les troisième, quatrième et cinquième espaces intercostaux,
enlevés entièrement dans les autres espaces.)

de la première côte, s'étend jusqu'au sternum et là se distribue à la peau.

2° Deuxième nerf intercostal.
— Il est remarquable en ce que son rameau perforant latéral, au lieu de se distribuer aux téguments du thorax, se porte en dehors, pénètre dans l'aisselle, s'y anastomose avec l'accessoire du brachial cutané interne et, finalement, s'épuise dans la peau de la région interne du bras. Nous avons déjà vu que ce nerf envoyait normalement (CUNNINGHAM) un rameau anastomotique à la branche qui de la première paire dorsale se rend au plexus brachial.

3° Troisième nerf intercostal.
— Son rameau perforant latéral débouche, comme celui du nerf précédent, sur la paroi interne du creux de l'aisselle. Il abandonne un petit filet à la peau de la région mammaire et vient se distribuer ensuite à la peau de la face interne du bras, en s'anastomosant avec l'accessoire du brachial cutané interne.

4° Quatrième et cinquième nerfs intercostaux. — Ces deux nerfs se distinguent par les trois particularités suivantes : *a*, le filet postérieur de leur rameau perforant latéral se distribue à la face postérieure de l'épaule; *b*, le filet antérieur de ce même rameau est principalement destiné à la glande mammaire et au

I, II, III.... XII, première, deuxième, troisième..... douzième nerfs intercostaux. — 1, 2, 3, 4, 5, 6, 7, 8, 9, 10, 11, 12, leurs rameaux perforants latéraux. — 1′, 2′, 3′, 4′, 5′, 6′, 7′, 8′, 9′, 10′, 11′, 12′, leurs rameaux perforants antérieurs. — 13, premier nerf lombaire, avec 14, son rameau fessier. — 15, nerf médian. — 16, nerf musculo-cutané. — 17, nerf cubital. — 18, nerf brachial cutané interne et son accessoire. — 19, son anastomose avec le rameau perforant latéral du deuxième intercostal. — *a*, veine axillaire. — *b*, ombilic. — *c*, muscle grand droit, réséqué en haut. — *d*, cordon. — *e*, bourse. — *f*, aponévrose du grand oblique, érignée en bas.

mamelon; *c*, leur extrémité antérieure, enfin, fournit, au voisinage du sternum, quelques filets moteurs au muscle triangulaire.

5° Sixième et septième nerfs intercostaux. — Le sixième et le septième nerfs intercostaux rentrent dans la description générale. Ils présentent cependant, comme caractères distinctifs, quelques rameaux plus ou moins grêles, qui se détachent du tronc nerveux à des niveaux variables et qui se distribuent à la partie supérieure des muscles grand oblique et grand droit de l'abdomen.

6° Huitième, neuvième, dixième et onzième nerfs intercostaux. — Ces quatre nerfs sont situés, tout d'abord, dans les espaces intercostaux formés par les fausses côtes, entre l'intercostal externe et l'intercostal interne. Arrivés à l'extrémité antérieure de ces espaces, ils croisent obliquement les cartilages costaux, s'engagent alors entre les muscles larges de l'abdomen, auxquels ils abandonnent de nombreux filets, et atteignent ainsi le bord externe du grand droit. Là, ils fournissent un *premier rameau perforant antérieur*, qui traverse d'arrière en avant le bord externe de ce muscle et se distribue ensuite à la peau ; puis, ils pénètrent dans la gaine du grand droit, abandonnent plusieurs filets à ce muscle et, finalement, perforent son bord interne (*deuxième rameau perforant antérieur*) pour venir se distribuer à la peau de la région médiane de l'abdomen.

Il résulte de la description qui précède que le muscle grand droit de l'abdomen est traversé d'arrière en avant par une double rangée verticale de rameaux perforants, qui sont destinés à la peau et qui correspondent l'un au bord externe du muscle, l'autre à son bord interne (fig. 948 et 949).

Quant aux rameaux perforants latéraux des 8e, 9e, 10e et 11e nerfs intercostaux, ils perforent le grand oblique avant de se rendre au territoire cutané auquel ils sont destinés ; ils suivent du reste, pour atteindre ce territoire, un trajet de plus en plus oblique en bas et en avant.

7° Douzième nerf intercostal. — Le douzième nerf intercostal, auquel nous ne donnons ce nom que par analogie, puisqu'il ne chemine pas dans un espace intercostal comme les nerfs précédents, mais bien au-dessous de la douzième côte, sort du canal rachidien entre la douzième vertèbre dorsale et la première lombaire. Après avoir envoyé un rameau anastomotique au premier nerf lombaire, il croise en avant les insertions costales du muscle carré des lombes, longe le bord inférieur de la douzième côte, s'engage entre le transverse et le petit oblique, puis entre le petit oblique et le grand oblique et se termine de la même façon que les quatre branches précédemment décrites.

Le rameau perforant latéral du douzième nerf intercostal se distingue de tous les autres par son trajet et sa distribution. Après avoir perforé le muscle grand oblique, il se porte verticalement en bas dans le tissu cellulaire sous-cutané, croise la crête iliaque et s'épanouit alors en de nombreux et longs rameaux qui se perdent dans la peau de la région fessière.

Résumé d'un nerf intercostal.

a). *Ram. anastomotiques*, pour . . . { grand sympathique.
{ n. intercostaux voisins.

b). *Ram. sous-costaux* . . . , . . . { périoste.
{ os.
{ plèvre costale.

c). *Ram. musculaires*, pour. . . . . { intercostaux internes et externes.
{ sous-costaux.
{ surcostaux.
{ petits dentelés postérieurs.
{ muscles de l'abdomen.

d). *Ram. cutanés.* . . . . { perforant antérieur.
{ perforant postérieur.

Variétés. — Les nerfs intercostaux se divisent parfois en deux rameaux, qui cheminent parallèlement dans les espaces intercostaux et se réunissent de nouveau après un trajet plus ou moins long. — Les anastomoses entre les nerfs intercostaux voisins ne sont pas constantes et sont sujettes à de nombreuses variations ; on les observe le plus souvent (W. Krause) entre le deuxième et le quatrième. — Le premier nerf intercostal peut s'épuiser dans les muscles intercostaux du premier espace et manquer ainsi de rameau perforant antérieur. — La branche cutanée fessière du douzième nerf intercostal peut être fournie par le premier nerf lombaire ; dans ce cas, le rameau perforant latéral du douzième nerf intercostal se distribue aux téguments compris entre la douzième côte et la crête iliaque. — L'anastomose du douzième nerf intercostal avec le premier nerf lombaire est très variable dans son volume et dans sa situation : elle peut se faire le long du bord externe du carré des lombes, ou même dans l'épaisseur de la paroi abdominale.

ARTICLE V

PLEXUS LOMBAIRE

(*Branches antérieures des 1er, 2e, 3e et 4e nerfs lombaires.*)

On désigne sous le nom de plexus lombaire l'ensemble des anastomoses que contractent entre elles, avant leur distribution périphérique, les branches antérieures des quatre premières paires lombaires.

Mode de constitution du plexus. — Pour former le plexus les quatre nerfs précités, au sortir des trous de conjugaison, se comportent comme suit (fig. 950) :

a. La *branche antérieure de la première paire lombaire* reçoit une anastomose du douzième nerf intercostal et envoie à son tour à la branche antérieure de la deuxième lombaire une anastomose oblique en bas et en dehors ; puis elle se partage en deux branches, appelées branches abdomino-génitales.

b. La *branche antérieure de la deuxième lombaire* envoie de même une forte anastomose à la branche antérieure de la troisième, et se divise ensuite en deux branches, qui sont le nerf fémoro-cutané et le génito-crural.

c. La *branche antérieure de la troisième lombaire*, après avoir fourni un rameau d'origine au nerf obturateur, poursuit son trajet en dehors et constitue le nerf crural.

d. La *branche antérieure de la quatrième lombaire*, enfin, se partage en trois rameaux : un rameau ascendant, qui rejoint le nerf crural et le renforce; un rameau moyen, qui n'est autre que la portion principale du nerf obturateur ; un rameau descendant, qui se porte vers la branche antérieure de la cinquième paire lombaire et se réunit à elle pour constituer le tronc lombo-sacré, l'une des branches d'origine les plus importantes du plexus sacré.

Situation et rapports. — Il résulte de la description qui précède que chacune des branches antérieures des nerfs lombaires est reliée aux branches voisines par des anastomoses obliques, qui abordent les troncs nerveux ou s'en détachent sous des angles aigus. Comme le fait judicieusement remarquer HIRSCHFELD, la première branche s'anastomose avec la seconde tout près du trou de conjugaison ; la seconde s'anastomose avec la troisième un peu plus en dehors ; la troisième

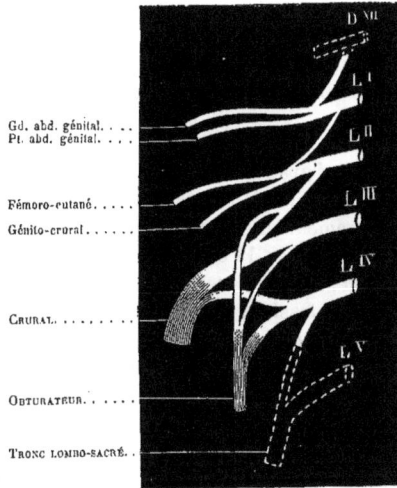

Fig. 950.

Schéma indiquant le mode de constitution du plexus lombaire.

D^{XII}, douzième paire dorsale. — L^I, L^II, L^III, L^IV, L^V, les cinq paires lombaires.
(Les branches légèrement teintées en noir représentent les branches terminales du plexus.)

s'anastomose avec la quatrième plus en dehors encore ; ce qui fait que, dans son ensemble, le plexus lombaire affecte la forme d'un triangle dont la base répondrait à la colonne vertébrale. Du reste, il est situé en avant des apophyses transverses des vertèbres lombaires, dans l'épaisseur même du muscle grand psoas, que ses branches efférentes sont obligées de traverser avant de se rendre à leur champ de distribution.

Anastomoses. — *a.* Le plexus lombaire s'anastomose avec le dernier nerf intercostal par la branche, ci-dessus mentionnée, que ce dernier nerf envoie au premier nerf lombaire ;

b. Il s'anastomose également avec le plexus sacré par le nerf lombo-sacré ;

c. Il est relié, enfin, aux ganglions lombaires du grand sympathique par des *rami communicantes*, qui sont ordinairement au nombre de deux pour chacune de ses branches constitutives.

Distribution. — Indépendamment de quelques rameaux qu'il abandonne au muscle carré des lombes, au grand psoas et au petit psoas, le plexus

53***

lombaire fournit six branches que l'on divise en *branches collatérales et branches terminales*.

§ I. — BRANCHES COLLATÉRALES DU PLEXUS LOMBAIRE (fig. 951).

Elles sont au nombre de quatre, savoir : le *nerf grand abdomino-génital*, le *nerf petit abdomino-génital*, le *nerf fémoro-cutané* et le *nerf génito-crural*.

1° **Nerf grand abdomino-génital** (1). — Ce nerf tire son origine du premier nerf lombaire. Il traverse le psoas à son extrémité supérieure et, se portant obliquement en bas et en dehors, il glisse tout d'abord entre le carré des lombes et le péritoine. Il s'engage ensuite entre le muscle transverse et le muscle petit oblique, longe la crête iliaque et, après avoir fourni un rameau cutané pour la région fessière (pas constant), il se divise, à la partie antérieure de cette crête, en deux rameaux, un rameau abdominal et un rameau génital :

a. Le *rameau abdominal* continue son trajet dans l'épaisseur de la paroi abdominale, d'abord entre le transverse et le petit oblique, puis entre les deux obliques. Il donne plusieurs filets à ces trois muscles et, semblable aux intercostaux, il se termine au niveau du grand droit de l'abdomen par deux *filets perforants cutanés*, qui correspondent, l'un au bord externe, l'autre au bord interne de ce dernier muscle.

b. Le *rameau génital* traverse également le petit oblique, chemine quelque temps entre le petit oblique et le grand oblique et s'engage ensuite dans le canal inguinal qu'il parcourt dans toute son étendue. Au sortir de ce canal, il fournit : 1° un *filet pubien*, qui se porte transversalement vers la peau du pubis ; 2° un *filet génital*, qui descend verticalement en bas et se perd, par plusieurs ramifications très déliées, dans la peau du scrotum chez l'homme, dans la peau des grandes lèvres chez la femme.

2° **Nerf petit abdomino-génital** (2). — Il naît également du premier nerf lombaire. Beaucoup plus grêle que le nerf précédent, au-dessous duquel il est situé, il chemine parallèlement à lui dans l'épaisseur de la paroi abdominale et se divise, dans le voisinage de l'épine iliaque antéro-supérieure, en deux rameaux, un rameau abdominal et un rameau génital :

a. Le *rameau abdominal*, destiné à la paroi abdominale, se réunit dans la plupart des cas avec le rameau abdominal de la branche précédente et en partage la distribution.

b. Le *rameau génital* traverse le canal inguinal et se termine, comme le rameau de même nom du nerf grand abdomino-génital, en fournissant un *filet pubien* pour la peau du pubis et un *filet génital* pour la peau du scrotum chez l'homme, de la grande lèvre chez la femme.

3° **Nerf fémoro-cutané** (3). — Le nerf fémoro-cutané se détache ordinairement de la branche antérieure de la deuxième paire lombaire. Il traverse obliquement la partie postérieure du psoas, croise le muscle iliaque contre

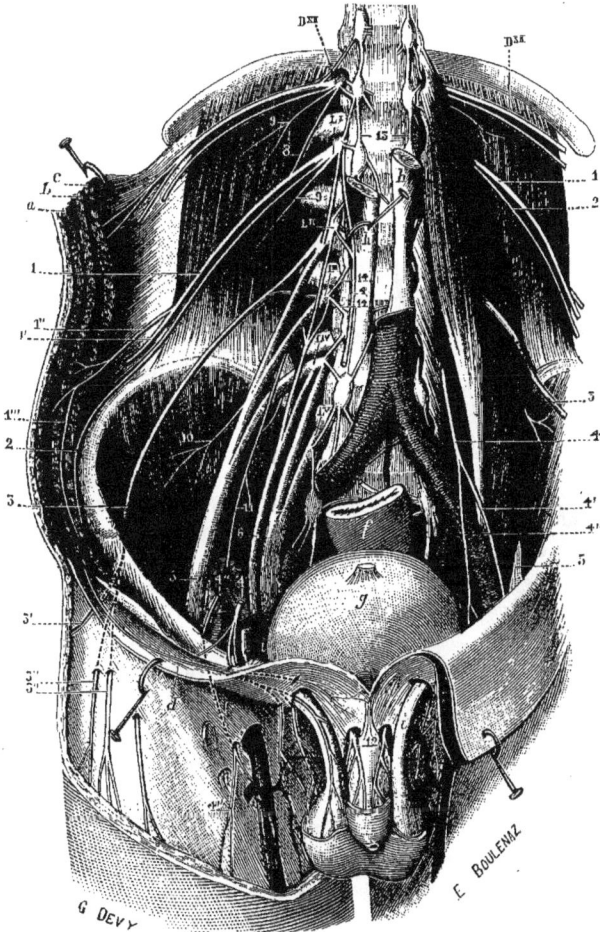

Fig. 951.

Plexus lombaire et ses branches.

DXII, douzième nerf intercostal. — LI, LII, LIII, LIV, LV, branches antérieures des premier, deuxième, troisième, quatrième et cinquième nerfs lombaires.

1, nerf grand abdomino-génital, avec 1', son rameau fessier ; 1", son rameau abdominal ; 1''', son rameau génital. — 2, nerf petit abdomino-génital. — 3, nerf fémoro-cutané, avec 3', son rameau fessier ; 3", son rameau fémoral. — 4, nerf génito-crural, avec 4', son rameau génital ; 4", son rameau crural. — 5, nerf crural. — 6, nerf obturateur. — 7, nerf lombo-sacré. — 8, anastomose du douzième intercostal avec le premier nerf lombaire ; 9, 9, nerfs du carré des lombes. — 10, nerf du muscle iliaque. — 11, nerf du muscle psoas. — 12, nerf dorsal de la verge. — 13, portion lombaire du grand sympathique. — 14, 14, rami communicantes.

a, muscle grand oblique ; — b, petit oblique ; — c, transverse ; — d, aponévrose du grand oblique, érignée en bas pour laisser voir le canal inguinal; — e, veine saphène interne ; — f, rectum ; — g, vessie ; — h, h, piliers du diaphragme ; — i, cordon inguinal.

lequel l'applique le fascia iliaca et s'échappe du bassin par l'échancrure innominée, qui est comprise entre les deux épines iliaques antérieures. A sa sortie du bassin, il se loge dans un dédoublement de l'aponévrose fémorale et se divise, à un ou deux travers de doigt au-dessous de l'épine iliaque antéro-supérieure, en deux rameaux, un rameau fessier et un rameau fémoral :

a. Le *rameau fessier*, se portant en dehors et en arrière, croise le muscle tenseur du fascia lata et s'épanouit ensuite en plusieurs filets divergents qui se distribuent à la peau de la région fessière.

b. Le *rameau fémoral*, continuant le trajet vertical du nerf dont il émane, descend jusqu'au genou en couvrant de ses ramifications la peau de la région antéro-externe de la cuisse (fig. 953, 1").

4° Nerf génito-crural (4). — Ce nerf tire son origine du deuxième nerf lombaire et s'engage immédiatement après dans l'épaisseur du psoas, qu'il traverse obliquement de haut en bas et d'arrière en avant. Dégagé du psoas, il glisse quelque temps le long de la face antérieure de ce muscle, chemine ensuite en avant des artères iliaque primitive et iliaque externe et se partage, un peu au-dessus du ligament de Fallope, en deux rameaux terminaux, un rameau génital et un rameau crural :

a. Le *rameau génital* (4') se dirige vers l'orifice abdominal du canal inguinal. Là, il fournit quelques filets, toujours fort grêles, qui se perdent dans le muscle transverse, dans le petit oblique, jusque dans le crémaster. Puis, il parcourt dans toute son étendue le canal inguinal, en sort par son orifice cutané et se distribue alors à la peau du scrotum chez l'homme, à la peau de la grande lèvre chez la femme.

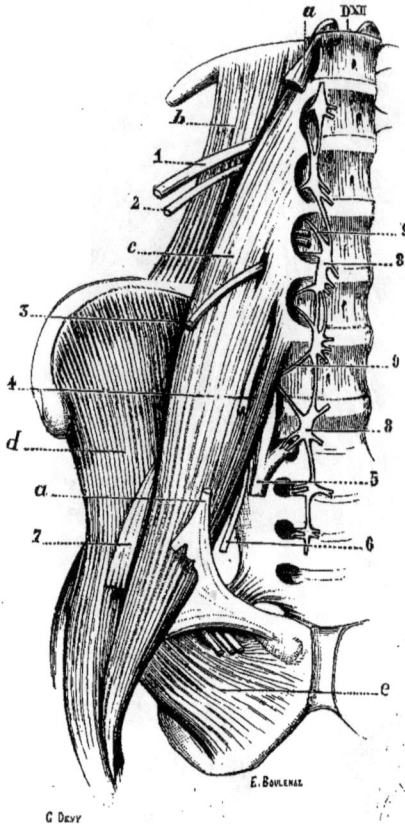

G. Devy

E. Boulenal

Fig. 952.

Rapports des branches du plexus lombaire avec le muscle psoas iliaque.

D^{XII}, douzième dorsale. — *a, a,* petit psoas, réséqué dans sa partie moyenne. — *b,* carré des lombes. — *c,* grand psoas. — *d,* muscle psoas. — *e,* obturateur externe. — 1, nerf grand abdomino-génital. — 2, nerf petit abdomino-génital. — 3, nerf fémoro-cutané. — 4, nerf génito-crural. — 5, tronc lombo-sacré. — 6, nerf obturateur. — 7, nerf crural. — 8, ganglions du grand sympathique. — 9, *rami communicantes.*

b. Le *rameau crural* (4″) se porte avec l'artère homonyme vers l'anneau crural. Il croise perpendiculairement l'artère circonflexe iliaque, sort du bassin par le côté externe de l'anneau crural et arrive dans le triangle de Scarpa, au-dessous du fascia cribriformis (p. 710). S'infléchissant alors d'arrière en avant, il perfore cette aponévrose et se partage en plusieurs filets cutanés qui se distribuent à la peau de la partie antérieure et supérieure de la cuisse.

Résumé du plexus lombaire.

a). *Br. collatérales*...	N. gr. abdomino-génital	...	{ r. abdominal. { r. génital.
	N. pet. abdomino-génital	...	{ r. abdominal. { r. génital.
	N. fémoro-cutané.	.....	{ r. fessier. { r. fémoral.
	N. génito-crural	......	{ r. génital. { r. crural.
b). *Br. terminales* ...	{ N. OBTURATEUR { N. CRURAL (*voy. plus loin*, p. 833).		

Variétés. — Le *grand abdomino-génital* s'anastomose fréquemment avec le douzième nerf intercostal dans l'épaisseur de la paroi abdominale, un peu au-dessus de la crête iliaque. — Il fournit quelquefois un rameau cutané plus ou moins développé pour la région fessière (voy., à propos de cette branche, HOLL, *Ueber die Lindennerven*, in Wiener med. Jahrbücher, 1880).

Le *petit abdomino-génital* est quelquefois fort grêle. — On l'a vu manquer (HIRSCHFELD).

Le *fémoro-cutané* se détache quelquefois du nerf crural. — Sa branche fessière peut manquer : elle est suppléée, dans ce cas, par le rameau cutané fessier du nerf grand abdomino-génital, ou bien par quelques filets qui se détachent du fémoro-cutané à 10 ou 12 centimètres au-dessous de l'arcade crurale et se portent à la fesse par un trajet récurrent. — J'ai vu le nerf manquer totalement : il était suppléé, dans ce cas, pour sa branche fessière par le rameau cutané fessier du grand abdomino-génital, pour sa branche fémorale par le nerf génito-crural. — Je l'ai vu plusieurs fois recevoir, avant sa bifurcation, une anastomose du nerf crural.

Le *génito-crural* peut s'anastomoser (HIRSCHFELD) avec l'un des ganglions lombaires du grand sympathique. — Il se divise quelquefois, dans l'épaisseur même du psoas, en rameau crural et rameau génital. — On a vu le rameau génital, plus développé que d'habitude, remplacer les rameaux génitaux des branches abdomino-génitales. — Par contre, la branche crurale peut être fort grêle ou manquer entièrement. — Il n'est pas rare de voir le génito-crural fournir un filet vasculaire à l'artère iliaque externe.

§ II. — BRANCHES TERMINALES DU PLEXUS LOMBAIRE (fig. 951).

Les branches terminales du plexus lombaire sont au nombre de deux seulement : le *nerf obturateur* et le *nerf crural*. Le nerf lombo-sacré, que certains auteurs décrivent comme une troisième branche terminale du plexus lombaire, me paraît devoir être considéré plutôt comme une branche d'origine du plexus sacré ; nous le retrouverons, dans le paragraphe suivant, en décrivant ce dernier plexus.

1° **Nerf obturateur** (6). — Le nerf obturateur se détache à la fois des deuxième, troisième et quatrième nerfs lombaires par autant de racines qui

descendent en avant et en dedans du nerf crural et se réunissent à angle aigu dans l'épaisseur même du psoas. Ainsi constitué, le tronc du nerf obturateur émerge sur le côté interne du psoas, croise l'articulation sacro-iliaque, passe dans l'angle de bifurcation de l'artère iliaque primitive, longe ensuite le détroit supérieur du bassin et s'échappe de cette cavité par la gouttière sous-pubienne, pour arriver à la partie antéro-interne de la cuisse.

Dans son trajet abdominal et pelvien, le nerf obturateur ne fournit aucune branche collatérale ; au sortir de la gouttière sous-pubienne, il se partage en cinq rameaux terminaux, savoir (fig. 954, 9) :

a. Un *rameau pour l'obturateur externe*, généralement double, qui se perd sur la face antérieure de ce muscle.

b. Un *rameau pour le droit interne ;* ce rameau passe sous le pectiné et s'épanouit, avant de pénétrer dans le muscle droit interne, en des filets toujours multiples dont les uns remontent vers les origines de ce muscle, tandis que les autres descendent le long de sa face interne.

c. Un *rameau pour le moyen adducteur*, qui se perd dans la face profonde de ce muscle. De ce rameau s'échappe un filet, dit *anastomòtique*, qui descend tantôt en avant, tantôt en arrière du moyen adducteur et qui vient s'anasto-moser, un peu au-dessous de l'anneau du troisième adducteur, avec le saphène interne et avec son accessoire ; ce filet anastomotique envoie constamment (CRUVEILHIER) un ramuscule articulaire à la synoviale du genou.

d. Un *rameau pour le petit adducteur*, qui pénètre dans l'épaisseur de ce muscle.

e. Un *rameau pour le grand adducteur*, qui s'engage entre le petit et le grand adducteur et se distribue à ce dernier muscle par des filets toujours multiples.

2° **Nerf crural** (5). — Le nerf crural, la plus volumineuse des branches du plexus lombaire, tire son origine des deuxième, troisième et quatrième paires lombaires par trois grosses racines qui se réunissent dans l'épaisseur du muscle psoas. Le tronc qui résulte de cette union se dégage de ce dernier muscle au niveau de son côté externe. Il se jette ensuite dans le fond de la gouttière formée par le psoas et l'iliaque et s'échappe du bassin avec ces derniers muscles, en passant au-dessous de l'arcade fémorale (fig. 953, 2). Dans cette première partie de son trajet, le nerf crural est séparé de l'artère iliaque externe par toute l'épaisseur du psoas ; or, comme ce muscle s'atténue pro-gressivement en allant de haut en bas, il s'ensuit que le nerf crural est d'au-tant plus rapproché de l'artère qu'on l'examine en un point plus voisin de l'ar-cade fémorale. Au niveau de cette arcade, artère et nerf ne sont séparés l'un de l'autre que par un tout petit faisceau musculaire doublé en dedans de la bandelette ilio-pectinée (voy. t. I, p. 601).

Dans le bassin, le nerf crural abandonne comme branches collatérales : 1° un rameau interne destiné au muscle psoas ; 2° plusieurs rameaux externes, qui se perdent dans le muscle iliaque.

Arrivé à la cuisse, il se divise immédiatement au-dessous de l'arcade fémorale en quatre branches terminales, disposées de la façon suivante. — Deux de ces branches occupent un plan antérieur; ce sont : en dehors, le *nerf musculo-cutané externe*; en dedans, le *nerf musculo-cutané interne*. — Les deux autres occupent un plan postérieur; ce sont : en dehors, le *nerf du quadriceps*; en dedans, le *nerf saphène interne*. Nous allons étudier séparément chacune de ces branches (fig. 953 et 954).

1° *Nerf musculo-cutané externe*. — Branche terminale superficielle et externe du nerf crural, ce nerf se porte en bas et en dehors entre le psoas iliaque et le couturier et se partage en deux ordres de rameaux, des rameaux musculaires et des rameaux cutanés :

a. Les *rameaux musculaires* se perdent à la face profonde du muscle couturier auquel ils sont destinés : les uns, *rameaux courts*, se distribuent au tiers supérieur de ce muscle; les autres, *rameaux longs*, descendent plus ou moins bas le long de son bord interne et ne le pénètrent qu'au niveau de son tiers moyen ou même de son tiers inférieur.

b. Les *rameaux cutanés* sont au nombre de trois, le perforant supérieur, le perforant moyen, l'accessoire du saphène interne : — Le *rameau perforant supérieur*, situé d'abord au-dessous du couturier, perfore le bord interne de ce muscle et l'aponévrose fémorale dans le tiers supérieur de la cuisse; puis, se portant verticalement en bas parallèlement à la branche fémorale du nerf fémoro-cutané, il fournit de nombreux filets qui se distribuent à la peau de la région antérieure de la cuisse; on peut suivre ces filets jusqu'à la face antérieure de la rotule. —Le *rameau perforant moyen* perfore également d'arrière en avant le bord interne du couturier et l'aponévrose

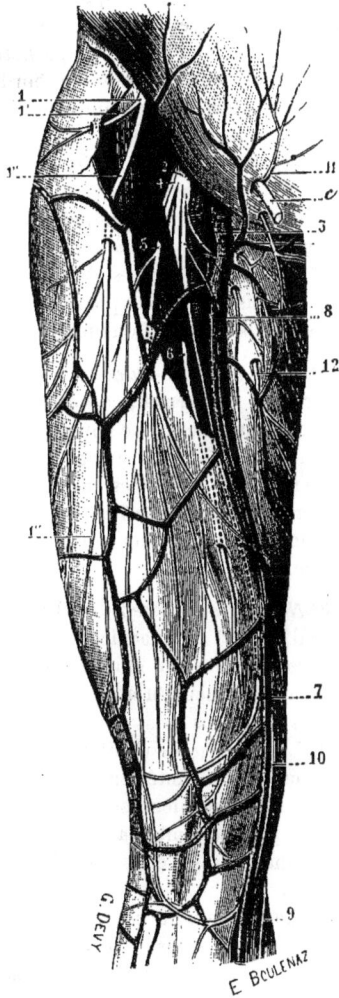

Fig. 953.

Nerfs superficiels de la face antérieure de la cuisse.

1, nerf fémoro-cutané, avec 1′, son rameau fessier; 1″, son rameau fémoral. — 2, nerf crural. — 3, musculo-cutané interne. — 4, musculo-cutané externe. — 5, *perforant supérieur*. — 6, *perforant moyen*. — 7; 7, accessoire du saphène interne. — 8, filet satellite de la veine saphène interne. — 9, rameau jambier du saphène interne. — 10, son rameau rotulien, constituant le *perforant inférieur*. — 11, rameaux géniaux du plexus lombaire. — 12, rameaux cutanés de l'obturateur. — *a*, artère fémorale.— *b*, veine fémorale.— *c*, cordon inguinal.

fémorale, au niveau de la partie moyenne de la cuisse; puis, il se porte en bas et un peu en dedans et se distribue à la peau de la partie antéro-interne de la cuisse jusqu'au genou. — Le *rameau accessoire du saphène interne*, un peu moins volumineux que les deux précédents, en dedans desquels il est situé, se partage, peu après son origine, en deux filets, l'un superficiel, l'autre profond : le *filet superficiel* ou *filet satellite de la veine saphène interne* descend le long du bord interne du couturier; il s'accole à la saphène interne et l'accompagne jusqu'au côté interne de l'articulation du genou, où il s'anastomose avec le nerf saphène interne. Le *filet profond* ou *filet satellite de l'artère fémorale* pénètre dans la gaine des vaisseaux fémoraux et accompagne l'artère jusqu'à l'anneau du troisième adducteur; là, il s'en sépare, traverse l'aponévrose et s'épanouit alors en plusieurs filets, qui s'anastomosent à la fois avec des filets du saphène interne et des filets du nerf obturateur. De ces différentes anastomoses résulte la formation d'un petit plexus, d'où s'échappent de nombreux ramuscules destinés aux téguments de la partie interne du genou.

2° *Nerf musculo-cutané interne*. — Branche terminale superficielle et interne du nerf crural, ce nerf se partage immédiatement après son origine en de nombreux filets, que l'on distingue en rameaux musculaires et en rameaux cutanés. Ces filets traversent la gaine des vaisseaux fémoraux en passant les uns en avant, les autres en arrière de l'artère, et se terminent comme suit : les *rameaux musculaires*, dans les muscles pectiné et moyen adducteur; les *rameaux cutanés*, dans la peau de la partie interne et supérieure de la cuisse.

3° *Nerf du quadriceps*. — Branche terminale profonde et externe du nerf crural, le nerf du quadriceps se divise en quatre rameaux pour chacune des quatre portions du muscle extenseur de la jambe. Ces quatre rameaux, du reste, se détachent du nerf crural tantôt isolément, tantôt par un ou plusieurs troncs communs :

a. Le *rameau du droit antérieur* se porte en bas et en dehors au-dessous du muscle droit antérieur, où il se divise en deux filets : un *filet ascendant*, qui remonte vers les insertions iliaques du muscle; un *filet descendant*, qui longe quelque temps sa face profonde et le pénètre au niveau de sa partie moyenne, après s'être précédemment subdivisé en des ramifications plus ténues.

b. Le *rameau du vaste externe*, se portant également en bas et en dehors, s'engage au-dessous du droit antérieur et se divise en deux filets, dont l'un pénètre la partie supérieure du vaste externe, tandis que l'autre se distribue plus particulièrement à sa partie moyenne; de ce dernier filet se détache un ramuscule destiné à l'articulation du genou.

c. Le *rameau du vaste interne* se portant obliquement en bas et un peu en dedans, chemine parallèlement au nerf saphène interne, en dehors duquel il est situé et avec lequel on pourrait facilement le confondre au premier abord. Mais tandis que le saphène, nerf sensitif, gagne le côté interne du genou, le rameau du vaste interne, nerf moteur, se perd dans le vaste interne au voisinage de l'anneau du troisième adducteur. — Chemin faisant, le nerf du vaste interne fournit ordinairement : un *filet osseux*, qui pénètre dans le canal nourricier du fémur ; plusieurs *filets périostiques*, qui se ramifient dans le périoste du fémur et de la rotule ; et, enfin, quelques *filets articulaires*, qui se perdent sur le côté interne de l'articulation du genou.

d. Le *rameau du crural* naît le plus souvent du nerf du vaste interne. Il descend verticalement en bas, s'engage dans l'interstice qui sépare les deux vastes et se divise en deux ou trois filets qui se perdent sur la surface antérieure du muscle crural (t. I, p. 699). L'un de ces filets, plus long que les autres, peut être suivi jusqu'au muscle sous-crural et, plus loin encore, jusque dans la synoviale de l'articulation du genou.

4° *Nerf saphène interne.* — Branche terminale profonde et interne du nerf crural, ce nerf se porte dès son origine en bas et en dedans, sur le côté externe de la gaine des vaisseaux fémoraux. Puis, il s'engage dans cette gaine à l'union du tiers supérieur avec le tiers moyen de la cuisse et chemine alors sur la face antérieure de l'artère fémorale jusqu'à l'anneau du troisième adducteur. Chemin faisant, il fournit un *filet articulaire* pour le genou (CRUVEILHIER) et deux *filets cutanés* qui, perforant l'aponévrose fémorale entre le couturier et le droit interne, viennent se distribuer à la peau de la partie inférieure et postérieure de la cuisse. Arrivé à l'anneau du troisième adducteur, le nerf saphène interne s'échappe de la gaine vasculaire par un petit orifice qui lui est propre. Il se place alors au-dessous du muscle couturier et se

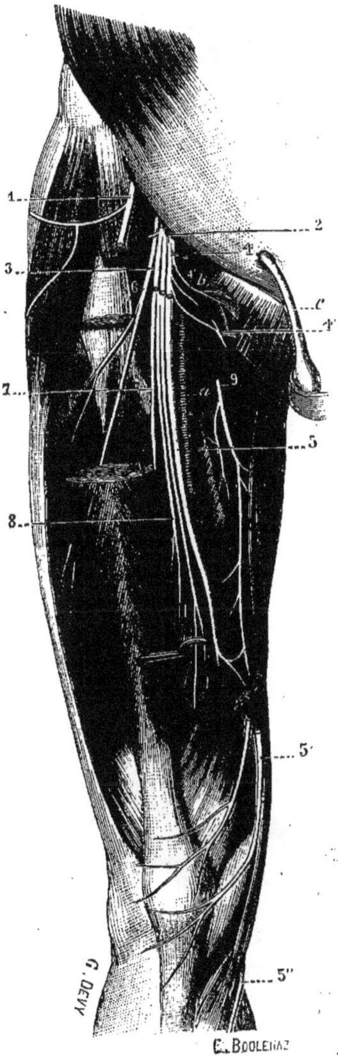

Fig. 954.
Nerfs profonds de la face antérieure de la cuisse.

1, nerf fémoro-cutané avec ses deux rameaux. — 2, nerf crural. — 3, musculo-cutané interne avec 4', son rameau musculaire, et 4", son rameau cutané. — 5, nerf saphène interne, avec 5', son rameau rotulien et 5", son rameau jambier. — 6, nerf du vaste externe. — 7, nerf du droit antérieur. — 8, nerf du vaste interne. — 9, nerf obturateur. — *a*, artère fémorale. — *b*, veine fémorale. — *c*, cordon inguinal et testicule.

divise, au niveau du condyle interne du fémur, en deux *rameaux termi-naux*, le rameau rotulien et le rameau jambier (fig. 955, 3 et 3') :

a. Le *rameau rotulien* est situé tout d'abord au-dessous du couturier. Il perfore ensuite ce muscle d'arrière en avant, constituant ainsi le troisième rameau perforant de la cuisse ou *rameau perforant inférieur*. Arrivé à la peau, il se dirige obliquement en bas, en avant et en dehors, en décrivant en avant de la rotule une espèce d'anse à concavité dirigée en haut. Finalement, il s'épanouit en de nombreux filets divergents qui se distribuent à la peau de la région rotulienne.

b. Le *rameau postérieur*, continuant la direction du saphène interne, chemine tout d'abord entre le couturier qui est en dehors et le droit interne qui est en dedans. Il croise ensuite obliquement le tendon de ce dernier muscle, traverse l'aponévrose jambière et s'accole, à partir de ce moment, à la veine saphène interne avec laquelle il descend verticalement jusqu'à la partie interne du cou-de-pied. Dans son trajet, le rameau jambier abandonne de nombreuses branches collatérales qui se distribuent à la peau de la moitié interne de la jambe. Il se termine, au niveau du cou-de-pied, en fournissant quelques filets articulaires pour l'articulation tibio-tarsienne et des filets cutanés qui se ramifient le long du bord interne du pied, jusqu'à la racine du gros orteil.

En résumé, le nerf crural, nerf mixte comme presque tous les nerfs des membres, fournit des rameaux musculaires et des rameaux cutanés :

a. Ses *rameaux musculaires* se rendent aux muscles psoas iliaque, pectiné, moyen adducteur, grand droit antérieur de la cuisse, vaste interne, vaste externe et crural.

b. Ses *rameaux cutanés* président à la sensibilité de la peau : 1° de la partie antérieure et interne de la cuisse; 2° de la partie antérieure et interne de l'articulation du genou; 3° de la moitié interne de la jambe et du bord interne du pied.

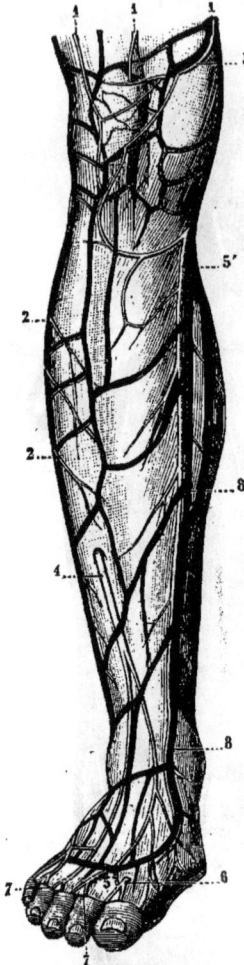

Fig. 955.

Nerfs superficiels de la face antérieure de la jambe.

1, 1, 1, rameaux nerveux superficiels, descendant de la cuisse. — 2, rameaux du cutané péronier. — 3, rameau rotulien et 3', rameau jambier du nerf saphène interne. — 4, nerf musculo-cutané. — 5, son anastomose avec 6, le tibial antérieur. — 7, nerfs collatéraux des doigts. — 8, 8, veine saphène interne.

Résumé du nerf crural.

a). *Br. collatérales.*	{ r. pour le psoas.		
	{ r. pour l'iliaque.		

b). *Br. terminales.*

- N. musculo-cutané ext. . . { r. musculaires.
  { r. cutanés. . { *perforant supérieur.*
  { *perforant moyen.*
  { access^re du saphène int.
- N. musculo-cutané int. . . { r. musculaires.
  { r. cutanés.
- N. du quadriceps . . . . . { r. du droit antérieur.
  { r. du vaste externe.
  { r. du vaste interne.
- N. saphène interne . . . { r. rotulien ou *perforant inférieur.*
  { r. jambier.

Variétés. — 1° *Nerf obturateur.* — Il envoie parfois un filet articulaire à la hanche. — RAUBER décrit un filet osseux qui pénètre dans le fémur par le trou nourricier de cet os. — HYRTL a observé un rameau long et grêle qui traversait d'avant en arrière le grand adducteur, arrivait dans le creux poplité et se terminait dans l'articulation du genou.

2° *Nerf obturateur accessoire.* — Signalé pour la première fois par SCHMIDT (*Comment. d. nerv. lumb.*, 1794), ce rameau, qu'on rencontre de dix à douze fois pour cent, se détache soit de la troisième lombaire (CRUVEILHIER), soit du tronc même de l'obturateur. Il longe le bord interne du psoas, passe au-dessus de la branche horizontale du pubis, arrive sous le pectiné, s'y anastomose en anse avec l'obturateur qui débouche par le trou sous-pubien et finalement se distribue au pectiné, au grand adducteur et à l'articulation de la hanche. — CRUVEILHIER a vu cet obturateur accessoire s'anastomoser avec le saphène interne.

3° *Nerf crural.* — DUBRUEIL l'a vu passer entre l'artère et la veine fémorale. — Il envoie très fréquemment (normalement d'après LUSCHKA) un rameau au tenseur du fascia lata. — Le *saphène interne* passe quelquefois avec l'artère par l'anneau du troisième adducteur, arrive dans le creux poplité et traverse de nouveau, cette fois d'arrière en avant, les insertions fémorales du grand adducteur pour poursuivre son trajet ultérieur conformément à la description classique. — Le *rameau perforant inférieur* peut ne pas perforer le couturier; le nombre des perforants est, dans ces cas, réduit à deux (disposition fréquente). — Il peut provenir d'une branche du musculo-cutané externe. — Le saphène interne se prolonge quelquefois sur le gros orteil en formant le collatéral dorsal interne de cet orteil.

ARTICLE VI

PLEXUS SACRÉ

(*Branches antérieures du 5e nerf lombaire et des 1er, 2e, 3e et 4e nerfs sacrés.*)

On donne le nom de plexus sacré à l'entrelacement nerveux que forment, avant leur distribution périphérique, les branches antérieures de la dernière paire lombaire et des quatre premières paires sacrées.

Mode de constitution du plexus. — Pour constituer le plexus, les cinq branches précitées se comportent comme suit :

La *branche antérieure de la cinquième lombaire*, grossie de l'anastomose que lui envoie la quatrième, se porte obliquement en bas et un peu en dehors vers la grande échancrure sciatique : c'est le *nerf lombo-sacré.*

La *branche antérieure de la première paire sacrée* se porte également en bas et en dehors en longeant le bord supérieur du muscle pyramidal et se fusionne, au niveau de la grande échancrure sciatique, avec le nerf lombo-sacré.

La *branche antérieure de la deuxième paire sacrée* se fusionne de même,

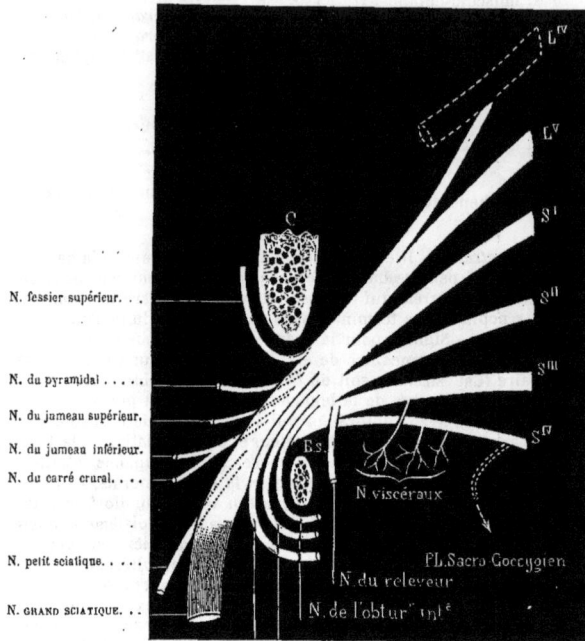

Fig. 956.

Schéma indiquant le mode de constitution du plexus sacré.

L^{IV}, L^{V}, quatrième et cinquième paires lombaires. — S$_I$, S^{II}, S^{III}, S^{IV}, première, deuxième, troisième et quatrième paires sacrées. — *C*, os coxal. — *Es*, épine sciatique.

et toujours au niveau de la grande échancrure sciatique, avec les deux branches précédentes.

La *branche antérieure de la troisième paire sacrée*, à peu près transversale, chemine le long du bord inférieur du pyramidal et s'unit à son tour avec les branches qui sont placées au-dessus d'elle.

La *branche antérieure de la quatrième paire sacrée*, enfin, se partage au sortir du trou sacré antérieur en deux rameaux : un rameau ascendant, qui s'unit à angle aigu avec le troisième nerf sacré; un rameau descendant, qui se porte vers le cinquième. Ce dernier rameau ne participe en rien à la constitution du plexus sacré; il appartient au plexus sacro-coccygien.

Il résulte de cette description sommaire que le plexus sacré nous présente, relativement aux autres plexus, la plus grande simplicité. Ce n'est point une intrication irrégulière à laquelle semble n'avoir présidé que le caprice, ce n'est point un échange réciproque de fibres entre des branches nerveuses qui se décomposent et se reconstituent plus loin avec des éléments nouveaux; c'est un ensemble fort simple de cinq branches progressivement décroissantes qui convergent vers un même point et s'y fusionnent.

Ainsi constitué, le plexus sacré affecte la forme d'un triangle dont la base correspond à la ligne verticale qui unit le dernier trou de conjugaison de la colonne lombaire au quatrième trou sacré antérieur, et dont le sommet est placé en avant de la grande échancrure sciatique.

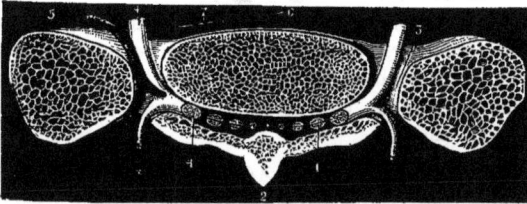

Fig. 957.

Coupe transversale du sacrum pratiquée au niveau du troisième trou sacré, pour montrer les deux branches de bifurcation des nerfs sacrés.

1, canal sacré, avec les derniers nerfs rachidiens coupés en travers. — 2, crête sacrée. — 3, troisième trou sacré. — 4, troisième nerf sacré sortant du canal sacré, avec 4', sa branche antérieure passant par le trou sacré antérieur ; 4'', sa branche postérieure passant par le trou sacré postérieur. — 5, artère sacrée latérale. — 6, artère sacrée moyenne. — 7, anastomose transversale jetée entre les deux artères. — 8, branche dorso-spinale destinée au canal sacré et aux gouttières sacrées. — 8', le rameau dorsal débouchant du trou sacré postérieur.

Situation et rapports. — Profondément situé dans l'excavation pelvienne, le plexus sacré repose en arrière sur le muscle pyramidal dont les faisceaux d'origine le séparent du sacrum. En avant, il est recouvert par l'aponévrose pelvienne supérieure. En dedans, il est en rapport avec le rectum. En dehors, il répond aux vaisseaux hypogastriques.

Anastomoses. — Le plexus sacré est relié :

a. Au plexus lombaire, par la grosse branche qui, du quatrième nerf lombaire, descend vers le cinquième pour former le tronc lombo-sacré ;

b. Au plexus sacro-coccygien, par le rameau descendant de la branche antérieure du quatrième nerf sacré ;

c. Au grand sympathique, par de nombreux filets que nous retrouverons plus loin (voy. *Grand sympathique*) et qui des branches constitutives du plexus se rendent aux ganglions sacrés.

Distribution. — Le plexus sacré fournit de nombreuses *branches collatérales*, et une seule *branche terminale*, le nerf grand sciatique.

§ I. — Branches collatérales du plexus sacré

Les branches collatérales, au nombre de dix, se divisent, d'après leur origine sur le plexus et aussi d'après leur direction, en *branches antérieures* et *branches postérieures*.

A. — Branches collatérales antérieures (fig. 958).

Les branches collatérales antérieures sont au nombre de cinq, savoir : le *nerf de l'obturateur interne*, le *nerf anal* ou *hémorrhoïdal*, le *nerf du releveur de l'anus*, le *nerf honteux interne*, les *nerfs viscéraux*. Tous ces nerfs se distribuent soit à des organes contenus dans le bassin, soit au périnée.

1° **Nerf de l'obturateur interne.** — Le nerf de l'obturateur interne naît de la face antérieure du sommet du plexus. Il sort du bassin par la grande échancrure sciatique, contourne l'épine sciatique, rentre de nouveau dans le bassin par la petite échancrure sous-jacente, remonte vers le muscle obturateur interne et s'épanouit enfin en de nombreux rameaux qui se perdent sur la face interne de ce muscle.

2° **Nerf anal ou hémorrhoïdal.** — Ce nerf se détache du bord inférieur du plexus, à côté du nerf honteux interne avec lequel il est souvent confondu à son origine. Comme le précédent, il sort du bassin par la grande échancrure sciatique, contourne l'épine sciatique et se dirige ensuite vers l'anus, en cheminant dans le tissu cellulo-graisseux de la fosse ischio-rectale. En atteignant l'anus, il se divise en de nombreux filets divergents qui se terminent les uns sur le sphincter anal, les autres dans la peau qui recouvre ce muscle.

3° **Nerf du releveur de l'anus.** — C'est un rameau long et grêle, souvent double, qui se détache de la partie antérieure du plexus sacré, longe quelque temps la face supérieure du muscle ischio-coccygien et se perd par trois ou quatre filets sur la face interne du muscle releveur de l'anus.

4° **Nerf honteux interne.** — Ce nerf est le plus volumineux des branches antérieures du plexus sacré. Il naît du bord inférieur du plexus, tout près de son sommet et s'échappe du bassin, avec l'artère honteuse interne, par la partie inférieure de la grande échancrure sciatique. Il contourne alors l'épine sciatique et, rentrant de nouveau dans le bassin par la petite échancrure située au-dessous, il vient se placer sur la face interne de la tubérosité de l'ischion où il se divise en deux branches terminales, l'une inférieure ou périnéale, l'autre supérieure ou pénienne.

a. *Branche inférieure* ou *périnéale*. — La branche inférieure ou périnéale descend vers la portion postérieure du périnée. Elle abandonne tout d'abord quelques filets à la partie antérieure du sphincter anal (muscle et peau sus-jacente), et un rameau plus volumineux qui se perd dans la peau du pli fémoro-périnéal. Puis, il se partage en deux rameaux, un *rameau superficiel* et un *rameau profond* :

Le *rameau superficiel* ou *cutané* se porte obliquement en avant et en dedans entre l'aponévrose périnéale superficielle et la peau. Après avoir fourni quelques ramuscules aux téguments de la portion antérieure du périnée, il s'épanouit en de nombreux filets qui se distribuent à la peau du scrotum et de la face inférieure de la verge.

.Le *rameau profond*, encore appelé *musculo-uréthral*, s'engage au-dessus du muscle transverse, qu'il perfore quelquefois, et vient se placer alors dans le triangle ischio-bulbaire, qui est formé, comme on le sait, par le muscle transverse en arrière, l'ischio-caverneux en dehors, le bulbo-caverneux en dedans.

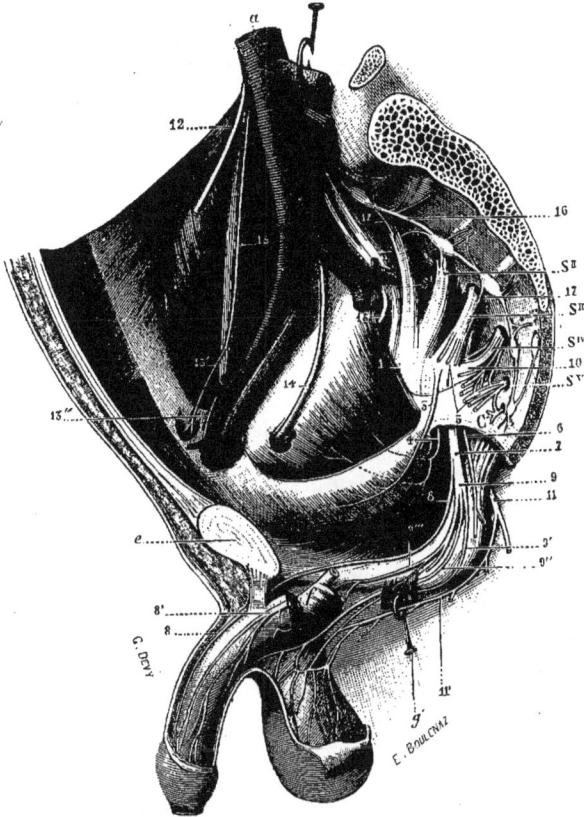

Fig. 958.

Plexus sacré du côté droit avec ses branches.

S^I, S^{II}, S^{III}, S^{IV}, S^V, branches antérieures des premier, deuxième, troisième, quatrième et cinquième nerfs sacrés. — C, nerf coccygien. — 1, plexus sacré, auquel aboutit 2, le nerf lombo-sacré. — 3, nerf du releveur de l'anus. — 4, nerf de l'obturateur interne. — 5, nerfs viscéraux. — 6, nerf hémorrhoïdal. — 7, nerf honteux interne; 8, sa branche supérieure ou nerf dorsal de la verge; 8', le nerf dorsal du côté opposé; 9, sa branche inférieure ou périnéale, avec 9', son rameau fémoro-périnéal; 9'', son rameau de bifurcation superficiel; 9''', son rameau de bifurcation profond. — 10, plexus sacro-coccygien. — 11, nerf petit sciatique, avec 11', son rameau périnéal. — 12, nerf fémoro-cutané. — 13, nerf génito-crural, avec 13', son rameau génital; 13'', son rameau crural. — 14, nerf obturateur. — 15, nerf fessier supérieur. — 16, portion sacrée du grand sympathique. — 17, 18, rami communicantes. — a, aorte; b, artère iliaque primitive; c, iliaque interne; d, iliaque externe; e, symphyse pubienne; f, bulbe de l'urèthre; g, muscle transverse du périnée.

Tout d'abord, il donne des rameaux à chacun de ces trois muscles. Il fournit ensuite deux rameaux sensitifs, savoir : 1° un *filet bulbaire*, qui pénètre dans le bulbe, avec l'artère bulbaire, pour se distribuer de là à la muqueuse de l'urèthre; 2° un *filet uréthral*, filet long et grêle, qui longe la ligne médiane entre le bulbe et le muscle bulbo-caverneux ; ce dernier filet que l'on peut suivre jusqu'à la base du gland, abandonne sur son trajet de nombreux ramuscules à la portion spongieuse de l'urèthre.

b. *Branche supérieure* ou *pénienne*. — Cette branche, que l'on désigne encore sous le nom de *nerf dorsal de la verge*, continue le trajet du nerf honteux interne. Elle se porte en haut et en avant en longeant le côté interne des branches ischio-pubiennes, perfore au-dessous du pubis le ligament sous-pubien et vient se placer alors à la face dorsale de la verge, dans la gouttière antéro-postérieure que forment par leur adossement les deux corps caverneux. Elle s'étend ainsi jusqu'au gland. Chemin faisant, elle fournit en dehors de nombreux rameaux collatéraux qui s'étalent sur les corps caverneux et se perdent, en partie dans les corps caverneux eux-mêmes, en partie dans la peau qui les recouvre. Elle se termine enfin dans le gland par des filets très déliés, dont les divisions ultimes s'épuisent pareillement, d'une part dans le tissu spongieux de cet organe, d'autre part dans la muqueuse qui l'enveloppe.

Chez la femme, le nerf honteux interne, beaucoup moins développé que chez l'homme, se divise également en deux branches, l'une inférieure, l'autre supérieure : *a.* la *branche inférieure* ou *périnéale*, après avoir fourni des rameaux aux trois muscles transverse, ischio-clitoridien et constricteur du vagin, abandonne quelques filets au canal de l'urèthre et au bulbe du vagin, et vient se terminer dans la peau des grandes lèvres ; *b.* la *branche supérieure*, devenant ici la *branche clitoridienne*, se distribue aux corps caverneux du clitoris.

5° Nerfs viscéraux. — Ces nerfs, fort grêles et fort variables en nombre, naissent principalement du troisième nerf sacré et de la branche ascendante du quatrième. Ils se portent en avant sur les parties latérales du rectum et du bas-fond de la vessie et se réunissent avec de nombreux rameaux issus du sympathique, pour constituer le *plexus hypogastrique* que nous décrirons ultérieurement (voy. *Grand sympathique*).

B. — Branches collatérales postérieures (fig. 959).

Les branches collatérales postérieures sont au nombre de cinq, savoir : le *nerf fessier supérieur*, le *nerf du pyramidal*, le *nerf du jumeau supérieur*, le *nerf du jumeau inférieur et du carré crural*, le *nerf fessier inférieur* ou *petit sciatique*.

1° Nerf fessier supérieur (2). — Il naît du bord supérieur du tronc lombo-sacré un peu avant son union avec le premier nerf sacré. Se portant de là en avant et en dehors, il sort du bassin entre le bord supérieur du pyramidal et la partie la plus élevée de la grande échancrure sciatique, se réfléchit sur cette échancrure pour se porter en haut entre le moyen fessier et le petit fessier, et se partage alors en deux rameaux, un rameau supérieur et un rameau inférieur :

a. Le *rameau supérieur* contourne la ligne courbe antérieure de l'os coxal, entre le moyen fessier et le petit fessier, et se distribue à l'un et à l'autre de ces deux muscles.

b. Le *rameau inférieur* se porte transversalement de dedans en dehors, également entre le moyen fessier et le petit fessier, abandonne quelques filets à ces deux muscles et vient se terminer dans le muscle tenseur du fascia lata.

2° **Nerf du pyramidal** (3). — C'est un rameau très court qui se détache de la face postérieure du plexus, en regard du troisième nerf sacré, et se perd dans la face antérieure du muscle pyramidal immédiatement après sa sortie du bassin.

3° **Nerf du jumeau supérieur** (4). — C'est un simple ramuscule qui se détache de la partie postérieure du plexus, tout près de son sommet et se perd, après un très court trajet, à la face profonde du muscle jumeau supérieur.

4° **Nerf du jumeau inférieur et du carré crural** (5). — Ce nerf se sépare du plexus à côté du précédent, dont il se distingue par son volume plus considérable et par la longueur plus grande de son trajet. Après être sorti du bassin par la partie inférieure de la grande échancrure sciatique, il se porte verticalement en bas, en avant du jumeau supérieur et de l'obturateur interne, qui le séparent du nerf grand sciatique. Il croise ensuite la face profonde du jumeau inférieur auquel il abandonne un filet, fournit quelques ramuscules à l'ischion, un filet très grêle à l'articulation de la hanche et finalement se distribue au muscle carré crural qu'il pénètre par sa face antérieure.

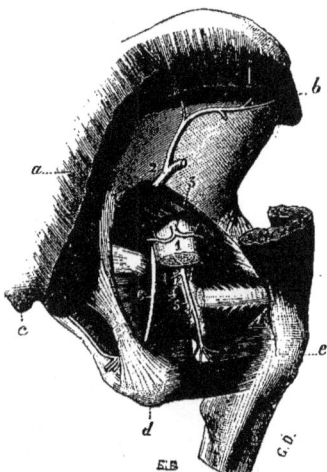

Fig. 959.

Nerfs des muscles de la fesse.

1, nerf grand sciatique. — 2, nerf fessier supérieur. — 3, nerf du pyramidal. — 4, nerf du jumeau supérieur. — 5, nerf du jumeau inférieur et du carré crural. — 6, nerf honteux interne. — *a*, grand fessier. — *b*, moyen fessier. — *c*, coccyx. — *d*, ischion. — *e*, grand trochanter.

5° **Nerf fessier inférieur ou petit sciatique** (fig. 960 et 961). — Il naît de la partie postérieure et inférieure du plexus sacré, soit par une racine unique, soit par plusieurs racines distinctes. Il sort du bassin par la partie inférieure de la grande échancrure sciatique, au-dessous du bord inférieur du muscle pyramidal, et à côté du nerf grand sciatique sur la face postérieure duquel il est situé. Suivant alors un trajet verticalement descendant, il croise l'ischion qui est en avant, le grand fessier qui est en arrière ; il chemine ensuite entre le groupe musculaire de la face postérieure de la cuisse et l'aponévrose superficielle, et descend ainsi jusqu'au creux poplité où il se termine.

Rameaux collatéraux. — Dans ce trajet, le nerf petit sciatique fournit, comme rameaux collatéraux, des rameaux fessiers, un rameau périnéal, des rameaux fémoraux :

a. Les *rameaux fessiers* se séparent du nerf petit sciatique immédiatement

53****

au-dessous du pyramidal et se distribuent par des filets nombreux et divergents à la face profonde du muscle grand fessier. Un certain nombre, cependant, perforent ce muscle ou contournent de bas en haut son bord inférieur pour venir se distribuer à la peau de la région fessière.

b. Le *rameau périnéal* naît un peu au-dessous des rameaux précédents. S'infléchissant en dedans, il se porte vers le pli cutané qui sépare le périnée de la cuisse et le suit dans toute son étendue, en décrivant une longue courbe à concavité dirigée en haut. Chemin faisant, il fournit quelques filets cutanés à la fesse, au périnée et à la partie interne et supérieure de la cuisse et vient se terminer dans la peau du scrotum chez l'homme, de la grande lèvre chez la femme. Ce rameau périnéal du petit sciatique s'anastomose constamment, au niveau du scrotum ou des grandes lèvres, avec le rameau périnéal superficiel du nerf honteux interne (p. 835).

c. Les *rameaux fémoraux*, très variables en nombre mais toujours fort nombreux, se détachent du nerf petit sciatique à des hauteurs diverses et se dirigent les uns en dedans, les autres en dehors. Peu après leur origine, ils perforent d'avant en arrière l'aponévrose superficielle et se distribuent par des filets divergents à la peau de la région postérieure de la cuisse.

Rameaux terminaux. — Arrivé au creux poplité, le nerf petit sciatique perfore lui aussi l'aponévrose et devient sous-cutané. Il se divise généralement alors en deux rameaux terminaux : l'un de ces rameaux, remarquable par sa ténuité, se distribue à la peau de la partie postérieure et supérieure de la jambe ; l'autre beaucoup plus long, s'accole à la veine saphène externe, qu'il accompagne jusqu'à la moi-

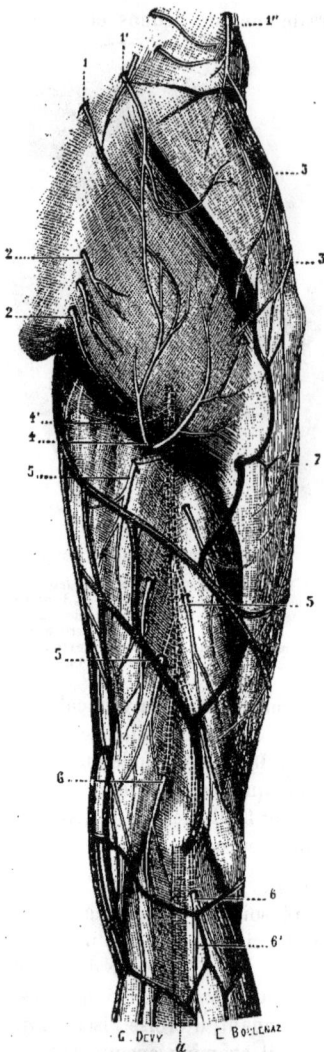

Fig. 960.

Nerfs superficiels de la région fessière et de la face postérieure de la cuisse.

1, 1', 1'', rameaux du plexus lombaire. — 2, 2, branches postérieures des nerfs sacrés. — 3, 3, rameaux fessiers du nerf fémoro-cutané. — 4, rameaux fessiers et 4', rameau périnéal du petit sciatique. — 5, rameaux fémoraux du même nerf. — 6, 6, ses deux branches terminales, avec 6', nerf satellite de la veine saphène externe. — 7, rameaux fémoraux du fémoro-cutané. — *a*, veine saphène externe, placée dans un dédoublement de l'aponévrose superficielle.

tié inférieure de la jambe; il s'anastomose à ce niveau avec le nerf saphène externe.

En résumé, le nerf petit sciatique, à la fois moteur et sensitif:

a. Innerve un seul muscle, le grand fessier.

b. Préside à la sensibilité cutanée : 1° d'une partie du périnée et du scrotum (grande lèvre chez la femme); 2° de la partie inférieure de la région fessière; 3° de la face postérieure de la cuisse; 4° de la partie supérieure et postérieure de la jambe.

Résumé du plexus sacré.

	N. de l'obturateur interne.			
	N. anal ou hémorrhoïdal.			
	N. du releveur de l'anus.			
a). *Br. collat. antérieures.*	N. honteux interne.	*br. inf*re.	{ r. cutané. { r. musculo-uréthral.
		*br. sup*re.	{ r. des corps caverneux. { r. du gland.
	N. viscéraux.			
	N. fessier supérieur.			
	N. du pyramidal.			
	N. du jumeau supérieur.			
b). *Br. collat. postérieures.*	N. du jumeau inférieur et du carré crural.			
	N. fessier inférieur...	*br. collat*es..	{ r. fessiers. { r. périnéal { r. fémoraux.
		*br. term*les..	r. jambiers.
c). *Br. terminales.*	NERF GRAND SCIATIQUE (*voy.* p. 844).			

Variétés. — Les variétés offertes par les branches collatérales du plexus sacré sont d'une bien médiocre importance : le *nerf fessier supérieur* peut s'anastomoser soit avec le grand sciatique, soit avec le fessier inférieur, quelquefois avec l'un et l'autre en même temps (WEBER). — QUAIN l'a vu envoyer un filet au pyramidal. — Le rameau destiné au grand fessier peut former un nerf distinct du petit nerf sciatique, qui le fournit normalement (VALENTIN). — Le *nerf anal* se détache quelquefois du nerf honteux interne.

§ II. — BRANCHE TERMINALE DU PLEXUS SACRÉ
OU NERF GRAND SCIATIQUE

Le plexus sacré ne fournit qu'une seule branche terminale, le *nerf grand sciatique*. Ce nerf suit à la face postérieure de la cuisse un trajet vertical et conserve son individualité et son nom jusqu'au sommet du losange poplité. Là, il se partage en deux branches, légèrement divergentes, que l'on désigne sous les noms de *nerf sciatique poplité interne* et *nerf sciatique poplité externe*. Ces deux nerfs, à la fois sensitifs et moteurs, comme le grand sciatique dont ils émanent, descendent jusqu'au pied et vont même jusqu'aux orteils. Mais le sciatique poplité interne, au cours de son trajet, change de nom : au-dessous de l'anneau du soléaire, il devient le *nerf tibial postérieur*.

Nous étudierons donc successivement : 1° le nerf grand sciatique proprement dit; 2° le nerf sciatique poplité externe; 3° le nerf sciatique poplité interne; 4° le nerf tibial postérieur.

A. — Nerf grand sciatique proprement dit (fig. 961).

Le nerf grand sciatique, seule branche terminale du plexus sacré, continue en dehors le sommet de ce plexus. C'est le nerf le plus long et le plus
volumineux du corps humain; on dirait que toutes les branches du plexus
sacré convergent les unes vers les autres et se réunissent pour le constituer.

Trajet. — Immédiatement après son origine, il sort du bassin par la partie
la plus inférieure de la grande échancrure sciatique, entre le pyramidal et le
jumeau supérieur, tout à côté du nerf petit sciatique et des deux artères ischiatique et honteuse interne. Il arrive ainsi à la région fessière. S'incurvant alors
de haut en bas, il descend verticalement dans une gouttière profonde que
lui forment l'ischion en dedans et le grand trochanter en dehors. Au sortir de
cette gouttière, il s'insinue au-dessous de la longue portion du biceps et
chemine ensuite le long de la face postérieure de la cuisse jusqu'au sommet
du creux poplité (quatre travers de doigt au-dessus de l'articulation du genou),
où il se partage en ses deux branches terminales.

Rapports. — Dans ce long trajet, le nerf grand sciatique présente les
rapports suivants :

a. *A la région fessière*, il est recouvert en arrière par les faisceaux inférieurs du muscle grand fessier ; il repose en avant sur les deux jumeaux et
sur le carré crural qu'il croise à angle droit. Il affecte encore, dans cette
même région, des rapports intimes avec le nerf petit sciatique et l'artère
ischiatique, qui suivent, en arrière de lui, un trajet sensiblement parallèle.

b. *A la cuisse*, le nerf grand sciatique longe la ligne âpre et entre ainsi en
relation en avant avec les faisceaux d'origine du grand adducteur et de la
courte portion du biceps. En arrière, il est d'abord recouvert par la longue
portion du biceps qui le croise obliquement de haut en bas et de dedans en
dehors; plus bas, il se rapproche du bord externe du muscle demi-membraneux et chemine alors, jusqu'au creux poplité, dans une espèce de gouttière
longitudinale que lui forment la longue portion du biceps en dehors, le demi-
tendineux et le demi-membraneux en dedans.

Comme le nerf médian, le nerf grand sciatique porte sur l'une de ses faces,
la face profonde généralement, une artère nourricière qui émane de l'artère
ischiatique : elle prend le nom d'*artère du grand sciatique* et accompagne
le cordon nerveux jusqu'au creux poplité.

Branches collatérales. — Le nerf sciatique fournit au cours de son trajet cinq
rameaux musculaires destinés aux muscles de la région postérieure de la
cuisse. Ces rameaux qui se détachent de la partie supérieure du sciatique, tantôt isolément, tantôt par des troncs communs, sont :

1° Le *nerf de la longue portion du biceps*, branche longue et grêle, qui se
porte en dehors et se perd par des filets multiples à la face profonde du chef
ischiatique du muscle biceps.

2° Le *nerf de la courte portion du biceps*, qui se dirige également en dehors et pénètre, au niveau de son tiers supérieur, la portion fémorale de ce même muscle.

3° Le *nerf du demi-tendineux*, qui gagne la face antérieure de ce muscle, la suit pendant un certain temps et finalement la pénètre dans le tiers inférieur de la cuisse.

4° Le *nerf du demi-membraneux*, tantôt simple, tantôt double, qui pénètre également le muscle par sa face antérieure ou profonde.

5° Le *nerf du grand adducteur*, qui se porte obliquement en bas et en dedans, et se perd en filets grêles et divergents dans la moitié inférieure du grand adducteur; nous avons déjà vu (p. 828) que ce muscle recevait ses rameaux principaux du nerf obturateur.

A ces branches musculaires, fournies par le nerf grand sciatique, il convient d'ajouter des *rameaux articulaires*. Ces rameaux se divisent en supérieurs et inférieurs : — les *rameaux articulaires supérieurs* se détachent de l'extrémité supérieure du tronc nerveux et se distribuent à l'articulation de la hanche, en traversant la face postérieure du ligament capsulaire (ces filets peuvent provenir d'une autre source); — les *rameaux articulaires inférieurs*, décrits par CRUVEILHIER sous le nom de *nerfs articulaires du genou*, naissent fréquemment par un tronc commun avec le nerf de la courte portion du biceps, cheminent profondément dans le tissu graisseux du creux poplité et viennent se perdre par de nombreux filets terminaux sur la face externe de l'articulation du genou.

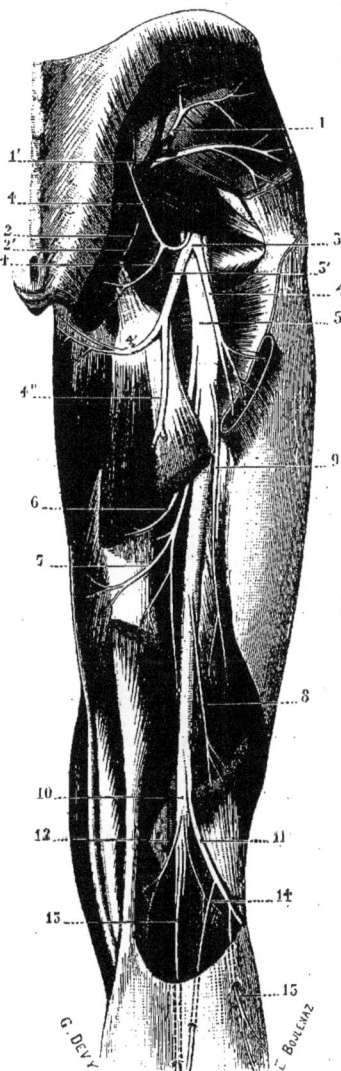

Fig. 961.

Nerfs profonds de la région fessière et de la face postérieure de la cuisse.

1, nerf fessier supérieur et 1', artère homonyme. — 2, nerf honteux interne, et 2', artère homonyme. — 3, nerf petit sciatique, et 3', artère ischiatique. — 4, rameaux fessiers; 4', rameau périnéal, et 4'', branche fémorale du nerf petit sciatique. — 5, grand sciatique, avec 6, nerf du demi-tendineux ; 7, nerf du demi-membraneux; 8, nerf de la longue portion du biceps; 9, nerf de la courte portion du biceps. — 10, sciatique poplité interne. — 11, sciatique poplité externe. — 12, nerfs des jumeaux. — 13, nerf saphène externe, avec 14, son accessoire. — 15, nerf cutané péronier.

Branches terminales. — En atteignant le creux poplité, quelquefois plus haut (voir plus loin), le nerf grand sciatique se partage en deux grosses branches terminales : l'une externe ou *nerf sciatique poplité externe*, l'autre interne ou *nerf sciatique poplité interne*.

Résumé du nerf grand sciatique.

a). *Br. collatérales* . . . . {
N. de la longue portion du biceps.
N. de la courte portion du biceps.
N. du demi-tendineux.
N. du demi-membraneux.
N. du grand adducteur.
Rameaux articulaires.

b). *Br. terminales* . . . . {
N. SCIATIQUE POPLITÉ EXTERNE (*voy.* p. 848).
N. SCIATIQUE POPLITÉ INTERNE (*voy.* p. 850).

B. — NERF SCIATIQUE POPLITÉ EXTERNE (fig. 961 et 964).

Branche de bifurcation externe du nerf grand sciatique, le nerf sciatique poplité externe se porte obliquement en bas et en dehors, en longeant le bord interne du tendon du biceps ; il est directement placé au-dessous de l'aponévrose poplitée. Il croise tout d'abord le condyle externe et les faisceaux d'origine du jumeau externe qui prennent insertion sur ce condyle. Il passe ensuite en arrière de la tête du péroné, contourne en demi-spirale le col de cet os et se divise alors, en atteignant la région antérieure de la jambe, en deux branches, branches terminales, qui sont : le *nerf musculo-cutané* et le *nerf tibial antérieur*. Mais déjà, au cours de son trajet, le nerf sciatique poplité externe a fourni quatre rameaux collatéraux, savoir : l'*accessoire du saphène externe*, le *cutané péronier* et deux *rameaux musculaires*.

1° Nerf accessoire du saphène externe (fig. 964, 5). — Le nerf accessoire du saphène externe (*saphène péronier* de quelques auteurs) se détache d'ordinaire de la partie moyenne du sciatique poplité externe. Obliquant alors en bas et en dedans, il se dirige vers la ligne médiane, traverse l'aponévrose en un point très variable, devient ainsi superficiel et s'unit alors avec le saphène externe, branche collatérale du sciatique poplité interne, dont il partage la distribution.

Il n'est rien de plus variable que le point où se fait cette réunion du saphène externe et de son accessoire. On l'observe le plus souvent à la partie moyenne de la jambe ; mais on la rencontre également dans le tiers supérieur et dans le tiers inférieur. J'ai vu, sur plusieurs sujets, cette réunion ne s'effectuer que dans la région postérieure du cou-de-pied. Dans d'autres cas, et ils sont loin d'être rares, l'accessoire du saphène externe se contente d'envoyer à ce dernier nerf une anastomose plus ou moins grêle, et, poursuivant son trajet descendant, il vient se distribuer par des *filets malléolaires* et des *filets calcanéens* à la peau qui recouvre la malléole péronière et la face externe du talon.

Le nerf accessoire du saphène externe tire son nom de ce qu'il est généralement plus grêle que le saphène externe auquel il se rend. Mais ce rapport volumétrique du nerf saphène et de son accessoire est bien loin d'être constant. Les deux nerfs en question sont assez fréquemment égaux et les faits sont nombreux où le saphène externe est plus petit que son accessoire : dans ces cas, la dénomination d'*accessoire*, attribuée au rameau fourni par le sciatique poplité externe, est inexacte en ce sens qu'elle désigne le rameau principal, le rameau fourni par le sciatique poplité interne étant descendu dans ce cas aux proportions de rameau accessoire. Pour toutes ces raisons d'ordre anatomique, je préfère de beaucoup, avec quelques auteurs, considérer le saphène externe, non plus comme une branche du sciatique poplité interne que vient renforcer un rameau du sciatique poplité externe, mais bien comme un nerf résultant de la réunion de deux racines : une racine interne, provenant du sciatique poplité interne, le *saphène tibial;* une racine externe, émanant du sciatique poplité externe, le *saphène péronier.*

2° **Nerf cutané péronier.** — Ce nerf, généralement très grêle, se détache du sciatique poplité externe à la hauteur du condyle externe du fémur, très souvent pas un tronc commun avec le précédent (fig. 964, 7). Il ne tarde pas à traverser l'aponévrose et, suivant alors un trajet descendant, il se distribue par des rameaux de plus en plus ténus à la peau qui recouvre la face externe de la jambe. On peut suivre ses ramifications jusqu'au voisinage du talon (fig. 964, 5).

3° **Branches musculaires.** — Ce sont deux petits rameaux qui naissent de l'extrémité inférieure du sciatique poplité externe au niveau du col du péroné, se portent en avant et en haut au-dessous du muscle extenseur commun des orteils et, finalement, viennent se perdre dans le muscle jambier antérieur. On voit généralement l'un de ces rameaux envoyer un petit filet à l'articulation péronéo-tibiale.

4° **Nerf musculo-cutané.** — Branche de bifurcation externe du sciatique poplité externe, le nerf musculo-cutané se porte verticalement en bas le long de la face externe du péroné (fig. 952, 4). Il est contenu, tout d'abord, dans l'épaisseur même du long péronier latéral. Il se dégage de ce muscle au niveau de l'insertion supérieure du court péronier latéral, chemine quelque temps entre les deux péroniers, et vient ensuite se loger dans l'interstice celluleux qui sépare le court péronier latéral de l'extenseur commun des orteils. Jusque-là, il est toujours sous-aponévrotique. Arrivé au tiers

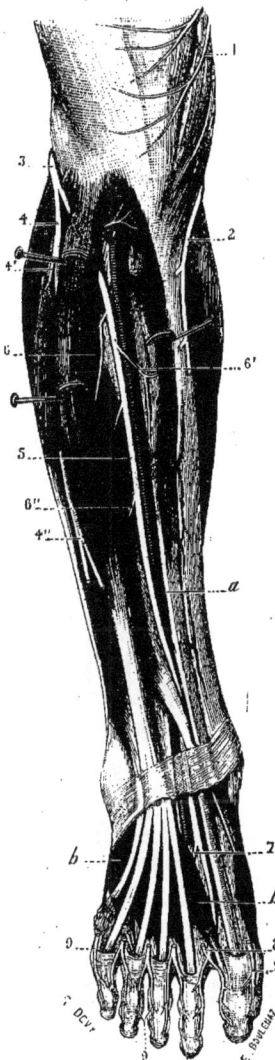

Fig. 962.

Nerfs profonds de la face antérieure de la jambe.

1, rameau rotulien du saphène interne. — 2, son rameau jambier. — 3, sciatique poplité externe. — 4, ner musculo-cutané, avec 4', son rameau pour le long péronier latéral ; 4'', sa branche superficielle ou cutanée. — 5, nerf tibial antérieur avec 6, 6', 6'', ses rameaux musculaires ; 7, son rameau pour le pédieux ; 8, son anastomose avec le nerf musculo-cutané. — 9, 9, 9, les collatéraux des doigts, provenant : les sept premiers du musculo-cutané, les trois derniers du saphène externe. — a, artère tibiale antérieure. — b, b, pédieux.

inférieur de la jambe, il traverse l'aponévrose et se divise alors en deux branches terminales qui se portent obliquement en bas et en dedans vers la face dorsale du pied.

Mais déjà, chemin faisant, le nerf musculo-cutané a fourni un certain nombre de rameaux collatéraux, savoir :

a. Un ou deux filets pour le muscle long péronier latéral ;

b. Un filet pour le court péronier latéral ;

c. Un filet malléolaire, qui se détache de la portion sous-cutanée du nerf et vient se ramifier dans la peau de la partie inférieure et externe de la jambe.

Des deux branches terminales du nerf musculo-cutané (fig. 963, 1 et 2), la branche interne gagne le bord interne du pied et se termine en formant le *collatéral dorsal interne du gros orteil*. Quant à la branche externe, qui est beaucoup plus volumineuse que la précédente, elle se partage, un peu au-dessous de l'articulation tibio-tarsienne, en trois rameaux. Chacun de ces rameaux se bifurque à son tour, en atteignant les orteils, de façon à former deux collatéraux dorsaux. C'est ainsi que : 1° le premier de ces rameaux fournit le *collatéral dorsal externe du gros orteil* et le *collatéral dorsal interne du second orteil* ; 2° le deuxième fournit le *collatéral dorsal externe du second orteil* et le *collatéral dorsal interne du troisième* ; 3° le troisième rameau, enfin, fournit le *collatéral dorsal externe du troisième orteil* et le *collatéral dorsal interne du quatrième*.

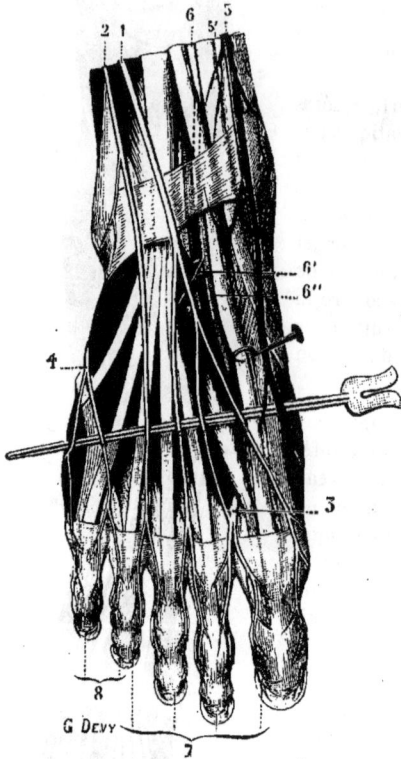

Fig. 963.

Nerfs de la face dorsale du pied.

1, branche interne du musculo-cutané, fournissant les premier, quatrième et cinquième collatéraux dorsaux. — 2, branche externe du même nerf fournissant les deux collatéraux suivants. — 3, anastomose de la première de ces branches avec la branche terminale interne du tibial antérieur. — 4, saphène externe, fournissant les trois derniers collatéraux dorsaux. — 5, veine saphène interne ; 5′, nerf saphène interne. — 6, nerf tibial antérieur, avec 6′, sa branche terminale externe pour le pédieux ; 6″, sa branche terminale interne, fournissant les deuxième et troisième collatéraux dorsaux profonds. — 7, 7, 7, rameaux du nerf plantaire interne. — 8, 8, rameaux du nerf plantaire externe.

Au total, les deux branches terminales du nerf musculo-cutané donnent naissance aux sept premiers collatéraux dorsaux des orteils. Nous verrons tout à l'heure que le nerf saphène externe fournit les trois autres.

Ces différents rameaux collatéraux sont exclusivement sensitifs ; ils s'épuisent dans la peau de la région dorsale du pied et des phalanges.

5° Nerf tibial antérieur (fig. 962, 5). — Branche de bifurcation interne du sciatique poplité externe, le nerf tibial antérieur, égal en volume au précédent, traverse successivement les insertions supérieures du long péronier latéral et du long extenseur commun des orteils et vient rejoindre sur le ligament interosseux l'artère tibiale antérieure, dont il partagera désormais le trajet et les rapports. Nous le trouvons, tout d'abord, entre l'extenseur commun des orteils et le jambier antérieur et, plus bas, entre ce dernier muscle et le long extenseur propre du gros orteil. Considéré spécialement au point de vue de ses rapports avec l'artère, le nerf tibial antérieur est placé primitivement sur son côté externe. Au tiers inférieur de la jambe, il passe en avant d'elle, et, la croisant en X, il vient occuper son côté interne, situation qu'il occupera jusqu'à sa terminaison.

Dans son trajet descendant à travers la région antérieure de la jambe, le nerf tibial antérieur abandonne des filets toujours multiples au jambier antérieur, à l'extenseur commun des orteils, à l'extenseur propre du gros orteil et au péronier antérieur. Il fournit également par son extrémité inférieure un tout petit filet à l'articulation du cou-de-pied.

Arrivé au cou-de-pied, il passe au-dessous du ligament annulaire antérieur du tarse, dans la gaine de l'extenseur propre du gros orteil, et se divise immédiatement après en deux rameaux, l'un externe, l'autre interne :

a. Le *rameau externe* se porte en dehors, entre les os du tarse et le muscle pédieux. Il fournit à ce dernier muscle deux ou trois filets et envoie quelques ramuscules aux articulations du tarse et du métatarse. L'existence d'un filet spécial pour le faisceau interne des pédieux me paraît être une disposition à peu près constante.

b. Le *rameau interne* continuant la direction du nerf tibial antérieur, descend dans le premier espace interosseux, entre le bord interne du pédieux et le tendon du long extenseur propre du gros orteil, et s'y divise en deux filets divergents qui constituent, l'un le *collatéral dorsal profond externe du gros orteil*, l'autre le *collatéral dorsal profond interne du deuxième orteil*. Ces deux filets terminaux, profondément situés au-dessous de deux aponévroses, s'anastomosent constamment avec les deux collatéraux dorsaux correspondants du nerf musculo-cutané, qui sont placés plus superficiellement, et se distribuent comme eux aux téguments des deux orteils précités.

CUNNINGHAM (*Journ. of. Anat.*, XIII, 398) a signalé trois ou quatre petits filets qui se détachent, le premier du rameau interne, les autres du rameau externe du tibial antérieur et se rendent, le long des espaces interosseux, aux articulations métatarso-phalangiennes. Le second et aussi quelquefois le premier de ces filets envoient de fins ramuscules aux muscles interosseux sous-jacents. Ces ramuscules sont probablement sensitifs, tous les interosseux étant innervés par le nerf tibial postérieur.

A propos des paralysies consécutives à des accouchements laborieux et limitées à la zone d'innervation du *sciatique poplité externe*, on avait émis l'hypothèse (LEFEBVRE, Th. *Paris*, 1876) que le nerf sciatique poplité externe provenait du nerf lombo-sacré, lequel avait dû être comprimé par la tête fœtale pendant le travail de l'accouchement. Mais cette explication pathogénique est formellement contredite par les recherches anatomiques de CH. FÉRÉ (*Bull. Soc. anat.*, Paris, 1879, p. 110) qui, à la suite de dissections minutieuses portant sur dix-neuf nouveau-nés, est arrivé aux conclusions suivantes : 1° le sciatique poplité externe ne provient pas uniquement du nerf lombo-sacré ; 2° le lombo-sacré et aussi la partie de la quatrième paire lombaire qui va au plexus sacré ne fournissent pas seulement au sciatique poplité externe, mais se partagent à peu près également entre les deux branches principales du nerf sciatique ; 3° même en admettant la possibilité de la compression isolée du lombo-sacré au détroit supérieur, la localisation exclusive de la paralysie au sciatique poplité externe reste inexpliquée.

Résumé du nerf sciatique poplité externe.

a). *Br. collatérales* . . . . {
Accessoire du saphène externe.
N. cutané péronier.
R. musculaires pour jambier antérieur.

b). *Br. terminales.* {

N. MUSCULO-CUTANÉ. {
Br. collat. {
N. du long péronier latéral.
N. du court péronier latéral.
R. malléolaire.
}
Br. termin. | Les 7 premiers collat. dorsaux.
}

N. TIBIAL ANTÉRIEUR. {
Br. collat. {
N. du jambier antérieur.
N. de l'extenseur commun.
N. de l'extenseur propre.
R. articulaire.
}
Br. termin. {
N. du pédieux.
2° et 3° collat. profonds.
}
}

C. — Nerf sciatique poplité interne

Beaucoup plus volumineux que l'externe, le nerf sciatique poplité interne continue en réalité la direction du grand sciatique. Il descend verticalement de l'angle supérieur à l'angle inférieur du creux poplité, s'engage au-dessous des jumeaux et traverse l'anneau du soléaire en changeant de nom. Au-dessous de cet anneau, en effet, on le décrit sous le nom de nerf tibial postérieur.

Le nerf sciatique poplité interne présente des rapports importants. — *En arrière*, il répond tout d'abord à l'interstice formé par le biceps et le demi-tendineux ; puis, il n'est plus recouvert que par l'aponévrose et la peau ; à son extrémité inférieure enfin, il est complètement caché par les deux jumeaux. — *En avant*, il est séparé du squelette de la région par les vaisseaux poplités et par le muscle poplité ; des deux vaisseaux poplités, la veine est directement contiguë au nerf ; l'artère, plus profonde, en est séparée par la veine. Nous devons ajouter que ces trois organes ne se superposent pas régulièrement suivant un plan antéro-postérieur : le nerf est en effet plus externe que la veine et celle-ci plus externe que l'artère, de telle sorte qu'ils sont « imbriqués (HIRSCHFELD) d'arrière en avant et de dehors en dedans ». En d'autres termes les trois cordons qui cheminent parallèlement dans le creux poplité, représentent un escalier à trois marches, qui sont formées, en allant des parties profondes vers les parties superficielles : la première par l'artère, la seconde par la veine, la troisième par le nerf.

Plusieurs branches collatérales se détachent du nerf sciatique poplité interne. Ce sont : des *rameaux musculaires*, des *rameaux articulaires* et le *nerf saphène externe*.

1° **Rameaux musculaires**. — Ces rameaux sont au nombre de quatre ou cinq et prennent naissance, soit isolément, soit par des troncs communs. Ils se distribuent au jumeau interne, au jumeau externe, au plantaire grêle et au soléaire, aux quatre muscles, en un mot, qui constituent la couche superficielle de la région postérieure de la jambe. — Le sciatique poplité interne envoie encore un rameau au muscle poplité; ce rameau que l'on peut suivre jusqu'au bord inférieur du muscle poplité, fournit le plus souvent un filet articulaire à l'articulation péronéo-tibiale supérieure.

2° **Rameaux articulaires.** — Ce sont des filets très grêles et fort variables en nombre qui se dirigent en avant, en suivant le plus souvent le trajet des artères articulaires. Ils pénètrent dans l'articulation du genou à travers le ligament postérieur et se distribuent aux différents éléments de cette articulation.

3° **Nerf saphène externe.** — Ce nerf qu'on désigne encore sous le nom de *saphène tibial*, par opposition au *saphène péronier* que nous avons vu plus haut naître du sciatique poplité externe (p. 844) se détache du sciatique poplité interne à la partie moyenne du creux poplité. De là, il se porte verticalement en bas, gagne le sillon longitudinal que forment les deux jumeaux en s'adossant l'un à l'autre, et vient se placer ensuite le long du bord externe du tendon d'Achille. Il descend ainsi jusqu'au bord postérieur de la malléole externe. Puis, il contourne cette malléole d'arrière en avant et gagne le bord externe du pied.

Dans ce trajet, le nerf saphène externe accompagne constamment la veine saphène de même nom. Placé tout d'abord au-dessous de l'aponévrose superficielle, ou plus exactement dans un dédoublement de cette aponévrose, il la traverse à la partie moyenne de la jambe et chemine alors dans le tissu cellulaire sous-cutané. Nous avons déjà vu (p. 844) que son *accessoire* ou *saphène péronier* venait se réunir à lui ou lui envoyait tout au moins une anastomose.

Branches collatérales. — Avant d'atteindre la malléole, le nerf saphène externe abandonne, comme branches collatérales, plusieurs rameaux

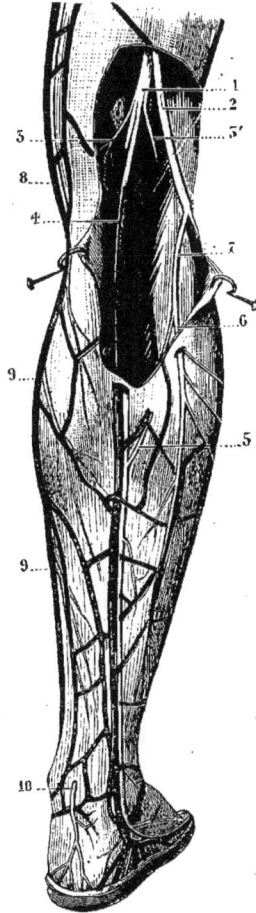

Fig. 964.

Nerfs superficiels de la face postérieure de la jambe.

1, nerf sciatique poplité interne. — 2, nerf sciatique poplité externe. — 3, rameau du jumeau interne. — 3', rameau du jumeau externe. — 4, nerf saphène externe. — 5, accessoire du saphène externe. — 6, cutané péronier, naissant du sciatique poplité externe par un tronc commun 7. — 8, nerf saphène interne. — 9, rameaux postérieurs de ce nerf. — 10, rameaux calcanéens et rameau cutané plantaire du nerf tibial postérieur. — a, veine saphène externe.

calcanéens et *malléolaires externes*, qui se distribuent, comme l'indique suffisamment leur nom, aux téguments qui recouvrent la malléole péronière et
la partie externe du talon.

Branches terminales. — Il se termine le plus souvent en fournissant deux
rameaux : l'un interne, l'autre externe. — 1° Le *rameau externe* longe le
bord externe du métatarse et se termine sur le côté externe du petit orteil,
dont il constitue le *collatéral dorsal externe*. — 2° Le *rameau interne* se porte
dans le quatrième espace interosseux et se bifurque, à l'extrémité inférieure de
cet espace, pour former le *collatéral dorsal interne du cinquième orteil* et
le *collatéral dorsal externe du quatrième*.

Remarquons, en passant, que le nerf musculo-cutané (branche du sciatique
poplité externe) et le saphène externe (branche du sciatique poplité interne)
se partagent l'innervation de la face dorsale du pied et des orteils, mais se la
partagent d'une façon fort inégale, le nerf musculo-cutané fournissant sept
collatéraux dorsaux, les sept premiers, tandis que le nerf saphène externe
n'en fournit que trois, les trois derniers. Il n'est même pas rare de voir le
saphène externe s'épuiser sur le côté externe du petit orteil et le musculo-
cutané fournir, dans ce cas, les 8° et les 9° collatéraux dorsaux, les neuf
premiers par conséquent.

Résumé du nerf sciatique poplité interne.

a). *Br. collatérales*..
- Ram. musculaires pour . { les deux jumeaux. / le plantaire grêle. / le soléaire.
- Ram. articulaires pour le genou.
- N. saphène externe . . . { r. calcanéen externe. / r. malléolaire. / 8°, 9°, 10° collat. dorsaux.

b). *Br. terminales* . . | NERF TIBIAL POSTÉRIEUR (*voy. p.* 854).

D. — NERF TIBIAL POSTÉRIEUR (fig. 965)

Le nerf tibial postérieur n'est que la continuation du sciatique poplité
interne ; c'est, si l'on veut, le sciatique poplité interne ayant changé de nom.
Il débouche de l'anneau du soléaire, et, suivant à partir de ce point un trajet
légèrement oblique en bas et en dedans, il descend vers la gouttière interne
du calcanéum où il se divise en ses deux branches terminales.

Dans ce trajet, le nerf tibial postérieur chemine d'abord entre les deux
couches musculaires de la région postérieure de la jambe. — Il repose, *en
avant*, dans l'interstice des deux muscles jambier postérieur et long fléchisseur du gros orteil, à côté de l'artère tibiale postérieure, qui est placée un peu
en dedans et sur un plan plus profond. — *En arrière*, il est immédiatement
recouvert par l'aponévrose jambière moyenne et, au-dessus de cette aponévrose, par les quatre muscles superficiels de la jambe, soléaire, plantaire grêle
et jumeaux. — Dans le tiers inférieur de la jambe, le tibial postérieur, se dégageant de la profondeur des muscles précités, vient se placer le long du bord

interne, du tendon d'Achille. Dans cette dernière portion de son trajet il est relativement très superficiel : il n'est, en effet, séparé de la peau que par un double plan aponévrotique.

Le nerf tibial postérieur abandonne à la jambe de nombreuses *branches collatérales*, savoir :

a. Des *rameaux musculaires*, qui sont destinés aux quatre muscles profonds de la jambe, moins le poplité, et prennent le nom des muscles auxquels ils se distribuent. — Le *rameau du poplité* provient, comme nous l'avons déjà vu, du sciatique poplité interne. — Les *rameaux du jambier postérieur*, *du fléchisseur propre* et du *fléchisseur commun des orteils*, généralement au nombre de deux ou de trois pour chaque muscle, pénètrent dans les corps musculaires par leur face postérieure et à des hauteurs variables suivant les sujets.

b. Un *rameau calcanéen interne*, qui se sépare du tibial postérieur un peu au-dessus de l'articulation du cou-de-pied et va se distribuer à la peau de la face interne du talon.

c. Un *rameau cutané plantaire* (homologue du *rameau cutané palmaire* du médian), qui descend à la plante du pied et se ramifie dans la peau de cette région.

Parvenu dans la gouttière calcanéenne, le tibial postérieur se divise, comme nous l'avons dit plus haut, en deux branches terminales : l'une interne, c'est le *nerf plantaire interne*; l'autre externe, c'est le *nerf plantaire externe*. L'étude déjà faite (p. 797 et suiv.) de la distribution des nerfs médian et cubital à la paume de la main va nous être ici d'un grand secours pour la description des deux nerfs plantaires. Le nerf plantaire interne, en effet, représente à la plante du pied le nerf médian de la région palmaire et se termine exactement comme lui. De même, le nerf plantaire externe représente le cubital et présente une distribution analogue.

1° **Nerf plantaire interne** (homologue du nerf médian de la main). — Plus volumineux que le plantaire externe, dont il se sépare à angle très aigu,

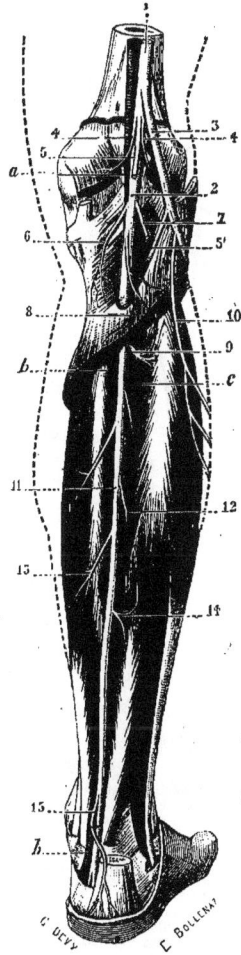

Fig. 965.

Nerfs profonds de la face postérieure de la jambe.

1, nerf grand sciatique. — 2, sciatique poplité interne. — 3, sciatique poplité externe. — 4, 4, rameaux destinés au jumeau. — 5, nerf saphène externe, avec 5', son accessoire. — 6, nerf du poplité. — 7, nerf du plantaire grêle. — 8, nerf superficiel et 9, nerf profond du soléaire. — 10, nerf cutané péronier. — 11, nerf tibial postérieur. — 12, nerf jambier postérieur. — 13, nerf du fléchisseur commun des orteils. — 14, nerf du fléchisseur propre du gros orteil. — 15, nerf cutané plantaire et rameau calcanéen du tibial postérieur. — *a*, artère poplitée. — *b*, artère tibiale postérieure. — *c*, artère péronière.

54*

le plantaire interne se porte en avant entre les muscles de la région plantaire interne et ceux de la région plantaire moyenne. Il occupe successivement le tarse et le métatarse.

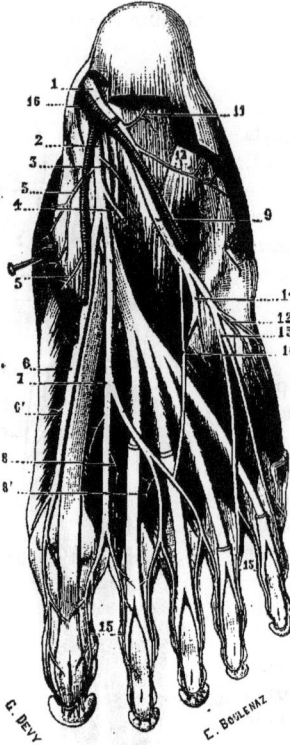

Fig. 966.

Nerfs plantaire interne et plantaire externe.

1, nerf tibial postérieur. — 2, nerf plantaire interne. — 3, son rameau pour l'accessoire des fléchisseurs. — 4, son rameau pour le court fléchisseur plantaire. — 5, 5, ses rameaux pour l'adducteur du gros orteil. — 6, collatéral plantaire du gros orteil, fournissant en 6', un rameau au court fléchisseur du gros orteil. — 7, autre branche du plantaire interne, fournissant les six collatéraux suivants. — 8, 8', nerfs des deux premiers lombricaux. — 9, nerf plantaire externe. — 10, son anastomose avec le plantaire interne. — 11. son rameau pour l'accessoire des fléchisseurs. — 12, 12', ses rameaux pour les muscles abducteur et court fléchisseur du petit orteil. — 13, sa branche superficielle d'où émanent les trois derniers collatéraux. — 14, sa branche profonde. — 15, collatéraux des orteils. — 16, artère tibiale postérieure, se divisant en plantaire interne et plantaire externe.

Branches collatérales (fig. 966). — Au niveau du tarse, il abandonne en dedans et en dehors plusieurs branches collatérales qui sont :

a. Des *rameaux cutanés*, qui se distribuent à la peau de la face inférieure du talon et de la région plantaire interne.

b. Des *rameaux musculaires* pour l'adducteur du gros orteil, le court fléchisseur plantaire et l'accessoire (portion interne seulement) du long fléchisseur commun des orteils.

Branches terminales (fig. 966). — Au niveau de l'extrémité postérieure du métatarse, le nerf plantaire interne se résout en quatre branches, dites *terminales*, que nous désignerons sous les noms de première, deuxième, troisième, quatrième, en allant du gros orteil vers le cinquième :

a. La *première*, qui est aussi la plus longue, oblique un peu en dedans, longe le court fléchisseur du gros orteil, abandonne un ou plusieurs filets à ce muscle et se termine sur le côté interne du gros orteil, en formant le *premier collatéral plantaire.*

b. La *deuxième* descend dans le premier espace interosseux, abandonne chemin faisant un filet moteur au *premier lombrical* et se divise, en atteignant les doigts, en deux rameaux qui constituent le *collatéral plantaire externe du gros orteil* et le *collatéral plantaire interne du deuxième orteil.*

c. La *troisième*, obliquant un peu en dehors, gagne le deuxième espace interosseux; elle suit cet espace et, après avoir fourni un filet au *deuxième lombrical*, elle se divise, au même niveau que la précédente, en *collatéral plantaire externe du deuxième orteil* et *collatéral plantaire interne du troisième.*

d. La *quatrième*, enfin, se porte obliquement vers le troisième espace interosseux, s'anastomose ordinairement avec le nerf plantaire externe et fournit les deux collatéraux plantaires suivants, c'est-à-dire le *collatéral externe du troisième orteil* et le *collatéral interne du quatrième*.

2° **Nerf plantaire externe** (homologue du nerf cubital de la main). — Branche de bifurcation externe du tibial postérieur, ce nerf se porte obliquement en avant et en dehors. Il chemine profondément entre le court fléchisseur plantaire et l'accessoire du long fléchisseur, fournit dans cette première portion de son trajet deux *rameaux collatéraux*, l'un à l'accessoire du long fléchisseur (portion externe seulement), l'autre à l'abducteur du petit orteil et arrive à l'extrémité postérieure du quatrième espace interosseux. Là, il se bifurque en deux branches terminales, une *branche superficielle* et une *branche profonde*, analogues l'une et l'autre aux branches de même nom du nerf cubital (p. 801) :

a. La *branche superficielle* (fig. 966, 13) continue le trajet du plantaire externe et ne tarde pas à se diviser en deux rameaux : 1° un rameau interne, qui descend dans le quatrième espace interosseux, envoie une anastomose au plantaire interne et se bifurque ensuite pour former le *collatéral externe du quatrième orteil* et le *collatéral interne du cinquième ;* 2° un rameau externe qui, après avoir fourni quelques filets au court fléchisseur plantaire, vient former le *collatéral externe du cinquième orteil.*

b. La *branche profonde* (fig. 967, 6), changeant brusquement de direction, se porte obliquement en bas et en dedans, entre l'abducteur oblique du gros orteil et les interosseux plantaires. Cette branche décrit ainsi une longue courbe à concavité dirigée en haut et en dedans. Elle se termine à la partie moyenne du premier espace interosseux, en envoyant un ou plusieurs filets à l'abducteur oblique. — D'autre part, elle fournit par sa convexité de nombreux rameaux collatéraux, savoir : 1° des rameaux articulaires, très grêles, pour les articulations tarsiennes et tarsométatarsiennes ; 2° deux rameaux pour les troisième et quatrième lombri-

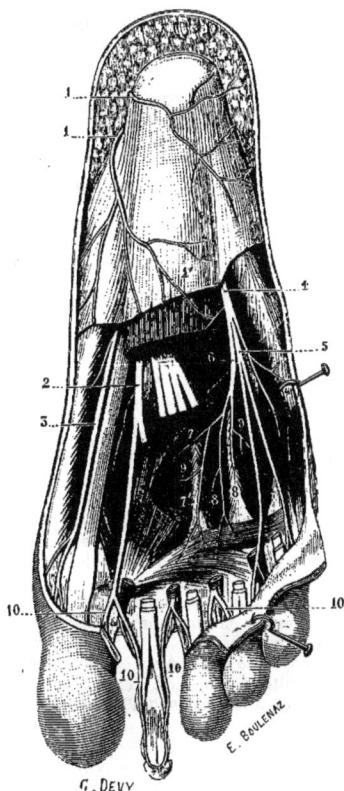

Fig. 967.
Branche profonde du nerf plantaire externe.

1, 1, branches cutanées plantaires du tibial postérieur, s'anastomosant en 1', avec une branche cutanée du plantaire externe. — 2, nerf plantaire interne. — 3, collatéral interne du gros orteil, provenant de ce dernier nerf. — 4, nerf plantaire externe, avec 5, sa branche superficielle. — 6, sa branche profonde. — 7, nerf de l'abducteur oblique ; 7', nerf de l'abducteur transverse. — 8, 8, nerfs des deux derniers lombricaux. — 9, 9, nerfs des interosseux. — 10, 10, collatéraux des doigts.

caux ; 3° un ou plusieurs rameaux à l'abducteur transverse ; 4° un rameau pour chacun des muscles interosseux, soit plantaires, soit dorsaux.

Résumé des nerfs plantaires.

1° *N. plantaire interne.*

R. musculaires pour...
- adduct. du gros orteil.
- court fléchisseur du gros orteil.
- court fléchisseur plantaire.
- accessoire du long fléchisseur.
- 1er et 2e lombricaux.

R. cutanés ......
- filets plantaires.
- 1er, 2e, 3e, 4e, 5e, 6e et 7e collat. plant.

2° *N. plantaire externe.*

R. musculaires pour...
- accessoire du long fléchisseur.
- adduct. et court fléchiss. du petit orteil.
- abd. oblique et transverse.
- 3e et 4e lombricaux.
- tous les interosseux.

R. cutanés ......
- 8e, 9e et 10e collat. plant.

Variétés. — Les anomalies du sciatique et de ses branches ne présentent qu'une faible importance. Elles se réduisent le plus souvent à des variations portant sur l'origine plus ou moins élevée des collatérales et à l'apparition d'anastomoses simples ou complexes entre des rameaux cutanés voisins. — La variété la plus intéressante est la *bifurcation prématurée* du grand sciatique, soit à la partie supérieure de la cuisse, soit même dans l'intérieur du bassin. Dans ce dernier cas, on peut rencontrer toute une série de modalités anatomiques, réductibles pour la plupart aux quatre types suivants : 1° les deux branches de division du sciatique perforent l'une et l'autre le muscle pyramidal, chacune à travers une boutonnière spéciale ; 2° le sciatique poplité externe s'échappe à travers une boutonnière musculaire, tandis que le sciatique poplité interne passe au-dessous du muscle ; le petit sciatique se détache du sciatique poplité externe ; 3° même disposition, avec cette différence que le petit nerf sciatique est fourni par le sciatique poplité interne ; 4° l'une des branches de bifurcation du sciatique peut passer au-dessus du pyramidal. — (Voy. *Muscle pyramidal*, t. I, p. 689 ; voyez aussi Calori, *Sull'alta divisione delle ischiatico considerata come differenza nazionale*, etc. 1882.)

Consultez au sujet du plexus sacré, Paterson, *Morphology of the sacral plexus in man*, Journ. of Anatomy and Physiology, vol. XXI, p. 407.

E. — Nerfs collatéraux des orteils

Comme les doigts de la main, les doigts du pied ou orteils reçoivent chacun quatre rameaux nerveux, qui cheminent deux à deux le long de leurs bords et que l'on appelle pour cette raison *nerfs collatéraux des orteils.* De ces quatre nerfs, deux se distribuent principalement à la face inférieure (ils envoient cependant à la face supérieure un filet sous-unguéal), ce sont les *collatéraux plantaires* que l'on distingue en collatéral interne et collatéral externe. Les deux autres sont destinés à la face supérieure ou dorsale, ce sont les nerfs *collatéraux dorsaux*, que l'on distingue également en interne et externe.

Ces nerfs collatéraux présentant à peu de chose près le même type de distribution que ceux de la main, nous croyons inutile d'y revenir (voy. p. 808) ; nous nous contenterons d'indiquer sommairement leur provenance :

a. Des dix nerfs collatéraux plantaires, les *sept premiers*, en allant du pouce au cinquième orteil, sont fournis par le nerf plantaire interne ; les *trois derniers* émanent du nerf plantaire externe.

b. Des dix collatéraux dorsaux, les *sept premiers* (quelquefois les neuf premiers) proviennent du nerf musculo-cutané, branche du sciatique poplité externe; les *trois derniers* (quelquefois le dernier seulement) sont fournis par le nerf saphène externe, branche du sciatique poplité interne. Le deuxième et le troisième des collatéraux dorsaux sont renforcés par les deux filets de terminaison du tibial antérieur.

§ III. — Résumé de l'innervation du membre inférieur

Le membre inférieur, comme le membre supérieur, reçoit trois ordres de nerfs : 1° des *nerfs vasculaires*, vaso-constricteurs et vaso-dilatateurs, qui se distribuent aux vaisseaux ; 2° des *nerfs moteurs*, destinés aux muscles ; 3° des *nerfs sensitifs*, affectés à la sensibilité.

1° **Nerfs vasculaires.**—Les nerfs vasculaires ou nerfs vaso-moteurs se disposent autour des artères en riches plexus qui portent le même nom que les vaisseaux sur lesquels ils sont situés. Ces nerfs proviennent en majeure partie des deux plexus lombo-aortique et hypogastrique. Mais ici, comme pour le membre supérieur, les plexus périvasculaires, au fur et à mesure qu'ils s'éloignent de leur lieu d'origine, sont renforcés de loin en loin par des filets additionnels. qui se détachent des différentes branches du plexus lombaire et du plexus sacré. C'est ainsi que l'artère fémorale reçoit parfois des rameaux du nerf crural, les artères tibiale postérieure et péronière, quelques filets du nerf tibial postérieur, etc. J'ai vu, dans un cas, le nerf saphène tibial abandonner deux petits filets nerveux à la veine anastomotique qui s'étend de l'extrémité supérieure de la veine saphène externe à la veine saphène interne.

2° **Nerfs moteurs.** — Les muscles de la fesse, de la cuisse, de la jambe et du pied reçoivent leurs nerfs en partie du plexus lombaire, en partie du plexus sacré. Le tableau suivant indique le mode de provenance de chacun de ces nerfs :

1° MUSCLES DE LA FESSE ET DU BASSIN

1° *Grand fessier*. . . . . n. fessier inférieur (*Pl. sacré*).
2° *Moyen fessier*. . . . . n. fessier supérieur (*Pl. sacré*).
3° *Petit fessier* . . . . n. fessier supérieur (*Pl. sacré*).
4° *Pyramidal* . . . . n. du pyramidal (*Pl. sacré*).
5° *Obturateur interne* . . . . n. de l'obturateur interne (*Pl. sacré*).
6° *Obturateur externe* . . . . n. obturateur (*Pl. lombaire*).
7° *Jumeau supérieur*. . . . . n. du jumeau supérieur (*Pl. sacré*).
8° *Jumeau inférieur* . . . . ⎧ n. du jumeau inférieur et du
9° *Carré crural*. . . . . ⎨ carré crural (*Pl. sacré*).

2° MUSCLES DE LA CUISSE

a. — Région antéro-externe.

1° *Tenseur du fascia lata* . . . . n. fessier supérieur (*Pl. sacré*).
2° *Couturier*. . . . . n. crural (*Pl. lombaire*).
3° *Quadriceps crural*. . . . . n. crural (*Pl. lombaire*).

b. — Région postéro-externe.

1° *Droit interne* . . . . n. obturateur (*Pl. lombaire*).
2° *Pectiné* . . . . n. crural (*Pl. lombaire*).
3° *Premier adducteur* . . . . { n. obturateur (*Pl. lombaire*).
  { n. crural (*Pl. lombaire*).
4° *Deuxième adducteur* . . . . n. obturateur (*Pl. lombaire*).
5° *Troisième adducteur* . . . . { n. obturateur (*Pl. lombaire*).
  { n. grand sciatique (*Pl. sacré*).
5° *Biceps crural* . . . . n. grand sciatique (*Pl. sacré*).
6° *Demi-tendineux* . . . . n. grand sciatique (*Pl. sacré*).
7° *Demi-membraneux* . . . . n. grand sciatique (*Pl. sacré*).

3° MUSCLES DE LA JAMBE

a. Région antérieure.

1° *Jambier antérieur* . . . . { n. sciatique popl. externe (*Pl. sacré*).
  { n. tibial antérieur (*Pl. sacré*).
2° *Extenseur commun des orteils* . . . . n. tibial antérieur (*Pl. sacré*).
3° *Extenseur propre du gros orteil* . . . . n. tibial antérieur (*Pl. sacré*).
4° *Péronier antérieur* . . . . n. tibial antérieur (*Pl. sacré*).

b. — Région externe.

1° *Long péronier latéral* . . . . n. musculo-cutané (*Pl. sacré*).
2° *Court péronier latéral* . . . . n. musculo-cutané (*Pl. sacré*).

c. — Région postérieure.

1° *Jumeau interne* . . . . n. sciatique popl. interne (*Pl. sacré*).
2° *Jumeau externe* . . . . n. sciatique popl. interne (*Pl. sacré*).
3° *Soléaire* . . . . n. sciatique popl. interne (*Pl. sacré*).
4° *Plantaire grêle* . . . . n. sciatique popl. interne (*Pl. sacré*).
5° *Poplité* . . . . n. sciatique popl. interne (*Pl. sacré*).
6° *Long fléchisseur commun des orteils* . . n. tibial postérieur (*Pl. sacré*).
7° *Long fléchisseur propre du gros orteil* . n. tibial postérieur (*Pl. sacré*).
8° *Jambier postérieur* . . . . n. tibial postérieur (*Pl. sacré*).

4° MUSCLES DU PIED

a. — Région supérieure ou dorsale.

Pédieux ou court extenseur des orteils . n. tibial antérieur (*Pl. sacré*).

b. — Région plantaire interne.

1° *Adducteur du gros orteil* . . . . n. plantaire interne (*Pl. sacré*).
2° *Court fléchisseur du gros orteil* . . . . n. plantaire interne (*Pl. sacré*).
3° *Abducteur du gros orteil* . . . . n. plantaire externe (*Pl. sacré*).

c. — Région plantaire externe.

1° *Abducteur du petit orteil* . . . . n. plantaire externe (*Pl. sacré*).
2° *Court fléchisseur du petit orteil* . . . . n. plantaire externe (*Pl. sacré*).
3° *Opposant du petit orteil* . . . . n. plantaire externe (*Pl. sacré*).

d. — Région plantaire moyenne.

1° *Court fléchisseur plantaire* . . . . . . n. plantaire interne (*Pl. sacré*).
2° *Accessoire du long fléchisseur* . . . . { n. plantaire interne (*Pl. sacré*).
  { n. plantaire externe (*Pl. sacré*).
3° *Premier lombrical* . . . . n. plantaire interne (*Pl. sacré*).
4° *Deuxième lombrical* . . . . n. plantaire interne (*Pl. sacré*).
5° *Troisième lombrical* . . . . n. plantaire externe (*Pl. sacré*).
6° *Quatrième lombrical* . . . . n. plantaire externe (*Pl. sacré*).
7° *Interosseux plantaire* . . . . n. plantaire externe (*Pl. sacré*).
8° *Interosseux dorsaux* . . . . n. plantaire externe (*Pl. sacré*).

3° **Nerfs sensitifs**. — Comme pour le membre supérieur, les nerfs sensitifs se rendent sur tous les points où il y a des impressions à recueillir : dans les os, dans le périoste, dans les muscles eux-mêmes, sur les aponévroses, sur les ligaments, sur les séreuses articulaires, dans la peau. Les nerfs cutanés, de beaucoup les plus importants, se distribuent ici comme au membre supérieur à une région déterminée des téguments, qui constitue son *territoire*. Ces territoires doivent être examinés séparément à la région fessière, à la cuisse, à la jambe et au pied (voy. fig. 968 et 969).

1° *Région fessière*. — La peau de la région fessière est innervée par six groupes de nerfs délimitant dans cette région six territoires distincts. Si nous partageons la région fessière en trois zones longitudinales, zone interne, zone externe et zone moyenne, nous voyons chacune de ces zones présenter deux territoires l'un supérieur, l'autre inférieur (fig. 968).

a. La *zone moyenne* est innervée : en haut, par les branches postérieures des nerfs lombaires (2) ; en bas, par les rameaux ascendants ou rameaux fessiers du petit sciatique (5).

b. La *zone externe*, située en dehors de la précédente, reçoit comme elle deux ordres de nerfs : en haut, le rameau fessier du grand abdomino-génital (1) ; en bas, le rameau postérieur ou rameau fessier du fémoro-cutané (6).

c. La *zone interne* répond au sacrum et au coccyx : elle est innervée, en haut, par les branches postérieures des nerfs sacrés (3); en bas, par les rameaux efférents du plexus sacro-coccygien (4).

2° *Cuisse*. — Considérons-lui quatre faces : antérieure, postérieure, interne et externe. La *face postérieure* nous présente un seul territoire, innervé par le petit sciatique (4). La *face externe* est occupée par un seul territoire,

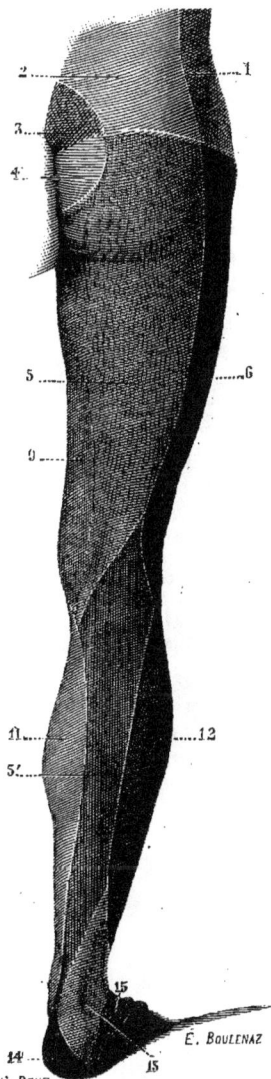

Fig. 968.
Territoires des nerfs cutanés du membre inférieur, vus sur la face postérieure.

1, rameau fessier du grand abdomino-génital. — 2, branches postérieures des nerfs lombaires. — 3, branches postérieures des nerfs sacrés. — 4, branches cutanées du plexus coccygien. — 5, 5', petit sciatique. — 6, fémoro-cutané. — 7, rameau crural du génito-crural. — 8, rameaux génitaux du plexus lombaire. — 9, obturateur. — 10, crural. — 11, saphène interne. — 12, cutané péronier. — 13, saphène externe. — 14, rameau calcanéen et rameau plantaire du tibial postérieur. — 15, musculo-cutané du sciatique poplité externe. — 16, tibial antérieur. — 17, plantaire externe. — 18, plantaire interne.

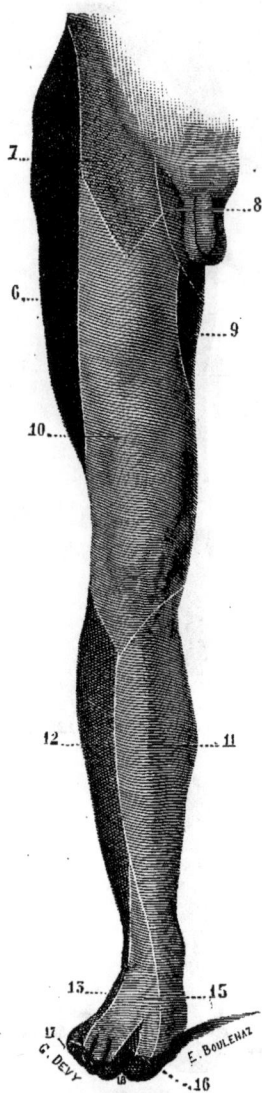

Fig. 969.

Territoires des nerfs cutanés du membre inférieur, vus sur la face antérieure.

(Pour les indications, se reporter à la légende de la figure précédente.)

celui du fémoro-cutané (6). La *face interne*, elle aussi, nous présente un seul territoire, celui de l'obturateur (9). Quant à la *face antérieure*, elle reçoit ses nerfs de trois sources : en haut et sur la ligne axiale du membre, de la branche crurale du nerf génito-crural (7); en haut et en dedans, des branches génitales des trois nerfs grand abdomino-génital, petit abdomino-génital et génito-crural (8); dans tout le reste de son étendue, du nerf crural (10). Tous ces nerfs proviennent du plexus lombaire.

3° *Jambe*. — A la jambe, comme à l'avant-bras, nous avons tout d'abord deux grands territoires : celui du saphène interne (11), occupant le côté interne de la jambe; celui du cutané péronier (12), situé sur le côté externe.

Ces deux territoires se rejoignent en avant dans la plus grande partie de leur étendue. Ce n'est que dans le tiers inférieur de la jambe qu'ils sont séparés l'un de l'autre par la partie la plus élevée du territoire du musculo-cutané (15), qui s'avance entre les deux à la manière d'un coin.

A la partie postérieure de la jambe, les deux territoires précités sont séparés dans toute la hauteur de la jambe par une zone longitudinale, qui est innervée, en haut par les branches terminales du petit sciatique (5), en bas par le saphène externe (13).

4° *Pied*. — A la face plantaire (fig. 970), la peau du talon est innervée par les deux rameaux calcanéen et cutané plantaire du tibial postérieur (14). — En avant de ce premier territoire, nous en avons deux autres : celui du plantaire interne en dedans (18); celui du plantaire externe en dehors (17). La limite séparative de ces deux territoires est assez bien représentée par une ligne fortement oblique, qui partirait du bord interne du pied, à la réunion de son tiers postérieur avec ses deux tiers antérieurs, et qui aboutirait à l'extrémité libre du quatrième orteil en suivant la ligne axiale de cet orteil. — Il n'est pas besoin, je l'espère, d'insister sur l'analogie qui existe entre le mode d'innervation de la région plantaire et celui de la région palmaire, où le plantaire interne et le plantaire externe se trouvent exactement représentés, le premier par le médian, le second par le cubital. — Nous devons signaler enfin, le long du bord interne du pied, une nouvelle zone très étroite, répondant à la terminaison du saphène externe (13).

La face dorsale du pied proprement dite nous présente trois territoires principaux : en dedans, le territoire du saphène interne, qui longe le côté

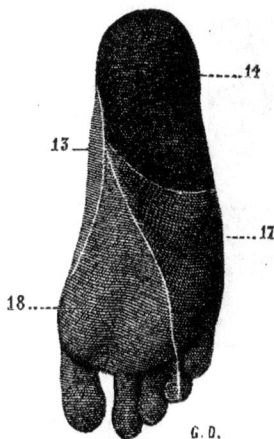

Fig. 970.
Territoires des nerfs cutanés de la région plantaire.
(Se reporter, pour les chiffres, aux deux figures précédentes.)

interne du pied (11); en dehors, le territoire du saphène externe, qui longe le côté externe (13); entre les deux, le territoire du musculo-cutané (15). A ce dernier territoire vient s'en ajouter un quatrième, moins important, celui du tibial antérieur (16), qui occupe le premier espace interosseux et les côtés adjacents des deux premiers orteils.

Quant aux orteils, ils sont innervés à la fois : 1° par le musculo-cutané (15), anastomosé avec le tibial antérieur (16); 2° par le saphène externe (13); 3° par le plantaire externe (17) et par le plantaire interne (18). Le mode de répartition de ces différents nerfs sur les trois phalanges des orteils rappelle à peu de chose près celui des nerfs de la main sur les phalanges des doigts.

ARTICLE VII

PLEXUS SACRO-COCCYGIEN

(Branches antérieures des 4e et 5e nerfs sacrés et du nerf coccygien.)

Nous désignons sous ce nom l'ensemble des anastomoses que contractent entre eux, en avant du sacrum et du coccyx, les deux derniers nerfs sacrés et le nerf coccygien.

Le cinquième nerf sacré, au sortir du canal sacré, se divise en deux branches : une *branche supérieure*, qui vient s'unir avec un rameau descendant, déjà signalé, du quatrième nerf sacré ; une *branche inférieure*, qui se réunit de même, un peu plus loin, avec un rameau ascendant du nerf coccygien.

De ces deux anses anastomotiques, constituant le plexus, se détachent deux ordres de rameaux : des *rameaux antérieurs*, qui se rendent au plexus hypogastrique ; des *rameaux postérieurs*, qui se portent en arrière, s'y anastomosent avec les branches postérieures des derniers nerfs sacrés et, finalement, se terminent dans la peau qui recouvre le coccyx.

De son côté, le nerf coccygien, après avoir fourni l'anastomose précitée pour le cinquième nerf sacré, se partage en deux rameaux fort grêles, l'un interne, l'autre externe : le *rameau interne* traverse d'avant en arrière le muscle ischio-coccygien, auquel il abandonne un filet et vient se terminer dans les téguments de la région coccygienne ; le *rameau externe*, après avoir traversé de même le muscle ischio-coccygien et le grand ligament sacro-sciatique, vient se terminer dans les faisceaux inférieurs du muscle grand fessier, dans ces faisceaux qui représentent très probablement, mais à un état fort rudimentaire, le muscle caudo-fémoral des mammifères à queue.

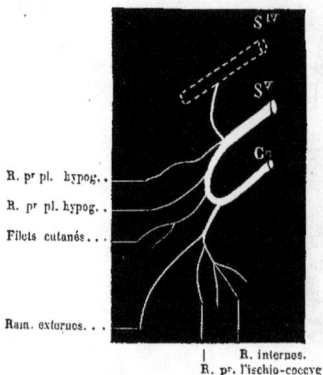

R. pr pl. hypog..
R. pr pl. hypog..
Filets cutanés...
Ram. externes...
R. internes.
R. pr. l'ischio-coccyg.

Fig. 971.

Plexus sacro-coccygien (schéma).

S^{IV}, S^{V}, quatrième et cinquième paires sacrées. — Co, nerf coccygien.

Sur les sujets où les muscles sacro-coccygien antérieur et sacro-coccygien postérieur (t. 1, p. 373) se trouvent développés, le premier de ces muscles doit recevoir un filet du plexus sacro-coccygien ; le second doit être innervé par les branches postérieures des deux derniers nerfs sacrés et du nerf coccygien.

CHAPITRE III

GRAND SYMPATHIQUE

Le *grand sympathique*, qu'on désigne encore sous les dénominations diverses de *nerf trisplanchnique*, de *système nerveux ganglionnaire*, de *système nerveux de la vie végétative*, est représenté chez l'homme par deux longs cordons, l'un droit, l'autre gauche, situés de chaque côté de la colonne vertébrale et s'étendant sans interruption de la première vertèbre cervicale à la dernière vertèbre sacrée. C'est la *chaîne sympathique* des physiologistes.

Constitution anatomique générale du système sympathique. — Les deux cordons du sympathique présentent cette particularité caractéristique qu'ils sont interrompus de distance en distance par de petits renflements, appelés *ganglions sympathiques*.

Les ganglions nerveux, échelonnés de haut en bas sur toute l'étendue du cordon sympathique, affectent une coloration grisâtre tirant un peu sur le rouge. Mous par eux-mêmes, ils empruntent à l'enveloppe fibreuse qui les entoure une consistance ferme qui en rend la dissection relativement facile. Très variables par leur volume, ils varient tout autant par leur forme qui est essentiellement irrégulière : ils sont le plus souvent allongés en forme d'olive ou en forme de fuseau; on en voit aussi de triangulaires, de pyramidaux; il en est qui sont comme bifurqués à l'une ou à l'autre de leurs extrémités, quelquefois à toutes les deux.

Théoriquement, le nombre des ganglions sympathiques devrait être le même que celui des segments osseux de la colonne vertébrale. En fait, ce nombre est beaucoup moindre. A la région cervicale, par exemple, les huit ganglions théoriques, obéissant pour ainsi dire à un mouvement de concentration, se réduisent à trois ganglions volumineux, quelquefois à deux seulement. A la région dorsale, nous en trouvons, suivant les sujets, douze, onze ou dix seulement. Il en existe généralement quatre à la région lombaire, quatre également à la région sacrée. A la hauteur du coccyx, qui n'est en réalité chez l'homme qu'un organe rudimentaire, le grand sympathique fait défaut. Au total, le nombre de renflements ganglionnaires que nous présente le cordon du sympathique varie de vingt à vingt-trois.

Le crâne n'étant en grande partie que la continuation de la colonne vertébrale, les nerfs crâniens continuant de même la série des paires rachidiennes, il est naturel de penser que le grand sympathique doit, lui aussi, franchir les limites de la région cervicale et exister à la région crânienne. Il est très probable que les ganglions otique, sphéno-palatin, ophthalmique et peut-être aussi le ganglion sous-maxillaire, que l'on décrit généralement avec le trijumeau, font partie intégrante du *sympathique crânien*. Toutefois, comme la détermination de cette première portion du cordon sympathique est encore fort obscure, nous suivrons sur ce point les idées classiques, et considérerons, momentanément du moins, le nerf grand sympathique comme commençant à l'atlas. (Voyez à ce sujet, RAUBER, *Ueber den sympatischen Grenzstrang des Kopfes*, München, 1872.)

Contrairement à l'opinion ancienne soutenue par BICHAT, le grand sympathique ne constitue pas un système distinct et indépendant. Au point de vue fonctionnel, il soutire des centres nerveux son pouvoir excito-moteur. D'autre part, à un point de vue purement anatomique, il est relié aux nerfs rachidiens par une multitude de rameaux que l'on désigne généralement sous le nom très significatif de *rami communicantes*. On les appelle encore les *branches afférentes* ou les *racines* du grand sympathique, bien que des expériences physiologiques très précises aient décelé dans ces *rami communicantes* deux ordres de fibres nerveuses cheminant en sens inverse : les unes, centrifuges, allant de la moelle épinière au grand sympathique; les autres, centripètes, se rendant du grand sympathique à la moelle épinière.

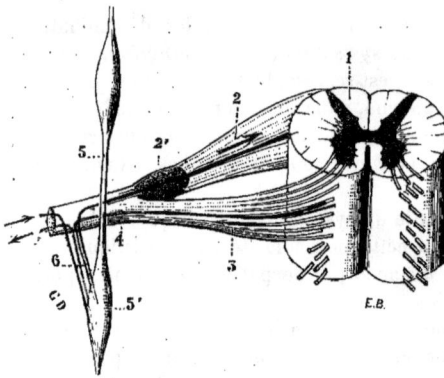

Fig. 972.

Rapports du grand sympathique avec les nerfs rachidiens.

1, un tronçon de moelle, vue par sa face antérieure. — 2, une racine postérieure ou sensitive, avec 2', son ganglion. — 3, une racine antérieure ou motrice. — 4, nerf rachidien. — 5, cordon du sympathique, avec 5', l'un de ses ganglions. — 6, un *ramus communicans*.

(Les traits rouges indiquent des fibres motrices; les traits bleus des fibres sensitives.)

Le cordon du grand sympathique reçoit ses *branches afférentes* ou *racines* par sa partie postérieure ; de sa partie antérieure s'échappent une foule d'autres branches, ses *branches efférentes*, rayonnant dans tous les sens et d'une façon tellement irrégulière qu'elles échappent, par le fait même de leur irrégularité, à une description générale. Tout ce qu'on peut dire, c'est que ces branches efférentes, soustraites à l'influence volontaire, se perdent dans les viscères (*nerfs viscéraux*) ou sur les vaisseaux (*nerfs vasculaires* ou *vaso-moteurs*), et présentent comme caractéristique de leur distribution une grande tendance à se réunir, à s'entrelacer, en un mot à former des *plexus*.

Ces *plexus périphériques* du système sympathique occupent d'ailleurs les situations les plus diverses : nous les trouvons, en dehors des organes, sur le trajet des nerfs volumineux, accessibles alors au scalpel et d'une observation relativement facile ; mais nous les rencontrons aussi dans l'épaisseur même des organes, formés par des ramuscules excessivement ténus et visibles seulement au microscope.

Dans l'un et dans l'autre cas, de nombreux renflements ganglionnaires entrent le plus souvent dans la constitution des plexus nerveux périphériques ; nous les désignerons sous le nom de *ganglions périphériques*, par opposition aux *ganglions centraux*, qui sont situés sur le tronc même du grand sympathique. Les ganglions nerveux périphériques sont à leur tour très variables dans leur volume : les uns sont visibles à l'œil nu, comme les ganglions du plexus solaire ; les autres, et ce sont incontestablement les plus nombreux, ne sont visibles qu'à l'aide du microscope, comme les ganglions du tube intestinal, suspendus aux mailles du plexus d'Auerbach et du plexus de Meissner.

Le grand sympathique tient sous sa dépendance un ordre particulier de mouvements qui sont d'une façon générale soustraits à l'action directe de la volonté (vie organique, vie de nutrition). C'est surtout en étudiant sa portion cervicale, où il se prête plus facilement à l'expérimentation, que les physiologistes ont précisé les exemples les plus remarquables de ce nerf à fonctions spéciales.

On a démontré l'existence dans ce cordon nerveux d'éléments *irido-dilatateurs* (Pour-four du Petit), d'éléments *vaso-constricteurs* (Cl. Bernard), d'éléments *vaso-dilatateurs* (Dastre et Morat), enfin d'éléments *sécréteurs*, qui se rendent aux diverses glandes de la tête, mais dont les plus caractérisés sont peut-être ceux qui vont aux glandes de la sueur (Luchsinger).

C'est encore l'expérimentation physiologique qui a permis de fixer, parmi toutes les anastomoses du grand sympathique avec les autres nerfs, l'origine et le trajet exact des fibres qui le composent. Ainsi, pour les nerfs précédents qui vont à la tête, leur origine est dans la partie supérieure de la moelle thoracique jusqu'à la cinquième paire dorsale. Tous ces nerfs qui sont *centrifuges*, sortent par les *racines antérieures* correspondantes (Budge et Waller, Cl. Bernard, Dastre et Morat) ; ils atteignent successivement la chaîne au niveau de ses ganglions, remontent dans le cordon cervical jusqu'à son ganglion supérieur, suivent l'anastomose qui de ce dernier va au ganglion de Gasser du trijumeau, et se distribuent par les branches de ce nerf à l'iris, aux vaisseaux, aux glandes de la tête.

Cette disposition est typique et elle peut s'exprimer (Morat) sous la forme des deux lois suivantes :

1° Pour une région donnée de l'organisme, les origines des nerfs sympathiques qui s'y rendent sont en général bien distinctes et souvent éloignées de celles des nerfs sensitivo-moteurs de cette région ;

2° Par contre, tous les filets sympathiques destinés à cette région, quel que soit leur mode d'activité, qu'ils soient constricteurs, dilatateurs, sécréteurs, sont très semblables entre eux par leur origine, par leur trajet et par leur disposition morphologique générale ; ils sont en quelque sorte calqués les uns sur les autres.

Pour être complet, il convient de rappeler que les mêmes régions de la tête qui reçoivent ces nerfs sympathiques, irido-dilatateurs, vaso-dilatateurs vaso-constricteurs et sécréteurs issus de la moelle thoracique, reçoivent en plus des éléments nerveux de même activité provenant du bulbe par les origines mêmes du trijumeau. La moelle allongée est donc elle aussi, comme la moelle elle-même, un des centres d'origine du grand sympathique. Le lieu de convergence de tous les nerfs sympathiques de la face, par exemple, se trouve être ainsi le ganglion de Gasser. Ce point est mis hors de doute par les expériences des physiologistes (Dastre et Morat, François-Franck).

Cela ne prouve pas cependant que le ganglion de Gasser soit un ganglion du grand sympathique : c'est seulement là un lieu de passage des fibres sympathiques, qui traversent ultérieurement d'autres ganglions placés sur le trajet des branches du trijumeau (ganglion ophthalmique, sphéno-palatin, otique, sous-maxillaire), qui ceux-là paraissent bien appartenir ou en totalité ou en partie au grand sympathique.

Les deux cas ci-dessus énoncés se vérifient encore très nettement (Morat) quand on étudie le trajet des nerfs sympathiques (vaso-moteurs et sécréteurs) du membre thoracique. Ce n'est pas, en effet, des origines même du plexus brachial, au niveau du renflement cervical de la moelle, que proviennent ces nerfs, sauf d'une façon très accessoire ; mais c'est encore de la partie supérieure de la moelle dorsale, à peu près dans la même étendue que pour les nerfs sympathiques de la tête.

Même remarque encore pour les nerfs sympathiques du membre abdominal ; seulement ici il y faut ajouter une considération nouvelle. En effet, ce n'est pas davantage des origines du plexus sacré au niveau du renflement lombaire de la moelle, que proviennent ces nerfs, sauf également d'une façon assez accessoire, mais bien d'une région distincte de la moelle. Seulement, les origines du sympathique, au lieu d'être situées comme pour le bras et pour la tête *au-dessous* des nerfs sensitivo-moteurs des mêmes régions, sont situées *au-dessus* de ces nerfs sensitivo-moteurs, au-dessus par conséquent des origines du sciatique et du crural, c'est-à-dire qu'ils proviennent de la partie supérieure de la moelle lombaire et de la partie inférieure de la moelle dorsale.

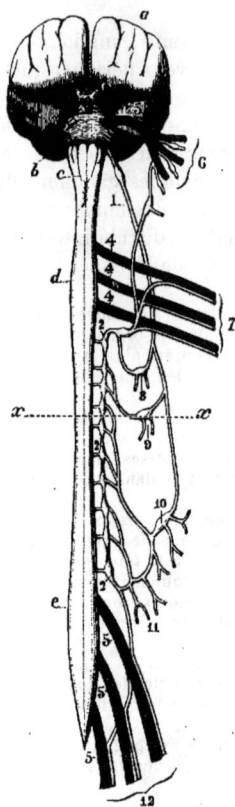

Il suit de là que, par rapport à un plan horizontal qui couperait le corps au niveau de la septième ou huitième vertèbre dorsale, les origines des nerfs sensitivo-moteurs et sympathiques se répètent symétriquement et dans les mêmes rapports de situation. Il s'ensuit encore que les origines du grand sympathique sont situées principalement dans la région dorsale de la moelle épinière, cette région dorsale donnant naissance, en plus des nerfs considérés plus haut, aux nerfs splanchniques qui renferment les éléments moteurs, vaso-moteurs et sécréteurs de l'intestin.

En résumé, et toujours d'après les physiologistes, les origines du grand sympathique sont surtout dans la moelle thoracique. Mais elles existent aussi dans d'autres régions des centres, et le bulbe rachidien présente pour ces origines un noyau de renforcement très remarquable. Non seulement le trijumeau, mais la plupart des nerfs crâniens, renferment dans leurs racines des éléments du grand sympathique ou des éléments qui, au point de vue tant morphologique que fonctionnel, en sont les équivalents. Le facial (petit sympathique des anciens) par sa petite racine ou nerf intermédiaire de Wrisberg, le spinal, le glosso-pharyngien, le pneumogastrique surtout (nerf moyen sympathique des anciens) appartiennent pour une bonne partie de leurs fibres au système des nerfs de la vie de nutrition. Ce fait de l'incorporation des fibres sympathiques dans les différents nerfs crâniens nous est déjà indiqué par leur mode d'origine (p. 616). Mais il est surabondamment démontré encore par l'étude expérimentale de leurs fonctions. Au point de vue même de l'anatomie générale et comparée, on doit les comprendre dans le système commun de *nerfs sympathiques* en réservant l'expression de grand sympathique, consacrée par l'usage, à la portion de ce système que l'on désigne de ce nom en anatomie descriptive et qui, de fait, en représente la portion la plus typique et la plus nettement caractérisée.

Voyez à ce sujet : F. FRANCK, *Th. de Paris*, 1875, *et Travaux du Laboratoire de Marey* passim ; JOLYET, *Bull. Soc. de Biologie*, 1878 ; JOLYET et LAFONT, *ibid.*, 1879 ; DASTRE et

Fig. 973.

Schéma destiné à montrer, par l'exemple des nerfs les plus caractérisés, la disposition d'ensemble des deux systèmes nerveux (de la vie animale et de la vie végétale), leurs principaux lieux d'origine dans les centres et les points de renforcement de ces origines dans la moelle et dans le bulbe (d'après MORAT).

(Les nerfs de la vie animale (*en rouge*) sont représentés par le trijumeau, le plexus brachial et le plexus lombo-sacré. Les nerfs de la vie végétative (*en blanc*) sont représentés par le pneumogastrique et le grand sympathique.)

a, cerveau. — *b*, cervelet. — *c*, bulbe rachidien. — *d*, renflement cervical de la moelle. — *e*, renflement dorso-lombaire. — 1, nerf pneumogastrique. — 2, chaîne du sympathique avec ses racines spinales. — 3, nerf trijumeau. — 4, branches constitutives du plexus brachial. — 5, branches constitutives du plexus lombo-sacré. — 6, nerfs de la face. — 7, nerfs du membre supérieur. — 8, nerfs du cœur (*plexus cardiaque*). — 9, nerfs des poumons (*plexus pulmonaire*). — 10, nerfs des organes abdominaux (*plexus solaire*). — 11, nerfs des organes du petit bassin (*plexus lombo-aortique*). — 12, nerfs du membre inférieur. La ligne ponctuée *xx* indique la limite séparative des origines des nerfs sympathiques du membre supérieur et de ceux du membre inférieur.

Morat, *Recherches sur le système nerveux vaso-moteur*, Paris, 1884 ; Vulpian, *C. R. Acad. des sciences*, 1885 ; Morat, *Arch. de physiologie*, 1889.

Structure. — La constitution histologique des nerfs et des ganglions sympathiques a été déjà étudiée à propos de l'anatomie générale du système nerveux (p. 664 et 667). Nous nous contenterons de rappeler ici que les nerfs du grand sympathique sont constitués par des faisceaux de fibres nerveuses dont le plus grand nombre appartiennent à la variété des *fibres grises, fibres sans myéline* ou *amyéliniques, fibres de Remak*. Quant aux ganglions, ils sont formés par des amas de cellules nerveuses qui sont entourées d'une capsule, et qui, chez l'homme tout au moins, sont multipolaires ; car elles sont bipolaires chez les batraciens et chez les poissons.

Méthode d'étude. — Le grand sympathique avec ses trois ordres d'éléments constituants, *tronc, branches afférentes* et *branches efférentes*, forme un tout continu, depuis son extrémité supérieure répondant à l'atlas, jusqu'à son extrémité inférieure située en regard de la dernière pièce du sacrum. Nous le diviserons cependant, conformément à l'usage adopté par tous les traités classiques, en quatre portions distinctes, savoir : une *portion cervicale*, une *portion thoracique*, une *portion lombaire* et une *portion sacrée*, répondant chacune à la région de même nom de la colonne vertébrale. Mais nous rappellerons en même temps, et cela une fois pour toutes, qu'une pareille division est purement conventionnelle et n'est autorisée que pour la simple commodité de l'étude.

Nous décrirons donc, dans quatre articles distincts :

1° La *portion cervicale* du grand sympathique ;
2° Sa *portion thoracique* ;
3° Sa *portion lombaire* ;
4° Sa *portion sacrée* ;

et nous aurons à étudier successivement, pour chacune de ces quatre portions : *a.* le *tronc du sympathique* ; *b.* ses *racines* ou *rami communicantes* ; *c.* ses *branches efférentes*.

ARTICLE I

PORTION CERVICALE DU GRAND SYMPATHIQUE
OU SYMPATHIQUE CERVICAL

§ I. — TRONC ET GANGLIONS

A la région cervicale, le cordon du grand sympathique est situé en arrière de la veine jugulaire interne, un peu en dehors du nerf pneumogastrique et des artères carotide interne et carotide primitive. Il repose sur l'aponévrose prévertébrale, au-devant des apophyses transverses des vertèbres cervicales, dont il est séparé cependant par deux muscles, les muscles long du cou et grand droit antérieur de la tête.

Le long du sympathique cervical s'échelonnent trois ganglions que l'on distingue, d'après leur situation respective, en supérieur, moyen, inférieur :

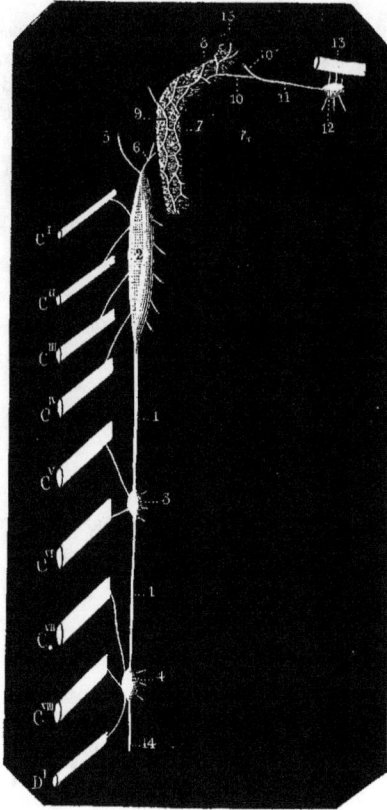

Fig. 974.

Schéma représentant le sympathique cervical.

C^I, C^{II}, C^{III}, etc., première, deuxième, troisième, etc., paires cervicales avec leurs *rami communicantes*. — D$_1$, première dorsale. — 1, 1, sympathique cervical. — 2, ganglion cervical supérieur. — 3, ganglion cervical moyen. — 4, ganglion cervical inférieur. — 5, filet crânien postérieur. — 6, filet crânien antérieur. — 7, plexus carotidien. — 8, plexus caverneux. — 9, filet carotico-tympanique. 10. rameau carotidien du nerf vidien. — 10', son rameau crânien. — 11, nerf vidien. — 12, ganglion sphéno-palatin. — 13, nerf maxillaire supérieur. — 14, sympathique thoracique. — 15, carotide interne.

1° Le *ganglion cervical supérieur*, le plus volumineux des trois, est situé de chaque côté du pharynx, en avant des deuxième et troisième vertèbres cervicales. Allongé et fusiforme, il mesure de deux à quatre centimètres de longueur. Il repose en arrière sur le muscle grand droit antérieur de la tête et se trouve en rapport en avant avec la carotide interne. Les nerfs glosso-pharyngien, pneumogastrique et grand hypoglosse le croisent obliquement, en passant sur son côté externe.

2° Le *ganglion cervical moyen* fait souvent défaut. Quand il existe, il est situé en regard de la cinquième ou de la sixième vertèbre cervicale, tout à côté de l'artère thyroïdienne inférieure, d'où le nom de *ganglion thyroïdien* qui lui a été donné par HALLER. Le ganglion cervical moyen est excessivement variable par sa forme et par ses dimensions : le plus souvent, il est ovoïde et égale en volume le quart ou le cinquième du ganglion cervical supérieur.

3° Le *ganglion cervical inférieur*, plus volumineux que le précédent, est profondément situé derrière l'origine de l'artère vertébrale. Il affecte la forme d'un croissant, embrassant par sa concavité le col de la première côte.

Variétés. — Le cordon nerveux qui unit les trois ganglions cervicaux peut se dédoubler : Cette disposition est surtout fréquente entre le ganglion moyen et le ganglion inférieur. LOBSTEIN a vu le ganglion cervical supérieur double — SCARPA a vu le ganglion cervical moyen aussi volumineux que le ganglion cervical supérieur. — Assez souvent le ganglion cervical inférieur décrit autour de l'artère vertébrale un demi-anneau que complète en avant un cordon gris tendu de l'une à l'autre des extrémités du ganglion (CRUVEILHIER). — Il peut se développer, sur le trajet du cordon cervical, de petits ganglions surnuméraires : j'ai observé, dans un cas, deux ganglions cervicaux moyens.

§ II. — Racines

Les *rami communicantes*, qui s'étendent des branches antérieures des nerfs cervicaux aux trois ganglions cervicaux du grand sympathique, sont variables par leur nombre et par leur trajet. La disposition la plus commune me paraît être la suivante :

a. Le *ganglion cervical supérieur* reçoit quatre ou cinq rameaux du plexus cervical, c'est-à-dire des branches antérieures des quatre premières paires cervicales.

b. Le *ganglion cervical moyen* est relié par deux ou trois rameaux aux branches antérieures des cinquième et sixième nerfs cervicaux, quelquefois à la branche antérieure du septième.

c. Le *ganglion cervical inférieur* reçoit ordinairement deux rameaux ; mais il n'en reçoit quelquefois qu'un seul, qui provient du huitième nerf cervical. On voit encore, sur certains sujets, le premier nerf intercostal envoyer un filet à ce ganglion.

§ III. — Branches efférentes

Les branches efférentes des trois ganglions cervicaux sont très nombreuses : nous décrirons successivement celles qui proviennent de chacun d'eux.

A. — Branches efférentes du ganglion cervical supérieur

Nous diviserons ces branches, d'après leur direction, en quatre groupes : branches supérieures, branches postérieures, branches antérieures, branches internes.

1° Branches supérieures ou crâniennes. — Elles sont au nombre de deux, l'une postérieure, l'autre antérieure :

a. La *branche postérieure* se dirige en arrière vers le trou déchiré postérieur et se divise en plusieurs rameaux, *rameaux anastomotiques*, qui se jettent dans les trois nerfs pneumogastrique, glosso-pharyngien et grand hypoglosse.

b. La *branche antérieure* se porte en avant vers la carotide interne et pénètre avec elle dans le canal carotidien. A son entrée dans ce canal, elle se divise en deux rameaux qui cheminent l'un sur le côté interne, l'autre sur le côté externe du tronc artériel ; ces deux rameaux s'envoient mutuellement des nombreuses anastomoses, dont l'ensemble constitue le *plexus carotidien*. Plus tard, dans l'intérieur même du sinus caverneux, les deux rameaux de la branche crânienne antérieure semblent se résoudre en une multitude de petits filets, qui forment autour de la carotide interne un riche plexus, connu sous le nom de *plexus caverneux*. Avec les mailles du plexus caverneux viennent s'enchevêtrer de nombreuses et fines ramifications artérielles, d'où le nom de *plexus artérioso-nerveux* que lui avait donné Walther.

55*

Du *plexus carotidien* naissent deux rameaux : le premier, *filet carotico-tympanique*, se détache au niveau du premier coude du canal carotidien, s'engage dans la paroi supérieure de ce canal et arrive dans la caisse du tympan, où il se réunit au rameau de Jacobson, branche du glosso-pharyngien (p. 730). — Le deuxième rameau, plus connu sous le nom de *filet carotidien*

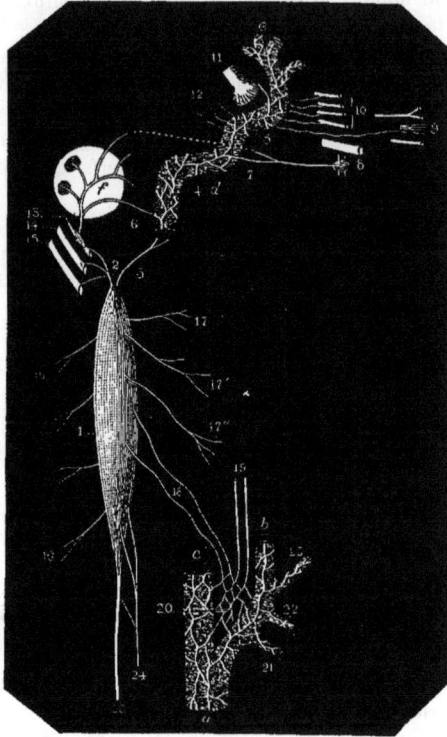

Fig. 975.

Branches efférentes du ganglion cervical supérieur (*côté droit*).

a, artère carotide primitive. — *b*, carotide externe, avec ses trois premières branches. — *c*, carotide interne — *d*, la même, dans le crâne. — *e*, ses branches terminales. — *f*, paroi interne de la caisse du tympan, avec les ramifications du nerf de Jacobson. — 1, ganglion cervical supérieur, vu par son côté externe. — 2, branche crânienne postérieure. — 3, branche crânienne antérieure. — 4, plexus carotidien. — 5, plexus caverneux. — 6, filet carotico-tympanique. — 7, filet carotidien du nerf vidien. — 8, ganglion sphéno-palatin. — 9, ganglion ophthalmique. — 10, nerfs de l'œil. — 11, ganglion de Gasser. — 12, filets muqueux et méningiens. — 13, glosso-pharyngien. — 14, pneumogastrique. — 15, grand hypoglosse. — 16, branches postérieures du ganglion. — 17, rameaux pharyngiens. — 17', rameaux laryngés. — 17'', rameaux thyroïdiens. — 18, rameaux carotidiens. — 19, deux rameaux du glosso-pharyngien et du pneumogastrique allant au plexus intercarotidien. — 20, plexus intercarotidien. — 21, plexus thyroïdien supérieur. — 22, plexus lingual. — 23, plexus facial. — 24, nerf cardiaque supérieur. — 25, cordon cervical du grand sympathique.

du nerf vidien, se sépare du plexus au niveau de l'orifice interne du canal carotidien ; il pénètre dans le crâne, se réunit au grand nerf pétreux superficiel et se rend finalement (voy. *Nerf vidien*, p. 702), à travers le trou déchiré antérieur et le canal vidien, à l'angle postérieur du ganglion sphéno-palatin.

Du *plexus caverneux* naissent six sortes de filets, savoir : 1° des *filets anas-tomotiques* d'abord pour le nerf moteur oculaire externe, le nerf moteur oculaire commun, le pathétique, la branche ophthalmique du trijumeau, le ganglion de Gasser ; — 2° un filet long et grêle, qui pénètre dans l'orbite à côté du nerf nasal et se rend au côté postérieur du ganglion ophthalmique, dont il constitue la *racine sympathique ;* ce filet se rend isolément au ganglion ou se fusionne, avant de l'atteindre, avec la racine longue ou sensitive issue du nerf nasal ; — 3° des *filets pituitaires*, qui se portent transversalement en dedans et pénètrent dans le corps pituitaire ; — 4° des *filets méningiens*, décrits avec le plus grand soin par Hirschfeld (1845), qui se portent vers la gouttière basi-laire et se distribuent à la dure-mère de cette région ; — 5° des *filets muqueux*, destinés à la muqueuse des sinus sphénoïdaux (Valentin) ; — 6° des *filets vasculaires*, qui se ramifient en plexus sur les diverses branches de la carotide interne (*ophthalmique, cérébrale antérieure, cérébrale moyenne, communi-cante postérieure, choroïdienne*) et les accompagnent jusqu'à leur terminai-son. Ces filets vasculaires se réunissent, le long de l'artère communicante antérieure, avec les filets vasculaires du côté opposé. De même, ils entrent en relation, le long de l'artère communicante postérieure, avec les filets vascu-laires de l'artère vertébrale.

Le rameau anastomotique que le plexus caverneux envoie au ganglion de Gasser, très grêle chez l'homme, présente un volume très considérable chez les animaux, en raison proba-blement du développement plus grand de la face chez ces derniers. En se fondant surtout sur les résultats de l'expérimentation physiologique, M. Mohat considère ce rameau comme étant la continuation de la chaîne du sympathique dans le crâne. Ce qui est certain, c'est qu'il renferme les fibres nerveuses irido-dilatatrices, ainsi que les éléments vaso-moteurs et sécréteurs que le grand sympathique cervical fournit à la face. Il est bon de rappeler, cependant, que tous les éléments sympathiques du trijumeau ne lui sont pas apportés par cette anastomose : par ses origines mêmes, le trijumeau possède bien cer-tainement, comme nous l'avons déjà vu (p. 607) un certain nombre de fibres sympa-thiques que lui envoie, dans l'épaisseur du bulbe, le faisceau solitaire.

2° **Branches postérieures ou musculaires et osseuses.** — Ces rameaux postérieurs, généralement très grêles, se dirigent vers les muscles préverté-braux en passant en arrière du pneumogastrique et de la carotide interne. Ils sont de deux ordres :

a. Les uns, *rameaux musculaires*, se distribuent aux muscles long du cou et grand droit antérieur de la tête.

b. Les autres, *rameaux osseux*, se perdent dans les corps des deuxième, troisième et quatrième vertèbres cervicales, après avoir traversé, soit les muscles précités, soit le ligament vertébral commun antérieur.

3° **Branches antérieures.** — Ces branches, au nombre de deux à cinq, se détachent de la face antérieure du ganglion cervical supérieur et se portent dans l'angle de bifurcation de la carotide primitive, où ils s'entrelacent avec des rameaux déjà signalés du pneumogastrique et du glosso-pharyngien pour former un riche plexus, le *plexus intercarotidien*. Il existe parfois sur les mailles de ce plexus un petit renflement ganglionnaire, connu sous le nom de *ganglion intercarotidien* d'Arnold.

Le plexus intercarotidien entoure de ses mailles l'artère carotide externe et se prolonge sur les nombreuses branches de ce vaisseau, en autant de plexus secondaires, qui se distribuent chacun au même territoire organique que l'artère à laquelle il est annexé; c'est ainsi que nous avons :

a. Un *plexus thyroïdien supérieur*, dont les ramifications terminales se répandent dans le corps thyroïde et dans le larynx.

b. Un *plexus lingual*, qui suit l'artère linguale et s'anastomose, sur la face inférieure de la pointe de la langue, avec les nerfs lingual et grand hypoglosse (HIRSCHFELD). De ce plexus se détachent, d'après BLANDIN, la racine végétative du ganglion sublingual; mais ce rameau est loin d'être constant, comme le ganglion, du reste, auquel il est destiné.

c. Un *plexus facial*, qui accompagne l'artère faciale et fournit, avant d'atteindre la face, un ou plusieurs filets à la glande sous-maxillaire et au ganglion de même nom.

d. Un *plexus auriculaire postérieur*, destiné aux régions auriculaire et mastoïdienne.

e. Un *plexus occipital*, qui vient se distribuer à la partie postérieure de la tête.

f. Un *plexus pharyngien inférieur*, qui se perd dans le pharynx.

g. Un *plexus temporal superficiel*, qui se distribue aux deux régions temporale et frontale.

h. Un *plexus maxillaire interne*, enfin, qui accompagne l'artère de même nom, se divisant comme elle pour former autour de chacune de ses branches un plexus distinct. Parmi les filets importants qui émanent de ce plexus, nous signalerons la racine végétative du ganglion otique, fournie par le plexus qui entoure l'artère méningée moyenne.

Au total, le plexus intercarotidien fournit les nerfs vasculaires ou vaso-moteurs de la face et de ses cavités, de même que le plexus caverneux devient le point de départ de la plus grande partie des nerfs vaso-moteurs des centres encéphaliques.

4° **Branches internes ou viscérales.** Ces filets, détachés de la partie interne du ganglion, se dirigent obliquement en bas et en avant entre les muscles prévertébraux et l'artère carotide primitive. On les divise, d'après leur terminaison, en rameaux pharyngiens, œsophagiens, laryngiens, thyroïdiens et cardiaques :

a. Les *rameaux pharyngiens*, toujours multiples, se portent sur les côtés du pharynx. Là, ils s'entrelacent avec les rameaux déjà signalés du glosso-pharyngien et du pneumogastrique pour former un riche plexus, le *plexus pharyngien*, dont les filets terminaux se distribuent, en partie aux muscles du pharynx (filets moteurs), en partie à la muqueuse (filets sensitifs), en partie à ses vaisseaux (filets vasculaires).

b. Les *rameaux œsophagiens* se terminent à la partie supérieure de l'œsophage.

c. Les *rameaux laryngiens* et *thyroïdiens*, destinés au larynx et au corps thyroïde, s'anastomosent constamment, sur le côté interne de la carotide primitive, avec des filets provenant du laryngé supérieur ou du laryngé externe;

il en résulte la formation d'un petit plexus, connu sous le nom de *plexus laryngé* de HALLER.

d. Les *rameaux cardiaques*, au nombre de deux ou trois, naissent du ganglion ou, un peu au-dessous de lui, du cordon même du sympathique; ils se réunissent presque aussitôt en un rameau unique, le *nerf cardiaque supérieur*, qui se porte vers le cœur (voy. plus bas p. 872).

Variétés. — Les *ganglions carotidiens*, décrits dans le plexus carotidien au niveau de la première et de la deuxième courbure de l'artère, paraissent n'être formés que par la rencontre de deux filets nerveux, sans développement de cellules ganglionnaires. — Le ganglion cervical supérieur envoyait un filet au nerf phrénique dans un cas observé par CRUVEILHIER. — Sur l'origine du plexus temporal superficiel existe un petit ganglion, regardé comme constant par SCARPA. — Le *cardiaque supérieur* peut naître par deux racines, l'une du ganglion, l'autre du cordon même du sympathique. — Il est quelquefois plexiforme. — Il peut s'accoler au pneumogastrique pour s'en séparer ultérieurement (MURRAY). — Il peut provenir à la fois du grand sympathique et du pneumogastrique ou du laryngé supérieur (voy. *Nerf de Cyon*, p. 740). — BROCQ a vu provenir ce nerf du laryngé inférieur et du glosso-pharyngien. — On l'a vu s'anastomoser, suivant les cas, avec les nerfs glosso-pharyngien, hypoglosse et phrénique.

B. — Branches efférentes du ganglion cervical moyen

Ces branches se dirigent en dedans et se distinguent, d'après leur mode de terminaison, en thyroïdiennes, cardiaques, anastomotiques :

1° Les *branches thyroïdiennes* s'étalent en plexus autour de l'artère thyroïdienne inférieure et accompagnent ce vaisseau jusque dans l'épaisseur du corps thyroïde.

2° Les *branches cardiaques*, généralement multiples à leur origine, ne tardent pas à se réunir en un rameau unique, le *nerf cardiaque moyen*, qui se rend à la base du cœur (voy. plus bas, p. 872).

3° Les *branches anastomotiques* se jettent dans le nerf récurrent, branche du pneumogastrique, et en partagent la distribution.

C. — Branches efférentes du ganglion cervical inférieur

Ces branches se partagent, d'après leur direction, en trois groupes : branches externes, branches ascendantes, branches internes.

1° Les *branches externes* se répandent en un riche plexus autour de l'artère sous-clavière. Elles accompagnent ce vaisseau jusqu'à sa terminaison, en envoyant autour de ses différentes branches (mammaire interne, intercostale supérieure, scapulaires, axillaire, humérale, etc., etc.) autant de plexus secondaires. Ces branches externes fournissent, en un mot, les vaso-moteurs du membre supérieur.

2° Les *branches ascendantes*, plus connues sous le nom de *nerf vertébral*, s'engagent, avec l'artère vertébrale, dans le canal que forment à cette artère les apophyses transverses des vertèbres cervicales. De ces branches, le plus grand nombre s'étalent en plexus autour de l'artère vertébrale qu'elles accompagnent jusque dans le crâne, en formant successivement autour des branches de la vertébrale, les *plexus spinaux*, le *plexus basilaire*, le *plexus*

cérébral postérieur, etc. Mais ces rameaux vasculaires, vrais rameaux efférents du ganglion cervical inférieur, ne constituent pas tout le nerf vertébral.
Il existe, à côté d'eux, un rameau spécial (quelquefois double) complètement
étranger à l'innervation de l'artère vertébrale, qui réunit le ganglion cervical
moyen aux quatrième, cinquième, sixième et même septième nerfs cervicaux.
Ce rameau, comme le démontrent surabondamment les recherches expérimentales de M. FRANÇOIS-FRANCK (*Bull. Soc. de Biol.*, 1878, p. 140), constitue
pour le ganglion cervical antérieur une véritable racine : c'est une série
de *rami communicantes* fusionnés ensemble ou simplement accolés. Des
nerfs cervicaux ci-dessus indiqués, ils se rendent au ganglion et de là au cœur
(nerfs accélérateurs) et jusque dans le foie.

3° Les *branches internes*, toujours multiples, se portent en dedans : les
unes se jettent après un trajet variable dans le nerf récurrent, dont ils partagent ensuite la distribution ; d'autres s'anastomosent avec le nerf cardiaque
moyen ; un troisième groupe de rameaux se dirigent en bas et se fusionnent
ensemble pour constituer le *nerf cardiaque inférieur* (voy. ci-dessous).

D. — Nerfs cardiaques et plexus cardiaque

Nous avons déjà vu (p. 741), le nerf pneumogastrique envoyer à la base
du cœur six rameaux, trois de chaque côté ; ce sont les *nerfs cardiaques du
pneumogastrique*. Le grand sympathique fournit également à l'organe central
de la circulation trois nerfs de chaque côté : un nerf *cardiaque supérieur*,
un *nerf cardiaque moyen*, un nerf *cardiaque inférieur*. Ces trois nerfs se
détachent, à la région cervicale, le premier du ganglion cervical supérieur,
le second du ganglion cervical moyen, le troisième du ganglion cervical inférieur.

Tout comme les rameaux cardiaques du pneumogastrique, les nerfs cardiaques du sympathique présentent dans leur mode d'origine, dans leur
volume et dans leur disposition anatomique, des variétés individuelles tellement nombreuses qu'ils se prêtent difficilement à une description univoque.
C'est ainsi qu'ils sont souvent multiples, soit qu'ils naissent par plusieurs
racines qui ne s'accolent que tardivement, soit qu'ils se dédoublent au cours
de leur trajet. Par contre, on les voit quelquefois, obéissant pour ainsi dire à
un mouvement de concentration, se fusionner plus ou moins et former dans
leur ensemble, soit un plexus, soit même un tronc unique. Constamment les
nerfs cardiaques du sympathique s'anastomosent avec les nerfs cardiaques
du pneumogastrique ou bien avec le récurrent et cela, suivant les modalités
anatomiques les plus diverses. Quant au volume respectif des nerfs cardiaques, ce sont tantôt les droits qui l'emportent sur les gauches, tantôt les gauches qui l'emportent sur les droits. Si nous considérons maintenant les nerfs
cardiaques d'un même côté, nous voyons généralement le nerf cardiaque
moyen être le plus volumineux des trois (*grand nerf cardiaque* de SCARPA) ;
vient ensuite le nerf cardiaque supérieur et, enfin, le nerf cardiaque inférieur auquel SCARPA donnait le nom de *petit nerf cardiaque*.

Quoi qu'il en soit de toutes ces variétés, les nerfs cardiaques du grand sympathique suivent vers le cœur un trajet qui est constant dans ses grandes lignes, mais qui diffère sensiblement à droite et à gauche. — Les *nerfs cardiaques droits*, situés primitivement en arrière de la carotide primitive et du tronc brachio-céphalique, descendent entre la crosse de l'aorte qui est

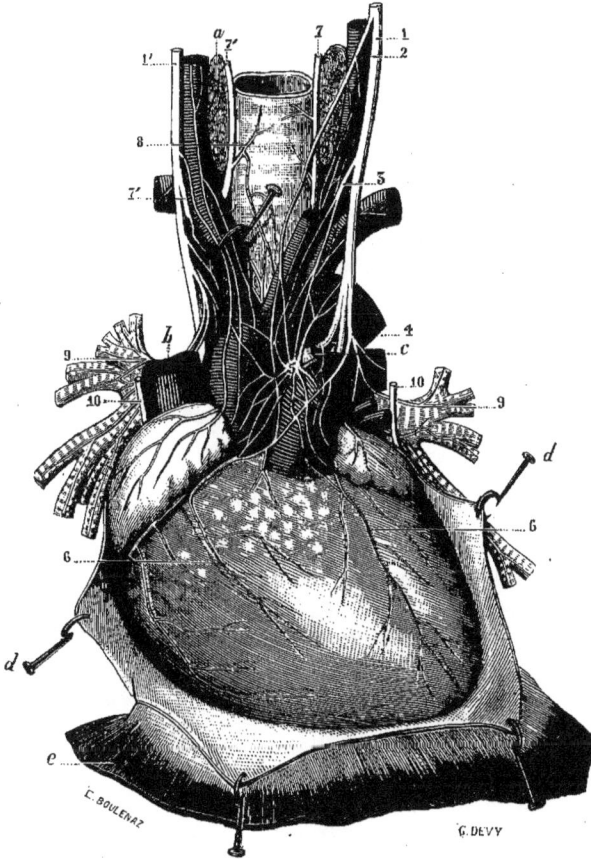

Fig. 976.

Plexus cardiaque et ses branches efférentes.

1, pneumogastrique gauche ; 1', pneumogastrique droit. — 2, nerf cardiaque supérieur. — 3, nerf cardiaque moyen. — 4, nerf cardiaque inférieur. — 5, ganglion et plexus cardiaques. — 6, branches afférentes de ce plexus. — 7, nerf récurrent gauche, et 7', nerf récurrent droit. — 8, ses rameaux trachéens. — 9, plexus pulmonaire antérieur. — 10, nerf phrénique. — a, corps thyroïde. — b, veine cave supérieure. — c, cordon fibreux, reliquat du canal artériel. — d, péricarde érigné en bas et en dehors. — e, diaphragme.

en avant et la trachée qui est en arrière. — Les *nerfs cardiaques gauches*, au contraire, situés d'abord en dehors de la carotide primitive, puis entre cette artère et la sous-clavière correspondante, descendent en avant de la crosse aortique, occupant par rapport aux précédents un plan beaucoup plus antérieur.

Arrivés à la base du cœur, les six nerfs cardiaques du grand sympathique et les six nerfs cardiaques du pneumogastrique s'entremêlent ensemble pour donner naissance au *plexus cardiaque*. Ce plexus, situé en avant de la bifurcation de la trachée, occupe un espace quadrilatère que limite, en bas, la branche droite de l'artère pulmonaire ; en haut, la portion horizontale de la crosse de l'aorte ; à droite la portion ascendante de cette même crosse ; à gauche, le cordon fibreux qui résulte de l'oblitération du canal artériel (fig. 976).

Au centre du plexus se trouve, sur la plupart des sujets, un renflement ganglionnaire décrit pour la première fois par WRISBERG et désigné depuis sous le nom de *ganglion de Wrisberg* (fig. 976, 5). Ce ganglion présente une forme allongée et une coloration grisâtre ou rougeâtre. Il est quelquefois remplacé par deux ou même trois ganglions plus petits.

Du plexus cardiaque s'échappent en rayonnant une multitude de rameaux terminaux qui se distribuent : 1° à l'origine de l'aorte et de l'artère pulmonaire ; 2° au cœur et au péricarde, suivant un mode que nous avons déjà décrit à propos du cœur et sur lequel il est inutile de revenir (voy. p. 33).

Résumé du sympathique cervical.

1° GANGLION CERVICAL SUPÉRIEUR

1°). Br. supérieures.	Br. postérieure.		anast. pour glosso-pharyngien.
			» pneumogastrique.
			» grand hypoglosse.
	Br. antérieure, forme :	PLEX. CAROTIDIEN d'abord,	f. carotico-tympanique.
			f. carotidien du n. vidien.
		puis, PLEX. CAVERNEUX.	anast. pour n. moteurs de l'œil.
			» n. ophthalmique.
			» ganglion de Gasser.
			rac. symp. du ganglion ophthalmique.
			f. pituitaires.
			f. muqueux.
			f. méningiens.
			f. vasculaires.

2°). Br. postérieures . . . . r. musculaires. / r. osseux.

3°). Br. antérieures. | forment PLEX. INTERCAROTIDIEN, d'où plexus des branches collatérales et des branches terminales de l'artère carotide interne.

4°). Br. internes . . . . r. pharyngiens. / r. œsophagiens. / r. laryngiens. / r. thyroïdiens. / r. cardiaques (N. CARDIAQUE SUPÉRIEUR).

2° GANGLION CERVICAL MOYEN

1°). Branches thyroïdiennes.
2°). Branches cardiaques (N. CARDIAQUE MOYEN).
3°). Branches anastomotiques.

3° GANGLION CERVICAL INFÉRIEUR

1°). Branches externes (VASO-MOTEURS DU MEMBRE SUPÉRIEUR).
2°). Branches ascendante (N. VERTÉBRAL).
3°). Branches internes (N. CARDIAQUE INFÉRIEUR).

ARTICLE II

PORTION THORACIQUE DU GRAND SYMPATHIQUE
OU SYMPATHIQUE THORACIQUE

§ I. — TRONC ET GANGLIONS

A la région thoracique, le grand sympathique descend verticalement de chaque côté de la colonne vertébrale, depuis la première côte jusqu'à la douzième. Il repose sur la tête des côtes, en avant des vaisseaux intercostaux qui le croisent à angle droit, en arrière de la plèvre qui le recouvre dans toute son étendue.

Le long du sympathique thoracique s'échelonnent en une série régulière les ganglions dits *thoraciques*, affectant pour la plupart la forme d'un petit corps ovoïde à grand axe vertical. Leur coloration est grisâtre. Leur nombre, égal à celui des vertèbres dorsales, est ordinairement de douze ; mais il descend bien souvent à onze et même à dix, par suite de la fusion du premier ganglion thoracique avec le ganglion cervical inférieur ou de la fusion de deux ganglions thoraciques voisins.

La plupart de ces ganglions occupent le côté antérieur de l'articulation costo-vertébrale correspondante. Quelques-uns d'entre eux, cependant, sont situés un peu plus haut, au niveau du bord supérieur de la tête costale, ou plus haut encore dans l'espace intercostal lui-même, presque en regard du trou de conjugaison.

Comme à la région cervicale, le cordon du sympathique thoracique est généralement simple pour un même côté. Il n'est pourtant pas très rare de le voir divisé en deux cordons parallèles, dans l'un des intervalles compris entre deux ganglions voisins.

§ II. — RACINES

Chaque ganglion thoracique est relié à l'un des deux nerfs intercostaux voisins (le nerf situé au-dessus généralement) au moins par un *ramus communicans*, bien souvent par deux. Il est encore assez fréquent de voir un certain nombre de ganglions thoraciques recevoir chacun deux racines, l'une du nerf intercostal qui est situé au-dessus, l'autre du nerf intercostal qui est situé au-dessous ; ou, ce qui revient au même, de voir un certain nombre de nerfs intercostaux envoyer chacun au grand sympathique deux rameaux, l'un ascendant pour le ganglion thoracique situé au-dessus de lui, l'autre descendant pour le ganglion situé au-dessous.

Essentiellement variables, comme on le voit, par leur nombre, les *rami communicantes* des ganglions thoraciques sont beaucoup plus constants dans leurs rapports avec les deux organes qu'ils sont destinés à relier : en effet, ils s'échappent toujours du ganglion par son côté externe et suivent ensuite un trajet oblique en dehors pour rejoindre les nerfs intercostaux avec lesquels ils doivent se fusionner (fig. 972).

§ III. — Branches efférentes

Indépendamment de quelques filets fort grêles qui se portent en dehors sur les artères intercostales, toutes les branches efférentes des ganglions thoraciques se dirigent en dedans et se distribuent à des viscères : aussi leur donnerons-nous indistinctement le nom de rameaux internes ou de rameaux viscéraux.

Ces rameaux, toujours fort nombreux, se comportent différemment dans la partie supérieure et dans la partie inférieure du thorax :

Rameaux efférents supérieurs. — Ceux qui émanent des quatre ou cinq premiers ganglions thoraciques se portent obliquement en bas et en dedans vers la ligne médiane. Ils fournissent dans leur trajet :

1° Des *filets osseux*, qui pénètrent dans le corps de chaque vertèbre dorsale après avoir traversé le ligament vertébral commun antérieur ;

2° Des *filets cardiaques*, qui se séparent plus particulièrement du premier ganglion thoracique et aboutissent au plexus cardiaque ;

3° Des *filets œsophagiens*, qui se portent vers l'œsophage et se perdent dans les différentes tuniques de cet organe, après s'être anastomosés avec les filets œsophagiens du pneumogastrique ;

4° Des *filets aortiques*, qui se jettent sur l'aorte ;

5° Des *filets pulmonaires*, qui se rendent au plexus pulmonaire (p. 742) et en partagent la distribution.

On voit parfois les filets aortiques et pulmonaires des trois premiers ganglions thoraciques se réunir en un seul tronc, qui est tout à fait analogue aux nerfs splanchniques et qu'on peut appeler, avec Cruveilhier, le *nerf splanchnique pulmonaire*.

Rameaux efférents inférieurs. — Les rameaux efférents des sept ou huit derniers ganglions thoraciques se réunissent pour former deux troncs principaux qui sont le grand nerf splanchnique et le petit nerf splanchnique.

1° *Grand nerf splanchnique* (fig. 977, 6). — Le grand nerf splanchnique naît des ganglions thoraciques moyens par quatre ou cinq racines. La racine la plus élevée, comme aussi la plus volumineuse, se sépare du quatrième ou du cinquième ganglion et se porte obliquement en bas et en dedans, en suivant le côté correspondant de la colone vertébrale. Les autres racines se détachent soit des ganglions sous-jacents, soit du cordon sympathique qui les unit; ils se portent également en bas et en dedans et viennent successivement s'implanter sur la première racine. Le point où la racine inférieure vient rejoindre la racine principale répond généralement au corps de la onzième vertèbre dorsale. Ainsi constitué, le nerf grand splanchnique traverse le diaphragme par un orifice spécial, arrive dans la cavité abdominale et se jette dans l'angle externe du ganglion semi-lunaire correspondant (voy. plus bas, p. 878).

Un peu au-dessus du diaphragme, le nerf grand splanchnique présente

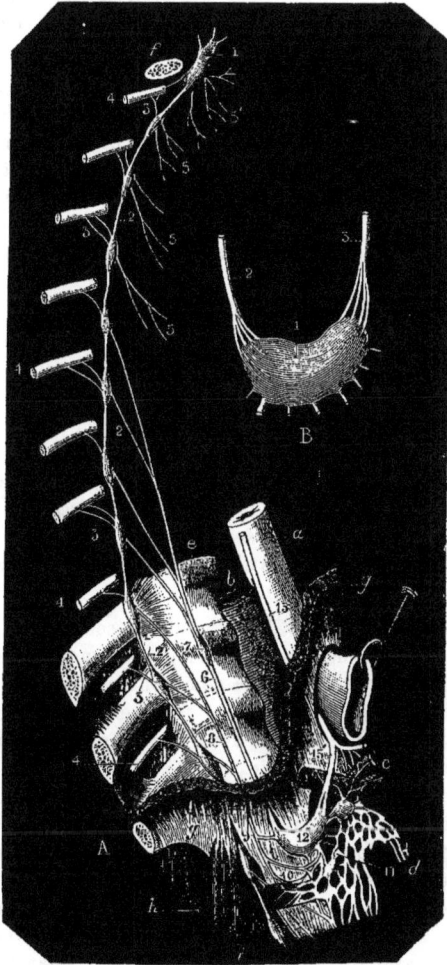

Fig. 977.

A. — Sympathique thoracique droit et nerfs splanchniques (schéma).

1, ganglion cervical inférieur du côté droit. — 2, 2, chaîne ganglionnaire thoracique, avec 3, rami communicantes qui lui viennent de 4, 4, nerfs intercostaux. — 5, 5, rameaux viscéraux partant des ganglions thoraciques supérieurs; 5', rameaux viscéraux partant du ganglion cervical inférieur. — 6, tronc du nerf grand splanchnique naissant par quatre racines et présentant sur son trajet le ganglion de Lobstein 7. — 8, nerf petit splanchnique. — 9, sa terminaison par trois branches dans 10, le plexus rénal; 11, le plexus solaire; 12, le ganglion semi-lunaire droit. — 13, nerf pneumogastrique droit. — 13', portion de ce nerf se rendant au ganglion semi-lunaire droit et formant avec ce ganglion et le nerf grand splanchnique du même côté l'anse de Wrisberg. — *a*, œsophage. — *b*, aorte. — *c*, tronc cœliaque. — *d*, artère mésentérique supérieure. — *e*, colonne vertébrale. — *f*, coupe de la première côte. — *g*, diaphragme. — *h*, carré des lombes. — *i*, psoas.

B. — Anse mémorable de Wrisberg.

1, ganglion semi-lunaire droit. — 2, nerf grand splanchnique. — 3, pneumogastrique droit.

quelquefois un petit renflement ganglionnaire, affectant la forme d'une olive,
que nous désignerons sous le nom de *ganglion de Lobstein* (fig. 972, 7). Ce
ganglion serait constant sur le grand splanchnique droit, d'après CUNNINGHAM
(*Journ. d'Anat.*, IX, p. 303).

2° *Petit nerf splanchnique* (fig. 977, 8). — Le petit nerf splanchnique est
formé par la réunion de deux ou trois rameaux émanant des deux ou trois
derniers ganglions thoraciques. Ce nerf, oblique en bas et en dedans, traverse
également le diaphragme un peu en dehors du précédent et pénètre dans la
cavité de l'abdomen. Au sortir de son orifice diaphragmatique, il se partage
généralement en trois rameaux qui se rendent, le premier au grand nerf
splanchnique ou au ganglion semi-lunaire, le second au plexus solaire, le
troisième au plexus rénal.

Ganglions semi-lunaires et plexus solaire. — On donne le nom de ganglions semi-lunaires à deux ganglions volumineux qui occupent la partie
postéro-supérieure de la cavité abdominale. Situés symétriquement de chaque
côté de la ligne médiane, ils s'appliquent contre les piliers du diaphragme
un peu en dedans des capsules surrénales, immédiatement au-dessus du pancréas. Ils ont une coloration gris rougeâtre et atteignent le volume d'un petit
haricot. Ils affectent, d'autre part, la forme d'un croissant à concavité dirigée
en haut, d'où le nom de ganglions *semi-lunaires* que lui donnent aujourd'hui
la plupart des anatomistes. On les distingue en *ganglion semi-lunaire droit*
et *ganglion semi-lunaire gauche*.

Branches afférentes. — Les deux ganglions semi-lunaires reçoivent par
leur extrémité externe le nerf grand splanchnique que nous venons de décrire.
De leur extrémité interne partent de nombreux rameaux plexiformes qui se
portent transversalement en dedans et se jettent dans le ganglion du côté
opposé, constituant ainsi entre les deux masses ganglionnaires homonymes
une anastomose transversale. A l'extrémité interne du ganglion semi-lunaire
droit aboutit encore la portion terminale du nerf pneumogastrique droit
(p. 743). Ce dernier tronc nerveux forme avec le ganglion semi-lunaire droit
et le grand splanchnique du même côté une longue arcade à concavité
dirigée en haut : c'est l'*anse mémorable de Wrisberg*, du nom de l'anatomiste qui l'a le premier bien décrite (fig. 977, B). Rappelons, enfin, qu'aux
deux ganglions semi-lunaires aboutissent encore, au niveau de leur bord
supérieur ou concave, quelques rameaux du petit splanchnique et du nerf
phrénique.

Branches efférentes et distribution. — De la convexité des ganglions semi-
lunaires s'échappent, comme autant de rayons partant d'un centre commun,
une multitude de rameaux que nous pouvons considérer comme les branches
efférentes du ganglion, les nerfs ci-dessus indiqués constituant ses branches
afférentes. Ces branches efférentes des ganglions semi-lunaires divergent
dans tous les sens, se croisent et s'entrelacent de mille manières et forment
ainsi, au-devant de l'aorte, autour du tronc cœliaque et de l'artère mésentérique supérieure, un vaste plexus auquel on a donné le nom de *plexus*

solaire. Sur les rameaux constitutifs de ce plexus sont disséminés de loin en loin plusieurs petits ganglions, *ganglions solaires*, comme eux irréguliers de forme et fort variables dans leur nombre et dans leurs dimensions.

Le plexus solaire envoie des rameaux à la plupart des viscères de l'abdomen, ainsi qu'aux parois de cette cavité. Ces rameaux, essentiellement *viscéraux* et *vasculaires*, présentent cette particularité que, pour se rendre aux territoires organiques qui leur sont destinés, ils *suivent le trajet des différentes artères de la région*. Ils se jettent sur ces artères, les enlacent de leurs ramifications mille fois anastomosées, en constituant autour d'elles autant de plexus secondaires. Ces plexus portent le même nom que les artères qui les supportent ; ils en partagent aussi la distribution.

La distribution du plexus solaire est donc réglée par la distribution même des branches supérieures de l'aorte abdominale. Ce plexus se résout en douze plexus secondaires, savoir :

1° Deux *plexus diaphragmatiques inférieurs* (un pour chaque côté), qui suivent les artères de même nom et fournissent successivement des filets aux capsules surrénales, à la partie inférieure de l'œsophage et au diaphragme.

2° Un *plexus coronaire stomachique*, qui envoie des filets aux deux faces de l'estomac, au cardia et au pylore.

3° Un *plexus hépatique*, qui se rend au foie avec l'artère hépatique, et qui abandonne sur son trajet, le long des artères pylorique, cystique et gastro-épiploïque droite, les trois plexus *pylorique*, *cystique* et *gastro-épiploïque droit*.—Indépendamment des rameaux que lui apporte le plexus hépatique, le foie reçoit encore du plexus solaire plusieurs rameaux qui suivent les parois de la veine porte ; ce deuxième groupe de rameaux hépatiques, que l'on peut appeler *plexus de la veine porte*, s'anastomose à la face inférieure du foie avec les rameaux du plexus hépatique et aussi avec la partie terminale du pneumogastrique gauche.

4° Un *plexus splénique*, qui accompagne l'artère splénique sans la suivre toutefois dans toutes ses inflexions. Ce plexus se perd dans la rate, après avoir fourni, chemin faisant, de nombreux filets collatéraux qui se portent : *a.* au pancréas avec les artères pancréatiques; *b.* à la grande courbure de l'estomac avec l'artère gastro-épiploïque gauche; *c.* à la grosse tubérosité du même organe avec les vaisseaux courts.

5° Un *plexus mésentérique supérieur*, qui enlace étroitement l'artère mésentérique supérieure, pénètre avec elle entre les deux feuillets du mésentère et y décrit une longue courbure dont la concavité regarde à droite. De la concavité et de la convexité de cette arcade partent d'innombrables filets qui se portent vers l'intestin grêle et la moitié droite du gros intestin, en suivant, les uns le trajet des artères, les autres l'intervalle compris entre ces vaisseaux. Parvenus au niveau des arcades que forment les artères mésentériques avant leur terminaison sur l'intestin, ces filets nerveux s'anastomosent entre eux plusieurs fois et sous des angles plus ou moins aigus. Finalement, ils atteignent le tube intestinal et se perdent dans ses diverses tuniques.

6° Deux *plexus surrénaux*, l'un droit, l'autre gauche, qui se portent aux capsules surrénales le long des artères capsulaires moyennes. Ces plexus surrénaux, que viennent constamment grossir des filets émanant du phrénique et du petit splanchnique, présentent un développement considérable, eu égard aux faibles dimensions de l'organe auquel ils sont destinés.

7° Deux *plexus rénaux*, l'un droit, l'autre gauche, qui se portent aux reins en suivant l'artère rénale. Un peu moins plexiforme que sur les autres artères, les branches constitutives du plexus rénal s'envoient mutuellement des anastomoses obliques, qui circonscrivent des mailles elliptiques très allongées. Le plexus rénal nous présente généralement plusieurs petits ganglions tout aussi variables par leur nombre que par leur situation : l'un d'eux, de forme oblongue et un peu plus volumineux que les autres, repose sur la face postérieure de l'artère rénale ; avec HIRSCHFELD, nous lui donnerons le nom de *ganglion rénal postérieur*. Avant de pénétrer dans l'épaisseur du rein, le plexus rénal abandonne un groupe de filets ascendants pour la capsule surrénale et quelques anastomoses pour le plexus spermatique.

8° Deux *plexus spermatiques* (un de chaque côté), dont les filets se jettent sur l'artère spermatique et viennent se distribuer, bien loin de leur origine, au canal déférent, à l'épididyme et au testicule. Chez la femme, le plexus spermatique est remplacé par le *plexus utéro-ovarien* qui se jette sur l'artère de même nom et se porte avec elle à l'utérus et à l'ovaire. Constamment les plexus spermatique et utéro-ovarien reçoivent quelques rameaux de renforcement du plexus rénal, du plexus lombo-sacré et même du plexus hypogastrique.

Résumé du sympathique thoracique.

a). *Ram. externes*. . | grêles et peu nombreux se jetant sur les art. intercostales.

b). *Ram. internes*. .
- Filets osseux.
- Filets cardiaques.
- Filets œsophagiens.
- Filets aortiques.
- Filets pulmonaires.

N. grand splanchnique . . .) *forment*
N. petit splanchnique . . .) PLEXUS SOLAIRE *d'où partent :*

- pl. diaphragmatiques inf⁰⁰.
- pl. coronaire stomachique.
- pl. hépatique.
- pl. splénique.
- pl. de la veine porte.
- pl. mésentérique sup⁰.
- pl. surrénaux.
- pl. rénaux.
- pl. spermatiques.

Variétés. — HALLER a vu le grand sympathique s'arrêter au niveau de la sixième côte et se reconstituer un peu au-dessous au niveau du septième nerf dorsal. — BICHAT a observé une interruption analogue entre la portion thoracique et la portion lombaire. — Les filets internes ou aortico-pulmonaires du sympathique thoracique convergent quelquefois vers de petits ganglions anormaux, qui sont situés soit au-devant, soit sur les côtés de l'aorte (CRUVEILHIER).

Le nerf grand splanchnique peut pénétrer dans l'abdomen à travers l'orifice aortique du diaphragme (LOBSTEIN, *De nervi sympathici humani fabrica, usu et morbis*, Paris, 1823). — Le ganglion de Lobstein fournissait dans un cas sept ou huit filets pour le diaphragme ; et, dans un autre cas, trois filets dont deux se rendaient au plexus solaire et le troisième au plexus mésentérique. — CRUVEILHIER a vu de petits filets émanés des quatre derniers ganglions thoraciques converger vers un petit ganglion accessoire, duquel partaient de nouveaux rameaux qui retournaient au grand sympathique — Le même anatomiste a rencontré un autre ganglion accessoire, auquel aboutissaient un filet du neuvième ganglion thoracique et un rameau du grand splanchnique, et qui fournissait d'autre part quelques filets destinés à l'aorte. — On peut rencontrer mais bien rarement (Kollmann, *Zeitsch. f. wiss. Zool.*, 1860, p. 413) un nerf splanchnique supérieur provenant, suivant les cas, du plexus cardiaque, des ganglions cervicaux, des premiers ganglions thoraciques.

ARTICLE III

PORTION LOMBAIRE DU GRAND SYMPATHIQUE
OU SYMPATHIQUE LOMBAIRE

§ I. — TRONC ET GANGLIONS

Le cordon du grand sympathique passe du thorax dans l'abdomen en traversant le pilier correspondant du diaphragme, un peu en dehors du nerf grand splanchnique. Arrivé dans la cavité abdominale, il oblique légèrement en dedans pour se rapprocher de la ligne médiane et vient se placer alors sur la partie antérieure et latérale de la colonne lombaire, immédiatement en dedans des insertions du muscle psoas. Il est recouvert, du côté gauche, par l'aorte abdominale, du côté droit, par la veine cave inférieure.

La portion lombaire du grand sympathique commence en haut à l'orifice diaphragmatique qu'il traverse, et se termine en bas à l'articulation de la cinquième vertèbre lombaire avec le sacrum. Il présente généralement quatre ganglions, quelquefois trois, quelquefois cinq. Ces ganglions sont fusiformes et répondent le plus souvent, le premier à la première vertèbre lombaire, le quatrième à l'espace compris entre la quatrième et la cinquième.

§ II. — RACINES

Les ganglions lombaires sont reliés aux branches antérieures des nerfs lombaires par de longs rameaux ou racines, qui sont généralement au nombre de deux ou trois pour chaque ganglion. Ces rameaux se détachent du côté externe du ganglion, se portent obliquement en dehors, passent avec les artères lombaires sous les arcades du psoas et se jettent, au-dessous de ce muscle, dans les nerfs lombaires. Chaque ganglion reçoit ordinairement ses racines des deux nerfs lombaires voisins, plus rarement d'un seul. Il n'est même pas extrêmement rare de voir un même ganglion entrer en relation à la fois avec trois nerfs lombaires.

§ III. — BRANCHES EFFÉRENTES

Les branches efférentes des ganglions lombaires sont fort nombreuses. A l'exception de quelques *filets osseux* qui se perdent dans les vertèbres et de quelques *filets vasculaires* qui se jettent sur les artères lombaires, toutes ces branches se portent au-devant de l'aorte, en suivant un trajet oblique en bas et en dedans : les branches du côté droit, un peu plus longues, passent en arrière de la veine cave inférieure ; les branches du côté gauche, un peu plus courtes, se portent directement au-devant du vaisseau. Arrivées sur l'aorte, les nombreuses branches du sympathique lombaire s'entrelacent de la façon la plus irrégulière pour donner naissance à un important plexus, le *plexus lombo-aortique*. Dans les mailles de ce plexus, on rencontre constamment un certain nombre de petits ganglions périphériques.

Plexus lombo-aortique. — Le plexus lombo-aortique s'étend depuis l'origine des artères spermatiques jusqu'à la bifurcation de l'aorte. Il se continue en haut avec le plexus solaire qui lui envoie de nombreuses branches de renforcement, et il se termine en bas dans le plexus hypogastrique, dont il constitue l'une des origines les plus importantes. C'est assez dire que plexus solaire, plexus lombo-aortique, plexus hypogastrique ne sont point aussi distincts sur le sujet que dans nos descriptions. Ils forment, comme le tronc nerveux dont ils émanent, un grand tout, divisé seulement pour la commodité de l'étude.

Ses branches efférentes. — Du plexus lombo-aortique se détachent : 1° des *rameaux anastomotiques*, pour le plexus spermatique déjà décrit ; 2° des *rameaux vasculaires*, pour la veine cave inférieure et pour les artères lombaires ; 3° des *rameaux* également *vasculaires*, qui se jettent sur l'artère iliaque primitive et vont constituer les vaso-moteurs du membre inférieur, en suivant successivement l'iliaque externe, la fémorale et les branches collatérales de ces deux troncs artériels.

Les autres branches efférentes du plexus lombo-aortique entourent l'artère mésentérique inférieure et, sous le nom de *plexus mésentérique inférieur*, vont se distribuer à la moitié gauche du gros intestin, c'est-à-dire à la partie gauche du côlon transverse, au côlon descendant, à l'*S* iliaque du côlon, au rectum. Comme toujours, ces rameaux viscéraux suivent le trajet des artères, en formant autour d'elles les plexus secondaires *colique gauche supérieur, colique gauche moyen, colique gauche inférieur* et *hémorrhoïdal supérieur*. Ce dernier plexus se jette en partie dans le rectum le long de l'artère hémorrhoïdale supérieure, en partie aussi dans le plexus hypogastrique.

Résumé du sympathique lombaire.

a). *Ram. externes.* . | grêles et peu nombreux, se jetant sur les artères lombaires.

b). *Ram. internes.* . | PLEX. LOMBO-AORTIQUE. *forment* *d'où partent :*	1° F. osseux.		
	2° F. anastomotiques.		
	3° F. vasculaires, pour . .	veine cave inférieure, art. mésentérique inf^{re}. art. lombaires. art. iliaque primitive et ses branches.

Variétés. — Il peut exister sur les *rami communicantes* qui vont des nerfs lombaires aux ganglions du grand sympathique de petits ganglions accessoires : CRUVEILHIER en a compté jusqu'à trois sur le même rameau. — MANEC a vu plusieurs *rami communicantes* converger vers un petit ganglion surnuméraire, lequel se reliait ensuite par plusieurs autres rameaux au ganglion lombaire correspondant.

ARTICLE IV

PORTION SACRÉE DU GRAND SYMPATHIQUE
OU SYMPATHIQUE SACRÉ

§ I. — TRONC ET GANGLIONS

La portion sacrée du cordon sympathique est située dans l'excavation pelvienne, de chaque côté du rectum ; elle repose sur la face antérieure du sacrum, un peu en dedans des trous sacrés antérieurs. Quatre ganglions, quelquefois cinq, s'échelonnent régulièrement le long du sympathique sacré ; ces ganglions sont fusiformes, allongés dans le sens vertical et diminuent de volume au fur et à mesure qu'ils se rapprochent du coccyx.

Du côté de l'abdomen, le cordon sacré du grand sympathique se continue directement avec le cordon lombaire. Il n'est pas rare de ne rencontrer qu'un rameau fort grêle entre le dernier ganglion lombaire et le premier ganglion sacré.

Du côté du coccyx, le grand sympathique, considérablement réduit de volume, se rapproche graduellement de la ligne médiane, comme la série des trous sacrés antérieurs à laquelle il est sensiblement parallèle. Il descend ainsi jusqu'à la première pièce coccygienne et s'y termine suivant des modalités fort variables. Quelquefois les deux cordons nerveux, le gauche et le droit, quoique très rapprochés, conservent leur indépendance réciproque jusqu'à leur terminaison ; mais cette disposition est relativement rare. Le plus souvent, ils se réunissent l'un à l'autre soit en formant une anse à concavité dirigée en haut (*anse coccygienne du grand sympathique*), soit en formant un angle plus ou moins aigu. Un ganglion minuscule, *ganglion coccygien* ou *ganglion impair*, se développe parfois au point où s'effectue la réunion des deux sympathiques. Quoi qu'il en soit, que cette anastomose soit ansiforme ou angulaire, qu'elle présente ou non un ganglion, il s'en détache toujours un certain nombre de filaments très ténus, lesquels se terminent à la face antérieure du coccyx ou bien se portent, le long de l'artère sacrée moyenne, dans cette petite glande vasculaire sanguine, connue sous le nom de glande coccygienne (voy. p. 147).

§ II. — RACINES

Les quatre ganglions du sympathique sacré sont reliés aux branches antérieures des nerfs sacrés par une série de *rami communicantes* ou *racines*. Ces rameaux communicants ou radiculaires se détachent comme toujours du côté externe du ganglion et se portent obliquement en dehors et en bas, à l'exception toutefois du rameau le plus élevé, qui est oblique en dehors et en haut. Ils sont ordinairement au nombre de deux pour chaque ganglion et se jettent, tantôt dans le nerf rachidien correspondant, tantôt dans les deux nerfs voisins.

56*

§ III. — Branches efférentes

Les branches efférentes du sympathique sacré se divisent en deux groupes, branches internes et branches antérieures.

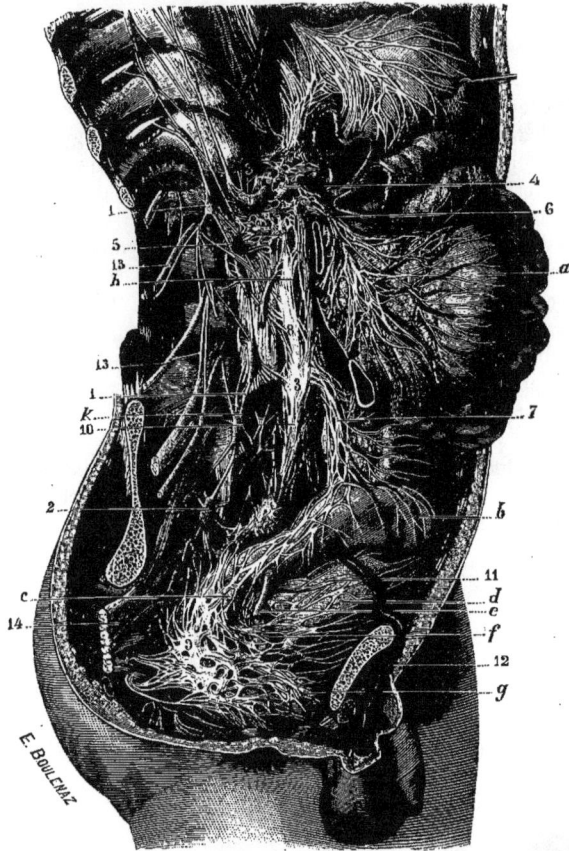

Fig. 978.

Sympathique lombaire et sympathique sacré (côté droit), d'après Hirschfeld.

1, sympathique lombaire, avec ses ganglions. — 2, sympathique sacré, avec ses ganglions. — 3, ganglion semi-lunaire. — 4, plexus solaire. — 5, plexus rénal. — 6, plexus mésentérique supérieur. — 7, plexus mésentérique inférieur. — 8, plexus lombo-aortique. — 9, plexus hypogastrique. — 10, anastomose entre ces deux plexus. — 11, plexus déférentiel. — 12, plexus spermatique. — 13, nerfs lombaires — 14, plexus sacré. — a, intestin grêle. — b, S. iliaque du côlon. — c, rectum. — d, vessie. — e, uretère. — f, vésicule séminale. — g, prostate. — h, aorte abdominale. — i, artère iliaque primitive. — k, veine cave inférieure.

Branches internes. — Remarquables par leur ténuité tout autant que par la brièveté de leur trajet, ces branches se portent transversalement en dedans et s'anastomosent fréquemment avec les branches similaires venues du côté opposé. Elles abandonnent des filets terminaux : 1° au sacrum; 2° à la partie inférieure du rectum; 3° à l'artère sacrée moyenne.

Branches antérieures. — Les branches antérieures des ganglions sacrés, plus nombreuses et plus volumineuses que les précédentes, se portent obliquement en haut, en avant et un peu en dehors et s'enchevêtrent immédiatement après leur origine d'une façon inextricable, pour constituer le *plexus hypogastrique.*

Plexus hypogastrique. — Ce plexus, l'un des plus importants de l'économie, est situé dans l'excavation pelvienne, sur les côtés du rectum et de la vessie chez l'homme, sur les côtés du rectum et du vagin chez la femme. Comme les plexus précédemment étudiés, le plexus hypogastrique nous présente de loin en loin, aux points nodaux de ses mailles, un certain nombre de petits renflements ganglionnaires.

Ses branches afférentes. — Le plexus hypogastrique n'est pas exclusivement formé par les branches efférentes antérieures des ganglions sacrés. Arrivent encore à ce plexus et prennent part à sa constitution : 1° un prolongement important du plexus lombo-aortique déjà signalé à propos de ce dernier plexus (p. 882) ; 2° plusieurs rameaux émanant directement des troisième et quatrième nerfs sacrés (p. 838). Le plexus hypogastrique se compose donc à la fois de rameaux fournis par le grand sympathique et de rameaux fournis par les nerfs rachidiens.

Ses branches efférentes. — Considéré au point de vue de sa distribution, le plexus hypogastrique innerve l'ensemble des viscères contenus dans le bassin. Suivant la règle commune, ces branches viscérales de la portion sacrée du grand sympathique se portent, pour la plupart, vers leur champ de distribution en suivant les artères et en formant autour d'elles autant de plexus secondaires. C'est ainsi que le plexus hypogastrique se résout, de chaque côté, en quatre plexus secondaires, savoir :

1° Un *plexus hémorrhoïdal moyen*, qui se porte vers le rectum et s'y termine, après s'être anastomosé en haut avec le plexus hémorrhoïdal supérieur déjà décrit, et, en bas, avec quelques rameaux postérieurs du nerf honteux interne.

2° Un *plexus vésical*, qui répond au bas-fond de la vessie et se partage en deux groupes de filets : des filets inférieurs, pour la partie inférieure de la vessie ; des filets supérieurs ou ascendants pour les deux tiers supérieurs de cet organe.

3° Un *plexus prostatique*, qui est situé un peu au-dessous du précédent, auquel il fait suite, et qui se jette sur les parties latérales de la prostate. D'après M. SAPPEY, quelques-uns des rameaux de ce plexus contourneraient le col de la vessie et lui abandonneraient quelques filets, ainsi qu'à la portion prostatique de l'urèthre; puis, ils passeraient au-dessous de la symphyse du pubis et viendraient se terminer dans les corps caverneux.

4° Un *plexus vésico-séminal*, qui se distribue aux vésicules séminales. Constamment ce plexus s'anastomose en avant avec le plexus vésical ; constamment aussi, il envoie autour du canal déférent un *plexus déférentiel*, qui se fusionne, au niveau de l'orifice supérieur du canal inguinal, avec le plexus spermatique, lequel provient du plexus solaire.

Chez la femme, le plexus prostatique et le plexus vésico-séminal sont remplacés par deux plexus homologues, le plexus vaginal et le plexus utérin :

a. Le *plexus vaginal*, qui provient en grande partie des nerfs sacrés, répond aux côtés du vagin et se distribue à ce conduit. Il se relie en arrière au plexus vésical et envoie en avant quelques *filets clitoridiens* qui se perdent dans les corps caverneux du clitoris.

b. Le *plexus utérin* chemine de bas en haut le long des bords de l'utérus, entre les deux feuillets du ligament large ; il s'anastomose en haut avec le plexus ovarique qui provient du plexus solaire, et jette chemin faisant sur les deux faces de l'utérus une multitude de filets terminaux qui ont été particulièrement bien décrits, en 1867, par FRANKENHAÜSER (*Die Nerven der Gebärmutter*, Iéna, 1867), et plus récemment par REIN (*Beitrag zur Lehre von der Innervation des Uterus*, Pflüger's Arch. 1880 et *Note sur le plexus fondamental de l'utérus*, C. R. soc. de Biologie, 1882).

Résumé du sympathique sacré.

a). *Br. internes*.	{	f. osseux. f. hémorrhoïdaux. f. vasculaires (a. sacrée moyenne).
b). *Br. antérieures*. . . . . | *forment* PLEXUS HYPOGASTRIQUE *d'où partent* :	{	pl. hémorrhoïdal moyen. pl. vésical. pl prostatique et vésico-séminal (*chez l'homme*). pl. vaginal et plexus utérin (*chez la femme*).

Les nombreuses branches viscérales qui émanent des différentes portions du grand sympathique ont été laissées par nous, avec intention, à la périphérie, (et qu'on nous permette l'expression) à la porte même des viscères auxquels elles sont destinées. Quand nous ferons l'étude de ces viscères (voy. t. III), nous reprendrons ces branches nerveuses à l'endroit même où nous les avons laissées et nous les poursuivrons dans l'épaisseur de l'organe auquel elles se distribuent, en décrivant alors, autant du moins que pourront nous le permettre les travaux entrepris sur ce sujet, les différentes modalités anatomiques suivant lesquelles elles s'y terminent.

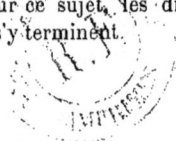

TABLE DES MATIÈRES

DU TOME DEUXIÈME

LIVRE IV

ANGÉIOLOGIE

LIVRE V

NÉVROLOGIE

ÉVREUX, IMPRIMERIE DE CHARLES HÉRISSEY.

TABLE DES MATIÈRES

CONTENUES DANS CE FASCICULE[1]

LIVRE IV

ANGÉIOLOGIE

[1] Cette table est provisoire et sera remplacée par une table définitive qui accompagnera le deuxième fascicule.

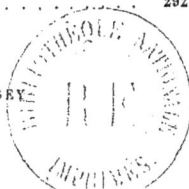

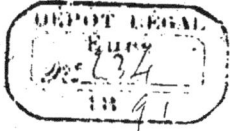

TRAITÉ
D'ANATOMIE
HUMAINE

ANATOMIE DESCRIPTIVE — HISTOLOGIE — DÉVELOPPEMENT

PAR

L. TESTUT

PROFESSEUR D'ANATOMIE A LA FACULTÉ DE MÉDECINE DE LYON

AVEC LA COLLABORATION
Pour l'Histologie et l'Embryologie
DE MM.

G. FERRÉ   ET   L. VIALLETON
Professeur agrégé à la Faculté de Médecine   Professeur agrégé à la Faculté de Médecine
de Bordeaux.   de Lyon.

TOME DEUXIÈME — 2ᵉ FASCICULE
NÉVROLOGIE

AVEC 377 FIGURES DANS LE TEXTE DESSINÉES PAR G. DEVY
DONT 279 TIRÉES EN PLUSIEURS COULEURS

PARIS
OCTAVE DOIN, ÉDITEUR
8, PLACE DE L'ODÉON, 8
—
1891

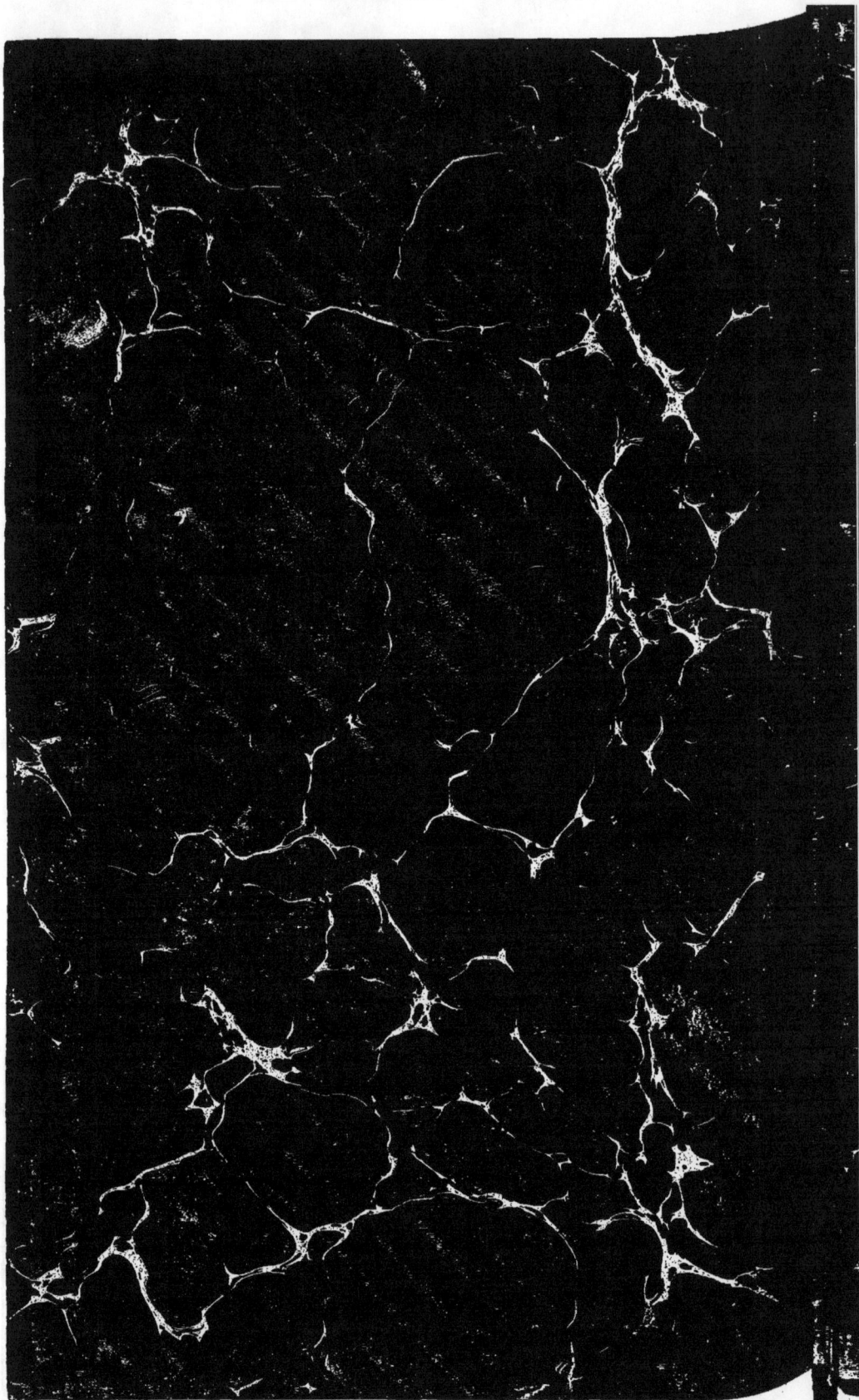

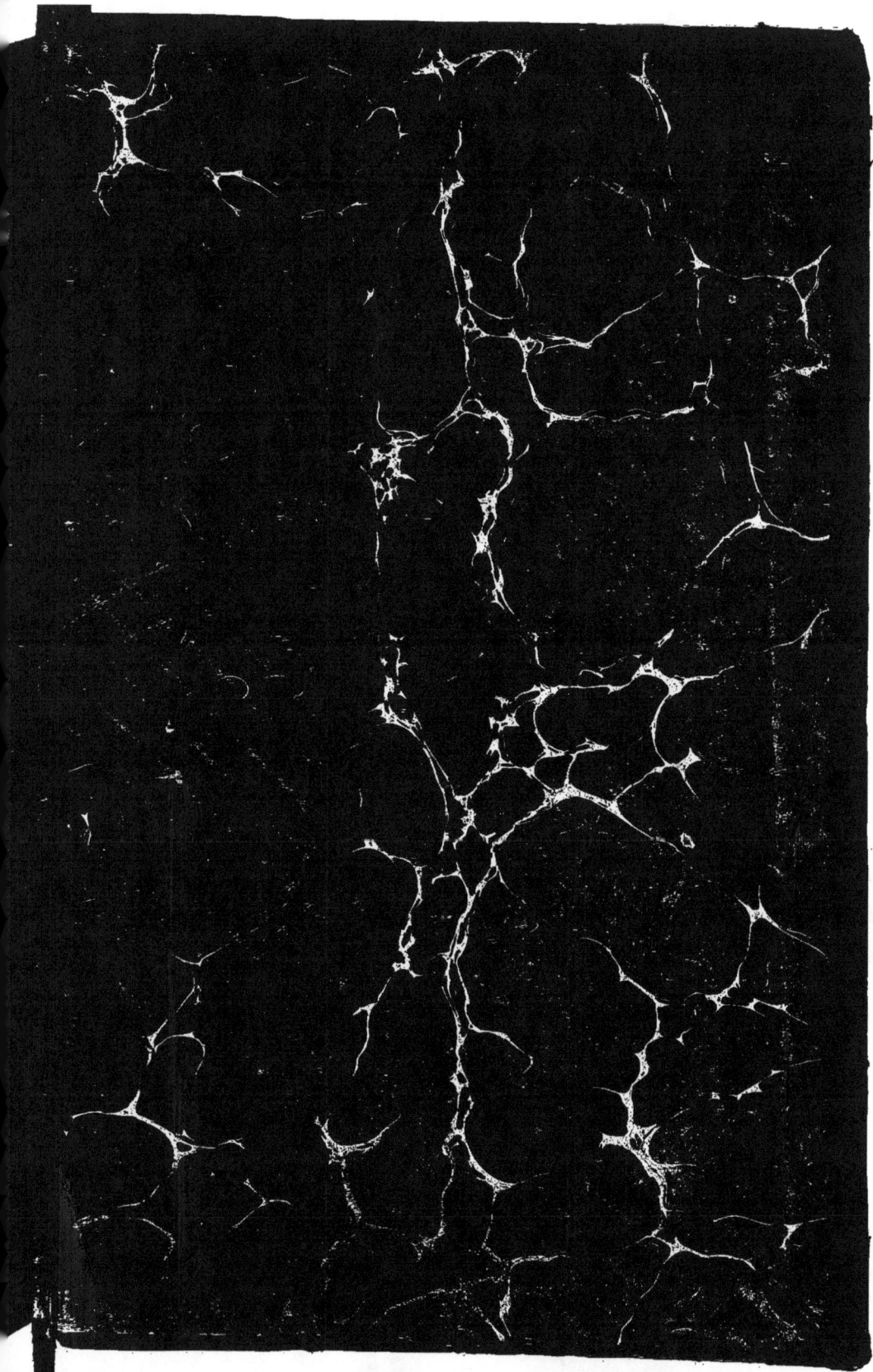